Vorwort

„Es war meine Absicht, jungen Biologen die über alle Spezialisierungen der heutigen biologischen Forschungsrichtungen hinausreichende Weite und Tiefe der Probleme unseres Faches vor Augen zu führen."

Alfred Kühn (1885–1968)

Die rasante Entwicklung biologischer Forschung in den letzten Jahrzehnten hat zu einer derart starken Auffächerung in Teildisziplinen geführt, daß es verwegen erscheinen mag, das Erbe Alfred Kühns und später Ernst Hadorns fortzuführen und ein Lehrbuch der Zoologie aus der Feder von nur zwei Autoren vorzulegen. Wenn wir dieses Wagnis dennoch unternommen haben, so geschah das in der Hoffnung, dem Studenten bei der heute auf ihn einstürmenden Vielfalt neuer Ergebnisse und Denkansätze mit einer einheitlich konzipierten einführenden Gesamtdarstellung der modernen Zoologie an die Hand zu gehen.

Seit den beiden letzten Auflagen dieses Buches haben sich vor allem zwei Themenbereiche überproportional entwickelt: Molekular- und Zellbiologie auf der einen, Ethologie, Ökologie und Evolutionsbiologie auf der anderen Seite. Wir haben uns bemüht, in Stoffauswahl und -präsentation diesen neuen, vielfach divergierend durch die Zoologie verlaufenden Entwicklungen so weit wie für den Grundunterricht möglich Rechnung zu tragen. Dennoch hätten wir die völlige Neufassung dieses Lehrbuchs wohl kaum in Angriff genommen, wären wir nicht auch heute noch von der Einheit zoologischen Fragens und Denkens überzeugt. Selbst wenn die aktuelle Forschungspraxis eine Dichotomie in „zelluläre" und „organismische" Zoologie suggeriert, sollte gerade der Student, der am Anfang seines Biologiestudiums steht, diese „Spaltung" unseres Faches nicht für allzu grundsätzlich nehmen und sich nicht ausschließlich auf die eine oder andere Seite schlagen. Einerseits werden schon heute molekularbiologische Techniken in Ökologie, Verhaltens- und Evolutionsbiologie eingesetzt, andererseits liefert die „organismische" Biologie den Rahmen für die von den Molekular- und Zellbiologen bearbeiteten Fragestellungen. Wie die biologische Forschung der letzten Jahre eindrücklich beweist, werden die wirklich weiterführenden Ideen je länger, je mehr in den Grenzbereichen – an den Reibungsflächen – zwischen verschiedenen Disziplinen geboren. Diesem Credo für eine gesamtzoologische Betrachtungsweise entsprang unser Versuch, nicht nur innerhalb der von uns beiden bearbeiteten Teile des Buches (W. G.: Teil A–B; R. W.: Teil C–E), sondern auch zwischen diesen Teilen enge Verbindungen herzustellen.

Konzipiert haben wir die „Zoologie" für den Studenten des Grundstudiums. Doch hoffen wir, daß sie ihn auch während seines weiteren Studiums begleitet und ihm eine schnelle Orientierung gerade auf jenen Gebieten ermöglicht, die außerhalb seiner Spezialisierungsrichtung liegen. Im Sinne dieser Zielsetzung – und im Sinne von Alfred Kühns obigem Zitat aus einer früheren Auflage – haben wir uns auf das zum Verständnis der einzelnen Teilgebiete notwendige Grundwissen beschränkt und dabei versucht, nicht Fakten allein, sondern vor allem Erkenntnisse und Konzepte zu vermitteln. Daß wir dabei je nach Teilgebiet in Umfang und Grad der Vertiefung etwas unterschiedlich verfahren mußten, liegt in der Natur der Sache, d. h. des aktuellen Forschungsstands. Generell war es unser Ziel, die allgemeinen Gesetzmäßigkeiten herauszuarbeiten und die einzelnen Phänomene im Lichte einer umfassenden Evolutionstheorie zu sehen.

Natürlich hätten wir „den Stoff" in jedem der 12 Kapitel beliebig vermehren können. Wir haben uns bemüht, dieser Versuchung zu widerstehen. Im Literaturverzeichnis findet der Leser, nach Kapiteln geordnet, jene weiterführenden Lehrbücher durch spezielle Markierung hervorgehoben, die auf den hier gelegten Grundlagen unmittelbar aufbauen und die wir auch didaktisch für besonders gelungen halten. Ferner sei auf die Übersichtsreferate verwiesen, die auf den Jahresversammlungen der Deutschen Zoologischen Gesellschaft gehalten und in den entsprechenden Verhandlungsbänden publiziert werden (siehe S. 775). Sie sind hervorragend geeignet, den mit dem Grundwissen dieses Buches ausgerüsteten Studenten kurz und aktuell über die neuen Entwicklungen auf allen Gebieten der Zoologie zu orientieren. In diesem Zusammenhang freut es uns besonders, die Neuauflage der traditionsreichen „Zoologie" gerade zum 100. Geburtstag der Deutschen Zoologischen Gesellschaft vorlegen zu können.

Auch in ihrer äußeren Aufmachung unterscheidet sich die jetzige Auflage von ihren Vorgängern. Stärker als früher haben wir diesmal besonderes Gewicht auf die Gestaltung aussagekräftiger, didaktisch ansprechender Abbildungen gelegt. Zu diesem Zweck wurden alle Bilder neu konzipiert und unter Einsatz von Zweitfarbe und abgestuften Rasterdichten neu gezeichnet. Fast stets dienten dabei Publikationen mehrerer Autoren als Vorlage.[1] Wenn immer möglich, haben wir aus didaktischen Gründen mehrere Teilabbildungen zu zusammengesetzten Darstellungen kombiniert. Trotz dieses Vorgehens wurde die Zahl der Gesamtabbildungen gegenüber der letzten Auflage um mehr als 50 Prozent erhöht. Als weitere Neuerung seien neben den Halbtonbildern die über 20 in den Text eingefügten Boxen genannt, die historische Entwicklungen, Forschungsbeispiele und übergreifende Zusammenhänge schildern.

---

[1] In den Abbildungslegenden sind die Autoren gemeinsamer Publikationen durch *Komma* (,), die verschiedener Publikationen durch *Semikolon* (;) getrennt. Bei den Halbtonbildern stehen LM, EM und REM für lichtmikroskopische, transmissionselektronen- bzw. rasterelektronenmikroskopische Aufnahmen.

Noch ein weiteres lag uns am Herzen: Eindrücklicher als in jeder anderen Naturwissenschaft äußern sich in der Biologie allgemeine Gesetzmäßigkeiten stets in einer Vielfalt historisch geprägter Gebilde – in der Vielfalt der Organismen. Der Charakterisierung dieser Vielfalt, die dem Studenten in jeder Phase seines Studiums bewußt bleiben sollte, haben wir daher mit Kapitel 12 nahezu ein Fünftel des gesamten Buchumfangs gewidmet.

Zum Schluß möchten wir allen jenen danken, deren großzügige Hilfe uns die Arbeit am Manuskript wesentlich erleichtert hat: zunächst allen Kollegen[2], die bereitwillig auf unsere schriftlichen und mündlichen Anfragen geantwortet oder Teile des Textes gelesen haben, dann den Zeichnern Ursula Klee, Eva Weber und Günther Bosch für ihre Sorgfalt und Geduld bei der Ausführung der Abbildungen und schließlich dem Georg Thieme Verlag für seine verständnisvolle Förderung unseres Projekts. Darüber hinaus danken wir vor allem unseren engeren Mitarbeiterinnen Frau Cornelia Jud und Frau Erika Wenger-Marquardt, die die langwierige Aufgabe der Textver- und -umarbeitung mit Geschick, Ausdauer und Humor gemeistert haben. Spezielle Anerkennung und besonders herzlicher Dank gebührt Frau Dr. Ursula Menzi, ohne deren unermüdlichen Einsatz und kompetentes Urteil bei der Gestaltung von Text und Bild die Neuauflage nicht in der vorliegenden Form erschienen wäre.

Mit Freude haben wir zur Kenntnis genommen, daß das Kühnsche Erbe an den Universitäten weiterlebt und der Ruf nach einer Neuauflage der von ihm begründeten einführenden Darstellung der Zoologie in den letzten Jahren immer lauter geworden ist. Wenn wir die Arbeit am Manuskript erst jetzt abgeschlossen haben, so lag das vor allem daran, daß es uns immer wieder weg vom Schreibtisch und hin zu unseren Forschungsprojekten zog. Wir hof-

[2] A. AESCHLIMANN (Neuchâtel), H. ALTNER (Regensburg), W. ARBER (Basel), H. BALMER (Zürich), F. G. BARTH (Wien), U. BÄSSLER (Kaiserslautern), J. BOECKH (Regensburg), H. BRIEGEL (Zürich), P. BÜHLER (Stuttgart), J. COHEN (Gif-sur-Yvette), E. CURIO (Bochum), B. DANEHOLT (Stockholm), A. DÜBENDORFER (Zürich), M. DÜCHTING (Bonn), J. ENGEL (Basel), H. K. ERBEN (Bonn), A. FAIN (Brüssel), N. FRANKS (Bath), J. L. FRANZEN (Frankfurt), P. GEHR (Bern), G. GERISCH (Martinsried), D. W. GOLDE (Los Angeles), P. GÖTZ (Berlin), H.-R. GÜTTINGER (Kaiserslautern), H. GUTZEIT (Freiburg), H. HAUSMANN (Berlin), J. HEGELBACH (Zürich), E. A. HESS (Basel), B. HÖLLDOBLER (Würzburg), F. HUBER (Seewiesen), P. A. JOHNSGARD (Glostershere), W. KELLER (Basel), N. KOENIGER (Oberursel), E. KUHN-SCHNYDER (Zürich), U. LÄMMLI (Genf), R. H. LEUTHOLD (Bern), H. MACHEMER (Bochum), R. MARTIN (Zürich), G. NEUWEILER (München), D. S. PETERS (Frankfurt), H. M. PETERS (Tübingen), E. PRÖVE (Bielefeld), W. RATHMAYER (Konstanz), H. RIEBER (Zürich), O. RIEPPEL (Chicago), G. ROTH (Bremen), J. ROTH (Basel), G. SCHATZ (Basel), U. SCHEER (Heidelberg), V. SCHMID (Basel), K. SCHMIDT (Karlsruhe), S. J. SMITH (New Haven), G. STORCH (Frankfurt), P. TARDENT (Zürich), F. VOLLRATH (Oxford), L. T. WASSERTHAL (Erlangen), E. R. WEIBEL (Bern), E. ZEBE (Münster), E. ZEECK (Oldenburg), V. ZISWILER (Zürich).

fen, damit auf unsere Weise auch einen kleinen Beitrag zur Einheit von Forschung und Lehre geleistet zu haben und dem Studenten die Zoologie nicht nur als Lernstoff, sondern auch als faszinierende wissenschaftliche Unternehmung vor Augen führen zu können.

Gewidmet sei dieses Buch Sibylle und Elisabeth für die liebevolle Nachsicht, die sie mit uns während der Arbeit am Manuskript geübt haben.

Rüdiger Wehner, Walter Gehring

Inhaltsverzeichnis

A. Zelle 1

1 Struktur und Funktion der Zelle 2

1.1 Evolution und Aufbau der eukaryotischen Zelle 2

1.2 Zellmembran 6
1.2.1 Membranstruktur 6
1.2.2 Membrantransport 9
1.2.3 Endo- und Exocytose 9

1.3 Inneres Membransystem 11
1.3.1 Endoplasmatisches Reticulum und Ribosomen 11
1.3.2 Golgi-Apparat 16
1.3.3 Lysosomen und Peroxisomen 17

1.4 Cytoskelett 18
1.4.1 Actinfilamente 18
1.4.2 Mikrotubuli 19
1.4.3 Intermediäre Filamente 22

1.5 Zellkontakte 22

1.6 Extrazelluläre Matrix 24

1.7 Mitochondrien 26

1.8 Zellkern 29
1.8.1 Kernhülle 29
1.8.2 Chromatinstruktur und Interphasenchromosomen 30
1.8.3 Polytäne Riesenchromosomen 32
1.8.4 Metaphasenchromosomen 35
1.8.5 Nucleolus 36

1.9 Kern- und Zellzyklus 38
1.9.1 Interphase 38
1.9.2 Mitose 41
1.9.3 Cytokinese 43
1.9.4 Meiose 43

B. Organismus: Genetisches Programm und seine Realisation 49

2 Vererbung 50

2.1 Die Natur der Erbsubstanz ... 50

2.2 DNA-Replikation ... 54

2.3 Primäre Genwirkung und genetischer Code ... 60

2.4 Transkription und Prozessierung der RNA ... 63

2.5 Translation (Proteinsynthese) ... 68

2.6 Mutation ... 74
2.6.1 Nachweis von Mutationen ... 74
2.6.2 Spontane Mutationen ... 78
2.6.3 Induktion von Mutationen ... 79
2.6.4 Genmutationen ... 85
2.6.5 Strukturmutationen ... 87
2.6.6 Chromosomenmutationen ... 92
2.6.7 Rückmutation und Suppression ... 96

2.7 Komplementation ... 98

2.8 Rekombination ... 99
2.8.1 Segregation von Allelen und unabhängige Aufspaltung ... 99
2.8.2 Kopplung und Rekombination ... 103
2.8.3 Physikalischer Austausch von Chromosomensegmenten ... 109
2.8.4 Unterdrückung der Rekombination durch Strukturmutationen ... 109
2.8.5 Intragene Rekombination und molekulare Mechanismen ... 111
2.8.6 Ortsspezifische Rekombination und Transduktion ... 116
2.8.7 Transposition ... 116

2.9 Transformation ... 122

2.10 In-vitro-Rekombination, Genklonierung und Gentechnologie ... 125

2.11 Genstruktur und Organisation des Genoms ... 131

2.12 Regulation der Genaktivität ... 138
2.12.1 Dosiskompensation und Inaktivierung des X-Chromosoms ... 139
2.12.2 Genamplifikation ... 140
2.12.3 Genaktivierung durch Veränderung der Genstruktur ... 141
2.12.4 Regulation der Transkription ... 141
2.12.5 Posttranskriptionelle Genregulation ... 147

2.13 Vom Gen zum Phän ... 148
2.13.1 Penetranz und Expressivität ... 148
2.13.2 Pleiotropie und Polygenie ... 149
2.13.3 Umweltfaktoren ... 149
2.13.4 Wechselwirkung zwischen Genen ... 150
2.13.5 Geschlechtsgekoppelte und geschlechtsbegrenzte Vererbung 150
2.13.6 Maternale und paternale Effekte ... 151

2.14 Cytoplasmatische Vererbung ... 152

2.15 Somatische Zellgenetik ... 153
2.15.1 Somatische Mutationen ... 153
2.15.2 Somatische Rekombination ... 154
2.15.3 Immunogenetik ... 155
2.15.4 Fusion somatischer Zellen ... 160
2.15.5 Gentransfer in Zellkulturen ... 161

3 Entwicklung **162**

3.1 Fortpflanzung und Sexualität ... 162
3.1.1 Ungeschlechtliche Fortpflanzung ... 162
3.1.2 Geschlechtliche Fortpflanzung und Sexualität ... 163
3.1.3 Parthenogenese ... 167
3.1.4 Kernphasen- und Generationswechsel ... 168
3.1.5 Keimbahn und Soma ... 168
3.1.6 Geschlechtsverteilung ... 170
3.1.7 Geschlechtsbestimmung ... 171

3.2 Spermatogenese ... 177

3.3 Oogenese ... 180

3.4 Befruchtung ... 185

3.5 Eiorganisation ... 189

3.6 Furchung ... 192

3.7 Gastrulation ... 199

3.8 Grundorganisation des Embryos und Bildung der Keimblätter . 202

3.9 Organogenese ... 205
3.9.1 Neurulation und Neuralleistenentwicklung ... 205
3.9.2 Mesodermale Organe ... 207
3.9.3 Entodermale Organe ... 207
3.9.4 Embryonale Anhangsorgane ... 208

3.10 Larvalentwicklung und Metamorphose ... 210

3.11 Zellgenealogie 214

3.12 Determination und Differenzierung 217
3.12.1 Allgemeine Prinzipien 217
3.12.2 Entwicklungspotenz der Furchungszellen 218
3.12.3 Äquivalenz und Totipotenz der Furchungskerne 220
3.12.4 Cytoplasmatische Determinanten 221
3.12.5 Morphogenetische Gradienten 223
3.12.6 Induktionsvorgänge 226
3.12.7 Zelladhäsion und Morphogenese 229
3.12.8 Musterbildung und Positionsinformation 232

3.13 Genetische Steuerung der Entwicklung 235

3.14 Regeneration 244

3.15 Altern und Tod 246

C. Organismus: Funktionelle Maschinerie **249**

4 Stoff- und Energiewechsel **250**

4.1 Energetik 250
4.1.1 Energieübertragung im Fließgleichgewicht 250
4.1.2 Energieübertragung in der Zelle 253
4.1.3 Energieübertragung im Organismus 262

4.2 Ernährung 268
4.2.1 Nahrungswahl 268
4.2.2 Intra- und extrazelluläre Verdauung 269
4.2.3 Verdauungstrakte 273

4.3 Atmung 280
4.3.1 Kiemen 281
4.3.2 Lungen 281
4.3.3 Tracheen 287

4.4 Kreislauf 290
4.4.1 Transportleistungen 291
4.4.2 Kreislaufdynamik 295
4.4.3 Abwehrfunktion: Immunreaktion 302

4.5 Ionen- und Osmoregulation 308
4.5.1 Ionenregulation 309
4.5.2 Osmoregulation 311

4.6 Exkretion ... 314
4.6.1 Exkretionsprodukte ... 314
4.6.2 Exkretionsmechanismen ... 315
4.6.3 Exkretionsorgane ... 315

4.7 Thermoregulation ... 319
4.7.1 Poikilotherme Tiere ... 320
4.7.2 Homoiotherme Tiere ... 321

5 Hormonale Kontrolle 324

5.1 Allgemeine Charakterisierung ... 324

5.2 Molekulare Wirkungsmechanismen ... 332

5.3 Hormonsysteme bei Wirbeltieren ... 334
5.3.1 Hypothalamus-Hypophysen-System ... 334
5.3.2 Metabolische Homoiostase ... 336
5.3.3 Entwicklungssteuerung ... 339

5.4 Hormonsysteme bei Wirbellosen ... 339

5.5 Pheromone ... 342

6 Neuronale Koordination 344

6.1 Bausteine des Nervensystems ... 345
6.1.1 Nervenzellen ... 345
6.1.2 Gliazellen ... 348

6.2 Elektrische Signale ... 351
6.2.1 Ruhepotential ... 352
6.2.2 Nervenimpulse ... 355
6.2.3 Synaptische Übertragung ... 359

6.3 Nervensysteme ... 364
6.3.1 Einfache Schaltkreise ... 365
6.3.2 Zentralnervensysteme ... 369
6.3.3 Nervensysteme als Schaltpläne ... 378

7 Sinnesleistungen 385

7.1 Reiz-Erregungs-Transformation ... 386
7.1.1 Reizleitende Apparate ... 386
7.1.2 Sinneszellen ... 387

7.2 Sinnessysteme ... 396
7.2.1 Mechanoperzeption ... 396
7.2.2 Photoperzeption ... 406
7.2.3 Chemoperzeption ... 417

8 Bewegung 422

8.1 Muskelbewegung ... 423
8.1.1 Elementarvorgänge ... 423
8.1.2 Muskelphysiologie ... 429
8.1.3 Neuromotorische Kontrolle ... 431
8.1.4 Muskel-Skelett-Systeme ... 434

8.2 Cilien- und Flagellenbewegung ... 435
8.2.1 Elementarvorgänge ... 436
8.2.2 Koordination der Cilienbewegung ... 440

8.3 Amöboide Bewegung ... 441

8.4 Elektrische Organe ... 443

8.5 Farbwechsel und Biolumineszenz ... 444
8.5.1 Farbwechsel ... 445
8.5.2 Biolumineszenz ... 446

D. Organismen im Umweltkontext 451

9 Verhalten 452

9.1 Verhaltensphysiologie ... 453
9.1.1 Motorische Programme ... 453
9.1.2 Sensorische Filter ... 459
9.1.3 Koordination ... 462

9.2 Verhaltensontogenie ... 467
9.2.1 Programme der Verhaltensentwicklung ... 468
9.2.2 Lernen ... 471

9.3 Verhaltensökologie ... 478
9.3.1 Nahrungssuchverhalten ... 479
9.3.2 Fortpflanzungsverhalten ... 481
9.3.3 Sozialverhalten ... 486

9.4 Verhaltensevolution 496
9.4.1 Verhaltensgenetik 497
9.4.2 Verhaltensphylogenie 499

10 Ökologie **502**

10.1 Organismus-Umwelt-Beziehungen 503
10.1.1 Umweltfaktoren 503
10.1.2 Nischenbildung 512

10.2 Populationen 517
10.2.1 Intraspezifische Wechselwirkungen 517
10.2.2 Interspezifische Wechselwirkungen 522

10.3 Ökosysteme 532
10.3.1 Struktur 532
10.3.2 Dynamik 535

11 Evolution **540**

11.1 Indizien 541
11.1.1 Abgestufte Ähnlichkeit 541
11.1.2 Historische Abfolge 550
11.1.3 Geographische Verbreitung 559
11.1.4 Embryonalentwicklung 563

11.2 Mechanismen 565
11.2.1 Selektionstheorie 566
11.2.2 Populationsgenetik 569
11.2.3 Artbildung 576
11.2.4 Langfristiger Formenwandel 584

11.3 Hominidenevolution 587
11.3.1 Ablauf 587
11.3.2 Faktoren 591

E. Vielfalt der Organismen **597**

12 Tierstämme **598**

12.1 Protozoa (Einzeller) 599
12.1.1 Flagellata 603
12.1.2 Rhizopoda 606
12.1.3 Sporozoa 609
12.1.4 Ciliata 611

12.2 Porifera (Schwämme) 618

12.3 Coelenterata (Hohltiere) 625

12.4 Plathelminthes (Plattwürmer) 636

12.5 Nemathelminthes (Schlauchwürmer) 643

12.6 Annelida (Ringelwürmer) 648

12.7 Arthropoda (Gliederfüßler) 654
12.7.1 Onychophora (Stummelfüßler) 661
12.7.2 Trilobita 663
12.7.3 Chelicerata (Spinnenartige) 665
12.7.4 Crustacea (Krebse) 671
12.7.5 Tracheata (Tausendfüßler und Insekten) 677

12.8 Mollusca (Weichtiere) 691

12.9 Tentaculata und Branchiotremata 699

12.10 Echinodermata (Stachelhäuter) 703

12.11 Chordata (Chordatiere) 710
A. Integument 711
B. Skelett 718
C. Nervensystem 732
D. Blutgefäßsystem 733
E. Urogenitalsystem 738

12.11.1 Tunicata (= Urochordata, Manteltiere) 747
12.11.2 Acrania (= Cephalochordata, Schädellose) 749
12.11.3 Agnatha (Kieferlose) 752
12.11.4 Chondrichthyes (Knorpelfische) 753
12.11.5 Osteichthyes (Knochenfische) 756
12.11.6 Amphibia (Lurche) 757
12.11.7 Reptilia (Kriechtiere) 759
12.11.8 Aves (Vögel) 761
12.11.9 Mammalia (Säugetiere) 765

Anhang 770

Literatur 775

Index 783

Verzeichnis der Boxen

A	1.1	Endocytose von Cholesterol	12
B	2.1	Hüpfende Gene	118
	3.1	Retinsäure als morphogene Substanz	233
C	4.1	Freie Energie	252
	4.2	Gasregulation der Schwimmblase	284
	4.3	Blut – Transportgewebe mit Homoiostasefunktion	304
	6.1	Nervenfasern und metallische Leiter: ein Vergleich	359
	6.2	Aplysia – ein neurophysiologisches Paradeobjekt	368
	6.3	Erinnerungsfilme	374
	7.1	Schallwellen: Druck- und Bewegungsempfänger	399
	8.1	Der molekulare Ruderschlag	428
	8.2	Muskeln und Skelette: Größenprobleme	436
D	9.1	Sonnenkompaß und Zeitkompensation	466
	9.2	Grabwespen: programmiertes Lernen	473
	9.3	Hymenopteren: Haplo-Diploidie und Soziobiologie	488
	10.1	Warum sind die Meere blau?	506
	11.1	Der Akademiestreit von 1830: Cuvier gegen Saint-Hilaire	542
	11.2	Die Wirkung der Selektion auf den Genpool einer Population	572
	11.3	Fundgeschichte der Hominiden	590
E	12.1	Metazoa	620
	12.2	Penetranten – miniaturisierte Durchschlagsgeschosse	632
	12.3	Placodermi – die ältesten Gnathostomen	754

A. Zelle

Lebensvorgänge sind zyklische Prozesse, in deren Verlauf sich ein Organismus entwickelt, in einer Reproduktionsphase Nachkommen erzeugt und dann als Individuum aufhört zu existieren. Die Kontinuität des Lebens wird durch **Selbstreproduktion** (Fortpflanzung) gewährleistet, die zu einer ständigen Neubildung von Organismen führt. Bei der Fortpflanzung entsteht ein neues Individuum aufgrund eines artspezifischen Entwicklungsprogramms. Die Information dieses Entwicklungsprogramms ist in der *Erbsubstanz,* dem Genom, gespeichert und wird als solche von Generation zu Generation weitergegeben. Die **Selbsterhaltung** der Lebewesen beruht auf Stoff- und Energiewechsel, wobei ständig körpereigene Substanzen neu synthetisiert und umgesetzt werden. Die ersten Lebewesen sind auf unserem Planeten vor mehr als drei Milliarden Jahren entstanden. Somit haben alle heute lebenden Organismen eine lange stammesgeschichtliche Entwicklung – eine **Evolution** – erfahren und müssen daher als historische Wesen begriffen werden.

Alle bekannten Lebewesen sind aus elementaren Bausteinen, den **Zellen,** aufgebaut. Dank der Entwicklung des Mikroskops entdeckte Hooke 1665 Zellen im Kork, in versteinertem Holz und in lebendem pflanzlichem Material. Aber erst im 19. Jahrhundert wurde die allgemeine Bedeutung dieser Entdeckung erfaßt. Basierend auf den Untersuchungen von Schleiden, erkannte Schwann (1839), daß sowohl Tiere als auch Pflanzen aus Zellen aufgebaut sind, und postulierte, daß es sich bei der Zelle um ein allgemeines Struktur- und Entwicklungsprinzip der lebenden Materie handle. Er wurde damit zum Begründer der **Zelltheorie.** Die Zelle ist die kleinste, selbständig lebensfähige Einheit und kann somit als *Struktur-* und *Funktionseinheit* definiert werden. Die ursprüngliche Annahme, daß Lebewesen häufig spontan in der Natur durch Urzeugung („generatio spontanea") entstehen, wurde von Pasteur (1822–1895) widerlegt, der zeigen konnte, daß Mikroorganismen in sterilisierten Nährlösungen nicht spontan auftreten. Nur wenn Keime in die sterile Nährlösung gelangen, entwickeln sich Mikroorganismen. Genaue Beobachtungen ergaben, daß jede Zelle in einem zyklischen Vorgang aus ihresgleichen durch *Zellteilung* hervorgeht, was von Virchow mit dem Schlagwort „omnis cellula ex cellula" (jede Zelle entsteht aus einer Zelle) zum Ausdruck gebracht wurde. Die Zelle ist deshalb auch eine *Reproduktionseinheit.* Ziel der Zellbiologie ist es, die Struktur und Funktion der Zelle bis in ihre Einzelheiten aufzuklären und, wenn möglich, eine reproduktionsfähige Zelle aus ihren molekularen Bestandteilen zu rekonstituieren. Ausgehend von einer Übersicht über Evolution und Aufbau tierischer Zellen, werden im folgenden die Struktur und Funktion der Zellbestandteile (Organellen) beschrieben und anschließend Zell- und Kernteilung als Voraussetzung für das Verständnis der Vererbungsvorgänge behandelt.

1 Struktur und Funktion der Zelle

1.1 Evolution und Aufbau der eukaryotischen Zelle

Die einfachsten noch heute lebenden Zellen werden als **Mycoplasmen** bezeichnet. Es handelt sich um bakterienähnliche Lebewesen, die mit nur 0,2 µm Durchmesser zu den kleinsten und wahrscheinlich primitivsten Organismen gehören. Sie sind von einer *Zellmembran* umhüllt, die hauptsächlich aus Lipiden und Proteinen besteht. Die Zellmembran umschließt das *Cytoplasma,* die Grundsubstanz der Zelle, die bei diesen einfachen Organismen noch relativ wenig strukturiert ist, jedoch zahlreiche *Ribosomen*-Partikel enthält, die zur Synthese von Proteinen dienen. Die Erbsubstanz der Mycoplasmen besteht aus *DNA (Desoxyribonucleinsäure).* Mycoplasma-DNA programmiert nur etwa 750 verschiedene Proteine und enthält somit ungefähr 10mal weniger genetische Information als die der meisten Bakterien. Aufgrund theoretischer Überlegungen wird jedoch angenommen, daß ursprünglich bei den primitivsten Urzellen *RNA (Ribonucleinsäure)* die Funktion der Erbsubstanz übernahm, weil RNA nicht nur zur Speicherung der Erbinformation dienen kann, sondern auch gewisse katalytische Aktivitäten besitzt. *Katalysatoren* sind Substanzen, die chemische Reaktionen beschleunigen oder ermöglichen, die in Abwesenheit des Katalysators entweder gar nicht oder nur sehr langsam ablaufen. Bei Lebewesen wirken hauptsächlich Proteine als Katalysatoren *(Enzyme).* Es ist jedoch in neuester Zeit nachgewiesen worden, daß auch RNA-Moleküle gewisse katalytische Eigenschaften aufweisen. Deshalb wird vermutet, daß RNA die ursprüngliche Form der Erbsubstanz repräsentiert.

RNA tritt auch bei einigen Klassen von **Viren** als Erbsubstanz auf. *Viren* sind intrazelluläre Parasiten, die sich *nicht* unabhängig von ihrer Wirtszelle fortpflanzen können. Viren besitzen ihre eigene Erbsubstanz (DNA oder RNA), die einige wenige bis einige hundert Proteine programmiert (in der Sprache der Molekularbiologie: „für diese Proteine codiert“). Das Virus stellt die „Maschinerie“ der Wirtszelle in seinen Dienst. Unter der Kontrolle der viralen Erbsubstanz synthetisiert die Wirtszelle neue Viruspartikel. Das Virus vermehrt sich also auf Kosten der Wirtszelle, ist aber nicht selbständig lebensfähig und deshalb nicht als Lebewesen zu bezeichnen. Viren teilen jedoch viele ihrer Eigenschaften mit Lebewesen und können daher als Sonden zur Untersuchung der lebenden Zelle dienen. Ob Viren evolutionäre Zwischenstufen zwischen unbelebter und belebter Materie darstellen oder ob sie sekundär aus Zellen entstanden sind (und weiterhin entstehen), läßt sich

Tab. 1.1 Unterschiede zwischen Pro- und Eukaryoten.

	Prokaryoten	Eukaryoten
Organismen	Bakterien	Protisten, Pilze, Pflanzen, Tiere
Zellgröße	~ 1–10 μm	~ 10–100 μm
Zellkern	Nucleoid; ein echter Zellkern fehlt	echter Zellkern mit doppelter Kernmembran (Kernhülle)
DNA	zirkulär, im Nucleoid	lange lineare Moleküle, organisiert in Chromosomen
RNA- und Proteinsynthese	Synthese gekoppelt im Cytoplasma	Synthese in verschiedenen Abteilen der Zelle: RNA-Synthese im Kern, Proteinsynthese im Cytoplasma
Strukturierung des Cytoplasmas	wenig strukturiert	Unterteilung durch intrazelluläre Membranen, Ausbildung eines Cytoskelettes
Organellen zur Fortbewegung	Flagellen (Geißeln), aus Flagellin aufgebaut	Flagellen und Cilien bestehen aus Tubulin und sind aus Mikrotubuli nach der (9+2)-Formel aufgebaut
Stoffwechsel	anaerob oder aerob	aerob
Mitochondrien	fehlen	vorhanden; zur Atmung
Chloroplasten	fehlen	vorhanden bei Algen und höheren Pflanzen; der Photosynthese dienend
zelluläre Organisation	meist einzellig	einzellig oder vielzellig mit Zelldifferenzierung
Zellteilung	einfache Zweiteilung	Mitose (Kernteilung) und Cytokinese (Teilung des Cytoplasmas)

nicht mit Sicherheit entscheiden; doch sprechen viele Argumente für die letztere Möglichkeit (S. 117). Bestimmte RNA-Viren könnten dennoch den ursprünglichen, bei primitivsten Zellen vertretenen Zustand repräsentieren.

Die Organismen lassen sich aufgrund der Struktur und Organisation ihrer Zellen in zwei Hauptkategorien einteilen, in **Prokaryoten** und **Eukaryoten.** Die Zellen der Eukaryoten besitzen im Gegensatz zu den Prokaryoten einen echten *Zellkern* (Karyon). Die wichtigsten Unterschiede in bezug auf den zellulären Aufbau sind in Tab. **1.1** aufgeführt und im folgenden kurz erläutert. Auch wenn die prokaryotische Zelle einfacher organisiert und deshalb als ursprünglicher einzustufen ist als die eukaryotische, verfügen Prokaryoten doch über ein großes Spektrum an biosynthetischen Fähigkeiten und machen den Hauptanteil der Biomasse unseres Planeten aus. Ihre Zellen sind kleiner, und ihre lebende Substanz *(Protoplasma)* läßt sich nicht in Zellkern und Cytoplasma unterteilen. Die DNA ist zwar in einem *Nucleoid* konzentriert, aber eine Kernmembran fehlt. RNA- und Proteinsynthese sind deshalb gekoppelt und laufen unmittelbar nacheinander ab, während bei Eukaryoten die RNA-Synthese im Kern erfolgt und die Proteine im Cytoplasma synthetisiert werden. Dazu muß die RNA zunächst aus dem Kern ins Cytoplasma exportiert werden, wo sie von den Ribosomen als Matrize zur Proteinsynthese verwendet wird. Das Cytoplasma, die Grundsubstanz der Zelle, ist bei der prokaryotischen Zelle weit weniger strukturiert. Auch die Organellen der Fortbewegung, die Flagellen (Geißeln), sind grundsätzlich anders aufgebaut als diejenigen der Eukaryoten. Als extrazelluläre Gebilde bestehen sie aus Flagellinproteinen, während die eukaryotischen Flagellen intrazelluläre Gebilde darstellen (d. h. wie die ganze Zelle von der Zellmembran umschlossen werden) und hauptsächlich aus Tubulinproteinen aufgebaut sind, die sich zu Mikrotubuli anordnen (S. 19).

Da die Erdatmosphäre ursprünglich keinen oder nur sehr wenig Sauerstoff enthielt, wird in bezug auf den Energiestoffwechsel angenommen, daß die ursprünglichen Lebewesen anaerob waren, d. h. ohne Sauerstoff lebten (S. 258). Der Sauerstoff wurde erst später von Organismen freigesetzt, die zur *Photosynthese* fähig waren und damit unter Ausnützung der Sonnenenergie aus CO_2 und H_2O organische Verbindungen aufbauen konnten. Eukaryoten sind abgesehen von ganz wenigen sekundären Ausnahmen aerob, sie benötigen Sauerstoff. Die Nutzung des Sauerstoffs ist jedoch bei der eukaryotischen Zelle nur dank spezieller Zellorganellen (Mitochondrien, S. 26) möglich. Ohne Mitochondrien wären tierische Zellen allein auf den anaeroben Abbau von Zucker *(Glykolyse)* angewiesen, der unvollständig und daher ineffizient ist (S. 258). Mitochondrien dagegen vermögen Nahrungsstoffe durch Oxidation mit Sauerstoff bis zu CO_2 und H_2O umzuwandeln, wobei sehr viel mehr Energie gewonnen werden kann (S. 257).

Es gibt zahlreiche Hinweise, daß Mitochondrien ursprünglich aerobe Bakterien waren, die in die eukaryotische Zelle integriert wurden (Endosymbiontentheorie, S. 26, 262). Auf ähnlichem Weg scheinen die chlorophyllhaltigen *Chloroplasten* der Protisten und Pflanzenzellen aus photosynthetischen Bakterien hervorgegangen zu sein. Sowohl Mitochondrien als auch Chloroplasten verfügen noch über ihre eigene Erbsubstanz (DNA) und eine eigene „Maschinerie" zur Proteinsynthese, auch wenn sie weitgehend von ihrer Wirtszelle abhängig sind. Es ist deshalb anzunehmen, daß die eukaryotische Zelle ihren Ursprung in verschiedenen Organismen hat, die in einer engen Symbiose und gegenseitiger Abhängigkeit zusammenleben.

Die **Zellvermehrung** beruht auf einer Verdopplung der Zellbestandteile, insbesondere des Genoms, und der darauf folgenden *Zellteilung*. Bei den Prokaryoten ist das Genom (DNA) an der Zellmembran angeheftet. Vor der Zellteilung verdoppeln sich Genom und Anheftungsstelle, und die beiden

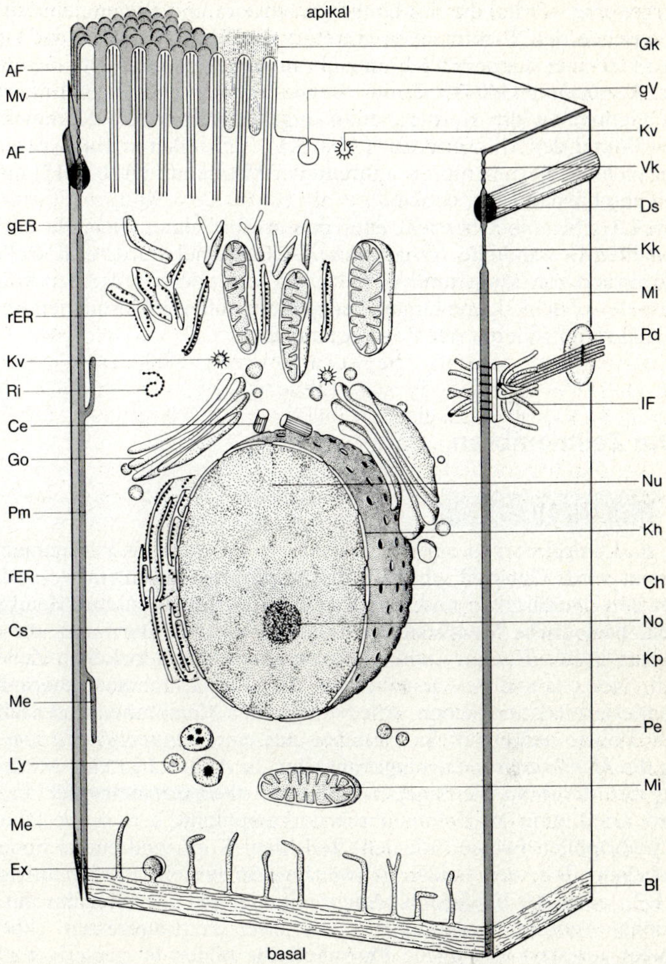

Abb. 1.1 Struktureller Aufbau einer Tierzelle (Darmepithelzelle). – *AF* Actinfilamente, *Bl* Basallamina, *Ce* Centriol, *Ch* Chromatin, *Cs* Cytosol, *Ds* Desmosom, *Ex* Exocytosevesikel, *gER* glattes endoplasmatisches Reticulum, *Gk* Glykokalyx, *Go* Golgi-Apparat, *gV* glatte Vesikel, *IF* intermediäre Filamente, *Kh* Kernhülle, *Kk* Kommunikationskontakte *(gap junctions)*, *Kp* Kernporen, *Kv* Korbvesikel *(coated vesicle)*, *Ly* Lysosom, *Me* Membraneinfaltung, *Mi* Mitochondrium, *Mv* Mikrovilli, *No* Nucleolus, *Nu* Kern (Nucleus), *Pd* Plaquedesmosom, *Pe* Peroxisom, *Pm* Plasmamembran, *rER* rauhes endoplasmatisches Reticulum, *Ri* Ribosomen, *Vk* Verschlußkontakte *(tight junctions)*.

Tochtergenome werden durch Membranwachstum und Bildung einer Trennwand zwischen den Tochterzellen getrennt. Bei Eukaryoten ist das Genom dagegen von einer doppelten Kernmembran umgeben. Hier geht der Zellteilung die *Kernteilung (Mitose)* voraus. Bei bestimmten einzelligen Eukaryoten ist das Genom an die Kernmembran angeheftet, und die Kernmembran bleibt während der Mitose intakt (Abb. **3.1**). Bei höheren Eukaryoten löst sich dagegen die Kernmembran während der Mitose auf (Abb. **1.15**) und bildet sich anschließend von neuem.

Abb. **1.1** gibt eine Übersicht über den Aufbau einer Tierzelle und ihre funktionellen Bestandteile *(Organellen)*. Als Beispiel wurde eine Zelle aus der Darmwand von Säugetieren gewählt. Im folgenden werden Struktur und Funktion der verschiedenen Organellen von der äußeren Plasmamembran bis zum Zellkern im Inneren der Zelle behandelt.

1.2 Die Zellmembran

1.2.1 Membranstruktur

Zellen sind umgeben von einer *Zellmembran,* die auch als Plasmamembran bezeichnet wird. Generell gilt, daß Lebensprozesse zu einem wesentlichen Teil auf den strukturellen und funktionellen Eigenschaften von Membranen beruhen. **Biologische Membranen** wirken als selektive Barrieren, die einen gerichteten Stoff-, Energie- und Informationsaustausch zwischen Zelle und Umwelt einerseits und zwischen bestimmten Kompartimenten innerhalb der Zelle andererseits ermöglichen. Alle biologischen Membranen sind nach dem gleichen Prinzip aufgebaut: Sie bestehen aus einer *Doppelschicht von Lipiden,* in die *Membranproteine* eingebaut sind. In Abb. **1.2** ist eine Modellvorstellung der Membran wiedergegeben, die als „fluid-mosaic-model" bezeichnet wird. Die Lipide der Zellmembran sind amphiphil, d. h. sie bestehen aus einem hydrophilen (wasserlöslichen) Teil, dem Kopf, und einem lipophilen (fettlöslichen) Teil, den beiden Schwänzen. So besteht Phosphatidylcholin (Abb. **1.2**), eines der häufigsten Membranlipide, aus Glycerin, das mit Cholinphosphat (polare Kopfgruppe) und zwei Fettsäureresten (lipophile Schwänze) verestert ist. Solche **Phospholipide** bilden in wässeriger Umgebung entweder sphärische Micellen, in denen die polaren Kopfgruppen nach außen und die lipophilen Schwänze nach innen gerichtet sind, oder Doppelschichten mit der entsprechenden Anordnung, wie sie in Abb. **1.2** dargestellt ist. Diese energetisch günstige Konfiguration entsteht spontan infolge hydrophober Wechselwirkungen. An solchen *künstlichen Membranen* kann man zeigen, daß die Lipide eine „zweidimensionale Flüssigkeit" darstellen. Infolge der Brownschen Molekularbewegung diffundieren die Lipidmoleküle rasch innerhalb jeder der beiden Schichten, aber ein Flip-Flop von der einen in die andere Schicht der Doppelmembran ist außerordentlich selten. Die *Fluidität*

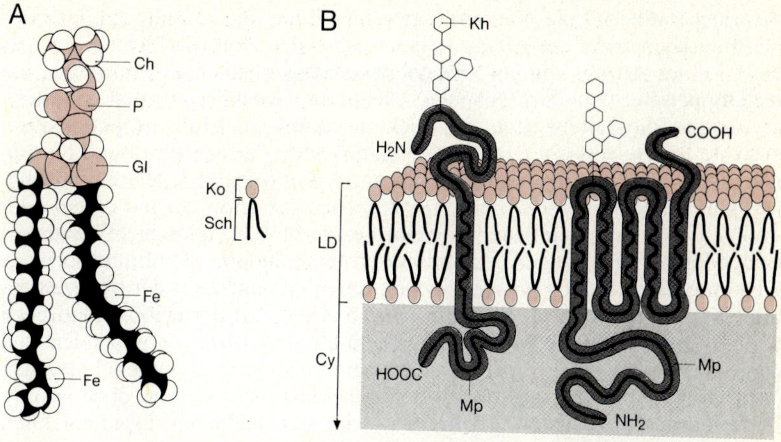

Abb. 1.2 Membranstruktur. [A] Phospholipidstruktur: Phosphatidylcholin. *Ch* Cholin, *Fe* Fettsäuren, *Gl* Glycerol, *Ko* polare Kopfgruppe (hydrophil), *P* Phosphat, *Sch* unpolare Schwänze (lipophil). [B] Modell der Zellmembran: *COOH* Carboxyterminus, *Cy* Cytoplasma, *Kh* Kohlenhydratseitenkette, *LD* Lipiddoppelschicht, *Mp* integrale Membranproteine, NH_2 Aminoterminus.

der Membran hängt von der Temperatur und der chemischen Zusammensetzung ab. Bei niedriger Temperatur erstarrt die Membran zu einem Gel *(Phasenübergang)*. Die Temperatur des Phasenübergangs ist niedriger, wenn die lipophilen Fettsäurereste kurz sind oder Doppelbindungen enthalten (ungesättigte Fettsäuren). Der Phasenübergang von der flüssigen Sol- zur visköseren Gelphase wird durch **Cholesterol** gehemmt, das in eukaryotischen Plasmamembranen in hoher Konzentration vorkommt. Cholesterol ist ein Steroid (S. 326), das eine plane lipophile Ringstruktur mit einer polaren Hydroxylgruppe und einer lipophilen Seitenkette aufweist. Cholesterol scheint auch die mechanische Stabilität der Doppelschicht zu erhöhen.

Natürliche Lipiddoppelschichten sind asymmetrisch oder polarisiert. In der Plasmamembran von roten Blutzellen finden sich z. B. cholinhaltige Phospholipide (die keine Nettoladung aufweisen) hauptsächlich in der äußeren Schicht, während Phosphatidylserin, das eine negative Nettoladung trägt, vorwiegend in der inneren Schicht lokalisiert ist. Damit entsteht zwischen innerer und äußerer Schicht ein signifikanter Ladungsunterschied.

Die wichtigsten Funktionen der Membranen werden von **Membranproteinen** übernommen, die in der Lipiddoppelschicht gleichsam gelöst sind. Sie sind asymmetrisch in der Membran angeordnet (polarisiert). Der lipophile Anteil durchspannt bei den *integralen Membranproteinen* die Lipiddoppelschicht, die etwa 5 nm dick ist, in Form einer α-Helix (Abb. **1.2**) ein- oder mehrfach, während die polaren hydrophilen Teile des Proteins auf der cytoplasmatischen bzw. der extrazellulären Seite der Doppelschicht liegen. Es bedarf einer Anzahl von etwa 20 Aminosäuren in helikaler Anordnung, um die Doppelschicht zu durchspannen. Die meisten Membranproteine sind *Glykoproteine,* die Seitenketten aus Zuckern aufweisen. Die hydrophilen Zuckerreste liegen stets auf der extrazellulären Seite der Membran und bestimmen damit die Asymmetrie der Membran. Außer integralen Membranproteinen gibt es auch *membranassoziierte Proteine,* die entweder mit einem oder wenigen kovalentgebundenen Fettsäureresten in der Lipidschicht verankert sind oder an ein integrales Membranprotein binden. Membranassoziierte Glykoproteine, die sog. Glykokalyx (s. unten), können auf der extrazellulären Seite an integrale Membranproteine binden. Auf der cytoplasmatischen Seite können integrale Membranproteine an *Ankerproteine* gebunden und damit am Cytoskelett (S. 18) verankert sein. Wie die Lipidmoleküle können auch die Proteine lateral in der Membranebene diffundieren, doch ist ihre Diffusionsgeschwindigkeit geringer als die der kleineren Lipidmoleküle. Auch bei den Proteinen erfolgt kein Flip-Flop.

Die integralen Membranproteine sind auch innerhalb der Membranebene nicht absolut frei beweglich. Durch Wechselwirkung untereinander, mit dem Cytoskelett oder mit membranassoziierten Proteinen können Membranproteine verankert und lokalisiert werden. Das kann man mit Hilfe von *Antikörpern* nachweisen, die gegen das betreffende Membranprotein gerichtet sind. Antikörper sind vom Immunsystem produzierte Proteine (S. 155), die mit hoher Spezifität an andere Moleküle binden. Sie sind bi- oder multivalent, d. h. sie haben zwei oder mehrere Bindungsstellen für die entsprechenden Moleküle. Markiert man einen solchen Antikörper mit einem Fluoreszenzfarbstoff und läßt ihn an die Oberfläche von Einzelzellen (z. B. Lymphocyten) binden, so beobachtet man unter dem Mikroskop zunächst diffuse Fluoreszenz der Membran. Anschließend werden begrenzte Membranareale mit erhöhter Fluoreszenz sichtbar, was auf eine Aggregation und Kreuzvernetzung der Membranproteine unter dem Einfluß des multivalenten Antikörpers hinweist. Nach einigen Minuten werden die Aggregate, wahrscheinlich durch Wirkung von Actinfilamenten (S. 18), die direkt unter der Membran liegen, zum einen Pol der Zelle transportiert, wo sie zu einer *Kappe* verschmelzen. Dieser Vorgang wird als „*Capping*" bezeichnet und spielt bei der Befruchtung eine wichtige Rolle (S. 192). Bestimmte Membranproteine werden dadurch in einem bestimmten Bereich der Membran lokalisiert. Anschließend kann die Kappe entweder internalisiert oder nach außen als Membranvesikel abgestoßen werden. Verwendet man monovalente Antikörper, unterbleibt die Kreuzvernetzung und damit auch die Kappenbildung.

Bestimmte Membranproteine binden an die sog. *extrazelluläre Matrix* (S. 24) und tragen damit zur Adhäsion der Zelle an das umgebende Substrat bei, während andere am *Cytoskelett* (S. 18) im Innern der Zelle verankert sind.

Außer Lipiden und Proteinen enthält die Zellmembran auch **Glykolipide,** also Verbindungen von Lipiden und Zuckern, die stets in der äußeren Lipidschicht lokalisiert sind. Auf der Außenseite der Zellmembran sind außerdem Glykoproteine und Polysaccharide adsorbiert, die einen Schutzmantel, die sog. *Glykokalyx* (Abb. **1.1**), bilden.

1.2.2 Membrantransport

Die Zellmembran wirkt als selektive Barriere zur Aufrechterhaltung des intrazellulären Milieus und ermöglicht zudem einen gerichteten Austausch von Ionen, niedermolekularen Substanzen und Makromolekülen zwischen Zelle und Umwelt. Es bestehen große Unterschiede in der Zusammensetzung des inneren und äußeren Milieus, z. B. in bezug auf die *Ionenkonzentrationen* (s. Tab. **6.1**, S. 355). Die meisten tierischen Zellen haben eine höhere intrazelluläre $[K^+]$- und eine niedrigere $[Na^+]$-Konzentration als das äußere Medium. Da zwischen innen und außen sowohl ein Ladungsunterschied als auch ein Konzentrationsgefälle bestimmter Ionen besteht, spricht man von einem *elektrochemischen Gradienten.* Der Ladungsunterschied kann durch Einführen einer Meßelektrode in die Zelle und Messung der Spannungsdifferenz zwischen der Meßelektrode und einer extrazellulären Referenzelektrode bestimmt werden. Die Spannungsdifferenz wird als **Membranpotential** bezeichnet und liegt in der Größenordnung von −20 bis −200 mV. Das Innere der Zelle ist also negativ geladen (S. 352).

Lipiddoppelschichten sind für lipophile und kleine ungeladene, aber polare Moleküle wie Wasser, CO_2 und Harnstoff permeabel, für größere polare Moleküle wie Glucose und für Ionen jedoch undurchlässig. Für Ionen bestehen daher spezielle **Transportmechanismen.** Man unterscheidet zwischen *passivem* Transport entlang dem Konzentrationsgefälle und *aktivem* Transport, der entgegen dem Gradienten wirkt und Energie erfordert. Der passive Transport erfolgt durch *Ionenkanäle,* die aus integralen Membranproteinen bestehen und verschließbar sind (S. 310, Abb. **4.27**), während der aktive Transport durch *Ionenpumpen* (S. 309) betrieben wird. Auch Ionenpumpen bestehen aus integralen Membranproteinen, die durch reversible Veränderung ihrer dreidimensionalen Struktur (Konformation) Ionen auf der einen Seite der Membran binden und auf der anderen Seite wieder entlassen. Die Konformationsänderung erfordert Energie und beruht auf einer reversiblen Phosphorylierung der Proteine durch Adenosintriphosphat. Der Transport von niedermolekularen ungeladenen Substanzen wie Glucose ist mit dem Ionentransport gekoppelt, d. h. er kann über das gleiche *Trägerprotein* erfolgen (S. 310).

1.2.3 Endo- und Exocytose

Nur wenige Makromoleküle können über spezielle Mechanismen direkt die Plasmamembran durchdringen. Für die große Mehrzahl der Makromoleküle und für größere Partikel gibt es komplizierte Transportmechanismen, die als Endo- und Exocytose bezeichnet werden. Dabei spielen Membranfusionsprozesse eine wichtige Rolle. Bei der **Endocytose** (Abb. **1.3** und Box **1.1**) bildet sich zunächst eine Einbuchtung der Membran. Dann binden Teile des äußeren Blattes der Lipiddoppelschicht aneinander, und anschließend schnürt sich ein Bläschen *(Vesikel)* ab, wobei die Membranen fusionieren und

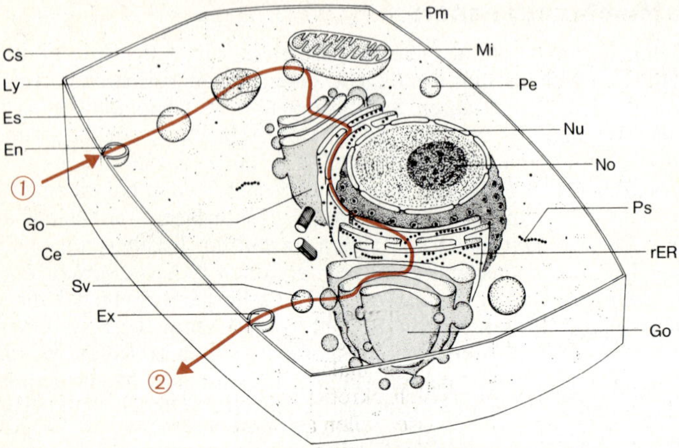

Abb. 1.3 Membranfluß: ① Endocytose und ② Exocytose. – *Ce* Centriol, *Cs* Cytosol, *En* endocytotisches Vesikel, *Es* Endosom, *Ex* exocytotisches Vesikel, *rER* rauhes endoplasmatisches Reticulum, *Go* Golgi-Apparat, *Ly* Lysosom, *Mi* Mitochondrium, *No* Nucleolus, *Nu* Nucleus, *Pe* Peroxisom, *Pm* Plasmamembran, *Ps* Polysomen, *Sv* Sekretvesikel (nach de Duve).

das Vesikel umhüllen. Bei diesem Vorgang bleibt die Polarität (Asymmetrie) der Lipiddoppelschicht erhalten: Die gegen das Cytoplasma gerichtete Schicht, die sich in ihrer Zusammensetzung wesentlich von der äußeren Schicht unterscheidet, bleibt auf der cytoplasmatischen Seite. Die äußere Schicht ist gegen das Innere des Vesikels gerichtet, das somit dem extrazellulären Raum entspricht. Bei der **Exocytose** läuft der Vorgang in umgekehrter Richtung ab: Ein Vesikel fusioniert mit der Plasmamembran und entläßt seinen Inhalt nach außen. Im Unterschied zur Endocytose binden jedoch bei der Exocytose zunächst die beiden cytoplasmatischen (inneren) Blätter der Lipiddoppelschicht aneinander, so daß sich Exo- und Endocytose mechanistisch unterscheiden und getrennt voneinander ablaufen können. Eine Modifikation der Exocytose, bei der das Bläschen nach außen abgeschnürt wird und von der Zellmembran eingeschlossen bleibt, wird als *Knospung* bezeichnet.

Dieser Mechanismus der **Membranfusion** durch Bindung von zwei Lipiddoppelschichten und anschließende Fusion ist von grundsätzlicher Bedeutung, da er bei jeder *Zellteilung* analog zur Knospung und bei jeder *Zellfusion* (z. B. bei der Befruchtung) analog zur Endocytose abläuft. Außerdem findet der gleiche Prozeß auch im Inneren der Zelle an den inneren Membranen statt. Dabei werden fortwährend Vesikel an einer Stelle abgeschnürt und an einer anderen wieder mit einer bestimmten Membran fusioniert, was einen permanenten *Membranfluß* zur Folge hat (Abb. **1.3**).

Rezeptorvermittelte Endocytose dient vor allem der Aufnahme und dem Transport von Proteinen, wie z. B. Insulin, einem Hormon, oder von Dotterproteinen, die in der Leber synthetisiert und über den Blutstrom zum Ovar transportiert werden. Es können aber auch niedermolekulare Metaboliten wie Cholesterol und Eisen endocytiert werden, wenn sie an ein spezifisches Trägerprotein (LDL bzw. Transferrin) gebunden sind. Außer gelösten Stoffen, deren Aufnahme als *Pinocytose* bezeichnet wird, können auch feste Partikel, z. B. Mikroorganismen, durch sog. *Phagocytose* (S. 269) aufgenommen werden.

Die *Exocytose* dient der *Sekretion* (Ausscheidung) von Makromolekülen und daran gebundener niedermolekularer Substanzen (S. 272). Sekretorische Vesikel können entweder kontinuierlich exocytiert werden oder sind zunächst gespeichert und werden erst auf ein Signal hin, z. B. einen elektrischen Nervenimpuls oder ein hormonales Signal, freigesetzt (S. 325). *Knospung* gibt es z. B. bei der Milchsekretion (S. 715). Die Fetttröpfchen der Milch werden von den Milchdrüsenzellen als Vesikel, die von einer Lipiddoppelschicht umgeben sind, in die Milch abgegeben. Auch bestimmte *Viren* werden in der Zellmembran zusammengebaut und durch Knospung freigesetzt.

1.3 Inneres Membransystem

Im Gegensatz zur prokaryotischen Zelle ist die wesentlich größere eukaryotische Zelle durch innere Membranen in Kompartimente unterteilt. Das interne Membransystem führt einerseits zu einer Vergrößerung der funktionellen Membranoberfläche, andererseits aber auch zu einer strukturellen und funktionellen Differenzierung der Membranen. Man findet in eukaryotischen Zellen sieben Hauptkompartimente, von denen der *Zellkern,* die *Mitochondrien* und die *Chloroplasten* (bei Pflanzen) eine doppelte Membran, also zwei Lipiddoppelschichten aufweisen. Dies trifft auch für die Klasse der gramnegativen Bakterien zu und dürfte mit der Evolution dieser Zellorganellen zusammenhängen (S. 26). Das *endoplasmatische Reticulum,* der *Golgi-Apparat, Lysosomen* und *Endosomen* werden nur von einfachen Membranen gebildet, die miteinander direkt oder über Membranvesikel in Verbindung stehen. Sie unterscheiden sich jedoch wesentlich in bezug auf ihre Funktion und Struktur.

1.3.1 Endoplasmatisches Reticulum und Ribosomen

Das **endoplasmatische Reticulum** (ER) z. B. einer Leberzelle weist eine etwa 25mal größere Oberfläche auf als die Plasmamembran. Es bildet ein Netz von Cisternen und Kanälen, die von einer einfachen Membran gebildet werden. Die ER-Membran geht kontinuierlich in die äußere Kernmembran über (Abb. **1.1**). Eine direkte Verbindung zwischen ER und Golgi-Apparat scheint

Box 1.1 Endocytose von Cholesterol

Der Ablauf der *Endocytose* ist anhand der Aufnahme von *Cholesterol* (**Bild**) von Brown und Goldstein genau untersucht worden. Cholesterol ist ein wichtiger Bestandteil der tierischen Zellmembran. Im Blut wird Cholesterol als LDL-Partikel (low density lipoprotein) transportiert, das von einer Lipiddoppelschicht umhüllt ist und etwa 1500 Cholesterolmoleküle sowie ein großes Proteinmolekül (B-100) enthält. Zellen, die Cholesterol aufnehmen, besitzen einen LDL-Rezeptor, an den das B-100-Protein spezifisch bindet *(1)*. Die dabei entstehenden Komplexe sammeln sich in Vertiefungen der Plasmamembran an, die auf der cytoplasmatischen Seite mit dem Protein *Clathrin* assoziiert sind und als Korbgruben („coated pits") bezeichnet werden *(2)*. Anschließend schnürt sich ein Korbvesikel („coated vesicle") *(3)* ab, das von einem korbartigen Gerüst

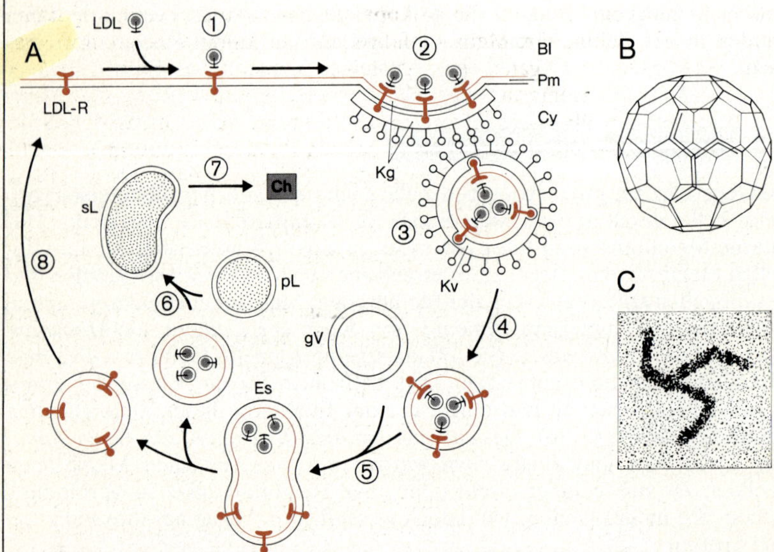

von Clathrin gebildet wird *(B)*. Clathrin besteht aus drei schweren und drei leichten Ketten, die eine dreifußähnliche Struktur besitzen *(C)*. Das Clathringerüst wird im Cytoplasma enzymatisch entfernt *(4)*. Durch Fusion mit anderen glatten Vesikeln entsteht ein *Endosom (5)*, das einen sauren pH-Wert aufweist, so daß der Proteinrezeptorkomplex dissoziiert. Das Endosom fusioniert seinerseits mit einem Lysosom *(6)*, das die LDL-Partikel mit dem B-100-Protein hydrolysiert und das Cholesterol freisetzt *(7)*. Die Rezeptoren werden in einem Membranbläschen, das sich vom Endosom abschnürt, aussortiert und können wiederverwertet werden *(8)*. Die Cholesterolkonzentration im Blut wird durch Rückkopplungsmechanismen fein reguliert. Bei zu hohem Cholesterolspiegel im Blut kommt es zu arteriosklerotischen Veränderungen der Blutgefäße, die zu einem Herzinfarkt führen können.

Rezeptorvermittelte Endocytose und Korbvesikel. [A] Schema der Endocytose von Cholesterol *(Ch)*. Erklärung ①–⑧ im Text. *Bl* Blut, *Cy* Cytoplasma, *Es* Endosom, *gV* glattes Vesikel, *Kg* Korbgrube, *Kv* Korbvesikel, *LDL* Low-Density-Lipoproteinpartikel, *LDL-R* LDL-Rezeptor, *pL, sL* primäres und sekundäres Lysosom, *Pm* Plasmamembran. [B] Modell eines Korbvesikels. Je 3 schwere und 3 leichte Ketten von Clathrin bilden einen Dreifuß (Triskelion). [C] Triskelion aus Clathrin.

jedoch nicht zu bestehen, so daß der Transport von Membrankomponenten und Sekreten vom ER zum Golgi-Apparat über Membranvesikel ablaufen muß. Das ER ist eine Art Membranfabrik, die die Komponenten der Membranen der meisten Organellen – Proteine, Kohlenhydrate und Lipide – synthetisiert. Der Membranfluß verläuft einerseits vom ER zur Kernmembran, andererseits über Vesikel zum Golgi-Apparat, wo er in Richtung Plasmamembran und sekretorische Vesikel oder in Richtung Lysosomen geleitet wird (Abb. **1.3**). Auch gewisse Lipide der Mitochondrienmembran (Phosphatidylcholin und -ethanolamin) werden im ER synthetisiert. Deren Import in die Mitochondrien findet aber nicht über Membranen, sondern mit Hilfe von Transportproteinen durch das *Cytosol* – die wäßrige, lösliche Phase des Cytoplasmas – statt.

Der proteinsynthetisierende Teil des ER ist mit Ribosomen besetzt und wird deshalb als *rauhes endoplasmatisches Reticulum* bezeichnet. Die Ribosomen sitzen stets auf der Außenseite (cytoplasmatischen Seite) des ER, nie auf der Seite, die gegen das Lumen gerichtet ist. Das rauhe ER geht direkt in das *glatte* ER über, von dem es jedoch durch Zellfraktionierungsverfahren abgetrennt werden kann. Damit läßt sich die Funktion der beiden Organellen getrennt analysieren. Bricht man nämlich Zellen durch Homogenisation auf, entstehen kleine geschlossene Membranbläschen, sog. *Mikrosomen,* die sich durch Zentrifugation in einem Sucrosegradienten (einer Zuckerlösung, die ein Konzentrationsgefälle aufweist) von den übrigen Zellbestandteilen abtrennen lassen. Infolge der höheren Dichte der RNA-Moleküle in den Ribosomen können die *rauhen* Mikrosomen auch von den *glatten* Mikrosomen getrennt werden.

Das rauhe ER unterscheidet sich vom glatten vor allem bezüglich der *Proteinsynthese,* die an den Ribosomenpartikeln abläuft. Die Mechanismen der Proteinsynthese sind in Kap. 2 eingehend beschrieben. In diesem Zusammenhang konzentrieren wir uns auf Aspekte, die die Biogenese der Membranen und Zellorganellen betreffen. *Membrangebundene* **Ribosomen** synthetisieren

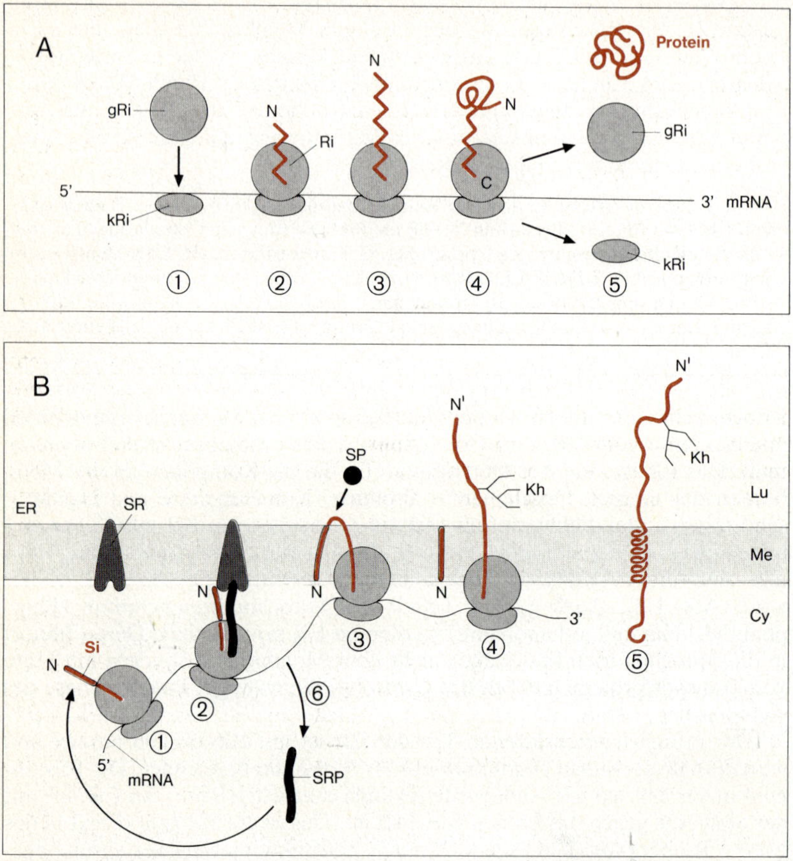

Abb. 1.4 Proteinsynthese an freien *(A)* und membrangebundenen Ribosomen *(B)*. A ①–④ Die Ribosomen *(Ri)* bewegen sich relativ zur mRNA in 5′–3′-Richtung. Die Proteinsysthese beginnt am Aminoende *(N)* und schreitet Richtung Carboxylende *(C)* fort. ⑤ Bei der Termination dissoziieren mRNA, Ribosomen und Protein. Das Ribosom zerfällt in seine große *(gRi)* und kleine Untereinheit *(kRi)*. B Bei membrangebundenen Ribosomen beginnt die Proteinsynthese frei im Cytoplasma *(Cy)* ① mit der Synthese des Signalpeptides *(Si)*, an welches das Signalerkennungspartikel *(SRP)* bindet. ② Dieses Partikel wird seinerseits an den SRP-Rezeptor *(SR)* in der Membran *(Me)* des endoplasmatischen Reticulums *(ER)* gebunden und bewirkt dadurch die Verankerung des Ribosoms an der ER-Membran. Das lipophile Signalpeptid dringt in die Membran ein. ③ Im Lumen *(Lu)* des ER spaltet die Signalpeptidase *(Sp)* das Signalpeptid ab. ④ Der Rest des Polypeptides mit dem neuen Aminoende *(N')* wird ins Lumen des ER hineinsynthetisiert und glykosyliert (*Kh* = Kohlenhydratseitenketten). ⑤ Die helikale Transmembrandomäne verankert dieses Protein in der Membran. ⑥ Das Signalerkennungspartikel wird wiederverwendet.

vor allem die Proteine und Glykoproteine der Membranen des ER selbst, des Golgi-Apparates, der Lysosomen und der Plasmamembran sowie Sekretproteine, die aus der Zelle ausgeschieden werden, und Proteine der extrazellulären Matrix. Die *freien Ribosomen* synthetisieren dagegen die löslichen Proteine des Cytosols, membranassoziierte Proteine, die auf der cytoplasmatischen Seite an die Membran gebunden sind, Proteine der Peroxisomen (S. 17), aber auch diejenigen mitochondrialen Proteine, die von der DNA im Zellkern codiert werden. Die membrangebundenen Ribosomen werden wie die freien Ribosomen im Cytosol mit messenger-RNA (mRNA, S. 65) beladen, die als Matrize für die Synthese der entsprechenden Proteine dient (Abb. **1.4***A*).

Das Signal, das zur Bindung der Ribosomen an die Membran des ER führt, ist im zu synthetisierenden Protein selbst enthalten. Proteine, die am ER synthetisiert werden, enthalten in der Regel als Vorspann eine bestimmte Signalsequenz. Dieses *Signalpeptid* ist häufig am Aminoterminus des Proteins lokalisiert, wo der Übersetzungsvorgang (s. Translation, S. 68) der mRNA beginnt, und umfaßt etwa 16–30 Aminosäuren. Einige von ihnen sind stets lipophil, andere stets positiv geladen. Darüber hinaus findet man kaum Sequenzhomologien zwischen den Signalpeptiden verschiedener Proteine. Dem reifen Protein fehlt das Signalpeptid. Es wird beim Translationsvorgang proteolytisch abgespalten. Proteinvorläufer, die das abspaltbare Signalpeptid noch aufweisen, werden als *Präproteine* bezeichnet.

Wie in Abb. **1.4***B* schematisch dargestellt ist, beginnt die Proteinsynthese im Cytosol, bis etwa 70 Aminosäuren polymerisiert sind. Die größere der beiden Untereinheiten des Ribosoms bindet dann die wachsende Polypeptidkette. Etwa 30–40 Aminosäuren durchspannen die große Ribosomenuntereinheit, während das Signalpeptid aus dem Partikel austritt. An das freie Signalpeptid bindet nun ein Signalerkennungspartikel („signal recognition particle" = SRP), das aus sechs Proteinen und einem RNA-Molekül besteht. Das SRP bindet dann seinerseits an ein Rezeptormolekül auf der ER-Membran. Dadurch kommt die spezifische Bindung des Ribosoms an die ER-Membran zustande. Das Signalpeptid dringt nun in die ER-Membran ein, wobei nicht bekannt ist, ob die Struktur des Signalpeptides ein direktes Durchdringen der Membran ermöglicht oder ob ein Proteinkanal den Durchtritt erlaubt. Anschließend dissoziieren Signalerkennungspartikel und Rezeptor und können einen neuen Bindungszyklus beginnen, während das Ribosom über die wachsende Polypeptidkette mit der ER-Membran verbunden bleibt. Das Signalpeptid wird nun proteolytisch abgespalten und das Protein ins Lumen des ER transportiert *(vektorielle Translation)*.

Sekretproteine passieren die Membran vollständig, während integrale Membranproteine in der Membran verankert bleiben.

Die meisten am ER synthetisierten Proteine werden glykosyliert, d. h. mit Zuckerseitenketten versehen. Die *Glykosylierung* findet auf der Lumenseite des ER statt. Die kurzen Kohlenhydratseitenketten bestehen aus drei Zuckern: N-Acetylglucosamin, Mannose und Glucose, die an einen Asparaginrest *(N-gekoppelte Glykosylierung)* gebunden sind. Die vorfabrizierten Oligosaccharidseitenketten werden noch während der Proteinsynthese auf die als Zielsequenz dienende Gruppierung Asparagin-X-Serin (oder Threonin) übertragen. Diese Art der Glykosylierung kann durch den Inhibitor Tunicamycin gehemmt werden. Bei der *O-gekoppelten Glykosylierung,* die erst im Golgi-Apparat beginnt, sind die Zucker entweder an Serin- oder Threoninreste im Protein gebunden.

Das *glatte ER* ist vor allem auf den *Fettstoffwechsel* spezialisiert und in solchen Zellen stark entwickelt, die wie Leberzellen große Mengen von *Lipoproteinen* „exportieren". Außerdem übernimmt das glatte ER die Funktion der Entgiftung *(Detoxifikation)* in bezug auf Medikamente, Drogen und toxische Stoffwechselprodukte. Dieser Funktion dient vor allem eine Gruppe von Enzymen, die als *Cytochrom P 450* bezeichnet werden. Im glatten ER findet auch die Synthese von *Steroidhormonen* statt, die von Cholesterol ausgeht.

1.3.2 Golgi-Apparat

Der **Golgi-Apparat,** der bei vielen Zelltypen in der Nähe des Zellkerns und des Centriols liegt, besteht aus einem Stapel von flachen oder scheibenförmigen Membrancisternen (Abb. **1.1** und **1.3**), die mit zahlreichen Vesikeln assoziiert sind. Die dem ER zugewandte Seite wird als *cis-Seite,* die gegenüberliegende als *trans-Seite* bezeichnet. An der trans-Seite findet sich ein ausgeprägtes Netzwerk von Cisternen. Der Transport von Glykoproteinen vom ER über den Golgi-Apparat zu sekretorischen Vesikeln läßt sich in einem *Pulse-chase-Experiment* autoradiographisch verfolgen.

Bei diesem Experiment wird den Zellen eine Aminosäure verabreicht, die mit dem Isotop Tritium (^3H) radioaktiv markiert ist. Die Aminosäure dient als Vorstufe für die Proteinsynthese und wird in neusynthetisierte Proteine eingebaut. Der Einbau von ^3H erfolgt nur während einer kurzen Zeitspanne *(pulse)* und kann durch Zugabe eines Überschusses von „kalter" (unmarkierter) Aminosäure gestoppt werden *(chase).* Die während der Pulse-Phase neusynthetisierten Proteine lassen sich während der Chase-Phase aufgrund ihrer Radioaktivität verfolgen. Die Radioaktivität kann autoradiographisch nachgewiesen werden, indem die Zelle fixiert und in Dünnschnitte zerlegt wird, die man mit einer photographischen Emulsion bedeckt. Die β-Strahlung von Tritium führt zur Schwärzung der getroffenen Silberkörner in der Emulsion, die im Licht- oder Elektronenmikroskop lokalisiert werden können. In einer Zelle, die vor allem sekretorische Proteine produziert, erscheinen die Silberkörner nach einem kurzen Pulse zunächst über dem rauhen ER, wo die Proteine synthetisiert werden. Nach einer Chase-Phase von etwa 20 min finden sich die radioaktiven Proteine in der glatten Übergangszone des ER und größtenteils im Golgi-Apparat. Nach weiteren 70 min sind sie in sekretorischen Vesikeln lokalisiert, die zum Teil bereits mit der Plasmamembran fusioniert sind und die markierten Proteine durch Exocytose aus der Zelle ausgeschieden haben.

Der Transport vom ER zum Golgi-Apparat erfolgt wahrscheinlich über Vesikel, die sich vom ER abschnüren und mit dem *cis*-Golgi-Apparat fusionieren. Im Golgi-Apparat werden die Oligosaccharidseitenketten der Glykoproteine modifiziert, d. h. bestimmte im ER addierte Zucker werden abgespalten und andere hinzugefügt. Man findet zwei generelle Klassen von N-gekoppelten Oligosacchariden, die mannosereichen und die komplexen. Die *mannosereichen Oligosaccharidseitenketten* bestehen nur aus Mannose und N-Acetylglucosamin, während die *komplexen Seitenketten* zusätzlich Galactose, Sialinsäure und Fucose enthalten. Die Glykosylierung von Serin und Threonin findet auch im Golgi-Apparat statt. Nachdem die Proteine im Golgi-Apparat modifiziert worden sind, werden sie dort sortiert und entsprechend ihrem Bestimmungsort in Vesikeln zu verschiedenen Abschnitten der Plasmamembran oder zu Lysosomen weitergeleitet.

1.3.3 Lysosomen und Peroxisomen

Lysosomen sind von einer Membran umhüllte Vesikel, die eine ganze Reihe von sauren Hydrolasen (pH-Optimum 5) zur Spaltung von Proteinen, Nucleinsäuren, Kohlenhydraten, Fetten, Phospholipiden, Phosphat- und Sulfatestern enthalten. Ein spezielles Protein pumpt Protonen (H^+) ins Lumen der Lysosomen, um ein niedriges pH aufrechtzuerhalten. Die lysosomalen Enzyme werden im rauhen ER synthetisiert, glykosyliert und anschließend im Golgi-Apparat an den Mannoseseitenketten phosphoryliert. Das dabei gebildete *Mannose-6-Phosphat* dient als „Adresse" für die lysosomalen Enzyme, damit sie ins richtige Kompartiment transportiert werden. Die Golgi-Membran besitzt einen Rezeptor für Mannose-6-Phosphat, an den die lysosomalen Proteine binden. Vom Golgi-Apparat schnüren sich Vesikel mit lysosomalen Proteinen als primäre Lysosomen ab. An ihrem Bestimmungsort angelangt, dissoziieren die lysosomalen Enzyme infolge des niedrigen pH-Wertes von ihrem Rezeptor. Die Substrate, die von Lysosomen verdaut werden, sind verschiedenartig und reichen von endocytotischen Vesikeln, die zur Wiederverwertung von Membrankomponenten abgebaut werden, über Zellorganellen wie z. B. Mitochondrien bis zu phagocytierten Mikroorganismen (S. 269). Die *Autolyse* (Selbstauflösung) der Zelle wird dadurch verhindert, daß die sauren Hydrolasen nicht frei im Cytosol, sondern in Vesikeln eingeschlossen sind.

Peroxisomen sind lysosomenähnliche Vesikel, die jedoch nicht im Golgi-Apparat gebildet werden. Sie enthalten *Oxidasen,* die verschiedene Substrate wie Aminosäuren, Purine, Milchsäure, Fettsäuren usw. mit molekularem Sauerstoff oxidieren, wobei Wasserstoffperoxid entsteht. Letzteres hat diesen Organellen den Namen gegeben. Da Peroxide als starke Oxidationsmittel schädlich sein können, wird das freigesetzte Wasserstoffperoxid vom Enzym *Katalase* zu Wasser reduziert. Möglicherweise handelt es sich bei den Peroxisomen um autonome Zellorganellen, die ähnlich wie Mitochondrien (S. 28) durch Teilung aus ihresgleichen entstehen.

1.4 Das Cytoskelett

Im Gegensatz zur Pflanzenzelle, die eine formgebende Zellwand besitzt, sind tierische Zellen in der Regel in ihrer Form veränderlich und beweglich. Sowohl die *Form* als auch die *Motilität* (Beweglichkeit) einer Zelle wird hauptsächlich durch das Cytoskelett bestimmt, einem Grundgerüst von *Filamenten*, die in der Zellmembran verankert sind. Es können drei Typen von Filamenten unterschieden werden: *Actinfilamente* und *Mikrotubuli*, die der Motilität dienen, sowie *intermediäre Filamente*, die hauptsächlich eine Stützfunktion haben.

1.4.1 Actinfilamente

Actinfilamente treten in allen Zellen auf und spielen bei Bewegungsvorgängen (S. 441), bei der Zellteilung (S. 43) und bei der Muskelkontraktion (S. 424) eine wichtige Rolle. Außerdem dienen sie z. B. in den Mikrovilli (Abb. **1.1**) als Stützelemente des Cytoskeletts. In Gewebekulturzellen kann man die Actinfilamente mit fluoreszierenden Antikörpern sichtbar machen. Sie liegen als sog. *Streßfasern* vor allem unter der Zelloberfläche (Abb. **1.5**) und sind über andere Proteine (wie z. B. *Vinculin*) in der Zellmembran verankert. Bei der Zellteilung (Furchung) bildet sich ein *kontraktiler Ring* von Actinfilamenten, der sich unter dem Einfluß von Myosin (s. unten) kontrahiert und die beiden Tochterzellen voneinander abschnürt (Abb. **3.10**). Actinfilamente sind dynamische Strukturen, die laufend neu entstehen, umorganisiert und wieder abgebaut werden. Dabei sind verschiedene actinmodulierende Proteine beteiligt (Abb. **1.6**).

Die Actinfilamente sind am besten in Muskelzellen untersucht worden und werden in ihrer Funktion in Kap. 8.1.1 eingehend behandelt. **Actin** ist ein längliches, globuläres Protein einer Ausdehnung von etwa 4 × 6,5 nm, das in monomerer Form als *G-Actin* (globuläres Actin) bezeichnet wird. G-Actin bindet ein Molekül Adenosintriphosphat (ATP) und ein Ca^{2+}-Ion und kann zu langen Filamenten von *F-Actin* (fädiges Actin) polymerisieren, wobei ATP hydrolysiert wird. F-Actin besteht aus zwei Strängen von Actinpolymeren, die zu einer Helix verdrillt sind (Abb. **1.6** und S. 425). Die Polymerisation der Monomere erfolgt „Kopf an Schwanz", so daß die Filamente polarisiert sind. Die beiden Enden der Actinfilamente unterscheiden sich deshalb in ihrer Struktur und binden verschiedene modulierende Proteine am (+)- und am (−)-Ende. Actin bildet im Muskel die dünnen Filamente, während die dicken Filamente aus Myosin bestehen. Bei der Muskelkontraktion kommt es zu einer Wechselwirkung zwischen Actin und Myosin, wobei die beiden Filamenttypen gegeneinander verschoben werden, ohne ihre Länge zu verändern (Modell der gleitenden Filamente, s. Box **8.1**, S. 428).

Die Funktion von Actinfilamenten kann durch spezifische **Inhibitoren** gehemmt werden. *Cytochalasin* bindet an Actinfilamente, so daß keine neuen G-Actin-Monomere angelagert werden können, was schließlich zur Depoly-

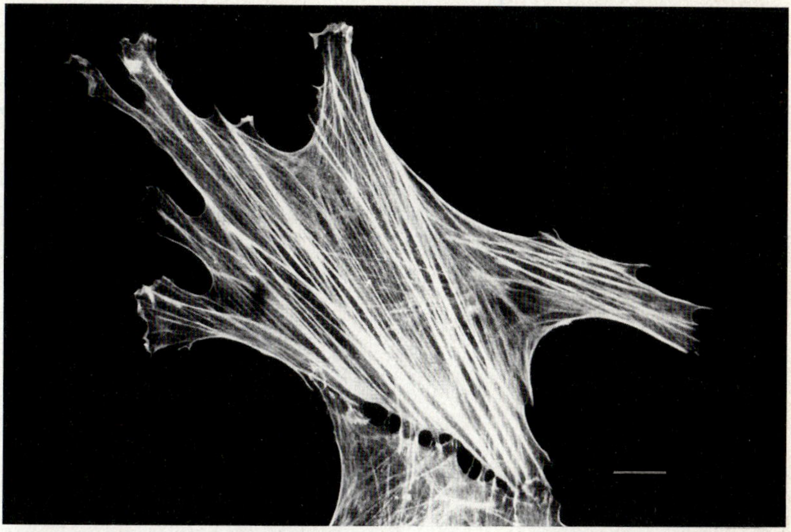

Abb. 1.5 Actinfilamente. Die aus Actin bestehenden Streßfasern dieser Zelle sind mit fluoreszierenden Antikörpern gefärbt. Maßstabsmarke: 10 μm (LM-Aufnahme: Weber).

merisation führt. Durch Cytochalasin kann z. B. der kontraktile Ring bei der Zellteilung gehemmt werden, so daß die Teilung des Cytoplasmas (Cytokinese) unterbleibt, während der Zellkern sich weiter teilt. *Phalloidin,* ein Gift aus dem Knollenblätterpilz, stabilisiert die Actinfilamente und verhindert ihre Depolymerisation. Injektion von Phalloidin hemmt sowohl die Zellbewegung von Amöben als auch von Wirbeltierzellen in Zellkultur.

1.4.2 Mikrotubuli

Mikrotubuli sind röhrenförmige Filamente des Cytoskeletts, die man in allen eukaryotischen Zellen findet. Sie bilden den Spindelapparat, der bei der Kernteilung (S. 41) der gerichteten Bewegung der Chromosomen dient. Sie sind für den intrazellulären Transport von Partikeln – z. B. in Nervenfasern (S. 348) – verantwortlich und bilden die Bauelemente von **Cilien** (wimperartigen Zellfortsätzen) oder **Flagellen** (Geißeln), die die Fortbewegung der Zellen und des extrazellulären Mediums ermöglichen (S. 437). Cilien und Flagellen sind nach dem gleichen Prinzip aufgebaut: Sie bestehen aus 9 doppelten peripheren und 2 zentralen einfachen Mikrotubuli (Abb. **8.9**). Die (9+2)-Formel hat sich während der ganzen Eukaryotenevolution erhalten, obwohl keine funktionelle Notwendigkeit besteht, die Cilien genau nach die-

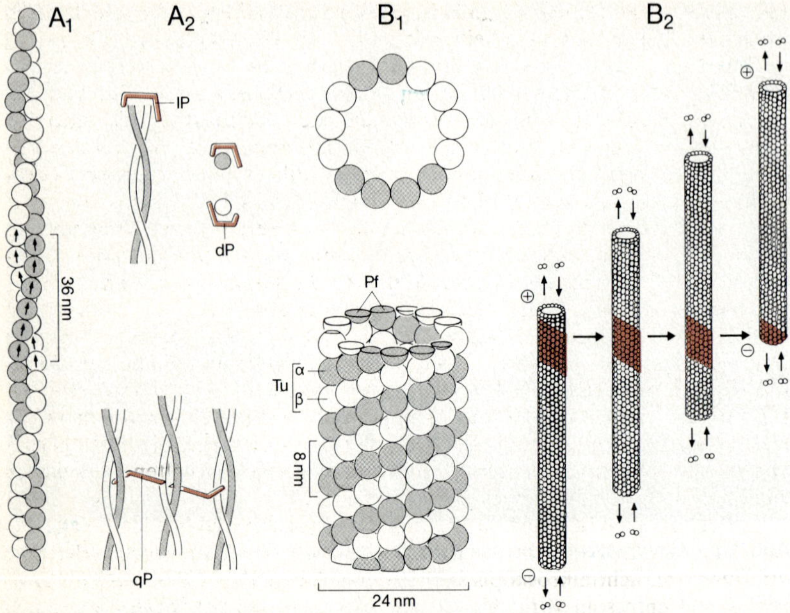

Abb. 1.6 [A] Actinfilamente. A_1: Im Actinfilament sind die Actinmonomere, deren Polarität mit Pfeilen angegeben ist, zu einer doppelten Helix verdrillt. Die Länge einer halben Umdrehung der Helix beträgt 36 nm. A_2: Actinbindende Proteine: längenbegrenzendes Protein *(IP)*, depolymerisierendes Protein *(dP)*, quervernetzendes Protein *(qP)*. [B] Mikrotubuli. B_1 Mikrotubulus: *Tu* α- und β-Tubulin, *Pf* Protofilamente. B_2 „Tretmühle"-Modell. α, β-Tubulindimere werden an den beiden Enden des Mikrotubulus mit unterschiedlicher Rate ausgetauscht. Radioaktiv markierte Tubulindimere *(in Farbe)* wandern deshalb vom (+)- zum (−)-Ende, auch wenn kein Nettowachstum stattfindet (nach Darnell; Alberts; Kleinig, Sitte).

ser Formel zu bauen. Das wird durch einige seltene Ausnahmen belegt: Die Cilien bestimmter Protozoen zeigen eine (5+0)-Formel.

Die Mikrotubuli sind aus **Tubulin** aufgebaut, einem Protein, das aus zwei Untereinheiten (α und β) besteht und zu röhrenförmigen Filamenten von 24 nm Durchmesser polymerisieren kann (Abb. **1.6** und **8.9** *D*). Sie sind polarisierte dynamische Strukturen, die auch im Gleichgewichtszustand dauernd Untereinheiten austauschen. Die Assoziationsrate ist am (+)-Ende, die Dissoziationsrate am (−)-Ende größer, so daß ein „Tretmühlmechanismus" zu einem kinetischen Gleichgewicht führt (Abb. **1.6** B_2). Die Blockierung des (−)-Endes führt zum Wachstum des Mikrotubulus, diejenige des (+)-Endes zu seiner Abnahme. Die Bewegung der Cilien wird wie diejenige der Muskelfasern nach dem *Modell der gleitenden Filamente* erklärt, wobei die *Dyneinarme* den „Motor" für das Gleiten der Mikrotubuli darstellen (S. 438).

Mikrotubuli entstehen von Organisationszentren aus, die entweder als **Basalkörper** an der Basis der Cilie liegen oder als **Centriolen** im Zentrum der Zelle. Der Basalkörper besteht aus 9 dreifachen Mikrotubuli; die zentralen Tubuli fehlen. Der Basalkörper dient als Organisationszentrum, von dem aus die Polymerisation der Tubulinmoleküle zum Mikrotubulus in einem Selbstorganisationsprozeß erfolgt. Die Centriolen (Abb. **1.1**) bestehen aus zwei senkrecht aufeinanderstehenden Zylindern von etwa 0,1 µm Durchmesser und 0,3 µm Länge, die sich strukturell kaum von den Basalkörpern unterscheiden. Bei bestimmten Einzellern dienen die Basalkörper auch als funktionelle Centriolen: So besitzt *Chlamydomonas* zwei Basalkörper, in deren Verlängerung die beiden Flagellen angeordnet sind. Zu Beginn der Mitose (Kernteilung) werden die beiden Flagellen resorbiert, und die beiden Basalkörper wandern in die Nähe des Zellkerns, wo sie die Mikrotubuli der Teilungsspindel organisieren – ein Vorgang, der in anderen Zellen von den Centriolen geleistet wird. Nach Abschluß der Mitose dienen die Basalkörper wieder der Organisation der Flagellenbildung. Sie enthalten genetisches Material in Form eines langen DNA-Moleküls.

Die Centriolen, die nur im Elektronenmikroskop sichtbar sind, liegen in der Nähe des Zellkerns im Zentrum der Zelle – in einer Region, die man aufgrund von lichtmikroskopischen Untersuchungen als *Centrosom* bezeichnet. Das Centrosom wirkt als Organisationszentrum für Mikrotubuli, und zwar auch dann, wenn elektronenoptisch nachweisbare Centriolen fehlen. Letzteres ist bei Zellen höherer Pflanzen der Fall.

Bei tierischen Gewebekulturzellen findet man in der Regel die beiden Centriolen im Zentrum der Zelle. In der Verlängerung des einen Centriols liegt eine primäre Cilie, die (9+0)-Struktur aufweist und unbeweglich ist. Bei der Kernteilung entstehen die Centriolen in der Regel durch Duplikation bereits bestehender Centriolen. Bei der Duplikation trennen sich die beiden ursprünglichen Centriolen, und senkrecht zum Basalende wird je ein neues Centriol in der Nähe des alten gebildet. Um die beiden Centriolenpaare herum entstehen Mikrotubuli, die sternförmig angeordnet sind und deshalb als *Aster* bezeichnet werden. Das eine Centriolenpaar wandert anschließend auf die gegenüberliegende Seite des Zellkerns, wobei die Mikrotubuli die Verbindung zwischen den beiden Centriolen aufrechterhalten und so eine Spindel (Abb. **1.15**) bilden. Durch Injektion gereinigter Basalkörper von Protozoen in Froscheier kann man die Bildung von Astern induzieren.

Auch für Tubulin sind polymerisationshemmende *Inhibitoren* gefunden worden. Die bekanntesten Beispiele sind *Colchicin,* ein Alkaloid der Herbstzeitlose, und das synthetisch hergestellte *Colcemid.* Beide binden an die Tubulindimere und verhindern damit deren Polymerisation zu Mikrotubuli. Folglich wirken sie als Spindelgifte, indem sie die Teilung des Kerns bzw. die Verteilung der Chromosomen auf die beiden Tochterkerne verhindern. *Taxol* hemmt dagegen die Depolymerisation der Mikrotubuli und führt zu ihrer Stabilisierung, so daß die Mitose ebenfalls blockiert wird.

1.4.3 Intermediäre Filamente

Die *intermediären Filamente* (IF) haben einen Durchmesser von 7–11 nm, liegen in ihrer Dicke also zwischen den Actinfilamenten mit 6 nm und den Mikrotubuli mit 24 nm Durchmesser. Es handelt sich um eine heterogene Gruppe von Filamenten, denen hauptsächlich eine Stützfunktion zukommt. Bis jetzt sind 5 verschiedene Proteintypen beschrieben worden, die intermediäre Filamente bilden. Ein bestimmter Zelltyp enthält meist nur einen oder zwei dieser Typen von IF-Proteinen.

Die **Keratine** sind ausschließlich auf Epithelzellen beschränkt, also auf Zellen, die die inneren und äußeren Körperoberflächen bedecken. In Darmepithelzellen (Abb. **1.1**) verbinden sie Desmosomen untereinander und werden dann auch als *Tonofilamente* bezeichnet. In der Epidermis von Säugetieren bilden sie die Horn- und Haarsubstanz und verleihen der Haut die nötige Festigkeit. Die Keratine zeigen in ihrer Aminosäuresequenz nur etwa 25% Homologie zu den anderen IF-Proteintypen, die untereinander mindestens 70% Homologie aufweisen. Die mechanische Stabilität und Wasserunlöslichkeit beruht darauf, daß die Keratine lange helikale Fasern bilden, die zu dreifachen Helices verdrillt und durch Schwefelbrücken untereinander verknüpft sind. **Desmin**-Filamente kommen vor allem in Muskelzellen vor, wo sie die sog. Z-Scheiben (S. 426) bilden. In den *Neurofilamenten* (S. 347) wurden drei verschiedene IF-Polypeptide gefunden, während aus Gliazellen, die die Nervenzellen umhüllen, ein spezifisches *saures fibrilläres* **Gliaprotein** isoliert werden konnte. In Fibroblasten (Bindegewebezellen) findet man **Vimentin** als häufigstes IF-Protein, das ein ausgedehntes Netzwerk bildet, das vom Zellkern bis zur Zellmembran reicht.

1.5 Zellkontakte

Zwischen den Plasmamembranen benachbarter Zellen bestehen spezialisierte Kontakte, die nach ihrer Funktion in drei Typen unterteilt werden: *Desmosomen,* die der Adhäsion zwischen den Zellen dienen; *Verschlußkontakte (tight junctions),* die als Barriere sowohl gegen die Passage von Stoffen durch die schmalen Interzellulärspalten als auch gegen die freie Diffusion von Membranproteinen innerhalb der Membran wirken; *Kommunikationskontakte (gap junctions)* und *chemische Synapsen,* die eine Kommunikation zwischen den Zellen ermöglichen.

Die **Desmosomen** sind Membranspezialisationen, mit denen die Zellen aneinanderhaften. In Epithelzellen wie z. B. den Zellen der Darmwand (Abb. **1.1;** S. 276) bilden sie entweder einen Gürtel auf der apikalen (gegen das Darmlumen gerichteten) Seite der Zelle oder scheibenförmige, druckknopfähnliche Plaques (Abb. **1.1** und **1.7**). Bei den *Plaquedesmosomen* sind die aneinanderhaftenden Zellmembranen außen durch einen Abstand von etwa 30 nm getrennt, der mit filamentösem Material gefüllt ist. Auf der

Abb. 1.7 Zellkontakte. – *AF* Actinfilamente, *Co* Connexin, *Gd* Gürteldesmosom, *IF* intermediäres Filament, *Kk* Kommunikationskontakt, *Pd* Plaquedesmosom, *Pm* Plasmamembran, *Vk* Verschlußkontakt (nach de Duve).

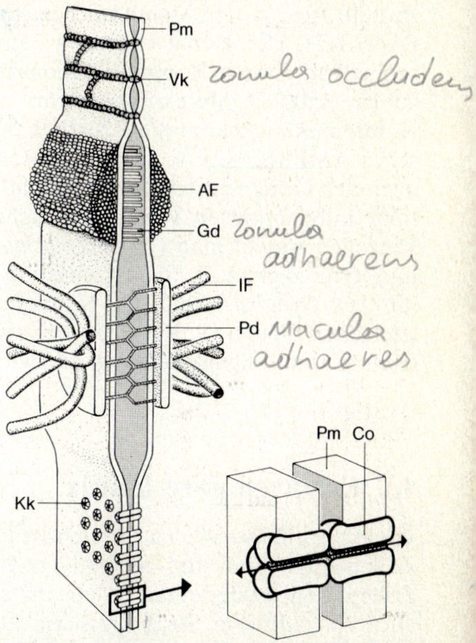

Innenseite der Membran ist ein scheibenförmiger Plaque angelagert, an dem intermediäre Filamente aus Keratin (sog. *Tonofilamente*) ansetzen. Die *Gürteldesmosomen* sind dagegen mit einem Bündel von *Actinfilamenten* assoziiert (Abb. **1.7**), bei dessen Kontraktion sich die Zelle wie an einem Kragen zusammenzieht. Solche Formveränderungen der Zellen sind bei Gestaltungsbewegungen – etwa beim Einrollen des Neuralrohrs (S. 205) in der Embryonalentwicklung – von großer Bedeutung.

Bei den **Verschlußkontakten** *(tight junctions)* grenzen die Membranen benachbarter Zellen unmittelbar aneinander und dichten die beiden Seiten einer Zellschicht gegeneinander ab, z. B. das Darmlumen gegen das Darmepithel (Abb. **1.1** und **1.7**), so daß keine Stoffe zwischen den Zellen hindurch ins Innere des Körpers gelangen können. Nahrungsaufnahme und Stofftransport müssen dann also in kontrollierter Weise durch die Epithelzellen hindurch erfolgen. Die Verschlußkontakte verhindern außerdem die freie Diffusion von Membranproteinen innerhalb der Membran. Die apikale Zellmembran mit den Mikrovilli weist eine ganz andere biochemische Zusammensetzung als die basolaterale Membran auf, von der sie durch die Verschlußkontakte getrennt ist – eine notwendige Voraussetzung für gerichteten Stofftransport.

Die **Kommunikationskontakte** *(gap junctions)* ermöglichen dagegen Kommunikation zwischen den Zellen. Sie bestehen aus *Connexin,* einem

Protein, das in der Membran hexagonale Hohlzylinder *(Connexone)* bildet (Abb. **1.7**). Der Kanal von etwa 2 nm Durchmesser ist wahrscheinlich verschließbar. Durch Kommunikationskontakte können kleinere Moleküle bis zu ca. 1500 D Molekulargewicht, aber keine Makromoleküle passieren. Kommunikationskontakte erlauben den Zellen, chemische Signale wie zyklisches AMP (S. 332) und andere Botenstoffe auszutauschen. Sie ermöglichen auch den Durchtritt von Ionen, so daß Zellen, die über Kommunikationskontakte miteinander in Verbindung stehen, elektrisch gekoppelt sind. Bei Nervenzellen spricht man von *elektrischen Synapsen* (S. 359). Elektrische Kopplung ermöglicht z. B. Synchronisation der Zellen des Herzmuskels. Die *chemischen Synapsen,* die der Kommunikation zwischen Nerven- und deren Zielzellen dienen (S. 360), beruhen zwar auch auf Membranspezialisationen, doch sind am Signalaustausch exocytotische Vorgänge beteiligt.

1.6 Extrazelluläre Matrix

Als *extrazelluläre Matrix* bezeichnet man die Grundsubstanz, in die tierische Zellen eingebettet sind. Sie bildet nicht nur eine Unterlage *(Basallamina)* von Zellepithelien oder einen „Klebstoff", der die Zellen zusammenhält, sondern auch spezialisierte Strukturen wie Sehnen, Knorpel, Knochen und Zähne (S. 715). Knorpel und Sehnen werden vor allem auf Druck und Zug beansprucht, während Knochen und Zähne darüber hinaus noch besondere Härte aufweisen müssen, was z. B. durch Einlagerung von Calciumphosphatkristallen in die Matrix erreicht wird.

Die extrazelluläre Matrix besteht hauptsächlich aus **Proteinen** (Kollagen, Elastin, Fibronectin und Laminin), die in ein wasserreiches Gel aus *Polysacchariden* und *Proteoglykanen* eingebettet sind. Zu den **Polysacchariden** gehört z. B. *Hyaluronsäure,* eine unverzweigte Kette von mehreren tausend Zuckermolekülen, in der stets N-Acetylglucosamin mit Glucuronsäure alterniert. Solche unverzweigten Polysaccharide, die aus repetierten Disacchariden aufgebaut sind, werden als *Glykosaminoglykane* bezeichnet. Die **Proteoglykane** bestehen dagegen aus einer serinreichen Polypeptidkette mit Glykosaminoglykanseitenketten, die bei Knorpelproteoglykanen 90–95% des mehr als 10^6 D erreichenden Molekulargewichts ausmachen.

Kollagene stellen den größten Anteil der extrazellulären Matrixproteine, bei Säugetieren etwa 25% des gesamten Proteingehalts. Es gibt mindestens 12 verschiedene Kollagentypen, die von verschiedenen Genen codiert werden. Die Synthese der Kollagenpolypeptidketten erfolgt im rauhen endoplasmatischen Reticulum, wo zunächst sog. Pro-α-Ketten synthetisiert werden, die ein *Signalpeptid* (S. 15) aufweisen. Die α-Ketten bestehen zum größten Teil aus der Aminosäuresequenz $(Gly\text{-}Pro\text{-}X)_n$, so daß die Polypeptidkette infolge der Besonderheiten von Prolin eine schwach gewundene Schraubenstruktur aufweist. Je drei solcher α-Ketten werden zu einer Tripelhelix verdrillt, über Disulfidbrücken verknüpft und dann in den extrazellulären Raum sezerniert. Dort spalten spezielle Proteasen die nichthelikalen Enden der Polypeptide ab. Diese Abspaltung ermöglicht die Polymerisation der Tripelhelices zu Kollagenfasern, die viele µm lang sein können und den Geweben ihre Festigkeit und Elastizität verleihen.

Die Elastizität der extrazellulären Matrix wird wesentlich auch durch **Elastin** bestimmt. Elastin ist ein Protein, das ebenfalls Kreuzvernetzung, aber Knäuelstruktur aufweist, so daß es sich nach Streckung wieder gummiartig zusammenziehen kann.

Die extrazellulären Matrixproteine sind aber nicht nur für die Struktur der Gewebe von Bedeutung, sondern auch für Zelladhäsion, Zellwanderung und Differenzierung. Eines dieser Proteine, das **Fibronectin,** ist ein fasernbildendes Glykoprotein, das aus zwei ähnlichen Polypeptiduntereinheiten von je 250 kD besteht, die durch Disulfidbrücken verknüpft sind. Das Protein kann durch partielle Proteaseverdauung in verschiedene Domänen gespalten werden, die spezifisch an andere Komponenten der extrazellulären Matrix binden: an Kollagen oder Heparin, an Fibrin, das bei der Blutgerinnung entsteht, oder an Rezeptoren in der Plasmamembran von Zellen. Fibronectin dient als Substrat bei der Adhäsion von Zellen an die Unterlage bzw. an die extrazelluläre Matrix und bei der Zellwanderung (S. 231). Die Zellerkennungsregion auf dem Fibronectinmolekül scheint im wesentlichen aus dem Tetrapeptid Arg-Gly-Asp-Ser zu bestehen. Experimentell vermag das entsprechende Tetrapeptid in höherer Konzentration die Bindung von Zellen an eine mit Fibronectin beschichtete Unterlage kompetitiv zu hemmen. Der Fibronectinrezeptor auf der Zelloberfläche besteht aus einem Glykoproteinkomplex, der zur „Familie“ der *Integrine* gehört. Integrine sind Transmembranproteine, die die Verbindung zwischen extrazellulärer Matrix und Cytoskelett herstellen. Auf der extrazellulären Seite binden sie an Fibronectin, und auf der cytosplasmatischen Seite sind sie über das Protein Talin mit den Actinfilamenten verbunden. Interessanterweise sind die Fibronectinfasern außerhalb der Zelle parallel zu den Actinfilamenten innerhalb des Cytoplasmas angeordnet. Fibronectin beeinflußt also die Adhäsion der Zellen ans Substrat, die Zellwanderung und die Morphologie der Zelle. Es gibt auch Hinweise dafür, daß die extrazelluläre Matrix die Differenzierung und Teilung der Zellen beeinflußt.

Eine spezielle Form der extrazellulären Matrix bildet die **Basallamina** (Abb. **1.1**), die Epithelzellen gegen das Bindegewebe abgrenzt, Muskelzellen umschließt oder im Rahmen der Myelinscheide die Nervenfasern umhüllt (S. 351). Die Basallamina wird von denjenigen Zellen sezerniert, die ihr aufsitzen. Sie besteht hauptsächlich aus Kollagen (Typ IV), Laminin und Proteoglykanen. **Laminin** ist ein Glykoprotein, das zur Verankerung von Epithelzellen dient und ähnlich wie Fibronectin verschiedene Domänen aufweist, die an verschiedene Rezeptoren und an andere Komponenten der extrazellulären Matrix binden. Es enthält auch eine Zellerkennungsregion Arg-Gly-Asp-Ser. Die Basallamina hat vielfältige Aufgaben. Im Glomerulum der Niere (S. 317) wirkt sie als Filter, der die Passage von Stoffen in den Urin reguliert, in Epithelien als Barriere, die das Eindringen von Fibroblasten verhindert, den Zellen des Immunsystems dagegen den Durchtritt erlaubt. Die Basallamina kann aber auch heterogen strukturiert sein: An der neuromotorischen Synapse, wo Nerv und Muskel in Kontakt treten, ist sie z. B. speziell differenziert. Man darf daher vermuten, daß die extrazelluläre Matrix während der Entwicklung auch beim Erkennungsmechanismus zwischen Nerven- und Muskelzellen eine wichtige Rolle spielt.

1.7 Mitochondrien

Die Mitochondrien, längliche Zylinder von 0,5–1 µm Durchmesser, sind die Zellorganellen der **Energieumwandlung.** Ohne Mitochondrien wären tierische Zellen auf die *anaerobe Glykolyse* angewiesen, bei der Glucose nur bis zu Pyruvat abgebaut wird. In den Mitochondrien kann Pyruvat (und Fettsäuren) dagegen durch Oxidation mit molekularem Sauerstoff (O_2) vollständig bis zu CO_2 und H_2O abgebaut werden. Dabei entstehen aus 1 Molekül Glucose 36 Moleküle ATP (oxidative Phosphorylierung), während bei der Glykolyse nur zwei Moleküle ATP produziert werden (S. 255). Der Mechanismus dieser Energieumwandlung läßt sich heute nach der *chemiosmotischen Hypothese* verstehen, die auf S. 257 und in Abb. **4.2** *C* im einzelnen besprochen ist und hier nur kurz skizziert sei: Der Umwandlungsprozeß beginnt mit Nahrungsstoffen (Pyruvat, Fettsäuren), die hochenergetische Elektronen aufweisen. Diese Elektronen werden durch spezifische Enzyme abgespalten und entlang einer Kette von Proteinen und organischen Substanzen transportiert, die in eine ionenundurchlässige Membran eingebaut sind und dort eine *Elektronentransportkette* bilden. Die Elektronen fallen entlang der Kette auf zunehmend niedrigere Energieniveaus, wobei die freiwerdende Energie dazu benutzt wird, Protonen auf die andere Seite der Membran zu pumpen, so daß ein *elektrochemischer Gradient* entsteht. Dieser kann für die Synthese von ATP und den Transport von Metaboliten durch die Membran verwendet werden (*oxidative Phosphorylierung,* klassisch als „Zellatmung" bezeichnet).

Gemäß der geschilderten Funktion sind die Mitochondrien, deren Anzahl – z. B. bei Leberzellen – ca. 2000 beträgt, häufig in bestimmten Regionen des Cytoplasmas angereichert, nämlich dort, wo viel ATP gebraucht wird. Oft sind sie entlang von Mikrotubuli ausgerichtet. In Spermien liegen sie in unmittelbarer Nähe des Flagellums, so daß die Mikrotubuli effizient mit ATP versorgt werden können. In Muskelzellen befinden sie sich im Sarkoplasma direkt neben den Actin- und Myosinfilamenten, wo der ATP-Verbrauch am größten ist.

Die *Chloroplasten* der Pflanzen funktionieren nach dem gleichen Prinzip, obwohl sie nicht auf Zucker und Fettsäuren angewiesen sind, sondern das Sonnenlicht als Energiequelle benutzen. Auch bei *Bakterien* beruht die Umwandlung von Energie auf Chemiosmose. Die Ähnlichkeit von Bakterien, Mitochondrien und Chloroplasten manifestiert sich wie erwähnt auch in

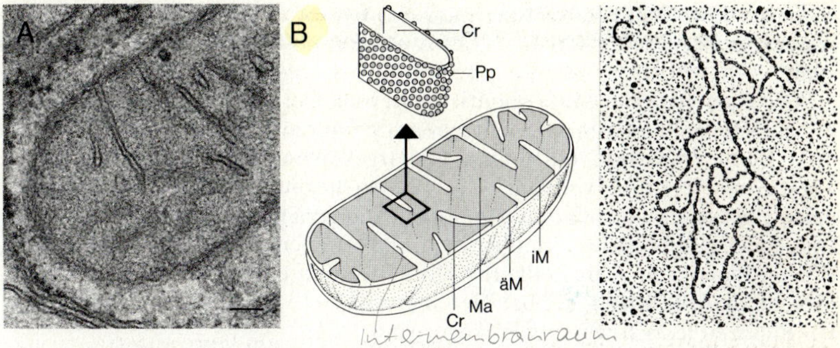

Abb. 1.8 Aufbau eines Mitochondriums. [A] Längsschnitt. Maßstabsmarke: 0,1 µm (EM-Aufnahme: Villiger). [B] Dreidimensionale Rekonstruktion. *äM* äußere Membran, *iM* innere Membran, *Cr* Crista, *Ma* Matrix, *Pp* Protonenpumpen (nach de Duve). [C] Mitochondriale DNA *(Drosophila melanogaster)*, Länge 5,3 µm (EM-Aufnahme: Polan, Gehring).

ihrem strukturellen Aufbau und in ihrer Biogenese. Es liegen also deutliche Hinweise dafür vor, daß Mitochondrien und Chloroplasten aus bakterienähnlichen Lebewesen hervorgegangen sind, die zunächst als Symbionten in eukaryotische Zellen aufgenommen wurden und im Verlaufe der Evolution von diesen weitgehend abhängig geworden sind (S. 28).

Im **Bau der Mitochondrien** ist zunächst hervorzuheben, daß jedes Mitochondrium von zwei Membranen begrenzt wird. Die beiden Membranen unterteilen das Mitochondrium in vier Kompartimente: die äußere Membran, den Intermembranraum, die innere Membran und die Matrix (Abb. **1.8**). Die vier Kompartimente können experimentell durch osmotischen Schock voneinander getrennt und in einem Dichtegradienten isoliert werden.

Die *äußere Membran* besteht aus einer Lipiddoppelschicht, die Enzyme des Lipidstoffwechsels und ein Transportprotein enthält, das hydrophile Kanäle bildet, so daß Moleküle bis zu einem Molekulargewicht von 10 kD, d. h. einschließlich kleiner Proteine, passieren und in den *Intermembranraum* eindringen können. Die *innere Membran* ist dagegen für die meisten dieser Moleküle undurchlässig. Sie enthält einen mengenmäßig großen Anteil an *Cardiolipin*, einem speziellen Phospholipid, und ist zu sog. *Cristae* aufgefaltet (Oberflächenvergrößerung). In der inneren Membran liegen die Enzyme der Atmungskette und der ATP-Synthetase-Komplex, der durch den elektrochemischen Gradienten angetrieben wird und in der Matrix ATP produziert, sowie Transportproteine, die Metabolite in die Matrix hinein bzw. aus ihr heraus transportieren. Die *Matrix* enthält Hunderte von Enzymen, die zur Oxidation von Pyruvat und Fettsäuren für den Citronensäurezyklus und für die Biosynthese von Aminosäuren benötigt werden (S. 255). Ferner enthält sie mehrere identische Kopien der ringförmigen mitochondrialen DNA, spezielle mitochondriale Ribosomen, transfer-RNA (tRNA) sowie alle Enzyme, die für die Expression und Replikation der mitochondrialen Gene notwendig sind.

Die **Biogenese** der Mitochondrien unterscheidet sich von derjenigen anderer Zellorganellen darin, daß Mitochondrien nur aus bestehenden Mitochondrien durch Wachstum und Teilung hervorgehen und nicht de novo entstehen können wie etwa Ribosomen. Die Teilung beginnt wie bei Bakterien mit einer Einfaltung der inneren Membran. Die genetische Information für die Biogenese der Mitochondrien ist in zwei Genomen enthalten, im mitochondrialen Genom und im Zellkern. Mitochondrien enthalten zirkuläre DNA-Moleküle (Abb. **1.8** *C*), die bei Tieren etwa 14–19 Kilobasen (kb) umfassen, bei Pflanzen jedoch wesentlich länger sind.

Die mitochondriale DNA des Menschen ist vollständig sequenziert worden und besteht aus 16569 b (Basenpaaren). Aus der DNA-Sequenz kann man ableiten, daß sie für die beiden ribosomalen RNA-Typen, 22 verschiedene tRNA und 13 Proteine codiert. Außerdem werden mindestens 90 Gene des Zellkerns für die Biogenese der Mitochondrien benötigt. Die Vererbung mitochondrialer Gene wird auf S. 152 behandelt. Die Mitochondrien enthalten außer der DNA auch ihr eigenes Transkriptionssystem für die RNA-Synthese und ihre eigenen Ribosomen für die Proteinsynthese. Der Mechanismus der RNA- und Proteinsynthese ähnelt demjenigen der Bakterien. Inhibitoren der Proteinsynthese bei Bakterien (z. B. *Chloramphenicol* und *Tetracyclin*) wirken auch bei Mitochondrien, während *Cycloheximid*, das nur bei den cytoplasmatischen Ribosomen von Eukaryoten wirksam ist, die mitochondrialen Ribosomen nicht hemmt. Diese Ähnlichkeit der Maschinerie von RNA- und Proteinsynthese gilt in noch stärkerem Maße für Chloroplasten und Bakterien – erneut ein gutes Argument für die Endosymbiontenhypothese (S. 26).

Dennoch unterliegt die Biogenese der Mitochondrien weitgehend der Kontrolle durch die Gene des Zellkerns. Die Proteinsynthese der importierten mitochondrialen Proteine erfolgt an freien Ribosomen im Cytoplasma. Die im Kern codierten mitochondrialen Proteine enthalten *Signal-* oder *Präsequenzen*, die den posttranslationellen Import ermöglichen und anschließend proteolytisch abgespalten werden. Die Signalsequenz scheint im wesentlichen aus einer amphiphilen α-Helix zu bestehen, auf deren einer Seite vor allem positiv geladene Aminosäuren lokalisiert sind, während die gegenüberliegende Seite vor allem lipophile Aminosäuren enthält. Mit einer solchen amphiphilen *Prähelix* kann irgendein „Passagierprotein“ in die Matrix der Mitochondrien befördert werden. Für die äußeren Kompartimente bestimmte Proteine enthalten zusätzlich einen lipophilen Abschnitt, der von positiv geladenen Aminosäuren flankiert ist und wahrscheinlich als *Sortiersignal* wirkt. Deletion dieses Sortiersignals führt dazu, daß das entsprechende Protein durch die Membran hindurch in die Matrix hinein transportiert wird. Im Gegensatz zum Proteintransport in das endoplasmatische Reticulum (ER) kann dieser Transport *nach* und *nicht nur während* der Proteinsynthese erfolgen. Die meisten Phospholipide der Mitochondrien stammen aus dem ER und werden von Transferproteinen in die Mitochondrienmembranen transportiert. Die Konversion von Phosphatidylsäure zu Cardiolipin erfolgt ausschließlich in der inneren Mitochondrienmembran.

1.8 Der Zellkern

Der für eukaryotische Zellen charakteristische Zellkern *(Nucleus)* ist von einer *Kernhülle* umgeben, einer doppelten Membran, die das *Nucleoplasma* umschließt. Das Nucleoplasma (= Karyoplasma) besteht zur Hauptsache aus *Chromatin,* das die Erbsubstanz darstellt, dem *Nucleolus* als dem Bildungsort der Ribosomen sowie löslichen und partikulären Komponenten: wie z. B. Enzymen für die Replikation (Verdoppelung) der DNA, für die Transkription (Synthese von RNA an der DNA-Matrize) und für die Prozessierung der RNA-Transkripte.

1.8.1 Kernhülle

Die Kernhülle (Abb. **1.1**) besteht aus **zwei Membranen,** deren *äußere* kontinuierlich ins rauhe endoplasmatische Reticulum (ER) übergeht und wie dieses mit membrangebundenen Ribosomen besetzt ist. Die *innere Membran* ist von der *nucleären Lamina* bedeckt, einer Innenschicht, die hauptsächlich aus drei Proteinen *(Laminen)* gebildet wird. (Die Lamine müssen vom Laminin, einem Protein der extrazellulären Matrix [S. 25], unterschieden werden!) Die beiden Membranen stehen an den Kernporen in direkter Verbindung und umschließen einen *perinucleären Raum,* der mit dem Lumen des rauhen ER in Verbindung steht. Die Neubildung der Kernhülle nach der Kernteilung (Mitose) erfolgt durch Neusynthese im ER und Selbstkonstitution der verbleibenden Membrankomponenten. Die Auflösung der Kernmembran während der Mitose scheint durch die vorübergehende Phosphorylierung der Lamine induziert zu werden. Diese Art von Regulation durch Phosphorylierung mittels Proteinkinasen und Dephosphorylierung durch Phosphatasen ist für viele Proteine nachgewiesen worden.

Die Kernhülle ist von **Kernporen** durchsetzt, die aus regelmäßig gebauten Porenkomplexen von 8 ringförmig angeordneten Granula bestehen. Im Zentrum der Poren liegt ein Kanal, der für kleinere Proteine bis etwa 20 kD frei durchlässig ist. Größere Proteine dringen nur langsam oder gar nicht durch die Kernporen, können aber durch aktiven Transport in den Kern gelangen. Kernproteine wie *Histone* und *Nucleoplasmin* werden im Cytoplasma synthetisiert und gelangen durch *vektoriellen Transport* in den Kern. Nucleoplasmin, ein aus 5 Untereinheiten bestehendes Protein von 165 kD, besitzt ein *Kernsignal,* eine kurze Sequenz von Aminosäuren, die für den Transport vom Cytoplasma in den Kern unerläßlich ist. Im Gegensatz zum vektoriellen Transport durch das ER (S. 15) wird die Signalsequenz jedoch beim Durchtritt durch die Kernporen nicht abgespalten, sondern bleibt im reifen Protein erhalten. Spaltet man experimentell das Kernsignal von Nucleoplasmin ab, wird das Protein nicht mehr in den Kern transportiert. Durch Adsorption von Nucleoplasmin an kolloidale Goldpartikel und Injektion dieser Partikel ins Cytoplasma kann man zeigen, daß Nucleoplasmin-Goldpartikel von 5–20 nm Durchmesser ebenfalls die Kernporen passieren und im Kern akkumuliert werden, während die gleichen Partikel nach Abspaltung des Nucleoplasmins im Cytoplasma verbleiben. Die Poren können offenbar geöffnet und wieder verschlossen werden. Durch Kopplung eines synthetischen Kernsignalpeptides von nur 12 Aminosäuren an ein cytoplasmatisches Protein kann man den Import dieses Proteins in den Zellkern erreichen. Die Signalpeptide verschiedener Kernproteine zeigen jedoch nur geringe Übereinstimmung in ihrer Aminosäuresequenz. In umgekehrter Richtung wird die RNA, die im Zellkern an der DNA-Matrize synthetisiert wird, durch die Kernporen in Form von Ribonucleoproteinpartikeln ins Cytoplasma exportiert.

1.8.2 Chromatinstruktur und Interphasechromosomen

Die Aufklärung der *Struktur des Chromatins* und der *Chromosomen* ist von entscheidender Bedeutung für das Verständnis der intrazellulären Informationsübertragung und der Vererbungsvorgänge. Die funktionellen Aspekte von Chromatin und Chromosomen werden in Kap. 2 ausführlich behandelt; hier soll nur ein Überblick über die Chromosomenstruktur gegeben werden. Aus dem **Chromatin** der Zellkerne von Lymphocyten hat MIESCHER 1869 zum erstenmal **Nucleinsäuren** isoliert und sie aufgrund ihres hohen Phosphorgehaltes von Proteinen unterschieden. Chromatin besteht zur Hauptsache aus *DNA* und *Histonen,* während Nicht-Histon-Proteine und RNA einen kleineren und stärker variablen Anteil ausmachen. Mit bestimmten Farbstoffen (z. B. Fuchsin) läßt sich DNA spezifisch anfärben – deshalb der Name Chromatin. Durch Messung der Lichtabsorption in einem gefärbten Zellkern kann der *DNA-Gehalt* bestimmt werden. Dieser Wert ist in der Regel für alle Zellen einer Tierart *konstant* (Tab. **2.2**, S. 132).

Die somatischen Zellen des Menschen z. B. enthalten 6 pg ($= 6 \cdot 10^{-12}$ g) DNA, was ungefähr $6 \cdot 10^9$ b (Basenpaaren) entspricht. Die DNA ist auf die **Chromosomen** verteilt, fädige Strukturen, die nur während der Mitose lichtmikroskopisch nachweisbar sind. In der Interphase (zwischen zwei Teilungen) ist das Chromatin dagegen diffus im Kern verteilt. Da die Chromosomenzahl z. B. beim Menschen 46 beträgt und die Chromosomen aus einer kontinuierlichen DNA-Kette bestehen, sind die DNA-Moleküle in den Chromosomen mehrere Zentimeter lang. Die Verpackung dieser Riesenmoleküle in den Zellkern, der nur einen Durchmesser von etwa 10 µm besitzt, und ihre gleichmäßige Verteilung in der Mitose wird durch die dynamische Struktur des Chromatins ermöglicht, die sowohl eine dichte Verpackung (in der Mitose) als auch eine aufgelockerte Anordnung (in der Interphase) – und damit sowohl Replikation als auch Transkription ermöglicht.

Chromatin besteht jedoch nicht nur aus DNA, sondern auch aus **Histonen,** kleinen basischen Proteinen (von 11–21 kD), die etwa die Hälfte der Masse des Chromatins ausmachen. Man unterscheidet fünf Klassen von Histonen: H1, H2A, H2B, H3 und H4. Sie werden von einer Fünfergruppe von Genen codiert, die in der DNA nebeneinander liegen und tandemrepetiert sind (S. 136). Histone gehören zu den in der Evolution am meisten kon-

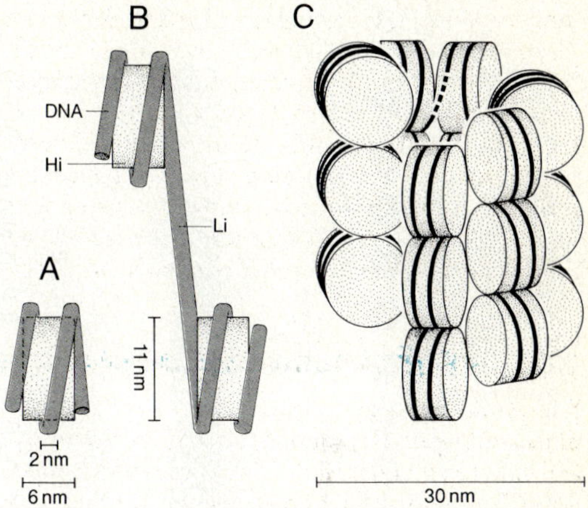

Abb. 1.9 Chromatinstruktur. [A] Nucleosom. [B] Dinucleosom. *DNA* Desoxyribonucleinsäure, *Hi* Histon-Octamer, *Li* Linker (DNA). [C] Solenoid.

servierten Proteinen. So unterscheidet sich das aus 102 Aminosäuren bestehende Histon H4 bei Rind und Erbse nur in zwei Positionen. H4 ist stark basisch, da es 24 basische Aminosäuren (Arg und Lys) enthält, und bindet deshalb stark an die saure DNA. Über sekundäre Phosphorylierung und Acetylierung können Histone ihre Struktur und vermutlich auch ihre Funktion verändern.

Die Histone bilden das „Rückgrat" des Chromosoms bzw. des Chromatins, das aus elementaren Untereinheiten, den **Nucleosomen,** aufgebaut ist (Abb. **1.9**). Nucleosomen sind Scheiben von etwa 11 nm Durchmesser und 6 nm Höhe, die aus einem *Histon-Octamer* der vier nucleosomalen Histone $(H2A, H2B, H3, H4)_2$ bestehen. Die DNA ist in etwa 1¾ Windungen außen um diese Scheiben herumgewickelt und verbindet über einen sog. *Linker* ein Nucleosom mit dem nächsten. Im elektronenmikroskopischen Bild sieht diese Anordnung wie eine Perlenkette aus, wobei die Perlen den Nucleosomen entsprechen und über den „DNA-Faden" miteinander verbunden sind. Durch enzymatische Verdauung mit Mikrokokkennuclease, die vorzugsweise die Linker-DNA spaltet, können einzelne Nucleosomenpartikel isoliert werden. Das Nucleosom bindet 145 bp DNA und schützt sie vor enzymatischer Spaltung, während die Linker-DNA weniger als 100, meist etwa 50 bp enthält, die für das Enzym unter bestimmten Bedingungen zugänglich sind. Das Nucleosom besteht also aus einem Histon-Octamer und etwa 200 b DNA.

Im Chromatin des Zellkerns sind die Nucleosomen zu Strukturen höherer Ordnung verpackt, die im Elektronenmikroskop als Fasern von 30 nm Durchmesser erscheinen und als **Solenoide** bezeichnet werden. In ihnen sind die Nucleosomen in einer engen Schraube angeordnet (Abb. **1.10**). Diese Struktur wird hauptsächlich von Histon H1 bestimmt. Im Mittel findet man

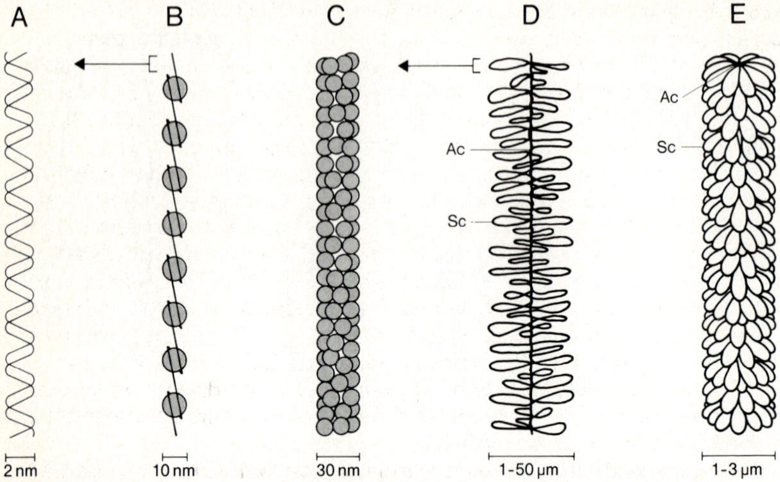

Abb. 1.10 Chromosomenstruktur. A DNA-Doppelhelix. B „Perlenschnur" mit Nucleosomen. C Solenoid. D Lampenbürstenchromosom. E Metaphasenchromosom. – *Ac* Chromosomenachse, *Sc* Schleifen.

ein H1-Molekül pro Nucleosom, das dort an die DNA bindet, wo sie aus dem Nucleosom austritt (Linker). Histon H1 ist wahrscheinlich im Innern des Solenoides lokalisiert. Durch Veränderung der Salzkonzentration (Ionenstärke) kann H1 selektiv herausgelöst und damit die Solenoid- in die „Perlenschnur"-Struktur überführt werden. Biochemische Untersuchungen weisen darauf hin, daß auch in der Interphase, ähnlich wie in der Metaphase (s. unten), die Solenoidfaser in Schleifen angeordnet ist. Diese Schleifen sind an einem Grundgerüst („scaffold") befestigt, das in der Chromosomenachse liegt und aus Proteinen besteht.

1.8.3 Polytäne Riesenchromosomen

Eine besonders aufschlußreiche Situation liegt bei den *polytänen Riesenchromosomen* vor, die nicht nur während der Metaphase der mitotischen Teilung, sondern während des ganzen Zellzyklus lichtmikroskopisch sichtbar sind. In diesem Fall von *Polytänie* kann man die Chromosomen also im aktiven Zustand während der Interphase studieren. Außerdem sind diese Chromosomen etwa 100mal größer als Metaphasechromosomen, so daß sich sehr viel mehr strukturelle Einzelheiten erkennen lassen. Polytäne Chromosomen treten vor allem in bestimmten Geweben von Dipteren (Mücken und Fliegen), aber auch bei Protozoen (Ciliaten) und gewissen Pflanzen auf. Sie entstehen durch schrittweise Verdoppelung (Replikation) der DNA, ohne daß sich der

Kern dabei teilt *(Endomitose)*. Die resultierenden Kerne sind polyploid, d.h. sie enthalten viele Chromosomensätze. Polyploidie kommt bei vielen Organismen vor, z.B. in Leberzellen von Säugetieren und Menschen, wo außer normalen diploiden Zellen (2n) auch polyploide Zellen von 4n, 8n, 16n und 32n gefunden werden. Doch unterscheiden sich diese polyploiden Zellkerne morphologisch nur in bezug auf ihre Größe von normalen diploiden Kernen, nicht aber in bezug auf die Struktur ihrer Chromosomen. Bei den polytänen Kernen der Dipteren sind jedoch die homologen *Chromatiden* (DNA-Stränge) *gebündelt* und bilden ein vielsträngiges (= polytänes) Riesenchromosom, in dem Tausende von DNA-Molekülen parallel angeordnet und damit auf engem Raum verpackt sind. Bei Zuckmücken *(Chironomus)* wurden Riesenchromosomen von bis zu ~16000 n (2^{14}) gefunden, während die polytänen Riesenchromosomen in den Speicheldrüsen der Taufliege *Drosophila* ~1000 n (2^{10}) (Abb. **1.11** *A*) erreichen. In diesen Zellen sind nicht nur die DNA-Stränge gebündelt, sondern die homologen (väterlichen und mütterlichen) Chromosomen auch gepaart, so daß diese Zellen eine scheinbar haploide Zahl von Chromosomen aufweisen.

Außerdem sind alle polytänen Chromosomen von *Drosophila* an ihren Centromeren – im sog. Chromocentrum – verklebt (Abb. **1.11** *A*). Die *Centromere* (S. 35) dienen normalerweise als Ansatzstelle für die Spindelfasern bei der Mitose. Bei endomitotischen Zellen haben sie diese Funktion eingebüßt, da die Chromosomen hier nicht auf die Tochterkerne verteilt werden. In der Nähe der Centromere findet sich sog. *Heterochromatin,* ein Chromatintyp, der sich mit bestimmten Farbstoffen anders als normales *Euchromatin* anfärbt und durch hochrepetitive DNA-Sequenzen *(Satelliten-DNA,* S. 137) charakterisiert ist. Diese Sequenzen weisen eine spezielle Basenzusammensetzung auf und sind mit besonderen Proteinen assoziiert, die ihre Färbungseigenschaften verändern.

Die euchromatischen Chromosomenarme zeigen eine charakteristische Bänderungsstruktur. Dieses artspezifische **Bänderungsmuster** repräsentiert die Anordnung der Gene in den Chromosomen. Bestimmte Gene lassen sich mit genetischen und molekularbiologischen Methoden einzelnen Bändern zuordnen (S. 89). In verschiedenen Geweben des gleichen Tieres sind die Bänderungsmuster ähnlich, aber nicht identisch, was mit dem jeweiligen Funktionszustand der Gene zusammenhängt. Der Zusammenhang zwischen Bänderstruktur, DNA-Gehalt und Genen ist besonders gut bei *Drosophila* untersucht worden. Hier enthält das 200 µm lange polytäne X-Chromosom etwa 1000 Bänder mit 41000 kb DNA. Da der Abstand zwischen zwei Basenpaaren in der DNA-Doppelhelix 0,34 nm beträgt, liegt in den Riesenchromosomen eine 70fache lineare Kondensation (Verkürzung) vor, d.h. der gestreckte DNA-Strang hat die 70fache Länge des Riesenchromosoms. Dieser Kondensationsgrad liegt um den Faktor 2 über dem eines Solenoids (40fache Kondensation). Die DNA scheint also in den Riesenchromosomen zu Strukturen noch höherer Ordnung, als sie die Solenoide darstellen, gefaltet zu sein. Das trifft insbesondere für die *Bänder* zu, in denen etwa 90% der

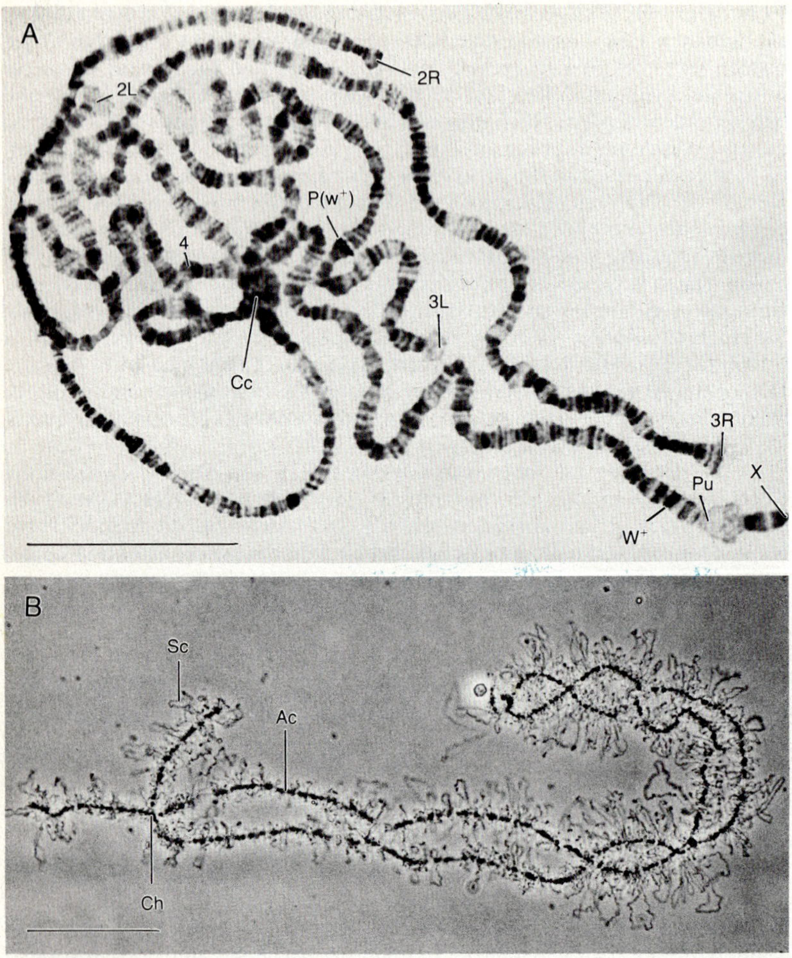

Abb. 1.11 Riesenchromosomen. [A] Polytäne Riesenchromosomen aus den Speicheldrüsen von *Drosophila*. *X* X-Chromosom, *2L* und *2R* linker und rechter Arm des 2. Chromosoms, *3L* und *3R* linker und rechter Arm des 3. Chromosoms, *4* 4. Chromosom, *Cc* Chromocentrum, *Pu* Puff, w^+ *white*-Locus, $P(w^+)$ Transposon mit einem *white*$^+$-Transgen (S. 123). Giemsa-Färbung und *In-situ*-Hybridisierung. Maßstabsmarke: 50 µm (LM-Aufnahme: Kloter, Gehring). [B] Lampenbürstenchromosomen aus der Oocyte von Amphibien *(Pleurodeles)*. Es ist nur ein Paar von Chromosomen im Diplotänstadium (4 Chromatiden) gezeigt. *Ac* Chromosomenachse, *Ch* Chiasmata, *Sc* paarige Schleifen. Maßstabsmarke: 50 µm (LM-Phasenkontrastaufnahme: Scheer).

DNA vorliegen und die Kondensation einen noch etwa 5mal höheren Wert erreicht. Ein Chromosomenband enthält ein DNA-Segment von 3–400 kb (im Mittel 30 kb) Länge. Neuere molekulargenetische Untersuchungen zeigen, daß ein Band im Mittel nicht – wie früher angenommen – einem einzigen, sondern mehreren Genen (Funktionseinheiten) entspricht (S. 98, 132).

Zwischen Aktivitätszustand der Gene und Chromosomenkondensation besteht eine enge Korrelation: Die stark kondensierten Chromosomenabschnitte (Bänder und das Heterochromatin) sind weitgehend inaktiv, während die Transkription der Gene auf die *Interbanden* und die sog. *Puffs* beschränkt ist. Als **Puff** (Abb. **1.11** *A*) bezeichnet man eine „aufgequollene" Chromosomenregion, in der die DNA dekondensiert ist und intensive Transkription (RNA-Synthese an der DNA-Matrize) erfährt. In einer Interbande behält das Chromosom im Gegensatz zum Puff seinen Durchmesser bei. Das Puffphänomen zeigt, daß die Struktur der Chromosomen äußerst dynamisch ist und sich je nach dem Aktivitätszustand der entsprechenden Gene ändert: Wird ein Gen aktiviert – z. B. durch ein hormonales Signal oder einen Hitzeschock (S. 146) –, dekondensiert die DNA; es bildet sich eine Interbande oder ein Puff. Wird das entsprechende Gen inaktiviert, bildet sich wieder ein Chromosomenband aus kondensierter DNA.

1.8.4 Metaphasenchromosomen

Die meisten Organismen bilden keine polytänen Riesenchromosomen aus und lassen im Interphasekern also keine strukturellen Einzelheiten erkennen. Die Möglichkeit der Untersuchung beschränkt sich dann auf *Metaphasenchromosomen* von Kernen, die sich in Teilung befinden, oder auf meiotische Chromosomen (s. unten). Durch Spindelgifte wie Cholchicin oder Colcemid, die die Mikrotubuli depolymerisieren und damit die Verteilung der Chromosomen auf die beiden Tochterkerne blockieren (S. 21), können Zellen in der Metaphase angereichert werden. Metaphasenchromosomen sind bereits verdoppelt, bestehen also aus zwei Untereinheiten, den **Chromatiden** (Tochterchromosomen = Schwester-DNA-Stränge), die am **Centromer,** der Spindelfaseransatzstelle, noch zusammenhängen. Chromosomen, deren Centromer in der Mitte liegt (*metacentrische* Chromosomen), erscheinen deshalb nach Colcemidbehandlung X-förmig, während *akrocentrische* Chromosomen, deren Centromer am Chromosomenende liegt, V-förmig sind. Ferner können durch Verwendung bestimmter Färbeverfahren verschiedene *heterochromatische* Bereiche sichtbar gemacht werden, so daß sich – wie das in Abb. **1.12** gezeigt ist – für den Chromosomensatz *(Karyotyp)* des Menschen alle Chromosomenpaare eines Chromosomensatzes – beim Menschen 23 – identifizieren lassen.

Metaphasenchromosomen sind extrem dicht gepackt. Mit ihrem 10^4fachen **Kondensationsgrad** sind sie etwa 100mal stärker verkürzt als polytäne Riesenchromosomen. Strukturuntersuchungen gestalten sich hier also äußerst schwierig. Durch sorgfältiges Entfernen der Histone kann jedoch gezeigt

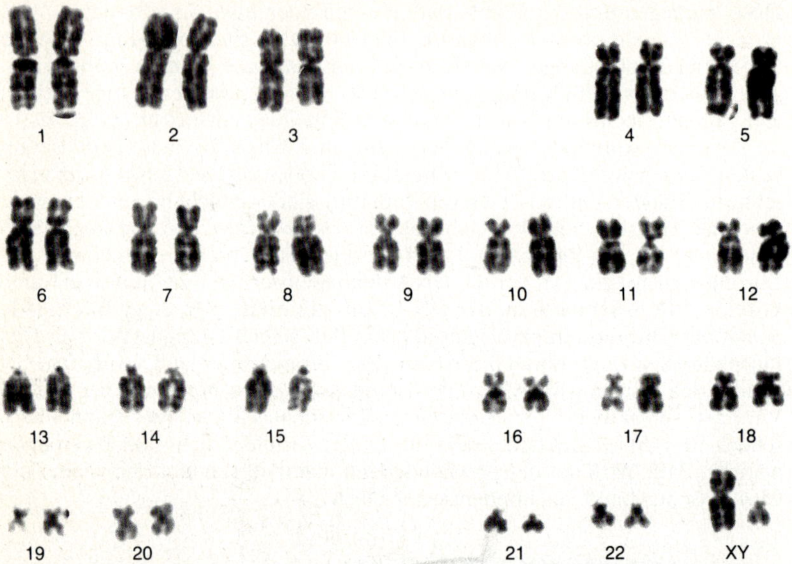

Abb. 1.12 Metaphasenchromosomen: Menschlicher Karyotyp. Die 23 Chromosomenpaare (*1–22* Autosomen, *X* und *Y* Geschlechtschromosomen) eines Mannes sind entsprechend ihrer Homologie aufgereiht (LM-Aufnahme: Müller).

werden, daß das Metaphasenchromosom in Schleifen organisiert ist. Die DNA-Schleifen sind an einer zentralen Achse, einem Proteingrundgerüst, verankert und erreichen eine Länge von ca. 10–30 µm, d. h. 30–90 kb DNA (Abb. **1.13**). In den Schleifen liegen die codierenden DNA-Sequenzen, während die zwischengenischen Regionen Anheftungspunkte für das Grundgerüst enthalten. Aufgrund ihres hohen Kondensationsgrads sind Metaphasenchromosomen in bezug auf die Transkription ihrer Gene weitgehend inaktiv.

1.8.5 Nucleolus

Der **Nucleolus** (Abb. **1.1**), der strukturell einem besonders großen Puff entspricht, ist der Bildungsort der Ribosomen. Die Gene, die für die *ribosomale RNA (rRNA)* codieren – und nach ihrem Sedimentationswert als 18 s-, 28 s- und 5,8 s-RNA bezeichnet werden – sind im *Nucleolusorganisator* lokalisiert. Stark repetiert, bilden sie eine Serie von meist mehreren hundert im Tandem angeordneten Genen, die dekondensiert sind und eine hohe Transkriptionsrate aufweisen (S. 67). Bei einigen Tierarten treten mehrere Nucleolusorganisatoren auf, die häufig zu einer großen globulären Struktur fusionieren.

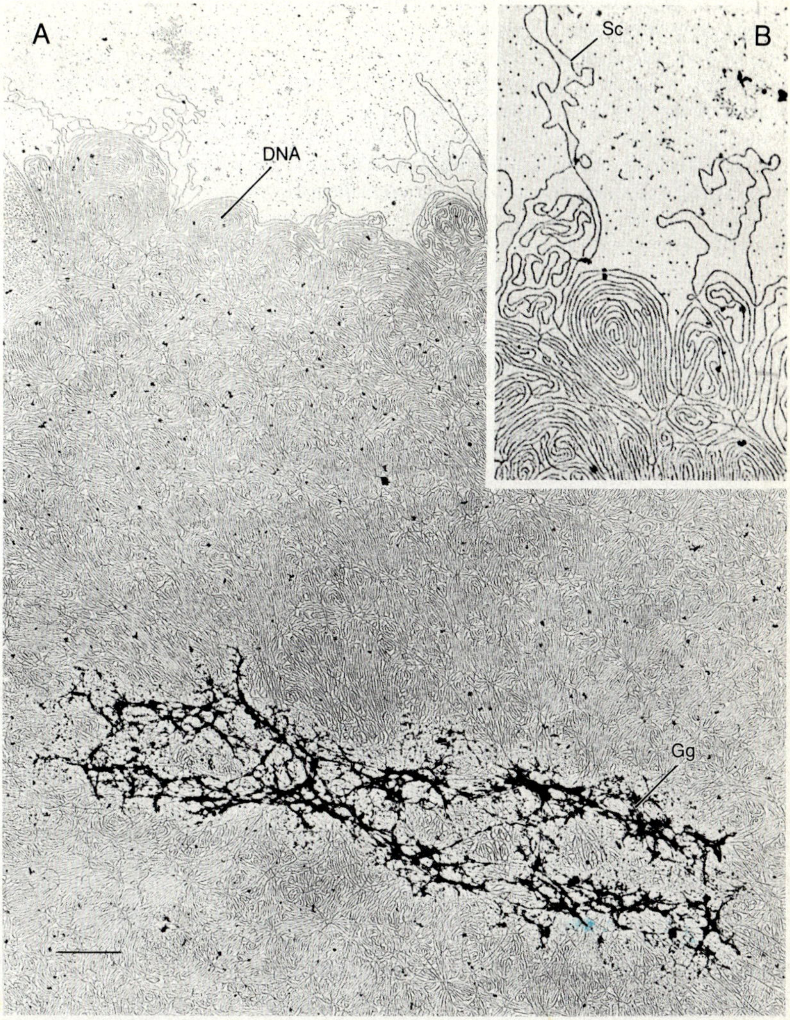

Abb. 1.13 [A] Struktur eines Metaphasenchromosoms nach Entfernen der Histone. *Gg* Grundgerüst aus Nicht-Histon-Proteinen. [B] Der Ausschnitt zeigt, daß die DNA keine freien Enden, sondern Schleifen *(Sc)* bildet. Maßstabsmarke: 1 μm (EM-Aufnahme: Laemmli).

Außer der rDNA finden sich im Nucleolus auch die entstehenden rRNA-Transkripte sowie die *ribosomalen Proteine,* die im Cytoplasma synthetisiert und in den Nucleolus transportiert werden. Dort erfolgt in einem Selbstorganisationsprozeß ihr Zusammenbau zu Ribosomen. Die große Ribosomenuntereinheit enthält je 1 Molekül 28 s-, 5,8 s- und 5 s-RNA sowie ca. 45 Proteine, die kleine Untereinheit je 1 Molekül 18 s und ca. 33 Proteine. Die 5 s-rRNA-Gene sind ebenfalls tandem-repetiert, aber nicht im Nucleolusorganisator lokalisiert. Die so entstandenen Proribosomen werden dann wahrscheinlich durch die Kernporen ins Cytoplasma transportiert, wo sie ihre Funktion bei der Proteinsynthese übernehmen.

1.9 Kern- und Zellzyklus

Zellen entstehen in einem zyklischen Prozeß von Wachstum und Teilung aus ihresgleichen: *Omnis cellula ex cellula.* Der **Zellzyklus** gliedert sich in zwei Hauptphasen, die Interphase und die Teilungsphase. In der Interphase übt die Zelle ihre wichtigsten Funktionen aus, nimmt an Masse zu und repliziert ihre DNA, während die *Teilungsphase* aus der Kernteilung *(Mitose)* und der Teilung des Cytoplasmas *(Cytokinese)* besteht.

1.9.1 Interphase

Das Zellteilungsgeschehen wird von der *Replikation der DNA* dominiert (Kap. 2). Die Menge der *DNA* und die *Anzahl der Chromosomen* sind für eine bestimmte Spezies *konstant* und werden bei der Mitose exakt auf die Tochterzellen verteilt, so daß beide die gleiche vollständige genetische Information enthalten. Die einfache (haploide) Chromosomenzahl (S. 44) wird als 1n, die DNA-Menge pro haploidem Chromosomensatz als 1c definiert. Im Gegensatz zu den meisten Zellkomponenten, die fortlaufend gebildet werden, wird die DNA *diskontinuierlich* synthetisiert. Dieser Diskontinuität zufolge läßt sich die Interphase in drei Abschnitte unterteilen (Abb. **1.14**): die präsynthetische Phase *(G1),* die synthetische Phase *(S),* in der die DNA repliziert wird, und die postsynthetische Phase *(G2).* Auf G2 folgt die Teilungsphase *(M),* in der zunächst die Kernteilung *(Mitose)* und anschließend die Teilung des Cytoplasmas *(Cytokinese)* abläuft.

Unter optimalen Bedingungen teilen sich Einzeller oder Zellen in Zellkultur in regelmäßigen Abständen, wachsen also exponentiell. Um die Dauer des *gesamten Zellzyklus* zu bestimmen, muß man Zellen in homogenen Populationen zählen und die Zeit messen, die bis zur Verdopplung der Zellzahl verstreicht. Die Dauer der *einzelnen Phasen* kann stark variieren. Die in Abb. **1.14** angegebenen approximativen Werte beziehen sich auf Säugetierzellen in Zellkultur. Die Dauer von M berechnet sich aus dem *mitotischen Index,* d. h. demjenigen Anteil (Prozentsatz) an Zellen einer Population, die

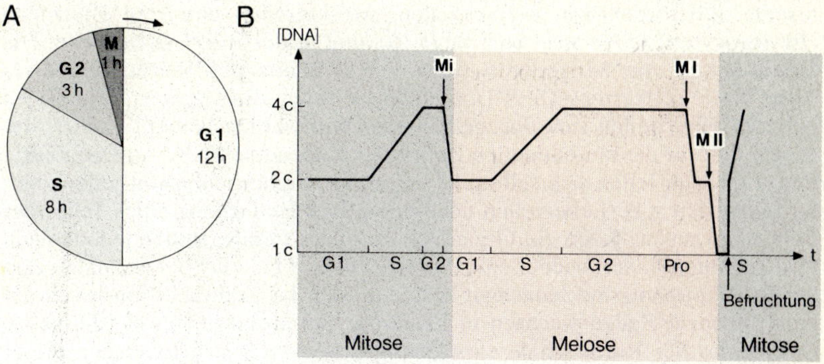

Abb. 1.14 Zellzyklus und DNA-Gehalt. [A] Zellzyklus. Die Zeitangaben beziehen sich auf Säugetierzellen in Zellkultur und geben nur die Größenordnung an. [B] DNA-Gehalt im Verlauf der Mitose, Meiose und Befruchtung. – *1 c* DNA-Menge pro haploides Genom, *G1* präsynthetische Phase, *G2* postsynthetische Phase, *M* mitotische Phase (Teilungsphase), *Mi* Mitose, *M I* und *M II* 1. und 2. meiotische Teilung, *Pro* Prophase, *S* synthetische Phase (DNA-Replikation).

sich zu einem bestimmten Zeitpunkt in Teilung befinden. Mitotische Zellen lassen sich im Mikroskop anhand der – während der Interphase nicht sichtbaren – Chromosomen erkennen. Zur Bestimmung von G1, S und G2 können *autoradiographische Verfahren* (S. 16) verwendet werden. Die Länge von S ergibt sich aus der Anzahl der Zellen, die nach einem kurzen Puls von radioaktivem Thymidin, einem Vorläufermolekül der DNA-Synthese, Radioaktivität in ihre DNA einbauen. Die Dauer der S-Phase läßt sich dann aus dem Verhältnis der radioaktiv markierten Zellen zur Gesamtzahl der Zellen, multipliziert mit der Gesamtdauer des Zellzyklus, berechnen. Zur autoradiographischen Bestimmung von G1 und G2 müssen die Zellen einer Population synchronisiert werden – ein oft schwieriges Unterfangen.

Der vereinfachten Analyse des Zellzyklus dienen Cytofluorometer, mit denen sich der DNA-Gehalt einzelner Zellen in einer Population bestimmen läßt. Bei diesem Verfahren werden die Zellen zunächst mit einem DNA-spezifischen Fluoreszenzfarbstoff angefärbt und die Fluoreszenzwerte der einzelnen Zellen beim Durchfluß der Zellsuspension durch eine Quarzglaskapillare gemessen. Dabei erhält man für normale diploide Zellen (S. 44) eine zweigipflige Frequenzkurve mit Maxima des DNA-Gehaltes bei 2c und 4c. Die meisten Zellen befinden sich in der G1-Phase und enthalten 2c DNA, also den normalen diploiden Wert, während Zellen in der G2- und M-Phase ihre DNA bereits auf 4c verdoppelt haben. Zellen in der S-Phase weisen intermediäre Werte auf. Aus der Frequenz der verschiedenen Klassen kann man auf die Dauer der einzelnen Phase schließen.

Für das Verständnis von Wachstum und Differenzierung ist die **Regulation der Zellteilung** von größter Bedeutung. Wie erwähnt, variiert die Länge der einzelnen Phasen des Zellzyklus bei den verschiedenen Zelltypen eines Organismus außerordentlich. Nervenzellen, Muskelzellen und rote Blutzellen (Erythrocyten) teilen sich nach ihrer Reifung in der Regel nicht mehr. Die Erythrocyten von Säugetieren stoßen im Verlaufe des Reifungsprozesses sogar ihren Zellkern ab (S. 305). Die Epithelzellen des Darmes, der Lungen und der Haut teilen sich dagegen ständig und werden laufend ersetzt; das gleiche gilt für die blutbildenden Zellen des Knochenmarkes. Andere Zelltypen wiederum teilen sich selten, behalten ihre Teilungsfähigkeit jedoch bei: So teilen sich z. B. Leberzellen nach operativer Entfernung eines Teiles der Leber und regenerieren ein Organ von normaler Größe, stellen jedoch dann ihre Teilungsaktivität wieder ein. Das weist darauf hin, daß bei normalen Zellen **Rückkopplungsmechanismen** bestehen, die das Zellwachstum beschränken: Normale Zellen wachsen in *Zellkultur* nur so lange, bis sie die ganze Oberfläche der Kulturschale einschichtig bedecken. Nach Erreichen dieser Konfluenz kommt es zur Teilungshemmung *(Kontaktinhibition der Zellteilung)*. Kreisförmige Kolonien von Epidermiszellen wachsen nicht exponentiell, sondern nur an den Rändern der Kolonie. Die Zellteilung wird also auch durch die Position der Zelle in der Kolonie beeinflußt. *In situ* ist der Kontakt der Epidermiszellen mit der *Basallamina* entscheidend. In der Keimschicht der Wirbeltierepidermis *(Stratum germinativum,* S. 711) teilen sich nur die unteren, der Basallamina anliegenden Zellen und geben laufend Tochterzellen nach außen ab. Letztere synthetisieren Keratinfilamente und bilden damit die Hornhaut, bis sie schließlich – ohne sich weiter zu teilen – absterben. Werden Zellen der Keimschicht künstlich von der Basallamina gelöst und in die darüberliegende Epidermis oder die darunterliegende Dermis verbracht, stellen sie ihre Teilungsaktivität ein. Diese Rückkopplungsmechanismen, die das Wachstum normaler Zellen beschränken, sind bei *Krebszellen* unwirksam. Krebszellen können daher unbegrenzt wachsen und fremde Gewebe infiltrieren, wo sie Ableger *(Metastasen)* bilden.

In der Regel sind Zellen, die sich nicht teilen, in der G1-Phase arretiert. Letztere wird im Falle der vollständigen Arretierung auch als G0 bezeichnet. Innerhalb der späten G1-Phase liegt der sog. *Restriktionspunkt.* Zu diesem Zeitpunkt fällt die Entscheidung, ob sich die Zelle teilt. Ist die Zelle erst einmal in die S-Phase eingetreten, gibt es kein Zurück mehr. Die begonnene Replikationsrunde wird abgeschlossen. Ein zweiter Kontrollpunkt befindet sich beim Übergang von der Interphase in die Mitose. Die Kernfrage lautet also: Welche Faktoren bestimmen den Eintritt in die S- und M-Phase? Als mögliche Kandidaten für jene Faktoren, die Replikation und Teilung auslösen, kommen die *Cycline* in Frage. Cyclin A und B sind zwei Proteine, die in der frühen Embryonalentwicklung von Muscheln und Seeigeln gefunden wurden, aber auch in menschlichen Zellen in Kultur gebildet werden. Sie werden zyklisch während der S- und M-Phase synthetisiert und kontinuierlich akkumuliert, bis sie gegen das Ende der M-Phase abrupt abgebaut werden. Dann setzt ein neuer Zyklus von Synthese und Degradation ein, was den Cyclinen ihren Namen gegeben hat. Cyclin A erreicht die maximale intrazelluläre Konzentration in der M-Phase früher als Cyclin B. Durch Injektion in Oocyten kann gezeigt werden, daß die Cycline den Eintritt in die M-Phase induzieren. Dabei bilden sie mit dem *M-Phase-induzierenden-Faktor (MPF),* einer Proteinkinase (S. 184), einen aktiven Komplex. Der Kontrollmechanismus könnte daher auf der zyklischen Phosphorylierung bestimmter Proteine beruhen. Da MPF in der Evolution von der Hefe bis zum Menschen konserviert worden ist, dürften die Regulationsmechanismen der Zellteilung für eukaryotische Zellen allgemeingültig sein.

Die Zellproliferation (Zellvermehrung) wird durch verschiedene **Wachstumsfaktoren** gefördert und gehemmt. Dazu gehören einerseits lokal wirkende *chemische Mediatoren* wie *Prostaglandine* (S. 324) und *Histamin,* andererseits *Hormone,* die im Blut zirkulieren und damit über größere Distanzen verfrachtet werden. Unter den Hormonen bewirken z. B. der *epidermale Wachstumsfaktor (EGF)* und der *Nervenwachstumsfaktor (NGF)* ein beschleunigtes Wachstum von Epidermiszellen bzw. Nervenfasern. Polypeptid- und Steroidhormone kontrollieren das Wachstum derjenigen Zellen, die die entsprechenden Rezeptoren aufweisen.

1.9.2 Mitose

Die *Mitose* (Kernteilung) gliedert sich in 5 Phasen (Abb. **1.15**), denen die Teilung des Cytoplasmas *(Cytokinese)* folgt.

Die **Prophase** ist als das früheste Stadium in der Mitose definiert, in dem sich das Chromatin zu lichtmikroskopisch sichtbaren *Chromosomen* kondensiert. In der vorangegangenen S-Phase sind die Chromosomen verdoppelt worden, so daß sie in der Prophase aus *zwei Chromatiden* (Tochterchromosomen) – d. h. zwei identischen DNA-Strängen – bestehen, die am *Centromer* noch aneinanderhängen. Während der Kondensation der Chromosomen bildet sich der Nucleolus zurück. Die beiden *Centriolen* haben sich bereits vor Beginn der S-Phase zu teilen begonnen und organisieren nun die Teilungsspindel. Die cytoplasmatischen Mikrotubuli des Cytoskeletts werden depolymerisiert, und die Zelle rundet sich ab. Aus dem entstandenen Reservoire von Tubulinuntereinheiten werden die Mikrotubuli der *Spindel* aufgebaut, die zunächst sternförmig um die Centriolen angeordnet sind *(Aster).* Dann wandert ein Centriolenpaar auf die gegenüberliegende Seite des Zellkerns, so daß zwei Aster sichtbar werden. Die beiden Centriolenpaare bilden nun die beiden Pole der Spindel. *Polfasern* (Mikrotubuli) erstrecken sich vom einen Pol bis über den Spindeläquator hinaus, wo sie ein Stück weit mit den vom anderen Pol ausstrahlenden Mikrotubuli überlappen.

Die **Prometaphase** beginnt mit der Auflösung der Kernhülle, deren Überreste sich vom endoplasmatischen Reticulum morphologisch kaum unterscheiden. Die Spindel dringt nun ins Nucleoplasma ein. Daraufhin bilden sich auf beiden Seiten der Centromere spezielle, dreischichtige Strukturen *(Kinetochore)* aus, an denen die Mikrotubuli ansetzen. Die Kinetochorfasern (Mikrotubuli) stehen senkrecht zur Chromosomenachse und ordnen sich

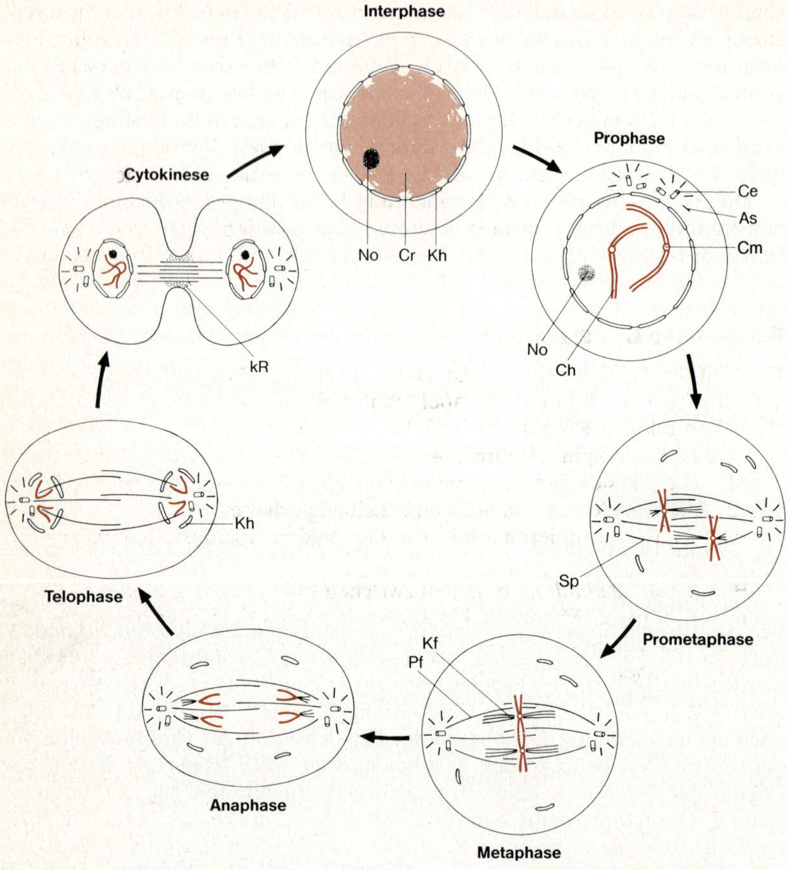

Abb. 1.15 Mitose und Cytokinese. – *As* Aster, *Ce* Centriol, *Ch* Chromosom, *Cm* Centromer, *Cr* Chromatin, *Kf* Kinetochorfaser, *Kh* Kernhülle, *kR* kontraktiler Ring, *No* Nucleolus, *Pf* Polfaser, *Sp* Spindel. 2n = 2 Chromosomen.

parallel zu den Polfasern an. Infolge der gleitenden Bewegungen zwischen den Mikrotubuli werden die Chromosomen bewegt.

In der **Metaphase** stellen sich die Chromosomen unter dem Einfluß der Kinetochormikrotubuli senkrecht zur Spindel in der Äquatorialebene ein: Die Zugkräfte zu beiden Polen halten sich die Waage.

Die **Anaphase** beginnt mit der abrupten Trennung der Chromatiden, die bisher noch an den Centromeren zusammenhingen. Die Kinetochorfasern verkürzen sich, so daß die Chromosomen zu den Spindelpolen gezogen werden, wobei die Kinetochoren vorangehen und die Arme der Chromosomen nachziehen. Nach Zeitrafferaufnahmen beträgt die Bewegungsgeschwindigkeit etwa 1 µm pro min. Gleichzeitig werden die Polfasern länger und gleiten aneinander vorbei, so daß die beiden Pole voneinander weggestoßen werden.

In der **Telophase** erreichen die Chromosomen die Pole; die Kinetochorfasern werden zunehmend kürzer und depolymerisieren. Die Polfasern verlängern sich dagegen weiter, so daß die Pole noch weiter auseinanderweichen. Um die Chromosomen wird je eine neue Kernhülle gebildet. Anschließend dekondensieren die Chromosomen, und die Nucleolen treten wieder in Erscheinung.

1.9.3 Cytokinese

Die Teilung des Cytoplasmas *(Cytokinese)* (Abb. **1.15**) beginnt bereits in der späten Ana- oder Telophase. Dabei schnürt sich die Zelle durch Kontraktion eines kontraktilen Ringes von Actinfasern – in Wechselwirkung mit Myosin – senkrecht zur Spindel durch. An der Zelloberfläche bildet sich zunächst eine Furche, die sich dann zunehmend vertieft. Überreste der Spindel können zwischen den beiden Zellen noch eine Zeitlang erhalten bleiben, bis die Plasmamembranen fusionieren und sich die beiden Tochterzellen vollständig trennen.

Bei der *Spindelbildung* bestehen zwischen Pflanzen, verschiedenen Protozoen und höheren Metazoen Unterschiede. Das Organisationszentrum der Mikrotubuli scheint nicht ausschließlich in den Centriolen lokalisiert zu sein, sondern in einer amorphen Masse, die mit den Centriolen assoziiert ist und als *Centrosom* bezeichnet wird. Die Centriolen, die bei vielen Pflanzen sogar völlig fehlen, können in mitotischen Tierzellen mit Laserstrahlen zerstört werden, ohne daß die Funktion der Spindel beeinträchtigt wird. Interessanterweise bleibt die Kernmembran bei einigen eukaryotischen Einzellern (z. B. Dinoflagellaten; vgl. auch Abb. **3.1**) während der Mitose intakt, löst sich also nicht auf. Bei diesen Organismen bildet sich die Spindel außerhalb der Kernmembran. Mikrotubuli setzen an der äußeren Kernmembran an, von wo aus sie über kinetochorähnliche Strukturen mit den Centromeren der Chromosomen verbunden sind. Folglich liegt die Hypothese nahe, die Kinetochoren höherer Organismen seien im Verlaufe der Evolution aus Spezialisierungen der Kernmembran hervorgegangen.

1.9.4 Meiose

Die meisten höheren Organismen pflanzen sich *sexuell* fort. Dabei fusionieren zwei *Gameten* – ein *Ei* und eine Samenzelle *(Spermium)* – zu einer *Zygote,* die sich zum Embryo und weiter zum Adultorganismus entwickelt, der wiederum Eier oder Spermien produziert. In diesem Fortpflanzungszyklus wechselt eine **haploide Phase** mit einer **diploiden Phase** ab. Die Gameten (Eier und Spermien) sind **haploid** (weisen nur einen Chromosomensatz auf); die Zygote entsteht dagegen aus der Fusion zweier haploider Zellen und ist damit **diploid** (weist also zwei Chromosomensätze auf: einen mütterlichen und einen väterlichen). Um diesen Zyklus aufrechtzuerhalten, muß bei der Gametenbildung die Chromosomenzahl wiederum auf die Hälfte reduziert werden. Diese Reduktion geschieht in einer besonderen Reduktionsteilung, der *Meiose*.

Der DNA-Gehalt der Zelle im Verlauf von Mitose und Meiose ist in Abb. **1.14** dargestellt. In der S-Phase der Mitose verdoppelt sich der DNA-Gehalt von 2c auf 4c (S. 38); in der nachfolgenden Mitose wird er wieder halbiert. Während der Vorbereitung zur Meiose wird der DNA-Gehalt zwar ebenfalls verdoppelt und in der ersten meiotischen Teilung halbiert, aber da die Meiose I sogleich von einer zweiten meiotischen Teilung gefolgt wird, ohne daß eine S-Phase dazwischen liegt, beträgt der DNA-Gehalt der resultierenden Kerne nur 1c (haploider Zustand). Bei diesem Vorgang muß allerdings sichergestellt sein, daß die haploiden Tochterzellen einen vollständigen Chromosomensatz, d. h. *einen und nur einen* Partner von jedem Chromosomenpaar erhalten. Dies wird durch die Paarung der homologen (väterlichen und mütterlichen) Chromosomen in der Meiose I erreicht. Im Gegensatz zur Mitose legen sich in der Meiose I (Abb. **1.16** und **1.17**) die bereits replizierten Chromosomen so aneinander, daß die vier Chromatiden eng gepaart sind. In der darauf folgenden Anaphase werden die homologen Chromosomen getrennt (nicht wie in der Mitose die beiden Chromatiden) (Abb. **1.16**). Die Chromatidentrennung erfolgt dann in der anschließenden Meiose II. Da keine Replikation vorausgeht, entstehen vier haploide Kerne.

Im folgenden seien die einzelnen Phasen der Meiose kurz erläutert (Abb. **1.17**).

Die **Prophase der Meiose I,** die als besonders langes Stadium Tage, Monate, ja Jahre (z. B. bei Primaten) dauern kann, beginnt mit dem **Leptotän,** in dem die Chromosomen erstmals als dünnfädige Strukturen sichtbar werden. Die Replikation ist bereits erfolgt, aber die beiden Chromatiden lassen sich im Lichtmikroskop noch nicht auflösen. Die Chromosomen sind mit ihren beiden Enden, den *Telomeren,* an die innere Kernmembran gebunden und zeigen ein charakteristisches Muster von *Chromomeren* (Chromosomenabschnitten mit erhöhtem Kondensationsgrad).

Das **Zygotän**-Stadium beginnt mit dem Einsetzen der Chromosomenpaarung. Dabei bildet sich in der Regel an den Enden der Chromosomen eine Struktur, die als *Synaptonemalkomplex* bezeichnet wird. Im Synaptonemalkomplex liegen die beiden parallelen Chromosomenachsen etwa 100 nm auseinander. Zwischen ihnen findet man ein zentrales Element, über dessen Struktur und Zusammensetzung noch keine volle Klarheit herrscht. Die Chromosomenpaarung (= Synapsis) verläuft reißverschlußartig, bis die beiden Homologen vollständig gepaart sind und einen *Bivalenten* (ein Homologenpaar) bilden. Wie aus Beobachtungen an invertierten Chromosomen hervorgeht (S. 90), paaren sich in den Bivalenten nur homologe DNA-Ab-

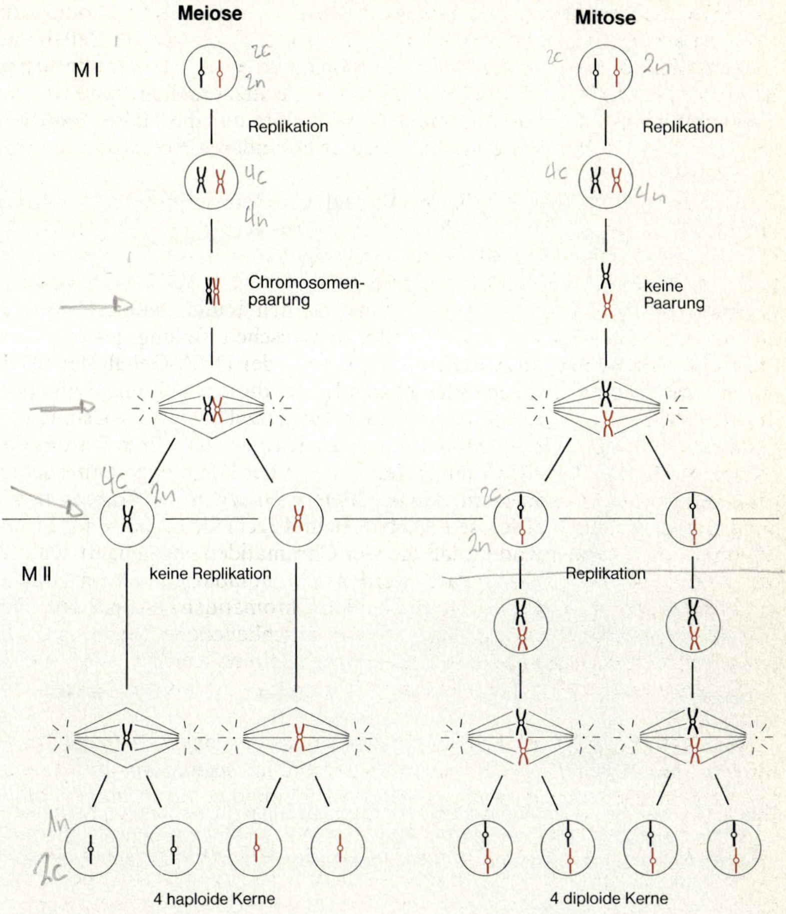

Abb. 1.16 Vergleich zwischen Meiose und Mitose. *MI* und *MII*, 1. und 2. meiotische Teilung. 2n = 2 Chromosomen.

schnitte. Die Chromosomenpaarung beruht letztlich also auf der Sequenzhomologie der beiden DNA-Moleküle.

Im **Pachytän** ist die Synapsis abgeschlossen: Die vier Chromatiden erscheinen eng gepaart. In diesem Stadium findet die *genetische Rekombination* (S. 103) statt, bei der homologe Chromatiden brechen und übers Kreuz wieder verknüpft werden können *(Crossover)*. Dieser Vorgang, bei dem zwei Nicht-Schwesterchromatiden beteiligt sind, korreliert mit dem lichtmikroskopisch erkennbaren Auftreten von *Rekombinationsnodulen* innerhalb des

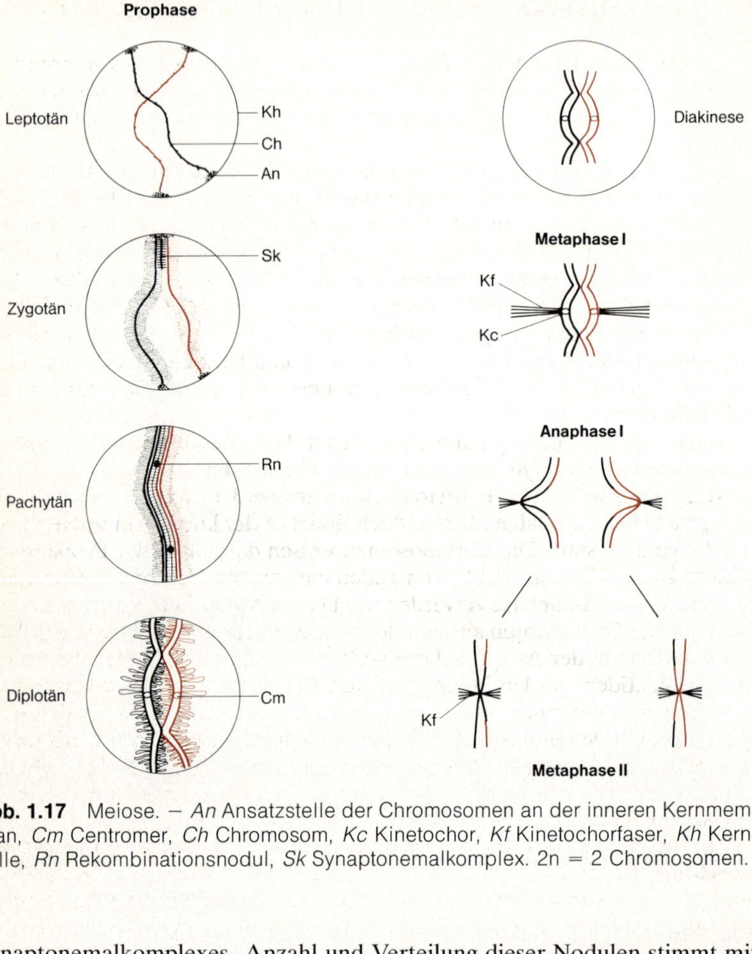

Abb. 1.17 Meiose. – *An* Ansatzstelle der Chromosomen an der inneren Kernmembran, *Cm* Centromer, *Ch* Chromosom, *Kc* Kinetochor, *Kf* Kinetochorfaser, *Kh* Kernhülle, *Rn* Rekombinationsnodul, *Sk* Synaptonemalkomplex. 2n = 2 Chromosomen.

Synaptonemalkomplexes. Anzahl und Verteilung dieser Nodulen stimmt mit derjenigen der Rekombinationsereignisse überein.

Im **Diplotän** beginnen sich die homologen Chromosomen wieder zu trennen. An den Überkreuzungsstellen *(Chiasmata)*, an denen die Crossover-Ereignisse stattgefunden haben, werden sie noch zusammengehalten. Bei vielen Tieren lassen sich jetzt die vier Chromatiden deutlich erkennen; sie bilden eine Achse, von der nach beiden Seiten Schleifen ausgehen (Abb. **1.11** *B*). Dieser Struktur zufolge werden die Diplotänchromosomen als *Lampenbürstenchromosomen* bezeichnet. In besonders großen Schleifen kann man deutlich erkennen, daß jede Schleife in vier Kopien vorkommt (je eine Schleife pro Chromatide). Die Schleifen sind Orte intensiver RNA-Synthese (s. unten).

Das Diplotänstadium geht allmählich in die **Diakinese** über, während der die RNA-Synthese aufhört und sich die Chromosomen zu kondensieren beginnen. Chiasmata und Chromatiden – letztere in Vierzahl – sind deutlich sichtbar.

In der **Metaphase** der Meiose I ordnen sich die Bivalenten in der Äquatorialebene an. Dabei werden Kinetochoren nur auf *einer* Seite der beiden Schwesterchromatiden ausgebildet, so daß die Kinetochorfasern sich nur gegen einen Spindelpol richten. Die in der Metaphase noch ungetrennten Centromeren eines jeden Bivalenten trennen sich in der nachfolgenden **Anaphase,** so daß von den beiden Schwestercentromeren *je zwei* Chromatiden zu verschiedenen Polen gezogen werden. Hier liegt ein wichtiger Unterschied zur Mitose (Abb. **1.15**), bei der die Kinetochoren beidseitig ausgebildet werden und sich die Schwestercentromere trennen, d. h. *je ein* Chromatid zu den Polen wandert.

Nach der **Telophase** bilden sich wieder Kernmembranen aus, und die *Cytokinese* teilt das Cytoplasma in zwei Tochterzellen.

Die sich anschließende Meiose II unterscheidet sich im Mechanismus wenig von einer normalen Mitose, doch findet in der kurzen Interphase keine DNA-Synthese statt. Die Chromosomen weisen deshalb in der **Prophase** der **Meiose II** noch immer zwei Chromatiden auf, die am Centromer zusammenhängen. In der **Metaphase II** werden wie bei der Mitose auf *beiden* Seiten des Centromers Kinetochoren ausgebildet, an denen Kinetochorfasern ansetzen. Mit dem Beginn der Anaphasebewegung trennen sich die Centromeren, und die Chromatiden werden in entgegengesetzter Richtung zu den Polen gezogen. Die resultierenden vier haploiden Zellen differenzieren sich dann zu Gameten. Bei der Bildung der weiblichen Gameten differenziert sich jedoch meist nur eine der vier haploiden Zellen zum reifen Ei; die übrigen Meioseprodukte werden als abortive Schwesternzellen, sog. Polkörper (= Richtungskörper), abgestoßen (S. 184).

Ähnlich wie die polytänen Riesenchromosomen erlauben die **Lampenbürstenchromosomen** (Abb. **1.11** *B*) wegen ihrer Größe interessante Aufschlüsse über Chromosomenstruktur und -funktion. Bei Amphibien sind die Lampenbürstenchromosomen etwa 0,5 mm lang, was einem Kondensationsfaktor (S. 33) von etwa 100 entspricht. Vergleichsweise sind die nur 5 μm langen Metaphasenchromosomen 100mal stärker kondensiert. Lampenbürstenchromosomen bilden sich in der Prophase der Meiose I aus, und zwar sowohl in der Oogenese als auch in der Spermatogenese verschiedener Tiere und einiger Pflanzen. Bei Amphibienoocyten sind sie am schönsten ausgebildet. Sie treten im Diplotänstadium auf, wenn die Chromosomen verdoppelt sind. Die beiden Schwesterchromatiden, die eng gepaart nebeneinanderliegen, bilden die Chromosomenachse. Die homologen Chromatidenpaare sind getrennt. Die *Chiasmata,* d. h. die Stellen, an denen ein Crossover erfolgt ist, lassen sich deutlich erkennen (Abb. **1.11** *B*). Ausgehend von der Chromosomenachse, falten sich in symmetrischer Anordnung seitliche *Chromosomenschleifen* aus. In der Regel treten – den vier Chromatiden entsprechend – jeweils vier homologe Schleifen auf. An der Basis der Schleifen verbleibt die DNA im stark kondensierten Zustand und bildet sog. *Chromomeren.* Die Schleifen bestehen aus einer DNA-Faser als Achse, die mit Transkriptionsprodukten dicht bepackt ist. Im Elektronenmikroskop lassen sich diese Garnituren als typische „christbaumartige" Transkriptionsstrukturen (Abb. **2.9**) erkennen, die aus zunehmend länger werdenden RNA-Ketten bestehen. Die meisten Schleifen enthalten mehrere solcher – aktiven Genen entsprechenden – Transkriptionseinheiten.

B. Organismus: genetisches Programm und seine Realisation

Die Erbinformation, die von Generation zu Generation weitergegeben wird, ist in den **Genen** (Erbfaktoren) enthalten. Das *Gen* ist eine Funktionseinheit, die ein Erbmerkmal *(Phän)* bestimmt. In der Regel enthält jede Zelle einen vollständigen Satz von Genen, ein vollständiges *Genom.* Im Verlauf der Zellteilung wird jedes Gen exakt verdoppelt *(repliziert)* und je eine Kopie auf die Tochterzellen übertragen. In seltenen Fällen treten erbliche Veränderungen – **Mutationen** – in den Genen auf. Durch Austausch von Genen – **Rekombination** – entstehen bei der sexuellen Fortpflanzung zahlreiche neue Genkombinationen. Mutation und Rekombination bilden eine wichtige Voraussetzung für die stammesgeschichtliche Entwicklung *(Evolution).*

Zunächst konnten aufgrund cytogenetischer Untersuchungen die Gene den Chromosomen zugeordnet werden. Später gelang es, auch ihre chemische Natur aufzuklären. Die **Erbsubstanz** besteht aus Nucleinsäuren, langen Kettenmolekülen aus zahlreichen hintereinander angeordneten Bausteinen. Die Erbinformation ist in der Reihenfolge der Bausteine enthalten, so wie der Inhalt eines Textes durch die Reihenfolge der Buchstaben festgelegt wird. Ein Gen stellt einen Abschnitt einer Nucleinsäurekette dar. Die Nucleinsäuremoleküle enthalten die Information für die Synthese der entsprechenden Proteine. Beim Ablesevorgang wird die Erbinformation von der „Sprache" der Nucleinsäuren, deren Alphabet nur vier verschiedene Buchstaben enthält, in die „Sprache" der Proteine übersetzt, die 20 verschiedene Buchstaben (Bausteine) umfaßt. Diese Übersetzung erfolgt aufgrund des **genetischen Codes,** dessen Entschlüsselung einen entscheidenden Durchbruch im Verständnis der Lebensvorgänge brachte. Die Universalität des genetischen Codes, der von den Prokaryoten bis zum Menschen gilt, weist auf die Verwandtschaft aller bekannten Lebewesen und deren Abstammung von gemeinsamen Vorfahren hin.

Die Erbinformation enthält ein genaues **Entwicklungsprogramm,** das die Entwicklung von der befruchteten Eizelle bis zum erwachsenen Organismus steuert. Bei vielzelligen Organismen haben zwar alle Körperzellen – von wenigen Ausnahmen abgesehen – ein vollständiges Genom, aber die Erbinformation wird in den verschiedenen Zellen nach einem exakten räumlichen und zeitlichen Muster nur teilweise abgerufen. Dieses Muster der *differentiellen Genexpression* wird durch *Kontrollgene* und – in geringerem Maße – durch Umweltfaktoren gesteuert. In neuester Zeit ist es gelungen, diese Kontrollgene zu identifizieren und wesentliche neue Einsichten in die Natur des Entwicklungsprogrammes zu gewinnen, die zu einer allgemeinen **genetischen Theorie der Entwicklung** führen.

2 Vererbung

2.1 Die Natur der Erbsubstanz

Die Erkenntnis, daß die Vererbungsvorgänge auf diskreten Erbfaktoren, den *Genen,* beruhen, verdanken wir MENDEL (1822–1884). Aufgrund von Kreuzungsversuchen an Erbsen, die er im Klostergarten zu Brünn durchführte, gelang es ihm, die Gesetzmäßigkeiten zu erkennen, nach denen bestimmte Merkmale von Generation zu Generation übertragen werden. Die große Leistung Mendels bestand darin, daß er einzelne Merkmale wie z.B. Form oder Farbe der Samen herausgriff und deren Erbgang quantitativ erfaßte. In seinen Experimenten verwendete er reine Erbsenrassen, die sich konstant in bezug auf bestimmte Einzelmerkmale unterschieden, kreuzte sie untereinander und bestimmte die Häufigkeiten des Auftretens der verschiedenen Merkmalstypen in den folgenden Generationen. Dabei erkannte er, daß die beobachteten Frequenzen bestimmten Gesetzmäßigkeiten folgen, die auf Zufallskombinationen von **Genen** (Erbfaktoren) bei der Bildung der Keimzellen und bei der Befruchtung zurückzuführen sind, wie man es nach den mathematischen Wahrscheinlichkeitsüberlegungen erwarten würde (S. 99).

Die Bedeutung der *Mendelschen Gesetze* (1866) blieb zunächst unerkannt, bis sie um die Jahrhundertwende von DE VRIES, CORRENS und TSCHERMAK wiederentdeckt wurden. Doch blieben die Gene (von Mendel als Zellelemente umschrieben) zunächst abstrakte Begriffe, bis BOVERI und SUTTON 1902 erkannten, daß sich die Mendelschen Gesetze aus dem Verhalten der Chromosomen in Meiose und Befruchtung widerspruchsfrei ergeben, und die *Chromosomentheorie der Vererbung* begründeten. Die Hypothese, daß die Gene in den Chromosomen lokalisiert sind, ist später vor allem durch die Arbeiten von MORGAN und seinen Schülern an *Drosophila* bestätigt worden. Anhand der Fehlverteilung der Chromosomen in der Meiose konnte BRIDGES bestimmte Gene eindeutig bestimmten Chromosomen zuordnen. STURTEVANT erbrachte 1913 den Nachweis, daß die Gene linear auf den Chromosomen angeordnet sind.

Die Aufklärung der chemischen Natur der Gene erfolgte zunächst unabhängig von diesen genetischen Untersuchungen. Der Basler MIESCHER, ein Zeitgenosse Mendels, entdeckte 1869 in den Zellkernen von Lymphocyten (Eiterzellen) eine neue Klasse organischer Stoffe, die **Nucleinsäuren,** die außer den Elementen Kohlenstoff, Wasserstoff, Sauerstoff und Stickstoff auch einen hohen Anteil an Phosphor enthalten. Die Bedeutung dieser Pionierleistung blieb jedoch über Jahrzehnte hinweg unerkannt. Erst im Jahre

1944 konnten AVERY, MAC LEOD und MCCARTHY nachweisen, daß es sich bei den Nucleinsäuren um die materiellen Träger der Erbinformation – die *Erbsubstanz* – handelte. Der Nachweis von AVERY beruhte auf Beobachtungen von GRIFFITH, der 1928 gezeigt hatte, daß die erblichen Eigenschaften von abgetöteten Bakterien auf lebende Bakterien übertragen werden können. Griffith untersuchte verschiedene Pneumokokkenstämme, die beim Menschen Lungenentzündung verursachen. Bakterien von virulenten (krankheitserregenden) Stämmen sind von einer Polysaccharidkapsel umgeben und erzeugen nach Injektion in eine Maus eine tödlich verlaufende Infektion. In Kulturen virulenter Pneumokokken können als seltenes Ereignis Zellen auftreten, die keine Kapsel bilden und nach Injektion in eine Maus harmlos (avirulent) sind. Diese Eigenschaften werden über viele Generationen stabil weitervererbt. Es gelang GRIFFITH nachzuweisen, daß harmlose, avirulente Bakterien in virulente umgewandelt werden können, wenn man sie gleichzeitig mit virulenten Bakterien, die vorher durch Hitzebehandlung abgetötet wurden, in Mäuse injiziert. Diese Umwandlung wird als *Transformation* bezeichnet. Die nachfolgende Untersuchung der transformierten Bakterien ergab, daß sie nun eine Kapsel bilden, die in ihrer Struktur derjenigen der hitzeabgetöteten virulenten Bakterien entspricht. Offenbar war bei der Transformation ein Erbmerkmal (die Kapselstruktur) von einem Bakterienstamm auf einen anderen übertragen worden. Damit stellte sich die Frage, welcher Bestandteil der abgetöteten Bakterien die Transformation verursacht. In einer Reihe sorgfältiger Experimente gelang es AVERY und seinen Mitarbeitern, die biologisch aktive Fraktion aus den abgetöteten Bakterien zu isolieren und eindeutig zu zeigen, daß es sich bei dem „transformierenden Prinzip" um eine Nucleinsäure – **DNA** (= Desoxyribonucleinsäure) – handelt.

Ein weiteres Argument für die Hypothese, daß die Erbinformation in der DNA und nicht etwa in den Proteinen enthalten ist, ergab sich aus den Versuchen von HERSHEY und CHASE (1952) an Bakteriophagen. *Bakteriophagen,* im folgenden kurz Phagen genannt, sind Viren, die Bakterien befallen. Sie dringen als Parasiten in die Bakterienzellen ein, vermehren sich dort und lösen schließlich ihre Wirtszelle auf. Phagen bestehen aus Nucleinsäure, die von einer Proteinhülle umgeben ist. In Markierungsexperimenten gelang es Hershey und Chase zu zeigen, daß sich die Phagen an der Oberfläche des Bakteriums festsetzen und aus der außen verbleibenden Proteinhülle die Nucleinsäure ins Bakterium injizieren. Die Nachweismethode beruhte auf einer selektiven radioaktiven Markierung der Nucleinsäure des Phagen mit Phosphor (^{32}P) und der Proteinhülle mit Schwefel (^{35}S). Da zwar ^{32}P, aber wenig oder gar kein ^{35}S in den Phagennachkommen gefunden wurde, kann der Proteinanteil nicht Träger der Erbinformation sein.

Diese Experimente waren zunächst schwer zu interpretieren, da die Struktur der Nucleinsäuren nur ungenügend bekannt war und man annahm, daß nur Proteine die nötige strukturelle Vielfalt aufwiesen, die von der Erbsubstanz zu fordern war. Der entscheidende Durchbruch im Verständnis der molekularen Grundlagen der Vererbungsvorgänge kam daher mit der Auf-

 Komplementarität = συμπληρωματικότητα.

klärung der DNA-Struktur durch WATSON und CRICK (1953). Das von Watson und Crick entwickelte Modell der DNA-Struktur besagt, daß die DNA aus zwei komplementären Kettenmolekülen besteht, die zu einer Doppelhelix aufgewunden sind. Die Bausteine der Ketten sind die vier verschiedenen *Nucleotide,* die aus einer *Purin- oder Pyrimidinbase,* einem Zucker *(Desoxyribose)* und einer *Phosphatgruppe* bestehen (Abb. **2.1**). Die Nucleotide sind als Zucker-Phosphatester zu langen Polynucleotidketten aneinandergefügt, die eine 5'-3'-Polarität entsprechend der Phosphodiesterbindung aufweisen. Die beiden DNA-Stränge in der Doppelspirale haben entgegengesetzte Polarität und werden durch Wasserstoffbrücken zwischen den Basen zusammengehalten. Dabei paart sich Adenin mit Thymin (A=T) und Guanin mit Cytosin (G≡C) (Abb. **2.1**), so daß im DNA-Molekül das Verhältnis von Adenin zu Thymin bzw. Guanin zu Cytosin stets gleich 1 ist. Aus der Basenpaarung ergibt sich die Komplementarität der Stränge, die sich zueinander wie ein Positiv zu einem Negativ verhalten. Die Basenpaare liegen als plane Ringsysteme wie die Stufen einer Wendeltreppe senkrecht zur zentralen Achse im Innern der Doppelhelix (Abb. **2.2**). Das „Zucker-Phosphat-Rückgrat" liegt außen. Diese Konfiguration der DNA-Doppelhelix wird als B-Form bezeichnet, in der die DNA unter normalen physiologischen Bedingungen meistens vorliegt. Unter bestimmten Bedingungen kann sich die Windungsrichtung der Doppelhelix jedoch umdrehen (Z-Form).

Basierend auf diesem Modell ergaben sich für WATSON und CRICK zwei fundamentale wichtige Folgerungen: 1. Die genaue Abfolge (Sequenz) der Basen ist der *Code,* der die *genetische Information* enthält. 2. Aus der Komplementarität der Stränge ergibt sich eine Möglichkeit, die Erbinformation exakt zu duplizieren *(Replikation)*, indem sich die beiden Stränge trennen und als Matrize für je einen neuen komplementären Strang dienen. Der neue Strang wird dann nach den Regeln der Basenpaarung aus den entsprechenden komplementären Nucleotiden zusammengesetzt. Beide dieser Hypothesen haben sich später als richtig erwiesen und einerseits zur Entschlüsselung des genetischen Codes, andererseits zur Aufklärung der Mechanismen der Replikation geführt.

Abb. 2.1 Der molekulare Aufbau von RNA (Ribonucleinsäure) und DNA (Desoxyribonucleinsäure). Die Pyrimidinbasen Cytosin *(C)*, Thymin *(T)* und Uracil *(U)* sowie die Purinbasen Guanin *(G)* und Adenin *(A)* sind farbig gezeichnet. Die Basen bilden zusammen mit den Zuckermolekülen Ribose bzw. Desoxyribose die entsprechenden Ribo- bzw. Desoxyribonucleoside. Die Nucleosidphosphate werden als Nucleotide bezeichnet. In der RNA sind die Basen *A, G, C* und *U* über das Zucker-Phosphat-Rückgrat zu einem Polynucleotid verknüpft. Die 3'-Hydroxylgruppe des ersten Ribonucleotides *A* ist über eine Phosphodiesterbindung mit der 5'-Hydroxylgruppe des nächsten Nucleotides *C* verbunden. Damit erhält die Polynucleotidkette ihre 5'-3'-Polarität *(Pfeil)*. Die doppelsträngige DNA enthält Desoxyribose und die Basen *A, G, C* und *T*. Die beiden gegenläufigen Stränge werden durch Wasserstoffbrücken *(gestrichelt)* zwischen *A* und *T* bzw. *G* und *C* zusammengehalten. Die schwarzen Punkte symbolisieren Phosphatgruppen. ▶

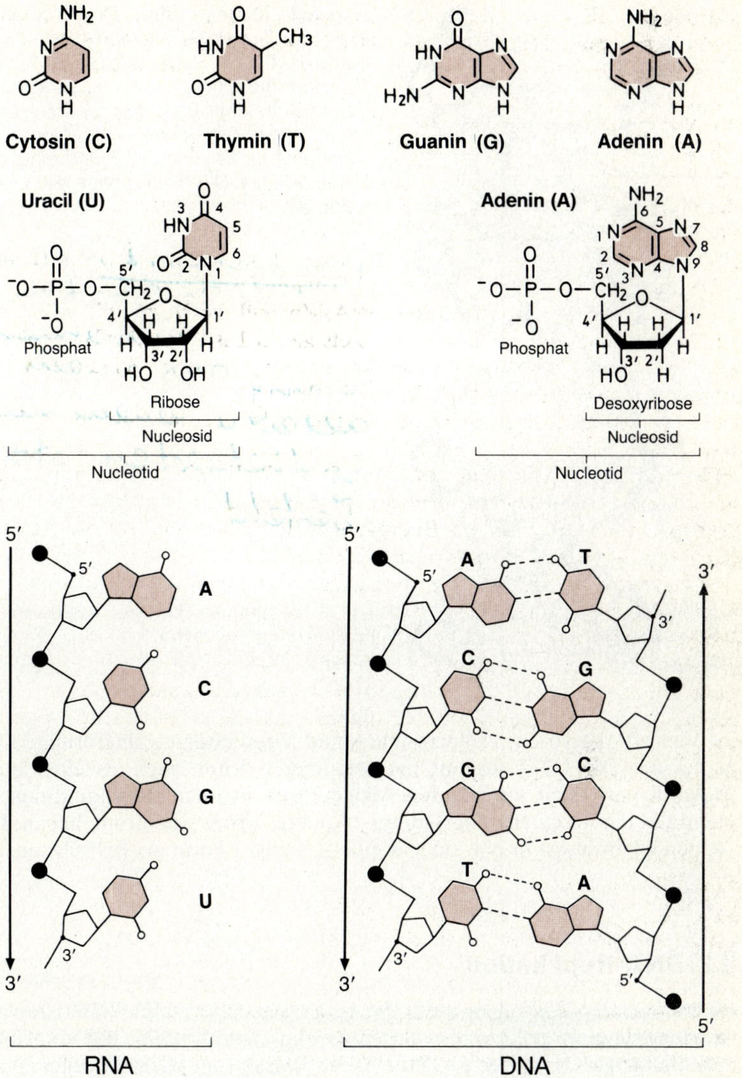
Cytosin (C)
Thymin (T)
Guanin (G)
Adenin (A)
Uracil (U)
Adenin (A)
Phosphat
Ribose
Desoxyribose
Nucleosid
Nucleotid
RNA
DNA

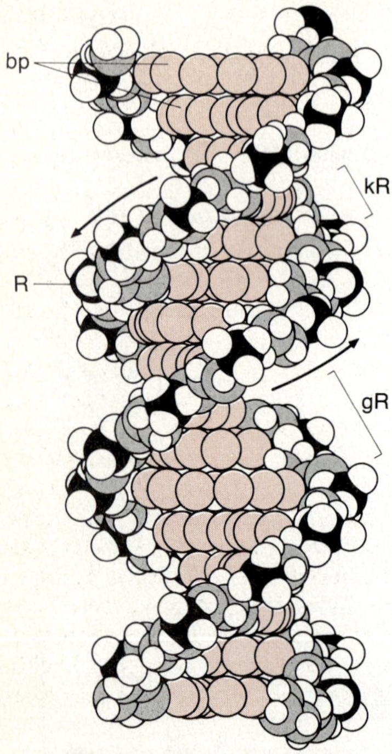

Abb. 2.2 Modell der DNA-Doppelhelix (B-Form). Die Basenpaare *(bp)* sind *farbig* dargestellt; im Zucker-Phosphat-Rückgrat *(R)* sind die Phosphoratome *schwarz,* die Kohlenstoffatome *grau* und die Wasserstoffatome *weiß* gezeichnet. Die Doppelhelix weist eine große Rinne *(gR)* und eine kleine Rinne *(kR)* auf. Die Pfeile geben die 5′-3′-Polarität an.

Viele Prokaryoten, Zellorganellen und Viren besitzen ringförmige DNA-Moleküle. Die DNA kommt bei bestimmten Viren auch als einsträngiges Molekül vor, doch durchlaufen solche Viren in ihrer Reproduktionsphase ebenfalls ein Doppelstrangstadium. Andere Viren wiederum haben **RNA** (Ribonucleinsäure) in ein- oder doppelsträngiger Form als Erbsubstanz.

2.2 DNA-Replikation

Im Verlauf der Zellteilung muß die genetische Information exakt repliziert (verdoppelt) und gleichmäßig auf die beiden Tochterzellen übertragen werden. Aufgrund der DNA-Struktur haben Watson und Crick vorgeschlagen, daß die Komplementarität der Basen die Grundlage für die exakte Replikation bildet. Nach dem *Watson-Crick-Modell* müssen sich die beiden DNA-Stränge voneinander trennen und können je als Matrize für einen neuen DNA-Strang dienen (Abb. **2.3** *A*). Diese Hypothese ist durch ein klassisches Experiment von Meselson und Stahl bestätigt worden (Abb. **2.3** *B*). Exponentiell wachsende Bakterienzellen von *Escherichia coli (E. coli)* werden dabei in einem Medium gezüchtet, das das schwere Stickstoffisotop ^{15}N enthält. Die schweren Stickstoffatome werden in die Purin- und Pyrimidinbasen der DNA eingebaut, so daß sie der DNA eine höhere Dichte verleihen als normale ^{14}N-DNA. Zum Zeitpunkt 0 wird nun ein großer Überschuß an ^{14}N ins Medium gegeben und die Änderung der Dichte der DNA über mehrere Zellgenerationen verfolgt. Durch den Einbau von ^{14}N entsteht nach einer Zellgeneration eine DNA mittlerer Dichte ($^{14}N/^{15}N$). Nach zwei Generationen findet man eine zweigipfelige Dichteverteilung ($^{14}N/^{15}N$ und $^{14}N/^{14}N$) im Verhältnis 1:1. In den folgenden Generationen bleibt die $^{14}N/^{15}N$-DNA ungefähr konstant, während die $^{14}N/^{14}N$-DNA weiterhin ansteigt. Die Interpretation dieses Experimentes ist in Abb. **2.3** *B* schematisch wiedergegeben: In der 1. Zellteilung nach Zugabe des Überschusses an ^{14}N trennen sich die beiden ^{15}N-Stränge und dienen je als Matrize für einen neuen Strang, in den das Isotop ^{14}N eingebaut wird. Dabei entsteht ein $^{14}N/^{15}N$-Hybridmolekül von intermediärer Dichte, was man durch sog. Hitzedenaturierung nachweisen kann. Beim Erhitzen auf 100 °C lösen sich die Wasserstoffbrücken, worauf sich die beiden DNA-Stränge trennen. Man kann nun zeigen, daß ihre Dichte einem ^{14}N- bzw. einem ^{15}N-markierten Einzelstrang entspricht. Das Hybridmolekül besteht also aus einem „alten" ^{15}N-markierten und einem neu synthetisierten ^{14}N-Strang. Man bezeichnet deshalb diesen Mechanismus der Replikation als **semikonservativ**. Bei der zweiten Replikation entstehen zwei neue $^{14}N/^{15}N$-Hybridmoleküle von intermediärer Dichte und zwei leichte $^{14}N/^{14}N$-Moleküle. Auch bei Eukaryoten verläuft die Replikation semikonservativ.

Die **DNA-Synthese** erfolgt enzymatisch durch sog. *DNA-Polymerasen,* indem die vier Desoxynucleotidtriphosphate (dATP, dGTP, dCTP und dTTP) zu einer Polynucleotidkette polymerisiert werden. Entsprechend den Regeln der Basenpaarung dient dabei ein DNA-Strang dem Enzym als Matrize für den Einbau der komplementären Nucleotide. Die Polymerisation erfolgt stets in der 5'-3'-Richtung. Wie in Abb. **2.3** *A* schematisch dargestellt, müssen sich bei der Replikation die beiden DNA-Stränge trennen bzw. entspiralisieren: Es entsteht eine sog. *Replikationsgabel.*

Die **Initiation** der DNA-Replikation beginnt bei Prokaryoten stets an einer bestimmten Stelle des DNA-Moleküls, die als *Ursprung der Replikation (origin of replication = ori)* bezeichnet wird. *Ori* zeichnet sich durch eine bestimmte Basensequenz aus. Der Verlust dieser Sequenz führt zum Verlust der Fähigkeit, selbständig zu replizieren. Für die Initiation der Replikation sind außerdem noch eine Anzahl verschiedener Proteine erforderlich, die mit *ori* in Wechselwirkung treten. Die DNA-Sequenzen am Ursprung der Replikation und die benötigten Proteinfaktoren zur Initiation unterscheiden sich bei verschiedenen Organismen. Eine Funktionseinheit, die selbständig replizieren kann, wird als **Replicon** bezeichnet. Die Chromosomen der Prokaryoten bestehen im allgemeinen aus nur einem Replicon.

Die Replikation kann vom Ursprung *(ori)* aus in einer oder in beiden

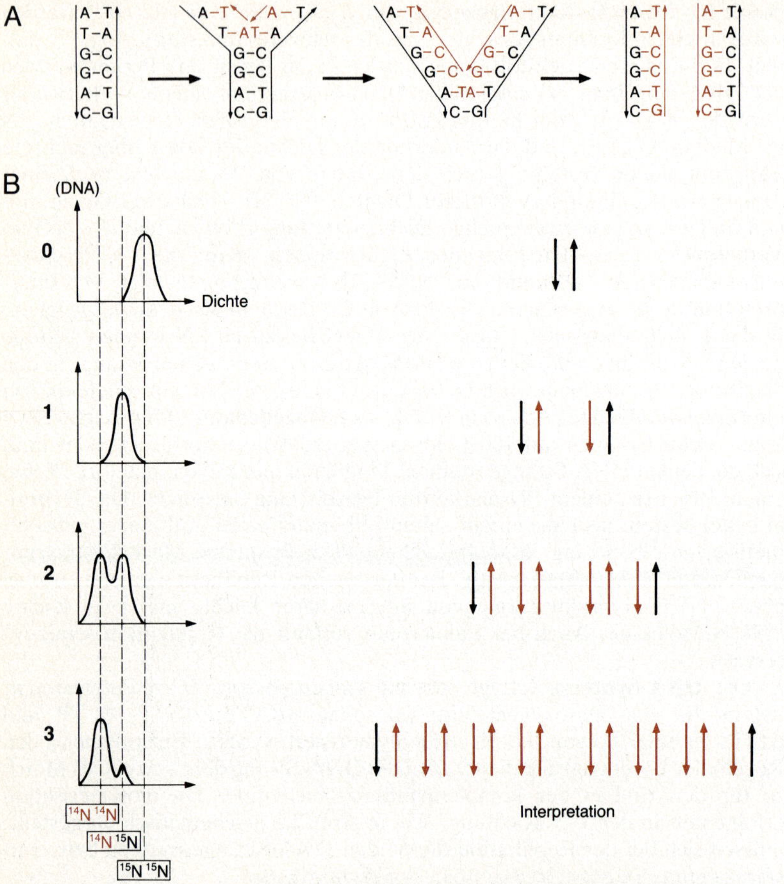

Abb. 2.3 DNA-Replikation. [A] Schema der DNA-Replikation basierend auf der komplementären Basenpaarung nach Watson und Crick. Die beiden Stränge der DNA trennen sich und dienen je als Matrize für einen neuen DNA-Strang *(farbig)*. [B] Nachweis der semikonservativen DNA-Replikation durch Dichtemarkierung. *0–3* Generationen. Erklärung im Text (nach Meselson, Stahl).

Richtungen erfolgen. Die verschiedenen Replikationsformen, wie sie bei kreisförmigen DNA-Molekülen vorkommen, sind in Abb. **2.4** *A–C* dargestellt. Das 1,3 mm lange, ringförmige Chromosom von *E. coli* wird von einem *ori* aus bidirektional repliziert. Dabei entsteht eine Konfiguration, die an den griechischen Buchstaben Theta erinnert (θ-Form). Die DNA von Mitochondrien wird nur in einer Richtung repliziert (D-Schleife). Eine

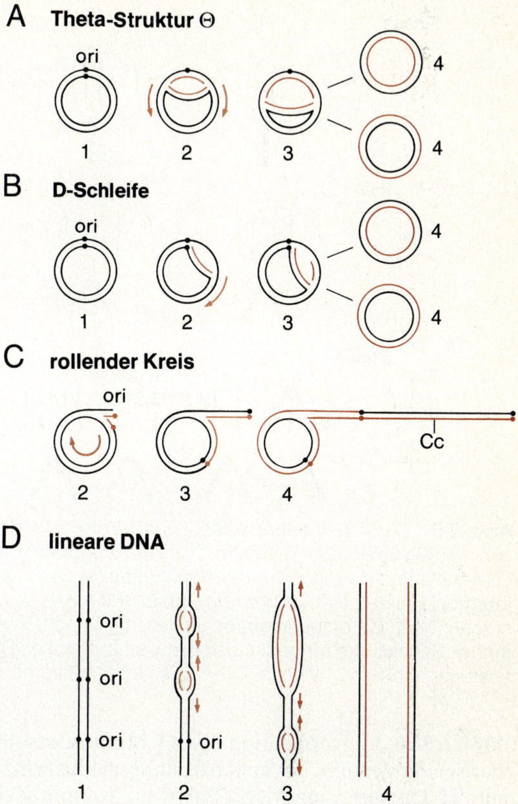

Abb. 2.4 Verschiedene Formen der DNA-Replikation. Ausgehend von einem Ursprung *(ori)* kann die Replikation [A] in beiden Richtungen (Θ-Form), [B] in nur einer Richtung (D-Schleife) oder [C] als rollender Kreis erfolgen, wobei mehrere aneinandergekettete Moleküle (Concatemere *Cc*) entstehen. [D] Replikation linearer DNA. Die Richtung der Replikation ist mit *Pfeilen* angegeben.

besondere Art der Replikation stellt der „Rollende-Kreis"-Modus *(rolling circle replication)* dar, der u. a. bei der Amplifikation der ribosomalen DNA des Krallenfrosches *Xenopus* (S. 140) vorkommt. Nur bei Prokaryoten kann die nächste Replikationsrunde beginnen, bevor die vorhergehende abgeschlossen ist.

Bei *höheren Organismen* beginnt die Replikation der linearen DNA an zahlreichen Startpunkten und verläuft im allgemeinen bidirektional. Definierte *ori*-Sequenzen sind bisher nicht identifiziert worden. An den Initiationsstellen trennen sich die beiden DNA-Stränge, und es entstehen „Blasen", die schließlich miteinander verschmelzen (Abb. **2.4** *D*). Diese Blasen lassen sich elektronenmikroskopisch nachweisen. Die Initiation der nächsten Replikationsrunde erfolgt erst, nachdem das ganze Chromosom repliziert ist.

Die Methode der Autoradiographie erlaubt es, die DNA-Replikation anhand der Metaphasenchromosomen lichtmikroskopisch zu untersuchen. In

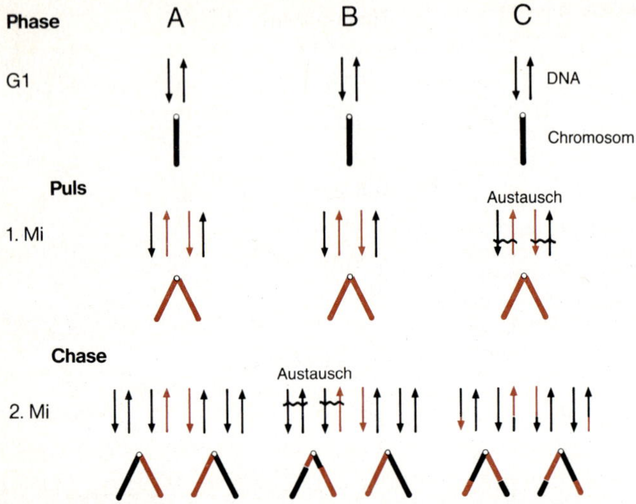

Abb. 2.5 Chromosomenreplikation und Schwesterstrangaustausch. *Puls:* Zugabe von radioaktivem ^{3}H-Thymidin, *Chase:* Zugabe von nichtmarkiertem Thymidin, G1-Phase im Zellzyklus vor der Replikation. In der 1. Mitose *(1. Mi)* sind beide Tochterchromosomen markiert *(farbig)*, in der 2. Mitose *(2. Mi)* trennen sich markierte von unmarkierten Chromosomenabschnitten. A Ohne Schwesterstrangaustausch. B Einfacher Schwesterstrangaustausch in der 2. Mitose. C Doppelter Schwesterstrangaustausch in der 1. Mitose. Die Kreise symbolisieren die Centromere.

Abb. **2.5** ist die Replikation eines Chromosoms für zwei Teilungszyklen schematisch dargestellt. Im ersten Teilungszyklus wird die neusynthetisierte DNA mit ^{3}H-Thymidin markiert (Puls), im zweiten Zyklus wird ein großer Überschuß an unmarkiertem Thymidin zugegeben (Chase), so daß die weitere radioaktive Markierung unterbrochen wird. Durch Zugabe von Colchicin (S. 35) werden die Zellen in der Metaphase der ersten bzw. zweiten Mitose blockiert, so daß die replizierten Chromosomen am Centromer aneinander haften bleiben. Replizierte Chromosomen, die noch in der Centromerregion miteinander verbunden sind, werden auch als Schwesterchromatiden bezeichnet. Die Metaphasechromosomen werden gespreitet und mit einer Filmemulsion überzogen. Die DNA der Chromosomen kann spezifisch angefärbt werden und die radioaktiv markierte DNA schwärzt die darüberliegende Filmemulsion. Die Autoradiographie zeigt, daß im ersten Teilungszyklus beide Chromosomen markiert werden, während in der zweiten Mitose je ein markiertes und ein unmarkiertes Chromosom nachweisbar sind (Abb. **2.5***A*). Die Replikation ganzer Chromosomen ist also wie diejenige einzelner DNA-Moleküle semikonservativ (Abb. **2.3**). Das geschilderte Experiment weist darauf hin, daß das Chromosom nur aus einer einzigen

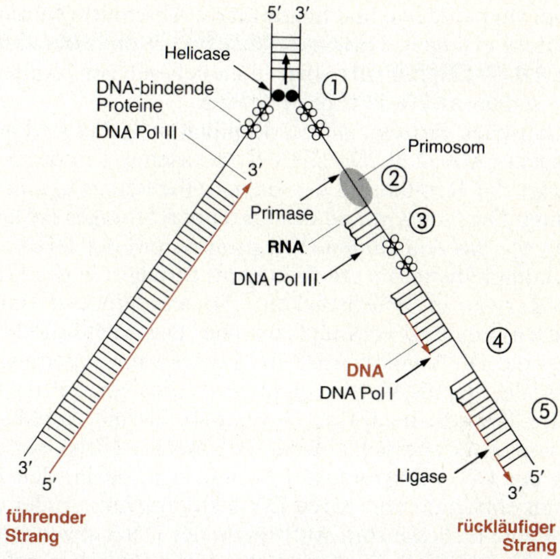

Abb. 2.6 Modellvorstellung über die Vorgänge an der Replikationsgabel bei *Escherichia coli.* ① Die doppelsträngige DNA wird durch Helicase aufgewunden, und die Einzelstränge werden durch DNA-bindende Proteine stabilisiert. ② Der führende Strang wird von der DNA-Polymerase III *(DNA Pol III)* von 5′ nach 3′ repliziert. Die Synthese des rückläufigen Stranges erfolgt ebenfalls 5′ → 3′ und ist daher diskontinuierlich. ③ Sie beginnt mit der Synthese von kleinen RNA-Segmenten durch die Primase, die Teil eines Primosoms bildet. Die Primer dienen als Substrat für die DNA-Polymerase III, die mit der DNA-Replikation beginnt (Elongation). ④ Die Lükken zwischen den Teilstücken werden durch DNA-Polymerase I *(DNA Pol I)* aufgefüllt. Gleichzeitig wird der RNA-Primer entfernt. ⑤ Die Teilstücke werden mittels Ligase kovalent verbunden (nach Kornberg).

DNA-Doppelhelix besteht. Würde es aus zwei DNA-Doppelhelices bestehen, könnte die Segregation in markierte und unmarkierte Chromosomen erst in der dritten Teilung erfolgen.

Diese Interpretation des Autoradiographie-Experimentes wird gestützt durch die Analyse des **Schwesterstrangaustausches** (Abb. **2.5** *B* und *C*). Bei diesem Vorgang brechen zwei Schwesterstränge an entsprechenden Stellen und tauschen Segmente aus. Erfolgt der Schwesterstrangaustausch in der zweiten Mitose, manifestiert er sich nur in einem Chromosomenpaar (einfacher Austausch, Abb. **2.5** *B*). Ein Schwesterstrangaustausch in der ersten Mitose resultiert in einem doppelten Austausch und manifestiert sich in beiden Chromosomenpaaren. Dieses Verteilungsmuster läßt sich nur mit der **Hypothese einer uninemen Chromosomenstruktur** erklären. Wäre das Chromosom nicht aus einer, sondern aus zwei DNA-Doppelhelices aufgebaut, so müßten in der zweiten Mitose alle Chromosomenabschnitte markiert sein.

Die Aufspaltung in markierte und unmarkierte Abschnitte würde dann erst in der dritten Mitose erfolgen. Das eukaryotische Chromosom enthält also nur eine einzelne DNA-Doppelhelix, die – ausgehend von zahlreichen Initiationsstellen – semikonservativ repliziert wird.

Die enzymatischen Prozesse an der **Replikationsgabel** sind am besten bei *E. coli* untersucht (Abb. **2.6**). Da alle Polymerasen nur in der 5'-3'-Richtung arbeiten, erfolgt die Replikation der beiden Tochterstränge in entgegengesetzter Richtung. Die Neusynthese des führenden Stranges erfolgt in der gleichen Richtung wie das Aufwinden (Entspiralisieren) der DNA, während die Synthese des komplementären (rückläufigen) Stranges in der Gegenrichtung abläuft – und zwar in Brüchstücken, die anschließend durch spezielle Enzyme (Ligasen) kovalent verknüpft werden. Das wichtigste Enzym bei der Replikation ist die DNA-Polymerase III. Dieses Enzym benötigt außer dem DNA-Einzelstrang, der als Matrize dient, zusätzlich einen Primer (eine kurze komplementäre RNA-Sequenz) als Startpunkt für die Replikation. Dieser Primer wird von einer speziellen RNA-Polymerase (Primase) synthetisiert. Die Funktion der DNA-Polymerase I besteht u.a. darin, den RNA-Primer anschließend zu entfernen und durch DNA zu ersetzen. Außer diesen Enzymen sind noch eine Helicase zum Aufwinden der DNA sowie mehrere DNA-bindende Proteine beteiligt, die die verschiedenen Zwischenstufen beim Synthesevorgang stabilisieren.

Bei höheren Organismen sind vier verschiedene **DNA-Polymerasen** bekannt. Die *DNA-Polymerasen* α und δ sind im Zellkern lokalisiert und an der *Replikation* des rückläufigen bzw. führenden Stranges der chromosomalen DNA beteiligt. Die *DNA-Polymerasen* β scheint bei der *Reparation* defekter DNA und bei *Rekombinationsvorgängen* (S. 103) zwischen DNA-Molekülen eine Rolle zu spielen. Die *DNA-Polymerase* γ ist hauptsächlich in den *Mitochondrien* lokalisiert und für die Replikation der ringförmigen mitochondrialen DNA verantwortlich.

2.3 Primäre Genwirkung und der genetische Code

Bereits 1902 konnte der englische Arzt Garrod nachweisen, daß Alkaptonurie beim Menschen nach den von Mendel erkannten Gesetzmäßigkeiten vererbt wird. Träger dieser Erbkrankheit scheiden eine Substanz aus (Alkapton = Homogentisinsäure), die den Urin schwarz färbt. Normale Individuen besitzen ein Enzym, das den Abbau von Homogentisinsäure zu Kohlendioxid und Wasser katalysiert. Garrod erkannte den Zusammenhang zwischen Genen und erblichen Stoffwechselkrankheiten („inborn errors of metabolism"). Da die einzelnen Stoffwechselschritte durch Enzyme katalysiert werden, schloß er, daß bei Alkaptonurie ein Gendefekt vorliegt, der zu einem Defekt des entsprechenden Enzyms führt.

Später haben Beadle, Ephrussi und Tatum bei *Drosophila* und *Neurospora* den Grundstein für die **„One gene – one enzyme"-Hypothese** gelegt. Diese Hypothese besagt, daß ein Gen ein bestimmtes Enzym spezifiziert.

Enzyme sind Proteine, die bestimmte Stoffwechselschritte katalysieren. Sie bestehen aus einer oder mehreren Polypeptidketten, deren Spezifität auf der Reihenfolge der Aminosäurebausteine beruht. Nach der Aufklärung der DNA-Struktur postulierten WATSON und CRICK, daß die Basenreihenfolge die genetische Information enthält. Da sowohl die DNA als auch die Proteine lineare Kettenmoleküle sind, lag der Schluß nahe, daß die Reihenfolge der Basenbausteine in der DNA die Reihenfolge der Aminosäuren in den Proteinen bestimmt. Da DNA-Moleküle aus nur vier, Proteine jedoch aus 20 verschiedenen Bausteinen aufgebaut sind, schloß man auf einen genetischen Code, nach dem die Sprache der Nucleinsäuren mit nur vier Buchstaben in die Sprache der Proteine mit 20 Buchstaben übersetzt wird. Die Idee dieses genetischen Codes ist Anfang der 60er Jahre experimentell bestätigt worden (s. unten).

Die Information wird jedoch nicht direkt von der DNA auf das Protein übertragen. Dies geht aus der Beobachtung hervor, daß bei Eukaryoten die DNA im Zellkern lokalisiert ist, während die Proteinsynthese im Cytoplasma stattfindet. Aufgrund ihrer Untersuchungen am Lactose-Operon von *E. coli* (S. 141) entwickelten JACOB und MONOD das *Konzept eines Messengers* (= Boten), der die genetische Information von der DNA auf die Proteine überträgt. Aus der Kinetik der Enzyminduktion schlossen sie, daß eine kurzlebige Zwischenstufe zwischen DNA und Protein existieren muß. Sie vermuteten, daß es sich bei dieser Zwischenstufe um ein Polynucleotid – und zwar um eine *Ribonucleinsäure (RNA)* – handelt, die in ihrer Basensequenz der DNA entspricht und als Messenger die genetische Information von der DNA auf die Ribosomen überträgt, wo die Proteinsynthese stattfindet. Dieses Konzept eines Messengers wurde anschließend durch BRENNER, JACOB und MESELSON experimentell bestätigt. Die DNA wird also zunächst in **RNA** umgeschrieben – ein Vorgang, der als **Transkription** bezeichnet wird. RNA besteht im Gegensatz zu DNA aus Ribonucleotiden, die den Zucker *Ribose* anstelle von Desoxyribose enthalten (Abb. **2.1**). Außerdem ist die Base Thymin durch Uracil ersetzt. RNA, deren Basensequenz die Information für ein bestimmtes Protein enthält, wird als *messenger-RNA* (*mRNA* = Boten-RNA) bezeichnet. Die Information in der mRNA wird anschließend in ein Protein übersetzt. Dieser Vorgang **(Translation)** findet in den *Ribosomen* statt, wobei eine weitere Klasse von Ribonucleinsäuren, die *transfer-RNA (tRNA)*, als *Adaptor* zwischen den Aminosäuren und der mRNA dient (S. 68).

Der Durchbruch bei der **Entschlüsselung des genetischen Codes** gelang NIRENBERG und MATTHAEI bei Untersuchungen der Proteinsynthese *in vitro* (im Reagenzglas) in zellfreien Systemen. Nach Zugabe einer künstlich synthetisierten mRNA, die aus lauter Uridinbausteinen (poly-U) bestand, wurde eine Kette von Aminosäuren aus lauter Phenylalaninen (poly-Phe) synthetisiert. Durch die Übersetzung weiterer künstlicher mRNA-Moleküle mit definierter Basenreihenfolge konnte der Code entziffert werden. Theoretische Überlegungen hatten bereits zuvor zu der Annahme geführt, daß ein Code-Wort *(Codon)* in der DNA bzw. RNA mindestens drei Basen enthalten

	U	C	A	G	
U	UUU Phe	UCU Ser	UAU Tyr	UGU Cys	U
	UUC Phe	UCC Ser	UAC Tyr	UGC Cys	C
	UUA Leu	UCA Ser	UAA Stop	UGA Stop	A
	UUG Leu	UCG Ser	UAG Stop	UGG Trp	G
C	CUU Leu	CCU Pro	CAU His	CGU Arg	U
	CUC Leu	CCC Pro	CAC His	CGC Arg	C
	CUA Leu	CCA Pro	CAA Gln	CGA Arg	A
	CUG Leu	CCG Pro	CAG Gln	CGG Arg	G
A	AUU Ile	ACU Thr	AAU Asn	AGU Ser	U
	AUC Ile	ACC Thr	AAC Asn	AGC Ser	C
	AUA Ile	ACA Thr	AAA Lys	AGA Arg	A
	AUG Met	ACG Thr	AAG Lys	AGG Arg	G
G	GUU Val	GCU Ala	GAU Asp	GGU Gly	U
	GUC Val	GCC Ala	GAC Asp	GGC Gly	C
	GUA Val	GCA Ala	GAA Glu	GGA Gly	A
	GUG Val	GCG Ala	GAG Glu	GGG Gly	G

Ala	(A)	Alanin
Arg	(R)	Arginin
Asp	(D)	Asparaginsäure
Asn	(N)	Asparagin
Cys	(C)	Cystein
Glu	(E)	Glutaminsäure
Gln	(Q)	Glutamin
Gly	(G)	Glycin
His	(H)	Histidin
Ile	(I)	Isoleucin
Leu	(L)	Leucin
Lys	(K)	Lysin
Met	(M)	Methionin
Phe	(F)	Phenylalanin
Pro	(P)	Prolin
Ser	(S)	Serin
Thr	(T)	Threonin
Trp	(W)	Tryptophan
Tyr	(Y)	Tyrosin
Val	(V)	Valin

Abb. 2.7 Der genetische Code. 61 der 64 angegebenen Codons mit den Basen Uracil *(U)*, Cytosin *(C)*, Adenin *(A)* und Guanin *(G)* codieren für die entsprechenden 20 Aminosäuren. Die Stopcodons UAA *ocker*, UAG *amber* und UGA *opal* führen zur Termination bei der Proteinsynthese. In der DNA ist Uracil *(U)* durch Thymin *(T)* ersetzt. Bei Protozoen und in der DNA der Mitochondrien wurden einige Ausnahmen von den genannten Code-Regeln gefunden: Die Stopcodons TAA und TAG bei *Paramecium* codieren für Glutaminsäure; das Stopcodon TGA codiert in den Mitochondrien von Pilzen, Fliegen und Menschen für Tryptophan. Für die Aminosäuren sind die gebräuchlichen Abkürzungen sowohl mit drei als auch mit einem Buchstaben angegeben.

müsse, um für die zwanzig verschiedenen Aminosäuren zu codieren. Mit drei Basen lassen sich $4^3 = 64$ Codons bilden, mit 2 nur 16. Außerdem hatten Studien an natürlich vorkommenden Aminosäuresequenzen und Rasterverschiebungsmutationen (S. 85) gezeigt, daß der Code auf der Zahl 3 oder einem Vielfachen davon aufgebaut sein muß und daß die Codons nicht überlappen dürfen. Die biochemischen Untersuchungen bestätigen die Annahme eines nicht überlappenden *Triplett-Codes* (Abb. **2.7**).

Im Prinzip hätte der Code durch Sequenzvergleich von natürlichen Nucleinsäuren und den entsprechenden Proteinen entschlüsselt werden können – so wie die Hieroglyphenschrift durch CHAMPOLLION mit Hilfe des Steins von Rosette entziffert wurde, der einen Hieroglyphentext mit der griechischen Übersetzung enthielt. Anfang der 60er Jahre waren jedoch die Methoden zur Analyse von längeren Nucleinsäuresequenzen noch nicht entwickelt worden. Neuere Sequenzvergleiche zwischen DNA und Protein zeigen, daß der genetische Code im Prinzip universal ist. Alle bisher untersuchten Organismen von *E. coli* bis zum Menschen verwenden den gleichen Code. Diese Universalität ist ein wichtiges Indiz für die stammesgeschichtliche Verwandtschaft aller Organismen unseres Planeten. Ausnahmen sind bisher nur bei Protozoen und bei den Mitochondrien verschiedener Organismen gefunden worden, bei denen einzelne Codons vom universalen Code abweichen. Der Code enthält zahlreiche Synonyme für einzelne Aminosäuren („Degeneration des Codes"). Diese Synonyme unterscheiden sich meist in der 3. Stelle. Außerdem existieren ein Codon für den Start und drei verschiedene Codons für den Stop der Translation. Die Richtung des Codes bzw. des Ablesevorgangs konnte aus der Polarität und Syntheserichtung der Nucleinsäuren und Proteine abgeleitet und durch die Analyse von Rasterverschiebungsmutationen (S. 85) bestätigt werden.

Mit der Entschlüsselung des genetischen Codes ist der Molekularbiologie ein entscheidender Durchbruch zum Verständnis der Lebensvorgänge gelungen. Aufgrund des genetischen Codes kann die primäre genetische Information, die die Reihenfolge der Aminosäuren in den Proteinen und damit deren Funktion spezifiziert, aus der DNA-Sequenz abgelesen werden. Die DNA enthält auch die Information für die *Regulation* der Genaktivität, doch konnten die betreffenden Sequenzen erst teilweise entschlüsselt werden.

2.4 Transkription und Prozessierung der RNA

Bei der *Transkription* wird die genetische Information von der DNA, die als Matrize dient, zunächst in RNA umgeschrieben. RNA weist entsprechend der DNA eine 5'-3'-Polarität auf und ist im allgemeinen einsträngig. Ähnlich wie die Replikation erfolgt auch die Transkription nach den Regeln der Basenpaarung, wobei jedoch Thymin durch Uracil ersetzt ist, so daß Adenin mit Uracil ($A = U$) und Guanin mit Cytosin ($G \equiv C$) über zwei bzw. drei Wasserstoffbrücken gepaart sind. Bei der Transkription wird die Information im allgemeinen nur abschnittsweise und ausschließlich von einem der beiden komplementären DNA-Stränge abgelesen (s. auch Abb. **2.41**). Wenn der eine DNA-Strang eine bestimmte genetische Information enthält, so ist die Möglichkeit der Informationsspeicherung im andern Strang stark eingeschränkt, da ja die beiden Stränge komplementär sein müssen. Trotzdem werden z. B. bei Viren mit kleinem Genom in Ausnahmefällen beide DNA-Stränge transkribiert.

Unter bestimmten Bedingungen kann auch eine RNA-Kette mit dem komplementären DNA-Strang eine stabile Doppelhelix bilden. Dabei entsteht ein sog. *Hybridmolekül.* Außer diesen RNA/DNA-Hybriden können auch zwei verschiedene DNA-Ketten, die ganz oder nur teilweise komplementär sind, ein DNA/DNA-Hybridmolekül bilden. Die Eigenschaft komplementärer Nucleinsäuren durch Basenpaarung aneinander zu binden, hat zur Entwicklung der Methode der **Nucleinsäurehybridisierung** geführt (Abb. **2.8**). Da sich die Hybridmoleküle isolieren und von einsträngigen Molekülen trennen lassen, kann man mit dieser Methode feststellen, ob zwei Nucleinsäuren komplementäre Basensequenzen enthalten. Durch Hybridisierung läßt sich z. B. nachweisen, welcher Abschnitt auf der DNA zu einer bestimmten mRNA komplementär ist, und das entsprechende DNA-Segment kann isoliert werden.

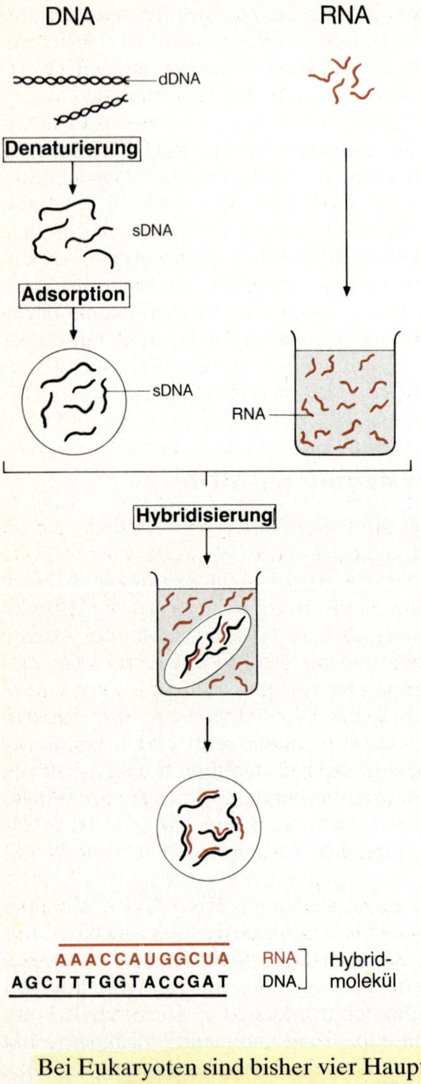

Abb. 2.8 Hybridisierung von Nucleinsäuren. Das Schema zeigt RNA-DNA-Hybridisierung auf Filtern. Die doppelsträngige DNA (dDNA) wird denaturiert und die entstehenden Einzelstränge (sDNA) werden an ein Nitrocellulosefilter adsorbiert, das in eine Lösung radioaktiv markierter RNA *(farbig)* eingetaucht wird. Einsträngige Nucleinsäurenmoleküle können unter bestimmten Bedingungen über Wasserstoffbrücken an komplementäre Stränge binden, wobei Hybridmoleküle entstehen. Die Partnermoleküle brauchen nicht auf ihrer ganzen Länge komplementär zu sein. Durch die radioaktive Markierung der RNA kann die Menge der gebildeten Hybridmoleküle auf dem Filter bestimmt werden. Anstelle von RNA kann auch einsträngige DNA verwendet werden.

Bei Eukaryoten sind bisher vier Hauptklassen von RNA gefunden worden (Tab. **2.1**). Die **ribosomale RNA (rRNA)** bildet einen stabilen Strukturbestandteil der Ribosomen (lange Halbwertszeit). Aufgrund ihres unterschiedlichen Sedimentationskoeffizienten unterscheidet man vier rRNA-Spezies: 18s-RNA ist ein Bestandteil der kleinen Ribosomenuntereinheit, während 28s-, 5,8s- und 5s-RNA der großen Ribosomenuntereinheit angehören.

Die **transfer-RNA (tRNA)** dient als Adaptor bei der Proteinsynthese (S. 68). Für jede Aminosäure gibt es eine oder mehrere spezifische tRNA-Sorten. Die kleinen RNA-Spezies des Zellkerns **(small-nuclear-RNA = snRNA)** sind hauptsächlich am Verspleißen der RNA-Moleküle (S. 133) beteiligt und haben ebenfalls eine lange Halbwertszeit. Die **messenger-RNA (mRNA)** dagegen ist bei den Prokaryoten kurzlebig, während bei den Eukaryoten ihre Halbwertszeit zwischen Minuten und mehreren Tagen variiert. Die mRNA codiert für Proteine und wird von den Ribosomen in Proteine übersetzt.

Die RNA wird von **RNA-Polymerasen** synthetisiert – Enzymen, die aus mehreren Polypeptiduntereinheiten bestehen. Als Matrize dient im allgemeinen doppelsträngige DNA; als Bausteine werden die Nucleotidtriphosphate (ATP, GTP, UTP und CTP) verwendet. Die RNA-Polymerase bindet an einer bestimmten Basensequenz der Matrize, dem sog. **Promotor,** und bewegt sich entlang der DNA. Die beiden DNA-Stränge müssen sich während der Transkription voneinander trennen. Die Transkription beginnt stets mit einem Purintriphosphat an bestimmten Startsequenzen der DNA *(Initiation)* und schreitet dann in 5' → 3'-Richtung fort *(Elongation)*, wobei etwa 30–50 Nucleotide pro Sekunde polymerisiert werden. Im Verlauf der Elongation löst sich die RNA von der Matrize, bleibt aber über die Polymerase mit der DNA verbunden. Nach Beendigung der Transkription *(Termination)* löst sich das Transkript von der RNA-Polymerase und der DNA ab. Der Transkriptionsvorgang kann elektronenmikroskopisch als „Momentaufnahme" sichtbar gemacht werden (Abb. **2.9**). Die ribosomalen Gene, die für die rRNA codieren, haben sich dabei als besonders günstige Untersuchungsobjekte erwiesen, da sie in zahlreichen Kopien hintereinander angeordnet sind, besonders intensiv transkribiert werden und sich leicht aus Nucleoli (S. 36) isolieren lassen. Die zentrale Achse einer solchen Transkriptionseinheit wird von der DNA gebildet. Jede Transkriptionseinheit wird gleichzeitig von zahlreichen RNA-Polymerasemolekülen transkribiert. Während RNA-Polymerasemoleküle nahe beim Startpunkt nur mit sehr kurzen Transkripten assoziiert sind, nimmt die Kettenlänge der RNA mit zunehmendem Abstand vom Start bis zum Terminationspunkt zu. Während der Elongation binden die Transkripte an spezifische Proteine und bilden kleine Ribonucleoproteinpartikel. Das primäre Transkript wird anschließend in kleinere RNA-Moleküle gespalten, die nach ihrem Sedimentationswert mit 5,8s-, 18s- und 28s-rRNA (Abb. **2.43**) bezeichnet werden.

Die DNA-Sequenzen, die als *Promotor, Initiations-* bzw. *Terminationssignal* für die Transkription wirken, sind im Gegensatz zu den Codons nicht eindeutig definiert. Sie repräsentieren sog. *Consensussequenzen,* die zwar ähnlich sind, aber doch von Gen zu Gen und Organismus zu Organismus etwas variieren. Sie bilden Erkennungssignale für die RNA-Polymerase oder bestimmte Proteine, mit denen sie in Wechselwirkung treten. Bei Prokaryoten sind Gene mit verwandten Funktionen meist zu einer funktionellen Einheit (*Operon,* Abb. **2.44**) zusammengefaßt, die gemeinsam in eine mRNA

Tab. 2.1 Die verschiedenen RNA-Klassen und die entsprechenden Polymerasen.

RNA	Sedimentationskoeffizient (s = Svedberg)	Zahl der Nucleotide	Polymerase
ribosomale RNA (rRNA)	28s	4000–5000	
	18s	1800–1900	RNA-Polymerase I
	5,8s	~ 160	
	5s	~ 120	RNA-Polymerase III
transfer-RNA (tRNA)	4s	~ 80	
small-nuclear-RNA (snRNA)	heterogen	100–20	RNA-Polymerase II
messenger-RNA (mRNA)	heterogen	heterogen	

transkribiert werden. Solche mRNA-Moleküle, die für mehrere Proteine codieren, werden als *polycistronisch* bezeichnet. Bei Eukaryoten sind bisher nur *monocistronische* Messenger gefunden worden.

Bei Prokaryoten werden die verschiedenen RNA-Klassen alle von derselben *RNA-Polymerase* synthetisiert, während bei Eukaryoten drei verschiedene RNA-Polymerasen isoliert worden sind. Die *RNA-Polymerase I* transkribiert die ribosomalen 18s-, 28s- und 5,8s-RNA-Gene (Tab. **2.1**, Abb. **2.9**) und ist hauptsächlich in den Nucleoli lokalisiert. Die *RNA-Polymerase II* synthetisiert die verschiedenen mRNA- sowie die meisten snRNA-Moleküle und ist im Zellkern – insbesondere in den Puffs (S. 35) – angereichert, wo besonders intensive Transkription erfolgt. Sie wird spezifisch durch *α-Amanitin,* ein Gift des Knollenblätterpilzes, gehemmt. Die *RNA-Polymerase III* transkribiert die ribosomale 5s-RNA, die tRNA sowie einige virale Gene. Sie kann nur durch sehr hohe Konzentrationen von α-Amanitin gehemmt werden.

Häufig entspricht das primäre Transkript nicht der funktionstüchtigen RNA, sondern es wird noch sekundär modifiziert (**RNA-Prozessierung**). Unter diesem Begriff werden verschiedene Modifikationen zusammengefaßt:

- *Spaltung* des primären Transkriptes (z. B. bei der rRNA, bei der aus einem gemeinsamen Vorläufermolekül die funktionellen Spaltprodukte gebildet werden).
- *Verspleißen.* Bei eukaryotischen mRNA-Molekülen können nichtcodierende Segmente herausgespalten und die freien Enden der codierenden Segmente verknüpft werden (S. 134).
- *Chemische Modifikation* der Basen. Besonders bei der rRNA werden

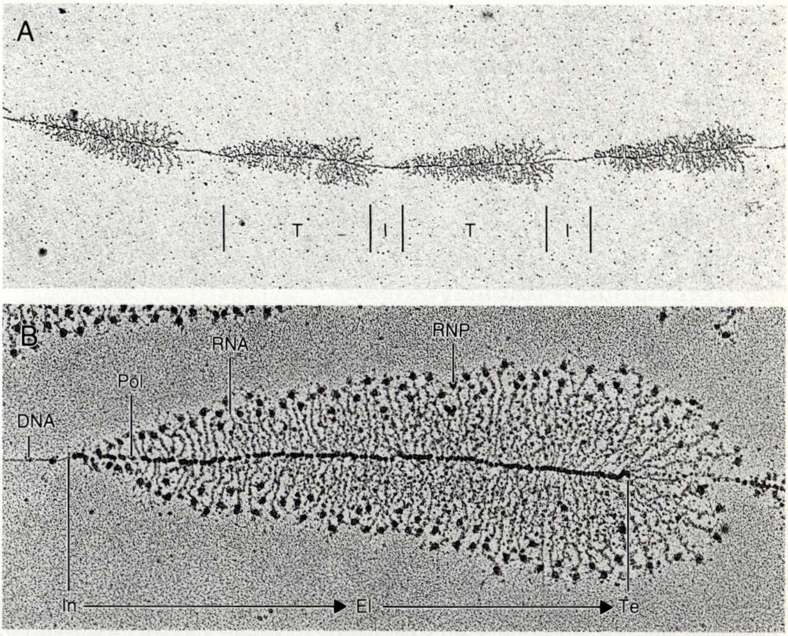

Abb. 2.9 Elektronenmikroskopische Darstellung des Transkriptionskomplexes von ribosomalen RNA-Genen beim Salamander *(Pleurodeles waltlii)*. A Tandemrepetierte Transkriptionseinheiten *(T)*, unterbrochen von intergenischen Regionen *(I)*. Vergr. 8000fach. B Einzelne Transkriptionseinheit. Die RNA-Polymerasemoleküle *(Pol)* binden an die DNA in der Promotorregion (Initiation *In*) und verschieben sich in Pfeilrichtung entlang der DNA. Dadurch werden die RNA-Transkripte zunehmend länger (Elongation *El*) und fallen bei der Terminationsstelle *(Te)* von der DNA ab. Die Transkripte assoziieren mit bestimmten Proteinen zu Ribonucleoproteinpartikeln *(RNP)*. Vergr. 32 000fach (EM-Aufnahme: Scheer).

bestimmte Basen durch spezifische Enzyme methyliert. Bei vielen tRNA-Molekülen findet man „ungewöhnliche“ Basen wie Pseudouridin, Dihydrouridin oder Ribothymidin, die durch Modifikation normaler Basen (Uracil) entstehen.

- *Addition* von Basen kommt bei den meisten tRNA-Molekülen vor, indem am 3'-Ende die Sequenz CCA durch ein spezielles Enzym angefügt wird.
- *Polyadenylierung*. Bei Eukaryoten werden am 3'-Ende der meisten mRNA-Moleküle durch eine spezielle Polymerase etwa 150–200 Adeninreste addiert (PolyA-RNA).
- *Capping*. Die eukaryotischen mRNA-Moleküle weisen ein modifiziertes 5'-Ende auf, das durch Addition eines 7-Methylguanins entsteht. Letzte-

res ist über eine ungewöhnliche 5'-5'-Bindung mit der ersten Base des Transkriptes verbunden. Diese Struktur wird als sog. mRNA-*Kappe* bezeichnet. Die snRNA weist eine besondere Trimethylguaninkappe auf.

Erst die entsprechend modifizierten Transkripte können ihre Funktion als Messenger in der Proteinsynthese, als strukturelle Komponenten des Ribosoms oder als Adaptoren übernehmen.

2.5 Translation (Proteinsynthese)

Wie wird die genetische Information von der mRNA auf das entsprechende Protein übertragen? Da Proteine aus 20 verschiedenen Bausteinen (Aminosäuren), Nucleinsäuren grundsätzlich nur aus 4 Bausteinen (Nucleotiden) aufgebaut sind, stellt sich die Frage, wie die Information, die in der linearen Reihenfolge der Nucleotide festgelegt ist, von der Sprache der Nucleinsäuren in die Sprache der Proteine übersetzt wird. Der Vorgang der **Proteinsynthese** wird deshalb allgemein als *Translation* (Übersetzung) bezeichnet.

Die Translation erfolgt nach den Regeln des genetischen Codes (S. 62), wobei jeweils drei Nucleotide ein Codon bilden, das für eine bestimmte Aminosäure codiert. Zur Erklärung des Übersetzungsvorgangs hat CRICK die sog. **Adaptorhypothese** vorgeschlagen. Sie besagt, daß die Aminosäuren nicht direkt an die Nucleotide der entsprechenden Codons binden, sondern ein Adaptormolekül die spezifische Bindung an das entsprechende Codon herstellt. Crick postulierte, daß der Adaptor Nucleotide enthält, die mit dem Codon über Wasserstoffbrücken paaren können. Der Erkennungsmechanismus beruht demnach wiederum auf Basenpaarung. Zusätzlich muß dann je ein hochgradig spezifisches Enzym postuliert werden, das die Aminosäure an den entsprechenden Adaptor bindet. Diese aufgrund von theoretischen Überlegungen entwickelte Hypothese hat sich im wesentlichen als richtig erwiesen. Beim Adaptormolekül handelt es sich um die *transfer-RNA* (tRNA) und bei den spezifischen Enzymen um die Aminoacyl-tRNA-Synthetasen.

Transfer-RNA-Moleküle sind einzelsträngig und bestehen aus etwa 70–90 Ribonucleotiden. Sie enthalten viele ungewöhnliche Basen wie z. B. *Pseudouridin* und *Ribothymidin,* die durch Modifikation von Uracil gebildet werden. Die Nucleotidsequenz vieler tRNA-Moleküle ist heute bekannt und in einigen Fällen konnte auch ihre dreidimensionale Struktur bestimmt werden. Durch intramolekulare Basenpaarung (G ≡ C und A = U) nimmt das Molekül eine Konfiguration an, die sich zweidimensional als sog. *Kleeblattstruktur* darstellen läßt (Abb. **2.10** *A*). Dreidimensional erscheint das Molekül *L-förmig* (Abb. **2.10** *B*). An einem Ende der L-Struktur liegt das *Anticodon,* das aus drei Nucleotiden besteht, die komplementär zum entsprechenden Codon sind und eine umgekehrte 5'-3'-Polarität aufweisen. Codon und Anticodon

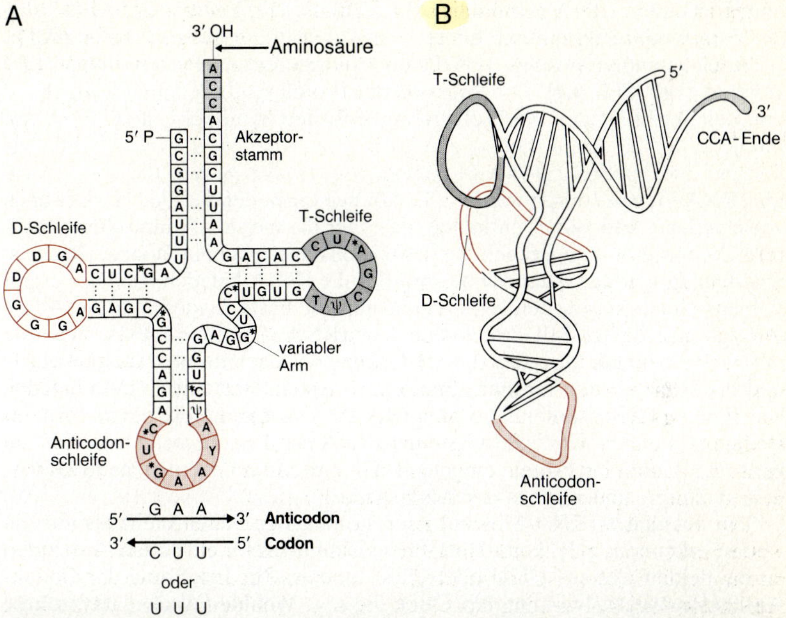

Abb. 2.10 Struktur einer transfer-RNA (Phenylalanin-tRNA von Hefe). [A] Basensequenz und zweidimensionale Darstellung (Kleeblattstruktur). Die tRNA wird am CCA-Terminus des Akzeptorstamms mit einer Aminosäure (Phenylalanin) beladen. Das Anticodon GAA bindet an das entsprechende Codon (UUC oder UUU) mit gegenläufiger Polarität. Die D-Schleife enthält Dihydro-Uracil. Die T-Schleife ist durch die Sequenz TΨC charakterisiert. Die mit * bezeichneten Basen sind methyliert. [B] Dreidimensionale Struktur, bestimmt durch Röntgenstrukturanalyse *(schematisch)*. – *A* Adenin, *C* Cytosin, *D* Dihydro-Uracil, *G* Guanin, *T* Ribothymin, *U* Uracil, *Y* Wybutosin, Ψ Pseudo-Uracil.

können somit über Wasserstoffbrücken miteinander paaren. Das Anticodon gibt der tRNA ihre Spezifität. Am andern Ende des L-förmigen Moleküls liegt das 3'-Ende mit der Sequenz CCA, der Bindungsstelle für die Aminosäure. Diese drei Nucleotide werden nicht durch das entsprechende tRNA-Gen codiert, sondern in den meisten Fällen sekundär durch ein bestimmtes Enzym addiert.

Das Beladen der verschiedenen tRNA-Moleküle mit der entsprechenden Aminosäure erfolgt durch hochgradig spezifische Enzyme (**Aminoacyl-tRNA-Synthetasen**) nach der folgenden chemischen Reaktion:

$$\text{AA1} + \text{ATP} + \text{tRNA}^{\text{AA1}} \rightleftharpoons \text{AA1-tRNA}^{\text{AA1}} + \text{AMP} + \text{PP}_i$$

Dabei wird die Aminosäure (AA1) an das endständige Adeninnucleotid der entsprechenden tRNA gebunden (Abb. **2.10** *A*). Die Energie für die Bildung der Esterbindung wird durch die Hydrolyse von Adenosintriphosphat (ATP) zu Adenosinmonophosphat (AMP) und anorganischem Pyrophosphat (PP_i) geliefert (vgl. Abb. **4.1**). Die Präzision der Proteinsynthese hängt weitgehend von der Spezifität der Wechselwirkung zwischen Synthetase und tRNA ab. Für jede der 20 Aminosäuren gibt es je eine Aminoacyl-tRNA-Synthetase und ein oder mehrere tRNA-Moleküle, sog. *Isoakzeptoren,* die von separaten tRNA-Genen codiert werden. Sie können entweder das gleiche oder auch verschiedene Anticodons enthalten, da es für die meisten Aminosäuren mehrere Codons gibt. Die Erkennung des Codons durch die Aminoacyl-tRNA ist unabhängig von der Aminosäure, mit der die tRNA beladen ist. Dies ergibt sich aus einem klassischen Experiment, das die beste Evidenz für die Adaptorhypothese liefert. Mit Cystein beladene tRNA (Cysteinyl-$tRNA^{Cys}$) wurde mit Nickel behandelt, so daß die SH-Gruppe des Cysteins abgespalten wurde und die $tRNA^{Cys}$ nun mit der Aminosäure Alanin statt mit Cystein beladen war. Dieses Hybridmolekül (Alanyl-$tRNA^{Cys}$) verhält sich in einem Proteinsynthesesystem *in vitro* wie Cysteinyl-$tRNA^{Cys}$, d. h., anstelle von Cystein wird nun Alanin ins Protein eingebaut. Die Spezifität liegt also in der tRNA, dem Adaptor, und nicht in der Aminosäure.

Ein beladenes tRNA-Molekül kann in manchen Fällen mehr als nur ein Codon erkennen; z. B. kann Hefe-Phenylalanin-tRNA mit ihrem Anticodon an die beiden Codons UUU oder UUC binden. Zur Erklärung der Codon-Anticodon-Wechselwirkung hat Crick die sog. **Wobble-**(Wackel-)**Hypothese** vorgeschlagen. Demnach ist die Basenpaarung des dritten Nucleotids eines Codons weniger spezifisch als diejenige der ersten beiden Nucleotide. Die ersten beiden Basen des Codons paaren normal, d. h. A mit U und G mit C. Wobble tritt nur bei der 3. Base des Codons auf, die der 1. Base im Anticodon entspricht. Hefe-Phenylalanin-tRNA trägt z. B. das Anticodon GAA (Abb. **2.10**). Da G als erste Base des Anticodons sowohl mit C als auch mit U paaren kann, erkennt diese tRNA sowohl das Codon UUC als auch das Codon UUU. Eine bestimmte Leucin-tRNA von *E. coli* erkennt dagegen nur eines von sechs Leucin-Codons, nämlich UUG. Das Anticodon dieser tRNA ist CAA, wobei C nur mit G paaren kann.

Der Translationsvorgang findet an den **Ribosomen** statt (Abb. **1.4** und **2.11**). Er läßt sich am besten mit dem Abspielen eines Tonbandgerätes vergleichen, wobei die mRNA dem Tonband, das Ribosom dem Tonkopf entspricht, der die auf dem Band gespeicherte Information abspielt. Ein Messenger kann allerdings gleichzeitig von mehreren Ribosomen übersetzt werden. Bei Prokaryoten sind Transkription (RNA-Synthese) und Translation (Proteinsynthese) eng gekoppelt, da die Ribosomen an das RNA-Transkript bereits vor seiner Vollendung binden und mit der Proteinsynthese beginnen. Bei den Eukaryoten, die einen Zellkern besitzen, sind dagegen die beiden Prozesse getrennt: Die RNA-Synthese findet grundsätzlich im Zellkern, die Proteinsynthese dagegen im Cytoplasma statt. Bei Eukaryoten muß deshalb der Messenger vom Kern ins Cytoplasma transportiert werden. *Mitochon-*

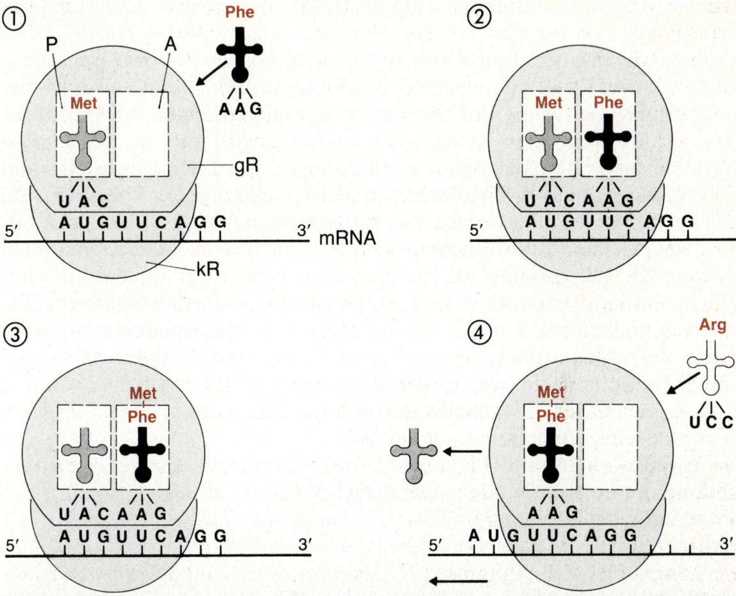

Abb. 2.11 Biosynthese von Proteinen (Translation). ① Der Translationsprozeß beginnt mit der Bildung eines Initiationskomplexes, bestehend aus mRNA, kleiner Ribosomenuntereinheit *(kR)*, Initiator-tRNA *(Kleeblatt Met)* und Initiationsfaktoren (nicht dargestellt). Anschließend wird die große Ribosomenuntereinheit *(gR)* gebunden. Die Initiator-tRNA besetzt die Peptidyl-tRNA-Bindungsstelle *(P)* und bindet mit dem Anticodon über Wasserstoffbrücken an das Codon *(AUG)* der mRNA. ② Die freie Aminoacyl-tRNA-Bindungsstelle *(A)* wird von der durch das nächste Codon spezifizierten Aminoacyl-tRNA *(Phe)* besetzt. Dieser Erkennungsvorgang beruht auf der Wechselwirkung zwischen Codon und Anticodon und wird durch sogenannte Elongationsfaktoren beschleunigt. ③ Bildung der Peptidbindung zwischen *Met* und *Phe.* ④ Dissoziation der entladenen tRNA und Translokation der Peptidyl-tRNA in die *P*-Stelle. Die *A*-Stelle wird damit für die nächste beladene tRNA *(Arg)* frei. *A, C, G, U* Basen (s. Abb. **2.1**).

drien und *Chloroplasten* haben ihre eigene Proteinsynthesemaschinerie, deren Ribosomen in bezug auf ihre Struktur und Funktion denjenigen der Prokaryoten ähnlicher sind als denen der Eukaryoten.

Die *Richtung der Translation* wurde durch Pulsmarkierung mit radioaktiven Aminosäuren bestimmt (Abb. **2.12**). Nach einem kurzen Puls wird zunächst nur das Carboxylende der *fertigen* Polypeptidketten radioaktiv markiert. Mit der Zeit schreitet dann die Markierung in Richtung Aminoende fort. Daraus kann man schließen, daß der Einbau der Aminosäuren am Carboxylende zum Schluß erfolgt, kurz bevor die Polypeptidkette vom Ribosom entlassen wird. Die Translation beginnt also am Aminoende und endet am Carboxylende.

Ähnlich wie bei der Transkription lassen sich auch bei der Translation grundsätzlich drei Phasen unterscheiden: Initiation, Elongation und Termination. Als *Startsignal* für die **Initiation** dient das *Initiatorcodon* AUG, das für die Aminosäure Methionin codiert. Zur Initiation wird eine spezielle *Initiator-RNA*^{Met} verwendet, die sich im Ribosom an die P-Bindungsstelle und nicht wie die übrigen tRNA-Moleküle an die A-Stelle bindet (Abb. **2.11**). Zu Beginn der Proteinsynthese wird ein Initiationskomplex gebildet, der aus mRNA, der kleinen Ribosomenuntereinheit und der beladenen Initiator-tRNA besteht. Die Bildung dieses Komplexes erfordert mindestens drei zusätzliche Initiationsfaktoren (Proteine) und Guanosintriphosphat (GTP). Bei der anschließenden Bindung an die große Ribosomenuntereinheit wird GTP zu GDP (Guanosindiphosphat) hydrolysiert. Die Initiator-tRNA besetzt die P-Bindungsstelle (wie in Abb. **2.11**① angegeben), wobei Codon und Anticodon gepaart sind. Damit ist der richtige Ableseraster für die mRNA gegeben, und die Elongation kann beginnen.

Die **Elongation** (Abb. **2.11**) verläuft im wesentlichen in drei Schritten:
1. Bindung der entsprechenden Aminoacyl-tRNA (Codon-Erkennung).
2. Bildung der Peptidbindung.
3. Translokation.

Die komplementäre Aminoacyl-tRNA wird durch einen *Elongationsfaktor* (ein Protein, das nicht permanent mit dem Ribosom assoziiert ist) auf die Aminoacyl-tRNA-Bindungsstelle (A-Stelle in Abb. **2.11**②) übertragen. Die benötigte Energie wird durch Hydrolyse von GTP zu GDP gewonnen. Dann erfolgt die Bildung der Peptidbindung (Abb. **2.11**③), die durch das Enzym *Peptidyltransferase* katalysiert wird. Dieses Enzym ist ein integraler Bestandteil der großen Ribosomenuntereinheit. Die anschließende Translokation erfolgt in drei Schritten. Die unbeladene tRNA verläßt die P-Bindungsstelle, die Peptidyl-tRNA wird von der A- auf die P-Stelle verschoben, und die mRNA verschiebt sich um drei Basen. Bei der Translokation ist mindestens ein weiterer Elongationsfaktor beteiligt, der GTP als Energiequelle benötigt.

Die **Termination** erfolgt an den Stopcodons UAA, UGA und UAG. Normalerweise gibt es keine tRNA-Moleküle mit den entsprechenden Anticodons (Ausnahmen s. S. 97). Die Stopcodons werden jedoch von Terminationsfaktoren erkannt. Die Bindung eines Terminationsfaktors an das Stopcodon aktiviert das Enzym Peptidyltransferase, das die Bindung zwischen tRNA und Polypeptid hydrolysiert, so daß sich das Polypeptid vom Ribosom ablöst. Das Ribosom dissoziiert in seine beiden Untereinheiten, so daß der Zyklus von neuem beginnen kann.

Schon während der Synthese beginnt sich das Polypeptid spontan zu falten und nimmt eine bestimmte Konformation an. Die dreidimensionale Struktur des Proteins ist bei physiologischen Bedingungen im wesentlichen durch die Sequenz der Aminosäuren (Primärstruktur) gegeben.

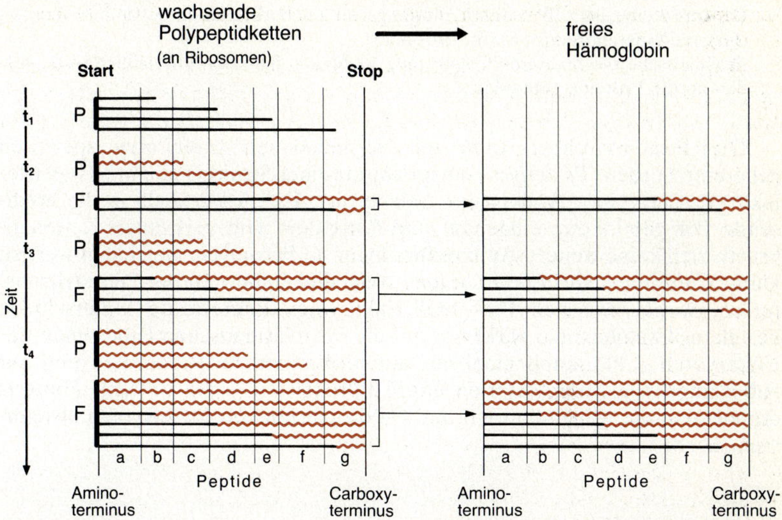

Abb. 2.12 Proteinsynthese: Richtung der Translation. Die Synthese von Hämoglobin in Blutzellen wurde durch Zugabe radioaktiver Aminosäuren zur Zeit t_1 analysiert. Auf der linken Seite des Diagramms sind die wachsenden Polypeptidketten *(P)* an den Ribosomen dargestellt, auf der rechten Seite die freigesetzten Hämoglobinmoleküle *(F)*. Letztere wurden in die Peptide *a–g* gespalten, deren Radioaktivität man bestimmte. Die *farbig gezeichneten* Poylpeptidabschnitte sind radioaktiv markiert. Zur Zeit t_2 sind in den fertigen Hämoglobinmolekülen nur die Peptide am Carboxyterminus markiert, bei t_3 und t_4 verschiebt sich die Markierung schrittweise in Richtung Aminoterminus. Daraus folgt, daß die Proteinsynthese am Aminoterminus beginnt und in Richtung Carboxyterminus fortschreitet (nach Dintzis).

Nach der Translation werden viele Proteine noch sekundär modifiziert. Als wichtigste **Modifikationen** seien genannt:

- Am Aminoende werden häufig eine oder mehrere Aminosäuren durch Aminopeptidasen abgespalten, so daß nicht alle Proteine mit Methionin beginnen.
- Zahlreiche Proteine werden als Vorläufer synthetisiert und anschließend gespalten. Erst das modifizierte Spaltprodukt ist aktiv (z.B. Proinsulin → Insulin). Bei bestimmten Viren (z.B. Poliovirus) werden zunächst sog. Polyproteine synthetisiert, die anschließend in mehrere verschiedene Proteine gespalten werden. Sekretorische und Membranproteine besitzen am Aminoterminus meistens ein Signalpeptid von 16–30 Aminosäuren, das beim Durchtritt durch die Membran abgespalten wird.
- Durch Oxidation von zwei Cysteingruppen können Disulfidbrücken gebildet werden.
- Bestimmte Aminosäuren können modifiziert werden (z.B. Hydroxylierung von Prolin und Lysin, Phosphorylierung von Serin, Threonin und Tyrosin, Acetylierung von Lysin).

- Glykoproteine entstehen durch Bindung von Zuckerketten an bestimmte Aminosäuren (Asparaginsäure, Serin, Threonin).
- Prosthetische Gruppen und Coenzyme, die für die Funktion unerläßlich sind, werden an die Proteine gebunden.

Die Proteinsynthese kann mit verschiedenen *Inhibitoren* spezifisch gehemmt werden. *Puromycin* entspricht in seiner Struktur einem tRNA-Molekül, das mit einer Aminosäure beladen ist. Es wird deshalb in die wachsende Polypeptidkette eingebaut und führt dort zum verfrühten Kettenabbruch, weil keine weitere Aminosäure mehr an Puromycin angehängt werden kann. *Chloramphenicol* und *Cycloheximid* sind Inibitoren der Peptidyltransferase, wobei zwischen Pro- und Eukaryoten interessante Unterschiede bestehen. Cycloheximid wirkt nur auf die cytoplasmatischen Ribosomen der Eukaryoten, Chloramphenicol nur auf prokaryotische Ribosomen und auf Ribosomen von Mitochondrien und Chloroplasten – ein weiterer Hinweis darauf, daß die Mitochondrien und Chloroplasten von Prokaryoten abstammen (S. 28).

2.6 Mutation

Schon die Vorsokratiker unter den Philosophen haben erkannt, daß wir das Wesen der Dinge nur aufgrund ihrer Veränderungen erkennen können. Das gilt in besonderem Maße für die Gene, die sich nur anhand von Veränderungen (Mutationen) erfassen lassen. Unter **Mutation** versteht man ganz allgemein eine *Veränderung der genetischen Information.* Da wir die chemische Natur der Erbsubstanz kennen, können wir den Begriff der Mutation schärfer als eine Veränderung der Sequenz oder Anzahl der Nucleotide in der Erbsubstanz definieren. Mutationen lassen sich generell einteilen in *Genmutationen* (S. 85), die einzelne Gene betreffen, in *Strukturmutationen* (S. 87), die Chromosomenabschnitte verändern, und in *Chromosomenmutationen* (S. 92), die die Anzahl der Chromosomen beeinflussen. Mutationen sind im allgemeinen stabil und vererben sich auf die Nachkommen weiter. Im Gegensatz zur Mutation ist eine **Modifikation** als umweltbedingte, nicht erbliche Veränderung eines Organismus definiert. Mutation und Modifikation lassen sich in bestimmten Fällen nur schwer gegeneinander abgrenzen. Das gilt vor allem für **Dauermodifikationen,** die über eine begrenzte Anzahl von Generationen Bestand haben können (S. 153).

2.6.1 Nachweis von Mutationen

Für die experimentelle Analyse von Mutationen benötigen wir zunächst geeignete *Nachweisverfahren.* Diese unterscheiden sich je nach der Art des zu untersuchenden Organismus.

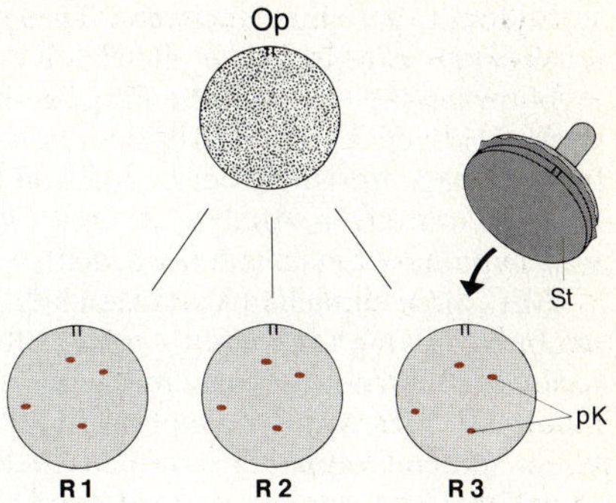

Abb. 2.13 Nachweis spontaner Mutationen durch Replikaplattieren. – *Op* Originalplatte mit 10^8 Bakterien (ohne Phagen), *pK* phagenresistente Bakterienkolonien, *R1–R3* Replikaplatten mit Phagen beschichtet, *St* Samtstempel (nach Lederberg).

a) Nachweisverfahren bei Haploiden

Bei **haploiden Organismen** mit einfachem Genom zeigt sich die Wirkung von Mutationen unmittelbar, während bei diploiden Organismen mit doppeltem Chromosomensatz die Manifestation (Ausprägung) einer Mutation häufig durch die Anwesenheit des homologen, nichtmutierten Gens unterdrückt wird. Man spricht in diesem Fall von der *Dominanz* des normalen Gens und der *Rezessivität* des mutierten Gens. Das normale Gen wird als Wildtyp-Gen bezeichnet. Beim *Wildtyp* handelt es sich in der Praxis meistens um einen Laborstamm, der aus der Natur isoliert wurde und als Standard dient. Das Wildtyp-Gen ist bei diploiden Organismen meist dominant und verdeckt damit die Ausprägung des mutierten Gens. Bei haploiden Organismen stellt sich das Problem, daß viele Mutationen letale Defekte hervorrufen, die Mutante also gleich nach ihrer Entstehung wieder abstirbt.

Eine *direkte Selektion* von Mutanten ist bei Haploiden möglich: In einem einfachen Experiment können Bakterien in Petrischalen auf Agarnährböden unter Zugabe von Antibiotikum (z. B. Penicillin) ausplattiert werden. Dabei sterben die meisten Zellen ab, doch einige wenige resistente Mutantenzellen *(Resistenzmutanten)* überleben und bilden je eine Kolonie. Eine solche Kolonie oder Zellfamilie, die von einer einzigen Zelle abstammt, wird als **Klon** bezeichnet. Durch Überimpfen der Zellen dieses Klons auf eine zweite Platte mit Penicillin kann man zeigen, daß im allgemeinen die Penicillinresistenz stabil auf die Nachkommenzellen vererbt wird. Da auf einer einzigen Platte von 10 cm Durchmesser 10^8 Bakterien ausplattiert werden können, lassen sich mit diesem Selektionsverfahren auch sehr seltene Mutanten isolieren.

Über den Entstehungsmechanismus der resistenten Zellen herrschte lange Zeit Unklarheit. Es wurden zwei grundsätzlich verschiedene Erklärungshypothesen vorgeschlagen: Nach der **Mutationshypothese** kann ein Bakterium unabhängig vom selektiven Agens mit einer bestimmten Wahrscheinlichkeit pro Zellgeneration von sensitiv zu resistent mutieren. Die Nachkommen einer mutierten Zelle sind resistent, sofern keine Rückmutation auftritt. Die **Adaptationshypothese** nimmt an, daß das selektive Agens die erbliche Resistenz direkt (gerichtet) induziert. Dieser Mechanismus käme einer *Vererbung erworbener Eigenschaften* gleich. Der Unterschied zwischen den beiden Hypothesen läßt sich auf die Frage reduzieren, ob die Resistenz unabhängig vom selektiven Agens auftritt oder von diesem induziert wird. Diese Frage ist für die Phagenresistenz bei *E. coli* von LURIA und DELBRÜCK in einer sorgfältigen quantitativen Analyse – dem *Fluktuationstest* – zugunsten der Mutationshypothese entschieden worden.

Mit einem einfachen Verfahren läßt sich *direkt* zeigen, daß die Mutationen unabhängig vom selektiven Agens auftreten. Von einer Agarplatte mit Bakterienkolonien fertigt man mit Hilfe eines Stempels, der mit sterilisiertem Samttuch überzogen ist, mehrere Kopien an: Ein Teil der Bakterienzellen bleibt an den Fasern des Samttuchs kleben und kann so in einer etwa gleichen räumlichen Anordnung wie auf der Originalplatte auf einen neuen Nährboden übertragen werden. Dieses Verfahren wird als *Replikaplattieren* bezeichnet (Abb. **2.13**). Im skizzierten Fall werden Mutationen untersucht, die zur Resistenz gegen den Bakteriophagen T1 führen. Auf der Originalplatte wird in Abwesenheit des selektiven Agens (des Bakteriophagen) eine große Anzahl Bakterien (etwa 10^8) gezüchtet. Anschließend werden auf Nährböden, die einen Überschuß an T1-Phagen enthalten, drei Replikaplatten hergestellt. Auf den Replikaplatten wachsen nur die phagenresistenten Bakterienkolonien, und zwar auf allen Platten in der gleichen räumlichen Anordnung. Daraus folgt, daß sich auf der Originalplatte schon spontan resistente Klone gebildet haben, die dann auf die Replikaplatten überstempelt wurden. Von der Originalplatte lassen sich dann an der entsprechenden Stelle auch resistente Kolonien isolieren, die noch nie zuvor mit dem selektiven Agens in Kontakt gekommen sind. Damit ist gezeigt, daß Mutationen unabhängig vom selektiven Agens spontan auftreten können.

b) Nachweisverfahren bei Diploiden

Bei diploiden Organismen ist der Nachweis von Mutationen dadurch erschwert, daß viele Mutationen *rezessiv* sind. Sie manifestieren sich daher nur in *homozygoten* Trägern, bei denen die Gene auf beiden homologen Chromosomen die gleiche Mutation aufweisen. Bei *Heterozygoten* wird die Auswirkung der Mutation dagegen vom *dominanten* Wildtyp-Gen unterdrückt. Die verschiedenen Mutationsformen eines Gens werden als *Allele* bezeichnet. Das „normale" Wildtyp-Allel ist im allgemeinen dominant und überdeckt die Wirkung eines rezessiven Mutantenallels. Einfacher sind die Verhältnisse bei den *Geschlechtschromosomen.* Bei vielen höheren Organismen wird das Geschlecht durch die Verteilung eines ungleichen Chromosomenpaares bestimmt, die als Geschlechtschromosomen bezeichnet werden. Bei der Taufliege *(Drosophila melanogaster)*, die wegen ihrer großen Nachkommenschaft und relativ kurzen Generationsdauer, ihrer Riesenchromosomen (S. 32) und nicht zuletzt ihrer leichten Züchtbarkeit ein besonders geeignetes Versuchsobjekt für genetische Untersuchungen darstellt, besitzt das Weibchen (♀) in der Regel zwei X-Chromosomen, das Männchen (♂) ein X-

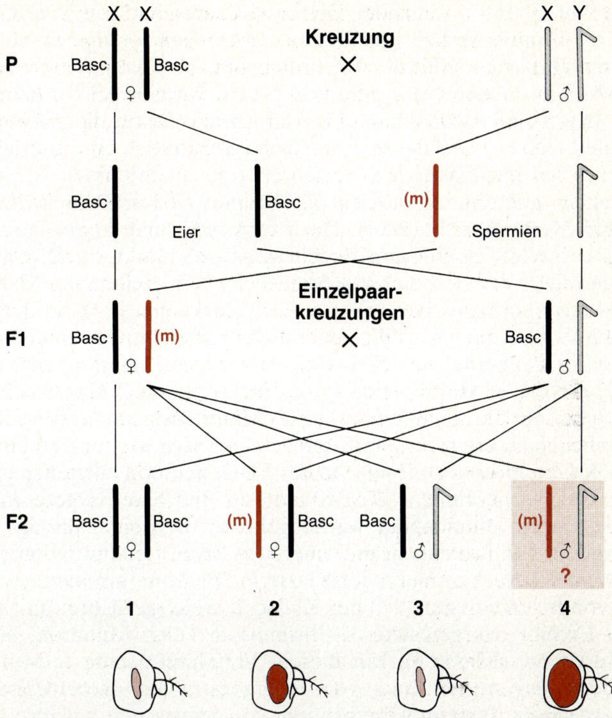

Abb. 2.14 Kreuzungsschema zum Nachweis von rezessiven Letalmutationen auf dem X-Chromosom von *Drosophila.* Erklärung im Text. *Basc* ist ein Balancer-Chromosom, das den dominanten Marker *Bar* und die rezessive Augenfarbmutante *white-apricot* trägt. Die nachzuweisende Mutation ist mit *m* bezeichnet. *F1, 2* Filialgenerationen 1 und 2, *P* Parentalgeneration. Farbe und Form der Augen sind für die verschiedenen F2-Genotypen angegeben. Bei der Aufstellung von Kreuzungsschemata werden *dominante* Allele mit großen Anfangsbuchstaben, *rezessive* mit kleinen Buchstaben bezeichnet; das Wildtyp-Allel wird in der Regel mit einem (+)-Zeichen gekennzeichnet.

und ein Y-Chromosom (S. 172). Zu den ungleichen Geschlechtschromosomen kommen bei *Drosophila* zusätzlich noch drei Chromosomenpaare, die sog. *Autosomen,* bei denen beide Partner morphologisch gleich sind. In der Meiose (S. 43) produziert das ♀ nur haploide Eier mit einem X-Chromosom. Das ♂ erzeugt jedoch zwei Typen von haploiden Spermien: solche mit einem X- und solche mit einem Y-Chromosom. Beim ♂ paaren sich in der Meiose X- und Y-Chromosom und trennen sich (segregieren) voneinander, so daß X- und Y-tragende Spermien mit gleicher Häufigkeit entstehen. Wird ein Ei von einem X-tragenden Spermium befruchtet, entwickelt sich ein ♀; wird es dagegen von einem Y-tragenden Spermium befruchtet, entsteht ein ♂. Bei vielen Organismen enthält das Y-Chromosom nur wenige Gene, und bei manchen Organismen fehlt das Y-Chromosom vollständig (X0). Für die meisten X-chromosomalen Gene gibt es also kein Partnerallel auf dem Y-Chromosom. Die ♂ sind deshalb haploid (oder *hemizygot*) für die meisten X-chromosomalen Gene – was deren Untersuchung natürlich enorm erleichtert.

MULLER hat ein klassisches Verfahren zum quantitativen Nachweis von rezessiven Letalmutanten auf dem X-Chromosom von *Drosophila* ausgearbeitet (**M5-Methode,** Abb. **2.14**). Dazu verwendet man in der Parentalgeneration (P) ♀♀, die homozygot für ein genetisch markiertes X-Chromosom *(Basc)* sind. Das *Basc*-Chromosom trägt sowohl ein dominantes Markergen *B (Bar)* als auch ein rezessives *white-apricot* Markergen *(w^a)*, so daß sich alle Nachkommenklassen der 2. Filialgeneration (F2) phänotypisch unterscheiden lassen. Außerdem trägt das *Basc*-Chromosom zwei überlappende Inversionen *(sc)*, die die Rekombination unterdrücken (Abb. **2.31**). Das Nachweisverfahren besteht darin, ein unmarkiertes Männchen mit einem homozygoten *Basc*-Weibchen zu kreuzen, um die einzelnen Spermien auf Letalmutationen auf dem X-Chromosom zu testen. In der F1-Generation entstehen dabei zwei Klassen von Nachkommen: *Basc*-Männchen und heterozygote *Basc*-Weibchen, die einzeln miteinander weiter gekreuzt werden. Falls das getestete Spermium ein X-Chromosom mit einer rezessiven Letalmutation *(m)* trägt, gibt es *keine* F2-Nachkommen der Klasse 4. Die Mutation kann jedoch, ausgehend von heterozygoten ♀♀ der Klasse 2, weitergezüchtet und analysiert werden. Enthält das getestete X-Chromosom keine Mutation, entwickeln sich Wildtyp-♂♂ (Klasse 4). Mit diesem Verfahren gelang es MULLER erstmals, die mutagene Wirkung von Röntgenstrahlen nachzuweisen. Noch heute wird dieser Test zur Überprüfung von Substanzen auf ihre mutagene Wirkung verwendet. In Klasse 4 des Kreuzungsschemas in Abb. **2.14** treten auch rezessive Mutationen des X-Chromosoms mit sichtbarem Effekt (z. B. Augenfarbmutanten) auf und können isoliert werden.

Ein analoges Kreuzungsschema kann für autosomale Mutationen verwendet werden. In diesem Fall wird jedoch eine zusätzliche Generation benötigt, da autosomale Gene diploid sind. Sind die Homozygoten nicht lebensfähig, kann man die Mutation mit Hilfe eines *Balancer*-Chromosoms *(Bal)* heterozygot in einem sog. **balancierten System** weiterzüchten. Aus der Kreuzung der Heterozygoten *(m/Bal)* entstehen wiederum nur heterozygote Nachkommen, da die Homozygoten *m/m* und *Bal/Bal* letal sind.

2.6.2 Spontane Mutationen

Mutationen treten als seltene Ereignisse in der Natur *spontan* auf. Die Häufigkeit, mit der ein Gen spontan mutiert, kann sehr stark schwanken. Sie wird als *Mutationsrate* gemessen, d. h. als Anzahl der Mutationen pro Zelle und Zellgeneration. Bei höheren Organismen mit sexueller Fortpflanzung versteht man unter Mutationsrate die Anzahl der Mutationen pro Gamet und

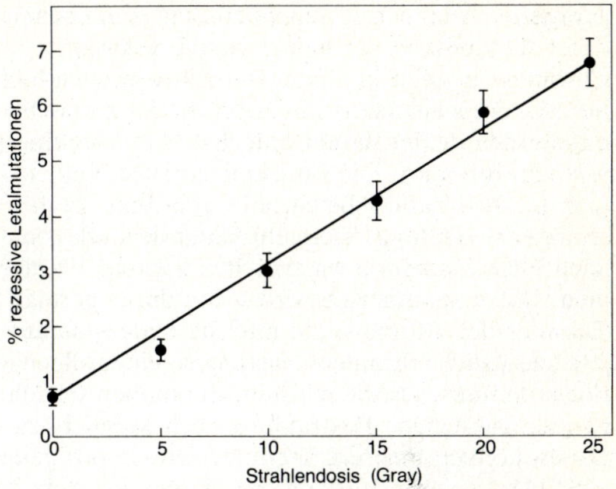

Abb. 2.15 Frequenz rezessiver Letalmutationen nach Bestrahlung von reifen Spermien von *Drosophila* mit Röntgenstrahlen. *Ordinate:* Frequenz rezessiver Letalmutationen pro untersuchtem X-Chromosom (in %). *Abszisse:* Strahlendosis in Gray (1 Gy = 100 rad) (nach Gonzales).

Generation. Die spontane Mutationsrate variiert bei verschiedenen Organismen und verschiedenen Genen beträchtlich. Im allgemeinen liegt sie im Bereich von 10^{-4} bis 10^{-9}, was auf eine große Stabilität der Erbsubstanz hinweist. Die Ursachen für „spontane" Mutationen sind nur unvollständig bekannt. Einerseits können *Umweltfaktoren* wie *ultraviolettes Licht, kosmische Strahlung, Temperaturschwankungen* oder *mutagene Substanzen* Mutationen auslösen, andererseits sind auch endogene Faktoren wesentlich beteiligt; denn das DNA-Makromolekül weist nur eine begrenzte *Stabilität* auf. Ferner treten bei der *Replikation* auch mit einer bestimmten Wahrscheinlichkeit *Fehler* auf, die nur zum Teil durch Reparaturenzyme korrigiert werden. Seit neuestem weiß man zudem, daß eine der Hauptursachen von „spontanen" Mutationen in den sog. *Insertionssequenzen* und *Transposonen* liegt (S. 116), die sich als „hüpfende" Gene an den verschiedensten Stellen ins Genom integrieren und dort Mutationen auslösen können (S. 118). Spontane Mutationen ereignen sich nicht nur während der Zellvermehrung, sondern auch in stationären Phasen des Zellzyklus.

2.6.3 Induktion von Mutationen

Experimentell können Mutationen mit physikalischen, chemischen und biologischen Methoden *induziert* werden. Unter den physikalischen Ursachen sind in erster Linie ionisierende Strahlen und ultraviolettes Licht zu nennen.

a) Ionisierende Strahlen

Die Röntgen- und γ-Strahlen wirken *ionisierend* und können dabei chemisch reaktive Radikale erzeugen. Die Abhängigkeit der Mutationsrate von der Strahlendosis ist für das X-Chromosom von *Drosophila* in Abb. **2.15** wiedergegeben. Die Strahlendosis wird als Energiedosis in *Gray* (1 Gy = 1 Joule/kg) gemessen. Die Kurve entspricht im gemessenen Bereich einer Geraden, d. h., die Frequenz der induzierten rezessiven Letalmutationen pro getestetes Chromosom steigt in einem Bereich von etwa 0,05 bis 25 Gy linear mit der Strahlendosis an. Diese lineare Beziehung zwischen Strahlendosis und Letalmutationen deutet darauf hin, daß eine Mutation auf einem einzelnen Treffereignis beruht. Die Basislinie ist nicht Null, sondern entspricht der Spontanrate. Die natürliche Strahlenbelastung ist für die Spontanrate nur von geringer Bedeutung. Vielmehr hängt sie stark vom Genotyp ab und variiert je nach Fliegenstamm etwa zwischen 0,1 und 1% der untersuchten Chromosomen. Diese Spontanrate wird schon durch geringe Strahlendosen erhöht. Im Zeitalter der Atomenergie muß besonders darauf hingewiesen werden, daß jede zusätzliche Strahlenbelastung zu einer allgemeinen Erhöhung der Mutationsrate führt. Da die meisten Mutationen schädliche Auswirkungen haben, ist jede zusätzliche Bestrahlung nach Möglichkeit zu vermeiden. Bei hohen Dosen können mehrere Treffereignisse pro getestetes Chromosom auftreten. Der weitere Verlauf der Kurve in Abb. **2.15** kann allerdings nicht bestimmt werden, da *Drosophila*-♂♂ bei einer höheren Strahlendosis steril werden und schließlich absterben. Säugetiere reagieren im Vergleich zu *Drosophila* viel empfindlicher auf ionisierende Strahlen. Beim Menschen liegt die letale Dosis, bei der 50% der bestrahlten Individuen sterben (= LD_{50}), bei 4–4,5 Gy.

b) Ultraviolettes Licht

UV-Strahlen wirken vor allem bei Bakterien mutagen. Bei höheren Organismen bleibt ihre Wirkung im wesentlichen auf die Haut beschränkt, da sie nicht sehr tief ins Gewebe eindringen. Die wirksamste Wellenlänge liegt bei etwa 260 nm, dem Absorptionsmaximum der DNA. Die wesentliche photochemische Wirkung von UV-Strahlen liegt in der Induktion von *Pyrimidindimeren.* Dabei werden zwei im gleichen Strang benachbarte Pyrimidine (am häufigsten zwei Thymidinreste) kovalent verbunden (Abb. **2.16**). Solche Thymidindimere hemmen die DNA-Synthese, falls sie nicht durch spezielle Enzymsysteme repariert werden. Bei der Reparatur ereignen sich jedoch mit einer bestimmten Wahrscheinlichkeit Fehler, so daß Mutationen entstehen. Es sind verschiedene **Reparaturmechanismen** nachgewiesen worden. Einer dieser Mechanismen, der als *Photoreaktivierung* bezeichnet wird, beruht auf einem Enzymsystem, das Pyrimidindimere spaltet. Für diese Enzymreaktion ist Bestrahlung mit sichtbarem Licht im Bereich von 310–400 nm Wellenlänge erforderlich. Ein zweiter Reparaturmechanismus wird als *Excisionsreparatur* bezeichnet und beruht auf einem anderen Enzymsystem. Ein DNA-Strang, der das Thymidindimer enthält, wird von einer bestimmten Endonuclease durch Spaltung der Phosphodiesterbindung aufgeschnitten. Anschließend schneidet eine Exonuclease das Dimer und benachbarte Nucleotide heraus (Excision). Die fehlenden Nucleotide werden durch DNA-Polymerase wieder eingesetzt, wobei der intakte DNA-Strang als Matrize dient. Schließlich wird das reparierte Segment wieder verknüpft (ligiert). Ein drittes Reparatursystem wirkt erst nach der nächsten Replikation und wird daher als *Postreplikationsreparatur* bezeichnet. Mutationen, die diese drei Reparaturmechanismen inaktivieren, führen zu stark erhöhten Mutationsraten nach UV-Bestrahlung. Selbst bei intakten Reparatursystemen treten Mutationen auf, da die genannten Systeme nicht absolut fehlerfrei funktionieren.

Auch beim Menschen sind Erbkrankheiten bekannt, die auf Defekten der DNA-Reparatur beruhen. Die bestuntersuchte dieser Krankheiten ist die *Xeroderma pigmentosum,* die sich in einer Überempfindlichkeit gegenüber UV-Licht (Sonnenlicht) und der Ausbildung brauner Flecken in der Haut äußert. Sie wird durch eine Mutation verursacht, die ein Enzym für Excisionsreparatur inaktiviert. Durch die erhöhte Mutationsrate nach UV-Bestrahlung entsteht häufig Hautkrebs.

c) Hitze

Hohe Temperatur, vor allem bei saurem pH, führt zur *Depurinierung der DNA,* d. h. zur Spaltung der Bindung zwischen den Purinbasen und der Desoxyribose und zur Freisetzung der Purine. Bei der nächsten DNA-Replikation werden die fehlenden Purine durch beliebige Basen ersetzt, so daß Mutationen entstehen.

d) Chemische Mutagenzien

Bestimmte Chemikalien sind besonders potente mutagene Agenzien. Entweder wirken sie direkt auf die DNA oder erzeugen indirekt mutagene Stoffwechselprodukte. Zudem können sie auf den Replikations- bzw. Zellteilungsmechanismus einwirken. Zu den Verbindungen, die die DNA direkt verändern (Abb. **2.16**), gehören *salpetrige Säure, Hydroxylamin* und *alkylierende Substanzen* (z. B. das besonders bei Bakterien wirksame *Nitrosoguanidin* und *Ethylmethansulfonat* [= EMS]). Durch Fütterung von EMS kann bei *Drosophila* die Mutationsrate für rezessive letale Mutationen des X-Chromosoms auf über 100%, d. h. auf mehr als eine Mutation pro untersuchtes X-Chromosom gesteigert werden. Das Auftreten solcher Substanzen in unserer Umwelt stellt eine ernsthafte potentielle Gefahr auch für den Menschen dar. Der genaue chemische Wirkungsmechanismus der Mutagenzien ist schwierig zu bestimmen, da Mutationen, bezogen auf die Anzahl Basenpaare in der DNA, seltene Ereignisse sind. Der am häufigsten im Reagenzglas *(in vitro)* beobachtete chemische Wirkungsmechanismus braucht deshalb nicht unbedingt mit dem Wirkungsmechanismus im Organismus *(in vivo)* übereinzustimmen. Im Falle von EMS nimmt man an, daß sowohl Guanin (Abb. **2.16**) als auch Thymin in der DNA ethyliert und die entsprechenden Ethylverbindungen leicht von der Desoxyribose abgespalten werden. In der darauffolgenden Replikation führt das zu Transitionen und Transversionen. Bei der *Transition* wird ein Purin durch ein anderes Purin bzw. ein Pyrimidin durch ein anderes Pyrimidin ersetzt, bei der *Transversion* dagegen wird ein Purin gegen ein Pyrimidin ausgetauscht oder umgekehrt (Purin $\rightleftarrows$ Pyrimidin).

physikalische Mutagenzien | **Wirkung auf DNA**

ionisierende Strahlung:

Röntgen α-, β-, γ-Neutronen

Bildung von Radikalen
Brechen der Phosphodiesterbindung
Kovalente Verbindung der beiden DNA-Stränge

UV-Strahlung

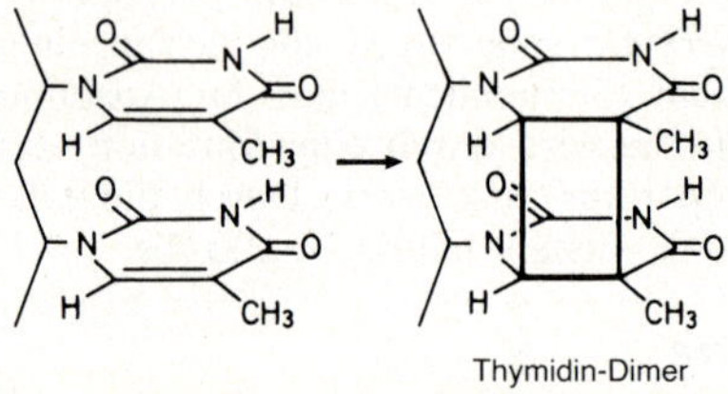

Hitze

Depurinierung

chemische Mutagenzien

salpetrige Säure HNO_2

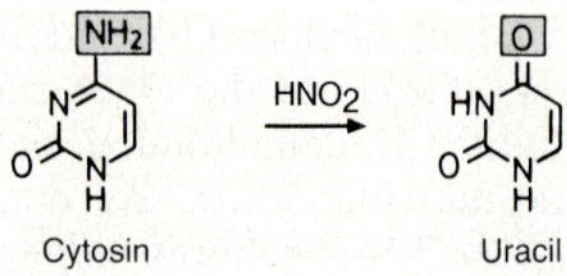

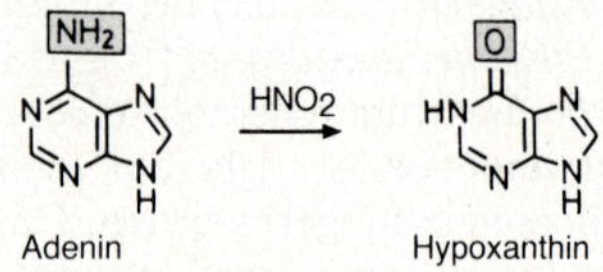

oxidative Desaminierung

Hydroxylamin NH_2-OH

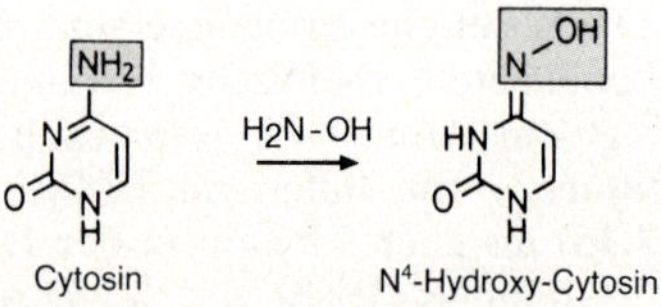

Abb. 2.16 Mutagenzien.

chemische Mutagenzien	Wirkung auf DNA	

alkylierende Substanzen

$H_3C-CH_2-O-SO_2-CH_3$
Äthylmethansulfonat

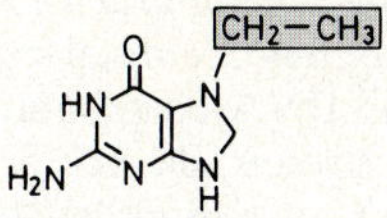

7-Äthylguanin

Transition
Transversion
Deletion

„Nitrosoguanidin"

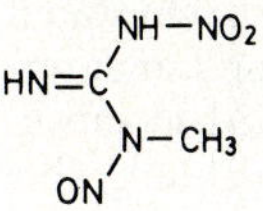

Alkylierung der Basen – löst vor allem im Bereich der Replikationsgabel Mutationen aus

basenanaloge Verbindungen

5-Bromuracil (BU)

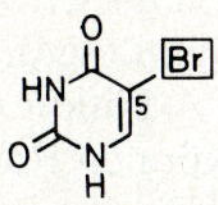

A–T ⟶ A–BU ⟶ G–BU ⟶ G–C

G–C ⟶ G–BU ⟶ A–BU ⟶ A–T

Transition

2-Aminopurin

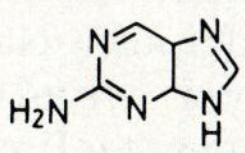

AT ⇄ GC

Transition

interkalierende Substanzen

Proflavin

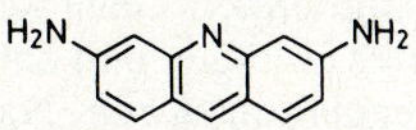

Acridinorange

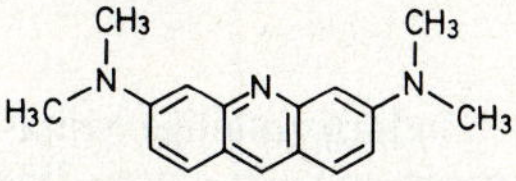

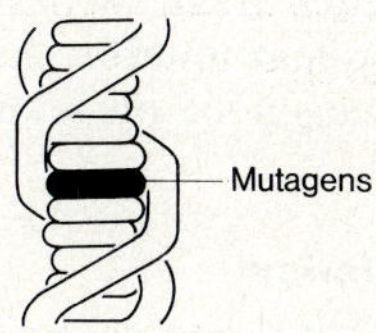

Deletion
Addition

Basenanaloge Verbindungen sind in ihrer Struktur den normalen Nucleotidbasen so ähnlich, daß sie an ihrer Stelle von der DNA-Polymerase in die DNA eingebaut werden. *5-Bromuracil (5-BU)* entspricht Thymin: Anstelle der Methylgruppe in Stellung 5 enthält es ein Bromatom (Abb. **2.16**). 5-BU wird sehr effizient in die DNA eingebaut. Bei den folgenden Replikationen können Transitionen auftreten, da sich 5-BU auch mit Guanin anstelle von Adenin paart. 5-BU kann auch direkt anstelle von Cytosin in die DNA eingebaut werden und in einer darauffolgenden Replikation mit Adenin paaren, so daß es zu einer Transition GC → AT kommt (Abb. **2.16**). Da ein wesentlicher Anteil des Thymins eines Chromosoms durch 5-BU substituiert sein kann, wirkt sich die Substitution einerseits auf die Dichte der DNA und andererseits auf die färberischen Eigenschaften des Chromosoms aus. 5-BU-substituierte DNA ist besonders lichtempfindlich, so daß durch Belichtung (bei 313 nm) zahlreiche Mutationen ausgelöst werden. Ein anderes Basenanalogon, *2-Aminopurin (2-AP)*, wird anstelle von Adenin in die DNA eingebaut und kann mit C paaren, was zu Transitionen AT → GC führt. *Interkalierende Substanzen* bestehen aus planen Ringsystemen, die in ihren Dimensionen ungefähr einem Basenpaar entsprechen, so daß sie sich zwischen zwei Basenpaare in die DNA hineinschieben können (Abb. **2.16**). Zu dieser Stoffklasse gehören die *Acridinfarbstoffe* (z. B. Proflavin und Acridinorange). Die Interkalation führt zu Reparaturprozessen, bei denen es zur Addition oder Deletion einer oder weniger Basen kommt. Auf diese Weise können Rasterverschiebungsmutationen (S. 85) entstehen.

Mutagenitätstests haben gezeigt, daß etwa 90% aller *carcinogenen* (krebserzeugenden) Substanzen auch mutagen wirken. Zwei besonders potente Carcinogene – *Aflatoxin B,* das Gift eines Schimmelpilzes, der auch Nahrungsmittel befällt, und *Benzpyren,* das im Tabakrauch vorkommt – sind an sich zwar nicht mutagen, werden jedoch in der Leber von bestimmten Enzymen zu stark mutagenen Verbindungen umgewandelt.

e) Biologische Induktion von Mutationen

Erst in neuerer Zeit sind *Transposonen* und *Retroviren* (S. 116) allgemein als wichtige mutagene Agenzien erkannt worden. Diese hüpfenden Gene können sich an zahlreichen Stellen in das Genom ihres Wirtes einfügen und dabei eine codierende Sequenz unterbrechen oder die Genregulation stören. Nach ihrer Insertion erzeugen sie oft sekundäre Mutationen wie Deletionen und Inversionen (S. 88).

f) Gerichtete Mutation

Die bisher beschriebenen Mutagenzien und Methoden liefern zufällige Mutationen. Der Genetiker kann allenfalls Mutationen von einem bestimmten Typ in einem bestimmten Gen selektionieren. Darüber hinaus erlauben es die Methoden der Gentechnik, Mutationen auch gezielt in einem bestimmten Basenpaar zu erzeugen. Dazu muß das Gen zunächst isoliert, *in vitro* mutiert und dann wieder in den Organismus eingesetzt werden.

2.6.4 Genmutationen

Genmutationen betreffen einzelne Gene, im Extremfall ein einzelnes Basenpaar *(Punktmutation)*. Die molekularen Grundlagen einer *Punktmutation* (S. 74) wurden erstmals bei einer menschlichen Erbkrankheit, der Sichelzellanämie (S. 574), aufgeklärt. Diese beruht auf einer Veränderung des *Hämoglobin*-Moleküls (Abb. **2.17**). Hämoglobin A besteht aus je zwei α- und zwei β-Polypeptidketten (S. 292) mit je einer eisenhaltigen Hämgruppe, die dem Hämoglobin seine rote Farbe verleiht. Zunächst fand man, daß homozygote Träger dieser Krankheit ein Hämoglobin mit veränderter elektrophoretischer Wanderungsgeschwindigkeit aufweisen. Der Defekt konnte später in einem Peptid der β-Globinkette lokalisiert werden. Beim Vergleich der Aminosäuresequenzen von normalem Hämoglobin A (HbA) und Sichelzellhämoglobin (HbS) zeigte sich, daß bei HbS anstelle der Glutaminsäure in Stellung 6 ein Valin eingebaut ist. Aufgrund des genetischen Codes konnte deshalb vorausgesagt werden, daß ein Glutaminsäure-Codon (GAA oder GAG) zu einem Valin-Codon (GTA oder GTG) mutiert sein mußte. Durch Sequenzanalyse der mRNA und des isolierten β-Globingens konnte schließlich nachgewiesen werden, daß sich in Stellung 6 tatsächlich ein GAG-Codon befindet und daß die Mutation HbS auf einer Transversion von GAG zu GTG beruht. Die Substitution eines einzigen Basenpaares kann also eine Erbkrankheit verursachen, die zum frühen Tod führt.

Beim menschlichen Hämoglobin sind mehr als 250 durch Mutation entstandene Varianten bekannt. Dazu zählen zahlreiche Transitionen und Transversionen, die wie im geschilderten Fall von HbS zu **Missense-(Fehlsinn-)Mutationen** führen. Nicht alle Mutationen beeinflussen die Funktion des Moleküls, den Sauerstofftransport (S. 291), so daß die Träger der Mutation völlig gesund sind. Mutationen im aktiven Zentrum des Moleküls haben meist einen tiefgreifenden Effekt, während solche in anderen Regionen des Moleküls funktionell oft nicht in Erscheinung treten. Schließlich gibt es **neutrale Mutationen,** bei denen zwar eine Basensubstitution auftritt, aber dennoch die richtige Aminosäure eingebaut wird. Aus der Betrachtung des genetischen Codes (Abb. **2.7**) geht hervor, daß Substitutionen des 3. Basenpaares eines Codons häufig zu neutralen („stillen") Mutationen führen. Die Hämoglobinvariante *McKees Rock* (Abb. **2.17**) beruht auf einer **Nonsense-Mutation** in der β-Kette, wobei das Tyrosin-Codon TAT in Position 145 zu einem Stopcodon (TAA oder TAG) mutiert ist, so daß es zu einem vorzeitigen Kettenabbruch kommt und das Molekül nur 144 statt 146 Aminosäuren lang ist. Ferner sind **Rasterverschiebungsmutationen** bekannt. Hierzu zählt die Hämoglobinmutation *Wayne,* bei der die letzte Base im Codon 139 der α-Kette deletiert ist. Dadurch ergibt sich eine Verschiebung des Ableserasters, so daß die Sequenz der letzten 8 Aminosäuren völlig verändert und die Polypeptidkette 146 statt 141 Aminosäuren lang ist (Abb. **2.17**).

Konditionale Mutationen wirken sich nur unter bestimmten *(restriktiven)* Umweltbedingungen aus. Unter *permissiven* Bedingungen sind die Mutationsträger jedoch normal und ebenso lebensfähig wie der Wildtyp. Für die

Missense-Mutation:

		1	2	3	4	5	6	7	8	
HbA	ATG	GTG	CAC	CTG	ACT	CCT	GAG	GAG	AAG...	(DNA)
(β-Kette)	(Met)	Val	His	Leu	Thr	Pro	Glu	Glu	Lys...	(Protein)
HbS	ATG	GTG	CAC	CTG	ACT	CCT	GTG	GAG	AAG...	
	(Met)	Val	His	Leu	Thr	Pro	Val	Glu	Lys...	

Nonsense-Mutation:

	144	145	146						
HbA	...AAG	TAT	CAC	TAA	GCT	CGC	TTT	CTT	GCT
(β-Kette)	...Lys	Tyr	His	Stop					
Hb	...AAG	TAA...							
McKees Rock	...Lys	Stop							

Rastermutation:

	139	140	141							
HbA	...AAA	TAC	CGT	TAA	GCT	GGA	GCC	TCG	GTA	GCC
(α-Kette)	...Lys	Tyr	Arg	Stop						

	139	140	141	142	143	144	145	146		
Hb	...AA	TAC	CGT	TAA	GCT	GGA	GCC	TCG	GTA	G
Wayne	Asn	Thr	Val	Lys	Leu	Glu	Pro	Arg	Stop	

Abb. 2.17 Hämoglobinmutanten beim Menschen. Die Mutation *HbS* führt zur Bildung sichelförmiger Erythrocyten und zur Sichelzellanämie. Durch eine Missense-Mutation im 6. Codon des β-Globingens wird Glutaminsäure durch Valin ersetzt. Die Mutation *McKees Rock* beruht auf einer Transversion (T zu A) und führt zum verfrühten Kettenabbruch. Bei der Mutation *Wayne* kommt es infolge der Deletion eines Adenins zu einer Rasterverschiebung in der α-Kette.

genetische Analyse haben konditionale Mutanten erhebliche Bedeutung. Da viele Genmutationen letal sind, können bei Haploiden solche essentiellen Gene nur mittels konditionaler Mutanten analysiert werden. Auch bei Diploiden, wo zwar die Möglichkeit besteht, letale Mutanten heterozygot zu züchten, bieten konditionale Mutanten den Vorteil, daß sie auch homozygot unter permissiven Bedingungen gezüchtet und bei restriktiven Bedingungen untersucht werden können. *Auxotrophe* Mutanten weisen einen Stoffwechseldefekt auf und können daher auf einem Minimalmedium, das nur die minimal benötigten Nährsubstanzen enthält, nicht wachsen. Dem Wildtypstamm ist ein Wachstum auf dem Minimalmedium dagegen möglich; er ist *prototroph*. Durch Ergänzung des Minimalmediums oder durch Verwendung eines sog. Komplettmediums mit reichhaltigem Nährstoffangebot lassen sich Umweltbedingungen schaffen, die auch auxotrophen Mutanten das Wachstum ermöglichen. Nach Übertragen vom Komplett- auf das Minimalmedium läßt sich feststellen, ob eine Mutante auxotroph ist. Auxotrophe Mutanten können meist aufgrund von Enzymdefekten bestimmte Verbindungen nicht mehr selber synthetisieren und müssen diese deshalb aus dem Medium aufnehmen. *Temperatursensitive (ts) Mutanten* verhalten sich bei der permissiven Temperatur normal, bei der restriktiven Temperatur zeigen sie jedoch den mutanten Phänotyp. Es gibt sowohl hitze- als auch kältesensitive Mutanten. Das temperatursensitive Allel codiert in der Regel für ein Protein, das bei der permissiven Temperatur funktionstüchtig ist, bei der restriktiven Temperatur jedoch seine räumliche Struktur (Konformation) ändert, so daß es seine biologische Aktivität verliert. Ein eindrückliches Beispiel liefert die Mutante $para^{ts}$ von *Drosophila,* die bei 22 °C normal, bei 29 °C innerhalb weniger Sekunden gelähmt ist.

Von besonderer Wichtigkeit sind *suppressorsensitive* Mutanten. In diesen Fällen kann die Ausprägung des mutanten Merkmals durch eine Suppressormutation in einem andern Gen unterdrückt werden (Abb. **2.22**). Unter dem Begriff *Resistenzmutanten* werden eine ganze Reihe konditionaler Mutanten zusammengefaßt, wobei als selektives Agens verschiedenste Faktoren in Frage kommen.

Generell zeigt das Auftreten von Punktmutationen, daß jedes Gen in zahlreiche Mutationsorte aufgelöst werden kann, die einzelnen DNA-Basenpaaren entsprechen.

2.6.5 Strukturmutationen

Größere strukturelle Veränderungen, die Chromosomenabschnitte betreffen, werden als Strukturmutationen oder *Chromosomenaberrationen* bezeichnet. Unter günstigen Bedingungen kann man sie im Lichtmikroskop erkennen. Als besonders geeignet für cytogenetische Untersuchungen haben sich die polytänen Riesenchromosomen und die meiotischen Chromosomen (Abb. **1.11**) erwiesen. Häufig muß sich die Untersuchung jedoch auf Metaphasechromosomen beschränken. Unter der Einwirkung von ionisierenden Strahlen, UV-Strahlen, bestimmten chemischen Mutagenzien oder Enzymen (Nucleasen) kann das DNA-Molekühl gespalten werden, so daß *Chromosomenbrüche* entstehen. Bei Trägern bestimmter menschlicher Erbkrankheiten (z. B. *Fanconis-Anämie*) ist die Häufigkeit spontaner Chromosomenbrüche in Metaphasechromosomen stark erhöht. Chromosomenfragmente, die kein Centromer enthalten (acentrische Fragmente), werden bei der Mitose nicht zu den Spindelpolen gezogen, so daß sie im Cytoplasma liegenbleiben und

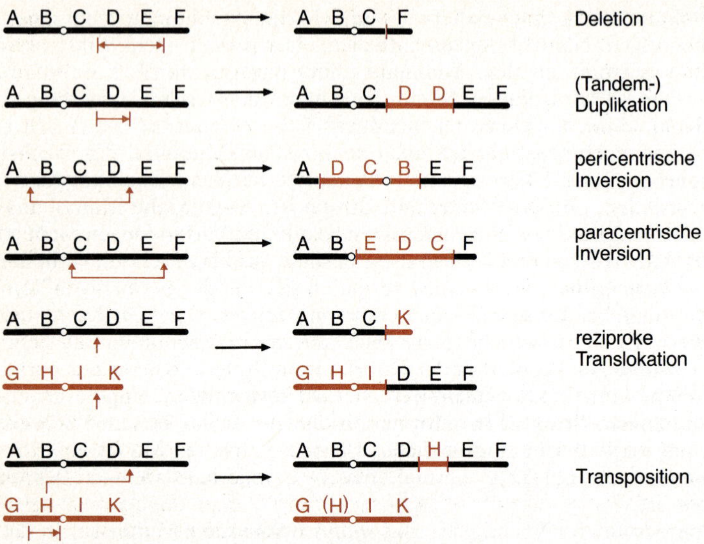

Abb. 2.18 Strukturmutationen. Erklärung im Text.

verlorengehen. Zellen verfügen über verschiedene Mechanismen, die zur Reparatur dieser Chromosomenbrüche führen. Die DNA-Moleküle werden dabei mittels Ligasen wieder kovalent verbunden. Das führt zur Wiederherstellung der ursprünglichen Chromosomenstruktur oder zu neuen Chromosomenkonfigurationen durch Neuverknüpfung der Chromosomenenden. Unterbleibt die Reparatur oder bildet sich eine neue Konfiguration, kommt es zu einer Strukturmutation. Abb. **2.18** orientiert über die verschiedenen Typen von Strukturmutationen.

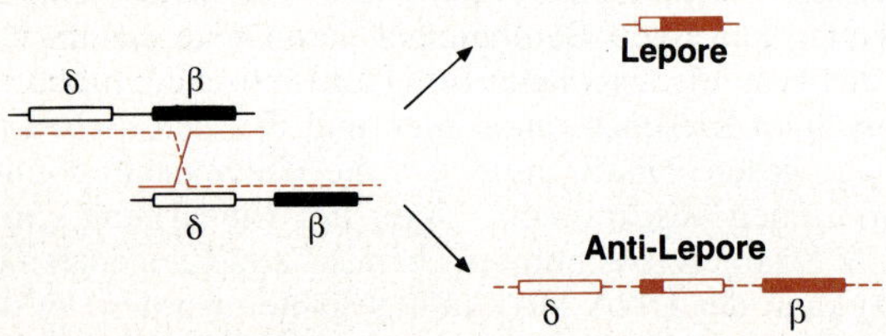

Abb. 2.19 Duplikation und Deletion: Schema zur Entstehung von Hämoglobin *Lepore* und *Anti-Lepore*. Die Deletion und reziproke Duplikation kann durch verschobene Paarung und ungleichen Strangaustausch (unequal crossover) erklärt werden. Dabei entstehen zwei neue Fusionsgene aus Segmenten des δ- und β-Gens (nach Baglioni).

Deletion: Als Deletion (Abb. **2.18**) werden Mutationen bezeichnet, bei denen ein bestimmter Chromosomenabschnitt fehlt. Deletionen können experimentell auf verschiedene Weise erzeugt werden. Ionisierende Strahlen erweisen sich dabei als besonders effizient. In den Riesenchromosomen der Dipteren lassen sich Deletionen cytologisch als fehlende Bänder nachweisen. Da homologe Bänder gepaart sind, zeigen Deletionsheterozygote eine Paarungslücke, so daß das normale Chromosom im Bereich der Deletion eine Schleife bildet. Größere Deletionen lassen sich auch an normalen Metaphasenchromosomen als Verkürzungen nachweisen. Eine menschliche Erbkrankheit, das *Cri-du-Chat*-Syndrom, beruht auf einer terminalen Deletion des kurzen Armes des 5. Chromosoms. Kinder mit dem *Cri-du-Chat*-Syndrom sind in ihrer körperlichen wie geistigen Entwicklung gestört und geben katzenartige Laute von sich. Diese Mutation kann spontan als Deletion oder als Folge einer Translokation bei den Eltern entstehen. Die meisten größeren Deletionen sind sogar heterozygot letal, obwohl das homologe Chromosom die normalen Gene enthält. Untersuchungen an Deletionen und Duplikationen weisen darauf hin, daß sich das Genom in einem fein eingestellten Gleichgewicht befindet, das auf Wechselwirkungen zwischen verschiedenen Genen und deren Produkten beruht. Entfernen oder Zufügen ganzer Gengruppen führt meist zu Störungen dieser **Genbalance** und damit zum Entstehen letaler Genotypen. Beim Menschen ist das durch eine besonders große Häufigkeit von Chromosomenaberrationen bei spontanen Aborten belegt. Deletionen lassen sich mit folgenden Verfahren nachweisen: 1. Deletionen können nicht rückmutieren. 2. In Deletionsheterozygoten manifestieren sich rezessive Gene, die auf dem Chromosomenabschnitt liegen, der dem deletierten Segment homolog ist. 3. Punktmutationen, die innerhalb des deletierten Segmentes liegen, können in Heterozygoten mit der Deletion nicht rekombinieren (S. 103). Mit Hilfe von cytologisch erkennbaren Deletionen lassen sich bestimmte Gene bestimmten Chromosomenabschnitten zuordnen. Diese Methode wird als *Deletionskartierung* bezeichnet und besteht darin, eine rezessive Punktmutante mit Deletionen verschiedenen Ausmaßes zu kreuzen. Falls das dominante Wildtyp-Gen durch die Deletion entfernt wurde, zeigen die Deletionsheterozygoten den rezessiven Mutantenphänotyp, andernfalls den Wildphänotyp. Auf diese Weise lassen sich z. B. bei *Drosophila* bestimmte Gene bestimmten Bändern in den Riesenchromosomen zuordnen.

Duplikation: Tandemduplikationen (Abb. **2.18**) lassen sich genetisch durch eine hohe Frequenz ungleicher Rekombinationen *(unequal crossover)* nachweisen. Dieser Rekombinationsvorgang wurde zum erstenmal für die *Bar*-Mutation bei *Drosophila* von STURTEVANT postuliert und konnte später nach der Entdeckung der Riesenchromosomen auch cytologisch nachgewiesen werden. Ausgehend von einer homozygoten Duplikation, entsteht dabei gleichzeitig eine Triplikation (mit dreifacher Gendosis) und eine Deletion (mit einfacher Gendosis), die dem ursprünglichen Zustand entspricht.

Auf dem molekularen Niveau läßt sich ungleiche Rekombination am Beispiel der Hämoglobinvariante Lepore beim Menschen demonstrieren (Abb. **2.19**). Hämoglobin Lepore (Hb Lepore) enthält ein verändertes Polypeptid, das am Aminoende einer δ-Kette und am Carboxylende einer β-Kette entspricht. Da das δ-Globingen dem β-Globingen sehr ähnlich ist und die beiden Gene nahe beieinander auf dem gleichen Chromosom liegen, nahm man ursprünglich an, daß Hb Lepore auf einer Fusion der beiden Gene beruht. Weil das entstehende Fusionspolypeptid jedoch die gleiche Länge wie die β- oder δ-Kette aufweist, ist es unwahrscheinlich, daß die Fusion auf einer zufälligen Deletion zwischen den beiden Genen beruht. Nach einer Hypothese, die von Baglioni vorgeschlagen wurde, ist Hb Lepore durch ungleiche Rekombination entstanden. Danach paaren sich die homologen Chromosomen in der Meiose so, daß das β- und δ-Gen der homologen Chromosomen einander gegenüberliegen. Ein Crossover (S. 103) zwischen dem β- und δ-Gen führt einerseits zur Deletion eines Gens und zur Bildung eines δ-β-Fusionsgens (Hb Lepore), andererseits zur reziproken Triplikation mit einem β-δ-Fusionsgen (Hb Anti-Lepore), flankiert von je einem normalen δ- und β-Gen. Das vorausgesagte Anti-Lepore-Hämoglobin wurde später ebenfalls gefunden. Molekulare Untersuchungen der DNA von normalen Individuen und Patienten mit Hb Lepore haben die genannte Hypothese bestätigt.

Duplikationen können auch durch andere Mechanismen wie Translokation oder Transposition entstehen (Abb. **2.18**). Sie sind für die *Evolution neuer Gene* von großer Bedeutung, da nach einer Duplikation das eine Gen die ursprüngliche Funktion beibehält, während das zweite Gen eine mögliche neue Funktion übernehmen kann.

Inversionen können infolge verschiedener Mutations- und Rekombinationsvorgänge entstehen. Dabei wird das Chromosom z. B. an zwei Stellen gebrochen, und die Bruchstücke werden in umgekehrter Anordnung wieder verknüpft. Auch die Rekombination zwischen zwei umgekehrt repetierten Sequenzen kann zur Inversion des dazwischenliegenden Chromosomenabschnittes führen. Cytologisch lassen sich Inversionen in heterozygoten Tieren als Schleifen nachweisen (Abb. **2.20** *A*), falls die homologen Chromosomen gepaart sind. Homozygot können *pericentrische* Inversionen in gewissen Fällen an der veränderten Lage des Centromers erkannt werden, während bei *paracentrischen* Inversionen das Centromer unverändert bleibt (Abb. **2.18**). Infolge der Inversion ändert sich auch die Anordnung der Gene. Bei Inversionsheterozygoten ist die Rekombination unterdrückt (Abb. **2.31**), so daß Inversionen häufig in sog. *Balancer*-Chromosomen (z. B. *Basc,* S. 77) verwendet werden.

Translokation: Bei Translokationen sind zwei oder mehr Chromosomen beteiligt, wobei Segmente von einem Chromosom auf ein anderes, nichthomologes Chromosom übertragen werden. Verschiedene Translokationstypen sind letal, weil sie entweder zu einer Störung der Genbalance oder zu di- und acentrischen Fragmenten führen, die bei der Mitose verlorengehen (S. 41). *Reziproke Translokationen* (Abb. **2.18**) sind jedoch häufig heterozygot lebensfähig. In Translokationsheterozygoten sind bei der Paarung in der Meiose oder bei den polytänen Riesenchromosomen zwei Chromosomenpaare beteiligt, so daß eine charakteristische kreuzförmige Anordnung ent-

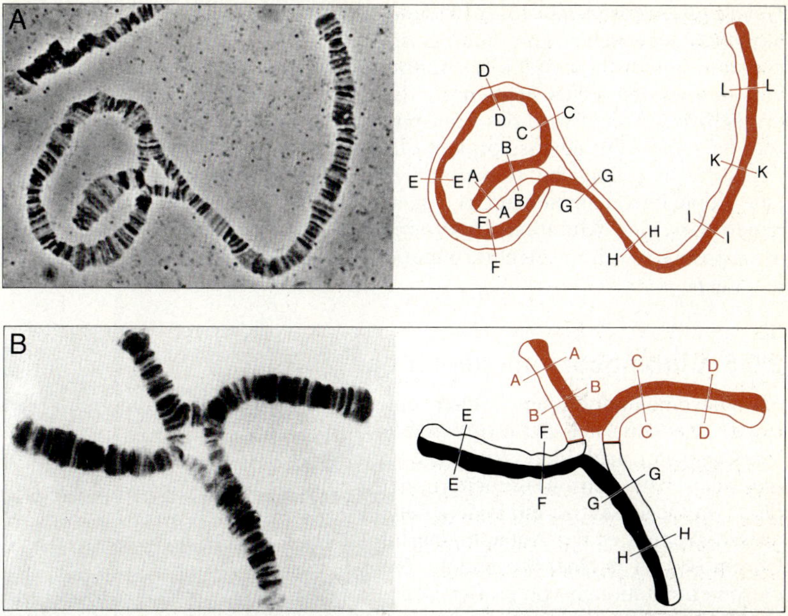

Abb. 2.20 Strukturmutationen in polytänen Riesenchromosomen. A Inversion. Paarungsschleife der Riesenchromosomen bei einer heterozygoten *Drosophila*-Larve mit der Inversion *Antp^{LC}*. Väterliches und mütterliches Chromosom sind gepaart. Das normale *(farbig ausgefüllte)* Chromosom hat die „theoretische" Genreihenfolge A B C D E F G H I K L. Das invertierte *(farbig umrandete)* Chromosom die Reihenfolge A B / F E D C / G H I K L. Homologe Chromosomenabschnitte sind gepaart (LM-Aufnahme: Garber). B Translokation. Kreuzförmige Paarungsfigur der Riesenchromosomen bei einer Zuckmücke *(Chironomus)*, die heterozygot für eine reziproke Translokation ist. Die beiden beteiligten Chromosomen sind verschiedenfarbig dargestellt. Die beiden normalen Chromosomen sind mit A B C D bzw. E F G H bezeichnet, die Translokationschromosomen *(umrandet)* mit A B / F E bzw. D C / G H. Homologe Chromosomenabschnitte sind gepaart (LM-Aufnahme: Fischer).

steht (Abb. **2.20** *B*). Genetisch lassen sich Translokationen durch veränderte Kopplungsverhältnisse nachweisen (Kap. 2.8.2), da Gene, die ursprünglich auf verschiedenen Chromosomen lokalisiert waren, infolge der Translokationen an das gleiche Chromosom gekoppelt sind. Nachkommen, denen eines der reziproken Translokationschromosomen fehlt, tragen entweder eine Duplikation oder eine Deletion und sind daher meist letal.

Als **Transposition** bezeichnet man die Übertragung eines Chromosomensegmentes an eine andere Stelle des gleichen oder eines anderen (nichthomologen) Chromosoms (Abb. **2.18**). Durch die Entdeckung von *hüpfenden*

Genen (Transposonen) ist das Phänomen der Transposition ins Zentrum der aktuellen genetischen Forschung gerückt. Transposonen (s. Box **2.1**, S. 118) codieren in manchen Fällen für bestimmte Enzyme (Transposasen) und sind von bestimmten DNA-Sequenzen flankiert, die den Transpositionsprozeß ermöglichen. Dabei wird das Transposon in eine neue Position ins Chromosom eingefügt. Für gewisse prokaryotische Transposonen wurde gezeigt, daß dabei das ursprüngliche Transposon am „alten Ort" zurückbleibt, während eine Kopie davon am neuen Ort eingesetzt wird. Dadurch entsteht an diesem neuen Ort eine Mutation *(Insertionsmutation)*. Sekundär können solche Transposonen weitere Strukturmutationen wie Deletionen und Inversionen erzeugen.

2.6.6 Chromosomenmutationen

Chromosomenmutationen können entweder ganze Chromosomensätze betreffen, so daß sich die resultierende Chromosomenzahl als ganzzahliges Vielfaches der haploiden Grundzahl ergibt *(Euploidie)*, oder einzelne Chromosomen bzw. Chromosomengruppen zahlenmäßig verändern *(Aneuploidie)*. Im Gegensatz zu euploiden Zellen, die ein ausgewogenes Genom aufweisen, kommt es bei Aneuploiden infolge der zusätzlichen oder fehlenden Chromosomen zu einer Störung der Genbalance. Beim Menschen sind Chromosomenmutationen von großer Bedeutung. Mindestens 15% aller Schwangerschaften führen zu einem spontanen Abort, wobei nicht einmal die frühen Stadien der Embryonalentwicklung erfaßt sind. Nach cytologischen Untersuchungen weisen etwa 37% der letalen Föten Chromosomenmutationen auf. Unter den Neugeborenen haben etwa 0,5% Chromosomen- und Strukturmutationen. Chromosomenmutationen beruhen i. a. auf einer Fehlverteilung der Chromosomen während Meiose oder Mitose.

Fehlverteilung der Chromosomen (Nondisjunction): Die Fehlverteilung der Chromosomen in der Meiose wurde erstmals von Bridges (1914) an den Geschlechtschromosomen von *Drosophila* nachgewiesen. Diese Untersuchungen, die an dem rezessiven geschlechtsgekoppelten Markierungsgen *white (w)* durchgeführt wurden, lieferten den Beweis für die Richtigkeit der **Chromosomentheorie der Vererbung.** In Kreuzungen von homozygoten *w/w*-Weibchen mit Wildtypmännchen entstehen in der F1-Generation rotäugige Töchter, die das dominante Wildtyp-Allel von ihrem Vater erhalten haben, und weißäugige Söhne, die hemizygot für das rezessive *white*-Allel (*w*/Y) sind (Abb. **2.21**). Als Ausnahmefälle gibt es jedoch auch rotäugige Söhne (bei ca. 1 von 1200 ♂♂) und weißäugige Töchter (bei ca. 1 von 5000 ♀♀). Zur Erklärung dieser Ausnahmefälle postulierte Bridges eine Fehlverteilung der beiden X-Chromosomen in der Meiose, so daß außer den normalen Eiern mit je einem X-Chromosom solche mit zwei bzw. keinem X-Chromosom entstehen. Die rotäugigen Ausnahme-♂♂ sind steril, die weißäugigen ♀♀ dagegen fertil. Kreuzt man diese weißäugigen Ausnahme-♀♀ wiederum mit Wild-

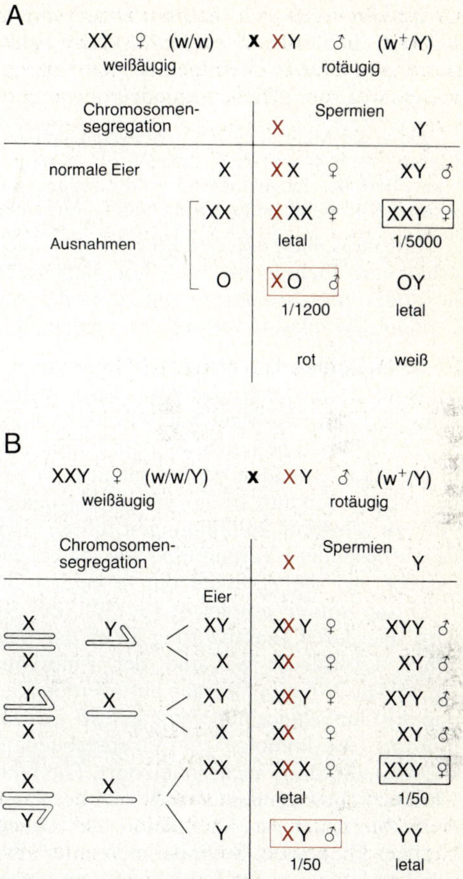

Abb. 2.21 Fehlverteilung der Geschlechtschromosomen bei *Drosophila*-♀♀. Das väterliche X-Chromosom ist *farbig* gezeichnet und trägt das Wildtyp-Gen *(w^+)* für rote Augen. Die mütterlichen X-Chromosomen tragen das rezessive Markierungsgen white *(w)* für weiße Augenfarbe. Die Ausnahmetiere sind entsprechend ihrer Augenfarbe hervorgehoben. [A] Primäre, [B] sekundäre Fehlverteilung (nach Bridges).

typ-♂♂, so erhält man in der F1 wesentlich mehr Ausnahmefälle (2% weißäugige ♀♀ und 2% rotäugige ♂♂), die nun aber fertil sind. Die Interpretation dieser Kreuzungen liefert Abb. **2.21**. Die nachfolgende Chromosomenuntersuchung hat gezeigt, daß die chromosomale Konstitution der Tiere der in Abb. **2.21** gemachten Voraussage entspricht. Das rezessive *white*-Markierungsgen segregiert stets mit dem mütterlichen X-Chromosom, das dominante Wildtyp-Allel *(w^+)* mit demjenigen des Vaters. Diese grundlegenden Versuche zeigten, daß die Gene in den Chromosomen lokalisiert sind und mit diesen auf die Nachkommen übertragen werden.

Zudem ergab sich, daß bei *Drosophila* ein XXY-Tier ein fertiles ♀, ein X0-Tier ein steriles ♂ ist (S. 174). Die Fehlverteilung beruht darauf, daß in der ersten oder zweiten meiotischen Teilung beide Partner eines Chromosomenpaares zum gleichen Spindelpol wandern, anstatt sich zu trennen.

Da in der Meiose der XXY-Weibchen häufiger zwei X-Chromosomen miteinander paaren als ein X- und ein Y-Chromosom, beträgt die beobachtete Häufigkeit der Ausnahmetiere bei der sekundären Fehlverteilung nur 2%. Bei zufälliger Chromosomenpaarung und -segregation würde man 1/6 Ausnahmetiere erwarten.

Chromosomenfehlverteilung kommt auch in der Mitose vor. Entweder erhält eine Tochterzelle beide homologen Chromosomen und die andere keines, oder ein Chromosom „hinkt" in der Anaphase nach und geht anschließend im Cytoplasma verloren. In beiden Fällen entstehen aneuploide Zellen.

Aneuploidie: Bei diploiden Organismen wird das Fehlen eines Chromosoms als *Monosomie,* das zusätzliche Auftreten eines homologen Chromosoms als *Trisomie* bezeichnet. Beide Anomalien treten unter den menschlichen Erbkrankheiten besonders häufig auf. Die Störung der Genbalance infolge der fehlenden oder zusätzlichen Chromosomen wirkt sich vor allem bei Autosomen aus, so daß viele autosomale Mono- und Trisomien letal sind oder zu schweren Mißbildungen führen. Bei den Geschlechtschromosomen liegen besondere Verhältnisse vor, da ein Dosiskompensationsmechanismus besteht, der die Aktivität der in beiden Geschlechtern ungleich verteilten X-Chromosomen ausgleicht (S. 139). Bei Säugetieren und beim Menschen wird das durch Inaktivierung eines der beiden X-Chromosomen im weiblichen Geschlecht während der Embryonalentwicklung erreicht. Treten zusätzliche X-Chromosomen auf, werden alle – bis auf eines – inaktiviert, so daß die Genbalance nur wenig gestört wird. Ein kurzes Segment des X-Chromosoms, das homolog zum entsprechenden Abschnitt des Y-Chromosoms ist, wird allerdings nicht inaktiviert. Die fehlende Dosiskompensation dieses Chromosomensegmentes wirkt sich bei Aneuploiden auf den Phänotyp aus. Beim Menschen ist Aneuploidie der Geschlechtschromosomen ein relativ häufiges Phänomen. So findet man unter etwa 800 neugeborenen Knaben ein XXY-Individuum. Da bei Säugetieren und beim Menschen das Y-Chromosom männlich bestimmende Gene enthält, sind solche Individuen männlich, zeigen aber in der Geschlechtsentwicklung bestimmte Störungen *(Klinefelter-Syndrom)*.

Monosomie für das X-Chromosom (X0-Konstitution) wird beim Menschen als *Turner-Syndrom* bezeichnet. Betroffene Individuen sind Frauen mit rudimentären Ovarien. Sie treten mit einer Häufigkeit von etwa 1 unter 2500 neugeborenen Mädchen auf. In 70% der Fälle geht das väterliche X-Chromosom verloren. Der Chromosomenverlust findet wahrscheinlich in der ersten mitotischen Teilung nach der Befruchtung statt. Die meisten X0-Embyronen sterben ab (spontane Aborte). Findet der Chromosomenverlust oder die Fehlverteilung in einer späteren Zellteilung statt, entstehen XX/X0- oder XXX/X0-Mosaike, also Individuen mit Zellen verschiedener chromosomaler Konstitution.

Die häufigste Form der Aneuploidie bei den Autosomen ist die *Trisomie 21*. Etwa eines von 900 Neugeborenen besitzt ein zusätzliches Chromosom 21 (*Down-Syndrom,* früher als mongoloide Idiotie bezeichnet). Patienten mit Down-Syndrom sind geistig und körperlich behindert und meist steril. Es besteht eine hohe positive Korrelation zwischen dem Alter der Eltern und dem Auftreten der Chromosomenfehlverteilung (Nondisjunction), die zum Down-Syndrom führt. So haben bereits Frauen von über 35 Jahren eine signifikant erhöhte Wahrscheinlichkeit, ein Kind mit Trisomie 21 zu bekommen, bei Frauen über 40 Jahren steigt die Wahrscheinlichkeit auf mehr als 1%. Männer über 55 Jahre haben ebenfalls ein erhöhtes Risiko, ein Kind mit Down-Syndrom zu zeugen. Die chromosomale Konstitution des Fötus kann in der 12.–14. Schwangerschaftswoche durch *Amniocentese* bestimmt werden. Dazu wird dem Amnion etwas Flüssigkeit mit lebenden Zellen des Fötus entnommen. Diese Zellen können *in vitro* kultiviert und analysiert werden. Damit lassen sich das Down-Syndrom und eine Reihe weiterer Erbkrankheiten pränatal (wenn auch nicht ohne Risiko) diagnostizieren.

Euploidiemutationen: Mutationen, die die Anzahl ganzer Chromosomensätze verändern, werden als Euploidiemutationen bezeichnet. Sie führen zu einer Veränderung der Gendosis. Innerhalb bestimmter Grenzen nimmt das Volumen der Zellen mit der Anzahl der Chromosomensätze zu. Nach Euploidiemutationen ergeben sich häufig Probleme bei der Meiose, da diese im Prinzip auf der Paarung von zwei – und nur zwei – homologen Chromosomen beruht. Euploidiemutationen spielen vor allem bei den Pflanzen eine wichtige Rolle.

Haploidie: Bei Diploiden sind Mutationen, die zur Haploidie führen, meist nicht oder nur begrenzt lebensfähig. Ein unbefruchtetes Froschei kann sich zwar nach Anstechen parthenogenetisch entwickeln, doch diploidisieren im Verlauf der Entwicklung ein Teil der Zellen, indem sich die Chromosomen zwar verdoppeln, die Zellteilung aber unterbleibt. Es sind aber auch haploide Zellinien von Froschzellen beschrieben worden. Bei *Drosophila* gibt es eine Mutante, deren Spermien das Ei aktivieren können, ohne daß der Spermakern an der Entwicklung teilnimmt. Solche Eier entwickeln sich nach der Befruchtung zu haploiden Embryonen mit rein mütterlichem Genom, sterben jedoch während der Organogenese ab. Die Ursache für diese Letalität (Haplosyndrom) ist nicht bekannt. Die wenigen Embryonen, die überleben, haben diploidisiert und entwickeln sich zu homozygot diploiden Weibchen. Das Haplosyndrom kann deshalb nicht auf der Manifestation rezessiver Letalmutationen beruhen.

In Mosaikfliegen, die aus haploiden und diploiden Zellen bestehen, sind haploide Zellen lebensfähig und differenzieren sich im wesentlichen normal, zeigen aber eine Tendenz zur Diploidisierung, wie sie auch in haploiden Zelllinien beobachtet wird. Eine Ausnahme bilden die Männchen bestimmter Insektengruppen, vor allem der Hymenopteren, wie Bienen, Wespen und Ameisen, die aus unbefruchteten Eiern entstehen und haploid sind, während die aus befruchteten Eiern hervorgehenden Weibchen einen diploiden Chromosomensatz aufweisen (S. 489 und Box **9.3**). Bei Drohnen (Bienen-♂♂) findet in der Spermatogenese eine Meiose statt, obwohl die Keimbahnzellen bereits haploid sind; doch wird in der ersten meiotischen Teilung nur ein kernloses Cytoplasmafragment eliminiert. Die verbleibende Zelle teilt sich in der zweiten meiotischen Teilung in zwei haploide Spermatiden, von denen sich nur die eine zum haploiden Spermium entwickelt. Auch bei den Drohnen laufen in einem Teil der somatischen Zellen Polyploidisierungsvorgänge ab.

Triploidie und Polyploidie: Bei *Triploiden* (3n) kommt es in der Meiose zu Unregelmäßigkeiten, da sich nur zwei von drei homologen Chromosomen ordnungsgemäß paaren und auf die beiden Tochterzellen verteilen können. Das dritte homologe Chromosom wird zufällig verteilt, so daß außer haploiden und diploiden Gameten auch aneuploide entstehen. Triploide weisen daher eine reduzierte Fertilität auf. Sie können aus einem diploiden Gameten, der keine Reduktionsteilung durchlaufen hat, und einem normalen Gameten oder aus einer Kreuzung von einem Tetraploiden mit einem diploiden Stamm hervorgehen. Bei *Drosophila* sind triploide Tiere ♀♀ mit reduzierter Fertilität. Im Vergleich zu diploiden ♀♀ kann man eine Zunahme der Zell- und Körpergröße feststellen. Beim Menschen ist Triploidie relativ häufig, doch sterben Triploide meistens als Föten frühzeitig ab (spontane Aborte), oder der Tod tritt kurz nach der Geburt ein. Bei *polyploiden* Organismen unterscheidet man *autopolyploide* Arten, bei denen nur das Genom von einer Spezies vermehrt ist, und *allopolyploide,* bei denen zwei Arten oder sogar zwei Gattungen beteiligt sind. Polyploidie ist bei Tieren eher selten, im Pflanzenreich jedoch weit verbreitet. Bei Tieren ist sie häufig mit parthenogenetischer Fortpflanzung (S. 167) gekoppelt. In somatischen Geweben kommen häufig polyploide Zellen vor, die durch Endomitose (S. 33) entstehen (z. B. in der Leber von Säugetieren, wo 8n-, 16n- oder gar 32n-Zellen gefunden werden).

2.6.7 Rückmutation und Suppression

Eine Mutation kann auf verschiedene Weise wieder rückgängig gemacht werden:
- durch exakte **Rückmutation** *(Reversion)*, die die ursprüngliche Basensequenz in der DNA wiederherstellt;
- durch eine zweite Mutation im gleichen Codon, die dazu führt, daß entweder die richtige oder eine ähnliche Aminosäure wieder eingesetzt wird und somit ein funktionelles Protein entsteht;
- durch eine intragene Suppressormutation, die z. B. eine durch Addition eines Basenpaares (+1) verursachte Rasterverschiebungsmutation durch die Deletion eines Basenpaares (−1) in einem benachbarten Codon kompensiert;

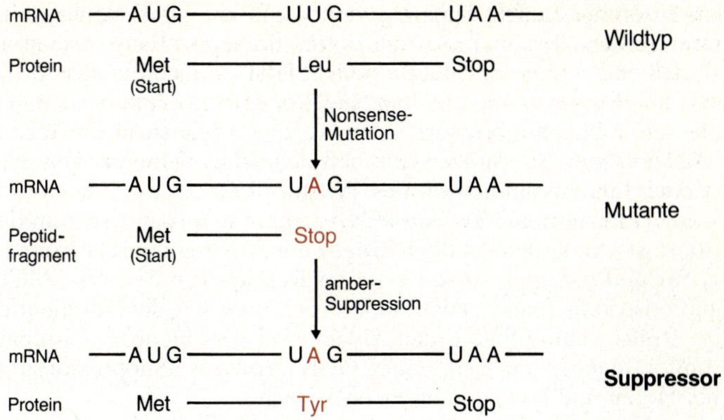

Abb. 2.22 Suppression. Die Nonsense-Mutation von UUG *(Leucin)* zu UAG *(amber)* führt zum vorzeitigen Kettenabbruch bei der Proteinsynthese. In einem *amber*-Suppressorstamm *(sup^F)* von *E. coli* wird diese Mutation jedoch supprimiert, da eine Suppressor-tRNA mit dem Anticodon CUA beim *amber*-Codon die Aminosäure Tyrosin in die Polypeptidkette einbaut.

– durch extragene Suppressormutationen wie Nonsense-, Missense-, Phasenverschiebungs- und physiologische Suppressoren.

Nonsense-Suppressoren haben bei der Entschlüsselung des genetischen Codes, insbesondere der Terminatorcodons, durch Garen und Brenner eine wichtige Rolle gespielt. Nonsense-Mutationen wurden zuerst am *rII*-Locus des Bakteriophagen *T4* gefunden. Diese Mutanten können auf normalen *E. coli*-Stämmen nicht wachsen, wohl aber in bestimmten Stämmen mit einem *Suppressor-Gen*. Es wurden drei Klassen von Nonsense-Mutationen gefunden, die den drei Terminationscodons UAG, UAA und UGA entsprechen und jeweils von entsprechenden Suppressor-Genen supprimiert werden. Die Mutanten – bzw. die entsprechenden Suppressoren – werden mit den Trivialnamen *amber* für UAG, *ocker* für UAA und *opal* für UGA bezeichnet. Während bei Nonsense-Mutationen (in nichtpermissiven Stämmen) ein vorzeitiger Kettenabbruch bei der Proteinsynthese erfolgt, wird in Suppressorstämmen ein Protein von normaler Kettenlänge gebildet, das jedoch an der Stelle des Nonsense-Codons eine für das entsprechende Suppressor-Gen typische Aminosäure enthält.

Die molekulare Grundlage einer Suppressormutation konnte erstmals für den *amber*-Suppressor SupF direkt aufgeklärt werden (Abb. **2.22**). Die Suppressormutation beruht auf einer Basensubstitution im Anticodon der Tyrosin-tRNA, die von GUA zu CUA führt. Die Suppressor-tRNA wird normal mit Tyrosin beladen, erkennt jedoch das komplementäre *amber*-Codon UAG anstelle von UAC, so daß am Mutationsort Tyrosin eingebaut wird. Ein solches Protein ist in manchen Fällen aktiv.

Sequenzierungsstudien haben gezeigt, daß die drei Nonsense-Codons auch als natürliche Terminationscodons funktionieren. Es ist deshalb überraschend, daß eine Suppressormutation nicht letal ist, da die normale Termination bei allen Proteinen, die mit dem betreffenden Terminationscodon enden, unterbleiben sollte. Suppressorstämme verfügen jedoch meist über zusätzliche tRNA-Gene. So findet man beispielsweise beim erwähnten SupF-Stamm eine Tandemduplikation des Tyrosin-tRNA-Gens. Eines der beiden Gene codiert für normale Tyrosin-tRNA, während das andere zum Suppressor mutiert ist. Außerdem ist die Effizienz der Suppression relativ niedrig und variiert für *amber*-Suppressoren etwa im Bereich von 5–50%. Außer dem Terminationscodon spielen auch andere Faktoren bei der Termination eine wichtige Rolle. Häufig findet man zudem zwei verschiedene Terminationssignale hintereinander am Ende eines Gens. Nonsense-Suppressoren wurden auch bei Hefen und Nematoden nachgewiesen.

2.7 Komplementation

Mutationen können durch einen Komplementationstest, der auch als **cis-trans-Test** bezeichnet wird, bestimmten Genen zugeordnet werden. Das Prinzip der Komplementation ist in Abb. **2.23** anhand von drei rezessiven Mutanten, m1, m2 und m3, dargestellt. Der *cis-trans*-Test erlaubt es festzustellen, ob diese Mutanten Allele des gleichen Gens sind oder ob sie verschiedenen Genen zuzuordnen sind. Dazu werden die Mutanten so untereinander gekreuzt, daß die entsprechenden *cis*- und *trans*-Heterozygoten entstehen. Bei der *cis*-Konfiguration sind die beiden Mutanten im gleichen Chromosom lokalisiert, bei der *trans*-Konfiguration liegen sie getrennt auf den beiden homologen Chromosomen. Der Phänotyp der *trans*-Heterozygoten zeigt an, ob die Mutanten komplementieren: Betreffen die beiden Mutationen verschiedene Gene (Abb. **2.23***A*), verfügt der *trans*-Heterozygote über je ein normales Gen (*a* und *c*). Er zeigt deshalb den Wildphänotyp *(Komplementation)*. Liegen die beiden Mutationen jedoch im gleichen Gen (Abb. **2.23***B*), besitzt der *trans*-Heterozygote kein intaktes Gen und zeigt daher den Mutantenphänotyp (keine Komplementation). Die Mutationen m1 und m3 sind *Allele,* d.h. Varianten des gleichen Gens. Die *cis*-Konfiguration, die als Kontrolle dient, wird in der Praxis häufig weggelassen, da es bei höheren Organismen oft schwierig ist, die *cis*-Doppelmutante zu konstruieren. Aufgrund des Komplementationstestes kann das Gen als eine Funktionseinheit **(Cistron)** definiert werden, die den Wildphänotyp erzeugt. Mutationen in verschiedenen Cistrons komplementieren einander, während sich Mutationen im gleichen Cistron nicht zu komplementieren vermögen.

Intragene Komplementation: In manchen Fällen komplementieren auch verschiedene Allele, die im gleichen Gen oder Cistron liegen. In diesen Fäl-

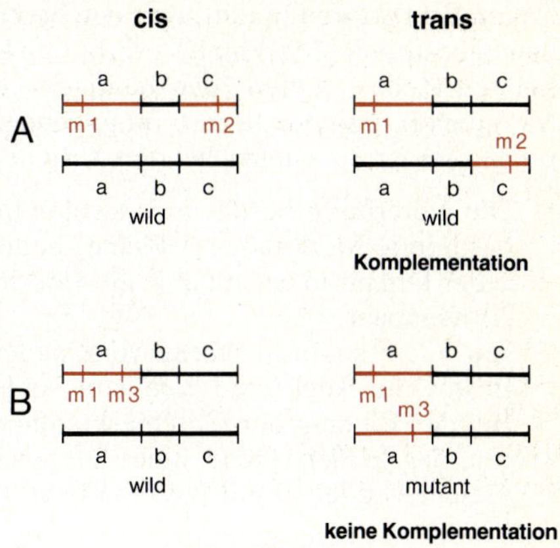

Abb. 2.23 Komplementationstest. Die rezessiven Mutationen *(m1, m2, m3)* in den Genen a, b und c werden heterozygot in der *cis*-Anordnung (auf dem gleichen Chromosom) und in *trans*-Stellung (auf verschiedenen Chromosomen) auf ihren Phänotyp getestet. Entsteht in der *trans*-Stellung der Wildphänotyp [A], komplementieren die beiden Mutationen, betreffen also verschiedene Gene (Funktionseinheiten). Zeigen *trans*-heterozygote Tiere jedoch den Mutantenphänotyp [B], komplementieren die beiden Mutanten nicht und betreffen somit das gleiche Gen.

len ist die Komplementation jedoch stets unvollständig, so daß in der *trans*-Konfiguration im Vergleich zum Wildtyp eine stark reduzierte Enzymaktivität gemessen wird, die jedoch häufig zum Überleben ausreicht. Intragene Komplementation wurde bisher nur bei Proteinen beobachtet, die aus zwei oder mehreren Polypeptiduntereinheiten bestehen. Sie beruht auf einer Wechselwirkung zwischen den beiden mutierten Polypeptidketten. Der Defekt in der Faltung der einen Polypeptidkette kann durch die Mutation in der anderen Kette partiell korrigiert werden, so daß das multimere Protein wenigstens teilweise aktiv ist. Bei *E. coli* ist für die alkalische Phosphatase (ein Enzym mit zwei gleichen Polypeptidketten) gezeigt worden, daß die Polypeptidketten von zwei Mutanten, A und B, *in vitro* dissoziiert, gemischt und wieder reassoziiert werden können. Die beiden Homodimere (AA, BB) sind inaktiv, während das Hybridenzym AB eine gewisse Enzymaktivität zeigt. Das Hybridenzym und die beiden Homodimere lassen sich bei *trans*-Heterozygoten auch *in vivo* nachweisen.

2.8 Rekombination

2.8.1 Segregation von Allelen und unabhängige Aufspaltung

Die grundlegenden Gesetzmäßigkeiten der Vererbung wurden von Mendel in Kreuzungsversuchen an Erbsen erkannt. Im Gegensatz zu seinen Vorgängern, die ein diffuses Durchmischen von Erbeigenschaften bei der sexuellen Fortpflanzung annahmen, postulierte Mendel aufgrund der quantitativen Analyse seiner Kreuzungsexperimente, daß die *Vererbung* auf einzelnen diskreten Erbfaktoren beruht. Aus den beobachteten Zahlenverhältnissen, nach denen bestimmte Merkmale vererbt werden, leitete er die Existenz von partikulären Zellelementen (den heutigen „Genen") ab, die den untersuchten Merkmalen zugrunde liegen. Im folgenden seien die wichtigsten Schlußfolgerungen seiner epochemachenden Arbeiten genannt:

- Die Vererbung beruht auf partikulären Zellelementen (= Genen), die bestimmte Merkmale (= Phäne) bedingen.
- Jeder Organismus enthält je ein väterliches und ein mütterliches Gen, also ein Genpaar.
- Ein Gen kann in Form verschiedener Allele (Varianten) auftreten. Bestimmte Allele sind dominant, andere rezessiv.
- Bei der Bildung der Geschlechtszellen (Keimzellen, Gameten) segregieren die beiden Gene eines Genpaares, so daß die eine Hälfte der Geschlechtszellen nur das eine Gen, die andere nur das andere Gen enthält.
- Bei der Befruchtung vereinigen sich die Geschlechtszellen zufällig, unabhängig davon welches Gen sie tragen. Die resultierenden Nachkommen besitzen wieder zwei Gene (Allele) für das entsprechende Merkmal.
- Verschiedene Gene spalten in der zweiten Generation unabhängig voneinander in bestimmten Zahlenverhältnissen auf (Segregation), wobei neue Genkombinationen auftreten, die bei den Eltern nicht vorkamen (Rekombination).

Kurz nach der Wiederentdeckung der Mendelschen Gesetze zeigten MORGAN und andere Genetiker, daß die Gesetze für diploide Organismen mit geschlechtlicher Fortpflanzung allgemein gültig sind. In Abb. **2.24** ist die Segregation von Allelen bei *Drosophila* dargestellt. In dieser schematischen Darstellung wird nur ein Gen *(ebony)* anhand von zwei Allelen (e^+ und *e*) analysiert **(monohybrider Erbgang).** Aus einer Kreuzung von homozygoten e^+/e^+-♀♀ von brauner Körperfarbe (Wildtyp) mit homozygoten *e/e*-♂♂ von schwarzbrauner Körperfarbe in der Parentalgeneration *(P)* entstehen in der 1. Filialgeneration *(F1)* nur braune Nachkommen. Die Nachkommen reinrassiger (homozygoter) Eltern sind also uniform (1. Mendelsches Gesetz). Die *F1* zeigt braune Körperfarbe, weil e^+ über das rezessive Allel *e* dominant ist ($e^+ > e$). In der Meiose bilden die ♀♀ nur eine Klasse von Eiern (e^+) und die ♂♂ nur eine Klasse von Spermien *(e)*, die sich bei der Befruchtung zu heterozygoten e^+/e-Nachkommen vereinigen. In der Meiose der *F1* werden dagegen je zwei Klassen von Gameten gebildet, wie im Kombinationsquadrat in Abb. **2.24** angegeben ist. Da die Vereinigung der Gameten bei der Befruchtung zufällig, d. h. unabhängig von ihrem Genotyp erfolgt, entstehen in der *F2* drei verschiedene Genotypen – nämlich e^+/e^+, e^+/e *und e/e* – im Verhältnis 1:2:1. Da braune Körperfarbe (e^+) dominant ist, spaltet das Merkmal Körperfarbe im Verhältnis 3:1 auf (2. Mendelsches Gesetz).

Der **dihybride Erbgang** ist in Abb. **2.25** schematisch dargestellt. Die beiden Gene *vestigial (vg)* und *ebony (e)* liegen auf verschiedenen Chromo-

Abb. 2.24 Monohybrider Erbgang: Segregation von Allelen. Die Mutation *ebony (e)* erzeugt bei *Drosophila* dunkle Körperfarbe und ist rezessiv zum Wildtyp-Allel *($e^+ > e$)*. Die von der Parentalgeneration *(P)* abstammende erste Filialgeneration *(F1)* ist uniform (1. Mendelsches Gesetz). In der *F2* spalten die Genotypen im Verhältnis 1:2:1 auf (2. Mendelsches Gesetz). Die homologen Chromosomen sind durch zwei horizontale Striche angegeben.

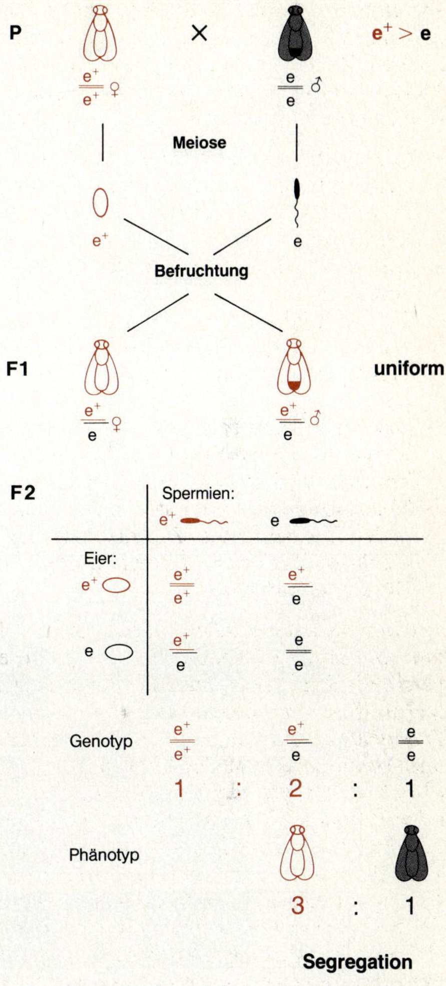

somen, sind also nicht gekoppelt. Die Mutation *vg* ist rezessiv und erzeugt Stummelflügel, während die *e*-Mutation, die ebenfalls rezessiv ist, zu schwarzbrauner Körperfarbe führt. Aus der Kreuzung homozygoter *vg/vg*-♀♀ mit *e/e*♂♂ entsteht eine uniforme *F1* von Wildtyp-Fliegen, da die beiden Wildtyp-Allele dominant sind. In der Meiose der *F1* kommt es zur Bildung von 4 gleich häufigen Klassen von Gameten (siehe Kombinationsquadrat). Aus der zufälligen Kombination dieser Gameten bei der Befruchtung

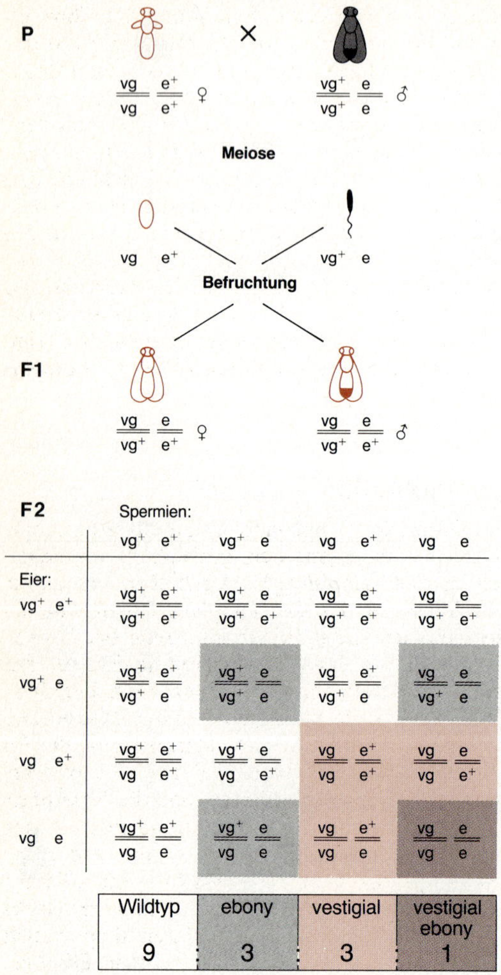

Abb. 2.25 Dihybrider Erbgang: Unabhängige Aufspaltung von nichtgekoppelten Genen. Die rezessiven Mutationen *vestigial* (*vg*, stummelflüglig) und *ebony* (*e*, dunkle Körperfarbe) sind nicht gekoppelt (d. h. auf verschiedenen Chromosomen lokalisiert). Die *F1* ist heterozygot und uniform. In der *F2* spalten die beiden Mutationen unabhängig voneinander auf: Es entstehen vier phänotypisch verschiedene Nachkommenklassen im Verhältnis 9:3:3:1.

ergibt sich in der *F2* eine zahlenmäßige Aufspaltung im Verhältnis 9 : 3 : 3 : 1. Dabei entstehen auch neue Kombinationen wie die Doppelmutante *vestigial ebony (vg/vg; e/e)*, die beide elterlichen Mutationen in sich vereinigt. Dieser Vorgang wird allgemein als **Rekombination** bezeichnet. Zur genetischen Formelsprache ist anzumerken, daß Gene, die auf homologen Chromosomen liegen, durch einen Bruchstrich getrennt werden, während ein Strichpunkt angibt, daß die beiden Gene auf verschiedenen Chromosomen lokalisiert sind.

Die Aufspaltung (Segregation) der Gene läßt sich aufgrund der Chromosomentheorie der Vererbung und des Verhaltens der Chromosomen in der Meiose (S. 43) erklären. Die Gene eines Genpaares sind in homologen Chromosomen lokalisiert. In der Prophase der ersten meiotischen Teilung legen sich die homologen Chromosomen paarweise aneinander und wandern anschließend zu entgegengesetzen Spindelpolen, so daß die Partner des Genpaares voneinander getrennt werden. Dabei ist die Wahrscheinlichkeit, daß ein bestimmtes Gen zum einen oder andern Spindelpol wandert gleich groß: Die Verteilung erfolgt zufällig. Da verschiedene Chromosomenpaare in der Meiose unabhängig voneinander segregieren, *spalten Gene auf verschiedenen Chromosomen unabhängig voneinander auf.* Aufgrund der Mendelschen Gesetze lassen sich quantitative Voraussagen über den Ausgang von Kreuzungsexperimenten machen. Bei den Mendelschen Gesetzen handelt es sich um statistische Gesetzmäßigkeiten, und die beobachteten Zahlenverhältnisse zeigen eine relativ breite Streuung.

2.8.2 Kopplung und Rekombination

Aufgrund der Chromosomentheorie der Vererbung ist zu erwarten, daß Gene, die auf dem gleichen Chromosom liegen, nicht unabhängig voneinander, sondern miteinander segregieren *(Kopplung)*. Durch Rekombination kann die Kopplung jedoch durchbrochen werden. Kopplung und Rekombination lassen sich anhand einer einfachen dihybriden Kreuzung bei *Drosophila* demonstrieren (Abb. **2.26**). Kreuzt man eine weibliche Fliege, die homozygot für die beiden rezessiven Mutationen *vestigial* (*vg* = stummelflüglig) und *purple* (*pr* = dunkelrote Augen) ist, mit einem Wildtyp-Männchen, das normale Flügel *(vg^+)* und wildrote Augen *(pr^+)* besitzt, dann ist die *F1* uniform und zeigt den dominanten Wildphänotyp. *F1*-♂♂ und -♀♀ werden nun getrennt mit homozygoten *vg-pr*-Tieren rückgekreuzt und die *F2* wird in bezug auf die Markierungsgene ausgezählt. In der Nachkommenschaft des heterozygoten *F1*-♂ treten nur die beiden Parentaltypen vg^+pr^+ und *vg pr* auf. Die beiden Gene bleiben stets beisammen. Man spricht – im Falle des *Drosophila*-♂ – von **absoluter Kopplung.** Demgegenüber treten in der Nachkommenschaft des heterozygoten *F1*-♀ außer den beiden Parentaltypen auch *Rekombinanten* (*vg* pr^+ und vg^+ *pr*) auf, die in *P* und *F1* fehlten. Die Frequenz dieser Rekombinanten wird im sog. *Rekombinationswert* erfaßt, der die Zahl der Rekombinanten, bezogen auf die Gesamtzahl der Nachkommen, angibt. 1% Rekombination wird als *1 Centi-Morgan* definiert. Die Frequenz der beiden Rekombinantenklassen *vg* pr^+ *und* vg^+pr ist im gewählten Beispiel (Abb. **2.26**) etwa gleich (151 und 154), was auf einen reziproken Genaustausch hinweist. Die Rekombination der Markierungsgene beruht auf einem **Crossover-**Vorgang in der Meiose, wie er in Abb. **2.27** schematisch dargestellt ist. Dabei werden *Chromosomensegmente mit den entsprechenden Markierungsgenen reziprok ausgetauscht.* Der Crossover-Vorgang manife-

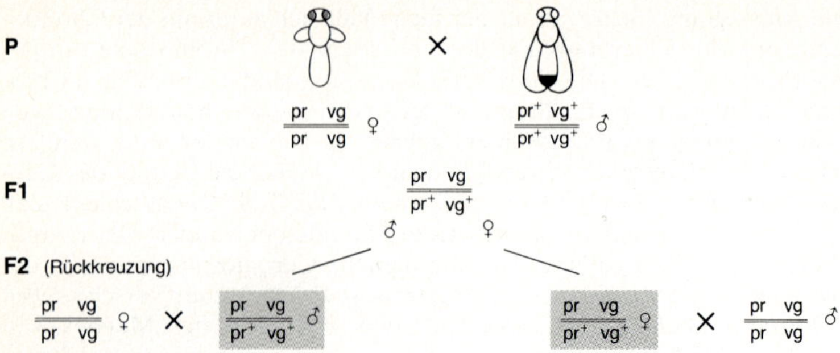

Resultat:

Wildtyp	(vg^+ pr^+)	519	parental	1339	parental
purple vestigial	(vg pr)	552		1195	
vestigial	(vg pr^+)	0	rekombinant	151	rekombinant
purple	(vg^+ pr)	0		154	
Total		1071		2839	

Rekombinationswert: $\frac{0+0}{1071} = 0$ $\frac{151+154}{2839} = 10{,}7$ Centi-Morgan

absolute Kopplung **Rekombination** (partielle Kopplung)

Abb. 2.26 Kopplung und Rekombination. Die homologen Chromosomen sind durch horizontale Striche dargestellt. Das Parental-♀ ist homozygot für die beiden Markierungsgene *purple (pr)* und *vestigial (vg)*, die die Augenfarbe bzw. Flügelausbildung beeinflussen. Das *P*-♂ ist homozygot für die beiden Wildtyp-Allele *(pr^+* und *vg^+)*. Die *F1* ist uniform und zeigt den Wildphänotyp, da die Wildtyp-Allele dominant sind. Nach Rückkreuzung der *F1*-Nachkommen mit homozygot rezessiven Fliegen erscheinen unter den Nachkommen der *F1*-♀♀ Rekombinanten, die nur noch eines der beiden Markierungsgene tragen (entweder *pr* oder *vg*). Die Zahl der Rekombinanten ergibt den Rekombinationswert (in Centi-Morgan = %). Bei *Drosophila*-♂♂ kommt keine Rekombination vor; die beiden Markierungsgene erscheinen absolut gekoppelt.

stiert sich cytologisch in der Ausbildung von *Chiasmata* (Abb. **1.11** *B*) während der meiotischen Prophase.

Aufgrund der beobachteten Unterschiede im **Rekombinationswert** zwischen verschiedenen Genen hat Sturtevant, ein Schüler von Morgan, postuliert, daß der *Rekombinationswert ein Maß für den Abstand zweier Gene* auf dem Chromosom darstellt. Wenn nämlich Crossover an jeder Stelle des Chromosoms mit gleicher Wahrscheinlichkeit erfolgen kann, ist zu erwarten,

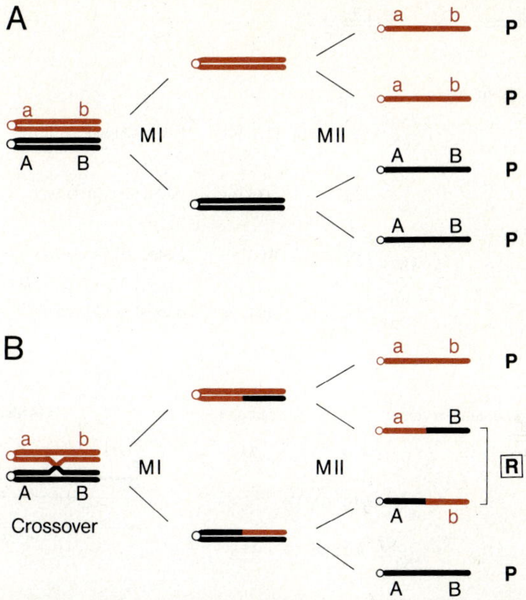

Abb. 2.27 Reziproker Austausch (Crossover) in der Meiose: [A] ohne Crossover, [B] mit Crossover. In der Prophase der Meiose I sind die Chromosomen bereits verdoppelt und legen sich paarweise aneinander, wobei stets homologe Chromosomenabschnitte gepaart sind. Mit einer bestimmten Wahrscheinlichkeit kommt es zum reziproken Austausch (Crossover) und damit zur Rekombination zwischen den beiden Markierungsgenen *a* und *b*. Die Chromosomen sind in verschiedener Farbe, das Centromer als offener Kreis wiedergegeben. – *P* parentale, *R* rekombinante Chromosomen *M I* und *M II* Meiose I und II.

daß die Anzahl der Crossover dem Abstand zwischen zwei Genen proportional ist. Je weiter zwei Gene voneinander entfernt sind, desto größer ist die Wahrscheinlichkeit, daß ein Crossover (d. h. eine Rekombination) zwischen ihnen stattfindet.

Diese Hypothese kann in sog. *Dreipunktversuchen* getestet werden, indem man die paarweisen Rekombinationswerte zwischen drei Genen bestimmt und überprüft, ob sich die Werte additiv verhalten. Dazu werden *Drosophila*-♀♀, die heterozygot für drei Markierungsgene sind, mit homozygot rezessiven ♂♂ rückgekreuzt. Da das ♂ nur rezessive Gene beisteuert, lassen sich die Rekombinationsvorgänge, die im ♀ ablaufen, aus dem Phänotyp der *F1* direkt ablesen (Abb. **2.28**). Die Parentaltypen stellen die häufigste Nachkommenklasse dar (77%). Die Rekombinationswerte ergeben sich aus der Anzahl der Rekombinanten, bei denen die beiden Gene rekombiniert haben, dividiert durch die Gesamtzahl der Nachkommen. Dabei verhalten sich die Rekombinationswerte ungefähr additiv, d. h., die Rekombinationswerte *a-b* und *b-c* betragen 7,9

P ♀ $\dfrac{a\;\;b\;\;c}{+\;\;+\;\;+}$ × $\dfrac{a\;\;b\;\;c}{a\;\;b\;\;c}$ ♂

F1 Phänotypen

a b c	759	1525	(77,0%)	Parentaltypen
+ + +	766			
a + +	73	153	(7,7%)	einfaches Crossover
+ b c	80			
a b +	140	298	(15,1%)	einfaches Crossover
+ + c	158			
a + c	2	4	(0,2%)	doppeltes Crossover
+ b +	2			
total	1980			

Rekombinationswerte (Centi-Morgan)

$$a - b \quad \frac{153+4}{1980} = 0{,}079 = \boxed{7{,}9}$$

$$b - c \quad \frac{298+4}{1980} = 0{,}153 = \boxed{15{,}3}$$

$$a - c \quad \frac{153+298}{1980} = 0{,}228 = \boxed{22{,}8}$$

Genkarte

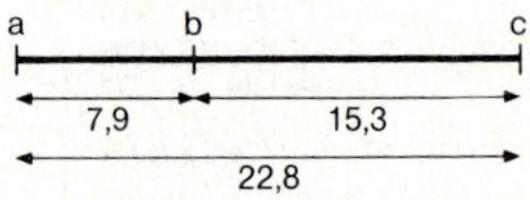

erwartete Doppel-Crossover: $0{,}079 \cdot 0{,}153 \cdot 1980 = 23{,}9$

Koinzidenz-Koeffizient $K = \dfrac{4}{23{,}9} = 0{,}17$ **Interferenzwert** $I = 1 - K = 0{,}83$

Abb. 2.28 Genkartierung. Bei der Kreuzung eines heterozygoten ♀ mit einem homozygot rezessiven ♂ läßt sich die Zahl der Crossover-Vorgänge aufgrund des Phänotyps in der *F1* bestimmen. Der Rekombinationswert ist gleich der Anzahl der Rekombinanten, dividiert durch die Gesamtzahl der untersuchten Nachkommen, und wird in % (= Centi-Morgan) angegeben. Aus den Rekombinationswerten läßt sich die dargestellte Genkarte erstellen. Der Koinzidenz-Koeffizient *K* ergibt sich aus dem Quotienten von beobachteten und erwarteten Crossover-Werten. Daraus läßt sich der Interferenzwert *I = 1−K* berechnen.

bzw. 15,3 Centi-Morgan, während der Rekombinationswert *a-c* bei 22,8 Centi-Morgan liegt. Letzterer weicht nur wenig von dem aus der Summe von *a-b* plus *b-c* zu erwartenden Wert (23,2) ab. Der Wert für die größte Distanz ist kleiner als erwartet, weil bei dieser Berechnung doppelte Crossover zwischen *a* und *c* nicht berücksichtigt wurden. Diese treten tatsächlich auf und werden als seltenste Nachkommenklasse (0,2%) erfaßt. Zur Ermittlung des effektiven Crossover-Wertes müssen die Doppel-Crossover doppelt berücksichtigt werden: (153+298+8)/1980 = 0,232 = 23,2 Centi-Morgan. Doppel-Crossover innerhalb der Abschnitte *a-b* und *b-c* werden jedoch nicht erfaßt. Aus der Tatsache, daß die Doppel-Crossover am seltensten sind, läßt sich aus den Daten der Abb. **2.28** unmittelbar ableiten, daß *b* zwischen *a* und c liegt, die Genreihenfolge also *a-b-c* oder *c-b-a* sein muß.

Durch eine Reihe solcher Dreipunktversuche mit verschiedenen Markierungsgenen konnte STURTEVANT nachweisen, daß die *Gene linear auf dem Chromosom angeordnet sind,* und **Rekombinationskarten** mit der *korrekten Genreihenfolge* ermitteln (Abb. **2.29**). Rekombinations- und Deletionskartierung (S. 89) stimmen in der Genreihenfolge überein. Durch Isolation der entsprechenden DNA-Segmente (S. 128) kann zudem gezeigt werden, daß die Rekombinationskarte auch der physikalischen DNA-Karte entspricht.

Die Frage, ob im Experiment der Abb. **2.28** die Crossover rein zufällig über das untersuchte Chromosomensegment verteilt sind und unabhängig von einem benachbarten Crossover erfolgen, kann mit statistischen Methoden untersucht werden. Man würde erwarten, daß die Anzahl der doppelten Crossover gleich dem Produkt der Wahrscheinlichkeiten für ein einfaches Crossover in den Abschnitten *a-b* und *b-c* ist. In obigem Beispiel würde man 23,9 oder fast 6mal mehr Doppel-Crossover erwarten, als beobachtet werden. Als Maß für die Übereinstimmung zwischen Befund und Erwartung berechnet man den *Koinzidenz-Koeffizienten:*

$$K = \frac{\text{Anzahl der beobachteten Doppel-Crossover}}{\text{Anzahl der erwarteten Doppel-Crossover}}$$

K beträgt im gewählten Beispiel 0,17, woraus sich ein *Interferenzwert* von $I = 1 - K = 0{,}83$ ergibt. Für kurze Genabstände ($\leq$ 10 Centi-Morgan) findet man bei *Drosophila* hohe positive **Interferenz,** also fast keine Doppel-Crossover. Der Rekombinationswert für kurze Genabstände stimmt deshalb genauer mit dem effektiven Crossover-Wert überein, während bei großen Genabständen zahlreiche Doppel-Crossover nicht erfaßt werden. Wie die folgende Überlegung zeigt, kann der maximale Rekombinationswert zwischen zwei Genen im Zweipunktversuch 50% nicht überschreiten. Wenn wir annehmen, daß zwei Gene sehr weit voneinander entfernt auf dem gleichen Chromosom liegen, werden in der Meiose Chromosomen mit 0, 1, 2, 3, 4, 5 usw. Crossover entstehen. Falls wir nur zwei Chromatiden betrachten, zeigen Chromatiden mit 0, 2, 4 usw. Crossover den parentalen Genotyp, während ungeradzahlige, 1, 3, 5 usw., den Rekombinationstyp zeigen. Da bei sehr großem Genabstand die Anzahl der geradzahligen und der ungeradzahligen Crossover-Chromosomen gleich ist, wird der Rekombinationswert mit zunehmendem Abstand asymptotisch gegen 50% streben. Diesen Wert erhält man auch bei unabhängiger Segregation der Markierungsgene. In diesem Fall kann man also nicht entscheiden, ob die beiden Gene sehr weit voneinander entfernt auf dem gleichen Chromosom oder auf verschiedenen Chromosomen liegen. Eine Entscheidung ist bei *Drosophila* leicht möglich. Da beim *Drosophila*-♂ kein meiotisches Crossover vorkommt, erscheinen alle Gene auf dem gleichen Chromosom absolut gekoppelt. Bei anderen Organismen muß die Genkarte mit Hilfe von näher beieinanderliegenden Markierungsgenen ermittelt werden. Obwohl der Rekombinationswert maximal 50 Centi-Morgan beträgt, können durch Addition kleinerer Rekombinationswerte dennoch größere Genabstände errechnet werden, so daß z. B. das 3. Chromosom von *Drosophila* mehr als 100 Centi-Morgan mißt.

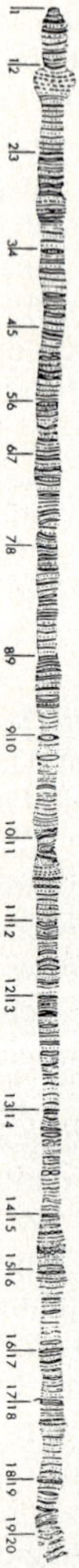

Cytologie	Genlocus	Mutante	Phänotyp
1A8	0,0	*yellow*	gelbe Körperfarbe
1B3	0,0	*achaete-scute*	fehlende Borsten (Genkomplex)
2B11-12	0,3	*deep orange*	Augenfarbe, ♀ steril
2D3-4	0,6	*6-Phosphogluconate dehydrogenase*	Enzymaktivität
2D6	0,8	*prune*	Augenfarbe
3A2	0,9	*giant*	zusätzliches Larvenstadium
3A3	1,0	*zeste*	Augenfarbe
3B1-2	–	*period*	circadianer Rhythmus („innere Uhr")
3C1-2	1,5	*white*	Augenfarbe
3C5	2,2	*roughest*	rauhe Facetten
3C7-8	3,0	*Notch*	Flügelkerbe, Neurogenese
3C11-12	3,6	*Sgs-4*	Speicheldrüsenprotein 4
3D4	4,6	*dunce*	cAMP-Phosphodiesterase (Lernprozeß)
4B-C	6,5	*norpA*	kein Rezeptorpotential (blind)
5B	13,7	*crossveinless*	Querader fehlt im Flügel
5C3-4	14,0	*Actin*	Actinprotein
7D1-2	21,0	*singed*	verkrüppelte Borsten
7E11-7F1,2	23,1	*Chorion Proteins*	Proteine der äußeren Eischale
8C3-8C17	27,5	*tan*	Körperfarbe und Sehprozeß
8D4-E	27,7	*lozenge*	tablettenförmige Augen (pleiotrop)
8D4-E	29,2	*Hexokinase A*	Enzymaktivität
8F-9A	29,0	*yolk protein 1 + 2*	Dotterproteine 1 u. 2
10A1	33,0	*vermilion*	Tryptophan-Oxygenase
10C1-2	35,7	*RNA Polymerase II*	α-amanitinsensitive Untereinheit
11A7-B9	39,5	*Larval Serum Protein-1α*	Hämolymphprotein
11B	–	*U1*	small nuclear RNA (snRNA U1)
12BC	44,0	*yolk protein 3*	Dotterprotein 3
12DE	–	*tRNA-Ser*	Serin Transfer-RNA
–	53,9	*paralysis*	neurologische Mutante (gelähmt)
14B	–	*U2, U5*	small nuclear RNA (snRNA U2 und U5)
15A1	54,5	*rudimentary*	Pyrimidin-Biosynthese (CPS, DHO, ATC)
15F1-2	56,7	*forked*	gegabelte Borsten
16A1-2	57,0	*Bar*	reduzierte Augen
18D1-2	62,5	*carnation*	Augenfarbe
18D	62,9	*Zwischenferment*	Glucose-6-Phosphat-Dehydrogenase
19D1-3	64,8	*maroonlike*	Augenfarbe (Mo-Coenzym)
19E-20B	65,0	*Collagen*	Collagen-Protein
19F	–	*tRNA-Tyr-1*	Tyrosin Transfer-RNA
20D-20EF	65,9	*suppressor of forked*	Suppressor
20F	66,0	*bobbed*	kurze Borsten, rRNA 2s; 5,8s; 18s; 28s

Abb. 2.29 Genkarte des X-Chromosoms von *Drosophila melanogaster*. Genlocus in Centi-Morgan.

Nach Untersuchungen an besonders geeigneten Systemen wie an Pilzen, deren Meioseprodukte im Sporenschlauch (Ascus) linear hintereinander aufgereiht sind (Abb. **2.32**), können alle vier Chromatiden in der Meiose an Crossover-Vorgängen teilnehmen. Schwesterchromatidaustausch scheint in der Meiose sehr selten zu sein und hat genetisch keine wesentlichen Konsequenzen.

2.8.3 Physikalischer Austausch von Chromosomensegmenten

Die Frage, ob es beim Crossover-Vorgang zum *physikalischen Austausch von Chromosomensegmenten* kommt, ist von STERN bei *Drosophila* mit Hilfe von Chromosomen untersucht worden, die sowohl genetisch als auch cytologisch markiert waren. Das entsprechende Experiment ist in Abb. **2.30** dargestellt. In der Parentalgeneration werden ♀♀ verwendet, die heterozygot für die Markierungsgene *Bar* (*B,* reduzierte Augen) und *carnation* (*car,* veränderte Augenfarbe) sind und zudem cytologisch markierte X-Chromosomen aufweisen: ein unvollständiges X-Chromosom, von dem ein Segment auf das 4. Chromosom transloziert ist, und ein X-Chromosom, das zusätzlich ein Segment des Y-Chromosoms enthält. Nach Rückkreuzung mit homozygot rezessiven ♂♂, die ein cytologisch normales X-Chromosom besitzen, werden *Bar*- und *car*-Rekombinanten-♀♀ isoliert und cytologisch untersucht. Dabei zeigt es sich, daß die Rekombinanten neue Chromosomentypen besitzen, die beim Muttertier nicht vorhanden waren. Die *Bar* car^{+}-Rekombinanten besitzen ein Translokationschromosom, dem zwar ein Segment fehlt (das auf das 4. Chromosom transloziert ist), das aber ein zusätzliches Segment des Y-Chromosoms aufweist. Die Bar^{+} *car*-Rekombinanten-♀♀ verfügen über ein cytologisch normales rekombinantes X-Chromosom. Keines der beiden rekombinanten Chromosomen war in der Mutter vorhanden. Die genetische Rekombination ist also mit einer cytologischen Rekombination verbunden, d. h. mit einem physikalischen Austausch von Chromosomensegmenten.

2.8.4 Unterdrückung der Rekombination durch Strukturmutationen

Damit eine Rekombination stattfinden kann, müssen die homologen Chromosomen in der Meiose gepaart sein. Strukturmutationen, die eine Chromosomenpaarung erschweren oder verhindern, unterdrücken die Rekombination. Solche Strukturmutationen werden deshalb für die Konstruktion von *Balancer*-Chromosomen verwendet, die die Rekombination verhindern sollen. Wie aus Abb. **2.31** ersichtlich, führt bei Heterozygoten ein einfaches Crossover innerhalb einer **paracentrischen Inversion** zu einem dicentrischen Chromosom (mit 2 Centromeren) und einem acentrischen Chromosomenfragment. Das dicentrische Fragment bildet in der Anaphase der Kernteilung

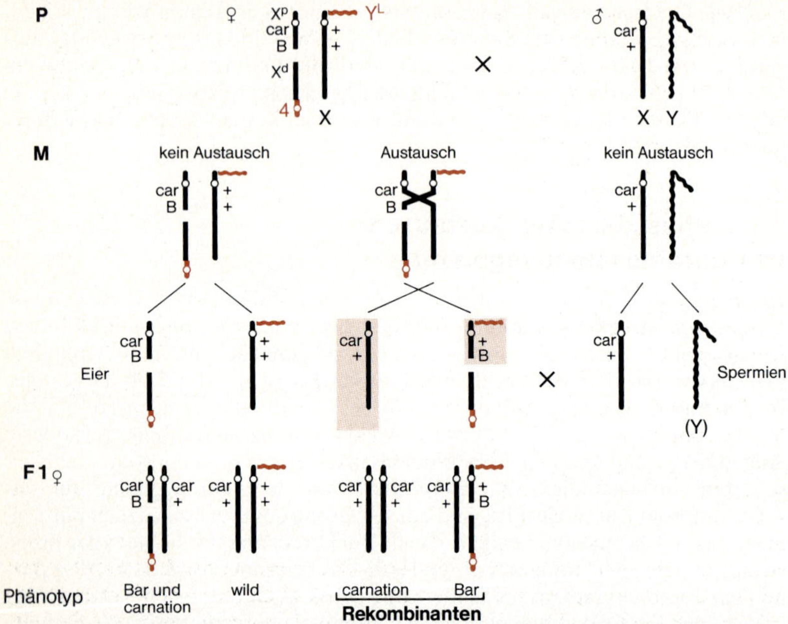

Abb. 2.30 Physikalischer Austausch von Chromosomensegmenten bei der Rekombination. Alle beteiligten Chromosomen sind morphologisch markiert. X^P besteht aus dem proximalen Teil des X-Chromosoms und trägt die Marker *car (carnation)* und *B (Bar)*. Der distale Teil des X-Chromosoms *(X^d)* ist auf das 4. Chromosom transloziert. Die Centromere sind als kleine Kreise eingezeichnet. Das zweite X-Chromosom der parentalen ♀♀ trägt infolge einer Translokation zusätzlich den langen Arm eines Y-Chromosoms *(Y^L)*. Das P-♂ besitzt cytologisch normale X- und Y-Chromosomen; das X-Chromosom trägt den rezessiven Marker *car*. Wenn im ♀ während der Meiose *(M)* eine Rekombination zwischen den Markern *car* und *B* auftritt, entstehen cytologisch „neue" Chromosomentypen *(farbig gerastert)*, die sich nur durch den physikalischen Austausch von Chromosomenabschnitten erklären lassen. In der *F1* sind nur die ♀♀ eingezeichnet, die Y-Spermien *(Y)* werden nicht weiterverfolgt (nach Stern).

eine „Chromosomenbrücke", die an irgendeiner Stelle reißt, da die beiden Centromere zu entgegengesetzten Spindelpolen gezogen werden. Das acentrische Fragment bleibt in der Anaphase liegen, da es keine Ansatzstelle für Spindelfasern besitzt, und geht nach der erneuten Bildung der Kernmembran im Cytoplasma verloren. In beiden rekombinanten Chromosomen gibt es also Deletionen und z. T. auch Duplikationen, so daß die daraus entstehenden Zygoten nicht lebensfähig sind. Trotzdem beobachtet man sowohl bei *Drosophila* als auch bei Pflanzen kaum eine erhöhte Letalität bei Heterozy-

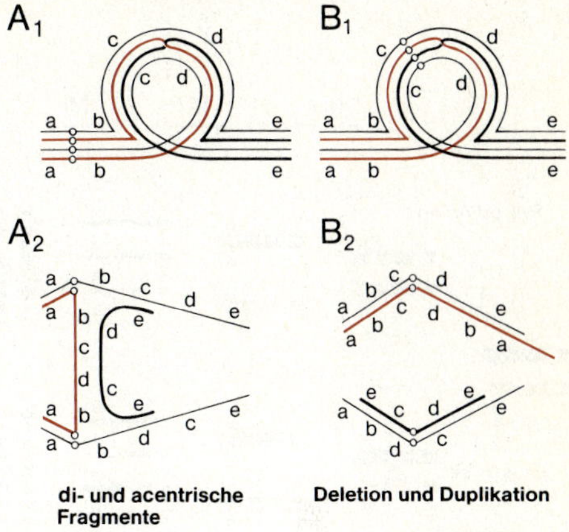

Abb. 2.31 Crossover bei Inversionsheterozygoten. [A] Paracentrische Inversion. [B] Pericentrische Inversion. Bei der paracentrischen Inversion *(A_1)* entsteht infolge des Crossover ein acentrisches Fragment (ohne Centromer) und eine dicentrische Chromosomenbrücke *(A_2)*, die in der Anaphase zerreißt, wenn die beiden Centromere zu den Spindelpolen gezogen werden. Bei der pericentrischen Inversion *(B_1)* enthalten beide Rekombinationschromosomen sowohl eine Deletion als auch eine Duplikation (B_2). Die Buchstaben symbolisieren Markierungsgene; die Centromere sind als kleine Kreise dargestellt.

goten für eine paracentrische Inversion. Wie cytologische Untersuchungen zeigen, ist dies darauf zurückzuführen, daß die aberranten (rekombinanten) Chromosomen in die Polkerne (S. 181) abgestoßen werden und nur die normalen (parentalen) Chromosomen in den Eikern gelangen. Deshalb ist die Rekombination bei Heterozygoten für eine paracentrische Inversion scheinbar unterdrückt. Ein doppeltes Crossover innerhalb der Inversion hat cytologisch keine negativen Konsequenzen, wenn nur zwei Chromatiden beteiligt sind, so daß z. B. Markierungsgene dennoch durch Rekombination in Inversionen eingeführt werden können. **Pericentrische Inversionen** (Abb. **2.31** *B*), bei denen das Centromer innerhalb der Inversionsschleife liegt, setzen die Rekombinationsfrequenz aus anderen Gründen herab. Ein einfaches Crossover innerhalb der Inversionsschleife führt in diesem Fall zur Bildung von Duplikationen bzw. Deletionen, die eine erhöhte Sterblichkeit der Zygoten verursachen. Damit wird wiederum der Anteil der Rekombinanten unter den lebensfähigen Nachkommen stark verringert.

2.8.5 Intragene Rekombination und molekulare Mechanismen

Nach der klassischen Vorstellung sind die Gene linear auf dem Chromosom angeordnet – aufgereiht wie Perlen auf einer Schnur. Bei der Rekombination werden die Perlen ausgetauscht, wobei die Schnüre zwischen den Perlen zerreißen und neu verknüpft werden. Durch sog. *Feinstrukturanalyse* kann jedoch gezeigt werden, daß Rekombination auch innerhalb eines Genes statt-

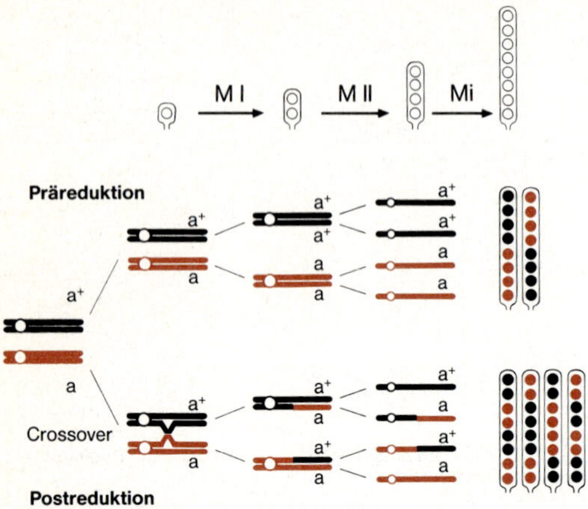

Abb. 2.32 Prä- und Postreduktion beim Schlauchpilz *Neurospora*. Wenn kein Crossover stattfindet, werden *a* und a^+ in der 1. meiotischen Teilung *(MI)* getrennt (Präreduktion). Findet ein Crossover zwischen dem Centromer *(Kreis)* und *a* statt, erfolgt die Trennung von *a* und a^+ erst in der 2. meiotischen Teilung *(MII)* (Postreduktion). – *a* Sporenfarbenmutante, *Mi* Mitose.

findet, was als **intragene Rekombination** bezeichnet wird. Intragene Rekombination wurde erstmals bei *Drosophila* nachgewiesen, doch sind Pilze wie *Neurospora* für die Analyse der Feinstruktur besser geeignet. Bei *Neurospora* liegen die Produkte der Meiose, die Ascosporen, im Ascus (Schlauch) linear hintereinander aufgereiht. Bei einer Mutante, bei der z. B. die Sporenfärbung verändert ist, kann daher die Segregation in der Meiose direkt im Mikroskop beobachtet werden. Wie Abb. **2.32** (oben) zeigt, durchläuft der Zygotenkern zunächst die beiden meiotischen Teilungen, so daß 4 haploide Kerne entstehen (Tetrade). In der anschließenden Mitose gehen daraus 8 Ascosporen hervor. Dabei segregiert ein Paar von Allelen *(a/a⁺)* im Verhältnis 4 : 4, wobei verschiedene Anordnungen der Sporen auftreten. Die Centromere der homologen Chromosomen trennen sich stets in der ersten Meiose voneinander *(Präreduktion)*. Findet kein Crossover statt, segregieren *a* und a^+ ebenfalls in der Meiose I. Kommt es dagegen zum Crossover zwischen Centromer und *a*, trennen sich *a* und a^+ erst in der Meiose II *(Postreduktion)*, was sich in einer veränderten räumlichen Anordnung der Sporen ausdrückt. Da ein Crossover um so wahrscheinlicher ist, je weiter *a* vom Centromer entfernt ist, kann die Frequenz der Postreduktions-Asci (bezogen auf die Gesamtzahl der Asci) als Maß für den Abstand zwischen *a* und Centromer verwendet werden. Das Centromer dient in diesem Fall gewissermaßen als Markierungsgen.

Rekombination zwischen zwei weit voneinander entfernten Markierungsgenen ist reziprok und führt zu einer (4 : 4)-Aufspaltung. Diese *reziproke Rekombination* wird als **Crossover** bezeichnet. Untersucht man jedoch die seltenen Rekombinationsereignisse zwischen zwei Mutanten a^1 und a^2 des gleichen Gens, die sehr eng gekoppelt sind, so findet man einen hohen Anteil an (6 : 2)-Asci (Abb. **2.33**). Diese *nichtreziproke* Form der *intragenen Rekombination* wird als **Genkonversion** bezeichnet. Außerdem treten noch (5 : 3)-Asci

Abb. 2.33 Intragene Rekombination beim Schlauchpilz *Neurospora*. [A] Reziproker Austausch (Crossover). [B] Konversion. [C] Konversion mit postmeiotischer Segregation. a^1, a^2 verschiedene Allele des gleichen Gens. *MI, MII* meiotische Teilungen, *Mi* Mitose. Eine *horizontale Linie* repräsentiert eine Doppelhelix. Die Aufspaltungsverhältnisse a^2 zu + sind angegeben.

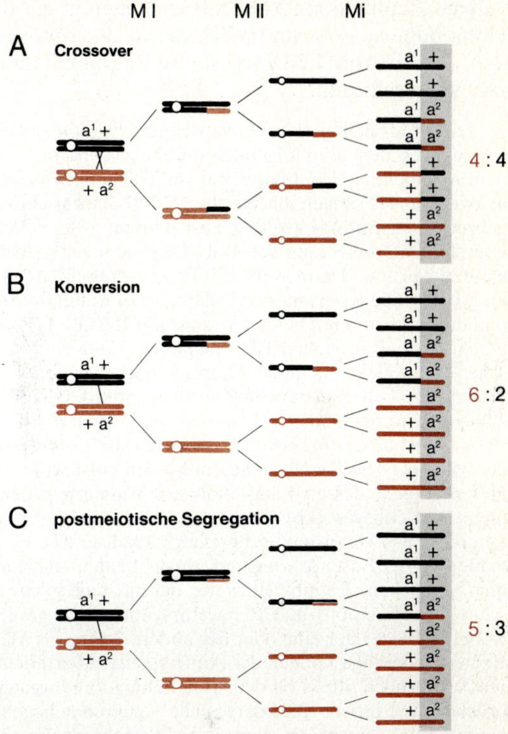

auf, was darauf hindeutet, daß in diesem Fall die Segregation erst nach der Meiose in der darauffolgenden Mitose erfolgt *(postmeiotische Segregation)*.

Es sind verschiedene *Modelle* vorgeschlagen worden, die den **molekularen Mechanismus der Rekombination** und das Auftreten von Crossover, Genkonversion und postmeiotischer Segregation erklären sollen. Alle diese Modelle basieren auf der Annahme, daß eine Chromatide aus einer DNA-Doppelhelix besteht (S. 58). In der meiotischen Prophase können wir daher von 4 gepaarten DNA-Doppelhelices ausgehen (Abb. **2.34**). Im Verlauf der Rekombination brechen einzelne DNA-Stränge und werden mit anderen neu verknüpft. Da während der Meiose i. a. keine Mutationen entstehen, muß dieser Vorgang mit großer Präzision erfolgen und zusätzlich durch Reparaturvorgänge abgesichert sein. Das Auftreten von postmeiotischer Segregation weist darauf hin, daß bei aberranter Segregation (z. B. 5 : 3) am Ende der Meiose DNA-Moleküle vorliegen, die aus zwei verschiedenen, nicht komplementären Strängen bestehen *(Heteroduplexe)*. Die in Abb. **2.33** *C* gezeichnete rekombinante Chromatide besteht z. B. aus einem Heteroduplex $+/a^2$, weist also einen Paarungsfehler der Nucleotide auf. Infolge der semikonservativen Replikation (Abb. **2.3**) entstehen in der darauffolgenden S-Phase die Homoduplexe +/+ und a^2/a^2, die in der Mitose voneinander getrennt werden. Das in Abb. **2.34** dargestellte Rekombinationsmodell wurde von HOLLIDAY vorgeschlagen.

Dieses Modell geht bei einem Heterozygoten *AB/ab* von 4 gepaarten Doppelhelices aus, von denen im folgenden nur die zwei betrachtet werden, die an der Rekombination teilnehmen (1). Man nimmt an, daß zunächst zwei Brüche an homologen Stellen in zwei Einzelsträngen mit gleicher 5′-3′-Polarität auftreten *(2)*. Die freien Enden der gebrochenen Stränge werden ausgetauscht *(3)*, wobei die Wasserstoffbrücken zum komplementären Strang gelöst und mit dem gegenüberliegenden Strang neu gebildet werden müssen. Dann werden die ausgetauschten Stränge durch Ligation neu verknüpft *(4)*. Die Kreuzungsstelle kann dabei wandern *(5)*. Öffnet man diese Struktur *(6)* und dreht die unteren beiden Stränge um 180 Grad *(7)*, entsteht eine Struktur, die dem griechischen Buchstaben *Chi* entspricht. *Chi-Strukturen* können als molekulare Zwischenstufen elektronenmikroskopisch nachgewiesen werden. Bei der darauffolgenden Teilung brechen zwei der Einzelstränge entweder „Nord-Süd" oder „Ost-West" auseinander *(8)*, trennen sich und werden wieder ligiert *(9)*. Je nach Bruchrichtung *(8)* entsteht schließlich *(10)* entweder die parentale *(AB/ab)* oder rekombinante Anordnung der Marker *(Ab/aB)*. Nach diesem Modell entsteht im Bereich der Kreuzungsstelle ein Heteroduplex, dessen Länge von der Wanderung der Kreuzungsstelle abhängt und mehrere Kilobasen (kb) betragen kann. Sind die verwendeten Markierungsmutanten innerhalb des Heteroduplexbereiches lokalisiert (z. B. a^1 und a^2 in Abb. **2.33**), treten Fehler bei der Basenpaarung auf, da die beiden Allele a^1 und a^2 verschiedene Basensequenzen haben. Es gibt Hinweise darauf, daß solche Paarungsfehler durch Herausschneiden (Excision) und Reparatursynthese mit großer Effizienz eliminiert werden, wobei entweder der eine oder der andere Strang als Matrize dient. Solche „Mismatch-Repair"-Vorgänge können das Auftreten der aberranten Asci, wie 6 : 2 und 5 : 3, erklären. Es ist noch offen, ob dem Rekombinationsvorgang tatsächlich zwei Einzelstrangbrüche – wie in Abb. **2.34** dargestellt – zugrunde liegen. Es gibt auch Modelle, die nur einen Einzelstrangbruch oder einen Doppelstrangbruch voraussetzen.

Die intragene Rekombinationsanalyse erlaubt es auch, den Abstand von Mutationen innerhalb eines Gens zu bestimmen. Das Gen läßt sich in zahlreiche Mutationsorte auflösen, deren Abstand der Rekombinationsfrequenz proportional ist. Das Gen erscheint somit prinzipiell nicht mehr als unteilbares Quantum, sondern es entspricht einem DNA-Segment, bestehend aus einer Sequenz von Basenpaaren, die einzeln mutieren und rekombinieren können. Mutationen in verschiedenen Basenpaaren desselben Gens werden als *Heteroallele* bezeichnet und können durch Rekombination voneinander getrennt werden. Mutationen im gleichen Basenpaar *(Homoallele)* lassen sich im Rekombinationstest nicht untersuchen. Bei intragener Rekombination wird meist eine hohe negative Interferenz (S. 107) beobachtet. Die gemessenen Abstände sind nicht genau additiv, was wohl mit Genkonversion und Reparationsvorgängen der Heteroduplexe zusammenhängt. Die Reihenfolge der verschiedenen Allele kann jedoch aus dem Verhalten der flankierenden Markierungsgene, die reziproke Rekombination zeigen, meist eindeutig bestimmt werden. Eine präzisere genetische Kartierung erhält man mit Hilfe überlappender *Deletionen* (S. 89).

Abb. 2.34 Modell des Mechanismus der Rekombination. Erklärung im Text. Eine horizontale Linie repräsentiert einen DNA-Einzelstrang. Es sind nur die beiden an der Rekombination beteiligten DNA-Doppelstränge wiedergegeben (nach Holliday).

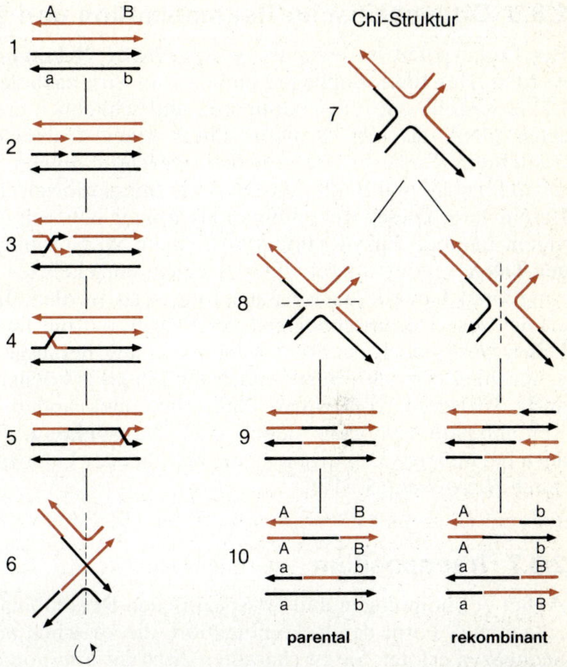

Rekombination kann auch zwischen homologen Genen (bzw. homologen DNA-Sequenzen) auftreten, die an verschiedenen Loci oder sogar auf verschiedenen Chromosomen liegen. **Ungleiche Rekombination** *(unequal crossover)* bei tandemrepetierten Genen wurde bereits beschrieben (Abb. **2.19**). In diesem Fall paaren die homologen (oder partiell homologen) Gene versetzt, so daß der Crossover-Vorgang zur Deletion bzw. Duplikation einer Genkopie führt. Es können aber auch DNA-Segmente zwischen partiell homologen Genen ausgetauscht werden, die auf verschiedenen Chromosomen liegen **(intergenische Konversion)**. So konnte z. B. bei Hefe Rekombination zwischen Serin-tRNA-Genen, die über das Genom verstreut liegen, nachgewiesen werden. Untersuchungen von Hämoglobinvarianten und Immunoglobulingenen deuten darauf hin, daß intergenische Konversion auch beim Menschen auftritt. Intergenische Konversion scheint auch die Ursache für die hohe Variabilität der Histokompatibilitäts-Antigene zu sein (S. 155).

2.8.6 Ortsspezifische Rekombination und Transduktion

Bei Prokaryoten ist erstmals **ortsspezifische Rekombination** nachgewiesen worden. Der Bakteriophage Lambda kann sich nach dem Eindringen in eine Bakterienzelle entweder vermehren und schließlich die Zelle auflösen oder seine DNA als sog. Provirus durch einen Crossover-Vorgang an einer bestimmten Stelle ins Bakterienchromosom einfügen. Die Homologie zwischen Phagen- und Bakterien-DNA am Integrationsort beschränkt sich auf 15 Basenpaare. Dieser Rekombinationsvorgang läßt sich *in vitro* mit dem gereinigten Lambda-Enzym (Integrase), einem Wirtsprotein und der reinen Phagen-DNA rekonstruieren. Durch einen umgekehrten Rekombinationsvorgang kann Lambda auch wieder freigesetzt werden. In den meisten Fällen erfolgt das „Herausschneiden" des Phagen auf die Base genau. In seltenen Fällen wird jedoch ein Stück Wirts-DNA mit herausgeschnitten und in Phagenpartikel verpackt. Bei der nächsten Infektion können dann solche Partikel auch Wirtsgene von einem Bakterium aufs andere übertragen. Diesen Rekombinationsvorgang nennt man **Transduktion.** Transduktion kommt auch bei höheren Organismen vor, bzw. bei der Übertragung von *Oncogenen* durch *Retroviren* (S. 119).

2.8.7 Transposition

Außer der homologen und ortsspezifischen Rekombination gibt es auch eine „illegitime" Form der Rekombination, die zwischen *nichthomologen* DNA-Sequenzen erfolgt. Sie ist charakteristisch für *transponierende genetische Elemente,* die keinen festen Platz im Genom einnehmen und daher auch als *hüpfende Gene* bezeichnet werden.

In Box **2.1** sind einige der bisher untersuchten transponierenden Elemente zusammengestellt. Bei den einfachsten dieser Elemente, den sog. **Insertionssequenzen (IS),** handelt es sich um definierte DNA-Segmente von einigen hundert Basenpaaren (b), die die Fähigkeit besitzen, sich an neuen Chromosomenorten einzubauen (zu integrieren). Diese Transposition erfolgt weitgehend unabhängig von der normalen homologen Rekombination und besteht in einer lokalen Replikation des IS-Elementes, einem präzisen Herausschneiden des Elementes an den Enden, dem Aufschneiden der Wirts-DNA und schließlich der Verknüpfung des replizierten Elementes mit der Wirts-DNA am neuen Ort. Als Erkennungssignal für das präzise Herausschneiden des Elementes dienen kurze umgekehrt-repetierte Sequenzen an den Enden des Elementes. An der Integrationsstelle entsteht je nach Element in der Zielsequenz eine kurze Duplikation von beispielsweise 5 b. Die Entstehung dieser Duplikation beruht wahrscheinlich darauf, daß die Endonuclease die Wirts-DNA mit einem um 5 b versetzten Schnitt auftrennt. Nach dem Einsetzen des Elementes werden dann beiderseits die fehlenden 5 b des entsprechenden DNA-Stranges repliziert. Diese Duplikation unterscheidet sich in ihrer Basensequenz von Integrationsort zu Integrationsort. Die

Anzahl der möglichen Integrationsorte ist i. a. sehr groß, obwohl eine gewisse Sequenzspezifität besteht. IS-Elemente kommen nicht nur im Bakterienchromosom, sondern auch in Bakteriophagen und Plasmiden vor. Plasmide sind extrachromosomale genetische Elemente, die autonom replizieren können (s. unten).

Transposonen tragen zusätzlich zu den Genen, die die Transposition steuern, noch weitere Gene. In der Regel bestehen sie aus zwei die betreffenden Gene flankierenden IS-Elementen. Diese können gleich (z. B. *Tn 9* in Box **2.1**) oder umgekehrt *(Tn 903)* orientiert sein. Transposonen sind von großer medizinischer Bedeutung, da sie Resistenzgene gegen Antibiotika wie Penicillin, Chloramphenicol *(cm^R)* oder Kanamycin *(kan^R)* übertragen können. Oft liegen mehrere Transposonen nebeneinander auf **Resistenzfaktorplasmiden.** Bakterien, die ein solches R-Plasmid beherbergen, sind gegen eine ganze Anzahl verschiedener Antibiotika resistent. Außerdem können R-Plasmide von einer Bakterienart auf eine andere, z. B. von *Escherichia coli* auf *Shigella flexneri,* übertragen werden.

Zu den komplexen transponierenden Elementen zählen bestimmte **Bakteriophagen** wie z. B. *Mu,* der im Gegensatz zu Lambda an nahezu beliebigen Stellen ins Bakterienchromosom integrieren kann. Die transponierenden Elemente reichen also vom voll ausgebildeten Bakteriophagen, der eindeutig als intragenomischer Parasit bezeichnet werden kann, bis zu IS-Elementen von wenigen hundert Basenpaaren, die als **parasitische DNA** dank ihrer Fähigkeit zur Replikation und Transposition überleben. Wir wissen jedoch nicht, in welcher Richtung die Evolution verlaufen ist: von den einfachen zu den komplexen Elementen oder ungekehrt – oder in beiden Richtungen.

Auch bei *Eukaryoten* sind zahlreiche transponierende Elemente gefunden worden (Box **2.1**). Sie zeichnen sich durch terminal repetierte Sequenzen aus, die entweder direkt oder umgekehrt repetiert sind, d. h. gleiche oder umgekehrte Polarität aufweisen. Ähnlich verhalten sich die *Ty-1*-Elemente bei Hefe und die *copia*-ähnlichen Elemente bei *Drosophila,* die etwa 5–10 kb lang sind und von direkt repetierten Sequenzen flankiert werden. *Copia* kommt in etwa 40 Kopien, über das ganze *Drosophila*-Genom verteilt, vor. Die unterschiedliche Lokalisation dieser Elemente in verschiedenen *Drosophila*-Stämmen deutet auf die Fähigkeit zur Transposition hin. *Drosophila* besitzt nicht weniger als 30 verschiedene Familien von *copia*-ähnlichen Elementen, die eine der Hauptursachen für spontane Mutationen darstellen. So wird z. B. die Mutation *white-apricot,* bei der die Augenfarbe von rot zu aprikosenfarbig mutiert ist, durch die Insertion von *Copia* in den *white*-Locus verursacht. *Copia* und *Ty-1* zeigen viele Ähnlichkeiten zu Retroviren (s. unten).

Das *P-Transposon* von *Drosophila* wurde aufgrund seiner mutagenen Wirkung entdeckt. Kreuzt man ♂♂ von *P*-Stämmen, die in ihrem Genom das *P*-Transposon tragen, mit ♀♀, denen dieser Faktor fehlt (*M*-Stämme), wird das *P*-Transposon mobilisiert, worauf in den Keimzellen der F1-Generation zahlreiche Insertionsmutationen entstehen. Das *P*-Transposon (= *P*-Faktor) ist 2,9 kb lang und weist an den Enden eine umgekehrt repetierte Sequenz

Box 2.1 Hüpfende Gene

Transponierende genetische Elemente wurden erstmals beim Mais *(Zea mays)* von Mc Clintock (1950) beschrieben und als *Kontrollelemente* bezeichnet, da sie die Aktivität benachbarter Gene beeinflussen. Bei Pro- und Eukaryoten sind seither eine ganze Reihe transponierender genetischer Elemente gefunden worden. Die allgemeinen Eigenschaften dieser Elemente lassen sich wie folgt zusammenfassen:

- Transponierende Elemente können als *intragenomische Parasiten* betrachtet werden, die die Fähigkeit besitzen, sich ins Wirtsgenom zu integrieren.
- Sie bestehen aus definierten DNA-Sequenzen von 10^2-10^5 Basenpaaren.
- Sie kommen sowohl bei Pro- als auch bei Eukaryoten vor und machen ca. 1–10% des Genoms aus.
- Im allgemeinen bestehen die Enden der transponierenden Elemente aus umgekehrt repetierten Sequenzen, die für die Transposition unerläßlich sind (**Bild**).

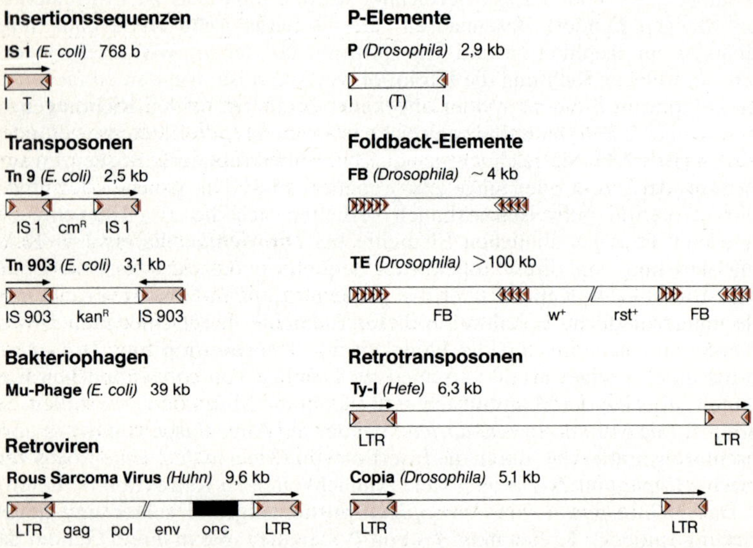

- Viele transponierende Elemente codieren für Enzyme, die für die Transposition benötigt werden, für die Transposasen.

- Die Transposition ist meist mit einer Replikation verbunden, so daß eine Kopie des Elementes am „alten“ Ort zurückbleibt und eine Kopie am „neuen“ Ort integriert wird.
- Die Integration des transponierenden Elementes erzeugt eine kurze Duplikation am Integrationsort (S. 116), die das integrierte Element in gleicher Orientierung flankiert.
- Transponierende Elemente sind eine der Hauptursachen für spontane Mutationen, die primär durch die Insertion des Elementes verursacht werden. Sekundär kann das Element auch Chromosomenaberrationen (z. B. Deletionen, Inversionen) induzieren.
- Transponierende Elemente tragen Kontrollsignale, die die Genaktivität innerhalb des Elementes und in der flankierenden Wirts-DNA regulieren.
- Transponierende Elemente können Wirtsgene auf Individuen der gleichen oder verschiedener Spezies übertragen.

Mobile genetische Elemente. Die *schwarzen Pfeile* geben die Polarität der betreffenden Sequenzen an, die *farbigen Dreiecke* bezeichnen die kurzen umgekehrt-repetierten Enden *(I)*, die als Substrat für die Transposase dienen. cm^R Chloramphenicolresistenzgen, *env* Hüllproteingen, *gag* Nucleocapsidgen, kan^R Kanamycinresistenzgen, *LTR* „Long Terminal Repeat“, *onc* Oncogen, *pol* Reverstranskriptasegen, rst^+ roughest$^+$, *T* Transposasegen, w^+ white$^+$, *FB* Foldback-Sequenz.

von 31b auf. In *P*-Stämmen kommen außer dem intakten *P*-Transposon auch zahlreiche *P*-Elemente mit internen Deletionen vor, die aber vom intakten *P*-Transposon auch mobilisiert werden können. Die hohe Effizienz der Mobilisierung ermöglicht es, das *P*-Transposon als Vektor für Transformationsexperimente (S. 123) einzusetzen.

Die Elemente der *Foldback-(FB-)*Familie von *Drosophila* sind in bezug auf ihre strukturelle Organisation außerordentlich variabel. Sie bestehen aus relativ langen umgekehrt repetierten Sequenzen, die ihrerseits aus tandemrepetierten Sequenzen aufgebaut sind (Box **2.1**). Der DNA-Einzelstrang kann deshalb mit sich selber paaren (Foldback), was im Elektronenmikroskop sichtbar ist. Zwei solcher *FB*-Elemente können die dazwischenliegenden Wirtsgene mobilisieren und große transponierende Elemente bilden wie das *TE-Element,* das aus den Genen *white* und *roughest* – flankiert von zwei *FB*-Elementen – besteht und an über 150 verschiedene Stellen des *Drosophila*-Genoms „gehüpft“ ist.

Bei den **Retroviren** erfolgt die Transposition über eine RNA-Zwischenstufe. Das Genom der Retroviren besteht aus einsträngiger RNA, die bei der Replikation in doppelsträngige DNA umgeschrieben wird. Der Informationsfluß erfolgt also nicht wie üblich von der DNA zur RNA, sondern umgekehrt von der RNA zur DNA. Aus diesem Grund bezeichnet man diese Viren als Retroviren. Der Replikationszyklus eines Retrovirus ist in Abb. **2.35** schematisch dargestellt. Das Virion, das infektiöse Partikel, enthält das RNA-Genom, das im wesentlichen aus drei viralen Genen, *gag*, *pol* und *env*, besteht; *gag* und *env* codieren für verschiedene Proteine der Virushülle, *pol* für das Enzym Reverstranskriptase, das an einer RNA-Matrize komplementäre DNA synthetisieren kann (S. 129). Mit Hilfe dieses Enzyms wird die virale RNA bei der Replikation in doppelsträngige DNA umgeschrieben und als *Provirus* ins Wirtsgenom eingebaut. Bei der Reverstranskription entstehen an den Enden der viralen DNA direkt repetierte Termini (*long terminal repeats*, LTR), die für die Transposition erforderlich sind. Wahrscheinlich verläuft der Einbau ins Wirtsgenom über kreisförmige virale DNA-Moleküle als Zwischenstufe. Zu beiden Seiten des Provirus findet man wiederum eine kurze Duplikation der Wirts-DNA. Das Provirus besitzt also eine ähnliche Struktur wie *Copia* oder *Ty-1*. Erfolgt der Einbau des Provirus in die Keimzellen, wird das Provirus wie ein normales Gen vererbt. Die Provirus-DNA kann ihrerseits in RNA transkribiert werden, wobei neue Virusgenome und virale mRNA entstehen. Letztere werden in Hüllproteine übersetzt, die eine Hülle um die Virus-RNA bilden. Die Viruspartikel können dann eine neue Zelle oder einen neuen Organismus infizieren. Retroviren können also auf zwei Arten übertragen werden: *vertikal* von Generation zu Generation durch Vererbung des Provirus und *horizontal* durch Übertragung von einem Organismus auf einen andern (Infektion).

Bei Wirbeltieren und beim Menschen sind Retroviren als Krankheitserreger von besonderer Bedeutung; insbesondere können sie Tumoren und die Immunschwächekrankheit **AIDS** induzieren. Das **A***cquired*-**I***mmune*-**D***eficiency*-**S***yndrome* (AIDS) wird durch das Human-T-Lymphotropic-Virus III (HTLV-III) verursacht, das im Blut und in der Samenflüssigkeit übertragen wird. Es befällt bestimmte T-Lymphocyten (*T4*-Zellen) des Immunsystems, die als sog. T-Helfer-Zellen bei der Immunreaktion eine wichtige Rollle spielen (S. 306). Das Virus bleibt in diesen Zellen längere Zeit latent vorhanden, ohne Schädigungen zu verursachen. Bei einer sekundären Infektion kann die Virusreplikation jedoch plötzlich stimuliert werden, so daß die T4-Zellen absterben. Dies führt zur vollständigen Elimination der T4-Zell-Population und macht den Patienten wehrlos gegen weitere Infektionen, die normalerweise vom Immunsystem erfolgreich bekämpft werden können. Das Virus setzt also den Abwehrmechanismus des Patienten außer Funktion, so daß dieser an den Folgen sekundärer Infektionen stirbt. Das Virus befällt außerdem das Zentralnervensystem und verursacht (wahrscheinlich indirekt) bestimmte Formen von Hautkrebs. Seit 1981, als AIDS zum erstenmal beschrieben wurde, hat sich das Virus epidemieartig ausgebreitet und stellt ein ernsthaftes medizinisches Problem dar.

Die Fähigkeit der Retroviren, Tumore zu induzieren, beruht auf der Übertragung oder Aktivierung sog. *Oncogene* (S. 153). Diese Gene stammen ursprünglich von der Wirtszelle und kontrollieren das Zellwachstum. Durch Rekombination kann ein Oncogen ins Retrovirusgenom eingebaut und dann als virales Oncogen mit dem Virus übertragen werden. Dieser Vorgang ist

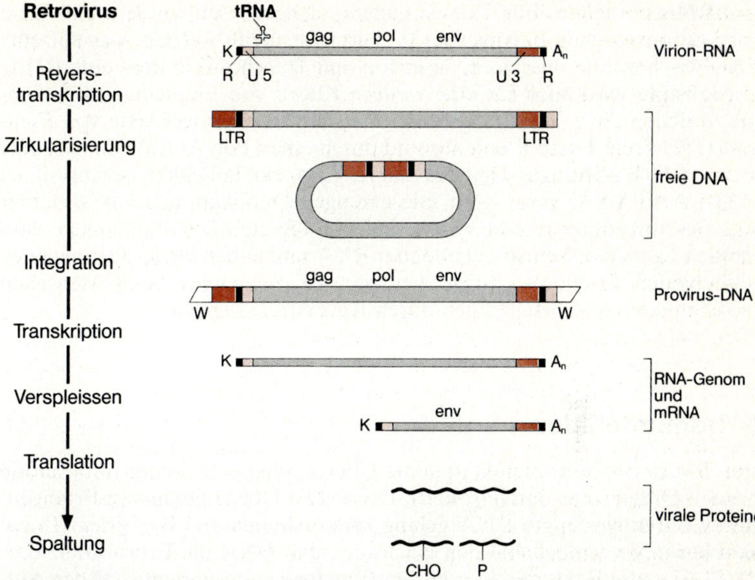

Abb. 2.35 Entwicklungszyklus eines Retrovirus. Das Virion enthält zwei identische RNA-Moleküle mit Kappe *(K)*, terminal repetierter Sequenz *(R)*, 5′-Terminus *(U5)*, 3′-Terminus *(U3)*, den drei Genen *gag* (gruppenspezifisches Antigen), *pol* (Reverstranskriptase) und *env* (Hüllprotein) und eine PolyA-Sequenz *(A_n)* am 3′ Ende. In der Nähe des 5′-Endes ist ein tRNA-Molekül der Wirtszelle gebunden, das als Primer für die Reverstranskription dient. Durch Reverstranskription der RNA entsteht doppelsträngige lineare DNA mit zwei *long terminal repeats (LTR)*. Die lineare DNA wird zirkularisiert und integriert sich als Provirus ins Wirtsgenom *(W)*. Das Provirus wird in genomische RNA transkribiert und zum Teil verspleißt. Die virale mRNA wird in virale Proteine übersetzt, die gespalten und glykosyliert *(CHO)* oder phosphoryliert *(P)* werden.

ähnlich der Transduktion bei Bakterien, insofern als Gene des Wirts durch das Virus übertragen werden (S. 116). Bei Retroviren mit einer breiten Wirtsspezifität können damit in seltenen Fällen auch Gene von einer Spezies auf eine andere übertragen werden.

Ähnlich wie bei Retroviren erfolgt die Transposition von *Ty-1*- und *copia*-ähnlichen Elementen über eine RNA-Zwischenstufe, so daß man diese Elemente als **Retrotransposonen** bezeichnet. Sie zeigen eine ähnliche Struktur wie Retroviren mit flankierenden LTR, die Promotoren und Polyadenylierungssignale enthalten. Zudem lassen sich Sequenzhomologien zu retroviraler Reverstranskriptase nachweisen. Außerdem findet man bei *Drosophila*-Zellkulturen Partikel, die Retroviruspartikeln ähnlich sind und vollständige

Copia-RNA enthalten. Für *Ty-1* ist zudem nachgewiesen worden, daß beim Transpositionsvorgang Introns (S. 133) herausgespleißt werden, was auf eine RNA-Zwischenstufe hindeutet. Insertion und Transposition über eine RNA-Zwischenstufe wird auch für eine weitere Klasse von Elementen angenommen, zu denen die *F*-Elemente von *Drosophila* sowie eine Klasse von *Pseudogenen* gehören. Diese Elemente sind durch einen PolyA-Trakt am 3′-Ende des einen DNA-Stranges charakterisiert, dem ein Polyadenylierungssignal (S. 133), AATAAA, vorausgeht. Sie erzeugen Duplikationen von variabler Länge am Insertionsort und weisen keine LTR auf. Die Pseudogene sind eigentlich Kopien der entsprechenden mRNA und haben weder Introns noch einen eigenen Promotor. Auch die sog. *Alu-Sequenzen* beim Menschen (S. 134) entstehen wahrscheinlich durch Reverstranskription.

2.9 Transformation

Unter *Transformation* versteht man die Übertragung genetischer Information auf einen Organismus durch isolierte DNA. Die Übertragung von Erbeigenschaften durch gereinigte DNA gelang zum erstenmal bei Bakterien **(Pneumokokken)**. Sie ermöglichte den Nachweis, daß DNA die Erbsubstanz darstellt (S. 51). Bei Bakterien beruht der Transformationsvorgang auf der Aufnahme des Spender-DNA-Moleküls und dessen ortsspezifischer Integration ins Chromosom, wobei mindestens partielle Sequenzhomologie zwischen Wirts- und Spender-DNA bestehen muß. Als Folge der Transformation kann z. B. ein mutantes Gen durch das entsprechende Wildtyp-Gen ersetzt werden. Kompetente Bakterienzellen können doppelsträngige DNA-Moleküle aufnehmen; integriert wird jedoch nur einer der beiden DNA-Stränge. Dieser verdrängt den homologen Strang des Wirtschromosoms und wird an dessen Stelle durch einen Rekombinationsvorgang eingebaut. Dadurch entsteht ein Heteroduplex von bis zu mehreren Kilobasen (kb) Länge. Bei der nächsten Replikation trennen sich Empfänger- und Spenderstränge voneinander und werden kopiert, so daß zwei Homoduplexe entstehen und eine der beiden Tochterzellen transformiert ist.

Nicht alle Bakterienarten sind kompetent für die Aufnahme von DNA, aber gewisse Bakterienarten wie *E. coli* können z. B. durch Behandlung mit Calciumchlorid zur Aufnahme von DNA-Molekülen gebracht werden. Dabei wird im allgemeinen ringförmige, doppelsträngige DNA verwendet, da lineare DNA-Moleküle durch Nucleasen in der Zelle rasch abgebaut werden. Für Vektorplasmide (Überträgerplasmide), wie sie in der Gentechnik häufig verwendet werden, erhält man bei *E. coli* etwa 10^7 Transformanten pro μg Vektor-DNA. Daraus ergibt sich, daß nur etwa eines von 10^4 Molekülen integriert wird. Die Transformation ist also ein relativ seltenes Ereignis. Aus statistischen Gründen wird daher meist nur ein einzelnes Molekül pro Transformant aufgenommen und eingebaut.

Auch bei der **Hefe** *(Saccharomyces cervisiae)* sind Methoden zur genetischen Transformation entwickelt worden. Als Vektor zur Übertragung der DNA kann man das sog. 2-Mikron-Plasmid verwenden, ein kleines ringförmiges DNA-Molekül, das als natürliches Plasmid bei vielen Hefestämmen in 50–100 Kopien pro Zelle vorkommt und autonom replizieren kann. Autonom replizierende Plasmide können auch aus bestimmten chromosomalen DNA-Segmenten konstruiert werden, die sog. *ARS*-Sequenzen (*A*utonom *R*eplizierende *S*equenzen) enthalten. Die Frequenz der Transformation mit autonom replizierenden Plasmiden beträgt etwa 1 pro 10^4 Zellen (= 10^{-4}). Verwendet man dagegen Vektoren, die sich ins Empfängerchromosom integrieren müssen, beträgt die Transformationsfrequenz nur etwa 10^{-6}–10^{-7}. Die Integration in die Wirts-DNA beruht auf homologer Rekombination. Dieser Mechanismus der ortsspezifischen Integration eröffnet die Möglichkeit, ein Gen *in vitro* zu manipulieren und wieder an die homologe Stelle ins Chromosom einzusetzen. Die Frequenz der homologen Rekombination kann bei Hefe durch die enzymatische Erzeugung von doppelsträngigen Chromosomenbrüchen in der Spender-DNA stark erhöht werden, weil freie DNA-Enden bei Hefe sehr rekombinogen sind.

Bei einzelligen Mikroorganismen lassen sich seltene Transformanten aus Populationen von 10^6–10^8 Zellen herausselektieren. Bei höheren Metazoen ist dieses Vorgehen schwierig bis unmöglich. Dennoch sind sowohl für ***Drosophila*** als auch für die Maus Methoden der genetischen Transformation entwickelt worden, die es erlauben, Gene in die Keimbahn einzuführen. Dabei werden eine große Anzahl von DNA-Molekülen direkt ins befruchtete Ei injiziert, was die Wahrscheinlichkeit einer Integration stark erhöht. Bei *Drosophila* hat man außerdem das *P*-Transposon (S. 117) als Vektor eingesetzt, der mit hoher Wahrscheinlichkeit ins Wirtsgenom eingebaut wird. Der *P*-Vektor kann an zahlreichen Orten im *Drosophila*-Genom integrieren, die Integration ist also nicht ortsspezifisch. Dieses Verfahren ist in Abb. **2.36** anhand der Transformation mit dem *white*$^+$-Gen*(w$^+$-)* erläutert, das für die Ausbildung der roten Augenfarbe benötigt wird. Das *white*$^+$-Gen wird mit Methoden, die im folgenden noch besprochen werden, isoliert und in ein Vektorplasmid *(P)* eingesetzt, so daß es von den Enden des *P*-Transposons (P_I) flankiert wird. Die Enden des *P*-Transposons dienen als Substrat für die Transposase, die vom Helferplasmid *P'* codiert wird und die Integration von $P(w^+)$ ins Wirtschromosom katalysiert. Ein Gemisch der beiden Plasmide $P(w^+)$ und *P'* wird mit einer Mikropipette in befruchtete Eier der Mutante *white* (*w* = weißäugig) injiziert, und zwar in einen M-Stamm, der keine *P*-Transposonen besitzt. Die Injektion erfolgt in den hinteren Pol des Eies, wo die Urkeimzellen gebildet werden. Die injizierte DNA dringt in die Kerne ein. Die daraufhin gebildete Transposase ermöglicht den Einbau von $P(w^+)$ in ein Wirtschromosom. Dabei wird ein DNA-Segment, das durch die Basensequenz an den beiden Enden des *P*-Transposons (P_I) genau definiert ist, ins Wirtschromosom eingebaut. Das Helferplasmid *P'* kann selbst nicht integrieren, da eines seiner Enden P'_I defekt ist. Aus dem injizierten Ei kann sich

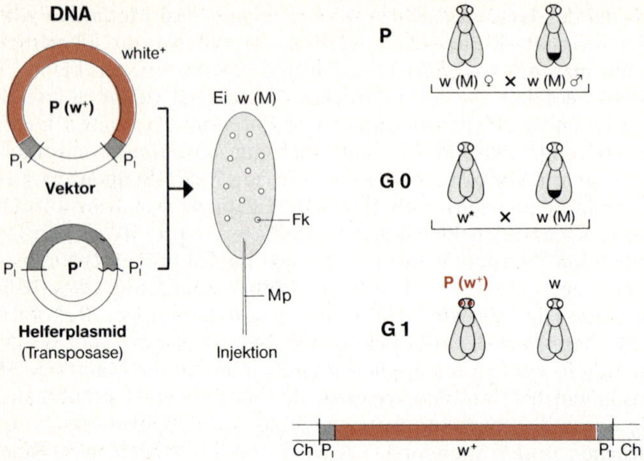

Abb. 2.36 Gentransfer in die Keimbahn von *Drosophila* mit Hilfe des *P*-Transposons. *P(w⁺)*-Vektorplasmid mit *white⁺*-Passagiergen, flankiert von den Enden des *P*-Transposons (P_l). – *Ch* Wirtschromosom, *Fk* Furchungskerne, *G0* Generation, die injiziert wird, *G1* erste Nachkommengeneration, *P(w⁺)* rotäugige transformierte Fliege, *P* Parentalgeneration, *P'* Helferplasmid, das Transposase produziert, P_l' defektes Ende des Helferplasmids, *w** *white*-Fliege mit transformierter Keimbahn, *w (M) white*-M-Stamm (weißäugig). Erklärung im Text.

eine Fliege der Generation G0 entwickeln, in der einzelne Keimzellen *P(w⁺)* integriert haben. Nach Rückkreuzung der injizierten Tiere mit *w*-Tieren des M-Stammes können in der nächsten Generation (G1) rotäugige Tiere auftreten, die ein *P(w⁺)* integriert haben und dieses stabil auf ihre Nachkommen weitervererben. Die Integration erfolgt nicht ortsspezifisch am *white*-Locus des X-Chromosoms, sondern an irgendeiner Stelle im Genom (Abb. **1.11** *A*). Mit dieser Methode ist es also möglich, einen genetischen Defekt zu reparieren und die Nachkommen weißäugiger Fliegen in rotäugige zu transformieren. Die Frequenz dieser Art von Transformation liegt außerordentlich hoch, bei ca. 1% –40% der injizierten G0-Tiere.

Bei der **Maus** kommt es relativ häufig zu Integration und Ligation nichthomologer Sequenzen. Die bisher erfolgreichste Methode besteht darin, etwa 100–1000 Genkopien (lineare doppelsträngige DNA) in den männlichen Vorkern befruchteter Eier zu injizieren (S. 199). Die sich entwickelnden Embryonen werden dann in eine Ammenmaus implantiert und können sich zu Mäusen entwickeln, die die injizierte DNA in ihre Chromosomen eingebaut haben (*transgenische* Mäuse). Mit 25% liegt die Transformationsfrequenz außerordentlich hoch. Im Gegensatz zur Transformation bei *Drosophila* mit *P*-Transposonen werden jedoch bei der Maus häufig mehrere Genkopien ins Genom eingebaut. Dabei scheinen die einzelnen Genkopien zu tandemrepetierten Komplexen (Concatemeren) verknüpft zu werden, die sich dann durch unspezifische (illegitime) Rekombination ins Chromosom integrieren. Dieser Integrationsmodus führt zu stark variierender Expression dieser Gene. Dennoch wurden mit dieser Methode spektakuläre Resultate erzielt. So konnten etwa durch die Injektion von menschlichen Wachstumshormongenen transgenische Mäuse erzeugt werden, die annähernd doppelt so groß waren wie ihre normalen Geschwister. Neueste Experimente deuten darauf hin, daß auch homologe Rekombination zwischen injizierter DNA und dem „residenten" Gen relativ häufig auftritt.

Auch *Retroviren* können als *Vektoren* für den Gentransfer eingesetzt werden. Dabei macht der Genetiker von der Fähigkeit dieser Viren Gebrauch, Wirtszellen zu infizieren und als Provirus in die Wirtschromosomen zu integrieren. Das Spendergen wird *in vitro* in den Retrovirusvektor als „Passagier" eingesetzt (S. 161). Anschließend werden junge Mausembryonen mit dem konstruierten Virus infiziert, so daß der Vektor mit dem Passagiergen in die Chromosomen der Keimbahnzellen integrieren kann. Aus diesen transformierten Keimbahnzellen können sich schließlich transgenische Mäuse entwickeln. Retroviren sind auch zur *Gentherapie* von somatischen Zellen verwendet worden (S. 161).

2.10 In-vitro-Rekombination, Genklonierung und Gentechnologie

Die *Gentechnologie* beruht auf den Möglichkeiten, DNA einerseits *in vitro* zu manipulieren und sie andererseits durch die erwähnten Transformationsmethoden *in vivo* zu prüfen und zur Expression zu bringen. In der Gentechnologie nimmt *E. coli* mit seinen Phagen und Plasmiden eine zentrale Stellung ein, da ein großer Teil des Instrumentariums von diesem Modellorganismus stammt und fremde DNA-Sequenzen in *E. coli* effizient vermehrt werden können. Dazu mußten zunächst die Methoden der *In-vitro-Rekombination* entwickelt werden. Bei der biochemischen Isolierung von chromosomaler DNA, die je nach Organismus bis zu mehrere Zentimeter lang sein kann, entstehen meistens kleinere Bruchstücke. Da die Bruchstellen zufällig über die DNA verteilt sind, lassen sich aus solchen Präparationen keine Fragmente mit definierter Basensequenz isolieren. Einzig bei den kleineren Genomen von Viren oder Plasmiden ist das der Fall. DNA-Moleküle in definierte Fragmente zu spalten und wieder neu verknüpfen zu können, ist jedoch eine Grundvoraussetzung für *In-vitro-Rekombination.* Zur sequenzspezifischen Spaltung von DNA-Molekülen in definierte Fragmente werden **Restriktionsenzyme** verwendet. Diese Enzyme gehören zum Abwehrdispositiv von Bakterien gegen eindringende fremde DNA. Es sind Endonucleasen, die bestimmte Basensequenzen erkennen und spalten. Das Restriktionsenzym RI von *E. coli* (= Eco RI) erkennt z. B. die Basensequenz GAATTC und spaltet das DNA-Molekül in beiden Strängen zwischen G und A (Abb. **2.37**).

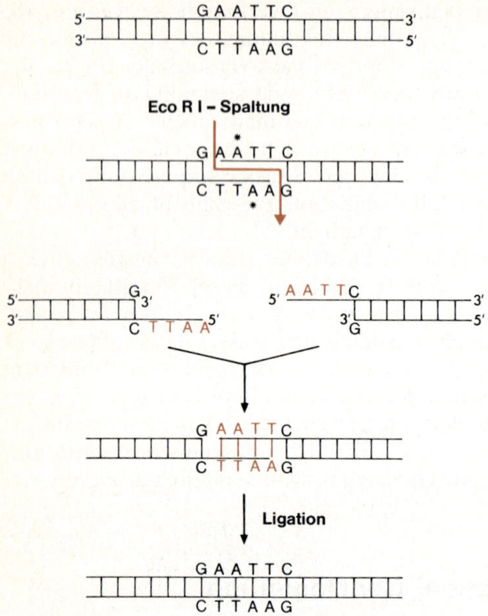

Abb. 2.37 Spaltung (Restriktion) und Verknüpfen (Ligation) von DNA-Molekülen. Erklärung im Text. Wenn Adenin methyliert ist (A*), kann die DNA nicht gespalten werden.

Es entstehen zwei freie Enden mit 5′-Überhang von vier Basen, da die Schnittstellen symmetrisch und gegeneinander versetzt sind. Andere Restriktionsenzyme haben andere Erkennungssequenzen; Pst I z. B. spaltet CTGCAG zwischen A und G. Die Bakterienzelle schützt sich gegen den Abbau der eigenen DNA, indem eine bestimmte Adeninbase innerhalb der Erkennungssequenz durch das entsprechende RI-Modifikationsenzym methyliert wird (A* in Abb. **2.37**). Die Methylierung verhindert die Spaltung und dient gleichsam zur Unterscheidung zwischen eigener und fremder DNA. Nach Spaltung eines DNA-Moleküls *in vitro* mit einem Restriktionsenzym wie Eco RI können sich die versetzten Enden aufgrund ihrer komplementären Basensequenz paaren und an andere DNA-Fragmente mit der gleichen Schnittstelle angekoppelt werden. Schließlich werden die beiden Moleküle enzymatisch durch DNA-Ligase kovalent verknüpft, was einer **Rekombination in vitro** entspricht. Die komplementären Enden der beiden Partnermoleküle können auch durch Addition von Homopolymeren (z. B. PolyA am einen und PolyT am anderen Ende) künstlich geschaffen werden. Außerdem lassen sich auch DNA-Moleküle mit stumpfen Enden bei hoher Ligasekonzentration miteinander verknüpfen.

Mit diesen Methoden können **Hybridplasmide** konstruiert werden. Dazu wird zunächst DNA eines Plasmids, das als Vektor eingesetzt wird, und DNA

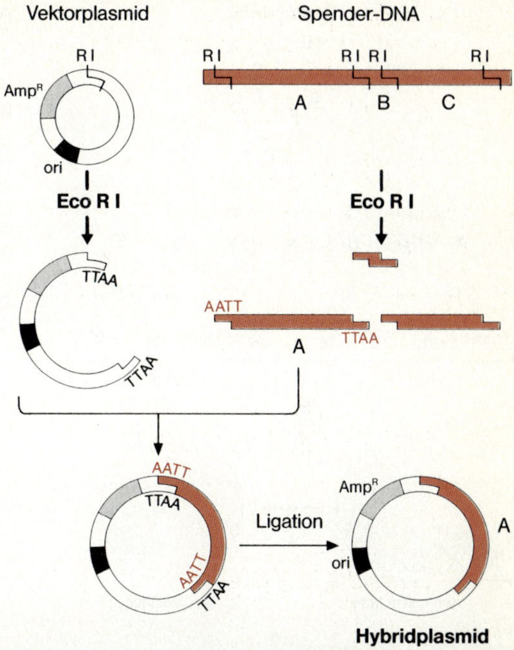

Abb. 2.38 Konstruktion von Hybridplasmiden. Das Vektorplasmid und die Spender-DNA werden mit dem Restriktionsenzym Eco RI in die Fragmente A, B, C gespalten und *in vitro* rekombiniert. *Amp^R* Ampicillinresistenzgen, *ori* Ursprung der Replikation, *RI* Schnittstellen des Restriktionsenzyms Eco RI mit der Sequenz GAATTC. Erklärung im Text.

von einem fremden Organismus mit einem Restriktionsenzym (z. B. Eco RI in Abb. **2.38**) gespalten. Das Vektormolekül wird so gewählt, daß es nur eine Schnittstelle für Eco RI aufweist, so daß das ringförmige Molekül linearisiert werden kann. Falls die Spender-DNA von einem höheren Organismus stammt, ist sie sehr komplex, so daß Tausende verschiedener RI-Fragmente (A, B usw.) entstehen. Diese Fragmente werden mit den linearen Vektormolekülen unter Hybridisierungsbedingungen zusammengebracht, so daß die komplementären Enden Basenpaarungen eingehen. Nach anschließender Behandlung mit DNA-Ligase können sich Hybridplasmide bilden, in denen ein Fragment (A oder B usw.) der Spender-DNA in ein Vektormolekül eingebaut ist. Es treten auch andere Rekombinationen zwischen verschiedenen Spenderfragmenten oder zwischen zwei Vektormolekülen auf, doch können diese anschließend eliminiert werden.

Die *in vitro* konstruierten Hybridplasmide lassen sich zur **Genklonierung** und damit zur Isolation bestimmter Gene verwenden. Das Vektorplasmid trägt außer einem Ursprung für die Replikation ein Resistenzgen, z. B. gegen Ampicillin (Amp^R in Abb. **2.38**). Man transformiert deshalb einen ampicillinsensitiven Bakterienstamm mit dem Ligationsgemisch, das die Hybridplasmide enthält, und plattiert Bakterien auf einer Agarplatte mit Ampicillin aus (Abb. **2.39**). Dabei können nur die Bakterien überleben, die durch die Auf-

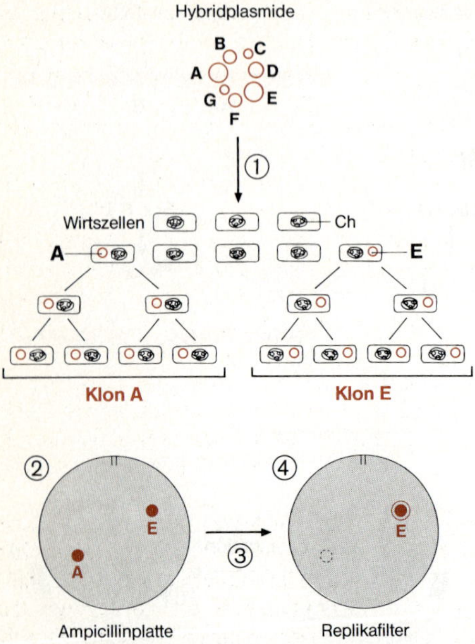

Abb. 2.39 Genklonierung. ① Transformation ampicillinsensitiver Bakterien mit einer Vielzahl verschiedener Hybridplasmide A–G. ② Auf einer Bakterienplatte mit Ampicillin wachsen nur Zellen, die ein Plasmid aufgenommen haben, und bilden Klone (A und E). ③ Die Bakterien werden auf ein Filter übertragen und ihre Zellwände aufgelöst. ④ Das Filter wird mit einer markierten Sonde für Gen E hybridisiert. Nur Klon E hybridisiert und kann von der Platte 2 isoliert werden. – *Ch* Wirtschromosom.

nahme eines Plasmids ampicillinresistent geworden sind. Da die Transformation ein seltenes Ereignis ist, wird pro Zelle höchstens ein Hybridplasmid aufgenommen. Die transformierte Zelle teilt sich und bildet einen *Klon* (S. 75). Das transformierte Bakterium repliziert das Hybridplasmid und damit das betreffende Fragment der Spender-DNA (z. B. A im Klon A und E im Klon E, Abb. **2.39**). Dieses Verfahren wird deshalb als Genklonierung bezeichnet. *E. coli* kann als kleine Genfabrik betrachtet werden, in der ein bestimmtes DNA-Fragment exakt repliziert und rasch vermehrt wird. Als *Vektoren* werden auch *Bakteriophagen* verwendet (insbesondere *Lambda*) oder auch sog. *Cosmide,* die besonders große Segmente fremder DNA aufnehmen können.

Durch Isolation einer großen Zahl von Klonen können **Genbibliotheken** aufgebaut werden, die das ganze Genom eines Organismus umfassen. Für den Menschen bedeutet das etwa eine Million Klone von durchschnittlich 15 kb Länge, während bei *Drosophila* mit ihrem kleineren Genom nur etwa 50000 Klone benötigt werden. In einem nächsten Schritt können nun bestimmte Klone identifiziert und damit die entsprechenden Gene isoliert werden. Um einen bestimmten Klon in einer Genbibliothek unter Zehntausenden von Klonen zu identifizieren, benötigt man eine spezifische Sonde. Zur erstmaligen Isolation des Hämoglobingens wurde die Hämoglobin-mRNA aus Reticulocyten (den Vorläufern der roten Blutzellen) isoliert, die besonders große Mengen von Hämoglobin produzieren. Aus der polyA-haltigen RNA (S. 133) von Reticulocyten konnte aufgrund ihres Molekulargewichtes eine Fraktion isoliert werden, in der Hämoglobin-mRNA angereichert war. Durch *In-vitro*-Translation ließ sich dann zeigen, daß diese RNA-Fraktion mRNA enthielt, die für Hämoglobin codiert, so daß diese Hämoglobin-mRNA als spezifische Sonde zur Isolierung des Hämoglobingens aus einer Genbibliothek dienen konnte. Da die mRNA komplementär zur DNA des entsprechenden Gens ist, kann radioaktiv markierte mRNA zur Identifizierung des betreffenden Gens eingesetzt werden. Wie in Abb. **2.39** für zwei Klone dargestellt, werden dazu die Bakterienkolonien auf einen Filter übertragen und die Zellwände mit Natronlauge aufgelöst, damit die DNA austreten kann und sich die beiden DNA-Stränge trennen. Nach Zugabe der radioaktiven mRNA unter Hybridisierungsbedingungen bindet die mRNA nur an denjenigen unter Tausenden von Klonen, der komplementäre DNA-Sequenzen (d.h. das Gen E der Abb. **2.39** oder mindestens einen Teil davon) enthält. Die Bakterien des Klons E können nun vermehrt werden, worauf sich das Plasmid mit dem Gen E in beträchtlichen Mengen isolieren läßt. Durch Spaltung des Plasmids mit Eco RI kann die Spender-DNA vom Vektor getrennt werden.

Zur Charakterisierung des betreffenden DNA-Abschnittes erstellt man zunächst eine sog. *Restriktionskarte,* die angibt, wo die Schnittstellen für bestimmte Restriktionsenzyme liegen. Da viele Restriktionsenzyme mit verschiedenen Erkennungssequenzen zur Verfügung stehen, ist das Muster der Schnittstellen für eine bestimmte DNA-Sequenz charakteristisch. Durch RNA-DNA-Hybridisierung läßt sich feststellen, welche DNA-Abschnitte in RNA übersetzt werden und welcher der beiden DNA-Stränge abgelesen wird. Schließlich kann man die vollständige **Basensequenz** bestimmen, aus der sich im allgemeinen auch die Sequenz der Aminosäuren im Proteinprodukt ableiten läßt. Auf diese Weise kann die DNA-Sequenz wie eine alte Sprache entziffert werden.

Als Sonden zur Genklonierung können sowohl das RNA- als auch das Proteinprodukt verwendet werden. Bei geeigneten Organismen, wie *Drosophila,* stehen heute Methoden zur Verfügung, die es erlauben, jedes beliebige Gen zu isolieren, von dem einige geeignete Mutanten bekannt sind, ohne daß irgendwelche Kenntnisse über die biochemischen Eigenschaften der Genprodukte erforderlich wären.

Statt DNA kann auch mRNA kloniert werden, indem man zunächst mit Hilfe von Reverstranskriptase eine DNA-Kopie (= cDNA) der RNA synthetisiert, diese in einen Vektor einsetzt und kloniert. Dieses Verfahren der **Klonierung von cDNA** ist in Abb. **2.40** genauer erläutert. Da die Struktur der mRNA nicht unbedingt der Struktur des Gens entspricht, sind cDNA-Klone nicht notwendigerweise mit chromosomalen Klonen identisch. Durch cDNA-Klonierung können auch mRNA-Moleküle isoliert werden, die nur in geringer Kopienzahl in der Zelle vorliegen. Aus ihrer DNA-Sequenz läßt sich aufgrund des genetischen Codes die Aminosäuresequenz des codierten Proteins ableiten.

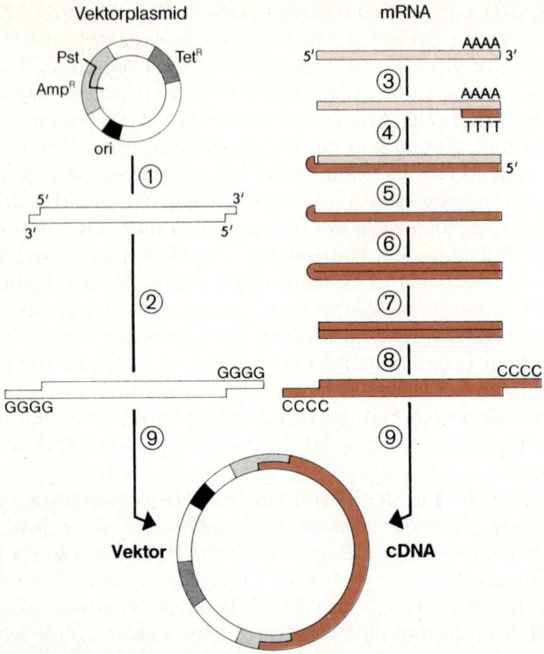

Abb. 2.40 Synthese und Klonierung von cDNA. ① Spaltung des Vektorplasmids mit dem Restriktionsenzym *Pst. Amp*^{R} Ampicillinresistenz, *ori* Ursprung der Replikation, *Tet*^{R} Tetracyclinresistenz, ② Addition von Oligo-dG *(= GGGG)* durch terminale Transferase und dGTP. ③ Hybridisierung von Oligo-dT an die zu klonierende mRNA als Primer. ④ Synthese eines komplementären DNA-minus-Stranges mit Reverstranskriptase. ⑤ Alkalische Hydrolyse der RNA. ⑥ Synthese des zweiten DNA-Stranges (plus-Strang). ⑦ Spaltung der „Haarnadel" mit S1-Nuclease. ⑧ Addition von Oligo-dC durch terminale Transferase und dCTP. ⑨ Hybridisierung von Vektor und cDNA an den komplementären Enden und Ligation. Anschließend Transformation von Bakterien und Isolation von tetracyclinresistenten Klonen.

Die Gentechnologie geht jedoch weit über rein analytische Verfahren hinaus. Das isolierte Gen kann *in vitro* gezielt verändert, d. h. *mutiert* werden. *In vivo* induzierte Mutationen sind Zufallsereignisse, die der Genetiker nicht steuern kann, sondern unter vielen Individuen herausselektionieren muß; *in vitro* können die Mutationen jedoch gezielt eingeführt werden. Die Transformationsverfahren erlauben es dann, die konstruierten Mutanten *in vivo* zu prüfen. Man kann z. B. ein Gen mit einem Restriktionsenzym an einer bestimmten Stelle aufschneiden und mit einer Exonuclease eine oder mehrere Basen abspalten, so daß eine *Deletion* entsteht. Nachdem die resultierenden Fragmente mit Ligase verknüpft sind, wird das mutierte Gen wieder in den Organismus eingepflanzt. Durch Einsetzen fremder DNA-Segmente können auch *Insertionen* erzeugt werden. Die Möglichkeiten der gezielten Veränderung oder Konstruktion von DNA-Molekülen ist durch die Entwicklung von relativ einfachen chemischen Verfahren, *Oligonucleotide* definierter Basensequenz zu *synthetisieren,* stark erweitert worden. Durch Synthese eines Oligonucleotids, das gegenüber dem normalen Gen eine Basensubstitution aufweist, kann im Prinzip jede beliebige Punktmutation erzeugt werden.

Klonierte Gene können auch mit Hilfe von sog. *Expressionsvektoren,* z. B. in *E. coli* oder Hefezellen, exprimiert und die Genprodukte in größerer Menge isoliert werden. Auf diese Weise läßt sich z. B. das menschliche Hormon Insulin (S. 327, Tab. **5.1**) industriell herstellen. Früher stand nur tierisches Insulin zur Verfügung, das meist aus Schweinepankreas isoliert wurde.

Einen Höhepunkt erreichte die Gentechnologie mit der ersten **Totalsynthese eines Gens.** KHORANA hat 1976 durch Synthese von überlappenden Oligonucleotiden und deren Verknüpfung das Tyrosin-tRNA-Gen von *E. coli* total synthetisiert. Das synthetische Gen konnte mittels Transformation in *E.-coli*-Zellen eingeführt werden und zeigte normale biologische Aktivität. Seither sind auch Gene, die für tierische Hormone codieren, synthetisiert worden. Mit diesen Experimenten schließt sich die Beweiskette, die eindeutig zeigt, daß die genetische Information in der Reihenfolge der Nucleotide in der DNA gespeichert ist.

2.11 Genstruktur und Organisation des Genoms

Die **Größe des Genoms** eines Organismus läßt sich aus dem DNA-Gehalt einer haploiden Zelle, z. B. eines Spermiums, mit chemischen Methoden oder durch Absorptionsmessungen im ultravioletten Licht (S. 39) cytophotometrisch bestimmen. Dabei zeigt sich, daß die Masse der DNA bzw. die Anzahl Basenpaare (b) pro haploidem Genom innerhalb einer Spezies konstant ist, bei verschiedenen Organismen jedoch außerordentlich variiert (Tab. **2.2**). Im allgemeinen nimmt die Genomgröße von Viren über Bakterien zu Eukaryoten zu. Die größten Genome findet man bei Amphibien, Lungenfischen und bestimmten Pflanzenarten. Es gibt jedoch keine strenge Korrelation zwischen der Genomgröße und der Organisationshöhe des betreffenden Organismus (vgl. Amphibien und Säugetiere). Auch kann man die Genomgröße der Amphibien und Lungenfische nicht einfach auf Polyploidie zurückführen, wie sie bei vielen Pflanzen vorkommt. Die Genomgröße scheint somit der Anzahl der Gene nicht direkt proportional zu sein, so daß sich die Frage nach der Funktion dieser zusätzlichen DNA bei Organismen mit großen Genomen stellt.

Reassoziationsexperimente mit kurzen einsträngigen DNA-Fragmenten zeigen, daß die Genome von Viren und Bakterien mit der für einmalig vorkommende DNA-Sequenzen charakteristischen Kinetik zu doppelsträngigen

Tab. 2.2 Der DNA-Gehalt pro haploides Genom bei verschiedenen Organismen. 1 pg *(Picogramm)* = 10^{-12} g = 0,965 · 10^9, b *(Basenpaare)* = 6,1 · 10^{11} D *(Dalton)*.

Spezies		DNA-Gehalt pg (= 10^{-12} g)	b
Escherichia coli	(Bakterium)	0,0044	4,2 · 10^6
Saccharomyces cerevisiae	(Hefe)	0,024	2,3 · 10^7
Dictyostelium discoideum	(Schleimpilz)	0,056	5,4 · 10^7
Caenorhabditis elegans	(Nematode)	0,082	8,0 · 10^7
Ciona intestinalis	(Ascidie)	0,14	1,4 · 10^8
Drosophila melanogaster	(Insekt)	0,18	1,6 · 10^8
Strongylocentrotus purpuratus	(Seeigel)	0,89	8,6 · 10^8
Gallus domesticus	(Huhn)	1,2	1,2 · 10^9
Aplysia californica	(Mollusk)	1,8	1,7 · 10^9
Mus musculus	(Maus)	2,8	2,7 · 10^9
Xenopus laevis	(Frosch)	3,2	3,1 · 10^9
Homo sapiens	(Mensch)	3,4	3,3 · 10^9
Triticum aestivum	(Weizen)	18	1,7 · 10^{10}
Triturus cristatus	(Molch)	23	2,2 · 10^{10}
Necturus maculosus	(Salamander)	52	5,0 · 10^{10}
Protopterus aethiopicus	(Lungenfisch)	142	1,4 · 10^{11}

DNA-Molekülen reassoziieren. Genome höherer Organismen sind dagegen wesentlich komplexer. Sie enthalten außer den Sequenzen, die nur einmal pro Genom vorkommen, auch solche, die in mehreren bis zu Hunderten von Kopien vorliegen (mittelrepetitive DNA). Es gibt sogar Sequenzen, die tausend- oder gar millionenfach im haploiden Genom vorkommen (hochrepetitive Sequenzen). Damit stellt sich die Frage nach der Funktion dieser *repetitiven DNA*. Die Methoden der Genisolation erlauben es heute, die **Struktur der Gene** im Genom direkt zu untersuchen, so daß dieses Problem zum Teil geklärt werden konnte; doch bleiben wichtige Fragen – wie etwa diejenige nach der Gesamtzahl der Gene bei höheren Organismen – noch offen.

Einmalige Gene: Die *Struktur* eines relativ einfachen eukaryotischen *Gens* ist in Abb. **2.41** schematisch skizziert. Das dargestellte Gen wurde aus dem Genom von *Drosophila* isoliert und codiert für das Hitzeschockprotein hsp 22, das ein Molekulargewicht von etwa 22 kD aufweist. Zellen der verschiedensten Organismen – von *E. coli* bis zum Menschen – reagieren auf einen kurzen Hitzeschock mit der Aktivierung einer kleinen Gruppe von Genen, den sog. *Hitzeschockgenen* (S. 146), deren Produkte eine Schutzfunktion übernehmen. Das Gen ist im wesentlichen eine Transkriptionseinheit, die für ein bestimmtes Genprodukt, in diesem Fall ein Hitzeschockprotein, codiert. Außer der für RNA codierenden Region besteht das Gen zusätzlich noch aus flankierenden Kontrollelementen. Am 5′-Ende liegt der sog. *Promotor,* eine DNA-Sequenz, an die RNA-Polymerase bindet und mit der Transkription beginnt. Die meisten Gene, die von RNA-Polymerase II über-

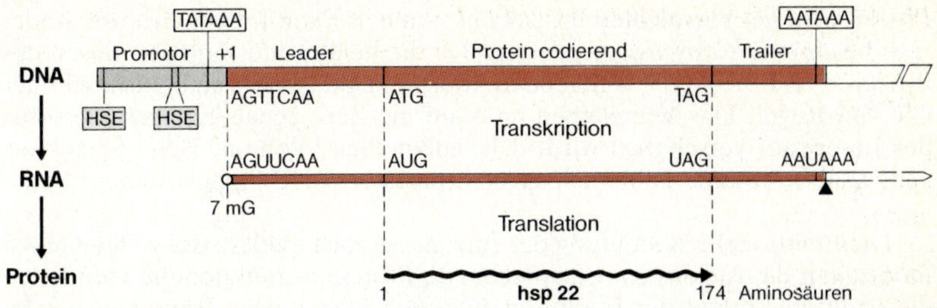

Abb. 2.41 Genstruktur: Struktur des Hitzeschockgens *(hsp 22)*. *HSE* Hitzeschockelement: TATAAA (TATA-Box), *AAUAAA* Polyadenylierungssignal, *7 mG* Kappe der mRNA, *+1* Start der Transkription, *AUG* Initiator-Methionin-Codon, *UAG* Stopcodon. ▲ Polyadenylierungsstelle.

setzt werden, enthalten als Bestandteil des Promotors eine sog. TATA-Box, die in unserem Beispiel die Sequenz TATAAA aufweist und etwa 30 b vor der Initiationsstelle der Transkription (+1) liegt. Am 5′-Ende des Gens liegt ein weiteres *Kontrollelement (HSE)*, das die *Hitzeinduzierbarkeit* des Gens vermittelt. Drei solcher HSE-Sequenzen sind dem Promotor vorgeschaltet. Die RNA-codierende Region beginnt mit einem Vorspann *(Leader)*; es folgt die proteincodierende Region und schließlich ein Nachspann *(Trailer)*. Die RNA-Polymerase II setzt an der Position +1 mit der Transkription ein (AGUUCAAA...) und polymerisiert etwa 30–50 Ribonucleotide pro Sekunde. Am 5′-Ende des Transkripts wird als Schutzgruppe 7-Methylguanosin-triphosphat als sog. Kappe aufgesetzt. Die Termination kann an mehreren Stellen erfolgen. Das Transkript wird dann durch eine Endonuclease 10–20 bp (schwarzes Dreieck in Abb. **2.41**) 3′-wärts vom Polyadenylierungssignal AAUAAA gespalten und durch ein weiteres Enzym (PolyA-Polymerase) polyadenyliert. Die prozessierte mRNA wird anschließend vom Kern ins Cytoplasma transportiert und an den Ribosomen vom Startcodon AUG bis zum Stopcodon UAG übersetzt, so daß ein Polypeptid von 174 Aminosäuren entsteht. In diesem einfachen Fall entspricht also die DNA-Sequenz der mRNA- und Proteinsequenz, d. h. DNA und Protein sind *colinear*.

Bei höheren Organismen sind jedoch die meisten Gene in mehrere Abschnitte aufgespalten, also nicht colinear. Sie enthalten **Introns,** eingeschobene Sequenzen, die die RNA-codierenden Regionen **(Exons)** unterbrechen. In Abb. **2.42** ist z. B. das *β-Globin-Gen* der Maus dargestellt, das für die β-Kette des Hämoglobins codiert. Das β-Globin-Gen ist von zwei Introns unterbrochen, die im Codon 31 und zwischen den Codons 104 und 105 eingeschoben sind. Das primäre Transkript umfaßt sowohl die drei Exons als auch die beiden Introns und enthält dazu zwei Schutzgruppen (die 7-Methylguanosin-triphosphat-Kappe am 5′-Ende und die PolyA-Sequenz am 3′-Ende). Anschließend werden die Introns als schleifenförmige RNA-Moleküle *(Lariate)* herausgeschnitten und die Exons miteinander verknüpft. Dieser

Prozeß wird als **Verspleißen** bezeichnet. An den Exon/Intron-Grenzen findet man bestimmte *Consensussequenzen.* Da die beiden endständigen Basen des Introns 5′ GT ... AG 3′ weitgehend konstant sind, spricht man auch von der GT-AG-Regel. Das Verspleißen muß auf die Base genau erfolgen, da sonst der Leseraster verschoben wird, d.h. außer Phase kommt. Beim Spleißvorgang sind bestimmte Ribonucleoproteinpartikel (RNP, Spliceosomen) beteiligt.

Die funktionelle Bedeutung der Introns ist noch unklar. Bei vielen Genen unterteilen die Introns das entsprechende Protein in funktionelle Domänen, die dann im Verlauf der Evolution zu neuen Genen bzw. Proteinen zusammengefügt werden können. Interessanterweise gibt es auch Verspleißen von RNA-Molekülen als „autokatalytischen" Vorgang in Abwesenheit von Proteinen und RNP-Partikeln: So wurde beim Einzeller *Tetrahymena* gezeigt, daß die rRNA selbst das Intron autokatalytisch herausspalten und die Exons ligieren kann. Sicher trägt die Anwesenheit von Introns, die häufig um ein Vielfaches länger sind als die Exons, bei höheren Organismen dazu bei, daß ihre Genome viel größer sind als die der Prokaryoten, die im allgemeinen keine Introns aufweisen.

Das Hämoglobinmolekül besteht bei höheren Wirbeltieren aus je zwei α- und zwei β-Ketten (Abb. **4.19**). Die Ketten werden von einer kleinen *Familie von Genen* codiert, die sich im Verlauf der Evolution infolge von Mutationen auseinanderentwickelt haben. Die *α-Globin-Genfamilie* liegt beim Menschen auf Chromosom 16 (Abb. **2.43** *A*) und besteht aus einem embryonalen Globingen, Zeta (ζ), und zwei eng benachbarten Adultglobingenen, α 1 und α 2, die nebeneinander auf dem Chromosom liegen. Zwischen den Genen befinden sich große Zwischenräume („spacers"), die die oben erwähnten flankierenden Promotoren und Prozessierungssignale für die Termination enthalten. Für die meisten Spacer ist jedoch keine Funktion bekannt. Da die RNA-codierenden Sequenzen nur etwa 10–15% dieses Chromosomenabschnittes ausmachen, hängt die „Genomgröße" somit weitgehend von diesen nichtcodierenden Sequenzen ab. Die Spacer enthalten auch *repetierte Elemente* der sog. Alu-Familie, die in etwa 300000 Kopien pro menschlichem Genom vorkommen (s. unten). Die drei Gene der α-Globinfamilie sind auf dem gleichen DNA-Strang tandemartig angeordnet und werden somit in der gleichen Richtung abgelesen. Es ist anzunehmen, daß diese Genfamilie durch *Genduplikationen* entstanden ist. Zwischen dem ζ- und den beiden α-Genen liegen zusätzlich zwei *Pseudogene* (ψ), die in ihrer Struktur einem ζ- bzw. einem α-Gen entsprechen, aber infolge von Mutationen nicht mehr funktionstüchtig sind. Hierbei dürfte es sich um „tote Gene" (stammesgeschichtliche Relikte) handeln, die im Verlauf der Evolution ihre Funktion eingebüßt haben.

Die *β-Globin-Genfamilie* des Menschen liegt auf dem Chromosom 11 und umfaßt außer den adulten Genen β und δ zwei fötale Gene $^{G}\gamma$ und $^{A}\gamma$ sowie das embryonale Gen ε. Auch hier findet man in den Bereichen zwischen den Genen ein Pseudogen (ψ β) und repetitive Elemente. Alle Gene sind auf dem

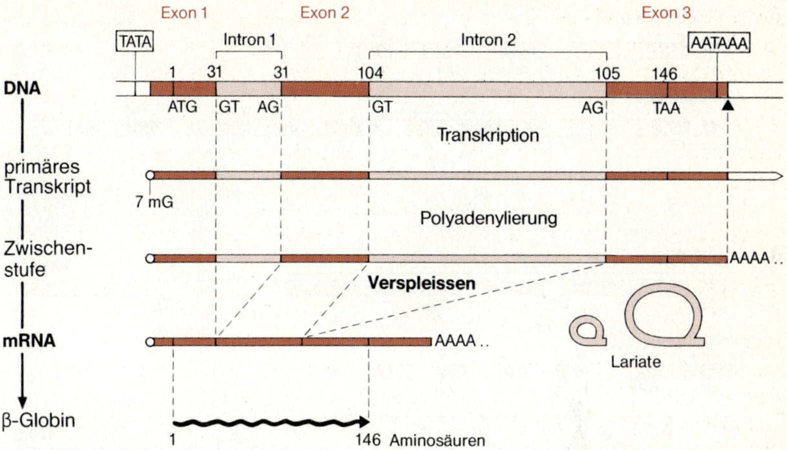

Abb. 2.42 Struktur eines gespaltenen Gens: Maus-β-Globin. Die drei Exons sind von zwei Introns unterbrochen, die zwar transkribiert, aber beim Verspleißen aus der mRNA als Lariate herausgeschnitten werden. *TATA* TATA-Box, *1–146* Codons für Aminosäuren, *ATG* Startcodon (Methionin), *TAA* Stopcodon, *GT-AG* flankierende Sequenzen in den Introns, *7 mG* mRNA-Kappe. ▲ Polyadenylierungsstelle.

gleichen Strang in der Reihenfolge angeordnet, in der sie während der Entwicklung exprimiert werden. Die Introns liegen im Vergleich zu den α-Genen an homologen Stellen. Bei den Globingenen des Huhns ist diese Anordnung jedoch verändert; die Gene liegen hier auf verschiedenen DNA-Strängen.

Repetierte Gene: Außer den einmaligen Genen gibt es zwei Arten von repetierten Genen, die mehrfach im Genom auftreten: tandemrepetierte Gene und dispersrepetierte Gene. Die bekanntesten Beispiele unter den **tandemrepetierten Genen** sind die *ribosomalen 18s-* und *28s-Gene*. Sie sind meist in einigen hundert Kopien im sog. *Nucleolusorganisator* lokalisiert, einem mit dem Nucleolus assoziierten Chromosomenabschnitt. Bei *Xenopus* findet man etwa 500 solcher Transkriptionseinheiten, die zunächst in ein Vorläufermolekül transkribiert werden, das dann durch Endonucleasen in mehreren Schritten in je ein Molekül 18s, 28s und 5,8s gespalten wird (Abb. **2.43** *B*). Die reifen rRNA-Moleküle werden in die Ribosomen eingebaut, die transkribierten Teile des Spacers hydrolisiert. Zwischen den Transkriptionseinheiten gibt es nichttranskribierte Spacers, die in ihrer Länge variieren. Sie enthalten starke Promotoren für RNA-Polymerase I. Auch die ribosomalen 5s-*Gene* sind tandemrepetiert, liegen jedoch nicht im Nucleolus. Bei *Xenopus* sind sie an den Enden der meisten Chromosomen in der Nähe der Telomere lokalisiert; bei *Drosophila* liegen die etwa 160 5s-Gene vereinigt in einem Abschnitt des 2. Chromosoms.

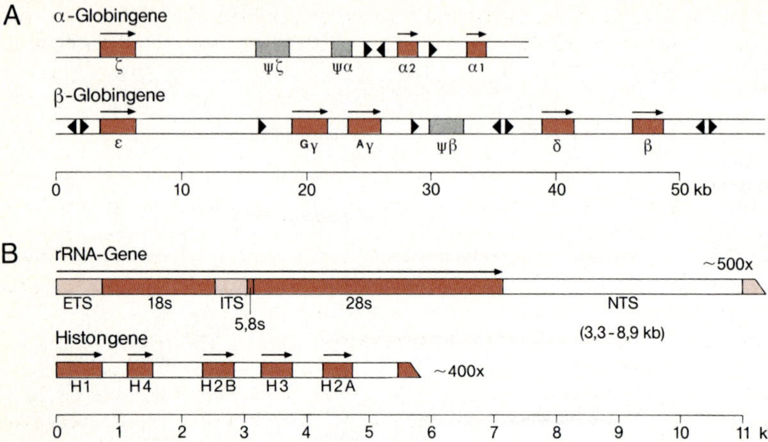

Abb. 2.43 Organisation des Genoms. [A] Die Globingenfamilie des Menschen. Funktionelle Gene sind als *farbige* Rechtecke, Pseudogene als *graue Rechtecke* gezeichnet. Die *Pfeile* geben die Transkriptionsrichtung an. Die *schwarzen Dreiecke* bezeichnen Alu-Sequenzen (mobile repetitive Elemente). [B] Tandemrepetierte Gene. *Oben:* Ribosomale RNA-Gene von *Xenopus laevis.* Die ca. 500mal repetierten Transkriptionseinheiten bestehen aus einem externen *(ETS)* und internen transkribierten Spacer *(ITS)* sowie je einem Segment, das für 18s-, 5,8s- und 28s r-RNA codiert. Zwischen den Transkriptionseinheiten liegen nichttranskribierte Spacer *(NTS).* Siehe auch Abb. **2.9.** *Unten:* Histongene vom Seeigel *Psammechinus miliaris.* Eine Histonuntereinheit besteht aus je einem Gen für Histon H1, H4, H2B, H3 und H2A. Diese Gengruppen sind etwa 400mal tandemrepetiert.

Unter den proteincodierenden Genen sind die *Histongene* tandemrepetiert. Beim Seeigel *(Psammechinus miliaris)* findet man etwa 400 Kopien eines ca. 6 kb langen DNA-Segmentes, das tandemrepetiert ist und je ein Gen für die fünf Histonproteine H1, H2A, H2B, H3 und H4 enthält (Abb. **2.43** *B*). Während die DNA-Sequenz innerhalb der codierenden Abschnitte stark konserviert ist, divergieren die Spacer-Sequenzen bei verschiedenen Spezies. Bei drei genau untersuchten Seeigelarten liegen alle Gene auf dem gleichen Strang, bei *Drosophila* sind dagegen zwei Gene auf dem einen und drei auf dem anderen Strang lokalisiert. Diese Konfiguration kann nur durch mindestens zwei Inversionen entstanden sein. Es wäre denkbar, daß tandemrepetierte Gene als Gengruppe kontrolliert und transkribiert würden; bis heute hat man jedoch keinen Nachweis für polycistronische mRNA erbringen können. Vielmehr scheinen die Histongene einzeln übersetzt zu werden, und jedes Gen verfügt über einen eigenen Promotor und eigene Prozessierungssignale für die Termination.

Im Gegensatz zu den Genen, die für rRNA und Histone codieren, sind *tRNA-Gene* und z. B. *Actin- und Tubulingene* **dispersrepetiert.** In diesem Fall liegen einzelne Genkopien verstreut oder in kleinen Gruppen im Genom und sind z. T. auf verschiedenen Chromosomen lokalisiert. So weist z. B. *Drosophila* 6 Actingene auf, die auf verschiedenen Chromosomen liegen. Sie codieren für Actinproteine, die sich in ihrer Sequenz leicht unterscheiden und verschiedene Funktionen ausüben (Flugmuskelactin, generelles cytoplasmatisches Actin usw.). Die genannten Gene besetzen innerhalb des Genoms feste Plätze.

Im Gegensatz dazu nehmen *Transposonen,* die ebenfalls dispers repetiert sind, keine festen Plätze im Genom ein. Das *Copia*-Transposon (S. 117) kommt bei *Drosophila melanogaster* in etwa 20–50 Kopien vor, deren Zahl und chromosomale Lokalisation von Fliegenstamm zu Fliegenstamm stark variiert. Dies ist ein gutes Indiz dafür, daß *Copia* ein mobiles genetisches Element darstellt. *Copia*-ähnliche Elemente machen etwa 10% des *Drosophila*-Genoms aus und bilden die Hauptmasse der mittelrepetitiven Sequenzen.

Ähnliche dispersrepetierte Elemente hat man auch beim Menschen gefunden, z. B. die *Alu-Sequenzen,* die nach dem Restriktionsenzym *Alu* bezeichnet sind, mit dem sie als charakteristisches Fragment aus der DNA herausgeschnitten werden können. Das menschliche Genom enthält nicht weniger als 300 000 solche *Alu*-Sequenzen. Jedes einzelne Element ist etwa 300 b lang, so daß die *Alu*-Sequenzen insgesamt etwa 3% des menschlichen Genoms ausmachen. Sie kommen auch im Spacer zwischen den Globingenen vor (Abb. **2.43** *A*). Verschiedene strukturelle Eigenschaften der *Alu*-Sequenzen deuten darauf hin, daß es sich um mobile genetische Elemente (S. 122) handelt.

Hochrepetitive DNA-Sequenzen: Bei Eukaryoten findet man auch *hochrepetitive DNA*-Sequenzen, die zunächst als **Satelliten-DNA** beschrieben wurden. Fraktioniert man DNA von höheren Organismen durch Zentrifugation in einem CsCl-Gradienten, der die Moleküle nach ihrer Dichte auftrennt, bilden sich häufig neben dem Hauptband eine oder mehrere zusätzliche Banden, die als DNA-Satelliten bezeichnet werden. Bei *Drosophila virilis* gibt es außer dem Hauptband mit einer Dichte von 1,700 $g \cdot ml^{-1}$ drei DNA-Satelliten, die insgesamt 41% des Genoms darstellen (Tab. **2.3**). Die drei DNA-Satelliten sind A-T-reich und haben deshalb eine geringere Dichte. Sie bestehen aus einem Heptanucleotid, das millionenfach repetiert ist. Die Sequenz der Satelliten II und III läßt sich durch eine einzige Basensubstitution aus derjenigen des Satelliten I ableiten. Diese Sequenzen sind in Metaphasechromosomen hauptsächlich in der Nähe der Centromere im Heterochromatin lokalisiert, wo sie große Blöcke von tandemrepetierten Sequenzen bilden. Bei der nahe verwandten *Drosophila americana* findet man nur den Satelliten I, während II und III fehlen. Weiter verwandten Arten fehlt auch der Satellit I. Über die Funktion dieser hochrepetitiven Sequenzen ist wenig bekannt. Sie scheinen nicht transkribiert zu werden und eine strukturelle Komponente des Chromosoms darzustellen. Satelliten-DNA gibt es bei den meisten Eukaryoten und auch beim Menschen, wo sie etwa 13% des Genoms ausmacht.

Tab. 2.3 Satelliten-DNA von *Drosophila virilis*.

Satellit	Dichte g ml^{-1}	DNA-Sequenz	Anzahl Kopien	% des Genoms
I	1,692	ACAAACT	$1{,}1 \times 10^7$	25
II	1,688	ATAAACT	$3{,}6 \times 10^6$	8
III	1,671	ACAAATT	$2{,}6 \times 10^6$	8

Andere strukturelle DNA-Sequenzen liegen im Centromer und in den Telomeren. Im *Centromer* dient das DNA-Molekül als Bindungsstelle für das Kinetochor, an dem die Spindelfasern bei der Kernteilung ansetzen. Bei der Hefe ist die DNA der meisten Centromere kloniert und sequenziert worden. Bestimmte Proteine binden spezifisch an Centromer-DNA. Hybridplasmide, die Centromer-DNA enthalten, segregieren korrekt in der Mitose und in der Meiose. Die Centromer-DNA hat somit eine essentielle Funktion für die Verteilung der Chromosomen in Mitose und Meiose.

Auch der **Telomer-**DNA kommt eine wichtige Funktion zu, da freie DNA-Enden anscheinend instabil sind. Beim Einzeller *Tetrahymena* liegen die rDNA-Sequenzen entweder chromosomal (im Mikronucleus) oder extrachromosomal als lineares Plasmid (im Makronucleus) vor. Die DNA-Enden dieses linearen Plasmids sind nicht frei, sondern weisen eine besondere Haarnadelstruktur auf, die für die Funktion als Telomer essentiell ist. Nur DNA-Moleküle mit diesen Telomersequenzen können als lineare Plasmide replizieren.

Außer den codierenden Sequenzen – den eigentlichen Genen – gibt es also noch weitere Komponenten im Genom: Hierzu zählen strukturelle Komponenten des Telomers und des Centromers, zu denen möglicherweise auch die Satelliten-DNA-Moleküle gehören. Ein überraschend hoher Anteil des Genoms besteht aus Transposonen, virusähnlichen Elementen und parasitischer DNA. In den Spacer-Sequenzen zwischen den Genen liegen Kontrollsequenzen für die Genregulation und außer Pseudogenen, die sich als stammesgeschichtliche Relikte interpretieren lassen, auch viele unbekannte Sequenzen, die zukünftiger Forschung vorbehalten bleiben.

2.12 Regulation der Genaktivität

Die meisten Zellen eines Organismus enthalten ein vollständiges Genom und damit die gesamte genetische Information. Bestimmte Gene – z. B. die Hämoglobingene – werden jedoch nur in bestimmen Zelltypen, wie z. B. den Blutzellen, benötigt, während Gene, deren Produkte für alle Zelltypen unerläßlich sind – z. B. die Enzyme des Energiestoffwechsels –, in allen Zellen aktiv sind. Die Genexpression unterliegt einer exakten räumlichen und zeitlichen Kontrolle. Bestimmte Gene können durch Umweltfaktoren oder innere

Signale (z. B. Hormone) an- oder abgeschaltet werden. Andere Gene sind dagegen stets aktiv *(konstitutive Genexpression)*. Die Genaktivität kann auf allen Stufen , von der DNA über die RNA bis zum Protein und dem niedermolekularen Genprodukt, reguliert werden. Die primäre Genregulation erfolgt jedoch auf dem Niveau der Transkription.

2.12.1 Dosiskompensation und Inaktivierung des X-Chromosoms

Die Aktivität eines Gens läßt sich indirekt aus der Menge der gebildeten Genprodukte bestimmen; denn die Menge des gebildeten Genproduktes (RNA oder Protein) ist zur Anzahl der Genkopien angenähert proportional. Setzt man den Wert des gemessenen Genproduktes bei einem diploiden Organismus mit zwei Genkopien gleich 1,0, findet man bei Mutanten mit nur einer Genkopie einen Wert von 0,5, für drei Genkopien 1,5 usw. Diese *Dosisproportionalität* gilt als Regel für autosomale Gene. Bei den Geschlechtschromosomen liegen besondere Verhältnisse vor. Das heterogametische Geschlecht besitzt von zahlreichen X-chromosomalen Loci nur eine Genkopie, während das homogametische Geschlecht über zwei Kopien des betreffenden Gens verfügt. Dieser Unterschied in der Gendosis wird bei verschiedenen Tiergruppen verschieden kompensiert. Bei *Drosophila* bilden X-chromosomale Gene im ♂ doppelt soviel Genprodukt wie im ♀, das über zwei Genkopien verfügt. Dieser Mechanismus der **Dosiskompensation** beruht auf erhöhter Genaktivität im ♂. Bei Säugetieren kommt es dagegen im weiblichen Geschlecht zur **Inaktivierung eines X-Chromosoms,** so daß beide Geschlechter nur über je ein aktives X-Chromosom verfügen. Die Inaktivierung erfolgt während der Embryonalentwicklung des weiblichen Embryos, und zwar zufällig, so daß in den einen Zellen das väterliche, in den anderen das mütterliche X-Chromosom inaktiviert wird und ein genetisches Mosaik entsteht. Diese mosaikartige Genexpression führte auch zur Entdeckung der Inaktivierung des X-Chromosoms bei Säugetieren. Mäuse, die heterozygot für rezessive X-chromosomale Fellfarbengene sind, zeigen ein geschecktes Fell, da sie in manchen Körperregionen das rezessive, in anderen das dominante Gen exprimieren. Hemizygote ♂♂ sind dagegen einheitlich gefärbt. Ähnliche Verhältnisse gelten auch für X-chromosomale Gene beim Menschen. Das inaktive X-Chromosom ist als kondensierter Chromatinkörper (*Barr*-Körper) während der Interphase in den Zellkernen zu erkennen und dient als cytologisches Merkmal weiblicher Zellen. Triplo-X-Individuen bilden zwei *Barr*-Körper, besitzen also auch nur ein aktives X-Chromosom. Damit wird die Menge des gebildeten Genproduktes ausgeglichen und die *Genbalance* aufrechterhalten. Im *Barr*-Körper ist die DNA stark methyliert und an bestimmte Proteine gebunden. Diese Proteine halten das Chromosom in einem stark kondensierten Zustand, in dem es für die Transkriptionsmaschinerie nicht zugänglich ist. Der inaktive Zustand wird bei der Zellteilung auf die Tochterchromosomen übertragen, so daß Klone entstehen, die entweder das väterliche oder das mütterliche Gen exprimieren. Das inaktive X-Chromosom bezeichnet man als *heterochromatisch,* da es mit bestimmten Farbstoffen weit stärker als das aktive *euchromatische* X-Chromosom angefärbt wird. Inaktive Chromosomen oder Chromosomenabschnitte sind meist kondensiert und heterochromatisch, während aktive Chromosomensegmente eine aufgelockerte Struktur aufweisen und sich nur schwach anfärben. Heterochromatin unterscheidet sich von Euchromatin auch in bezug auf den Zeitpunkt der DNA-Replikation: Heterochromatin wird in der Regel später in der S-Phase (S. 38) repliziert als Euchromatin. Genaktivität, Chromatinstruktur und DNA-Replikation stehen also in engem Zusammenhang.

2.12.2 Genamplifikation

In besonderen Fällen kann die Menge des gebildeten Genproduktes auf der Stufe der DNA über die Anzahl der Genkopien reguliert werden. Dabei wird die Anzahl der Genkopien in einem bestimmten Zelltyp, in dem eine erhöhte Genaktivität erforderlich ist, durch zusätzliche Replikation eines Chromosomenabschnittes erhöht. Dieser Regulationsmechanismus der *Genamplifikation* wurde erstmals bei den ribosomalen RNA-Genen von *Xenopus* gefunden (S. 135). Die diploiden somatischen Zellen weisen ca. 900 Gene auf, die für die ribosomale 18s-, 28s-, und 5,8s-RNA codieren. Im Verlauf der Eientwicklung müssen etwa 10^{12} Ribosomen synthetisiert und mit je einem dieser RNA-Moleküle bestückt werden. Durch Genamplifikation wird die Anzahl der Genkopien in der Oocyte auf etwa $2 \cdot 10^6$ erhöht. Die tandemrepetierten ribosomalen RNA-Gene sind im sog. Nucleolusorganisator (S. 36) lokalisiert. In der meiotischen Prophase (S. 44), wenn die reguläre DNA-Synthese bereits abgeschlossen ist, werden die rRNA-Gene amplifiziert. Die zusätzliche Replikation erfolgt nach dem Mechanismus des rollenden Kreises (Abb. **2.4**). Es entstehen etwa tausend zusätzliche Nucleoli, die sich vom Chromosom ablösen und im Zellkern verteilen. Diese zusätzlichen Genkopien dienen als Matrize für die intensive Synthese von rRNA während der Oogenese.

Auch proteincodierende Gene können amplifiziert werden. Bei der Bildung der äußeren Eischale (Chorion) werden bei *Drosophila* die Gene, die für *Chorionproteine* codieren, in den Follikelzellen des Eies amplifiziert. In diesem Fall bleiben die zusätzlichen Genkopien aber mit dem Chromosom assoziiert. Im amplifizierten Chromosomenabschnitt, der etwa 100 kb lang ist, entstehen, ausgehend von einem Ursprung der Replikation, schrittweise zusätzliche Replikationsblasen, die sich nicht über den amplifizierten Bereich hinaus ausdehnen und ineinandergeschachtelt werden. Mutanten, bei denen die Genamplifikation blockiert ist, produzieren Eier mit defektem Chorion und sind meist steril.

2.12.3 Genaktivierung durch Veränderung der Genstruktur

Die Aktivierung eines Gens kann auch auf Umlagerung von Genabschnitten innerhalb des Chromosoms beruhen. So sind die Immunoglobulingene in der für die Keimbahn typischen Anordnung inaktiv. In den Lymphocyten (Abb. **4.25**) werden sie erst durch einen somatischen Rekombinationsprozeß aktiviert, der auf S. 157 ausführlich beschrieben ist.

2.12.4 Regulation der Transkription

Die primäre Regulation der meisten Gene findet auf der Stufe der Transkription statt. Die Anzahl der synthetisierten RNA-Moleküle pro Zeiteinheit ist dabei ein direktes Maß für die primäre Genaktivität. Die grundlegenden Untersuchungen zur Genregulation wurden bei Prokaryoten am Lactose-Operon und am Lambda-Repressor durchgeführt.

Ein **Operon** ist eine Gruppe von Genen, die gemeinsam reguliert und in eine einzige mRNA transkribiert werden. Das Lactose-Operon *(lac)* von *E. coli* codiert für drei Enzyme des Lactosestoffwechsels. In Abwesenheit des Zuckers Lactose ist das *lac*-Operon weitgehend inaktiv, setzt man jedoch dem Nährmedium Lactose zu, wird das Enzym β-Galactosidase induziert: Die Zahl der β-Galactosidase-Moleküle pro Zelle steigt um den Faktor 1000 von 3 auf 3000 an. Lactose wird deshalb als *Induktor* bezeichnet. Ein entsprechender Anstieg wird auch bei der Synthese von *lac*-mRNA festgestellt, was darauf hinweist, daß die Regulation auf dem Niveau der Transkription erfolgt.

Diese *Induktion der Genaktivität* beruht auf dem Wechselspiel zwischen Umweltfaktoren (Lactose) und zellinternen Genregulationsmechanismen. An letzteren sind zwei **Regulatorgene** beteiligt, die für den *lac-Repressor* und das *Catabolit-Genaktivatorprotein (CAP)* codieren. Die Regulation der Genaktivität beruht auf der Bindung dieser Proteine an spezifische DNA-Sequenzen im *lac*-Operon (in der Nähe des *Promotors,* S. 132). Der Promotor ist die Bindungsstelle der RNA-Polymerase, unmittelbar vor dem Startpunkt der Transkription. Der *lac*-Repressor bindet mit hoher Spezifität an den sog. *Operator* (Abb. **2.44**), eine Sequenz von 24 b, die mit dem Promotor überlappt, so daß die Initiation der RNA-Synthese durch die Polymerase blokkiert wird. Damit ist das Operon inaktiviert. Die Repression des *lac*-Operons durch den *lac*-Repressor kann jedoch durch Lactose aufgehoben werden. Lactose bindet an den Repressor, so daß sich seine Faltungsstruktur ändert und er von der DNA „abfällt“. Damit wird die Bahn für die RNA-Polymerase frei; das Gen kann transkribiert werden.

Zur Erreichung der maximalen Genaktivität wird zusätzlich das *CAP*-Protein benötigt, das im Gegensatz zum *lac*-Repressor vor dem Promotor an die *cap*-DNA-Sequenz bindet und die Bindung der RNA-Polymerase an den Pro-

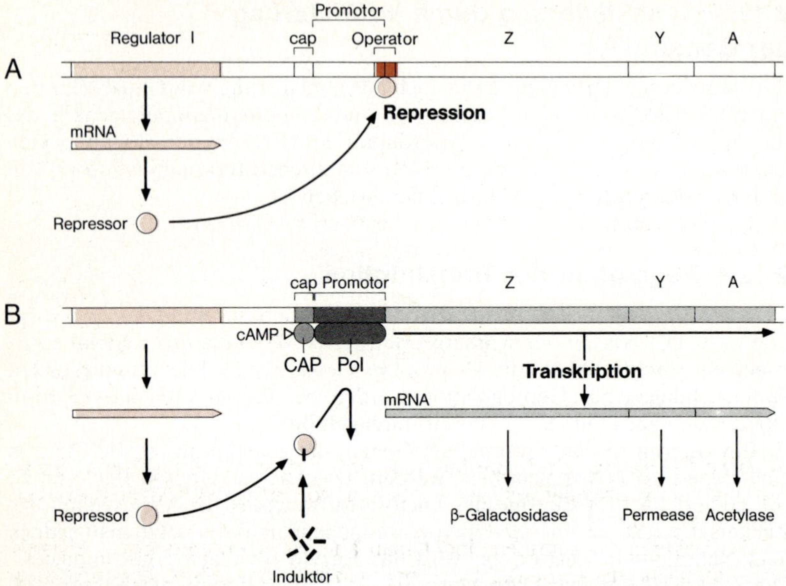

Abb. 2.44 Die Regulation des Lactose-Operons. [A] Reprimierter Zustand. Das Regulatorgen wird transkribiert und produziert Repressorproteinmoleküle, die an die Operator-DNA binden. Da der Operator mit dem Promoter überlappt, verhindert der gebundene Repressor die Bindung der RNA-Polymerase *(Pol)* an den Promotor. [B] Induktion durch Lactose. Der Induktor (Lactose) bindet an den Repressor, so daß sich dessen Struktur verändert und er vom Operator abfällt. Dadurch wird der Weg frei für *Pol,* die drei Strukturgene Z, Y und A zu transkribieren. Die Transkription wird verstärkt durch das *CAP*-Protein, das seinerseits durch cAMP aktiviert wird und an seinen Bindungsort *(cap)* bindet. Die polycistronische mRNA wird in drei Enzyme übersetzt.

motor fördert, so daß die Transkriptionsrate erhöht wird. Die Regulation durch *CAP* besteht also in einer Aktivierung, die jedoch nur dann erfolgt, wenn zyklisches Adenosin-Monophosphat (cAMP, S. 332), dessen Konzentration den physiologischen Zustand der Zelle widerspiegelt, an das *CAP*-Protein gebunden ist. Auf diese Weise kann die Genaktivität an die inneren und äußeren Bedingungen der Zelle angepaßt werden.

Lac-Repressor und *CAP* sind **DNA-Bindungsproteine,** die nach einem ähnlichen Strukturprinzip gebaut sind. Sie verfügen über zwei in einem bestimmten Winkel zueinander stehende α-Helices, von denen die eine aus dem gefalteten Molekül herausragt (Abb. **2.45**). Mit dieser α-Helix bindet das Protein über Wasserstoffbrücken an die Basen in der DNA und „erkennt" die Basensequenz des Operators bzw. des Bindungsortes *(cap)*. DNA-Se-

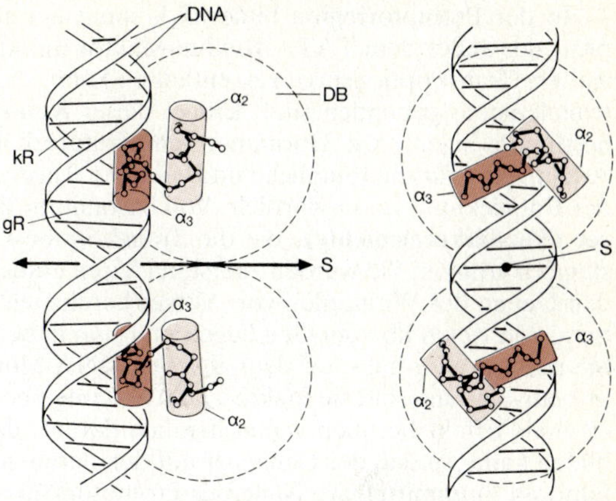

Abb. 2.45 Bindung eines Genregulationsproteins (cro) mit dem „Helix-Windung-Helix"-Motiv an die DNA-Doppelhelix. – *α2, α3* α-Helices des Motivs; *DB* Genregulationsprotein *(cro)*; *gR, kR* große und kleine Rinne der DNA; *S* Symmetrieachse (nach Matthews).

quenzvergleiche weisen darauf hin, daß diese „Helix-Windung-Helix"-Struktur auch in genregulatorischen Proteinen von höheren Organismen vorkommt (S. 242).

Bei höheren Organismen findet man ähnliche Genregulationsmechanismen; doch sind die Gene nicht in Operons zusammengefaßt. Die mRNA ist monocistronisch; ein Messenger enthält die Information eines einzelnen Gens und nicht einer Gengruppe. Als zweiter wesentlicher Unterschied zu den Prokaryoten kann die relativ hohe Stabilität der mRNA gelten. Die Halbwertszeiten erreichen mehrere Stunden oder gar Tage. Demgegenüber sind die prokaryotischen Messenger äußerst kurzlebig. Auch bei höheren Organismen gibt es *Kontroll-* oder *Regulatorgene*, deren Funktion darin besteht, bestimmte andere Gene zu regulieren. Ein Teil dieser Kontrollgene codiert für **Transkriptionsfaktoren,** die die Transkription entweder stimulieren oder hemmen. Die Transkriptionsfaktoren binden in ihren Zielgenen an bestimmte DNA-Sequenzen *(Kontrollelemente)* und bilden Transkriptionskomplexe. Der Transkriptionsvorgang kann im elektronenoptischen Bild sichtbar gemacht werden (Abb. **2.9**). Meistens liegen die Kontrollelemente in der Nähe des Promotors, doch können sie auch weit außerhalb des Gens, in einem Intron oder in der codierenden Region des Zielgens, liegen. Der Vergleich der DNA-Sequenzen verschiedener Gene in der Nähe des Promotors zeigt relativ wenig Übereinstimmung am Startpunkt der Transkription. Etwa 30 b oberhalb des Startpunktes (in der 5′-Richtung) findet man jedoch bei den meisten Genen, die für mRNA codieren, eine charakteristische Sequenz (TATAAAT), die als TATA- oder Hogness-Box bezeichnet wird. Diese Consensussequenz (S. 133) charakterisiert die Promotorregion. Sie ist im Verlauf der Evolution weitgehend konserviert worden. An ihr binden die TATA-Bindungsfaktoren, die ihrerseits die RNA-Polymerase II binden und in die richtige Position für den Beginn der Transkription bringen.

In der Promotorregion bildet sich somit ein aktiver Transkriptionskomplex, der außer dem TATA-Bindungsfaktor und der RNA-Polymerase noch weitere Transkriptionsfaktoren enthalten kann, die an weiter entfernte Kontrollelemente gebunden sind. Einige dieser **Kontrollelemente** reagieren auf bestimmte Signale wie Hormone, Temperaturerhöhung, Schwermetalle usw. Andere sind für die räumliche und zeitliche Regulation der Genexpression in der Entwicklung verantwortlich. Von besonderer Bedeutung sind die **Enhancer (Verstärkerelemente)**, die die Transkriptionsrate auf das Hundertfache steigern können. Sie wurden zuerst bei Viren entdeckt, kommen aber auch in den Genen der Wirtszellen vor. Verstärkerelemente können in einer Entfernung von vielen kb vom Gen liegen und sind in beiden Orientierungen aktiv. Sie müssen allerdings auf dem gleichen DNA-Molekül (*cis*-Stellung) liegen; in *trans*-Stellung sind sie inaktiv. Die Wirkung über große Distanzen und der *cis-trans*-Effekt beruhen wahrscheinlich darauf, daß die DNA eine Schleife bilden kann, so daß der Enhancer mit den daran gebundenen Transkriptionsfaktoren in unmittelbare Nähe des Promotors zu liegen kommt.

Unter den Signalsubstanzen zur Regulation der Genaktivität sind *Hormone* von besonderer Bedeutung (Abb. **5.2***B*). In Abb. **2.46** ist die Reaktionskette, die von der Ausschüttung des Hormons bis zur Veränderung der Genaktivität führt, am Beispiel eines Steroidhormons schematisch dargestellt. Steroide sind niedermolekulare, fettlösliche Substanzen, die die Plasmamembran passieren können. Sie wirken jedoch nicht direkt auf die zu regulierenden Gene, sondern binden stereospezifisch an bestimmte Rezeptorenproteine (Schlüssel-Schloß-Prinzip). Der Steroidrezeptor ändert dabei seine Struktur in einer Weise, daß er nun seinerseits an spezifische Kontrollelemente der DNA binden kann. Diese Kontrollelemente liegen meist in der Nähe des Promotors der hormoninduzierbaren Gene und werden als **hormonresponsive Elemente (HRE)** bezeichnet. Der Hormonrezeptorkomplex bindet an diese Kontrollelemente und vermag die Transkription des betreffenden Gens um ein Vielfaches zu stimulieren. Steroidrezeptoren sind Proteine, die besondere, fingerähnliche Strukturen („zinkbindende Finger") aufweisen. Diese „Finger" scheinen die spezifische Bindung an bestimmte Basensequenzen in der DNA zu ermöglichen (s. unten).

Aktive Gene sind in den polytänen Riesenchromosomen (S. 35) im Lichtmikroskop als aufgequollene Chromosomenabschnitte **(Puffs)** zu erkennen. Diese Chromosomenstrukturen wurden schon im vorigen Jahrhundert von Balbiani beschrieben, aber erst 1961 von Beermann richtig interpretiert. Die polytänen Riesenchromosomen sind als dynamische Strukturen aufzufassen, in denen die inaktiven Chromosomenabschnitte als kondensierte Querbänder erscheinen, während die aktiven Chromosomensegmente als aufgelockerte *Interbanden* oder aufgequollene *Puffs* erscheinen: An diesen Stellen ist das Chromatin entspiralisiert und für RNA-Polymerase zugänglich. Nicht alle aktiven Gene bilden einen mikroskopisch sichtbaren Puff. Das ist nur bei denjenigen der Fall, bei denen ein größerer Chromosomenabschnitt entfaltet wird. Besonders große Puffs („Balbiani-Ringe", Abb. **2.47***A*) findet man in

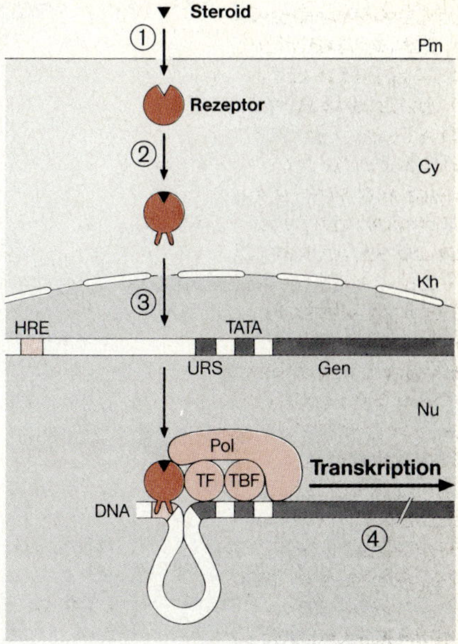

Abb. 2.46 Regulation der Genaktivität durch Steroide. ① Das Steroidhormon dringt durch die Plasmamembran *(Pm)* ins Cytoplasma *(Cy)* ein. ② Es bindet an den entsprechenden Rezeptor. ③ Der Steroidrezeptorkomplex bindet an das hormonresponsive Element *(HRE)* der DNA. ④ Mit zwei weiteren Transkriptionsfaktoren *(TBF* und *TF)*, die an die TATA-Box bzw. die Regulationssequenz *(URS)* binden, und der RNA-Polymerase bildet er einen aktiven Transkriptionskomplex, der das hormoninduzierbare Gen aktiviert. – *Kh* Kernhülle, *Nu* Nucleus.

den Speicheldrüsenzellen von Zuckmückenlarven *(Chironomus)*. Diese Larven leben im Wasser und spinnen aus dem Sekret ihrer Speicheldrüsen eine „Wohnröhre". Die dazu nötigen Sekretproteine werden von Genen codiert, die in den Balbiani-Ringen lokalisiert sind. Inkubiert man Speicheldrüsen *in vitro* für kurze Zeit mit radioaktivem Uridin, wird diese Vorstufe in den Balbiani-Ringen in RNA eingebaut. Das läßt sich autoradiographisch nachweisen, da die radioaktive RNA die darübergeschichtete Filmemulsion unmittelbar über den Balbiani-Ringen schwärzt. Die Balbiani-Ringe (oder Puffs) sind also Orte aktiver RNA-Synthese. Elektronenmikroskopisch kann man in den Balbiani-Ringen DNA-Schleifen erkennen, auf denen RNA-Polymerasemoleküle mit RNA-Seitenketten von zunehmender Länge sichtbar sind (Abb. **2.47** *C, D*). Die hier entstehenden Transkripte sind mit > 30 kb außergewöhnlich lang. Sie codieren für ein Sekretprotein mit entsprechend großem Molekulargewicht. Die transkribierte RNA wird in Ribonucleoproteinpartikel abgepackt, die auf ihrem Weg durch die Poren der Kernhülle bis ins Cytoplasma verfolgt werden können. Im Cytoplasma findet dann die Synthese der Sekretproteine statt, die ins Lumen der Drüse sezerniert und zum Bau der Wohnröhre verwendet werden.

Das Puffmuster ist stadienspezifisch: Gewisse Puffs werden nur in bestimmten Entwicklungsstadien (z. B. kurz vor der Verpuppung der Larven) gebildet, andere erscheinen periodisch in zeitlichen Abständen oder sind in allen Stadien sichtbar. Vergleicht man die Puffmuster der Chromosomen ver-

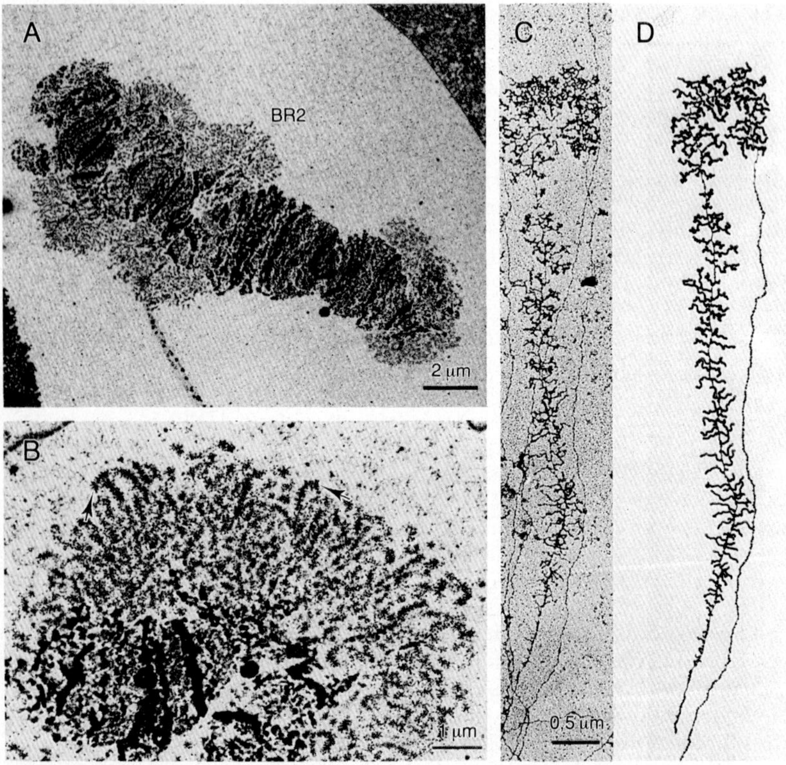

Abb. 2.47 Puffing und Genaktivität. [A] Elektronenmikroskopische Aufnahme des 4. Chromosoms von *Chironomus thummi. BR2* Balbiani-Ring 2 (großer Puff). [B] Bei stärkerer Vergrößerung werden aktive Transkriptionskomplexe sichtbar *(Pfeile).* [C] [D] Einzelner Transkriptionskomplex. – *C* Original, *D* gezeichnet (EM-Aufnahme: Daneholt).

schiedener Organe oder Gewebe, wie Speicheldrüsen, Darm und Fettkörper, findet man wesentliche Unterschiede. Die Balbiani-Ringe, die für Sekretproteine codieren, treten nur in den Speicheldrüsen auf, während andere Puffs nur in den Riesenchromosomen des Darms beobachtet werden. Diese *Stadien- und Gewebespezifität* deutet darauf hin, daß das Puffmuster die Aktivität der Gene widerspiegelt.

Die Genaktivität wird nicht nur durch innere, sondern auch durch äußere Faktoren reguliert. Ein gut untersuchtes Beispiel liefert die Genreaktion auf einen **Hitzeschock.** Setzt man *Drosophila*-Larven, die normalerweise bei Temperaturen unter 28 °C leben, einem kurzen Hitzeschock aus (ca. 20 min bei 37 °C), ändert sich das Puffmuster drastisch: Die bestehenden Puffs bilden sich zurück, jedoch erscheinen 9 neue große Puffs. In ihnen werden die sog. Hitzeschockgene transkribiert. Diese Veränderung der Genaktivität manifestiert sich auch auf der Ebene der Translation. Anstelle der mehreren tausend Proteine, die in einer Zelle normalerweise synthetisiert werden, läßt sich nach dem Hitzeschock nur noch die Synthese von 8–9 sog. Hitzeschockproteinen nachweisen, die vorher nicht oder nur in sehr geringem Maße gebildet wurden. Diese Veränderung der Genaktivität betrifft nicht nur die Zellen mit polytänen Riesenchromosomen, sondern alle Zellen der Larve. Die geschilderte Hitzeschockreaktion, die auch durch andere Streßfaktoren ausgelöst werden kann, findet man bei allen bisher untersuchten Tieren – selbst bei Warmblütern einschließlich des Menschen. Die Hitzeschockgene verschiedener Organismen sind kloniert und ihre Regulation genauer untersucht worden. Die Promotorregionen der Hitzeschockgene enthalten bestimmte Kontrollelemente (*Hitzeschockelemente = HSE,* Abb. **2.41**), an die ein *Hitzeschock-Transkriptionsfaktor* binden kann. Der aktivierte Transkriptionsfaktor vermag innerhalb von weniger als 2 min nach der Temperaturerhöhung die Hitzeschockgene anzuschalten. Die Aktivierung der Hitzeschockgene manifestiert sich in der Ausbildung von Puffs an den entsprechenden Loci. Einige Stunden nach Rückkehr zur normalen Temperatur klingt die Hitzeschockreaktion ab. Das Genaktivitätsmuster, das für die betreffende Zelle charakteristisch ist, wird wiederhergestellt. Über die Funktion der Hitzeschockreaktion ist noch wenig bekannt, doch scheint es sich um eine Abwehrreaktion gegen Streß zu handeln.

Die **Regulation der ribosomalen 5s-RNA** ist beim Krallenfrosch *(Xenopus)* besonders intensiv studiert worden. Diese Gene werden von der RNA-Polymerase III transkribiert und unterscheiden sich von den bereits erwähnten Polymerase-II-Genen (S. 143) darin, daß sich der Promotor innerhalb der RNA-codierenden Region des Gens befindet. Drei verschiedene Transkriptionsfaktoren (Proteine) binden an den Promotor und bilden einen stabilen aktiven Transkriptionskomplex. Die RNA-Polymerase kann die 5s-Gene transkribieren, ohne daß sich die Transkriptionsfaktoren von der DNA-Matrize ablösen. Der Transkriptionsfaktor TFIIIA weist die bereits erwähnte „Zinkfingerstruktur" (S. 144) auf und bindet nicht nur an 5s-Gene (DNA), sondern auch an 5s-RNA. Die neusynthetisierte 5s-RNA bindet in jungen Oocyten an TFIIIA und wird als Ribonucleoproteinpartikel im Cytoplasma gespeichert. Im Gegensatz zu den andern ribosomalen RNA-Genen werden die 5s-Gene in der Amphibienoocyte nicht amplifiziert, sondern auf der Stufe der RNA reguliert. Dies hängt wohl damit zusammen, daß im Oocytenkern schon ohne Amplifikation etwa 20000 Genkopien vorliegen.

2.12.5 Posttranskriptionelle Genregulation

Die Steuerung der Genaktivität ist nicht auf das Niveau der Transkription beschränkt. Auch die folgenden Stufen der Genexpression können qualitativ und quantitativ reguliert werden. Da viele Gene aus mehreren Exons

(S. 133) bestehen, können vom gleichen Gen durch unterschiedliches Verspleißen verschiedene mRNA-Moleküle oder Proteine abgelesen werden, die verschiedene Kombinationen von Exons enthalten. **Alternatives Verspleißen** findet man bei vielen Genen, wie z. B. bei den Myosingenen oder den Genen, die die Geschlechtsbestimmung (S. 175) kontrollieren.

Außer der Menge der gebildeten mRNA ist auch ihre Halbwertszeit wichtig, da von kurzlebiger mRNA nur wenig Protein übersetzt werden kann. Die **Stabilität der mRNA** wird primär durch ihre Struktur bestimmt. Kurzlebige Messenger besitzen in ihrem Nachspann RNA-Sequenzen, die zu rascherem Abbau führen.

Auch auf der Stufe der **Translation** kann die Genexpression reguliert werden. In vielen Tiergruppen wird stabile mRNA in Form von Ribonucleoproteinpartikeln im Ei gespeichert. Erst nach der Befruchtung wird diese mRNA freigesetzt, an Ribosomen gebunden und in Protein übersetzt (S. 239). Bei der Translation werden häufig *inaktive Vorstufen* synthetisiert (z. B. *Proenzyme, Prohormone*), die erst durch Proteolyse in aktive Enzyme bzw. Hormone gespalten werden (S. 72). Dieser Vorgang eröffnet eine weitere Regulationsmöglichkeit. Proteine können auch durch *Modifikation* (z. B. Phosphorylierung) aktiviert oder inaktiviert werden. Selbst auf der Stufe der niedermolekularen Genprodukte gibt es **Rückkopplungsmechanismen:** Das Substrat eines Enzyms kann die Aktivität des Gens, das für das betreffende Enzym codiert, induzieren (S. 141). Andererseits kann das entstehende Produkt bei hoher Konzentration die Aktivität des Enzyms hemmen. Die Expression der Gene kann also auf allen Stufen reguliert werden.

2.13 Vom Gen zum Phän

Ein genbedingtes Merkmal (**Phän**) hängt nicht nur von der direkten Wirkung eines einzelnen Gens ab, sondern auch von inneren und äußeren Bedingungen. Unter den inneren Bedingungen sind vor allem der physiologische Zustand des Organismus, das Geschlecht und die Wechselwirkungen mit anderen Genen von Bedeutung. Von den äußeren Bedingungen wären Umweltfaktoren wie Temperatur, Nährstoffe, Sauerstoff, aber auch das soziale Umfeld zu nennen.

2.13.1 Penetranz und Expressivität

Die Häufigkeit, mit der sich eine bestimmte Mutation unter den Trägern manifestiert, wird als **Penetranz** *(Manifestationshäufigkeit)* bezeichnet. Eine rezessive *Letalmutation* kann z. B. bei allen Homozygoten zum Tod vor der Geschlechtsreife führen (Penetranz: 100%). Es kann aber auch einzelne Überlebende („Durchbrenner") unter den Homozygoten geben. Bei einer Penetranz von 50–95% spricht man von *Semiletalität,* bei einer Sterblichkeit von weniger als 50% von *subvitalen* Mutationen.

Auch der Grad der Ausprägung einer Mutation – die **Expressivität** *(Manifestationsstärke)* kann variieren. Das sei am Beispiel der Mutante *Danforth's short tail (Sd)* der Maus illustriert. Die heterozygoten Träger dieser dominanten Mutationen weisen außer einer Verkürzung des Schwanzes unterschiedliche Defekte in der Ausbildung der Nieren und der Harnleiter (S. 739) auf. Den Tieren können eine oder sogar beide Nieren fehlen, was zum vorzeitigen Tod führt. Die Mutation beeinträchtigt primär das Auswachsen des Harnleiters, der die Bildung der Niere induziert. Die Nebennieren werden davon nicht betroffen, da sie aus der Neuralleiste entstehen. Die Expressivität kann also bei dieser Mutation stark variieren.

2.13.2 Pleiotropie und Polygenie

Die meisten Gene bestimmen nicht nur ein einzelnes Merkmal, sondern eine Vielzahl von Phänen (**Pleiotropie**). Die pleiotrope Wirkung eines Gens kann darauf beruhen, daß das Gen für mehrere Primärprodukte codiert, die z. B. durch alternatives Verspleißen des Transkripts entstehen und verschiedene Funktionen ausüben. Ein Gen, das an der Synthese eines Coenzyms beteiligt ist, kann auch die Aktivität mehrerer Enzyme beeinflussen, die dieses Coenzym benötigen – was in scheinbarem Widerspruch zur „One-Gene-one Enzyme-Hypothese" steht. In den meisten Fällen beruht Pleiotropie jedoch auf Sekundäreffekten. Die Mausmutante *dwarf,* die auch als „Hypophysenzwergmaus" bezeichnet wird, betrifft primär die Hypophyse des Gehirns, indem sie die Entwicklung hormonproduzierender Zellen des Vorderlappens (S. 334) blockiert. Dadurch fällt das Wachstumshormon Somatotropin aus, was zum Zwergwuchs führt; aber es fehlen auch noch andere Hormone wie Gonadotropin, so daß die Keimdrüsen unterentwickelt und die Zwergmäuse steril sind.

Andererseits kann ein Phän von vielen Genen bestimmt sein (**Polygenie**). Das gilt vor allem für komplexe Phäne (z. B. Körpergröße oder gewisse psychische Merkmale), bei denen natürlich auch Umweltfaktoren modifizierend eingreifen.

2.13.3 Umweltfaktoren

Die in der DNA gespeicherte genetische Information bestimmt die Rahmenbedingungen, die sog. *Reaktionsnorm,* die noch verschiedenartige Realisationsmöglichkeiten offenläßt. Der freie Spielraum, innerhalb dessen sich Umweltfaktoren auswirken können, läßt sich bei genetisch identischen Individuen ungefähr abschätzen. Eineiige Zwillinge sind genetisch weitgehend identisch. In bezug auf physische und psychische Merkmale sind sie sich daher sehr ähnlich, auch wenn sie getrennt voneinander aufwachsen. In anderen Fällen ist der Einfluß von Umweltfaktoren erstaunlich groß: Aus einem befruchteten Bienenei kann je nach Ernährung eine Königin oder eine unfruchtbare Arbeiterin (S. 489) entstehen.

Temperatur und Tageslänge können das äußere Erscheinungsbild einer Art drastisch verändern. Als Beispiel seien das Hermelin *(Mustela erminea)*, dessen Fellfarbe im Sommer braun und im Winter weiß ist, und das Landkärtchen *(Araschnia levana)* genannt – ein Schmetterling, dessen Frühlings- und Sommergeneration sich in ihrer Färbung so stark unterscheiden, daß sie von LINNÉ für zwei verschiedene Arten gehalten wurden. Der Unterschied im Färbungsmuster der beiden Generationen beruht auf der visuellen Wahrnehmung unterschiedlicher Tageslängen (Hell/Dunkel-Periodik).

2.13.4 Wechselwirkung zwischen Genen

Gene wirken nicht isoliert als einzelne Faktoren, sondern steuern Entwicklungsvorgänge und Stoffwechsel durch mannigfache Wechselwirkungen. Die Wechselwirkungen kann man am Beispiel der *Drosophila*-Augenfarbenmutante *prune* eindrücklich demonstrieren. Homozygote oder hemizygote Träger dieser X-chromosomalen Mutation sind lebensfähig. Die autosomal-dominante Mutation *Killer of prune* erzeugt ihrerseits keinen sichtbaren phänotypischen Effekt. In Kombination mit *prune* ist *Killer of prune* jedoch letal. Alle Tiere, die beide Mutationen tragen, sterben im zweiten Larvenstadium ab. Bestimmte Mutationen können auch die Wirkung anderer Mutationen, die an der gleichen Stoffwechselkette oder dem gleichen Entwicklungsprozeß beteiligt sind, unterdrücken. Dieses Phänomen wird als **Epistase** bezeichnet. So ist z. B. bei der Ratte die rezessive Mutation *albino,* die zum Verlust des Melaninpigmentes führt, epistatisch über die dominante Mutation *schwarz.* Die Doppelmutante *(schwarz* und *albino)* zeigt deshalb den *albino*-Phänotyp.

2.13.5 Geschlechtsgekoppelte und geschlechtsbegrenzte Vererbung

Geschlechtsbegrenzte Mutationen wirken sich entweder nur im weiblichen oder nur im männlichen Geschlecht aus. Sie betreffen Gene, deren Expression direkt oder indirekt durch das Geschlecht beeinflußt wird. Die geschlechtsbegrenzte Vererbung muß klar von der **geschlechtsgekoppelten** unterschieden werden. Der Begriff geschlechtsgekoppelt besagt nur, daß das betreffende Gen auf den Geschlechtschromosomen lokalisiert ist. So liegt die Mutation, die beim Menschen zur *Rot-Grün-Blindheit* (S. 416) führt, auf dem X-Chromosom. Sie wird deshalb von einer homozygot farbenblinden Mutter auf ihre hemizygoten Söhne übertragen, manifestiert sich jedoch infolge ihrer Rezessivität in den heterozygoten Töchtern nicht. Diese werden als Konduktorinnen (= Überträgerinnen) bezeichnet, weil sie die Mutation weitervererben können. Im Gegensatz dazu übertragen farbenblinde Väter die Mutation nicht auf ihre Söhne; ihre heterozygoten Töchter sind jedoch Konduktorinnen.

Im Gegensatz zu geschlechtsgekoppelten können geschlechtsbegrenzte Mutationen auf irgendeinem Chromosom liegen. Die rezessive *Drosophila*-Mutation *male-less (mle)* ist z. B. autosomal und führt zum Absterben der homozygoten ♂♂, während die homozygoten ♀♀ normal lebensfähig sind. Die geschlechtsbegrenzte Wirkung dieses Gens hängt mit der Dosiskompensation im ♂ zusammen (S. 139). Das mle^{+}-Gen wird im ♂ benötigt, um die X-chromosomalen Gene, die beim ♂ doppelt so viel Genprodukt wie beim ♀ bilden müssen, verstärkt zu exprimieren. Diese Mutation zeigt die enge Beziehung zwischen Geschlecht und Dosiskompensation.

2.13.6 Maternale und paternale Effekte

Besondere Einflüsse des mütterlichen Genotyps auf den Phänotyp der Nachkommen werden als **Maternaleffekte** bezeichnet. Sie ergeben sich aus der Tatsache, daß Spermium und Ei zwar je ein haploides Genom zur Nachkommenschaft beisteuern, daß aber der größte Teil des Cytoplasmas vom Ei, also von der Mutter stammt. Während der Oogenese ist das Ei diploid. Die Meiose wird erst in der reifen Oocyte abgeschlossen, wenn das Cytoplasma bereits aufgebaut ist. Für die weitere Entwicklung ist es daher wesentlich, ob ein mutantes Ei von einer heterozygoten oder einer homozygoten Mutter produziert wird; denn nur im ersten Fall trägt ein normales Wildtyp-Allel zur Oogenese bei.

Bei einem strikten Maternaleffekt ist nur der Genotyp der Mutter von Bedeutung, wie das für die entwicklungsbiologisch interessante rezessive *Drosophila*-Mutante *bicaudal (bic)* gilt: Homozygote *bic/bic*-♀♀ produzieren defekte Eier, die sich zu doppelschwänzigen Embryonen entwickeln und absterben – unabhängig davon, ob sie von einem *bic*- oder einem Wildtypspermium befruchtet wurden. Heterozygote ♀♀ produzieren dagegen nur normale Eier. Nach der Befruchtung unterscheiden sich die Eier von homo- und heterozygoten ♀♀ nur in bezug auf die Herkunft des Cytoplasmas, nicht aber in ihrem Genotyp. Der mütterliche Genotyp bestimmt somit den Phänotyp des Embryos, unabhängig von der genetischen Konstitution des Vaters und des Embryos. Die Mutation *bic* betrifft die Eipolarität. Homozygote ♀♀ produzieren defekte Eier, die in ihrer Vorderhälfte umgekehrte Polarität aufweisen, so daß ein spiegelbildlich symmetrischer Embryo entsteht, dessen Kopf und Thorax in ein zweites Abdomen umgewandelt sind. Solche Maternaleffektmutanten zeigen, daß auch der Aufbau des für die Entwicklung des Embryos bedeutungsvollen Eicytoplasmas durch Gene gesteuert wird. Da das bic^{+}-Gen während der Oogenese aktiv ist, kommt der Einsatz des väterlichen Allels nach der Befruchtung zu spät. Andere Gene sind sowohl in der Oogenese als auch in der Zygote aktiv. In gewissen Fällen vermag daher das vom Spermium beigesteuerte, väterliche Wildtyp-Gen den maternalen Defekt teilweise zu korrigieren. Da die mütterlichen Genprodukte, die im Ei eingelagert werden, nicht replizieren können, sind Maternaleffekte in der

Regel auf eine Generation beschränkt. Das unterscheidet sie von der rein mütterlichen Vererbung (s. u.) cytoplasmatischer Komponenten (z. B. Mitochondrien), die autonom replizieren können. Analoge **Paternaleffekte** wurden beim Nematoden *Caenorhabditis* nachgewiesen, bei dem das Spermium außer dem Zellkern auch eine substantielle Menge von Cytoplasma zur Zygote besteuert.

2.14 Cytoplasmatische Vererbung

Im Gegensatz zur Vererbung von Genen des Zellkerns folgt cytoplasmatische Vererbung nicht den Mendelschen Regeln. Cytoplasmatische oder extrachromosomale Vererbung wurde zuerst von CORRENS bei Pflanzen gefunden; doch dauerte es Jahrzehnte, bis das entsprechende Gen eindeutig den **Chloroplasten** zugeordnet und gezeigt werden konnte, daß diese Organellen ihr eigenes Genom in Form eines DNA-Moleküls enthalten. Auch **Mitochondrien** besitzen ihr eigenes Genom.

Am besten kann die Genetik der Mitochondrien bei Hefezellen untersucht werden, da diese Zellen nicht nur aerob, sondern auch anaerob (ohne Sauerstoff) leben können und damit ohne funktionelle Mitochondrien auskommen. Bei Hefezellen tritt ein Typ von Mutationen auf, die kleinere Kolonien erzeugen und deshalb als *petite* (rho^-) bezeichnet werden. Kreuzt man eine *petite*-Zelle (rho^-) mit einer Wildtypzelle (rho^+), entsteht eine heterozygot-diploide Zygote (rho^+/rho^-), aus der nach der Meiose 4 haploide Sporen entstehen, die alle rho^+ sind und große Kolonien bilden. Nach den Mendelschen Regeln würde man jedoch eine Aufspaltung in je zwei rho^+- und zwei rho^--Sporen erwarten. Die beobachtete 4:0-Segregation ist für cytoplasmatische Vererbung charakteristisch. Die rho^--Mutanten enthalten Deletionen in der *mitochondrialen DNA* (mtDNA). Da die diploide Zygote etwa 100 Mitochondrien (50 rho^- und 50 rho^+) aufweist, erhalten sämtliche Nachkommensporen genügend rho^+-Mitochondrien, die ein rasches Wachstum ermöglichen, so daß nur große Kolonien entstehen. Unter den Nachkommen dieser rho^+-Zellen, die sowohl rho^+- als auch rho^--Mitochondrien enthalten, segregieren später wieder rho^--Zellen heraus.

Beim Menschen zeigen die Mitochondrien *mütterliche Vererbung*. Dies kann anhand der mtDNA-Moleküle gezeigt werden. Die menschliche mitochondriale DNA (mtDNA) ist vollständig sequenziert worden. Sie besteht aus einem ringförmigen, ca. 5 µm langen DNA-Molekül von 16569 b. Da in manchen Familien geringfügige Unterschiede in der DNA-Sequenz auftreten, kann die Vererbung der mtDNA direkt untersucht werden. Als genetische Marker dienen dabei Schnittstellen für Restriktionsenzyme, die in der einen DNA-Sequenz enthalten sind, in der anderen jedoch infolge von Mutationen fehlen. Durch vergleichbare Familienuntersuchungen konnte gezeigt werden, daß die Mitochondrien *mütterlich vererbt* werden. Die mütterliche Eizelle enthält etwa 10^5 Mitochondrien, während das väterliche Spermium nur wenige Mitochondrien beiträgt. Über das weitere Schicksal der väterlichen mtDNA ist nichts bekannt. Der gleiche Vererbungsmodus wurde auch bei *Xenopus* und *Drosophila* nachgewiesen. Mütterliche Vererbung erstreckt sich über beliebig viele Generationen, da die genetische Information fortlaufend repliziert wird. Maternaleffekte sind dagegen auf eine oder zwei Nachkommengenerationen beschränkt, weil der cytoplasmatische Faktor aufgebraucht wird.

Eine Vererbung erworbener Eigenschaften konnte bisher nicht nachgewiesen werden. Doch gibt es gewisse Grenzfälle, in denen sich ein erworbenes Merkmal als sog. **Dauermodifikation** über zahlreiche Generationen erhalten kann. Eines der interessantesten Beispiele liefert die Vererbung des *Cilienmusters* bei den Ciliaten. Diese hochspezialisierten Protozoen sind an ihrer Zelloberfläche mit Cilien besetzt, die in einem genauen räumlichen Muster in der Rindenschicht (Cortex) des Cytoplasmas angeordnet sind (Abb. **12.11**). Dieses Muster kann durch Mutationen in den Genen des Zellkerns verändert werden und ist daher mindestens teilweise genetisch bestimmt. Doch wenn durch operative Eingriffe einzelne Cilienreihen um 180 Grad gedreht werden, so daß sie in Gegenrichtung schlagen, bleibt bei der nächsten Zellteilung die umgekehrte Cilienreihe erhalten und pflanzt sich auf beide Tochterzellen fort. Die „Vererbung dieser erworbenen Eigenschaft" ist nicht absolut stabil; es können auch wieder normale Zellen auftreten. Aber durch gelegentliches Auslesen derjenigen Zellen, die sich infolge der umgedrehten Cilienreihe abnormal bewegen, kann man diese *Dauermodifikation* über Hunderte von Generationen weiterzüchten. Die molekularen Grundlagen dieser Musterbildung sind nicht bekannt, doch scheint der „alte" Cortex bei der Zellteilung als Matrize oder Vorlage für die Ausbildung des Musters im „neuen" Cortex zu dienen.

2.15 Somatische Zellgenetik

Die Methoden der Genetik können nicht nur auf die Keimbahn, sondern auch auf somatische Zellen angewendet werden. Sie liefern dann wichtige Aufschlüsse über Wachstum und Differenzierung somatischer Zellen.

2.15.1 Somatische Mutationen

Eine wichtige Ursache für die Entstehung von Krebstumoren sind somatische Mutationen. Bei einer bestimmten Form von Leukämie findet man in den betroffenen weißen Blutzellen regelmäßig eine Translokation, das sog. *Philadelphia*-Chromosom. Die Translokation führt dazu, daß ein **Oncogen** aktiviert oder falsch reguliert wird. Oncogene sind Gene, die das normale Wachstum der Zellen steuern. Die Aktivierung eines Oncogens in einer Zelle, in der es normalerweise abgeschaltet ist, kann jedoch dazu führen, daß die Zelle unkontrolliert und kontinuierlich weiterwächst. Die Hyperaktivierung des Oncogens kann auch auf einer somatischen Punktmutation beruhen. Auch die Insertion eines Retrovirus (S. 119) in die Nähe des zellulären Oncogens kann zur Aktivierung eines Oncogens führen, da Retroviren häufig *Enhancer*

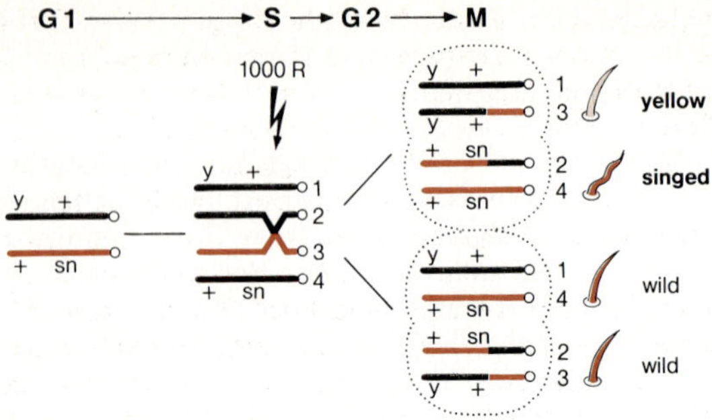

Abb. 2.48 Mitotische Rekombination. Durch Röntgenbestrahlung (1000 R = 10 Gy) in der S-Phase wird ein mitotisches Crossover in einer Epidermiszelle von *Drosophila* induziert, die heterozygot für die Markierungsgene *yellow (y)* und *singed (sn)* ist. Die beiden Möglichkeiten, nach denen die Centromere *1 bis 4* segregieren können, sind angegeben. Bei der *1,3/2,4*-Segregation entsteht ein epidermaler Zwillingsfleck mit je einer *yellow*- und *singed*-Zelle (Borste). Der Phänotyp der Borsten ist skizziert. *G1, S, G2, M* Phasen im Zellzyklus.

(S. 144) enthalten, die die Expression benachbarter Gene verstärken. Schließlich können Oncogene ins Genom eines Retrovirus eingebaut und zu übertragbaren *viralen Oncogenen* werden. Nach der Infektion einer Wirtszelle integriert das Retrovirus ins Wirtsgenom und kann durch Expression des viralen Oncogens Tumorwachstum hervorrufen. Bei einer anderen Klasse von Oncogenen führt Inaktivierung des Oncogens durch somatische Mutation zur Krebsentstehung. Allgemein gilt, daß die Tumorentstehung einen mehrstufigen Prozeß darstellt, an dem verschiedene Faktoren beteiligt sind.

2.15.2 Somatische Rekombination

Somatische Rekombinationsvorgänge laufen in den Lymphocyten bei der Bildung der Antikörper und der T-Zell-Rezeptoren ab (S. 157) und ermöglichen die Erzeugung einer großen Vielfalt verschiedener Rezeptoren für Antigene.

Bei *Drosophila* kann somatische Rekombination durch Röntgenbestrahlung induziert werden. Mit Hilfe von Markierungsgenen wie *yellow* (*y*, gelbe Körperfarbe) und *singed* (*sn*, verkrümmte Borsten) kann der Crossover-Vorgang z. B. in der Epidermis nachgewiesen werden (Abb. **2.48**). Mitotische und meiotische Rekombination beruhen auf verschiedenen Mechanismen. Das geht u. a. daraus hervor, daß meiotisches Crossover bei *Drosophila* nur im ♀, mitotische Rekombination aber in beiden Geschlechtern erfolgt. Die Frequenz der mitotischen Rekombination ist im centromernahen Heterochromatin am höchsten. Analog zur meiotischen Rekombination kann sie als Maß für den Abstand zweier Gene gelten. Wie die Kartierung verschiedener

Markierungsgene zeigt, ist die Genreihenfolge z. B. in den Epidermiszellen die gleiche wie in der Keimbahn und in den Riesenchromosomen der Speicheldrüse. Daraus können wir schließen, daß in diesen somatischen Zellen keine größere Umstrukturierung des Genoms erfolgt. Für den Entwicklungsbiologen eröffnet die mitotische Rekombination die interessante Möglichkeit, einzelne Zellen genetisch zu markieren und die entstehenden Klone zu analysieren. Induziert man die Rekombination früh in der Entwicklung, entstehen große Klone, während spät induzierte Klone nur wenige Zellen umfassen. Auch die Zellautonomie und die Wechselwirkungen zwischen mutierten und normalen Zellen lassen sich in solchen genetischen Mosaiken studieren.

Bei anderen Organismen, bei denen die entsprechenden genetischen Methoden nicht zur Verfügung stehen (z. B. bei der Maus), können durch Zelltransplantation *chimärische* Embryonen erzeugt werden, die aus Zellen mit verschiedenem Genotyp zusammengesetzt sind.

2.15.3 Immunogenetik

Das Immunsystem bei Wirbeltieren (S. 302) beruht grundsätzlich auf einem Erkennungsmechanismus von „selbst" und „nicht selbst" und einer Abwehrreaktion gegen Substanzen und Organismen, die als fremd erkannt werden. Die Erkennung von „selbst" und „nicht selbst" beruht auf *Rezeptoren,* die auf entsprechende Signale reagieren. Die Signale sind Substanzen, die eine Immunreaktion auslösen und als **Antigene** bezeichnet werden. Alle Stoffe, die körperfremd (nicht selbst) sind, können als Antigen wirken. Der Erkennungsmechanismus von „selbst" und „nicht selbst" beruht auf der Bindung der Antigenmoleküle an Rezeptoren, die als **Antikörper** bezeichnet werden. Dieser Bindung liegt die komplementäre Struktur von Antigen und Antikörper zugrunde, die wie Schlüssel und Schloß zueinander passen. Die enorme Mannigfaltigkeit der Rezeptoren, die Millionen verschiedener Antigene erkennen, ist genetisch bestimmt. Sie beruht aber nur zum Teil auf der Variabilität der Gene in der Keimbahn. Das große Repertoire an Rezeptoren wird durch somatische Rekombination und Mutation in den Immunzellen *(Lymphocyten,* Abb. **4.25**) erzeugt.

Zur **Markierung der körpereigenen Zellen** dienen hauptsächlich die *Proteine* des *Histokompatibilitätskomplexes (MHC).* Diese Proteine werden von einer großen Familie von eng gekoppelten Genen codiert, die bei allen Wirbeltieren vorkommen und in ihrer DNA-Sequenz individuell außerordentlich stark variieren. Beim MHC wird die Vielfalt bereits in der Keimbahn erzeugt. Von jedem dieser Gene gibt es zahlreiche Varianten (Allele), so daß kaum zwei Individuen der gleichen Art identisch sind. Nur eineiige Zwillinge oder Tiere, die zum gleichen Inzuchtstamm gehören, sind gleich. Die MHC-Gene codieren für Membranproteine, die auf der Oberfläche der meisten Zellen und Gewebe vorkommen und die Gewebeverträglichkeit *(Histokompatibilität)* bei Gewebetransplantationen bestimmen. Gewebe eines fremden MHC-Genotyps werden vom Immunsystem als „nicht selbst" erkannt und

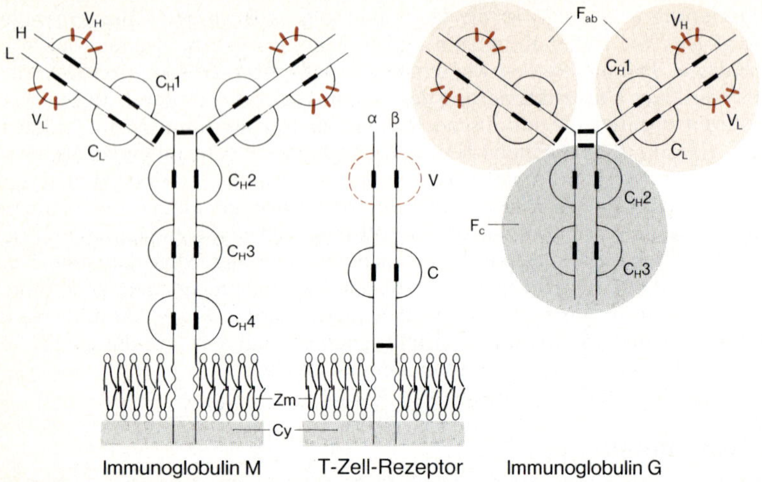

Abb. 2.49 Struktur der Immunoglobuline (Antikörper) und der T-Zell-Rezeptoren (schematisch). *c* kontstante Region, *Cy* Cytoplasma, F_{ab} und F_c proteolytische Spaltprodukte, *H* schwere Kette, *L* leichte Kette, *V* variable Region, *Zm* Zellmembran, α- und β-Ketten des T-Zell-Rezeptors. *Schwarze Balken* Disulfidbrücken. Die zum Antigen komplementären Regionen sind *in Farbe* gezeichnet.

abgestoßen, während Transplantate gleicher genetischer Konstitution mit dem Empfänger verträglich sind und verheilen können.

Zur **Erkennung körperfremder Antigene** erzeugen die Zellen des Immunsystems Rezeptoren, deren Vielfalt hauptsächlich auf somatischer Rekombination und Mutation beruht. Die Rezeptoren können in zwei Typen eingeteilt werden, die von verschiedenen Lymphocyten gebildet werden (S. 305): die *Immunoglobuline,* die von B-Lymphocyten, und die *T-Zell-Rezeptoren,* die von T-Lymphocyten synthetisiert werden (Abb. **2.49**). Die **Immunoglobuline** *(= Antikörper)* kommen entweder als membrangebundene Proteine an der Oberfläche von B-Lymphocyten vor oder werden ins Blutserum sezerniert. In ihrer einfachsten Form bestehen sie aus je zwei identischen, schweren und leichten Polypeptidketten, die durch Disulfidbrücken aneinander gebunden sind. Das ganze Molekül hat eine Y-förmige Gestalt und ist in Domänen gegliedert, die wiederum durch Disulfidbrücken stabilisiert sind. Durch milde Proteasebehandlung können Immunoglobuline in drei Fragmente gespalten werden: in die beiden F_{ab}-Fragmente, die die Bindungs- oder Haftstellen für das entsprechende Antigen enthalten, und in das F_c-Fragment, den Stamm des Y, der bei der membrangebundenen Form eine Transmembrandomäne ausbildet. Mit dieser Domäne wird der Antikörper in der Zellmembran verankert. Beide Ketten besitzen einen variablen Abschnitt (am Aminoende)

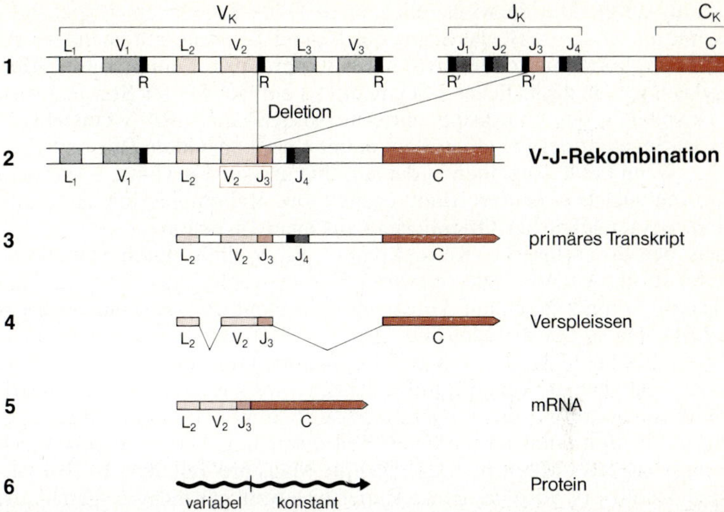

Abb. 2.50 Somatische Rekombination der Immunoglobulingene der Maus. Rekombination der variablen Region *(V–J)* bei der leichten Kette *Kappa*. ① Genstruktur in der Keimbahn: *C* konstantes Exon, C_K konstante Region, J_K, V_K variable Regionen, J_{1-4} Verbindungsexons, L_{1-n} Leader-Exons, *R, R′* Erkennungssequenzen für Rekombinationsenzyme, V_{l-n} variable Exons. ② Rekombination von V_2 und J_3. Das primäre Transkript ③ enthält ein zusätzliches J-Segment, das beim Verspleißen der RNA ④ entfernt wird. Die reife mRNA ⑤ wird in eine leichte *Kappa*-Kette ⑥ übersetzt.

und einen konstanten Abschnitt (am Carboxylende). Die variablen Abschnitte beider Ketten bilden zusammen eine Struktur, in die das entsprechende Antigen stereochemisch genau hineinpaßt. Die Spezifität der Antigen-Antikörper-Bindung beruht ausschließlich auf der Aminosäuresequenz der variablen Regionen. Die Vielfalt der variablen Regionen kommt durch einen somatischen Rekombinationsmechanismus zustande, bei dem variable und konstante Genregionen, die in den Chromosomen der Keimzellen weit voneinander getrennt sind, neu verknüpft werden.

Dieser **Rekombinationsmechanismus** ist in Abb. **2.50** für die leichte Immunoglobulinkette *(Kappa)* der Maus schematisch dargestellt. In den Keimzellen und allen somatischen Zellen, außer den B-Lymphocyten, liegen variable und konstante Genabschnitte auf dem gleichen Chromosom weit voneinander getrennt. Das aktive Gen wird durch somatische Rekombination – entweder durch Deletion oder Inversion – zusammengebaut. Als erstes werden zufällig ausgewählte V- und J-Segmente der variablen Region miteinander verbunden. Dabei dienen die Sequenzen R und R′ als Erkennungsmarken für Enzyme, die diesen ortsspezifischen Rekombinationsvorgang katalysieren. Die dazwischenliegenden DNA-Sequenzen werden herausgeschnitten und – z. B. die Segmente V_2 und J_3 – neu miteinander verknüpft. Das rekombinierte Gen wird aktiv und produziert ein primäres Transkript, das noch ein zusätzliches J-Segment (J_4) enthält. Dieses Segment wird beim Verspleißen des Transkripts entfernt, so daß eine mRNA entsteht, in der ein VJ-Segment der variablen Region mit einer konstanten Region C vereinigt ist. Wenn beide Regionen – die variable und die konstante – auf dem Chromosom gleich orientiert sind, besteht die Rekombination aus einer Deletion, bei umgekehrter Orientierung aus einer Inversion.

Auch bei der schweren Kette kommt die Vielfalt durch somatische Rekombination zustande. Die schweren Ketten werden aus drei variablen (V, D und J) und je einem konstanten Segment (C) zusammengesetzt (Abb. **2.51**). Da es bei der Maus ca. 300 V-, 20 D- und 4 J-Segmente gibt, resultieren für beide Ketten etwa $3 \cdot 10^7$ Kombinationsmöglichkeiten. Die Anzahl der möglichen Aminosäuresequenzen wird zusätzlich durch **somatische Mutationen** erhöht, die durch unpräzise Rekombination und durch spätere Basensubstitutionen im variablen Teil entstehen. Daraus ergeben sich schätzungsweise 10^{11} Möglichkeiten. Da eine Maus pro Tag etwa 10^8 B-Lymphocyten produziert, wird das ganze Repertoire wohl gar nicht ausgeschöpft. In dieser Vielfalt liegt jedoch die Erklärung dafür, daß eine Maus Antikörper gegen Antigene produzieren kann, die es bisher in der Natur noch gar nicht gegeben hat und die erst heute von Chemikern synthetisiert werden.

Unter den Immunoglobulinen (Ig) gibt es verschiedene Klassen, die nacheinander im Verlauf einer Immunreaktion auftreten (membrangebundene IgM, sezernierte IgM, IgG, IgE, IgA; S. 303). Alle diese Klassen unterscheiden sich bei identischer variabler Region in ihrer konstanten Region C. Die DNA-Segmente, die für die verschiedenen konstanten Regionen codieren (z. B. μ für M oder γ für G), liegen nebeneinander auf dem Chromosom. Der Klassenwechsel (Switch) von einer Ig-Klasse zur nächsten beruht ebenfalls auf einem somatischen Rekombinationsvorgang auf DNA-Niveau, wie das in Abb. **2.51** für den Klassenwechsel von IgM zu IgG angegeben ist.

Der Übergang von der membrangebundenen zur löslichen Form beruht jedoch nicht auf Rekombination, sondern erfolgt auf dem RNA-Niveau durch differentielle Polyadenylierung und Verspleißung der RNA. Das Transkript der membrangebundenen Form weist zwei zusätzliche Exons auf und codiert für ein längeres Protein als das Transkript der löslichen Form.

Der **T-Zell-Rezeptor** für Antigene weist zwar eine immunoglobulinähnliche Struktur auf, bleibt aber im Gegensatz zum B-Zell-Rezeptor stets membrangebunden. T-Zellen sind vor allem für die *zellvermittelte Immunität* verantwortlich, während B-Zellen durch die Sekretion der Antikörper ins Blutserum eine *humorale Immunität* aufbauen (S. 303). Auch beim T-Zell-Rezeptor wird die Vielfalt durch somatische Rekombination erzeugt, bei der weit auseinanderliegende variable Regionen *(V, D* und *J)* mit der konstanten Region (C) verknüpft werden. Da dieser Prozeß unpräzis ist, können auch inaktive Proteine (mit Phasenverschiebung) entstehen. Die mangelnde Präzi-

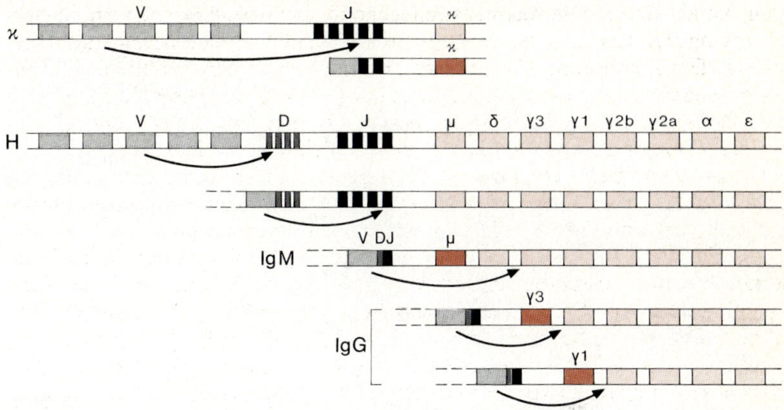

Abb. 2.51 Somatische Rekombination der Immunoglobulingene und Immunoglobulin-Klassenwechsel bei der Maus (vereinfacht). *ϰ* Gene für die leichte Kette mit *V-J*-Rekombination. *H* Gene für die schwere Kette mit *V-D-J*-Rekombination. Klassenwechsel durch Rekombination der konstanten Region von der μ- zur γ3- und zur γ1-Kette. *D* Diversifizierungsregionen (diversity regions) *J* Verbindungsregionen (joining regions), *V* variable Regionen, *ϰ* konstante Region der leichten Kette; μ, δ, γ, α, ε konstante Regionen, die für die entsprechenden schweren Ketten der verschiedenen Immunoglobulinklassen codieren. Die Pfeile deuten den Verlauf der Rekombinationsereignisse an (nach Klein).

sion dieses Prozesses führt ihrerseits zu zusätzlicher Variabilität in denjenigen Regionen, die das Antigen binden. Deshalb ist die Vielfalt der T-Zell-Rezeptoren derjenigen der Immunoglobuline vergleichbar.

Einen Durchbruch im Verständnis der Immunogenetik brachte die **klonale Selektionstheorie** von Ehrlich, Jerne und Burnet (Abb. **2.52**). Diese Theorie besagt, daß von den Stammzellen laufend neue B-Lymphocyten produziert werden, die auf ihrer Oberfläche Immunoglobulinmoleküle aufweisen, die potentiell als Rezeptor für Antigene dienen können. Jede Zelle exprimiert nur einen bestimmten Rezeptor mit einer bestimmten Bindungsspezifität. Aus der großen Vielfalt der Rezeptoren binden zufällig nur einige wenige ein bestimmtes Antigen. Durch die Bindung des Antigens wird diejenige Zelle, die den entsprechenden Rezeptor trägt, aktiviert. Die Aktivierung hat zur Folge, daß sich die betreffende Zelle durch Teilung zu vermehren beginnt und eine Zellfamilie (Klon) bildet, deren Zellen alle den gleichen Rezeptor auf ihrer Oberfläche tragen. Das Antigen selektioniert also einen Klon von B-Lymphocyten, die eine Abwehrreaktion aufbauen können.

Bei den meisten Immunreaktionen werden gleichzeitig mehrere Klone aktiviert, so daß die meisten Antiseren *polyklonal* sind und daher verschiedene Immunoglobulinmoleküle enthalten. Bei gewissen Formen von Krebs, den *Plasmocytomen,* vermehren sich einzelne B-Zell-Klone kontinuierlich

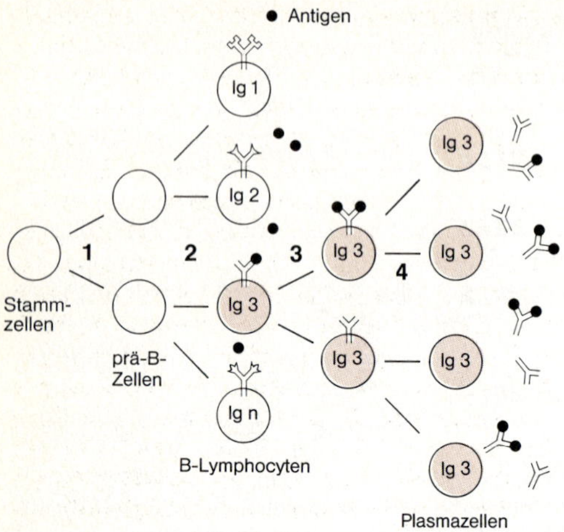

Abb. 2.52 Klonale Selektionstheorie.
① Teilung der Stammzellen im Knochenmark und *V-D-J*-Rekombination der schweren Ketten.
② *V-J*-Rekombination der leichten Ketten und Expression je eines verschiedenen Immunoglobulins (Antikörpers) *Ig1* bis *Ign* auf der Oberfläche der B-Lymphocyten. Bindung des Antigens (●) an *Ig3*.
③ Selektion der Zelle, die *Ig3* exprimiert, und Aktivierung (Expansion des *Ig3*-Klons).
④ Reifung der *Ig3*-Lymphocyten zu Plasmazellen, die den Antikörper sezernieren.

weiter, so daß sie überhand nehmen. Solche Plasmocytomklone sind potentiell unsterblich und können *in vitro* permanent weitergezüchtet werden. Diese Zellkulturen produzieren **monoklonale Antikörper,** also nur eine Sorte von Immunoglobulinmolekülen. *In vitro* können normale B-Lymphocyten, die nur eine begrenzte Lebensdauer haben, mit „unsterblichen“ Plasmocytomzellen fusioniert werden, die infolge einer Mutation keine Antikörper mehr produzieren. Solche Hybridzellen (S. 161) wachsen kontinuierlich weiter und produzieren ebenfalls nur eine Sorte von Antikörpermolekülen. Mit diesem Verfahren kann man auch von normalen B-Lymphocyten monoklonale Antikörper erhalten. Monoklonale Antikörper haben als spezifische Sonden in der modernen Biologie eine enorme Bedeutung erlangt.

2.15.4 Fusion somatischer Zellen

Mit der zunehmenden Verbesserung der Methoden zur Kultivierung von somatischen Zellen *in vitro* eröffnen sich der somatischen Zellgenetik interessante Möglichkeiten. Aus Primärkulturen, deren Zellen direkt aus dem Tier explantiert werden, können durch fortlaufendes Weiterzüchten und Klonierung permanente Zellinien etabliert werden, die kontinuierlich wachsen. Solche Zellen zeigen allerdings nicht mehr den gleichen Phänotyp wie die ursprünglichen Zellen. Häufig weisen sie auch gewisse Chromosomenaberrationen auf. Dennoch sind sie für die somatische Zellgenetik geeignet. In solchen Zellinien lassen sich Resistenzmutationen induzieren, die zur Selektion von Hybridzellen dienen können. Zur Fusion werden zwei Zellinien verwendet, die verschiedene, einander komplementierende Mutationen aufweisen. Die Häufigkeit der Zellfusion kann durch Zugabe von membranaktivem Polyäthylenglykol stark erhöht werden. Nach dieser Behandlung können die Membranen kleiner Zellgruppen miteinander fusionieren, so daß ein Heterokaryon (ein zwei- oder mehrkerniges Gebilde) entsteht. In einem Teil dieser Heterokaryons verschmelzen bei der nächsten Mitose die Kerne: Es bildet sich eine **Hybridzelle.** Nach der Fusion wird das Kulturmedium so gewählt, daß nur die komplementierenden Hybridzellen, nicht aber die beiden Ausgangsstämme wachsen können. Ein der Meiose entsprechender Vorgang, bei dem die Chromosomenzahl wieder reduziert würde, fehlt zwar bei diesen Hybridzellen, doch kommt es bei interspezifischen Hybriden – z. B. Hybridzellen von Mensch und Maus – häufig zur präferentiellen Elimination von Chromosomen einer der beiden Arten. Bei Mensch-Maus-Hybriden werden selektiv menschliche Chromosomen eliminiert, bis außer einem vollständigen Satz von Mauschromosomen nur noch wenige menschliche Chromosomen übrigbleiben. Diese Hybridzellinien erlauben es anschließend, bestimmte menschliche Gene bestimmten Chromosomen zuzuordnen. Auf diese Weise ist es gelungen, die menschliche Genkarte weiter zu vervollständigen.

2.15.5 Gentransfer in Zellkulturen

Somatische Zellen können durch Zugabe reiner DNA genetisch transformiert werden. Die DNA wird meist in Form eines Calciumphosphatniederschlags von den Zellen aufgenommen. Da ein Gentransfer relativ selten erfolgt, müssen die transformierten Zellen herausselektioniert werden. Dazu verwendet man z. B. TK^--Zellen, die eine Deletion des Thymidinkinasegens aufweisen, transformiert sie mit TK^+-DNA und selektioniert dann die transformierten Zellen in einem Nährmedium, in dem nur TK^+-Zellen wachsen können. Die transformierende DNA wird in die Zelle aufgenommen und nach einiger Zeit in die Wirtschromosomen eingebaut. Gibt man außer dem selektierbaren Gen im gleichen Calciumphosphatniederschlag noch ein zweites Gen dazu, nehmen fast alle Zellen, die überhaupt DNA inkorporieren, beide Gene miteinander auf (Cotransformation). Der Einbau ins Genom der Empfängerzelle erfolgt meist zufällig an verschiedenen Loci. In jüngster Zeit konnte aber auch homologe Rekombination zwischen der transformierenden DNA und dem homologen Wirtsgen nachgewiesen werden. Diese Gentransfermethoden eröffnen wie die Verwendung von Retrovirusvektoren bei schweren Erbkrankheiten die Möglichkeit einer Gentherapie an somatischen Zellen.

3 Entwicklung

3.1 Fortpflanzung und Sexualität

3.1.1 Ungeschlechtliche Fortpflanzung

Eine grundlegende Eigenschaft der Lebewesen besteht in ihrer Fähigkeit, sich selbst zu reproduzieren und damit fortzupflanzen. Unter Fortpflanzung versteht man die Erzeugung von Nachkommen. Fortpflanzung ist ein zyklischer Prozeß, in dessen Verlauf die genetische Information an die folgenden Generationen weitergegeben wird. Bei Einzellern **(Protisten)** ist die ungeschlechtliche (asexuelle) Fortpflanzung die normale Art der Vermehrung. Die Zelle teilt sich in zwei gleiche Tochterzellen (Abb. **3.1**, Abb. **12.3**), wobei sie als Individuum aufhört zu existieren. Die beiden entstehenden Nachkommen sind, abgesehen von seltenen Mutationen, genetisch identisch und bilden einen Klon (S. 75). Außer der **Zweiteilung** kommt vor allem bei parasitischen Protozoen (*Trypanosomen,* S. 604; *Sporozoen,* S. 609) die **Vielteilung** vor, bei der sich der Kern mehrfach teilt und auch bestimmte cytoplasmatische Organellen mehrfach repliziert werden. Doch schon bei Protisten (S. 599) wie *Chlamydomonas* gibt es auch die geschlechtliche Fortpflanzung, die meist durch sich ändernde Umweltbedingungen ausgelöst wird (Abb. **3.3**).

Ungeschlechtliche Fortpflanzung existiert auch bei vielzelligen Tieren **(Metazoen)**, aber sie bildet hier eher die Ausnahme als die Regel. Bei Metazoen ist sie *polycytogen:* Das neue Individuum stammt von *mehreren* Zellen ab. Bei manchen primitiven Metazoen entspricht die ungeschlechtliche Fortpflanzung einem *Regenerationsvorgang*. So können Süßwasserpolypen *(Hydra)* oder Strudelwürmer *(Planaria)* aus zufällig entstandenen kleinen Fragmenten wieder ganze Individuen regenerieren (S. 244) – ähnlich wie viele Pflanzen, bei denen ungeschlechtliche (vegetative) Fortpflanzung weit verbreitet ist. Andererseits werden z. B. bei Hydrozoen (S. 632) und Korallenpolypen spontan **Knospen** gebildet, aus denen neue Individuen ungeschlechtlich hervorgehen. Bei vielen Korallen bleibt außerdem das aus der Knospe entstehende Tier mit dem Elterntier verbunden: Es entsteht ein *Tierstock*. Gewisse Plattwürmer (z. B. *Stenostomum*) können sich durch *Querteilung* ungeschlechtlich fortpflanzen. Der Wurm gliedert sich in Fragmente, aus denen durch Regeneration neue Würmer entstehen. Auch Fortpflanzung durch vielzellige Dauerstadien findet man bei Tieren, z. B. bei Süßwasserschwämmen, die lange Trockenperioden als *Gemmulae* überstehen: Eine Gemmula besteht aus einer doppelwandigen Hülle, in der zahlreiche toti-

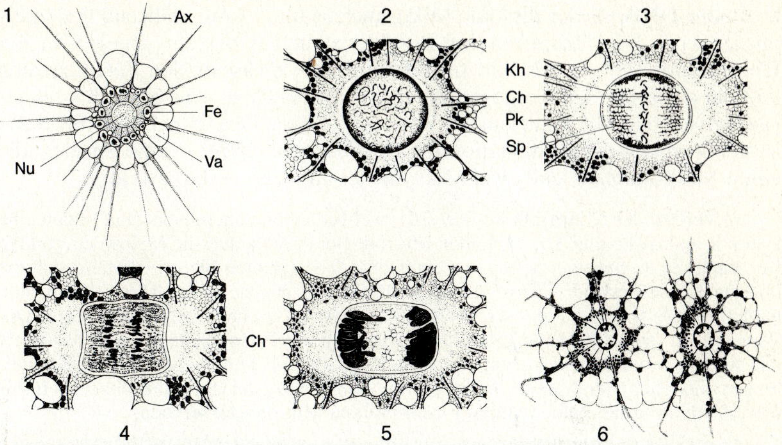

Abb. 3.1 Zellteilung beim Sonnentierchen *(Actinophrys sol)*. ① Interphase: Der Zellkern *(Nu)* ist umgeben vom Cytoplasma, das Fetttropfen *(Fe)* und Vakuolen *(Va)* enthält und steife Axopodien *(Ax)* ausbildet, die aus Mikrotubuli bestehen und als Schwebefortsätze und zur Nahrungsaufnahme dienen. Kerndurchmesser: ca. 10 µm. ② Prophase: Die Chromosomen *(Ch)* kondensieren und werden mikroskopisch sichtbar. ③ Metaphase: Die Kernhülle *(Kh)* bleibt intakt. Die Spindel *(Sp)* liegt innerhalb des Kerns. Außerhalb des Kerns bilden sich die beiden Polkappen *(Pk)*, Centriolen fehlen. Die Chromosomen ordnen sich in der Äquatorialplatte an. ④ Anaphase: Die Chromosomen werden zu den Polen gezogen. ⑤ Telophase: Die Chromosomen sind an den Polen angekommen. ⑥ Cytokinese (nach Belar).

potente Zellen eingeschlossen sind. Gelangt die Gemmula wieder ins Wasser, keimt sie aus, und aus den totipotenten Zellen entsteht ein neuer Schwamm. Bei höheren Tieren ist die Fähigkeit zur ungeschlechtlichen Fortpflanzung jedoch weitgehend verlorengegangen, da die somatischen Zellen nicht mehr totipotent sind.

3.1.2 Geschlechtliche Fortpflanzung und Sexualität

Sexualität beruht auf dem Auftreten verschiedener Geschlechter und führt zum Austausch von genetischem Material zwischen Individuen zweier Geschlechter. Sie trat schon früh in der Evolution bei Bakterien und einzelligen Eukaryoten auf. Bei Bakterien wird während der **Konjugation** genetisches Material ausgetauscht, ohne daß es zur Vermehrung kommt. Sexualität und Vermehrung sind also nicht unbedingt gekoppelt. Sexualität ohne Vermehrung gibt es auch bei Ciliaten (Abb. **3.2** *A*). Ciliaten sind zwar Einzeller, zeigen jedoch eine Differenzierung in zwei Typen von Zellkernen, einen *Makro-* und einen *Mikronucleus* (S. 612). Der Makronucleus enthält wesentlich mehr DNA als der diploide Mikronucleus und ist nur während der Interphase aktiv. Die Hauptfunktion des Mikronucleus besteht dagegen in der Übertragung der genetischen Information bei der asexuellen Fortpflanzung und bei der sexuellen Konjugation. Der Makronucleus wird deshalb auch als *vegetativer*, der Mikronucleus als *generativer Kern* bezeichnet. In Abb. **3.2** *A* ist der Vorgang der Konjugation für *Paramecium aurelia* – eine Spezies, die einen Makronucleus und zwei Mikronuclei aufweist – dargestellt.

Im Verlauf der Konjugation legen sich zwei Individuen aneinander und bilden eine Cytoplasmabrücke aus. Die diploiden Mikronuclei durchlaufen die Meiose und bilden vier haploide Kerne, von denen nur einer pro Zelle erhalten bleibt, während sich die übrigen Kerne und der Makronucleus auflösen und degenerieren. Der verbleibende haploide Kern teilt sich mitotisch in einen *stationären Kern* und einen *Wanderkern*. Der Wanderkern dringt über die Cytoplasmabrücke in die Partnerzelle ein und fusioniert mit deren stationärem Kern zum diploiden Zygotenkern. Durch zwei weitere Kernteilungen entstehen vier diploide Tochterkerne, von denen zwei zum Makronucleus fusionieren, während die beiden anderen zu diploiden Mikronuclei werden.

Das Ergebnis der Konjugation ist der gegenseitige Austausch von genetischem Material, bei dem sich zwei Genome in den Tochterzellen vereinigen. Die Konjugation ist also ein Sexualvorgang, der nicht mit Vermehrung gekoppelt ist. Konjugation erfolgt nur zwischen Individuen verschiedenen *Paarungstyps*. Die Paarungstypen entsprechen bis zu einem gewissen Grad den beiden Geschlechtern höherer Metazoen. Während es bei *Paramecium aurelia* in Analogie zu den beiden Geschlechtern nur zwei Paarungstypen gibt, findet man bei anderen Paramecienarten 4 oder 8 oder mehr Paarungstypen. Die unterschiedlichen Paarungstypen verhindern die Konjugation von Zellen des gleichen Klons und führen dazu, daß die Exkonjuganten heterozygot sind. Die Konjugation führt deshalb zu genetischer Rekombination. Da erhöhte genetische Variabilität die Überlebenschancen der Genträger in einer sich ändernden Umwelt erhöht, dient die Sexualität letztlich deren Erhaltung.

Paramecium kann jedoch auch einen anderen Sexualprozeß, die **Autogamie** (Abb. **3.2** *B*), durchlaufen, bei der die genetische Variabilität reduziert wird. Dieser Prozeß entspricht weitgehend einer Konjugation, an der jedoch nur eine Zelle allein beteiligt ist. In der Abwesenheit einer Partnerzelle fusioniert der Wanderkern mit dem genetisch identischen stationären Kern, so daß ein diploides Individuum entsteht, das homozygot für alle Gene *(= isozygot)* ist. Deshalb führt die Autogamie zur Elimination von rezessiven Letalmutationen. Ohne Autogamie könnten solche Mutationen in diploiden Organismen akkumulieren, während sie bei haploiden laufend eliminiert werden. Bei der normalen mitotischen Vermehrung (asexueller Fortpflanzung) ist *Paramecium* infolge der „Polyploidie“ des Makronucleus gegen Mutationen „gepuffert“.

Bei der geschlechtlichen (sexuellen) Fortpflanzung werden **Gameten** (Keimzellen) beiderlei Geschlechts, *Eier* und *Spermien*, gebildet, die sich gegenseitig *befruchten*, d. h. miteinander fusionieren. Der Fusion der beiden

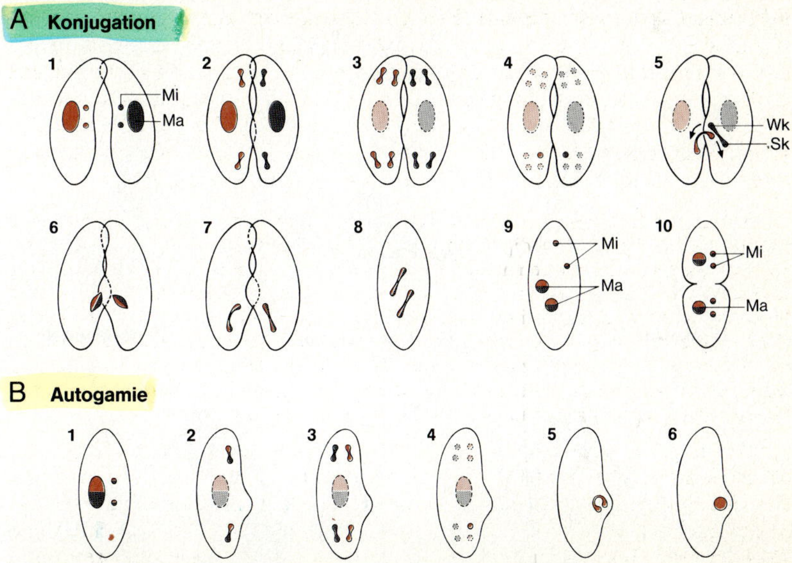

Abb. 3.2 A Konjugation bei *Paramecium aurelia.* ① Zwei Zellen verschiedenen Paarungstyps legen sich aneinander. *Mi* Mikronucleus, *Ma* Makronucleus. ② Die Mikronuclei durchlaufen die Meiose I. ③ Meiose II, der Makronucleus beginnt sich aufzulösen. ④ Je 7 von den 8 haploiden Kernen degenerieren. ⑤ Die haploiden Kerne teilen sich in einen stationären Kern *(Sk)* und einen Wanderkern *(Wk)*, der über eine Cytoplasmabrücke in die Partnerzelle wandert. ⑥ Kernfusion. ⑦ 1. Mitose des Zygotenkerns. ⑧ Trennung der Partnerzellen und 2. Mitose. ⑨ Zwei Makro- und zwei Mikronuclei. ⑩ Zusätzliche Teilung der Mikronuclei und anschließende Zellteilung. B Autogamie. ①–④ Wie bei der Konjugation, aber ohne Partnerzelle. ⑤ Teilung des haploiden Kerns. ⑥ Fusion der Schwesterkerne zum isozygot-diploiden Kern.

Zellen folgt die Vereinigung der beiden haploiden Kerne *(Karyogamie)*, so daß eine diploide **Zygote** entsteht. Aus dieser geht ein neues Individuum hervor, das die Genome der beiden Gameten in sich vereinigt. Sexuelle Fortpflanzung gibt es bereits bei ursprünglichen Einzellern (z. B. *Chlamydomonas,* Abb. **3.3**). Unter günstigen Umweltbedingungen vermehrt sich *Chlamydomonas* zwar ungeschlechtlich durch Zweiteilung, sobald aber der Stickstoffvorrat im Nährmedium erschöpft ist, kommt es zur sexuellen Fortpflanzung. Dabei differenzieren sich die Zellen zu zwei Typen von Gameten, die sich zwar morphologisch nicht unterscheiden lassen, aber physiologisch zu verschiedenen Paarungstypen gehören. Trifft eine Zelle des plus-Paarungstyps auf eine minus-Zelle, haften die Zellen zunächst mit ihren Flagellen aneinander und verschmelzen anschließend zu einer Zygote. Die Zygote wirft ihre Flagellen ab und umgibt sich mit einer derben Schutzhülle. Im

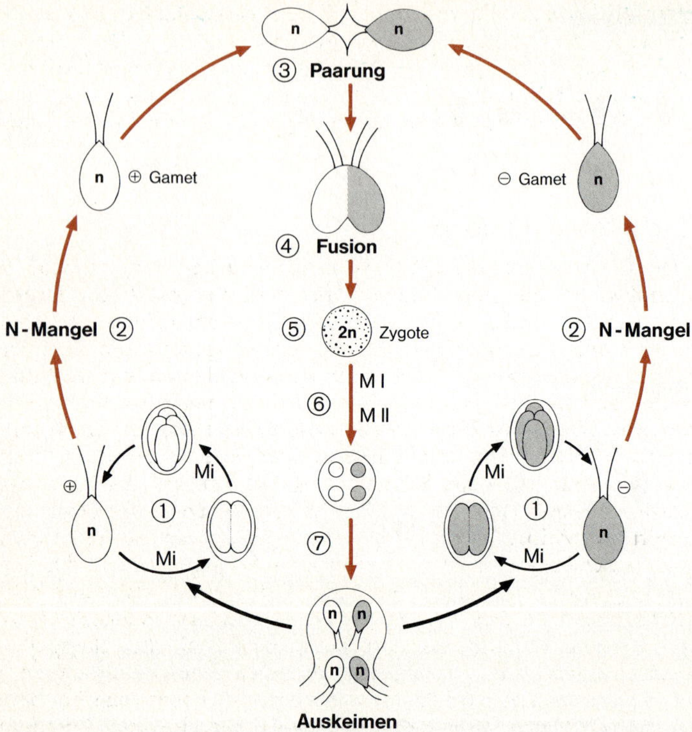

Abb. 3.3 Geschlechtliche und ungeschlechtliche Fortpflanzung beim Flagellaten *Chlamydomonas reinhardi.* ① Ungeschlechtliche Fortpflanzung der haploiden Zellen *(n)* durch Mitose *(Mi) (schwarze Pfeile).* ②–⑦ Geschlechtliche Fortpflanzung *(farbige Pfeile).* ② Bildung von Gameten des plus- und minus-Paarungstyps bei Stickstoffmangel. ③ Paarung und ④ Fusion von Zellen verschiedenen Paarungstyps. ⑤ Bildung einer diploiden *(2n)* Zygote. ⑥ Meiose *(M I* und *M II)* führt zur Bildung von vier haploiden Zellen, die ⑦ auskeimen und sich wieder ungeschlechtlich fortpflanzen können.

Innern der Zygote fusionieren die beiden Kerne. Nach einer Reifungsphase kommt es zur *Meiose,* aus der vier haploide Zellen hervorgehen. Unter geeigneten Umweltbedingungen keimt die Zygote aus und entläßt vier haploide Zellen, die sich wiederum ungeschlechtlich fortpflanzen. Bei anderen Arten der Flagellatengattung *Chlamydomonas* sind die Gameten bereits morphologisch differenziert, wobei der als weiblich bezeichnete Gamet größer und unbeweglich ist, während der männliche kleiner und in der Regel dank seiner Geißeln beweglich ist (S. 601). Bei Metazoen findet man meist diesen Typ der geschlechtlichen Fortpflanzung durch *Befruchtung*. Die Eizellen sind infolge der Einlagerung von Reservestoffen (Dotter) größer als die aufgrund einer Flagelle beweglichen Spermien. Das Spermium ist eine hochspezialisierte Zelle, die auf die Übertragung der DNA bei der Befruchtung spezialisiert ist – was in gewissem Sinne an Bakteriophagen (S. 51) und andere Viren erinnert.

3.1.3 Parthenogenese

Parthenogenese ist eine reduzierte Form der sexuellen Fortpflanzung, bei der sich der Embryo aus einem unbefruchteten Ei entwickelt. Da die Befruchtung unterbleibt, wird bei dieser unisexuellen Fortpflanzung auch kein genetisches Material ausgetauscht. Bei der parthenogenetischen Fortpflanzung kann die Eizelle entweder die Meiose noch durchlaufen und die Chromosomenzahl durch Kernfusion oder Endomitose aufregulieren, oder die Meiose unterbleibt. Das Ei wird entweder bei der Ablage aktiviert (z. B. durch die mechanische Verformung in der Eilegeröhre), oder es entwickelt sich ohne besonderen Stimulus. Beim Schmetterling *Solenobia* gibt es außer bisexuellen auch rein parthenogenetische Rassen, bei denen in der Oogenese noch eine normale Meiose abläuft. Nach Abschluß der Meiose findet dann eine Fusion zweier haploider Richtungskerne (S. 47) statt, so daß die Diploidie wiederhergestellt ist und das Ei sich ohne Befruchtung weiterentwickelt. Bei der Parthenogenese entstehen in der Regel genetisch identische Nachkommen. Außerdem ist Parthenogenese häufig mit Polyploidie gekoppelt, so daß sich parthenogenetische Arten kaum wesentlich genetisch verändern: weder durch Rekombination noch durch Mutation. So findet man bei *Solenobia* außer diploiden auch tetraploid-parthenogenetische Rassen. Beim Salzkrebs *Artemia* gibt es außer bisexuellen di- und tetraploiden Rassen auch parthenogenetische mit 2, 3, 4, 5 und 8 Chromosomensätzen. Bei den parthenogenetischen Rassen unterbleibt die Meiose, oder der Richtungskörper wandert wieder ins Ei zurück und fusioniert mit dem Eikern. Bei der Assel *Trichoniscus* kommt es bei der Reifung der parthenogenetischen Eier zu einer einzigen mitotischen Teilung, und die Meiose bleibt aus. Parthenogenetische Arten bilden in der Regel ausschließlich Weibchen, während Männchen nur ausnahmsweise auftreten (z. B. bei der Stabheuschrecke *Carausius*). Parthenogenese ist bei Rädertierchen, Cladoceren (Krebstieren), Blattläusen und Hymenopteren weit verbreitet. Auch bei Wirbeltieren sind einzelne Fälle bekannt (z. B. gewisse Eidechsenarten, S. 464, Abb. **9.9**), bei denen nur Weibchen auftreten. Bei vielen bisexuellen Arten kann Parthenogenese auch experimentell induziert werden (S. 95).

3.1.4 Kernphasen- und Generationswechsel

Ein **Wechsel der Kernphase** zwischen Haploidie und Diploidie findet sich bei den meisten Eukaryoten. Bei *Haplonten* wie *Chlamydomonas* beschränkt sich die Diplophase auf das Zygotenstadium. Im Gegensatz dazu sind höhere Metazoen in der Regel *Diplonten,* bei denen die Haplophase auf die Gameten beschränkt ist. Die Tendenz zur Diploidie zeigt sich bereits bei Protozoen wie *Paramecium,* das einen diploiden Mikronucleus und einen „polyploiden" Makronucleus besitzt.

Wenn sich aufeinanderfolgende Generationen in unterschiedlicher Weise fortpflanzen, spricht man von einem **Generationswechsel**. Dabei pflanzt sich die eine Generation sexuell durch Gameten, die darauffolgende asexuell fort. Bleibt die Kernphase in beiden Generationen dieselbe, spricht man von *homophasischem Generationswechsel*. Der Generationswechsel von *Chlamydomonas* (Abb. **3.3**) z. B. ist haplohomophasisch. Ein homophasischer Generationswechsel findet auch in der Entwicklung vieler parasitärer Protozoen statt (Malariaerreger *Plasmodium,* Abb. **12.8**). Bei diesem Haplonten ist der Generationswechsel mit einem Wirtswechsel zwischen Mensch und *Anopheles*-Mücke verknüpft. Dabei wechseln mehrere asexuelle Generationen, die sich morphologisch unterscheiden, mit einer sexuellen Generation ab. Ein *heterophasischer Generationswechsel,* bei dem eine haploide sexuelle Generation mit einer diploiden asexuellen abwechselt, wurde bei Foraminiferen (S. 602) nachgewiesen, ist jedoch im Tierreich im Gegensatz zum Pflanzenreich eher selten.

Auch bei Metazoen können sich aufeinanderfolgende Generationen in bezug auf den Fortpflanzungsmodus unterscheiden. Bei Salpen (S. 747) alternieren geschlechtliche und ungeschlechtliche Fortpflanzung regelmäßig *(Metagenese)*. Bei den Becherquallen stellt die freischwimmende Qualle die Geschlechtsgeneration dar, aus deren befruchteten Eiern festsitzende Polypen entstehen, die sich asexuell durch Querteilung fortpflanzen (S. 626). Bei Blattläusen ist ein Generationswechsel zwischen einer bisexuellen Generation und einer oder mehreren parthenogenetischen Generationen weit verbreitet *(Heterogonie)*. Meistens ist dieser Generationswechsel auch mit einem Wechsel der Wirtspflanze verknüpft.

3.1.5 Keimbahn und Soma

Schon bei den einzelligen Ciliaten zeigt sich eine Trennung der vegetativen und generativen Funktionen. Letztere sind auf den Mikronucleus beschränkt, der nur bei der Zellteilung und der sexuellen Fortpflanzung eine Rolle spielt, während der Makronucleus nur in der Interphase aktiv ist und damit die vegetativen Funktionen übernimmt. Die erste Differenzierung beim Übergang vom Einzeller zum Vielzeller betrifft die Trennung der generativen von den vegetativen Funktionen. Der **Übergang vom Ein- zum Vielzeller** ist im Verlauf der Evolution mehrfach erfolgt; unter den rezenten Lebewesen finden sich noch verschiedene Übergangsformen. Grundsätzlich lassen sich zwei Entstehungsmechanismen der Vielzelligkeit unterscheiden: die Aggregation vieler isolierter Einzelzellen zu einem geordneten Zellverband und die Bildung eines vielzelligen Organismus durch mehrfache Teilung einer Einzelzelle.

Aggregation von zahlreichen Einzelzellen findet man beim Schleimpilz *Dictyostelium* (s. Abb. **12.1**, **12.2**). Die einzelnen Amöben von *Dictyostelium* vermehren sich durch mitotische Teilung unbegrenzt (solitäre Phase), bis Nahrungsmangel eintritt. Dann beginnt eine Aggregationsphase, wobei die Amöben rhythmische Pulse von cAMP (S. 600) aussenden, die als Signale zur Koordination der Wanderungsbewegungen dienen. Die assoziierten Zellen bilden dann einen senkrechten Konus, der mehrere tausend Amöben enthält, sich zur Seite legt und als vielzelliger Organismus umherwandert. Schließlich differenziert er sich zu einem Sporenträger artspezifischer Gestalt. Bei der Bildung des Sporenträgers kommt es zu einer Differenzierung der Zellen in *Stiel-* und *Sporenzellen*. Die Sporenzellen können unter geeigneten Umweltbedingungen wieder auskeimen, während sich die Stielzellen endgültig differenzieren und später absterben. Bei dieser einfachsten Form der Zelldifferenzierung läßt sich also bereits eine Segregation von generativer *(Keimbahn)* und vegetativer Funktion *(Soma)* erkennen.

Bei Flagellaten und den mit ihnen nahe verwandten Kugelalgen *(Volvocales)* entsteht der vielzellige Organismus durch **Teilung** aus einer Einzelzelle, wobei die Tochterzellen in einer Gallerthülle beieinanderbleiben und eine Zellkolonie oder einen echten vielzelligen Organismus bilden. Es gibt verschiedene Übergangsformen, die von der Einzelzelle *(Chlamydomonas)* über die einfache Zellkolonie *(Gonium)* bis zum differenzierten Vielzeller *(Volvox)* führen. *Gonium* bildet einfache, plattenförmige Kolonien. Die wenigen durch Gallertausscheidungen miteinander verbundenen Zellen sind noch nicht auf verschiedene Funktionen spezialisiert. *Pandorina* bildet kugelige Zellkolonien, in denen noch alle Zellen fortpflanzungsfähig sind. Bei *Eudorina* sind die Zellen schon bis zu einem gewissen Grad differenziert: Nicht nur die einzelne Zelle ist wie bei *Chlamydomonas* polar aufgebaut (mit den beiden Flagellen am apikalen Pol), sondern die ganze Zellkolonie ist polarisiert. Sie bewegt sich stets mit dem gleichen Pol voraus und rotiert bei der Fortbewegung stets um eine Achse, die vom Vorder- zum Hinterpol verläuft. Die einfachen Lichtsinnesorganellen (Abb. **12.4**) sind größer in den Zellen des Vorderpols. Diese Zellen haben die Fähigkeit zur Fortpflanzung verloren und sind somit zu somatischen Zellen differenziert. Nur die Zellen im hinteren Abschnitt sind fortpflanzungsfähig. Am deutlichsten ausgeprägt ist die **Differenzierung in Keimbahn und Soma** – in generative und vegetative Zellen – bei der Kugelalge *Volvox*, die aus etwa 10000 Zellen besteht, die innerhalb der Gallertkugel über Cytoplasmafortsätze in Verbindung stehen. Die große Mehrzahl der Zellen ist somatisch. Die wenigen generativen Zellen (Keimbahnzellen) sind in der hinteren Hälfte lokalisiert. Aus ihnen gehen bei der vegetativen Fortpflanzung Tochterkugeln hervor, während sie bei der sexuellen Fortpflanzung Gameten produzieren. *Volvox* ist getrenntgeschlechtlich, so daß die einzelnen Kolonien entweder Oogonien (Eizellen) oder Spermien bilden. Im Gegensatz zu den Oogonien, die ohne Zellteilung aus einer generativen Zelle hervorgehen und unbeweglich sind, entstehen die beweglichen Spermien durch viele Zellteilungen aus einer generativen Zelle und bilden wie die somatischen Zellen zwei Flagellen. Bei der sexuellen Fortpflanzung fusioniert ein Spermium mit der Eizelle einer anderen Kolonie. Die Trennung von Keimbahn und Soma führt zu einem Verlust der Totipotenz der somatischen Zellen, die ihre Fähigkeit einbüßen, ein neues Individuum hervorzubringen.

Diese Trennung der generativen und vegetativen Funktionen ist bei höheren Metazoen vollständig, bei niederen Tieren und bei den meisten Pflanzen dagegen noch reversibel. So kann aus einer einzelnen somatischen Pflanzenzelle eine fertile Pflanze regeneriert werden, die Keimzellen bildet und sich sowohl sexuell als auch asexuell fortzupflanzen vermag. Die Trennung von Keimbahn und Soma ist nur der erste Schritt einer evolutiven Entwicklung, die bei höheren Organismen zu einer zunehmenden strukturellen und funktionellen Spezialisierung verschiedenartiger Zelltypen **(Zelldifferenzierung)** führt.

3.1.6 Geschlechtsverteilung

Die räumliche und zeitliche Verteilung der Geschlechter variiert bei verschiedenen Tiergruppen zwischen **Getrenntgeschlechtlichkeit** und verschiedenen Formen von **Zwittrigkeit** *(Hermaphroditismus)*. Individuen getrenntgeschlechtlicher Arten sind entweder männlich oder weiblich und behalten ihr Geschlecht zeitlebens bei. Bei Zwittern kommen neben Simultanzwittern, die gleichzeitig männlich und weiblich sind (z. B. Weinbergschnecken), auch Konsekutivzwitter vor, die zuerst eine männliche und später eine weibliche Phase durchlaufen (*Proterandrie,* z. B. Bandwürmer, Abb. **12.27**) oder sich zuerst zu Weibchen und anschließend zu Männchen entwickeln *(Proterogynie)*. *Ophryotrocha puerilis* zeigt z. B. Proterandrie: Junge, kleine Würmer sind männlich und produzieren Spermien, werden aber nach dem Erreichen einer bestimmten Körpergröße zu Weibchen, die Eier legen. Das Gehirn dieser Tiere produziert ein ootropes Hormon, das die Oogenese stimuliert. Durch Amputation des Körperhinterendes kann man bei diesen Weibchen Geschlechtsumkehr induzieren, so daß sie wieder Spermien produzieren. Diese sekundären Männchen wachsen dann wiederum zu fertilen Weibchen heran. Auch bei bestimmten Arten von Korallenfischen kommt Proterandrie vor, während andere Arten protogyn sind. In beiden Fällen kann der Geschlechtswechsel durch das soziale Umfeld ausgelöst werden.

Beim Nematoden *Caenorhabditis* entstehen außer Hermaphroditen, die sich selbst befruchten können, auch Männchen, die mit den Hermaphroditen kopulieren und deren Eier besamen. Es gibt also eine große Vielfalt an Möglichkeiten. Außer den genannten funktionellen Verteilungen der Geschlechter kommen auch abnorme Geschlechtsverteilungen vor, wie **Gynandromorphismus** und **Intersexualität**, die auf Entwicklungsstörungen oder Mutationen beruhen und meist zu einem Verlust der Fortpflanzungsfähigkeit (Sterilität) führen. **Gynander** (S. 197) sind Individuen, die mosaikartig aus genotypisch männlichen und weiblichen Zellen zusammengesetzt sind. Der Phänotyp der einzelnen Zellen hängt davon ab, wie die beiden Zelltypen angeordnet sind und wieweit modifikatorische Einflüsse – etwa von Sexualhormonen – in die Geschlechtsdifferenzierung eingreifen: In den meisten Fällen sind Gynander jedoch steril. Im Gegensatz zum Gynander sind beim **Intersex** alle Zellen genotypisch gleich. In intersexuellen Zellen ist jedoch die Genregulation gestört, so daß sich die Zellen in männlicher oder in weiblicher Richtung differenzieren. Entweder entsteht dabei ein phänotypisches Mosaik von männlichen und weiblichen Zellen, oder die geschlechtliche Differenzierung der Zellen ist intermediär. In beiden Fällen kommt es zu Beeinträchtigungen der Fortpflanzungsfähigkeit.

3.1.7 Geschlechtsbestimmung

Die Bestimmung der Geschlechter ist ein Problem der Genregulation, da die meisten Organismen in beiden Geschlechtern über ein vollständiges Genom verfügen, das die Information für die Ausbildung sowohl eines weiblichen als auch eines männlichen Organismus enthält. Dieser Umstand kommt eindeutig bei Hermaphroditen und Tieren mit phänotypischer (unter dem Einfluß von Umweltfaktoren erfolgender) Geschlechtsbestimmung zum Ausdruck; aber auch bei manchen getrenntgeschlechtlichen Arten gibt es umweltbedingte Geschlechtsumkehr. Schließlich können einzelne Genmutationen zur Geschlechtsumkehr führen.

Bei **genotypischer Geschlechtsbestimmung** beruht die geschlechtliche Differenzierung auf der Segregation eines oder mehrerer geschlechtsbestimmender Gene. Im einfachsten Fall, wie etwa bei der Stechmücke *Culex molestus*, liegt *monogene Geschlechtsbestimmung* vor: Die Weibchen sind homozygot für das rezessive, geschlechtsbestimmende Allel *(m/m)*, die Männchen heterozygot für das dominante Allel *(M/m)*. Bei der Befruchtung entstehen *m/m*-Weibchen und *M/m*-Männchen im Verhältnis 1:1. Der *m*-Locus kann genetisch kartiert werden. Er repräsentiert ein Kontrollgen, das zahlreiche Gene steuert, die für die weibliche bzw. männliche Differenzierung verantwortlich sind. Die Chromosomensätze von Männchen und Weibchen lassen sich bei *Culex* cytologisch nicht unterscheiden.

Auch beim *Haplo-Diplo-Mechanismus* scheint ein einzelner Locus über das Geschlecht zu entscheiden: Bei Hymenopteren (Bienen, Wespen, Ameisen) entstehen die Männchen aus unbefruchteten Eiern und sind haploid, während die Weibchen aus befruchteten Eiern hervorgehen und diploid sind (Box **9.3**, S. 488). Dieser Haplo-Diplo-Mechanismus wurde erstmals bei der Honigbiene nachgewiesen, bei der die Männchen (Drohnen) haploid und die Weibchen (Königin und Arbeiterinnen) diploid sind. Genetische Untersuchungen an der Wespe *Habrobracon* haben ergeben, daß dieser Modus der Geschlechtsbestimmung auf einem Polymorphismus eines einzelnen Gens beruht, das zahlreiche verschiedene Allele *(m1–m9)* aufweist. Die diploiden Weibchen sind stets heterozygot für zwei verschiedene Allele (z. B. *m1/m2*), während die Männchen hemizygot (z. B. *m1*) oder in seltenen Ausnahmefällen homozygot (z. B. *m1/m1*) sind.

Bei den meisten höheren Tieren lassen sich die beiden Geschlechter aufgrund ihres Karyotyps unterscheiden, da sie ein Paar von Heterochromosomen besitzen, die sich morphologisch unterscheiden lassen und als **Geschlechtschromosomen** der Bestimmung des Geschlechts dienen. Das eine Geschlecht besitzt zwei gleiche Geschlechtschromosomen (XX), während das andere ein ungleiches Paar (XY) enthält.

Bei der Mehrzahl der Organismen ist das weibliche Geschlecht XX und produziert deshalb nur eine Klasse von Gameten, was als *homogametisch* bezeichnet wird, während das Männchen XY und damit *heterogametisch* ist. Das Männchen bildet daher zwei Klassen von Spermien, die außer einem Autosomensatz entweder ein X- oder Y-Chromosom tragen. Da die beiden Heterochromosomen in der Meiose paaren und segregieren, entstehen statistisch gleich viele männliche wie weibliche Nachkommen. Bei Vögeln, manchen Amphibien und Schmetterlingen ist jedoch das männliche Geschlecht homogametisch und das weibliche heterogametisch. (Statt XX und XY werden in diesem Fall auch die Bezeichnungen ZZ und ZW verwendet.) Zahlreiche Befunde deuten darauf hin, daß die Geschlechtschromosomen im Verlauf der Evolution aus einem Autosomenpaar hervorgegangen sind, das den Geschlechtsbestimmungslocus enthielt. So sind z. B. beim Medakafisch *(Oryzias latipes)* experimentell erzeugte YY-Tiere (S. 176) lebensfähige Männchen, was beweist, daß in diesem Fall das X-Chromosom keine essentiellen Gene enthält, die nicht auch auf dem Y-Chromosom vorhanden sind. Daraus können wir schließen, daß X und Y von einem gemeinsamen Vorfahrenchromosom abstammen, sich aber in bezug auf die geschlechtsbestimmenden Gene differenziert haben. Ähnlich findet man bei Säugetieren die männlich bestimmenden Gene auf dem Y-Chromosom, das hier allerdings eine evolutionäre Tendenz zeigt, Gene zu eliminieren. Viele X-chromosomale Gene sind daher nur in einer Kopie (hemizygot) vorhanden und haben keinen homologen Partner auf dem Y-Chromosom. Auch bei *Drosophila* sind auf dem Y-Chromosom nur die tandemrepetierten ribosomalen Gene homolog zu X-chromosomalen Genen. Alle übrigen X-chromosomalen Gene sind eliminiert und teilweise durch repetitive und hochrepetitive Sequenzen ersetzt worden. Das Y-Chromosom von *Drosophila* weist keine männlich bestimmenden Gene auf. Im Extremfall, bei gewissen Schmetterlingen und beim Nematoden *Caenorhabditis,* wird das Y-Chromosom ganz eliminiert. Das heterogametische Geschlecht ist dann X0. Mit der Entstehung der Geschlechtschromosomen stellt sich das Problem der *Dosiskompensation* (S. 139), da das homogametische Geschlecht je zwei Kopien der X-chromosomalen Gene besitzt, während das heterogametische Geschlecht nur über eine

Tab. 3.1 Chromosomenkonstitution und Geschlechtsbestimmung.

chromosomale Konstitution	Geschlecht			
	Mensch	Maus	*Drosophila*	*Caenorhabditis*
XX	♀	♀	♀	⚥ Hermaphrodit
XY	♂	♂	♂	–
XXY	♂ Klinefelter	♂ steril	♀	–
X0	♀ Turner	♀	♂ steril	♂

Gendosis verfügt. Bei Säugetieren erfolgt die Dosiskompensation durch Inaktivierung eines der beiden X-Chromosomen im Weibchen (S. 139), während bei *Drosophila* und *Caenorhabditis* das in Einzahl vorhandene X-Chromosom im Männchen hyperaktiv ist und die gleiche Menge von Genprodukten liefert wie die beiden X-Chromosomen im Weibchen bzw. Hermaphroditen. Da eine ungenügende Dosiskompensation letal wirkt, sind Geschlechtsbestimmung und Dosiskompensation eng miteinander verknüpft.

Tab. **3.1** faßt die Beziehungen zwischen chromosomaler Konstitution und Geschlechtsbestimmung für vier genetisch gut untersuchte Arten zusammen. Daraus geht hervor, daß bei den *Säugetieren* das Y-Chromosom die männlich bestimmenden Gene enthält. Bei der Maus und beim Menschen entwickelt sich in Anwesenheit eines Y-Chromosoms stets ein Männchen oder ein männlicher Intersex *(Klinefelter-Syndrom),* während in Abwesenheit des Y-Chromosoms ein Weibchen bzw. *Turner-Syndrom* entsteht. Bei Säugetieren betrifft die Geschlechtsbestimmung primär die Gonaden, d. h. deren Differenzierung zu Hoden bzw. Ovarien. Die Gonaden produzieren im Verlauf der Entwicklung Sexualhormone, die ihrerseits die sekundären Geschlechtsmerkmale bestimmen. Männlich bestimmende DNA-Sequenzen auf dem Y-Chromosom entscheiden, ob sich die bisexuelle Gonadenanlage (Abb. **12.96**) in Richtung Hoden entwickelt. Ein menschliches Gen aus dieser Region des Y-Chromosoms, der sog. *testisdeterminierende Faktor (Tdf),* ist kloniert worden und scheint für ein genregulatorisches Protein zu codieren, das bei der Geschlechtsbestimmung eine wichtige Rolle spielt. In Abwesenheit der männlich bestimmenden DNA-Sequenzen entwickelt sich die Gonadenanlage zu einem Ovar. Außer den männlich bestimmenden Genen trägt das Y-Chromosom noch Gene, die für die Spermatogenese benötigt werden. Zudem kontrolliert das Y-Chromosom die Expression männlich spezifischer Antigene (S. 155), die mit immunologischen Methoden nachgewiesen werden können: T-Lymphocyten (S. 306) erkennen eine solche Substanz, das *H-Y-Transplantationsantigen,* das auf der Oberfläche von männlichen Zellen zu

Tab. 3.2 Chromosomale Geschlechtsbestimmung bei *Drosophila melanogaster.*

chromosomale Konstitution	Verhältnis der X-Chromosomen zu den Autosomen (X/A)	Phänotyp (Geschlecht)
3X 2A	1,5	Meta-Weibchen, semiletal, steril
3X 3A	1,0	Weibchen, triploid, fertil
2X 2A	1,0	Weibchen, normal
2X 2A Y	1,0	Weibchen, diploid, fertil
2X 3A	0,67	Intersex
2X 3A Y	0,67	Intersex
1X 2A	0,5	Männchen, steril
1X 2A Y	0,5	Männchen, normal
1X 3A Y	0,33	Meta-Männchen, semiletal, steril

X, Y Geschlechtschromosomen
A Autosomensatz (II. + III. + IV. Chromosom)

finden ist, jedoch bei weiblichen Zellen fehlt. Das H-Y-Antigen ist weder beim Menschen noch bei der Maus für die Determination der Gonade zum Hoden unerläßlich.

Bei *Drosophila* gibt es keine Sexualhormone, die an der Geschlechtsbestimmung beteiligt sind. Jede Zelle differenziert sich in bezug auf das Geschlecht autonom. Das folgt aus Untersuchungen an Gynandern – genetischen Mosaiken aus männlich und weiblich determinierten Zellen. Dabei differenzieren sich die Zellen unabhängig von den Nachbarzellen stets autonom (ihrem Genotyp entsprechend). Im Gegensatz zu Säugetieren ist bei *Drosophila* auch nicht das Y-Chromosom geschlechtsbestimmend, sondern das Verhältnis der Anzahl X-Chromosomen zu der der Autosomen (Tab. **3.2**). Beim normalen Weibchen beträgt dieses Zahlenverhältnis X/A = 1,0, beim normalen Männchen dagegen 0,5. Weibchen, die zusätzlich ein Y-Chromosom enthalten, sind normal und fertil. X0-Tiere, denen das Y-Chromosom fehlt, zeigen den männlichen Phänotyp und bilden auch Spermien, die aber unbeweglich und damit steril sind. Das Y-Chromosom trägt somit keine geschlechtsbestimmenden Gene. Die Unbeweglichkeit der Spermien von X0-Männchen beruht auf sieben Y-chromosomalen Fertilitätsgenen, die für die Ausbildung funktionstüchtiger Spermien unerläßlich sind, aber nicht in die Geschlechtsbestimmung eingreifen. Durch Kreuzung eines triploiden Weibchens mit einem normalen Männchen kann man alle in Tab. **3.2** aufgeführten Genotypen mit den verschiedenen chromosomalen Konstitutionen erzeugen. Bei einem X/A-Verhältnis über 1,0 entstehen *Meta-Weibchen,* bei X/A 0,5 *Meta-Männchen,* die beide semiletal und steril sind. Bei einem Verhältnis zwischen 0,5 und 1,0 entstehen *Intersexe,* die ein unregelmäßiges, mosaikartiges Gemisch von männlichen und weiblichen Genitalien ausbilden.

Das X/A-Verhältnis ist auch für die *Dosiskompensation* (S. 139) ausschlaggebend. Bei *Drosophila* erfolgt die Dosiskompensation durch Hyperaktivierung des einzigen X-Chromosoms im Männchen, so daß X-chromosomale Gene in Männchen doppelt soviel Genprodukt (mRNA) liefern wie das entsprechende Gen im Weibchen. Es ist noch nicht bekannt, wie das X/A-Verhältnis von den Zellen „wahrgenommen" wird, doch sind Kontrollgene identifiziert worden, die sowohl in die Geschlechtsbestimmung als auch in die Dosiskompensation eingreifen. Das wichtigste derartige Kontrollgen ist *Sex-lethal (Sxl),* das auf dem X-Chromosom lokalisiert ist und eine Schlüsselposition in der Hierarchie der Kontrollgene einnimmt. Rezessive *Sxl*-Mutationen führen sowohl zu einer Vermännlichung von XX-Tieren als auch zu XX-spezifischer Letalität infolge der Überexpression der X-chromosomalen Gene. Daraus kann man schließen, daß Sxl^{+} in Abhängigkeit vom X/A-Verhältnis sowohl in die Geschlechtsbestimmung als auch in die Dosiskompensation eingreift. Das Sxl^{+}-Gen wird hauptsächlich im Weibchen aktiviert, wo es einerseits die Geschlechtsbestimmung über die Gene *transformer (tra)* und *transformer-2 (tra-2)* kontrolliert und andererseits durch Repression der *msl*-Gene *(male-specific lethal)* die Hyperaktivierung des X-Chromosoms unterdrückt. Im Gegensatz zu den bisher erwähnten Kontrollgenen reguliert *Sxl* die Aktivität seiner Zielgene jedoch nicht auf dem Niveau der Transkription, sondern kontrolliert das Verspleißen der Transkripte. Das *Sxl*-Protein scheint an die primären Transkripte der Zielgene zu binden und die Bildung geschlechtsspezifischer mRNA zu induzieren. Anschließend sind die Steuerungsvorgänge von Dosiskompensation und Geschlechtsbestimmung voneinander getrennt.

Mutationen in den *transformer*-Genen haben eine spektakuläre Wirkung: Sie führen zu einer Geschlechtsumkehr. XX-*tra/tra*-Tiere sind fast vollständig in Männchen umgewandelt. Diese Neomännchen bilden männliche Genitalien und haben die für Männchen charakteristischen Geschlechtskämme an den Vorderbeinen. Sie erscheinen nicht nur morphologisch als Männchen, sondern zeigen auch das männliche Balzverhalten. Ihre Keimzellen bleiben allerdings weiblich, so daß XX-*tra/tra*-Tiere steril sind. Die Aktivität des *tra*-Gens wird während der ganzen Entwicklung benötigt, um die weibliche Geschlechtsdetermination aufrechtzuerhalten. Die *tra*-Gene aktivieren ihrerseits das Gen *doublesex (dsx),* das im Gegensatz zu *tra* und *tra-2* beide Geschlechter beeinflußt. Mutationen am *dsx*-Locus können entweder Männchen, Weibchen oder beide Geschlechter zu Intersexen transformieren. Das *dsx*-Gen hat in beiden Geschlechtern entgegengesetzte Funktionen, indem es im Weibchen die Gene für männliche, im Männchen die für weibliche Differenzierung reprimiert. Diese entgegengesetzte Wirkung beruht wahrscheinlich auf verschiedenen geschlechtsspezifischen Transkripten vom gleichen

Genlocus, die verschieden verspleißt werden. Dabei steht die Funktion von *dsx* im ♀ unter der direkten oder indirekten Kontrolle durch die *tra*-Gene. Da *dsx* epistatisch (S. 150) über alle anderen erwähnten Kontrollgene ist, kann man annehmen, daß es das letzte Gen in der Hierarchie der Kontrollgene darstellt und damit die geschlechtsspezifischen Differenzierungsgene direkt kontrolliert. Unter den geschlechtsspezifischen Differenzierungsgenen sind einige bereits identifiziert und kloniert worden, so z. B. die Gene, die für die *Dotterproteine* codieren. Diese weiblichen Differenzierungsgene unterliegen der Kontrolle durch die geschlechtsbestimmenden Gene, aber auch der hormonalen Kontrolle durch Ecdysteron und Juvenilhormon (S. 340).

Beim Nematoden *Caenorhabditis elegans* liegt ein XX/X0-Mechanismus der Geschlechtsbestimmung vor. XX-Tiere sind *Hermaphroditen,* die sich durch Selbstbefruchtung oder durch Kopulation mit X0-Männchen fortpflanzen können. In der Natur findet man keine Weibchen, aber bei der nahe verwandten Art *Caenorhabditis remanei* kommen Weibchen (XX) vor. Hermaphroditen unterscheiden sich von den Weibchen im wesentlichen darin, daß sie zuerst einige hundert Spermien produzieren, bevor die Oogenese einsetzt. Eine einzelne Mutation kann jedoch Hermaphroditen in Weibchen (XX) umwandeln. Der Mechanismus der Geschlechtsbestimmung ist sonst ähnlich wie bei *Drosophila* und ebenfalls eng mit Dosiskompensation verknüpft.

Bei der **phänotypischen Geschlechtsbestimmung** sind primär Umweltfaktoren für die Determination verantwortlich. Die Umweltfaktoren wirken jedoch auch über Kontrollgene, die die Entwicklung in männlicher oder weiblicher Richtung lenken. Bei Schildkröten und Alligatoren entscheidet z. B. die *Temperatur,* bei der die Eier bebrütet werden, über das Geschlecht. Das kann unter natürlichen Bedingungen zu beträchtlichen Abweichungen vom 1/1-Geschlechtsverhältnis führen.

Neben relativ unspezifischen Umweltfaktoren sind vor allem *Hormone* an der Geschlechtsdetermination beteiligt. Ein extremer Fall von Geschlechtsdimorphismus liegt beim Wurm *Bonellia viridis* vor, dessen Weibchen eine Länge von bis zu 10 cm erreicht, während das Männchen nur 2 mm lang wird und wie ein Parasit oder Symbiont im Uterus des Weibchens lebt, wo es die Eier befruchtet. Die entstehenden Larven sind geschlechtlich undifferenziert. Freie Larven entwickeln sich zu Weibchen, während sich die Larven, die auf ein Weibchen treffen, an dessen Rüssel festsetzen und zu Zwergmännchen werden. Der Rüssel des Weibchens scheidet ein Hormon (Pheromon) aus, das die Differenzierung der Larven zu Männchen induziert.

Auch bei *Wirbeltieren* mit genotypischer Geschlechtsbestimmung spielen Hormone bei der Geschlechtsdifferenzierung eine wichtige Rolle. Im Extremfall kann durch Hormonbehandlung eine vollständige Geschlechtsumkehr induziert werden. Mit einer Östrogenbehandlung können männliche XY-Embryonen des Medakafisches *Oryzias latipes* in fertile Weibchen umgewandelt werden. Die Rückkreuzung solcher Neoweibchen mit normalen Männchen ergibt sowohl XX-Weibchen als auch Männchen mit XY- und YY-

Konstitution, die fertil sind. Das entsprechende Experiment kann auch beim Krallenfrosch *(Xenopus laevis)* erfolgreich durchgeführt werden. Zugabe des weiblichen Sexualhormons Östradiol zum Wasser, in dem die Kaulquappen aufgezogen werden, führt zur Umwandlung der männlichen Kaulquappen zu fertilen Weibchen. Die Rückkreuzung der Neoweibchen mit normalen Männchen ergibt jedoch nur männliche Nachkommen. Daraus können wir schließen, daß das Männchen beim Krallenforsch homogametisch ist und die Konstitution XX aufweist.

3.2 Spermatogenese

Die Hauptfunktion der männlichen *Samenzelle (Spermium)* besteht in der Übertragung des haploiden Genoms bei der Befruchtung der Eizelle. Dazu muß das Spermium beweglich sein, Rezeptoren zur Erkennung der weiblichen Gameten der gleichen Art besitzen, durch die Eihüllen eindringen und den Fusionsprozeß der beiden Plasmamembranen induzieren können. Die **Spermienentwicklung** schließt deshalb die Meiose und komplizierte morphogenetische Prozesse ein.

a) Bei ***Drosophila*** und vielen anderen Tieren findet eine frühe Trennung von Keimbahn und Soma statt. Die *Urkeimzellen* werden als sog. *Polzellen* am Hinterpol des Eies gebildet, noch bevor die somatischen Zellen durch Zellmembranen voneinander getrennt sind (S. 197). Jede Gonade wird von 7–13 Urkeimzellen kolonisiert, die zu *Stammzellen* werden. Stammzellen haben die Fähigkeit zur *wiederholten differentiellen Zellteilung,* wobei die Mutterzelle eine Stammzelle bleibt, während sich die Tochterzelle differenziert. In der Spermatogenese (Abb. **3.4***A*) produzieren die Stammzellen fortwährend *Spermatogonien*. Ein Spermatogonium durchläuft bei *Drosophila* genau vier mitotische Teilungsschritte, so daß 16 primäre Spermatocyten entstehen. Diese treten in die Prophase der 1. Meiose ein und durchlaufen eine starke Wachstumsphase. In dieser Phase nimmt das Y-Chromosom eine Schleifenstruktur an, die den Lampenbürstenchromosomen (S. 47) in der Oogenese anderer Organismen entspricht. Aus der ersten meiotischen Teilung gehen 32 *sekundäre Spermatocyten* hervor, aus der zweiten Meiose 64 *Spermatiden*. Bei all diesen Teilungen läuft die Cytokinese unvollständig ab, so daß die Zellen noch über Cytoplasmabrücken miteinander verbunden sind. Je 64 Spermatiden sind in einer Cyste zusammengefaßt und differenzieren sich ohne weitere Zellteilungen zu 64 Spermien. Dabei verändern sie ihre Struktur und Form radikal und werden zu langen fadenförmigen Spermien, die dank ihrer Flagelle 2 mm Länge erreichen.

Die Transkription der DNA ist bei *Drosophila* auf die prämeiotischen Stadien beschränkt, während die Proteinsynthese bis ins Spermatidenstadium andauert. Die transkribierte mRNA muß daher für mindestens zwei Tage stabil bleiben. Die Differenzierung von der Spermatide zum reifen Spermium

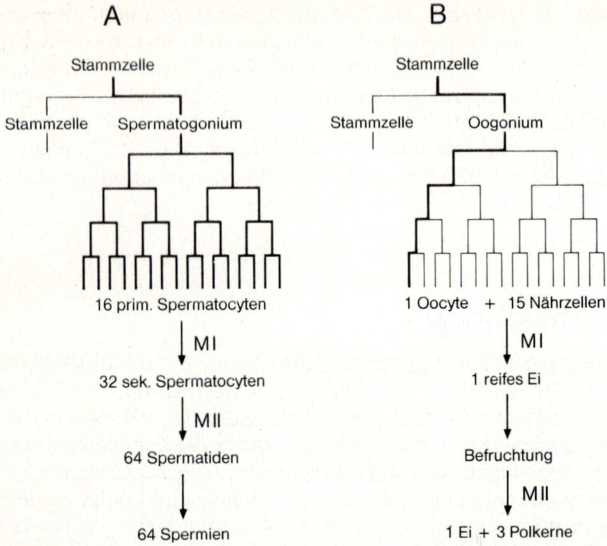

Abb. 3.4 Zellstammbaum der Gametogenese von *Drosophila*. A Spermatogenese. B Oogenese. *MI* und *MII* erste und zweite meiotische Teilung.

erfolgt ohne zusätzliche Proteinsynthese und stellt einen Selbstkonstitutionsprozeß aus vorher synthetisierten Molekülen dar. Der Zellkern des reifen Spermiums ist inaktiv und das Cytoplasma enthält weder endoplasmatisches Reticulum noch Ribosomen, so daß keine Proteinsynthese mehr stattfinden kann. Da sich die Transkription also auf die diploiden, prämeiotischen Stadien beschränkt, können sich rezessive Mutationen nicht auswirken. Da die Meiose erst anschließend stattfindet, können auch aneuploide Spermien oder sogar Spermien ohne Chromosomen gebildet werden.

b) Bei **Säugetieren** findet die Spermatogenese in den Hodenkanälchen statt. Dabei sind die sich entwickelnden Keimzellen in große Nährzellen, die sog. *Sertoli-Zellen,* eingebettet. Im Gegensatz zu *Drosophila* läßt sich bei der Maus Genexpression in der Haplophase nach der Meiose nachweisen, so daß sich rezessive Mutationen auswirken könnten. Da die Spermatiden jedoch über Cytoplasmabrücken miteinander in Verbindung stehen, ist ein Austausch von Genprodukten möglich. Gegen Ende der Spermiogenese (Umwandlung der Spermatiden zu Spermien) wird ein Teil des Cytoplasmas als Restkörper abgestoßen, und das reife Spermium verläßt die Sertoli-Zelle.

Der **Spermienbau** ist bei einer Vielfalt von Organismen recht einheitlich. Den Grundtypus findet man bei vielen marinen Organismen mit äußerer Befruchtung, da das Meer dem ursprünglichen Lebensraum entspricht. In Abb. **3.5** ist die Struktur eines Seeigelspermiums schematisch wiedergegeben.

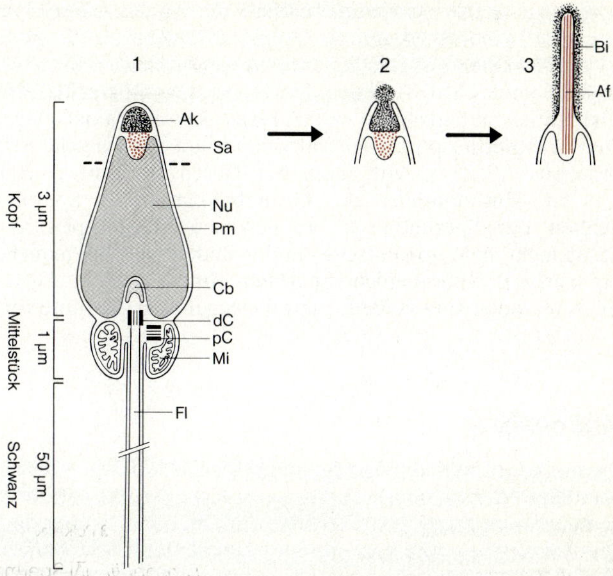

Abb. 3.5 Aufbau eines Spermiums und Akrosomreaktion beim Seeigel *(Paracentrotus lividus).* ① Längsschnitt. ② und ③ Akrosomreaktion. – *Af* Akrosomfilament, *Ak* Akrosom, *Bi* Bindin, *Cb* Centriolbläschen, *dC* distales Centriol, *Fl* Flagellum, *Mi* Mitochondrium, *Nu* Nucleus, *pC* proximales Centriol, *Pm* Plasmamembran, *Sa* Subakrosomregion.

Es besteht aus einem Kopf, der den Zellkern und das Akrosom enthält, einem Mittelstück mit Mitochondrien und Centriolen und dem Schwanz, der Flagelle.

Der haploide Zellkern enthält die DNA in äußerst kompakter, parakristalliner Form. Anstelle der somatischen Histone enthält diese DNA spezielle *Histone,* die nur in der Spermatogenese exprimiert werden, oder andere basische Proteine, die *Protamine*. Beim *Akrosom,* das über dem Kern liegt, handelt es sich um ein lysosomenähnliches Organell, mit dem das Spermium die Gallerthülle des Eies auflöst, sich an die Eioberfläche bindet und dann mit der Plasmamembran des Eies fusioniert. Das bläschenförmige Akrosom entsteht bei der Spermiogenese aus dem Golgi-Apparat. Es enthält verschiedene Enzyme: u. a. eine trypsinähnliche Protease (die bei Säugetieren als Acrosin bezeichnet wird), Glykosidasen, Phosphatasen und Phospholipasen, die bei der Auflösung der Eihüllen und der Membranfusion eine Rolle spielen. Bei Seeigeln enthält das Akrosom ein kohlenhydratbindendes Protein, ein Lectin mit Namen *Bindin,* welches das Spermium an die Vitellinschicht der Eioberfläche bindet (S. 186).

Das Mittelstück des Spermiums enthält die beiden Centriolen, die mit dem Kern ins Ei eindringen und als Organisationszentren für die Spindel in der sich entwickelnden Zygote dienen. Das ringförmige *Mitochondrium* und die *Flagelle* (Feinbau S. 438) bilden den Bewegungsapparat des Spermiums. Durch Oxidation von Fettsäuren wird ATP zur Bewegung der Flagelle hergestellt. Der Energietransport vom Mitochondrium zur Flagelle erfolgt über Kreatinphosphat (S. 254). Vor allem bei Tieren mit innerer Befruchtung kommt es zu Abwandlungen des Grundbauplanes des Spermiums. Die Beweglichkeit der Spermien ist bei gewissen Tiergruppen mit innerer Befruchtung nicht mehr von entscheidender Bedeutung. Bei manchen Termiten findet man z. B. unbewegliche Spermien ohne Flagellen. Auch die Spermien der Nematoden sind geißellos und bewegen sich amöboid fort.

3.3 Oogenese

Das Geheimnis der Entwicklung liegt in der Eizelle verborgen. Das Ei steuert außer dem haploiden Genom fast das ganze Cytoplasma zur Embryonalentwicklung bei. Die Bildung von Eizellen, die *Oogenese,* bildet eine wichtige Phase der Entwicklung, die von erhöhter Genaktivität und starkem Wachstum geprägt ist. Dieses beruht einerseits auf der Synthese von Makromolekülen und der Bildung von Zellorganellen, andererseits auf der Einlagerung von Reservestoffen (Dotter), die von anderen Zellen produziert werden. Der Dotter wird im Verlauf der Embryogenese abgebaut und zur Neusynthese von Makromolekülen verwendet, bis der Organismus zur Nahrungsaufnahme befähigt ist. Bei verschiedenen Tiergruppen zeigt die Oogenese einen recht unterschiedlichen Verlauf.

a) Bei ***Drosophila*** besteht das Ovar aus Eischnüren (Ovariolen), an deren Spitze sich die Stammzellen befinden. Diese Stammzellen produzieren regelmäßig durch differentielle Mitose Oogonien, die die Oogenese durchlaufen und wie auf einem „Fließband" in Richtung Ovidukt befördert werden. Bei *Drosophila* entspricht die **Folge der Zellteilungen** in der Oogenese (Abb. **3.4** *B*) derjenigen der Spermatogenese. Ein Oogonium teilt sich in vier Mitosen nach einem genau festgelegten Teilungsmuster in 16 Zellen, die über Cytoplasmabrücken in Verbindung bleiben. Eine dieser Zellen wird zur *Oocyte,* die anderen 15 entwickeln sich zu *Nährzellen*. Die Nährzellen sind in diesem Fall Schwesterzellen der Oocyte und gehören deshalb zur Keimbahn. Der Oocyten-Nährzellkomplex ist von somatischen Follikelzellen umgeben und bildet einen *Eifollikel* (Eikammer). Nach Abschluß der Mitosen repliziert die Oocyte ihre DNA und tritt in die Prophase der ersten Meiose ein. Im *Pachytänstadium* bilden die gepaarten Chromosomen *Synaptonemalkomplexe* (S. 44) aus. Rekombinationsnodulen (S. 45) deuten darauf hin, daß in diesem Stadium die genetische Rekombination stattfindet. Während der DNA-Gehalt der Oocyte 4c (Definition S. 38) beträgt, werden die Nährzellen durch *Endomitosen* (S. 33) zunehmend *polyploid,* bis sie 1024 n erreichen. Bei *Drosophila* sind die Chromatiden in den Nährzellen nicht wie z. B. in den Speicheldrüsenzellen gebündelt, doch kommen bei anderen Fliegenarten polytäne Riesenchromosomen in den Nährzellen vor. Der Oocytenkern ist zwar in den frühen Stadien der Oogenese noch aktiv und transkribiert spezifische Gene, in späteren Stadien kondensiert sich jedoch das Chromatin, und die polyploiden Nährzellen übernehmen die Transkriptionsaktivität.

Die Dotterproteine *(Vitellogenine)* werden nur zu einem kleinen Teil im Ovar selbst von den Follikelzellen produziert. Hauptsächlich findet die Vitellogeninsynthese im Fettkörper statt, einem Organ, das der Leber der Wirbeltiere funktionell entspricht. Die Dotterproteine werden von den Fettkörperzellen in die Hämolymphe (Blut) sezerniert und gelangen ins Ovar. Durch Endocytose werden sie von der Oocyte aufgenommen und als Dottergranula im Cytoplasma der Oocyte eingelagert. Gegen Ende der Oogenese wird der Inhalt der Nährzellen einschließlich Zellorganellen wie Ribosomen und Mitochondrien über die Cytoplasmakanäle in die Oocyte befördert, so daß sich die Oocyte auf Kosten der Nährzellen vergrößert und den ganzen Eifollikel ausfüllt. Anschließend produzieren die Follikelzellen, die ebenfalls polyploid (16 n) geworden sind, die *Eischalen:* zuerst die innere, die „*Vitellinmembran*“, und dann die äußere, das *Chorion.* Einerseits ermöglichen die kompliziert gebauten Eischalen die Aufnahme von Sauerstoff, andererseits verhindern sie das Austrocknen des Eies. Die Aktivität der Gene, die für die Proteine der Vitellinmembran und des Chorions codieren, ist deshalb zeitlich und räumlich exakt geregelt.

Der Aktivierung der Chorionproteingene geht eine **Genamplifikation** voraus (S. 140). Zwei Chromosomenabschnitte, auf denen zwei Gruppen von Choriongenen lokalisiert sind, durchlaufen zusätzliche Replikationen, so daß 16 bzw. 64 Genkopien pro Genom als Matrizen für die Transkription zur Verfügung stehen. Am Vorderpol der Oocyte bildet eine spezielle Gruppe von Follikelzellen die *Mikropyle* aus, ein kleines Röhrchen, durch die das Spermium eindringen kann. Die Follikelzellen sterben nach Abschluß der Bildung des Chorions ab; ihre hexagonalen Umrisse sind auf dem Chorion später noch zu erkennen. Das reife Ei gelangt über den Ovidukt in den Uterus und wird von einem Spermium aus dem *Receptaculum seminis,* in dem die Spermien nach der Kopulation gespeichert werden, befruchtet. Zum Zeitpunkt der Befruchtung befindet sich das Ei in der Metaphase der ersten Meiose und ist somit im Gegensatz zum Spermium noch diploid und enthält 4c DNA. Die Meiose wird erst nach der Befruchtung abgeschlossen (Abb. **3.8**). Der innerste der vier haploiden Zellkerne, die aus der Meiose hervorgehen, wird zum Eikern, die drei anderen bleiben als *Polkerne (= Richtungskerne)* im peripheren Cytoplasma liegen und nehmen an der weiteren Entwicklung nicht teil.

b) Bei ***Xenopus*** (Krallenfrosch) wandern die *Urkeimzellen* aus dem Entoderm in die Gonadenanlage, wo sie beim Männchen die zentrale Medulla,

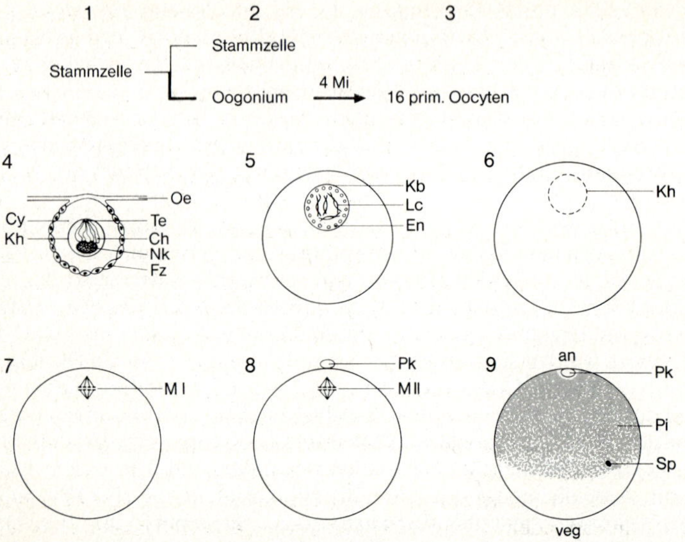

Abb. 3.6 Oogenese beim Krallenfrosch *(Xenopus laevis)*. ① Die Stammzellen durchlaufen wiederholt differentielle Zellteilungen und produzieren dabei Oogonien. ② Die Oogonien teilen sich in 4 Mitosen zu 16 primären Oocyten ③, die anschließend in die Meiose eintreten und sich zu Eiern entwickeln. In der prämeiotischen S-Phase werden die Chromosomen repliziert, so daß sich der DNA-Gehalt auf 4c verdoppelt. ④ Im Pachytänstadium (50–300 μm Durchmesser) findet in der Nucleoluskappe *(Nk)* die Amplifikation der rDNA statt. *Cy* Cytoplasma, *Fz* Follikelzellen, *Kh* Kernhülle, *Oe* Ovarepithel, *Te* Telomere der Chromosomen *(Ch)*. ⑤ Einlagerung von Dotter, der als Vitellogenin in der Leber synthetisiert wird und Übergang zum Diplotän (Durchmesser: 450–1000 μm). Im Kern, der auch als Keimbläschen *(Kb)* bezeichnet wird, sind die sog. Lampenbürstenchromosomen *(Lc)* und Extranucleoli *(En)* mit amplifizierter rDNA sichtbar. ⑥ Eireifung unter dem Einfluß von Gonadotropin, das von der Hypophyse freigesetzt wird und auf die Follikelzellen wirkt, die ihrerseits Progesteron ausschütten. Die Kernhülle *(Kh)* löst sich auf. Die reife Oocyte hat einen Durchmesser von 1,3 mm. ⑦ Der Kern tritt in die Metaphase der Meiose I ein *(M I)*. Das Ei wird ovuliert und im Ovidukt mit einer Gallerthülle versehen. ⑧ Der 1. Polkörper *(Pk)*, eine abortive Schwesterzelle der Eizelle, wird abgeschnürt. Der Kern tritt in die Metaphase der Meiose II ein *(M II)*. ⑨ Abgelegtes, besamtes Ei. – *an* animaler Pol, *Pi* Pigmentkappe, *Sp* Spermaeinschlagstelle, *veg* vegetativer Pol.

beim Weibchen den peripheren Cortex kolonisieren (Abb. **12.95**). Aus dem Cortex entwickelt sich das Ovar, das von einem Epithel umgeben ist und außer Keimzellen somatische Follikelzellen mesodermalen Ursprungs enthält. Die Urkeimzellen werden zu *Stammzellen,* die durch fortgesetzte differentielle Zellteilungen *Oogonien* produzieren (Abb. **3.6**). Die sich differenzierenden Oogonien teilen sich durch 4 Mitosen in 16 *primäre Oocyten,* die ihre DNA replizieren und in die erste Meiose eintreten. Im Gegensatz zu *Drosophila* werden keine Nährzellen gebildet. Die Oocyten sind bis zur Ovulation tetraploid. Die ersten Meiosestadien findet man bereits im Ovar der Kaulquappen; die Prophase dauert mehrere Monate. Im Leptotän (S. 44) erscheinen die Chromosomen als dünne Fäden, die sich im Zygotän an homologen Stellen aneinanderlegen. Im Pachytän bilden die Chromosomen sog. Bivalente, in denen je zwei väterliche und zwei mütterliche Chromatiden eng gepaart sind und Synaptonemalkomplexe bilden. Der *Nucleolus* bildet in diesem Stadium eine sog. *Kappe,* in der die **Amplifikation der ribosomalen Gene** (S. 140) stattfindet. DNA-Replikation ist normalerweise auf die S-Phase des Zellzyklus beschränkt, läßt sich jedoch auch in der meiotischen Prophase von *Xenopus* durch Einbau von ^{3}H-Thymidin autoradiographisch in der Nucleoluskappe nachweisen. Durch *In-situ*-Hybridisierung läßt sich zeigen, daß selektiv rDNA repliziert wird. Die Replikation erfolgt nach dem Prinzip des rollenden Kreises (S. 57) und führt zur Bildung von etwa 1000 *Extranucleoli,* die sich vom Nucleolusorganisator, in dem die ribosomalen Gene lokalisiert sind, ablösen. Der Oocytenkern enthält insgesamt ca. $2 \cdot 10^6$ extrachromosomale Kopien der ribosomalen Gene, die für rRNA (18s, 5,8s und 28s) codieren. Dies entspricht einer mehr als 1000fachen Genamplifikation, da im haploiden Genom 450 tandemrepetierte ribosomale Gene vorhanden sind, was einen tetraploiden Wert von etwa 1800 Kopien ergibt. Die reife Oocyte enthält ca. 10^{12} Ribosomen, die bei *Xenopus* von der Oocyte selbst synthetisiert werden müssen, während bei *Drosophila* die hochpolyploiden Nährzellen diese Funktion übernehmen. Durch Genamplifikation wird die Anzahl der aktiven Genmatrizen, die von RNA-Polymerase I transkribiert werden, wesentlich erhöht.

Die ribosomalen *5s-Gene,* die von der RNA-Polymerase III transkribiert werden und in der Nähe der Telomere der meisten Chromosomen lokalisiert sind, werden hingegen nicht amplifiziert. Das könnte damit zusammenhängen, daß schon im haploiden Genom 24000 Kopien vorhanden sind. Davon werden etwa 22000 nur in der Oogenese aktiviert, während die übrigen 2000, die sich in ihrer DNA-Sequenz unterscheiden, sowohl in der Oogenese als auch in somatischen Zellen aktiv sind. Die für die ribosomalen Proteine codierenden Gene sind weder amplifiziert noch tandemrepetiert. Ihre Transkription (durch RNA-Polymerase II) und Translation ist offenbar effizient genug, um 10^{12} Ribosomen bestücken zu können.

Im folgenden *Stadium,* dem Diplotän, setzt ein starkes Oocytenwachstum ein. Der Kern nimmt an Volumen zu und wird als *Keimbläschen* bezeichnet. Die Diplotänchromosomen weisen die charakteristische *Lampenbürstenstruktur* (S. 34) auf und zeigen erhöhte Transkriptionsaktivität. Außerdem lassen sich die zahlreichen Extranucleoli im Kern erkennen. Das starke Wachstum der Oocyte beruht einerseits auf intrazellulärer Synthese und andererseits auf der **Einlagerung von Dotter**, der in der Leber produziert wird. Die Synthese der Dottervorläuferproteine (Vitellogenine) wird in der Leber durch Östrogene (weibliche Steroidhormone) induziert. Auch männliche Leberzellen können durch Östrogenbehandlung zur Vitellogeninsynthese stimuliert werden. Vitellogenin ist ein Vorläuferprotein, das phosphoryliert wird und mit Kohlenhydraten und Lipiden assoziiert ist. Es wird von den Leberzellen in die Blutbahn sezierniert und von den Oocyten über rezeptorvermittelte Endocytose von Korbvesikeln aufgenommen. In der Oocyte wird Vitellogenin in Phosvitin und Lipovitellin gespalten. Phosvitin hat einen sehr hohen Gehalt an Serinphosphat, während Lipovitellin mit Lipiden assoziiert ist. Der Dotter wird in kristalliner Form in Dotterschollen eingelagert und im Verlauf der Embryonalentwicklung metabolisiert. Die reife Oocyte enthält auch einen großen Vorrat an Enzymen, Strukturproteinen, Membranvorstufen, Zellorganellen usw., die in der frühen Embryonalentwicklung benötigt werden.

Die ausgewachsene *Xenopus*-Oocyte von 1,3 mm Durchmesser bleibt so lange in der späten Prophase der ersten Meiose arretiert, bis die Ovulation und **Eireifung** durch ein hormonales Signal ausgelöst wird. Das Signal kommt von der Hypophyse (S. 334), die das Peptidhormon *Gonadotropin* ausscheidet, das über die Blutbahn zum Ovar gelangt. Gonadotropin induziert seinerseits in den Follikelzellen die Synthese von *Progesteron,* einem Steroidhormon, das die Ovulation und Reifung der ausgewachsenen Oocyten induziert. Dabei gelangt die Oocyte vom Ovar in den Eileiter, wo die Gallerthülle, die das Ei umgibt, synthetisiert wird. Während Steroide normalerweise durch die Plasmamembran eindringen und mit intrazellulären Rezeptoren reagieren (S. 144), wirkt Progesteron bei der Eireifung primär an der Zelloberfläche. Progesteron kann nämlich auch dann seine biologische Wirkung entfalten, wenn das Hormon kovalent an Polystyrenkügelchen gebunden ist und somit nicht in die Oocyte eindringen kann. Progesteron bindet an Rezeptoren in der Plasmamembran, was zur Freisetzung von intrazellulären Ca^{2+}-Ionen führt und eine Kaskade von Reaktionen auslöst, wie die Erniedrigung des cAMP-Spiegels, die Erhöhung des intrazellulären pH und die Phosphorylierung bestimmter Proteine.

Bei der Eireifung ist besonders der *M-Phasen-induzierende Faktor (MPF = Maturation Promoting Factor)* von Bedeutung, der wahrscheinlich mit *Cyclinen* (S. 40) assoziiert und dadurch aktiviert wird. MPF ist eine Proteinkinase, die den Eintritt in die Metaphase der ersten Meiose auslöst. Dies führt zunächst zum Aufspringen des Keimbläschens infolge der Auflösung der Kernhülle und zum Austritt des Kerninhaltes ins Cytoplasma. Anschließend bildet sich die Spindel, die Chromosomen kondensieren sich und ordnen sich in der Äquatorialebene der Spindel an. Die Chromosomenkondensation beruht wahrscheinlich auf der Phosphorylierung von Histon H1 (S. 30) durch MPF. Die Chromosomenbivalente trennen sich in der anschließenden Anaphase. Die erste Meiose führt zur Bildung des *ersten Polkörpers* (= 1. Richtungskörper), einer abortiven Schwesterzelle, die am pigmentierten animalen Pol der sekundären Oocyte ausgestoßen wird und später degeneriert. Bei gewissen Tieren kann sich der erste Polkörper noch weiter teilen. Die erste meiotische Teilung wird unmittelbar von der zweiten gefolgt. In der Metaphase der zweiten Meiose verharrt das Ei jedoch bis zur Eiablage und Befruchtung. Erst das Eindringen des Spermiums hebt die Blockierung auf, so daß der *zweite Polkörper* (= 2. Richtungskörper) ausgestoßen wird.

Schließlich verschmilzt der haploide Eikern mit dem Spermakern. Auf diese Weise werden die beiden Gameten im Zellzyklus synchronisiert. MPF induziert nicht nur den Eintritt in die Metaphase der Meiose, sondern nach der Befruchtung auch den Übergang von der Interphase in die Mitose der somatischen Zellen.

3.4 Befruchtung

Im Altertum und im Mittelalter wurde allgemein angenommen, daß die Befruchtung auf der Mischung zweier Flüssigkeiten beruhe. Erst dank der Entwicklung des Mikroskopes gelang es LEEUWENHOEK 1677, Spermien – von ihm als *animalcula* (Tierchen) bezeichnet – zu erkennen. Die direkte Beobachtung der Befruchtung bei Pflanzen und Tieren erfolgte jedoch erst im 19. Jahrhundert. Erstmals gelang es HERTWIG 1875, die Befruchtungsvorgänge am Seeigelei, das sich wegen seiner Transparenz als besonders geeignetes Untersuchungsobjekt erwies, direkt zu beobachten.

a) Beim **Seeigel** werden Eier und Spermien beim Ablaichen durch 5 Genitalporen auf der Oberseite des Tieres (Abb. **12.73**) ins Meerwasser entlassen. Die Spermien sind in den Hoden weitgehend unbeweglich, was durch die Aufrechterhaltung eines niedrigen intrazellulären pH erreicht wird. Beim Kontakt mit dem umgebenden Meerwasser treten Na^+-Ionen über Na^+-Kanäle in die Zelle ein, während H^+ austritt und damit eine Erhöhung des pH in der Zelle bewirkt. Dadurch wird die Dynein-ATPase aktiviert, die mit den Mikrotubuli im Spermienschwanz assoziiert ist (S. 438), und die Bewegungsaktivität der Spermien erhöht. Das für die Aktivität dieses wichtigen Enzyms benötigte ATP wird von den Mitochondrien produziert. Die Bewegung der Spermien erscheint zunächst ungerichtet. Wenn die Spermien jedoch in die Nähe von Eiern gelangen, bewegen sie sich chemotaktisch auf die Eier zu. Aus der Gallerthülle der Eier des Seeigels *Arbacia* ist *Resact,* ein artspezifisches, aus 14 Aminosäuren bestehendes Peptid, isoliert worden, das bei den Spermien *Chemotaxis* auslöst. Über Dephosphorylierung der Guanylatcyclase in der Membran des Spermiums bewirkt Resact eine starke Erniedrigung der Aktivität dieses Enzyms und eine entsprechende Veränderung des zyklischen Guanosinmonophosphat-Spiegels. Der cGMP-Spiegel reguliert möglicherweise die Kationenkanäle in der Spermienmembran und damit die Chemotaxis.

Beim Auftreffen des Spermiums auf die Gallerthülle des Eies wird innerhalb von wenigen Sekunden die **Akrosomreaktion** (Abb. **3.5**) ausgelöst. Für die Auslösung dieser Reaktion scheint ein hochmolekulares Glykoprotein (FSG) der Gallerthülle verantwortlich zu sein, das den Zucker Fucose enthält, der seinerseits mit Sulfat verestert ist. Die Akrosomreaktion führt zu einer Depolarisierung der Spermienmembran, wobei das Membranpotential (S. 9, 352) von etwa −150 bis −90 mV auf +30 mV ansteigt. Dabei wird die intrazelluläre Ca^{2+}-Konzentration erhöht und die Exocytose des Akrosombläschens ausgelöst. Die Membran des Akrosombläschens fusioniert mit der Plasmamembran und entläßt seinen Inhalt nach außen. Künstlich kann diese Exocytose durch Zugabe von Ca^{2+}-Ionophoren (künstliche Ionenkanäle) und Ca^{2+}-Ionen ausgelöst werden, was ebenfalls zu einem Anstieg der intrazellulären Ca^{2+}-Konzentration führt. Auf die Exocytose folgt in der subakrosomalen Region die Polymerisation von G-Actin zu Actinfilamenten: Es kommt zur Bildung des *Akrosomfilamentes*. Bei Seeigeln bildet das *Bindin* des Akrosombläschens auf dem Akrosomfilament eine leimartige Schicht, mit der sich das Spermium an die Eioberfläche bindet. Gereinigtes Bindin vermag Eier zu agglutinieren. Diese Reaktion kann durch Zugabe bestimmter Kohlenhydrate gehemmt werden. Der artspezifische Erkennungsmechanismus zwischen Spermium und Ei beruht also auf einer Protein-Kohlenhydrat-Wechselwirkung. Die Spermarezeptoren auf der Eioberfläche, in der Vitellinschicht, an die sich das Spermium zuerst bindet, sind bei Seeigeln noch nicht isoliert worden. Das Auftreffen des Spermiums auf der Eioberfläche führt zur Fusion der Plasmamembranen des Akrosomfilamentes und des Eies, und damit ist die Fusion der beiden Zellen eingeleitet.

Durch das Eindringen des Spermiums wird die Bildung des sog. *Befruchtungshügels* induziert und die **Aktivierung des Eies** eingeleitet, die sich zuerst in einer elektrischen Veränderung der Plasmamembran auswirkt. Vor der Befruchtung beträgt das Ruhepotential des Eies etwa −70 mV. Infolge der Befruchtung kommt es zum Einströmen von Na^{+}- und Ca^{2+}-Ionen und einem damit verbundenen Anstieg des Potentials innerhalb von 3 Sekunden auf bis zu +20 mV. Dabei verändert sich die Plasmamembran, so daß keine weiteren Spermien eindringen können – eine Reaktion, die man als *raschen Block gegen Polyspermie* bezeichnet. Polyspermie führt beim Seeigelei zu unregelmäßigen Zellteilungen und zum Absterben des Embryos. Das hohe Membranpotential wird jedoch nur kurzfristig aufrechterhalten. Durch die anschließende **Corticalreaktion** und die *Bildung der Befruchtungsmembran* wird ein zweiter, *langsamer Block gegen Polyspermie* errichtet. Die Corticalreaktion (Abb. **3.7**) beruht auf der Exocytose der Corticalgranula, die in der Eirinde, unmittelbar unter der Plasmamembran aufgereiht sind. Sie haben einen Durchmesser von etwa 1 µm und sind von einer Membran (Lipiddoppelschicht) umgeben. Bei der Befruchtung steigt die Konzentration intrazellulärer Ca^{2+}-Ionen an der Eintrittsstelle des Spermiums lokal an und breitet sich von dieser Stelle wellenförmig über das ganze Ei aus. Diese Freisetzung der Ca^{2+}-Ionen kann mit Aequorin, einem Photoprotein, das unter dem Einfluß von Ca^{2+} Licht emittiert (S. 447), sichtbar gemacht werden. Infolge der erhöhten Ca^{2+}-Konzentration wird die Exocytose ausgelöst, wobei die Corticalgranula mit der Plasmamembran fusionieren und ihren Inhalt in den perivitellinen Raum entlassen. Der Inhalt der Corticalgranula verbindet sich mit

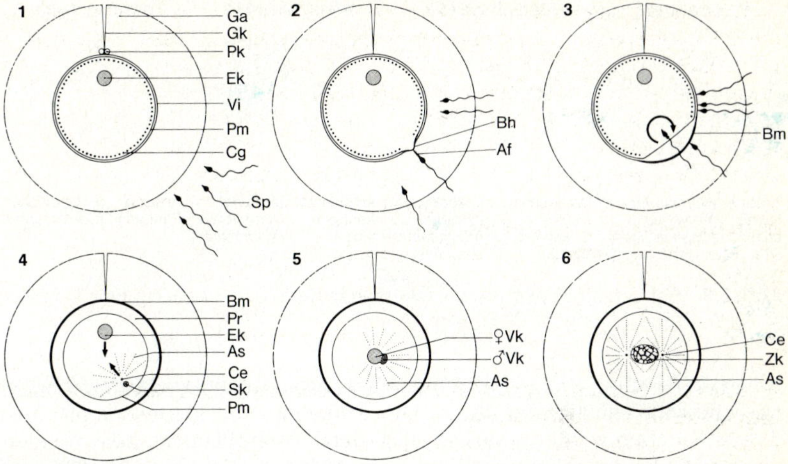

Abb. 3.7 Schema der Befruchtung beim Seeigel. ① Unbefruchtetes Ei: *Cg* Corticalgranula, *Ek* Eikern, *Ga* Gallerthülle, *Gk* Gallertkanal, *Pk* Polkörper, *Pm* Plasmamembran, *Sp* Spermium, *Vi* Vitellinschicht (extrazelluläre Matrix). ② Akrosomreaktion und Bildung des Befruchtungshügels *(Bh)*. Akrosomfilament *(Af)*. ③ Abheben der Befruchtungsmembran *(Bm)* und Rotation des Spermakerns um 180 Grad *(Pfeil)*. ④ Bildung des Asters *(As)* von Mikrotubuli, in dessen Zentrum das Centriolenpaar *(Ce)* liegt, und Wanderung des Spermakerns *(Sk)* und des Eikerns *(Ek)* zum Zentrum des Eies. Die vollständig abgehobene Befruchtungsmembran *(Bm)* ist von der Plasmamembran *(Pm)* durch den perivitellinen Raum *(Pr)* getrennt. ⑤ Fusion der Membranen des weiblichen und männlichen Vorkerns *(Vk)*. ⑥ Verdopplung des Centriolenpaares *(Ce)* und Ausbildung eines zweiten Asters (Diaster). *Zk* Zygotenkern.

der extrazellulären Matrix (Vitellinschicht) des Eies: Es entsteht die sog. *Befruchtungsmembran,* die eigentlich keine echte Membran (Lipiddoppelschicht), sondern einen Teil der extrazellulären Matrix darstellt. Da sich das Ei bei diesem Vorgang kontrahiert, hebt sich die Befruchtungsmembran von der Eioberfläche ab – ein Vorgang, der im Lichtmikroskop deutlich sichtbar ist. Der perivitelline Raum füllt sich mit Wasser und Inhaltsstoffen der Corticalgranula. Die Befruchtungsmembran bildet eine Schranke gegen das Eindringen weiterer Spermien.

Die **Fusion der beiden Gameten** beginnt mit der Fusion der Plasmamembranen von Ei und Spermium. Die Spermienmembran, die man mit Fluoreszenzfarbstoffen markieren kann, bleibt als kompaktes Oberflächenareal bis weit in die Embryogenese hinein erhalten. Offenbar ist die laterale Diffusion der Membran stark eingeschränkt. Kern, Centriole, Mitochondrium und Schwanz des Spermiums dringen ins Ei ein. Sobald der Spermakern ins Ei eingedrungen ist, rotiert er um 180° und wandert mit den Centriolen voran gegen das Zentrum des Eies. Die Centriolen induzieren die Bildung eines

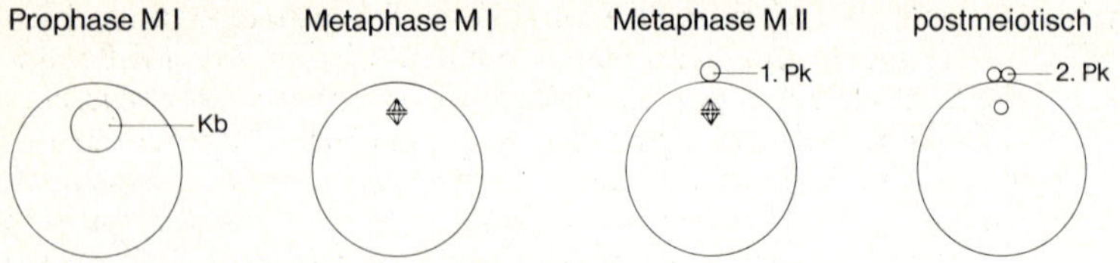

Prophase M I		Metaphase M I		Metaphase M II		postmeiotisch	
Ascaris	*(Nematodes)*	Drosophila	*(Insecta)*	Amphioxus	*(Acrania)*	Arbacia	*(Echinoidea)*
Nereis	*(Polychaeta)*	Mytilus	*(Bivalvia)*	Xenopus	*(Amphibia)*	Pennaria	*(Coelenterata)*
Loligo	*(Cephalopoda)*	Chaetopterus	*(Polychaeta)*	Mus	*(Mammalia)*		
		Styela	*(Ascidia)*				

Abb. 3.8 Befruchtungszeitpunkt verschiedener Tierarten. – *Kb* Keimbläschen, *M I*, *M II* meiotische Teilungen, *Pk* Polkörper.

Asters, einer sternförmigen Anordnung von Mikrotubuli. Der Eikern bewegt sich ebenfalls auf die Eimitte zu. Die Aufnahme des Spermienkopfes und dessen Rotation werden wahrscheinlich durch Mikrofilamente, die Wanderung der Kerne ins Innere des Eies durch Mikrotubuli verursacht. Während sich der Spermakern gegen die Mitte des Eies bewegt, wird er zum männlichen *Vorkern* umgeformt. Die Kernmembran löst sich auf, das Chromatin dekondensiert, und die Kernproteine werden durch diejenigen des Eies ersetzt, was für die Genaktivierung von großer Bedeutung ist. Anschließend bildet sich eine neue Kernhülle, die mit derjenigen des weiblichen Vorkerns fusioniert, so daß eine direkte Verbindung entsteht. Die Kernfusion hat die Wiederherstellung des diploiden Zustandes zur Folge und führt zur Rekombination des mütterlichen und väterlichen Genoms. Die erste Mitose wird durch die Verdopplung der Centriolen eingeleitet. Je zwei Centriolen verlagern sich zu gegenüberliegenden Polen des fusionierten Zygotenkerns und bilden einen Diaster (Abb. **3.7**), dessen lange Mikrotubuli wahrscheinlich in der Plasmamembran verankert sind. Nach der Auflösung der Kernmembran bildet sich zwischen den beiden Astern die Teilungsspindel. Die Chromosomen ordnen sich senkrecht zur Spindel an und werden auf die beiden Tochterkerne verteilt. Das Ei bildet normalerweise keine Centriole aus, vermag diese jedoch nach parthenogenetischer Aktivierung zu regenerieren.

b) Ähnlich verlaufen die Befruchtungsvorgänge beim Ei der **Säugetiere,** das von einer besonders dicken Vitellinschicht, der *Zona pellucida,* umgeben ist. Der *Spermarezeptor* (ZP3) ist aus der Zona pellucida von Mauseiern isoliert worden. Die Spermien binden an diesen Rezeptor und durchlaufen die Akrosomreaktion. Aus dem Akrosom wird dabei die Protease *Acrosin* freigesetzt, mit der das Spermium die Zona pellucida „durchbohrt". Im Gegensatz zum Seeigel fusioniert bei der Maus jedoch die hintere Region des Spermienkopfes mit der Eimembran, und es wird kein eigentlicher Akrosomfaden gebildet. Die Corticalreaktion führt beim Säugetier zu einer Veränderung der Zona pellucida und zu einem Block gegen Polyspermie. Bei Urodelen, Reptilien und Vögeln ist dagegen Polyspermie die Regel. So dringen beim Molchei regelmäßig mehrere Spermien ins Ei ein, deren Eintrittsstelle in der Eirinde deutlich erkennbar ist; eines verschmilzt mit dem Eikern. Anschließend werden die überzähligen Spermakerne inaktiviert. Das Entwicklungsstadium der Eizelle, in dem die Befruchtung erfolgt, variiert zwischen den verschiedenen Tiergruppen (Abb. **3.8**). Männliche und weibliche Vorkerne verschmelzen jedoch erst nach dem Abschluß der Meiose der Eizelle. Die Kernfusion findet entweder in der Interphase oder erst in der darauffolgenden Metaphase statt, wenn die Hüllen der beiden Vorkerne schon aufgelöst sind.

3.5 Eiorganisation

Wir alle sind aus einer Eizelle von weniger als einem Zehntel Millimeter Durchmesser entstanden – ein ernüchternder, aber auch faszinierender Gedanke. Die befruchtete Eizelle vermag durch Zellteilung und Differenzierung ein ganzes Lebewesen zu erzeugen *(Totipotenz)*. Die Frage, wo und wie die Information für die komplexen Entwicklungsvorgänge gespeichert ist, hat die Menschheit schon seit dem Altertum beschäftigt. Wie die moderne Genetik zeigen konnte, besitzt die befruchtete Eizelle ein vollständiges Genom, bestehend aus je einem väterlichen und mütterlichen Chromosomensatz. Doch wieviel Information enthält das Cytoplasma? Die Eizelle ist auf ihre Funktion als Keimzelle spezialisiert und enthält in ihrem Cytoplasma Dotter und andere Reservestoffe für die zukünftige Embryonalentwicklung. Diese werden z. T. von somatischen Zellen produziert und im Eicytoplasma eingelagert, so daß die Eizellen zu den größten Zellen überhaupt gehören. Bei den meisten Eizellen ist die **Kern/Plasma-Relation** – das im allgemeinen konstante Verhältnis des Kernvolumens zum Volumen des Cytoplasmas – zugunsten des letzteren verschoben. Je nach Organismus ist die Architektur des Eicytoplasmas verschieden stark differenziert.

Im Gegensatz zu den Eiern der meisten Tiere sind die Eier der Braunalge *Fucus* unpolarisiert. Erst nach der Befruchtung wird die Polarität des kugelförmigen Eies festgelegt. An einem Pol entsteht das Rhizoid, die „Wurzel“, am gegenüberliegenden Pol der Thallus, ein blattähnliches Gebilde. Die Polarität kann durch verschiedene äußere Faktoren wie Eindringen des Spermiums, einseitige Belichtung, Anlegen eines elektrischen Feldes und lokale Applikation eines Wachstumshormons ausgelöst werden. An der Stelle, wo das Spermium ins Ei eindringt, akkumulieren sich die Ca^{2+}-Kanäle in der Plasmamembran, was zu einem lokalen Einströmen von Ca^{2+}-Ionen aus dem umgebenden Meerwasser und damit zur Polarisierung führt. In der Nähe der Eintrittsstelle bildet sich die erste Rhizoidzelle, die durch eine Zellwand von der zukünftigen Thalluszelle abgegrenzt wird. Damit ist gleichzeitig die Hauptachse für die zukünftige Entwicklung festgelegt.

Bei den meisten Tieren weisen die Eier eine *animal-vegetative* **Polarität** auf. Im unbefruchteten Ei liegt der Kern meist in der Nähe des animalen Pols, während der Dotter und andere cytoplasmatische Bestandteile mit höherer Dichte am vegetativen Pol angereichert sind. Die animal-vegetative Achse entspricht bei *Amphibien* und vielen *Invertebraten* der antero-posterioren Achse des sich entwickelnden Embryos, bei anderen Tiergruppen, wie z. B. den *Fischen*, der dorsoventralen Achse. Bei *Seeigeln* und *Mollusken* besteht eine Korrelation zwischen der Lage der Eizelle im Ovar und der Eipolarität: Die Verbindungsstelle zwischen Oocyte und Ovarepithel wird zum vegetativen Pol. Bei den Oocyten der *Säugetiere*, die vollständig von Follikelzellen umgeben sind, scheint es dagegen keine Beziehung zwischen der räumlichen Anordnung im Ovar und der späteren Polarität zu geben.

Bei *Insekten* und *Tintenfischen* können bereits im unbefruchteten Ei die drei Körperachsen (antero-posterior, dorsal-ventral und links-rechts) festgelegt sein. So wird z. B. bei *Drosophila* die Polarität von der Mutter auf das sich entwickelnde Ei übertragen. Der kopfwärts gelegene Pol des Eies wird zum Vorderpol, die dorsale Seite des Eies entspricht der Dorsalseite des Muttertieres usw. Anhand von Mutationen kann gezeigt werden, daß die Polarität des Eies durch mütterliche Gene bestimmt wird. Bei der Mutante *dicephalic (dic)*, die einen Maternaleffekt zeigt, entstehen abnorme bipolare Eikammern, in denen die 15 Nährzellen nicht am Vorderpol des Eies lokalisiert, sondern auf beide Pole verteilt sind. Aus solchen bipolaren Follikeln entstehen bipolare Eier mit zwei Vorderpolen (ohne Hinterpol), aus denen sich janusköpfige Embryonen entwickeln. Das Normal-Gen *dic*$^+$ wird sowohl in den Zellen der Keimbahn (Ei und Nährzellen) als auch in den somatischen Follikelzellen benötigt, um eine normale Polarität zu garantieren. Schon am unbefruchteten Ei lassen sich die drei Körperachsen aufgrund der äußeren Form und Struktur der Eischalen erkennen. Das Eicytoplasma enthält am Hinterpol das sog. Keimplasma mit seinen charakteristischen RNA-haltigen Polgranula (S. 223). Die Festlegung der dorsoventralen Polarität im Eifollikel wird ebenfalls durch Maternaleffektgene kontrolliert. Selbst bei Eiern mit hochentwickelter Eiarchitektur wie bei *Fliegen* und *Tintenfischen* beschränkt sich die räumliche Information im Eicytoplasma, die sog. Positionsinformation, im wesentlichen auf die Körperachsen und die Lokalisation der Keimzellen (S. 225). Der genauere Bauplan des Embryos wird erst später unter dem Einfluß der zygotischen Gene festgelegt. Die Polarität des Eies stellt als solche keinen Sonderfall dar. Viele Zellen, wie z. B. Epithelzellen, sind polar aufgebaut, und bei vielen Protozoen lassen sich auch die drei Hauptachsen an der einzelnen Zelle klar erkennen. Sowohl bei Protozoen als auch bei den Eizellen der Metazoen kommt dem Cortex, der Rindenschicht des Cytoplasmas, bei Polarität und Formgebung eine besondere Bedeutung zu, da die Lokalisation von Membranbestandteilen und die Formgebung auf der Verankerung des Cytoskelettes in der Plasmamembran beruhen.

Unmittelbar *nach der Befruchtung*, im ersten Zellzyklus, kommt es bei den Eiern verschiedener Tiergruppen zu **Umlagerungen** von Bestandteilen **des Eicytoplasmas**, die zur Festlegung der Körperachsen führen. Das *Froschei* mit seinem dunkelpigmentierten Animal- und seinem hellen Vegetativpol ist vor der Befruchtung radiärsymmetrisch (Abb. **3.9** *A*). Durch das Eindrin-

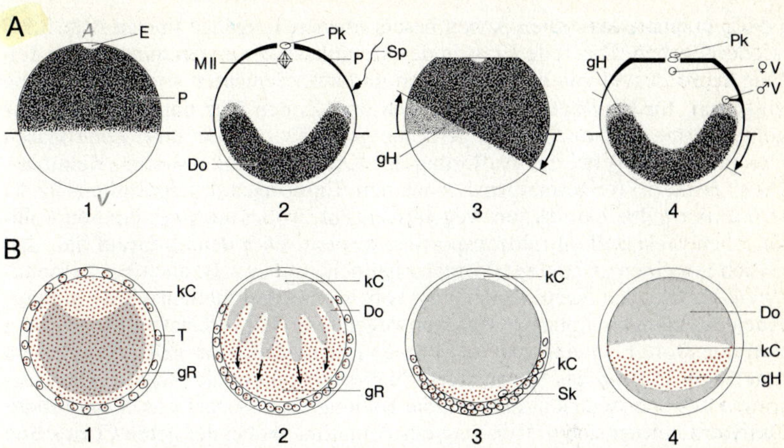

Abb. 3.9 Umlagerungen des Eicytoplasmas nach der Befruchtung. [A] Bildung des grauen Halbmondes beim Frosch *(Rana)*. ① Unbefruchtetes Ei. ② Befruchtung (Schnitt). ③ Befruchtetes Ei. ④ Bildung des grauen Halbmondes (Schnitt). *Do* Dotter, *E* Eifleck, *gH* grauer Halbmond, *M II* Metaphase der 2. meiotischen Teilung, *P* Pigmentkappe, *Pk* Polkörper, *Sp* Spermium, ♀*V* weiblicher Vorkern, ♂*V* männlicher Vorkern. Animaler Eipol *oben,* vegetativer Eipol *unten.* [B] Bildung des gelben Halbmondes beim Ascidienei *(Styela)*. ① Unbefruchtetes Ei. ② Cytoplasmaströmung zum vegetativen Eipol *(unten)*. ③ Kappenbildung. ④ Bildung des gelben Halbmondes. – *Do* grauer Dotter, *gH* gelber Halbmond, *gR* gelbes Rindenplasma, *kC* klares Cytoplasma, *Sk* Spermakern, *T* Testazellen (innere Follikelzellen). Die Pfeile deuten die Umlagerung des Cytoplasmas an.

gen des Spermiums wird die radiäre Symmetrie aufgehoben und die Dorsoventralachse festgelegt. Infolge des Spermaeintritts kommt es zu einer Umlagerung des Eicytoplasmas, wobei sich das äußere corticale Cytoplasma gegenüber dem inneren Cytoplasma um etwa 30° verschiebt. Diese Bewegung wird durch Mikrotubuli verursacht, die zwischen diesen beiden Schichten liegen. Durch die Verschiebung der Pigmentkappe entsteht auf der dem Spermaeintritt gegenüberliegenden Seite eine graue, halbmondförmige Zone, der *graue Halbmond*. Diese Cytoplasmaverlagerungen sind für die spätere Organisation des Embryos unerläßlich. Die erste Furchungsteilung verläuft meridional ungefähr durch die Spermaeintrittsstelle. Der Meridian durch die Spermaeintrittsstelle und die beiden Pole entsprechen der ventralen Mittellinie. Der gegenüberliegende Meridian, der den grauen Halbmond halbiert, wird zur dorsalen Mittellinie. Damit ist auch die Bilateralität des Embryos festgelegt.

Zur Untersuchung der *Cytoplasmabewegungen* sind die Eizellen von Manteltieren der Gattung *Styela* besonders geeignet, da sie in ihrer Rindenschicht gelb oder orange gefärbte Pigmentgranula enthalten. Die von CONKLIN

(1905) in einer klassischen Arbeit beschriebenen Vorgänge sind in Abb. **3.9** *B* wiedergegeben. Das reife Ei ist in der Metaphase der ersten meiotischen Teilung arretiert und von einem Chorion und zwei Schichten von Follikelzellen umgeben. Im Eicytoplasma lassen sich drei Zonen klar unterscheiden: der gelbe Cortex, der im Inneren gelegene graue Dotter und eine Zone klaren Cytoplasmas, das bei der Auflösung der Kernmembran aus dem „Keimbläschen" (Eikern) freigesetzt wird. Nach dem Eindringen des Spermiums ins Ei strömt der gelbe Cortex zum vegetativen Pol, wobei auch die inneren Follikelzellen (Testazellen) mittransportiert werden. Dies deutet darauf hin, daß es sich um einen „Capping"-Vorgang handelt, wie er z. B. auch bei Lymphocyten infolge der Kreuzvernetzung von Membranproteinen (S. 8) auftritt. Auch das klare Cytoplasma wird zum vegetativen Pol verlagert und verdrängt dort den Dotter. In einer zweiten Phase verschiebt sich das gelbe Cytoplasma unter dem Einfluß des Spermakerns in die subäquatoriale Region. Die Centriolen des Spermiums induzieren die Bildung eines Asters von Mikrotubuli. Der Kern bewegt sich in Richtung des Äquators, wobei der gelbe Cortex und das klare Cytoplasma mitbewegt werden. Dadurch entsteht der *gelbe Halbmond,* der durch die erste Furchungsteilung genau halbiert wird. In den folgenden Teilungen wird das gelbe Cortexmaterial bilateralsymmetrisch bestimmten Zellen zugeteilt, die sich später zu Muskel- und Mesenchymzellen differenzieren (Abb. **3.12**). Man nimmt deshalb an, daß das gelbe Cortexmaterial **cytoplasmatische Determinanten** enthält, die das Entwicklungsschicksal der Zellen bestimmen, in die sie eingeschlossen werden. Molekulare Struktur und Wirkungsweise dieser Determinanten sind unbekannt. Die erste Phase der cytoplasmatischen Umlagerung ist für die nachfolgende Gastrulation unerläßlich.

3.6 Furchung

Die Furchung führt vom ein- zum vielzelligen Organismus. Dabei wird das große Eicytoplasma durch eine rasche Folge von Mitosen in kleinere Furchungszellen *(Blastomeren)* unterteilt (Abb. **3.10**). Da in dieser Phase kein Wachstum stattfindet und das Volumen des Embryos konstant bleibt, steigt die Kern/Plasma-Relation an. Das Kernvolumen (bzw. die Masse des Chromatins) nimmt im Verhältnis zum Volumen des Cytoplasmas zu, bis der für somatische Zellen charakteristische Wert erreicht ist. Beim Krallenfrosch *Xenopus* z. B. werden innerhalb von 43 Stunden ca. 37000 Zellen gebildet. Unmittelbar nach der Mitose beginnen die Zellen mit der DNA-Synthese des nächsten Zellzyklus. Erst nach dem Erreichen der richtigen Kern/Plasma-Relation verlangsamt sich der Zellzyklus (durch das Auftreten der G1- und G2-Phase); die Transkription des zygotischen Genoms setzt ein. Das Furchungsmuster wird einerseits durch die Menge des gespeicherten Dotters geprägt, andererseits durch diejenigen Faktoren, die die Orientierung der Teilungsspindel beeinflussen. Organismen mit ähnlichem Bauplan können

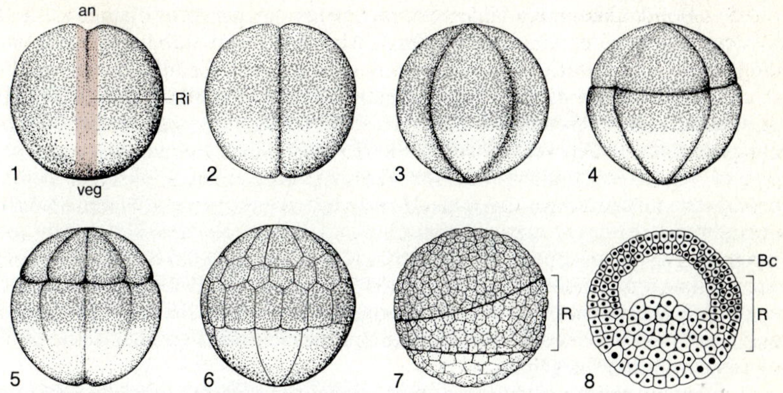

Abb. 3.10 Furchung des Amphibienkeims. ① Bildung eines kontraktilen Ringes *(Ri)* von Actinfilamenten unter der Plasmamembran. ② 2-Zellstadium. ③ 4-Zellstadium. ④ 8-Zellstadium; die Zellen der vegetativen Keimhälfte sind größer als die der animalen Hälfte (inäquale Furchung). ⑤ 4. Furchung; die animalen Zellen sind bereits geteilt, bevor die größeren dotterreichen Zellen am vegetativen Pol vollständig durchgeschnürt sind. ⑥ Morulastadium. ⑦ Blastulastadium. ⑧ Sagittalschnitt durch Blastula. – *Bc* Blastocoel, *R* Randzone zwischen künftigem Ekto- und Entoderm, die bei der Gastrulation eingestülpt wird. *an, veg* animale und vegetative Keimhälfte.

daher ganz verschiedene Furchungsmuster haben; die grundlegenden Steuerungsprozesse sind aber ähnlich.

Die Menge des im Ei gespeicherten Dotters hängt vom Entwicklungsmodus der betreffenden Art ab. Bildet diese ein Larvenstadium aus, das zur frühen Nahrungsaufnahme befähigt ist, sind die Eier relativ dotterarm. Das trifft z. B. für unsere einheimischen Frösche zu. Bei gewissen tropischen Froscharten dagegen, die kein Kaulquappenstadium bilden, sind die Eier sehr dotterreich. Eine Sonderstellung nimmt der Säugetierembryo ein, dessen Nahrungszufuhr über die Placenta erfolgt, so daß er keinen Dottervorrat benötigt. Eierlegende Säugetiere (S. 767) haben dagegen wie ihre Reptilienvorfahren noch dotterreiche Eier. Eier mit wenig Dotter furchen *holoblastisch*, d. h., die Furche schnürt das Ei ganz durch, während die Furchung bei sehr dotterreichen Eiern unvollständig – *meroblastisch* – erfolgt.

a) Die Furchung der Eier von **Amphibien** ist *holoblastisch und radiär* (Abb. **3.10**). Die Furche der ersten Zellteilung verläuft meridional etwa durch die Eintrittsstelle des Spermiums (Abb. **3.9**). Die Zellteilung besteht aus Kernteilung *(Karyokinese)* und Teilung des Cytoplasmas *(Cytokinese)*. Karyokinese und Cytokinese können entkoppelt werden, z. B. in der Frühentwicklung der Insekten (s. unten) oder durch Inhibitoren. Spindelgifte wie Colchicin blockieren selektiv die Kernteilung, während die Cytokinese von Cytochalasin (S. 18) gehemmt wird, ohne die Karyokinese direkt zu beeinflussen. Bei der Furchung bildet sich im Cortex ein aus Actinfilamenten und Myosin bestehender *kontraktiler Ring* (Abb. **3.10**), der durch Kontraktion, die zuerst am dotterarmen Animalpol einsetzt, das Ei allmählich durchschnürt. Die zweite Furche verläuft ebenfalls meridional, die dritte jedoch äquatorial. Die Furchung der dotterreichen Vegetativhälfte erfolgt stets etwas verzögert. Die vegetativen Zellen sind größer als diejenigen am Animalpol. Im 32-Zellstadium bildet der Embryo eine Zellkugel, die wegen ihres brombeerenartigen Aussehens als *Morula* bezeichnet wird. Aus der Morula entsteht durch fortgesetzte Zellteilung und Sekretion von Flüssigkeit ins Innere des Embryos eine Hohlkugel, die **Blastula**. In diesem Stadium, das als *Blastulatransition* bezeichnet wird, hat die Kern/Plasma-Relation wieder den Normalwert erreicht, und die Transkription des zygotischen Genoms setzt ein. Das Entwicklungsschicksal der Furchungszellen wird erst bei der folgenden Gastrulation festgelegt.

b) Auch die dotterarmen Eier der **Seeigel** furchen sich *holoblastisch und radiär*. Die Animal-Vegetativ-Achse läßt sich bereits beim unbefruchteten Ei erkennen (Abb. **3.11**). Die Polkörper werden stets am Animalpol ausgestoßen. Die Spermien können an einer beliebigen Stelle ins Ei eindringen. Die Frühentwicklung von *Paracentrotus* ist in Abb. **3.11** schematisch dargestellt. Die ersten beiden Furchungen sind meridional, und die dritte ist wie bei den Amphibien äquatorial. Die vierte Furchung verläuft nur in der animalen Hälfte meridional und führt dort zu acht *Mesomeren,* während sich die Vegetativhälfte horizontal furcht und in vier *Makro-* und vier *Mikromeren* teilt. Dabei wird den Mikromeren das Cytoplasma des vegetativen Eipols zugeteilt, was ihr weiteres Entwicklungsschicksal festlegt. Das Schicksal der übrigen Blastomeren wird dagegen durch Wechselwirkungen zwischen den Zellen (S. 223) bestimmt.

c) Bei **Ascidien** (Abb. **3.12**) erfolgt die Furchung *holoblastisch und bilateral,* wobei die erste Furche in der Symmetrieachse des zukünftigen Embryos liegt. Das Furchungsmuster ist von Individuum zu Individuum konstant. Bei jeder Furchungsteilung segregieren die Blastomeren entsprechend ihrem Entwicklungsschicksal. Der konstante Zellstammbaum erlaubt es, das Entwicklungsschicksal einer bestimmten Blastomere genau vorauszusagen. Dabei ist die Abstammung (Herkunft) einer Zelle entscheidend, während Wechselwirkungen zwischen den Zellen eine eher untergeordnete Rolle spielen. Das wird besonders deutlich bei der Bildung der Muskel- und Mesenchymzellen. Das gefärbte Cytoplasma, das nach der Befruchtung den gelben Halbmond gebildet hat, wird bei den Furchungsteilungen stets denjenigen Zellen zugeteilt, die später die Muskelzellen des Schwanzes der kaulquappenähnlichen Larve sowie bestimmte Mesenchymzellen bilden. Diese Art der Entwicklung wird als *Mosaikentwicklung* bezeichnet. Es differenzieren sich jedoch nicht alle Zellen rein herkunftsgemäß. Für einige Zellen, wie die von Ocellus und Statocyste (Schweresinnesorgan), ist ortsgemäße Differenzierung, die auf Wechselwirkungen zwischen Zellen beruht, nachgewiesen worden.

Neben der radiären und bilateralen holoblastischen Furchung gibt es noch

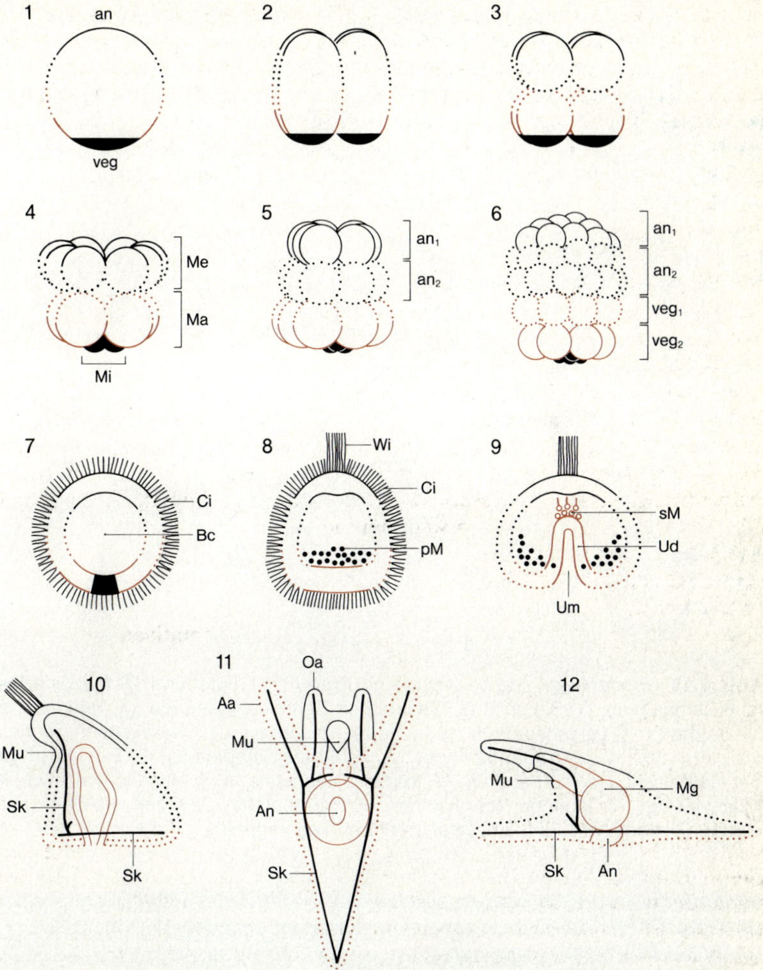

Abb. 3.11 Frühentwicklung beim Seeigel *Paracentrotus lividus* (schematisch). ① Ei, *an* animal, *veg* vegetativ. ② 4-Zellstadium. ③ 8-Zellstadium. ④ 16-Zellstadium, *Ma* Makromeren, *Me* Mesomeren, *Mi* Mikromeren. ⑤ 32-Zellstadium, an_1, an_2 1. und 2. animaler Kranz von Zellen. ⑥ 64-Zellstadium, veg_1, veg_2 1. und 2. vegetativer Kranz. ⑦ Blastula mit Blastocoel *(Bc)* und Cilien *(Ci)*. ⑧ Blastula nach Bildung des primären Mesenchyms *(pM)* und des Wimperschopfes *(Wi)*. ⑨ Gastrula mit Urmund *(Um)* und Urdarm *(Ud)*, von dem die sekundären Mesenchymzellen *(sM)* auswandern. ⑩ Prismastadium mit Skelettstäben *(Sk)* und Mundbucht *(Mu)*. ⑪ Pluteuslarve von der Analseite. *Aa* Analarm, *An* Anus, *Mu* Mund, *Oa* Oralarm. ⑫ Seitenansicht des Pluteus, *Mg* Magen (nach Hörstadius).

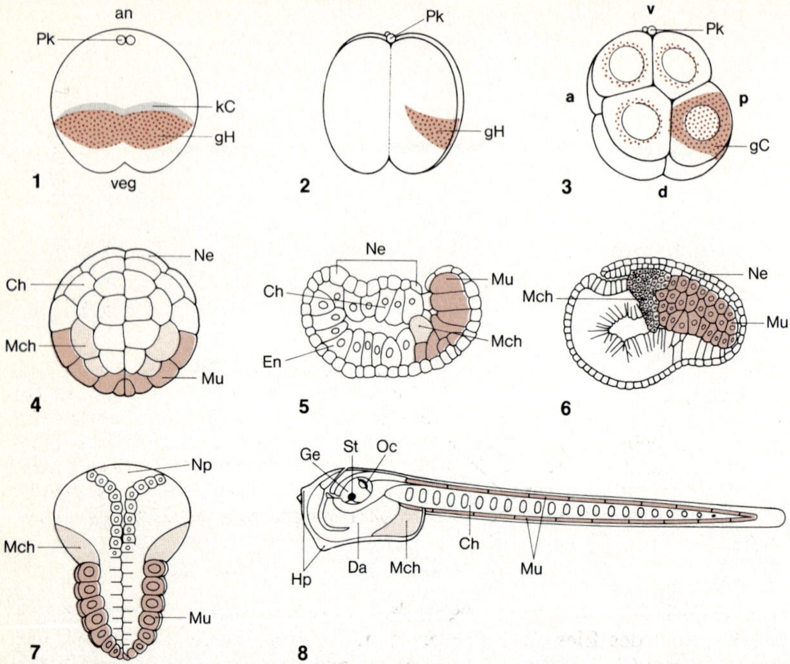

Abb. 3.12 Frühentwicklung bei Ascidien *(Styela)*. ① 1. Furchung. ② 4-Zellstadium. ③ 8-Zellstadium. ④ Blastula. ⑤ Gastrula im Schnitt. ⑥ Neurula. ⑦ Verschluß der Neuralplatte. ⑧ Larvenstadium. – *a* anterior, *an* animal, *Ch* Chordazellen, *d* dorsal, *Da* Darm, *En* Entoderm (Darmanlage), *gC* gefärbtes Cytoplasma, *Ge* Gehirn, *gH* gelber Halbmond, *Hp* Haftpapillen, *kC* klares Cytoplasma, *Mch* Mesenchymzellen, *Mu* Muskelzellen, *Ne* künftige Neuralzellen, *Np* Neuralplatte, *Oc* Ocellus (Auge), *p* posterior, *Pk* Polkörper, *St* Statocyste, *v* ventral, *veg* vegetativ.

die *Spiralfurchung*, die für Anneliden und Mollusken (außer Tintenfischen) charakteristisch ist. Dabei stehen die Furchungsspindeln in einem schiefen Winkel zur animal-vegetativen Achse, so daß die Blastomeren spiralig gegeneinander versetzt sind.

d) Die dotterreichen Eier der **Insekten** furchen sich nur an der Oberfläche, was als *meroblastisch superfiziell* bezeichnet wird. Die Frühentwicklung von *Drosophila* (Abb. **3.13**) ist durch synchrone Kernteilung ohne Cytokinese charakterisiert. Der Zygotenkern teilt sich in 2, 4, 8, 16 usw. Furchungskerne ohne Cytokinese, so daß ein *Syncytium* von zahlreichen Kernen in einem gemeinsamen Cytoplasma entsteht. Im 256-Kernstadium beginnen die Kerne aus dem dotterreichen Innern des Eies an die Oberfläche zu wandern. Die eigentliche Furchung setzt erst im 512-Kernstadium ein und beginnt mit

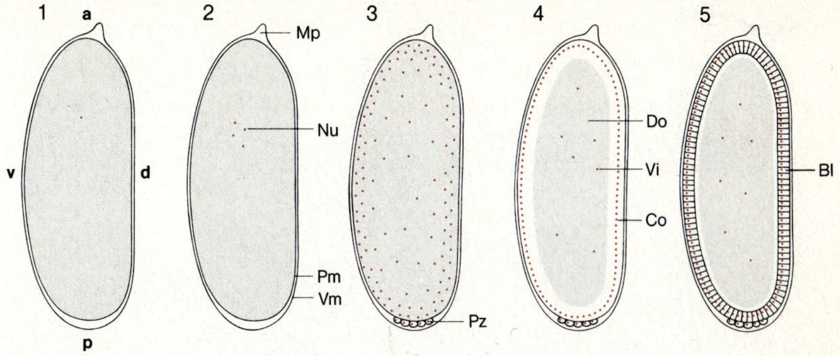

Abb. 3.13 Frühentwicklung von *Drosophila*. ① Befruchtetes Ei; *a* anterior, *d* dorsal, *Mp* Mikropyle, *Nu* Kern, *p* posterior, *Pm* Plasmamembran, *v* ventral, *Vm* Vitellinmembran (Eischale). ② 4-Kernstadium. ③ 512-Kernstadium. Bildung von Polzellen *(Pz)*. ④ 11. Kernteilungszyklus: ca. 1500 Kerne wandern in den Cortex *(Co)*, ein Teil bleibt als Vitellophagenkerne *(Vi)* im Dotter *(Do)* zurück. ⑤ Blastodermstadium: Bildung von Zellmembranen und superfizielle Furchung führt zur Bildung des Blastoderms *(Bl)*. Die Blastodermzellen stehen über Cytoplasmakanäle mit dem Dotter in Verbindung.

der Abschnürung von 12–16 sog. *Polzellen* – den späteren *Urkeimzellen* – am Hinterpol des Eies. Die übrigen Kerne reihen sich im corticalen Cytoplasma an der Eioberfläche auf, wo sie noch vier weitere synchrone Teilungen durchlaufen. Die Dauer des Kernzyklus beträgt nur etwa 9 min. Ein Teil der Kerne, die sog. Vitellophagen, bleiben im Dotter zurück und werden polyploid. Nach 13 Kernteilungen werden von der Peripherie her Plasmamembranen gebildet, die die Kerne gegeneinander abgrenzen. Dadurch entsteht ein einschichtiges *Blastoderm* aus etwa 6000 Zellen.

Der Stammbaum der Furchungskerne kann mit Hilfe von *Gynandern* analysiert werden. Gynander (S. 171) sind genetische Mosaike, die bei *Drosophila* durch den Verlust eines der beiden X-Chromosomen in den frühen Kernteilungen entstehen. Der Verlust der X-Chromosomen während der 2. Kernteilung (in 2 von 4 Tochterkernen) führt zu einem Tier, das je zur Hälfte aus weiblichen (XX) und männlichen (X0) Zellen besteht. Die Verteilung der beiden Zelltypen im Blastoderm ist weitgehend zufällig. Die Kerne werden zwar nicht völlig durcheinander gemischt, aber die Trennungslinie zwischen männlichen und weiblichen Arealen verläuft zufällig. Daraus können wir schließen, daß die Wanderung der Kerne an die Eioberfläche zufällig erfolgt. Die Herkunft der Furchungskerne bei der Blastodermbildung ist somit unbestimmt und für das spätere Entwicklungsschicksal irrelevant. Das Entwicklungsschicksal hängt vom Ort ab, an dem ein Furchungskern den Cortex erreicht (S. 221), nicht von seiner Herkunft: Am Hinterpol bildet er eine Urkeimzelle, am Vorderpol dagegen eine Zelle der Kopfregion.

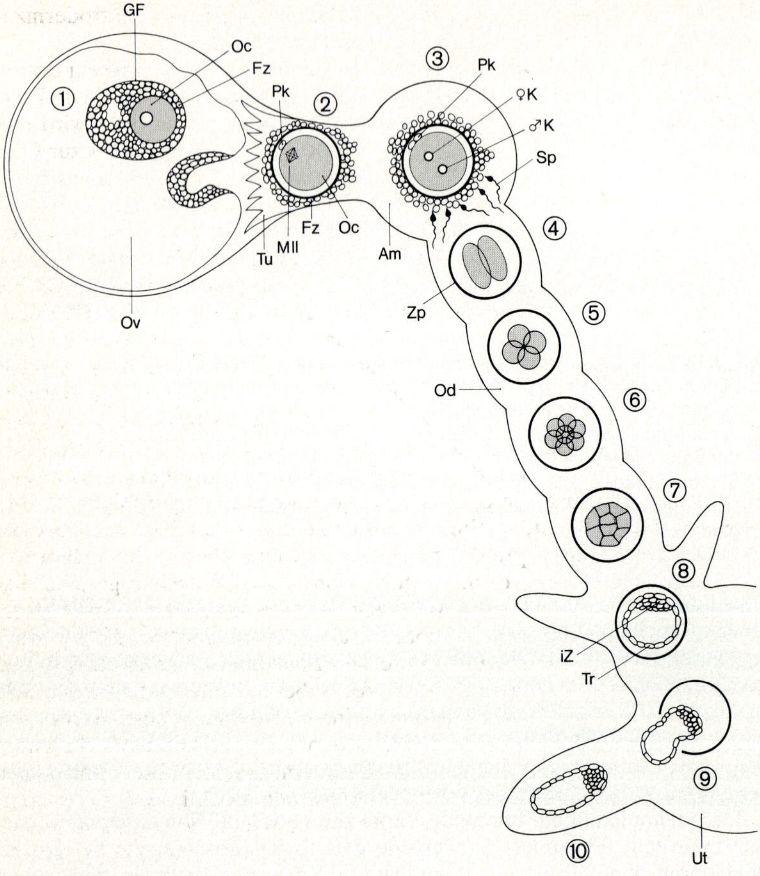

Abb. 3.14 Embryonalentwicklung der Maus bis zur Implantation. ① Graafscher Follikel mit Oocyte, ② Ovulation, ③ Befruchtung, ④ Furchung (2-Zeller), ⑤ 4-Zeller, ⑥ Morula, ⑦ Kompaktion der Morula, ⑧ Blastocyste, ⑨ Schlüpfen, ⑩ Implantation. – *Am* Ampulla, *Fz* Follikelzellen, *GF* Graafscher Follikel, *iZ* innere Zellmasse, ♀*K* weiblicher Vorkern, ♂*K* männlicher Vorkern, *MII* Metaphase der 2. meiotischen Teilung, *Oc* Oocyte, *Od* Ovidukt, *Ov* Ovar, *Pk* Polkörper, *Sp* Spermien, *Tr* Trophoblast, *Tu* Tuba, *Ut* Uterus, *Zp* Zona pellucida.

Die Furchung der dotterreichen Eier von Tintenfischen, Fischen, Reptilien und Vögeln erfolgt *meroblastisch* und *diskoidal*. Sie beschränkt sich auf ein scheibenförmiges Areal, das als Keimscheibe am animalen Pol auf der Dotterkugel sitzt. Beim Hühnerei z. B. beginnt die Furchung bereits im Eileiter. Bei der Eiablage besteht die Keimscheibe aus etwa 60 000 Blastodermzellen, die eine flache Kalotte auf der gelben Dotterkugel bilden.

e) Die **Säugetiere** nehmen eine Sonderstellung ein: Sie haben sehr dotterarme Eier, da die Ernährung schon früh über die Placenta erfolgt. Die Frühentwicklung der *Maus* ist in Abb. **3.14** zusammengefaßt. Im Ovar wird jede Oocyte von einem Follikel aus ca. 6000 Follikelzellen umgeben. Bis zur Ovulation wächst die Oocyte etwa auf das Hundertfache ihres Volumens heran und erreicht einen Durchmesser von ca. 85 μm. Sie produziert eine 7 μm dicke Basallamina, die als *Zona pellucida* bezeichnet wird. Die Ovulation wird durch Hormone der Hypophyse – das follikelstimulierende Hormon (FSH) und das Luteinisierungshormon (LH) – ausgelöst, wobei der Follikel platzt und die Oocyte entläßt (Abb. **5.5**). Zum Zeitpunkt der Ovulation befindet sich der Oocytenkern in der Metaphase der 2. meiotischen Teilung; der erste Polkörper ist bereits abgestoßen. Das Ei wird vom Eileiter aufgenommen und durch Cilienschlag in die Ampulle befördert, wo die Befruchtung (S. 335) stattfindet. Der Eikern beendet die Meiose, und die beiden Vorkerne wandern aufeinander zu. Sie replizieren ihre DNA, die Kernhüllen lösen sich auf, und die väterlichen und mütterlichen Chromosomen ordnen sich in einer gemeinsamen Spindel an. Die erste Furchung erfolgt erst etwa 24 h nach der Befruchtung. Im Gegensatz zu den Amphibien setzt bei den Säugetieren die Transkription der zygotischen Gene schon in den ersten Furchungsteilungen ein. Diese sind nicht synchron, so daß auch ungeradzahlige Blastomerenstadien auftreten. Im 8zelligen Morulastadium kommt es zu einer Veränderung der Zelladhäsion, die als „Compaction" bezeichnet wird. Unter dem Einfluß von *Uvomorulin,* einem Zelladhäsionsmolekül, zieht sich der ganze Embryo zusammen, so daß die äußeren Zellen die inneren dicht umschließen und die Zellen stärker aneinander haften. Dabei werden die Zellen polarisiert: Die äußeren Zellen bilden Verschlußkontakte, die unterschiedliche apikale und basolaterale Zellmembranabschnitte voneinander trennen (Abb. **1.7**). Diese äußeren Zellen werden anschließend zu extraembryonalen *Trophoblastenzellen,* die zur Implantation in der Uteruswand dienen. Die inneren Zellen werden dagegen zur sog. *inneren Zellmasse,* aus der der eigentliche Embryo entsteht. Dieses Stadium wird als *Blastocyste* bezeichnet. Die Blastocyste schlüpft aus der Zona pellucida, nachdem eine Trophoblastenzelle eine Protease (Strypsin) produziert und die Zona pellucida lokal aufgelöst hat. Schließlich implantiert sich die Blastocyste ins Uterusepithel. Beim Säugetierembryo wird das Entwicklungsschicksal der Zellen vor allem durch Wechselwirkung zwischen den Zellen festgelegt (S. 217). Der Zellstammbaum ist sehr variabel.

Die Zellen differenzieren sich hier nicht herkunfts- sondern ortsgemäß.

3.7 Gastrulation

Im Anschluß an die Furchung folgen bei allen Metazoen die Gastrulationsvorgänge, bei denen die Zellen durch *Gestaltungsbewegungen* ganzer Zellverbände oder durch Wanderung von Einzelzellen an jene Orte verbracht werden, an denen später die entsprechenden Organe entstehen. Während der Gastrulation wird im wesentlichen die Grundorganisation des Embryos aufgebaut. Bei der Verlagerung ganzer Zellschichten haften die Zellen stark aneinander und ändern ihre relative Position zueinander nicht, während sich bei der Zellwanderung die einzelnen Zellen unabhängig voneinander bewegen.

a) Bei der Gastrulation des **Seeigelkeims** spielen beide Mechanismen – sowohl die Wanderung von Einzelzellen als auch die Umlagerung eines Zellverbandes – eine Rolle. In einer ersten Phase wandern die *primären Mesenchymzellen* als Einzelzellen vom vegetativen Pol ins Blastocoel ein (Abb. **3.11,** *7, 8*). Dabei geben sie ihren Kontakt zur Außenseite der Blastulawand auf und dringen ins Blastocoel ein. Auf der Innenseite sind die Blastulazellen von einer Basallamina bedeckt, die neben anderen Proteinen auch *Fibronectin* (S. 25) enthält. Die eingewanderten primären Mesenchymzellen bilden lange kontraktile Fortsätze *(Filopodien)* aus, mit denen sie sich auf der Basallamina bewegen. Im Verlauf der Gastrulation erhöht sich die Affinität der primären Mesenchymzellen für Fibronectin zunehmend. Die Zellen ordnen sich in einer ringförmigen Zone um den vegetativen Pol an, fusionieren miteinander zu einem Syncytium und bilden die Skelettstäbe der späteren Pluteuslarve (Abb. **3.11,** *11*). In der zweiten Phase der Gastrulation flacht sich die Blastula am vegetativen Pol ab und stülpt sich anschließend als Zellverband ein, was als *Invagination* bezeichnet wird. Die Einstülpung wird zum **Urdarm** (Archenteron), die Invaginationsstelle zum **Urmund** (Blastoporus) (Abb. **3.11,** *9*). An der Spitze des sich einstülpenden Urdarmes wandern die *sekundären Mesenchymzellen* ins Blastocoel ein und bilden lange Filopodien aus, mit denen sie Kontakt mit der inneren Blastocoelwand des animalen Pols aufnehmen. Nachdem die Filopodien an der oralen Seite der Blastocoelwand festhaften, kontrahieren sie sich und ziehen den Urdarm in Richtung auf die orale Seite. Auf diese Weise entsteht das sog. *Prismastadium* (Abb. **3.11,** *10*) Auf der oralen Seite stülpt sich nun der Munddarm *(Stomodaeum)* ein und vereinigt sich mit der Spitze des Urdarms. Die sekundären Mesenchymzellen lösen sich ab, und der Urdarm bricht auf der Mundseite durch, so daß ein durchgehendes Darmrohr entsteht. Der Urmund wird zum After. Aus der einschichtigen Blastula entsteht im Verlauf der Gastrulation ein dreischichtiger Keim, bestehend aus drei *Keimblättern: Ektoderm,* das den Embryo umhüllt, *Entoderm* (Darm) und das dazwischenliegende *Mesoderm,* das aus den primären und sekundären Mesenchymzellen hervorgeht.

Abb. 3.15 Gastrulation, Neurulation und Neuralleistenentwicklung bei Amphibien. [A]–[C] Junge Gastrula. *A* Ventralansicht, *B* und *C* Längsschnitte. [D]–[F] Mittlere Gastrula. *D* Ventralansicht, *E* und *F* Längsschnitte. [G]–[K] Neurula. *G* Dorsalansicht, *H–K* Querschnitte. [L]–[O] Späte Neurula. *L* Dorsalansicht, *M–O* Querschnitte. – *Bc* Blastocoel, *Ch* Chorda, *Coe* Coelom, *Da* Darm, *Dp* Dotterpfropf, *dU* dorsale Urmundlippe, *Ek* Ektoderm, *En* Entoderm, *Fz* Flaschenzellen, *Ge* präsumptive Gehirnregion, *Ha* Haut, *He* Hautektoderm, *Me* Mesoderm, *Mm* Mesodermmantel, *Nl* Neuralleiste *(in*

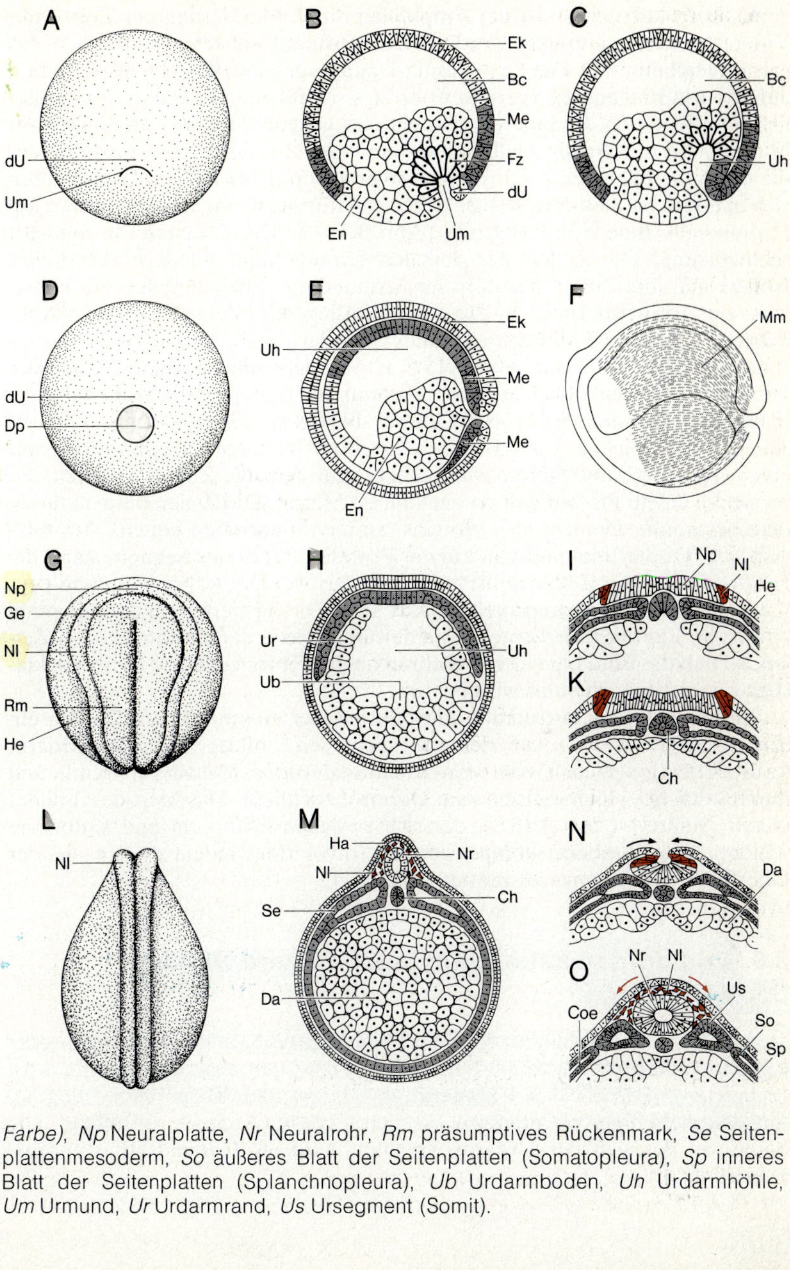

Farbe), Np Neuralplatte, *Nr* Neuralrohr, *Rm* präsumptives Rückenmark, *Se* Seitenplattenmesoderm, *So* äußeres Blatt der Seitenplatten (Somatopleura), *Sp* inneres Blatt der Seitenplatten (Splanchnopleura), *Ub* Urdarmboden, *Uh* Urdarmhöhle, *Um* Urmund, *Ur* Urdarmrand, *Us* Ursegment (Somit).

b) Die Gastrulation ist bei **Amphibien** durch Markierung der Zellen mit Vitalfarbstoffen analysiert worden. Der Urmund entsteht im Bereich des grauen Halbmondes. Die Cytoplasma-Umlagerung (S. 190), die als Reaktion auf das Eindringen des Spermiums erfolgt, ist für die Gastrulation unerläßlich. Die Rotation des inneren Cytoplasmas gegenüber dem Cortex aktiviert in der Zone des grauen Halbmondes eine kleine Gruppe von Blastomeren, die dabei die Fähigkeit zur Invagination erlangen. Diese Zellen kontrahieren sich in ihrem basalen Teil, so daß sie flaschenförmig werden, und wandern am Urmund ins Innere der Blastula (Abb. **3.15** *B*). Der Urmund ist zunächst schlitzförmig. Die Zellen der dorsalen Urmundlippe wandern zuerst ein. Isoliert man die Zellen der dorsalen Urmundlippe, behalten sie ihre Fähigkeit zur Einwanderung in eine darunterliegende Zellschicht bei (Abb. **3.26** *B*). Über den Rand des Urmundes wandern mehr und mehr Zellen ins Innere des Embryos ein (Abb. **3.15** *C, E*); zunächst dorsal, dann seitlich des Urmundes und schließlich auch an der ventralen Seite, wo die großen dotterhaltigen Zellen lokalisiert sind. Diese sukzessive Einwanderung wird als *Involution* bezeichnet. Das Blastocoeldach im Inneren des Embryos ist mit einem Netzwerk aus *Fibronectin* bedeckt, auf dem die Zellen wandern. Fibronectin ist ein Protein der extrazellulären Matrix. Die Zellen binden nur an eine bestimmte Domäne des Proteins, an die Aminosäuresequenz Arg-Gly-Asp-Ser. Durch Injektion von kurzen Peptiden mit dieser Sequenz kann die Einwanderung der Zellen vollständig blockiert werden, während andere Peptide aus dem Fibronectinprotein inaktiv sind. Die injizierten, aktiven Peptide binden an Fibronectinrezeptoren an der Oberfläche der einwandernden Zellen, so daß die Bindung der Rezeptoren an das Fibronectin des Blastocoeldaches kompetitiv gehemmt wird.

Im Verlauf der Gastrulation entsteht aus der einschichtigen Blastula ein *dreischichtiger Keim*. Auf der ventralen Seite bildet sich der Urdarm (Abb. **3.15** *H*), der sich vom dorsal einwandernden Mesoderm trennt und durch seitliches Hochwachsen zum Darmrohr schließt. Das Mesoderm bildet einen „Mantel" (Abb. **3.15** *F*), der sich zwischen Ektoderm und Entoderm schiebt. Das Ektoderm kompensiert die Involution, indem es sich auf der Oberfläche des Keimes ausbreitet *(Epibolie)*.

3.8 Grundorganisation des Embryos und Bildung der Keimblätter

Im Verlauf der Gastrulation wird die *Grundorganisation* des Embryos festgelegt. Im einfachsten Fall besteht der Embryo nur aus zwei *Keimblättern* (Schichten): dem äußeren **Ektoderm,** das die primäre Körperbedeckung liefert, und dem inneren **Entoderm,** das den *Urdarm* (Archenteron) bildet. Die Stelle, an der sich der Urdarm einstülpt, wird als *Urmund* (Blastoporus) bezeichnet.

Tiere mit primärer Bilateralsymmetrie (Bilateria) können in zwei Hauptgruppen, *Protostomier* und *Deuterostomier*, unterteilt werden, die sich bezüglich Entwicklungsmodus und Grundbauplan unterscheiden (S. 622). Bei den Protostomiern wird der Urmund zum späteren Mund; der After geht aus einer sekundären Einstülpung des Ektoderms hervor, die zum hinteren Urdarm durchbricht. Bei Deuterostomiern wird der Urmund dagegen zum späteren After, und der Mund wird auf der Gegenseite als Ektodermtasche neu gebildet. Dieser ontogenetische Unterschied korreliert mit Unterschieden in der *Grundorganisation*, vor allem in der Topographie des Nervensystems: Bei den Protostomiern wird das Zentralnervensystem ventral, bei den Deuterostomiern dorsal des Darmes angelegt.

Bei der Bildung des mittleren Keimblattes, des **Mesoderms,** zeigt sich eine große Vielfalt. Bei Cnidariern, einfachen Polypen und Medusen (S. 625), werden nur Ekto- und Entoderm ausgebildet. Entweder liegen sie, nur durch eine „Stützlamelle" getrennt, direkt aufeinander; oder das ursprüngliche Blastocoel wird von einer Gallertmasse (Mesogloea, S. 627) erfüllt. Bei den meisten Tieren liegt jedoch zwischen Ekto- und Entoderm das Mesoderm. Dieses kann entweder als *Mesenchym* aus frei verteilten Zellen oder als *epitheliale Zellschicht* entstehen. Das Mesenchym ist ein Füllgewebe. Es entsteht durch Auswandern nicht aneinanderhaftender Zellen aus der Blastula (z. B. das primäre Mesenchym der Seeigel) oder erst während oder nach der Gastrulation (z. B. das sekundäre Mesenchym der Seeigel). Bei Wirbeltieren entwickelt es sich als zusammenhängendes Epithel (Abb. **3.16**), das aber sekundär auch Mesenchym bilden kann. Bei Anneliden und Mollusken, bei denen die Blastomeren durch Spiralfurchung entstehen, wird das Mesoderm durch fortgesetzte Teilung bilateral angelegter Stammzellen *(Teloblasten)* gebildet. Die Teloblasten produzieren paarige Mesodermbänder, die sich bei Anneliden sukzessive in Coelomsäcke der einzelnen Körpersegmente gliedern (Abb. **12.38**).

Als Beispiel für den Aufbau eines Wirbeltierembryos sind in Abb. **3.16** **Grundorganisation und Anlageplan** des Amphibienkeimes dargestellt. Der Anlageplan gibt das Entwicklungsschicksal der Zellen an, wenn sie sich normal *in situ* (an Ort und Stelle) weiterentwickeln. Er kann experimentell durch Markierung und Analyse der Normalentwicklung von einzelnen Zellen aus den verschiedenen Regionen des Embryos bestimmt werden. Der in Abb. **3.16** *A, B* wiedergegebene Anlageplan entspricht einem frühen Gastrulastadium. Er sagt nichts über den Determinationszustand (S. 217) der Zellen aus. Das zukünftige Ektoderm liegt am animalen, das Entoderm am vegetativen Pol, das Mesoderm zwischen beiden. Im Verlauf der Gastrulation werden Meso- und Entoderm ins Innere verlagert, und der Embryo wird dreischichtig (Abb. **3.16** *C*). Die verschiedenen Organe können den drei Keimblättern folgendermaßen zugeordnet werden:

– *Ektoderm:* Epidermis und ihre Derivate (z. B. Drüsen, Haare, Federn, Schuppen), Nervensystem, Sinnesepithelien, Neuralleistenderivate;

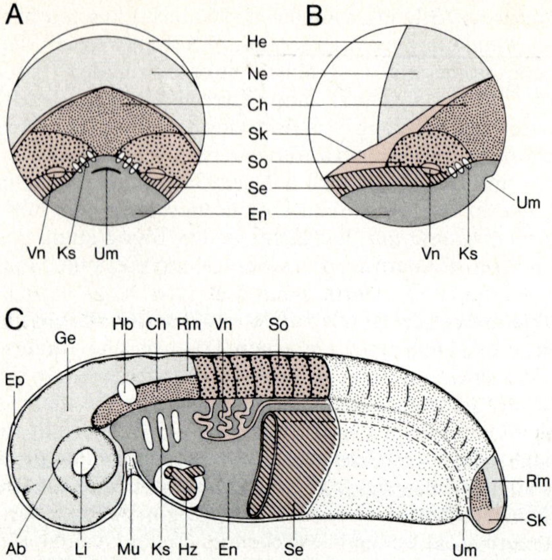

Abb. 3.16 Anlageplan und Grundorganisation des Amphibienkeims *(Triturus)*. [A] Ansicht von hinten. [B] Seitenansicht des frühen Gastrulastadiums. *Ch* Chordamesoderm, *En* Entoderm, *He* Hautektoderm, *Ks* Kiemenspaltenanlage, *Ne* Neuroektoderm, *Se* Seitenplattenmesoderm, *Sk* Schwanzknospe, *So* Somitenmesoderm, *Um* Urmund, *Vn* Vornierenanlage. [C] Organtopographie im Schwanzknospenstadium. *Ab* Augenbecher, *Ch* Chorda, *En* Entoderm (Darm), *Ep* Epidermis, *Ge* Gehirn, *Hb* Hörblase, *Hz* Herz, *Ks* Kiemenspalten, *Li* Linse, *Mu* Mundbucht, *Rm* Rückenmark, *Se* Seitenplatten, *So* Somiten, *Um* Urmund, *Sk* Schwanzknospe, *Vn* Vornieren. *Farbig* Mesoderm, *weiß, hellgrau* Ektoderm, *dunkelgrau* Entoderm.

– *Mesoderm:* Muskulatur, Skelett, Gefäßsystem, Exkretionsorgane, Gonadensoma;
– *Entoderm:* Verdauungstrakt mit Anhangsorganen (z. B. Leber, Pankreas, Schilddrüse, Lunge).

Eine strikte Zuordnung ist allerdings nicht in allen Fällen möglich; so bilden z. B. die *Neuralleisten* (S. 205) außer eindeutig ektodermalen Zelltypen (z. B. den Neuronen der Spinalganglien) auch Knorpel und Knochen des Visceralskelettes, während das übrige Kopfskelett sowie das Körperskelett aus dem Mesoderm entstehen. Auch die *Keimzellen* lassen sich keinem Keimblatt zuordnen. Die Urkeimzellen entstehen bei Amphibien entweder im Entoderm (Anuren) (Abb. **12.95**) oder im Mesoderm (Urodelen) und wandern sekundär ins somatische Gonadenmesoderm ein.

3.9 Organogenese

Nachdem die Grundorganisation des Embryos festgelegt ist, werden die verschiedenen Organsysteme ausgebildet. Im folgenden beschränken wir uns vornehmlich auf die Beschreibung der frühen Organentwicklung der Vertebraten (insbesondere der Amphibien).

3.9.1 Neurulation und Neuralleistenentwicklung

(s. S. 201)

Im zunächst homogenen **Ektoderm** der frühen Gastrula wird durch die Wirkung des Urdarmdaches die *Neuralplatte* induziert (S. 227). Beim Vorgang der **Neurulation** faltet sich die Neuralplatte ein und schließt sich zum *Neuralrohr,* das sich vom *Hautektoderm (Epidermis)* ablöst. Das Einrollen der Neuralplatte zum Neuralrohr ist ein morphogenetischer Prozeß, der auf Zellwanderung in der Längsachse und auf Formänderungen der einzelnen Zellen beruht. Im Gegensatz zu den flachen Zellen des Hautektoderms sind die Zellen der Neuralplatte hochzylindrisch. Das Cytoskelett (insbesondere die in Längsrichtung angeordneten Mikrotubuli) verleiht den Zellen ihre charakteristische Form. Auf der Apikalseite der Neuralplattenzellen bilden Mikrofilamente einen Ring, der sich beim Einrollen des Neuralrohrs zusammenzieht, ähnlich wie man einen Beutel mit einer Schnur zusammenziehen kann. Infolge dieser Konstriktion verringert sich die apikale Oberfläche der Zellen, die Neuralplatte wölbt sich an ihren Rändern auf und rollt sich zum Neuralrohr ein. Die Formveränderungen der Zellen können durch Colchicin und Cytochalasin – Inhibitoren der Mikrotubuli- bzw. Mikrofilamentbildung (S. 18 u. 21) – gehemmt werden, so daß die morphogenetischen Gestaltungsbewegungen unterbleiben, die normalerweise zur Bildung des Neuralrohres führen. Das im Kopfbereich breit angelegte Neuralrohr gliedert sich in fünf primäre Hirnbläschen (Abb. **6.14**). Am Zwischenhirnboden werden seitlich die beiden *Augenblasen* ausgestülpt (Abb. **7.15**). Median legt sich der *Hinterlappen der Hypophyse* an (Abb. **5.3**). Das Nachhirn setzt sich im *Rückenmark* fort. Als Reste des embryonalen Lumens des Neuralrohrs bleiben im Gehirn die Ventrikel (Hohlräume) und im Rückenmark ein Zentralkanal erhalten.

An den Rändern der Neuralplatte werden die **Neuralleisten** ausgesondert, die beim Verschluß des Neuralrohrs als einzelne Zellen auswandern (Abb. **3.15** *I–O*). Das Entwicklungsschicksal dieser Zellen wurde durch Transplantationsexperimente bestimmt (Abb. **3.17**). Transplantiert man die Neuralleisten aus der Rumpfregion einer Molchneurula an die entsprechende Stelle einer Neurula von einer anderen Molchart, z. B. von *Triturus torosus* auf *T. rivularis,* entsteht eine Molch*chimäre* aus Zellen beider Spezies. In diesem frühen Stadium werden artfremde Transplantate toleriert. In der chimärischen Larve sind die großen *torosus*-Pigmentzellen in der Rumpfregion deutlich von den kleineren *rivularis*-Zellen zu unterscheiden (Abb. **3.17** B_2). Die großen Pigmentzellen stammen somit von den Neuralleisten des Spen-

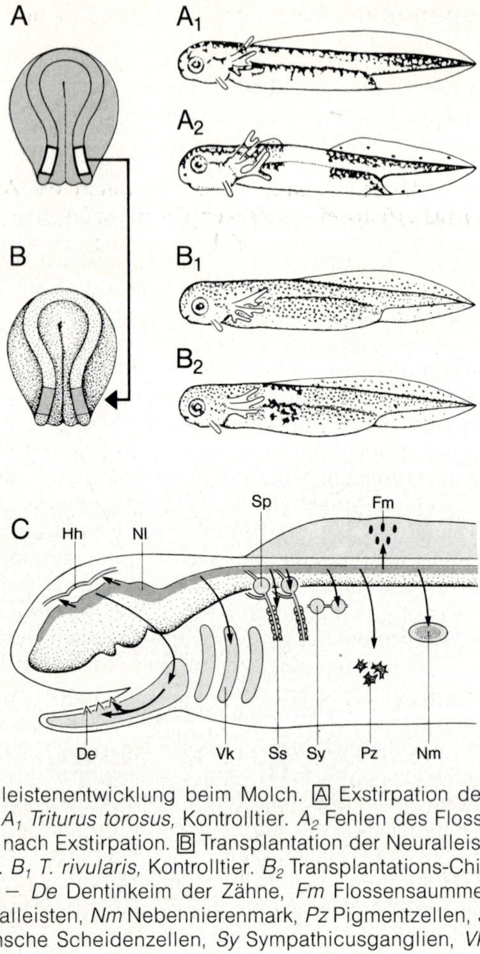

Abb. 3.17 Neuralleistenentwicklung beim Molch. [A] Exstirpation der Neuralleiste im Rumpfbereich. A_1 *Triturus torosus,* Kontrolltier. A_2 Fehlen des Flossensaums und der Pigmentzellen nach Exstirpation. [B] Transplantation der Neuralleiste von *T. torosus* auf *T. rivularis.* B_1 *T. rivularis,* Kontrolltier. B_2 Transplantations-Chimäre. [C] Neuralleistenderivate. – *De* Dentinkeim der Zähne, *Fm* Flossensaummesenchym, *Hh* Hirnhäute, *Nl* Neuralleisten, *Nm* Nebennierenmark, *Pz* Pigmentzellen, *Sp* Spinalganglien, *Ss* Schwannsche Scheidenzellen, *Sy* Sympathicusganglien, *Vk* Knorpel des Visceralskeletts.

dertieres ab. Außer Pigmentzellen liefert die Neuralleiste die Mesenchymzellen des Flossensaumes, die Spinalganglien und die Ganglien des vegetativen Nervensystems, die Schwannschen Scheidezellen, die die Nerven umhüllen, die Hirnhäute, das Nebennierenmark, die Knorpel des Visceralskelettes und die Dentinkeime der Zähne (Abb. **3.17** *C*). Bei der Spenderlarve fehlen nach dem Herausschneiden (Exstirpation) der Neuralleisten die Pigmentzellen und das Flossensaummesenchym (Abb. **3.17** A_2). Außerdem zeigt die Spenderlarve auf einen lokalen Berührungsreiz hin keine Reaktion. Diese sensorische Lähmung ist auf das Fehlen der Spinalganglien mit den sensorischen Nervenzellen zurückzuführen.

Aus dem Neuralrohr entwickelt sich das Zentralnervensystem. Vorderende des Neuralrohrs entwickelt sich zum Gehirn, der Rest zum Rückenmark.

3.9.2 Mesodermale Organe

Während der Gastrulation wandert das **Mesoderm** als zusammenhängender Mantel zwischen Ektoderm und Entoderm ins Innere des Amphibienkeimes. Die *Chordaanlage* erfährt einen starken Formwandel. Aus dem breit ausgedehnten sichelförmigen Chordabereich an der oberen Urmundlippe (Abb. **3.15***D*) strömen die Zellen konvergierend auf den Urmund zu, von wo sie dann als länglicher Strang in die Mediane des Urdarmdaches vorstoßen. Im Verlauf der Organogenese löst sich die Chordaanlage vom seitlich angrenzenden Material der *Ursegmente (Somiten)* (Abb. **3.15***I–O*) und bildet einen Stab in der Längsachse des Keimes. Die dorsalen, die Chorda beidseitig begleitenden Mesodermstreifen gliedern sich – von cranial nach caudal fortschreitend – in die *Somiten,* die sich ihrerseits gegen die weiter ventral liegenden, flachen Seitenplatten absetzen (Abb. **3.15***N–O*). Die Somiten differenzieren sich in drei verschiedene Anlagen: Sklerotom, Myotom und Dermatom (Abb. **12.81**). Die *Sklerotome* bilden ein Mesenchym, das die Chorda umgibt und die Wirbelsäule bildet. Die *Myotome* (Muskelsegmente) differenzieren sich zur Stammuskulatur. Die einzelnen Muskelvorläuferzellen *(Myoblasten)* fusionieren dabei zu vielkernigen Syncytien, die als Muskelfasern mit ihren Myofibrillen (Abb. **8.1**) der Kontraktion dienen. Auf der peripheren Seite löst sich das *Dermatom,* das die Zellen für das Unterhautgewebe *(Dermis)* liefert, von den Somiten ab.

Die Somiten stehen anfänglich noch über einen Ursegmentstiel mit den unsegmentierten Seitenplatten in Verbindung. An diesen Stellen entstehen die segmental angeordneten Nephrone (Nierenkanälchen) der Vorniere *(Pronephros,* Abb. **3.16, 12.94**). Die Seitenplatten trennen sich in ein inneres (splanchnisches) und ein äußeres (somatisches) Blatt. Das *splanchnische Blatt* bildet dorsal auf der Höhe der Urnieren die paarigen *Genitalfalten,* die Anlagen des *Gonadensomas* (Abb. **12.95**), sowie das dorsale Mesenterium, an dem das Darmrohr befestigt ist. Im *somatischen Blatt* aggregieren die mesodermalen Zellen der *Extremitätenknospen*. Bei Amnioten (Reptilien, Vögeln und Säugetieren) ist die Anlage der Rumpfniere *(Opistonephros)*, die vom auswachsenden Ureter induziert wird (S. 739), ebenfalls im somatischen Blatt lokalisiert. An der ventralen Fusionsstelle der Seitenplattenränder entsteht die *Herzanlage*.

3.9.3 Entodermale Organe

Das **Entoderm** entwickelt sich zum Verdauungstrakt. Auswüchse des Darms differenzieren sich im vorderen Abschnitt zu *Schilddrüse* und *Lunge* (Lungenepithel), im mittleren Bereich zu *Leber* und *Pankreas* (Bauchspeicheldrüse). Die ursprünglichen Verbindungen der beiden letztgenannten Organe zum Darm werden zum Gallen- und Pankreasgang. In der Mundregion nimmt das vorstoßende Entoderm des Kopfdarmes direkten Kontakt mit der ektodermalen Mundbucht *(Stomodaeum)* auf. Aus dem ektodermalen Stomodaeum entsteht als Ausstülpung die sog. *Rathkesche-Tasche,* die später den Vorderlappen der Hypophyse bildet (S. 334). Ekto- und Entoderm stoßen an der gemeinsamen Pharyngealmembran zusammen, die sich später auflöst, so daß die Passage von der Mundhöhle zum Schlunddarm *(Pharynx)* eröffnet ist. Ähnlich brechen bei Fischen und Amphibienlarven auch die Kiemenspalten durch: Vom Entoderm des Vorderdarmes wachsen segmental hintereinander die Schlundtaschen aus, die das Mesoderm verdrängen und gegen das Ektoderm vorstoßen, das seinerseits entsprechende Einbuchtungen bildet. Bei Amnioten, die primär Landbewohner sind, kommt es nur ausnahmsweise als Mißbildung zum Durchbruch von Kiemen. Bei der Umbildung des Urmundes zur Kloake oder zum After sind ebenfalls Entoderm und Hautektoderm beteiligt.

3.9.4 Embryonale Anhangsorgane

Bei Tieren verschiedener Stämme werden während der Entwicklung embryonale Anhangsorgane gebildet, die der Ernährung, dem Gasaustausch, der Exkretion oder dem Schutz des Keimes dienen und sich beim Übergang zum freien Leben zurückbilden. Unter den Wirbeltieren bildet sich bei Fischen, Reptilien und Vögeln, die aus dotterreichen Eiern durch diskoidale Furchung entstehen, ein **Dottersack,** der mit dem Darm in Verbindung steht und der Ernährung des Embryos dient (Abb. **3.18**). Bei den sekundär dotterarmen Säugerembryonen ist der Dottersack als phylogenetisches Relikt erhalten geblieben. Lediglich bei den Amphibien, deren dotterarme Eier sich holoblastisch furchen, wird der gesamte Dottervorrat direkt in die Furchungszellen eingelagert und durch intrazelluläre Enzyme verdaut. Bei Fischen, Reptilien und Vögeln wird zunächst nur der Rückenteil des Embryos mit den Achsenorganen (Neuralrohr, Chorda, Ursegmente) über der ungefurchten Dottermasse angelegt. Die ventralen Teile der Keimblätter sind flach über dem Dotter ausgebreitet (Abb. **3.18***A*). Sie umwachsen allmählich die Dottermasse und stellen damit einen geschlossenen Dottersack her, der aus mehreren Schichten besteht: Ektoderm, somatisches und splanchnisches (viscerales) Blatt des Mesoderms und Entoderm. Zwischen den beiden Mesodermblättern liegt die Körperhöhle, das *Coelom.* Der Körper des Embryos hebt sich vom Dottersack durch eine Faltung ab (Abb. **3.18***B*). Der extraembryonale Bereich der Keimblätter liefert bei Fischen nur den Dottersack (Abb. **3.18***D*), bei Reptilien und Vögeln kommen jedoch **Amnion**, *Serosa* und *Allantois* dazu. Rings um den Embryo erhebt sich eine Ektoderm und somatisches Mesodermblatt umfassende *Amnionfalte* (Abb. **3.18***D*). Ihre Ränder wölben sich über dem Embryo zusammen und verwachsen miteinander, so daß der Embryo von zwei durch extraembryonales Coelom getrenn-

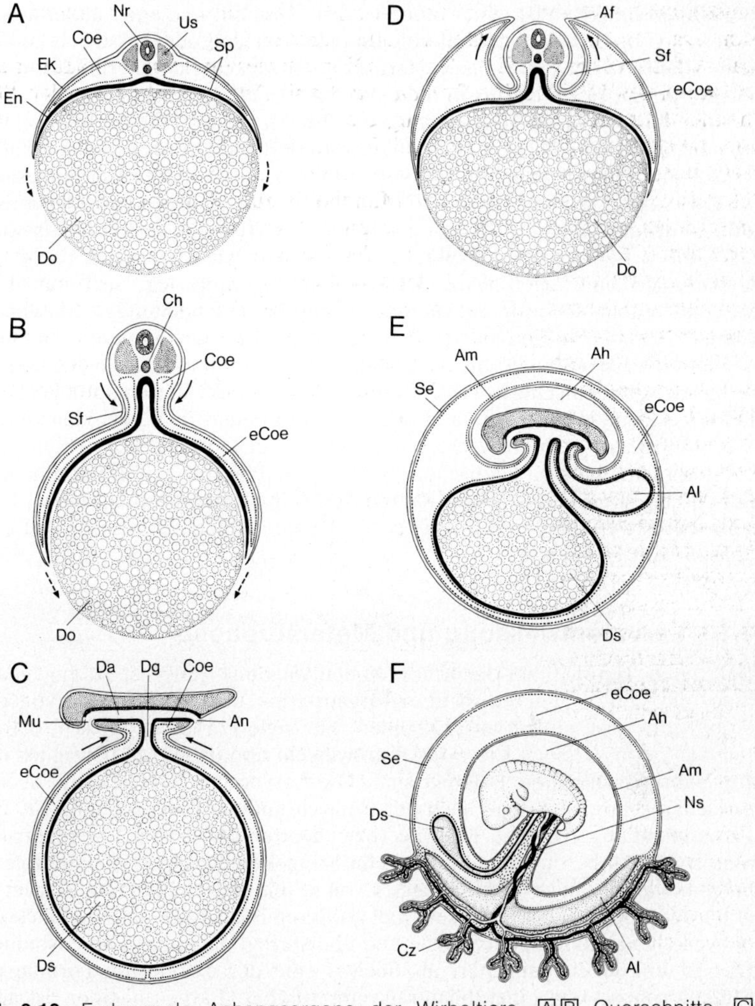

Abb. 3.18 Embryonale Anhangsorgane der Wirbeltiere. A B Querschnitte, C Längsschnitt durch einen Fischembryo. Bildung des Dottersackes (in *A, B* - - →) und Abfaltung des Embryokörpers vom Dottersack (→). *An* Anus, *Ch* Chorda, *Coe* Coelom, *Da* Darm, *Dg* Dottergang, *Do* Dotter, *Ds* Dottersack, *eCoe* extraembryonales Coelom, *Ek* Ektoderm, *En* Entoderm, *Mu* Mund, *Nr* Neuralrohr, *Sf* Seitenfalten, *Sp* Seitenplatten, *Us* Ursegment. D Querschnitt und E Längsschnitt durch einen Sauropsidenembryo. Amnionbildung bei Reptilien und Vögeln. *Af* Amnionfalten, *Ah* Amnionhöhle, *Al* Allantois, *Am* Amnion, *Se* Serosa. F Schema eines Säugerembryos. *Cz* Chorionzotten, *Ns* Nabelstrang.

ten Hüllen umgeben ist: einer inneren, dem *Amnion,* und einer äußeren, der **Serosa** (Abb. **3.18** *E*). Amnionhöhle und Coelom sind mit Flüssigkeit gefüllt. Die **Allantois,** der embryonale Harnsack, entwickelt sich als blasenförmige Ausstülpung des Enddarms in die extraembryonale Leibeshöhle.

Bei den *viviparen Säugetieren* wird die *Serosa* zu einem embryonalen Ernährungsorgan. Bei den Beuteltieren sondert die Uteruswand eine Nährflüssigkeit (Uterinmilch) ab, die vom Embryo durch die Serosa aufgesaugt wird. Bei den *Placentaliern* (S. 767) entwickelt sich die Serosa phylogenetisch zum **Chorion** weiter. Das Chorion geht aus dem Trophoblasten der Blastocyste (Abb. **3.14**) hervor und bildet zottenförmige Ausstülpungen, die in die Uteruswand eindringen (Abb. **3.18** *F*). Die Allantois legt sich mit ihrer Außenwand ans Chorion an; die den Allantoisstiel begleitenden Blutgefäße breiten sich am Chorion aus und dringen in die Chorionzotten ein. Dadurch entsteht die **Placenta,** die aus embryonalen (Chorion und Allantois) und mütterlichen Anteilen (Uteruswand) besteht. Außer dem Chorion kann auch der Dottersack mit der Uteruswand eine Placenta bilden (z. B. bei Nagetieren, Insektenfressern). Interessanterweise findet man Dottersackplacenten auch bei gewissen viviparen Haifischen (S. 755). Die Placenta erfüllt verschiedene Funktionen wie Gasaustausch, Zufuhr von Nährstoffen (Aminosäuren, Glucose, Fettsäuren usw.), Abtransport von Exkreten (z. B. Harnstoff) und Produktion von Hormonen.

3.10 Larvalentwicklung und Metamorphose

Bei vielen Tieren führt die Embryonalentwicklung zunächst zu Jugendstadien, die sich als **Larven** in ihrer Organisation und Lebensweise von den Adultformen wesentlich unterscheiden. Für viele Larven ist typisch, daß sie sich aus relativ kleinen Eiern rasch entwickeln und dabei frei beweglich und zur Nahrungsaufnahme befähigt sind. Die Larven der Ascidien und Seeigel erreichen schon 1–3 Tage nach der Befruchtung diese Selbständigkeit. Der Zusammenhang zwischen Eigröße (bzw. Dottervorrat) und Larvalentwicklung zeigt sich besonders deutlich beim Seeigel *Heliocidaris:* Die Spezies *H. tuberculata* mit einem Eidurchmesser von 95 µm bildet eine Pluteuslarve; *H. erythrogramma,* eine Art mit sehr viel größeren Eiern (425 µm Durchmesser), entwickelt sich direkt zum Seeigel und überspringt dabei das Larvenstadium. Das ist um so erstaunlicher, als Seeigel eine der extremsten Formen der Metamorphose von einer bilateralsymmetrischen Larve zu einer 5strahlig radiärsymmetrischen Adultform zeigen. Bei vielen Tieren dienen die Larvenstadien der *Ausbreitung,* was besonders für Tiere mit sessilen (Korallen, Ascidien) oder wenig beweglichen Adultformen (Echinodermen, Muscheln) oder für Endoparasiten wie Leberegel und Bandwürmer bedeutsam ist. Besonders im Plankton sind Larvenstadien in großer Menge und Vielfalt vertreten. Wie die Embryonen (S. 563) können auch die Larven Hinweise auf phylogenetische Beziehungen liefern. So bilden z. B. Anneliden und Mollusken (mit Ausnahme der Tintenfische) bewimperte Trochophora-Larven

(Abb. **12.38**) aus, die sich im Aufbau viel näher stehen als die Adultformen (vgl. auch S. 565).

Als **Metamorphose** bezeichnen wir die Gesamtheit der Vorgänge, die von der Larvenorganisation zur Adultform führen. Diese Umwandlung kann sich mehr oder weniger gleitend vollziehen (viele Krebse), oder sie erfordert eine völlige Umkonstruktion wie bei Seeigeln oder holometabolen Insekten (S. 685), bei denen Larve und Adultform wie zwei völlig verschiedene Organismen erscheinen. Die Larve übernimmt häufig die Funktion der Ernährung und des Wachstums, während die Adultform auf die Fortpflanzung spezialisiert ist. Im Extremfall besitzt die Adultform nur noch verkümmerte Mundwerkzeuge. Das ist z. B. bei gewissen Seidenspinnerarten der Fall, die sich gar nicht mehr ernähren können und nach der Kopulation und Eiablage sterben. In der Metamorphose werden die speziell dem Larvenleben dienenden Strukturen wie Cilienorgane, Filterapparate und Verdauungseinrichtungen zurückgebildet und durch Organe ersetzt, die im Adultleben benötigt werden (Kopulations- und Brutpflegeapparate). Gleichzeitig ändern sich auch die Verhaltensweisen. Im folgenden sei als Beispiel die Metamorphose der Insekten und Amphibien besprochen. Bei Insekten, bei denen die geschlechtsreife Adultform als *Imago* bezeichnet wird, können wir drei Typen unterscheiden:

a) Ametabolie: Bei apterygoten Insekten (S. 685; Abb. **12.53**) findet keine eigentliche Metamorphose statt. Die Larvenstadien unterscheiden sich, abgesehen von den noch nicht voll entwickelten Sexualorganen, kaum von der Imago: Von Häutung zu Häutung nimmt lediglich die Körpergröße zu.

b) Hemimetabolie: Hier bedingen die Häutungen nicht nur eine Größenzunahme, sondern auch eine stufenweise Annäherung an die Organisation der Imago (z. B. Flügelanlagen der Heuschrecken und Wanzen). Die letzte Häutung führt direkt – ohne Puppenstadium – vom letzten Larvenstadium (Nymphe, Abb. **9.19**) zur Imago (s. Tab. **12.2**).

c) Holometabolie: Die Larven (Maden, Raupen, Engerlinge) verwirklichen völlig andere Lebensformen als die Imagines (Fliegen, Bienen, Schmetterlinge, Käfer). Die Umkonstruktion erfolgt im *Puppenstadium,* in dem keine Nahrung aufgenommen wird und das Wochen, Monate oder gar Jahre dauern kann. Während der Embryonalentwicklung differenzieren sich zunächst nur die Anlagen des Larvenkörpers. Die Zellen der Imaginalanlagen verharren während der ganzen Larvenentwicklung im undifferenzierten Zustand. Sie sind als kleine Nester von Zellen oder in größeren *Imaginalscheiben* (Abb. **3.19**) ausgesondert. Während der Metamorphose zerfallen die meisten larvalen Organe und werden phagocytiert. Nun erst setzt die Differenzierung der Imaginalscheiben ein, aus denen die Imago neu konstruiert wird.

Das Entwicklungsschicksal der Imaginalscheiben von *Drosophila* ist durch Transplantationsexperimente bestimmt worden. Dazu werden Imaginalscheiben aus einer Spenderlarve entnommen und mit einer Mikropipette in die Leibeshöhle einer gleichaltrigen Wirtslarve eingepflanzt, wo sie von Hämolymphe umgeben sind und die Metamorphose mit dem Wirt durchlaufen. Zur Unterscheidung von Spender- und Wirtszellen können Markierungsgene (z. B. für Körperfarbe oder Borstenform) verwendet werden. Nach dem

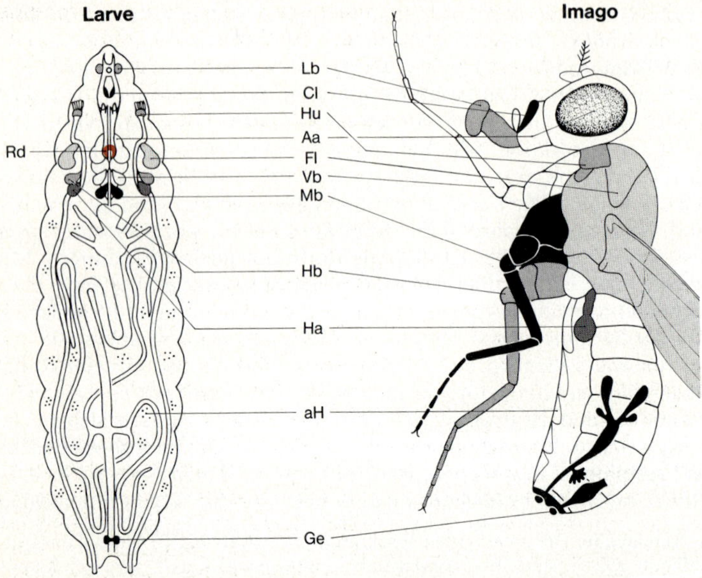

Abb. 3.19 Imaginalscheiben und Metamorphose von *Drosophila.* Imaginalscheiben in der Larve und deren Derivate in der Imago. – *Aa* Augenantennenscheibe (→ Kopf mit Augen, Antennen und Maxillarpalpen), *aH* abdominale Histoblasten (→ Abdomen), *Cl* Clypeolabrum, *Fl* Flügelscheibe (→ Flügel und dorsaler Mesothorax), *Ge* Genitalscheibe (→ Genitalien, außer Gonaden), *Ha* Halterenscheibe (→ Schwingkölbchen und Metathorax), *Hb* Hinterbeinscheibe (→ Hinterbein), *Hu* Humeralscheibe (→ Humerus), *Lb* Labialscheibe (→ Rüssel), *Mb* Mittelbeinscheibe (→ Mittelbein), *Rd* Ringdrüse *(in Farbe), Vb* Vorderbeinscheibe (→ Vorderbein).

Schlüpfen des Wirts aus der Puppenhülle kann das metamorphosierte Transplantat aus der Leibeshöhle freigelegt und analysiert werden. Eine Bein-Imaginalscheibe z. B. bildet während der Metamorphose ein Bein und den dazugehörenden Teil des Thorax (Abb. **3.19**). Dabei zeigt sich, daß jede Imaginalscheibe einen genau definierten Bezirk der Imago liefert.

Die Metamorphose der Insekten wird durch **Hormone** gesteuert (S. 340). Als wichtigste Hormone sind *Ecdysteron,* ein Steroid, und *Juvenilhormon,* ein Isoprenderivat, beteiligt, die bei Fliegen von der *Ringdrüse* (Abb. **3.19**) produziert werden. Ecdysteron induziert bei einer hohen Konzentration von Juvenilhormon eine larvale Häutung, während bei niedrigem Juvenilhormonspiegel eine Adulthäutung ausgelöst wird, die bei holometabolen Insekten zur Metamorphose führt (Abb. **5.7**). Dabei wirkt Ecdysteron direkt auf die betroffenen Zellen und reguliert über ein spezifisches Rezeptorprotein die Aktivität der Gene, die an der Metamorphose beteiligt sind (S. 144). So kann z. B. eine isolierte Beinimaginalscheibe *in vitro* durch Zugabe von Ecdysteron zum Kulturmedium zur Metamorphose gebracht werden. Dabei entsteht aus einem scheibenförmigen embryonalen Epithel ein differenziertes normales Bein, das eine Chitincuticula, Krallen, Borsten und funktionstüchtige Sinnesorgane besitzt und sich *in vitro* sogar ausstülpt. Diese Differenzierungsleistung demonstriert die Hormonwirkung auf eindrückliche Weise.

Unter den holometabolen Insekten gehen die sozialen Insekten wie Termiten, Bienen und Ameisen noch einen Schritt weiter und bilden nicht nur verschiedene Larven und Adultformen, sondern zusätzlich noch sog. **Kasten** (Abb. **9.19**), mit völlig anderer Erscheinungsform. Auch die Kastenbildung wird durch *Hormone* oder *Pheromone* (S. 343) gesteuert.

Bei der Metamorphose der *Amphibien* findet ein Übergang vom Wasser- zum Landleben statt. Die Larve zeigt eine wesentlich höhere Ähnlichkeit mit den fischartigen Vorfahren als die Adultform. Bei der Metamorphose einer Kaulquappe werden einerseits die für den adulten Frosch typischen Organe wie Gliedmaßen und Lungen neu gebildet oder umgewandelt und andererseits die larvalen Organe wie Kiemen, Schwanz und Seitenlinie ab- oder umgebaut. Dabei geht der Aufbau der adulten Organe der Regression der larvalen Strukturen zeitlich voraus, so daß die Funktionstüchtigkeit in dieser kritischen Entwicklungsphase erhalten bleibt. Auch bei den Amphibien wird die Metamorphose über das Gehirn durch Hormone gesteuert, wobei in diesem Fall das jodhaltige Thyroxin und das verwandte *Trijodthyronin* (Tab. **5.1**) die Schlüsselrolle bei der Auslösung der Metamorphose spielen (S. 339). Die Fähigkeit, auf das Hormon anzusprechen, ist in den Zellen selbst zu suchen. Transplantiert man z. B. einen Schwanz in die Rumpfregion, so wird er wie der normale Schwanz abgebaut, während umgekehrt ein Stück Rumpfhaut und -muskulatur, das in die Schwanzregion verpflanzt wird, während der Metamorphose erhalten bleibt.

Isolierte Schwanzspitzen von Kaulquappen können *in vitro* wochenlang unverändert überleben. Nach Zugabe von Thyroxin zum Kulturmedium metamorphosieren sie jedoch, wobei die Zellen lysosomale Enzyme freisetzen, die zur Autolyse führen, so daß die Schwänze zunehmend kürzer werden. Die Wirkung von Thyroxin kann durch Zugabe des antagonistisch wirkenden Hormons *Prolactin* (Tab. **5.1**, S. 327) aufgehoben werden. Thyroxin wirkt direkt auf die Zielzellen, indem es an ein intrazelluläres Rezeptorprotein bindet und als Hormonrezeptorkomplex die Aktivität der an der Metamorphose beteiligten Gene steuert.

Bei verschiedenen Salamanderarten ist die Reaktionskette, die vom äußeren Stimulus über den Hypothalamus und die Hypophyse des Gehirns zur Schilddrüse und schließlich zum Zielorgan führt, unterbrochen, so daß die Tiere nicht mehr metamorphosieren und im larvalen Zustand geschlechtsreif werden **(Neotenie)**. *Ambystoma tigrinum* kommt als landbewohnender Tigersalamander oder als neotener „Axolotl“ vor, der sich vor allem in Gebieten, in denen die Umgebung des Teiches völlig austrocknet, als kiementragende Larve fortpflanzt. In diesem Fall scheint eine Veränderung im Hypothalamus vorzuliegen, die verhindert, daß die Hypophyse aktiviert wird. Beim mexikanischen Axolotl *(A. mexicanum)* ist der zweite Schritt, der zur Ausschüttung von aktivem thyreotropem Hormon (TSH, Tab. **5.1**) führt, blockiert. In der Natur findet man nur neotene Larven, die man aber im Labor durch Behandlung mit TSH oder Thyroxin zur Metamorphose bringen kann. Beim Grottenolm *(Proteus anguineus)* haben die Zielorgane die Fähigkeit verloren, auf Thyroxin mit der Metamorphose zu reagieren. Sie weisen wahrscheinlich einen Defekt im Thyroxinrezeptor auf.

Wenn sich Entwicklungsprozesse zeitlich gegeneinander verschieben, spricht man von **Heterochronie**. Sie beruht in vielen Fällen auf Mutationen in Genen, die die Entwicklungsprozesse zeitlich aufeinander abstimmen. Eine Verzögerung der somatischen Entwicklung relativ zur Gonadenentwicklung kann zum Ausfall der Metamorphose und zur *Neotenie* führen. Umgekehrt kann eine beschleunigte Entwicklung der Gonaden eine verfrühte Fortpflanzungsfähigkeit im Larvenstadium zur Folge haben **(Pädogenese)**. Bestimmte Gallmücken (z. B. *Heteropeza pygmaea*) können sich als Imago normal fortpflanzen und Larven produzieren, die sich verpuppen und geflügelte Imagines hervorbringen; sie können sich aber auch pädogenetisch als Larven fortpflanzen, in deren Körper sich bereits die Eier der nächsten Generation parthenogenetisch entwickeln. Die Mutterlarve wird dabei von den Larven der nächsten Generation von innen her aufgefressen. Die „Mutterliebe" dürfte hier ihre extremste Ausprägung erfahren haben. Heterochronie infolge einer Beschleunigung von Entwicklungsvorgängen liegt auch bei der auf S. 210 erwähnten *direkten Entwicklung* der Seeigel vor, die die Metamorphose überspringen.

3.11 Zellgenealogie

Die genaueste Beschreibung der Entwicklung eines Organismus besteht in der exakten Analyse seiner Zellgenealogie *(cell lineage)*. Bei der Entwicklung der Metazoen können zwei extreme Entwicklungstypen unterschieden werden: Tiere mit *konstantem* (invariantem) Zellstammbaum und solche mit *variablem Zellstammbaum.*

a) Zu den Tieren mit konstantem Zellstammbaum gehören **Nematoden,** Hirudineen und Ascidien. Durch direkte mikroskopische Beobachtung der Zellteilungen ist der vollständige **Zellstammbaum** des Nematoden *Caenorhabditis elegans* bestimmt worden. Der adulte Hermaphrodit dieses etwa 0,5 mm langen Fadenwurmes (S. 643) hat 959, das Männchen 1031 somatische Zellkerne. Dazu kommt eine nicht genau festgelegte Zahl von Keimzellen. Der embryonale Zellstammbaum ist zusammenfassend in Abb. **3.20** dargestellt. Grundsätzlich können drei verschiedene Typen von Zellteilungen unterschieden werden:

1. Die symmetrische oder *proliferative Teilung,* bei der aus einer Mutterzelle zwei Tochterzellen des gleichen Typs entstehen (A→A+A).
2. Die *Stammzellteilung,* bei der sich eine Stammzelle A wiederholt asymmetrisch in eine Zelle A (die Stammzelle bleibt) und eine Zelle B teilt, die sich differenziert (A→A+B).

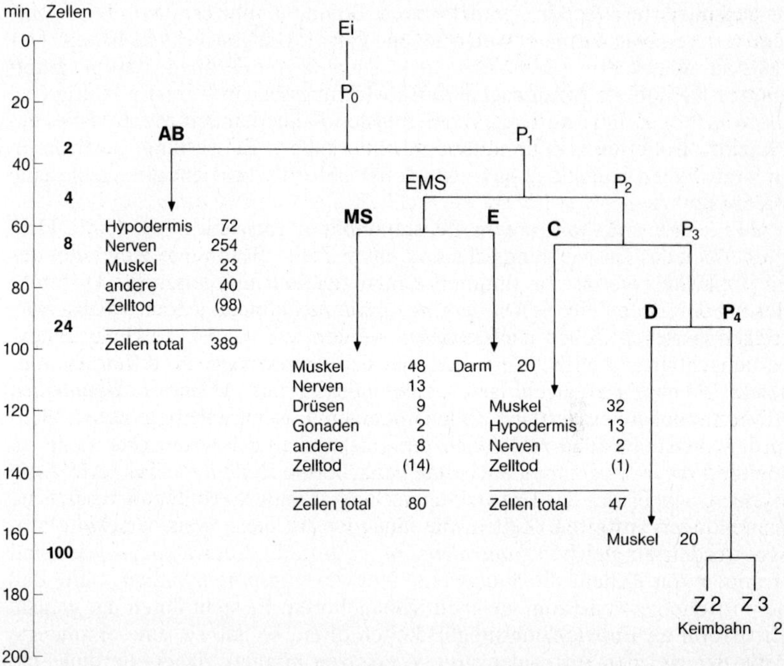

Abb. 3.20 Zellstammbaum der frühen Embryonalentwicklung von *Caenorhabditis elegans. Ordinate:* Entwicklungszeit in *min* bei 25°C und entsprechende Zellzahl. *Horizontale Linien* zwischen zwei Schwesterzellen repräsentieren die entsprechenden Furchungsteilungen. Die von den 6 Gründerzellen *(AB, MS, E, C, D* und P_4*)* bis zum Zeitpunkt des Ausschlüpfens der Larve aus der Eischale gebildeten Zellen sind angegeben (nach Sulston).

3. Die *diversifizierende Teilung,* in deren Verlauf sich eine Zelle A asymmetrisch in zwei verschiedene Zellen B und C teilt, die sich sowohl voneinander als auch von der Mutterzelle A unterscheiden (A→B+C).

Die ersten vier Teilungen im Stammbaum von *Caenorhabditis elegans* sind Stammzellteilungen, bei denen die P-Zelle stets Stammzelle bleibt und vier Gründerzellen – AB, EMS, C und D – abspaltet. Die P-Zelle ist die *Urkeimzelle,* aus der alle späteren Keimzellen entstehen. Die EMS-Gründerzelle durchläuft eine weitere diversifizierende Teilung, aus der die beiden Gründerzellen MS und E hervorgehen. Das Entwicklungsschicksal und die Zahl der Nachkommen der *Gründerzellen* ist in Abb. **3.20** angegeben. Das einfachste Zellteilungsmuster findet sich bei der Gründerzelle E. Sie produziert einen einheitlichen Klon von 20 Zellen, die sich alle zu Darmzellen differenzieren (monoklonale Entwicklung). Der Stammbaum der Gründerzelle C ist komplizierter: Außer symmetrischen Teilungen gibt es auch diversifizierende, deren Nachkommen verschiedene Entwicklungsschicksale haben. Der Zellstammbaum von *Caenorhabditis elegans* zeigt außerdem, daß **programmierter Zelltod** als voraussagbares Entwicklungsschicksal relativ häufig (bei 131 von 1031 Zellen) auftritt. In den meisten Fällen handelt es sich dabei um „Suizid", wobei eine Zelle autonom, ohne äußere Einwirkung, abstirbt. In anderen Fällen handelt es sich jedoch um „Mord", bei dem eine Zelle eine andere umbringt.

Bei Tieren mit konstantem Zellstammbaum entscheidet meist die Herkunft über das Entwicklungsschicksal einer Zelle. Bestimmte Regionen des Eicytoplasmas werden bestimmten Zellen zugeteilt und leiten die Differenzierung der Zellen ein. Selbst bei *Caenorhabditis* können jedoch Wechselwirkungen zwischen Zellen nachgewiesen werden, die das Entwicklungsschicksal benachbarter Zellen bestimmen, die sich dann ortsgemäß differenzieren. Solche Wechselwirkungen lassen sich indirekt aus *Ablationsexperimenten* ermitteln, bei denen einzelne Zellen mit einem Laserstrahl abgetötet werden. In den meisten Fällen fehlt dann die entsprechend differenzierte Zelle im adulten Wurm. Doch kann auch eine benachbarte Zelle die eliminierte Zelle ersetzen, wobei sich ihr Entwicklungsschicksal ändert, ohne daß zusätzliche Zellteilungen auftreten. Zellen, die einander auf diese Weise ersetzen können, werden zur gleichen *Äquivalenzgruppe* gezählt. Äquivalenzgruppen sind Gruppen von Zellen, die äquivalente Entwicklungspotenz haben, ohne daß sie notwendigerweise zum gleichen Klon gehören. Es steht ihnen das gleiche Repertoire an Entwicklungsmöglichkeiten offen, so daß sie eine eliminierte Zelle der gleichen Äquivalenzgruppe ersetzen können, dabei allerdings ein verändertes Entwicklungsschicksal erfahren. Auch *induktive Wechselwirkungen,* bei denen eine Zelle das Entwicklungsschicksal ihrer Nachbarzellen bestimmt, lassen sich nachweisen. So wird z. B. die Bildung der *Vulva,* der Geschlechtsöffnung des Hermaphroditen, durch die sog. *Ankerzelle* induziert, die selber nicht Teil der Vulva ist. Eliminiert man die Ankerzelle mit einem Laserstrahl, werden alle Vorläuferzellen der Vulva zu Hypodermiszellen (Hautzellen), und die Bildung einer Vulva unterbleibt. Tötet man umgekehrt alle Zellen der Gonade außer der Ankerzelle ab, entwickelt sich die Vulva normal. Diese Befunde weisen auf eine induktive Wechselwirkung der Ankerzelle mit den Vorläuferzellen der Vulva hin. Die meisten Zellen von *Caenorhabditis* entwickeln sich jedoch herkunftsgemäß. Daß zwischen Abstammung und Entwicklungsschicksal eine kausale Beziehung besteht, kann in vielen Fällen durch Mutationen gezeigt werden, die sowohl den Zellstammbaum als auch das Entwicklungsschicksal der Zellen in entsprechender Weise beeinflussen (S. 236). Zellwanderungen spielen bei Nematoden eine untergeordnete Rolle. Bei der Gastrulation tritt zwar eine Invagination auf und einzelne Zellen verändern auch ihre Position im Verlauf der Entwicklung, aber im großen und ganzen werden die Zellen aufgrund des Zellstammbaumes an Ort und Stelle „geboren", wo sie sich anschließend differenzieren.

b) Bei vielen anderen Organismen, wie ***Drosophila,*** deren Embryonen nicht transparent sind, kann der Zellstammbaum einzelner Zellen entweder durch genetische Markierung oder durch Injektion von inerten Farbstoffen oder unschädlichen Enzymen (die Farbreaktionen erzeugen) analysiert werden. Bei *Drosophila* lassen sich individuelle Zellen durch röntgeninduzierte mitotische Rekombination (S. 154) genetisch markieren, so daß die Nachkommen dieser Zelle aufgrund ihres Phänotyps (z. B. durch gelbe Färbung und veränderte Form der Borsten) erkannt werden können. Dabei zeigt sich, daß Klone, die von einzelnen Imaginalscheibenzellen abstammen, von Individuum zu Individuum variieren und keine genau definierten Areale der Adultfliegen bilden. Der Zellstammbaum ist also nicht konstant wie bei Nematoden. Eliminiert man einen Teil der Imaginalscheibenzellen oder verlangsamt man das Wachstum bestimmter Klone, kompensieren die übrigen Zellen den Ausfall durch zusätzliche Proliferation. Dennoch sind die Klone auf bestimmte **Kompartimente** beschränkt, deren Grenzen sie nicht überschreiten. Diese Kompartimente sind jedoch nicht klonalen Ursprungs wie bei Nematoden, sondern polyklonal, d. h., sie werden von mehreren Gründerzellen gebildet.

c) Am anderen Ende des Spektrums stehen die **Säugetiere,** deren Zellgenealogie mindestens bis zum Gastrulastadium völlig variabel ist. Diese Zellen differenzieren sich nicht herkunfts-, sondern ortsgemäß. Außerdem finden ausgedehnte Zellwanderungen statt, so daß die Klone keine zusammenhängenden Areale bilden, sondern aufgesplittert werden. Daraus ergibt sich eine erhöhte Plastizität der Zellen und die Möglichkeit, den Ausfall von Zellen zu kompensieren. Die Entwicklungspotenzen der einzelnen Zellen werden bei Säugetieren also erst in späteren Stadien eingeschränkt.

3.12 Determination und Differenzierung

3.12.1 Allgemeine Prinzipien

Im Verlauf der Embryonalentwicklung entsteht aus einer totipotenten Eizelle ein vielzelliger Organismus, dessen Zellen sich zunehmend voneinander unterscheiden, was als **Differenzierung** bezeichnet wird. Die Zellen unterscheiden sich sowohl in ihrer Struktur als auch in der Funktion, die sie im Verlauf der Entwicklung übernehmen. Die Differenzierung erfolgt nicht in einem einzigen Schritt, sondern stufenweise. Der erste Schritt, in dem das *Entwicklungsschicksal* der betreffenden Zelle oder Zellgruppe festgelegt wird, heißt **Determination**. Determinationsvorgänge schränken die *Entwicklungspotenz* der ursprünglich totipotenten Eizelle schrittweise ein und führen schließlich zur endgültigen Differenzierung. So entstehen z. B. die roten Blutzellen durch schrittweise Determination, die über *pluripotente Stammzel-*

len, die noch ganz verschiedene Typen von Blutzellen hervorbringen können, zu *determinierten Stammzellen* führt, die programmiert sind, Erythrocyten zu produzieren (Abb. **4.25**). Die determinierten Stammzellen spalten unter dem Einfluß des Hormons Erythropoietin (S. 330) zunächst *Erythroblasten* ab, die sich später zu *Reticulocyten* und schließlich zu *Erythrocyten* differenzieren. Dieser letzte Differenzierungsschritt ist bei Säugetieren irreversibel, weil dabei der Zellkern ausgestoßen wird, so daß der Erythrocyt seine genetische Information und seine Teilungsfähigkeit verliert. Die Entwicklungspotenz („prospektive Potenz") ist bei determinierten Zellen eingeschränkt und entspricht ihrem späteren Entwicklungsschicksal, ihrer „prospektiven Bedeutung". Bei Pflanzen sind Determination und Differenzierung meist viel weniger stabil, so daß aus einzelnen somatischen Zellen wieder vollständige fertile Pflanzen regeneriert werden können, die Blüten und Samen bilden. Dagegen ist bei höheren Tieren die Spezialisierung der somatischen Zellen wesentlich größer. Totipotenz bleibt auf die Eizelle und allenfalls die frühen Furchungszellen beschränkt.

3.12.2 Entwicklungspotenz der Furchungszellen

Die Entwicklungspotenz der Furchungszellen kann durch Blastomeren-Isolationsexperimente untersucht werden. Die ersten derartigen Versuche wurden von Chabry (1887) an Ascidienkeimen durchgeführt, die eine bilateralsymmetrische Furchung und einen konstanten Zellstammbaum aufweisen. Zerstört man eine der beiden ersten Furchungszellen oder trennt die beiden Zellen, so entsteht aus jeder Blastomere eine halbseitige Larve. Die Entwicklungspotenz dieser Blastomeren entspricht also der prospektiven Bedeutung der Zellen, weshalb dieser Entwicklungsmodus auch als **Mosaikentwicklung** bezeichnet wird. Neuere Untersuchungen haben gezeigt, daß die halbseitigen Larven tatsächlich nur die halbe Zahl von Muskel- und Chordazellen aufweisen. Bei der Ausbildung von Sinnesorganen, Auge und Statocyste (Schweresinnesorgan), zeigt sich allerdings bereits eine gewisse Regulationsfähigkeit: Statocyste und Auge entstehen in der Normalentwicklung aus je einer von zwei bilateralsymmetrisch angeordneten äquivalenten Vorläuferzellen, deren Entwicklungsschicksal noch nicht bestimmt ist. Die eine Zelle bildet das Auge, die andere die Statocyste – und zwar ortsgemäß und nicht herkunftsgemäß. Bei den halbseitigen Larven, die aus $^{1}/_{2}$-Blastomeren entstehen, entwickelt sich in manchen Fällen sowohl ein Auge als auch eine Statocyste, was auf eine regulative Wechselwirkung zwischen den Zellen und auf zusätzliche Zellteilungen hinweist.

Bei Echinodermen erhielt Driesch (1892) ein ganz anderes Resultat: Trennt man die beiden ersten Blastomeren beim *Seeigel,* entsteht aus jeder Hälfte eine harmonisch verkleinerte Pluteuslarve. Die $^{1}/_{2}$-Blastomere ist also totipotent und zur **embryonalen Regulation** befähigt. Bei *Amphibien* kann das entsprechende Experiment durch Anlegen einer feinen Haarschlinge und Durchschnüren der beiden ersten Blastomeren durchgeführt werden. Dabei

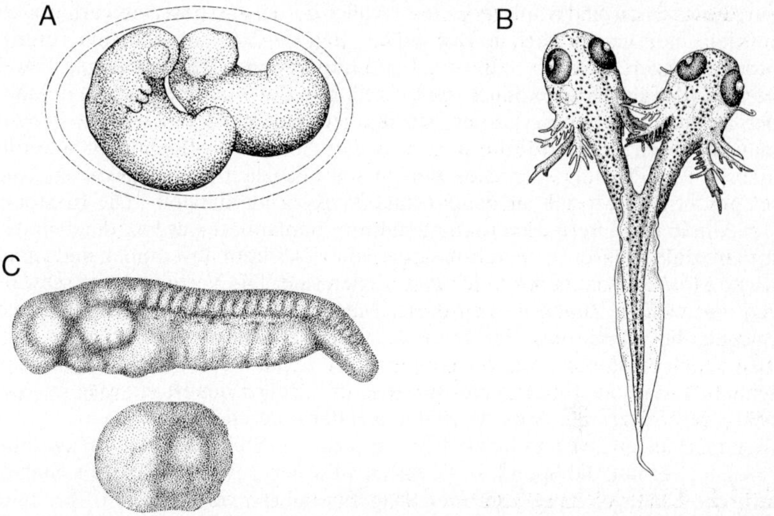

Abb. 3.21 Ergebnisse von Schnürungsversuchen an Molchkeimen. [A] Vollständige Doppelbildung nach medianer Durchschnürung. Zwillingsembryonen innerhalb der Eikapsel. [B] Larve mit verdoppeltem Vorderende (Duplicitas anterior) nach partieller medianer Durchschnürung. [C] Ganzembryo und Bauchstück (unten), entstanden aus einem frontal durchschnürten Keim (nach Spemann).

entstehen aus den beiden Zellen, die im Verband belassen je eine rechte oder linke Körperhälfte geliefert hätten, je eine ganze Larve und daraus je ein ganzer Molch oder Frosch (Abb. **3.21**). Über das zugeteilte Eimaterial wird also neu verfügt. Je eine neue Symmetrieebene wird festgelegt und ein neuer Anlageplan errichtet, dessen Organisations- und Entwicklungspotenz eine verkleinerte Kopie dessen darstellt, was ursprünglich für den ganzen Keim vorgesehen war. Dennoch ist das Ei kein äquipotentielles System: Die erste Furchung muß nämlich ungefähr in der Medianebene erfolgen, so daß bei der Schnürung beiden Zellen ein genügend großer Anteil der grauen Halbmondregion (S. 191) zugeteilt wird. Nur dann entsteht ein normales Zwillingspaar. Wird einer Blastomere kein Halbmondmaterial zugeteilt, entsteht aus dieser Zelle nur ein „Bauchstück" ohne dorsale Achsenorgane (Neuralrohr, Chorda, Somiten); normale Gastrulation findet nicht statt (Abb. **3.21** *C*). Selbst im frühen Gastrulastadium können nach Schnürung in der Medianebene noch Zwillingspärchen entstehen. Schnürt man den Keim nur unvollständig durch, bilden sich „siamesische Zwillinge".

Auch bei Säugetieren kann sich aus einer 1/2-Blastomere ein ganzes, normales Tier (z. B. ein Kaninchen) entwickeln. Bei der Maus entsteht selbst aus einer 1/8-Blastomere (Morulastadium) noch ein ganzes Normaltier. Diese

Furchungszellen sind somit *totipotent*. Außer der Regulation zum harmonisch verkleinerten ganzheitlichen Tier gibt es aber auch Regulation zum vergrößerten Ganzen. Letzteres läßt sich bei **tetraparentalen Mäusen** zeigen. Zwei 8zellige Morulastadien können nach Entfernen der Zona pellucida miteinander zu einer doppelt so großen Morula vereinigt werden. Dazu verwendet man genetisch markierte Eltern, z. B. *albino*- und *black*-Stämme. Die überdimensionierte Morula entwickelt sich zu einer ganzheitlichen Blastocyste, die ein genetisches Mosaik aus *albino*- und *black*-Zellen darstellt. Die Blastocyste kann in den Uterus einer Ammenmutter implantiert werden, die dann tetraparentale Mäuse zur Welt bringt, die von vier Eltern abstammen und genetische Mosaike von *albino*- und *black*-Zellen sind. Die Verteilung der schwarzen und weißen Zellen im Fell dieser Mäuse ist ziemlich unregelmäßig und spiegelt die Wanderung der Neuralleistenzellen wider, aus denen die Pigmentzellen entstehen. Aus der Frequenz der *albino-black*-Mosaike kann man schließen, daß der Embryo aus nur etwa drei Zellen der Blastocyste hervorgeht. Verpflanzt man einzelne Zellen aus der inneren Zellmasse einer genetisch markierten Blastocyste an die entsprechende Stelle einer Empfängerblastocyste, vermag die Spenderzelle bis zu 90% der Zellen (inklusive Keimzellen) des Embryos zu liefern. Der Säugetierembryo verfügt somit über eine außerordentlich große Regulationsfähigkeit. Untersuchungen der Embryonalhüllen lassen darauf schließen, daß auch beim Menschen *eineiige Zwillinge* durch Trennung der Blastomeren oder der inneren Zellmasse der Blastocyste entstehen.

3.12.3 Äquivalenz und Totipotenz der Furchungskerne

Die Frage, ob die Differenzierung auf irreversiblen strukturellen Veränderungen der Zellkerne beruht, ist mit verschiedenen Methoden untersucht worden. Bei Amphibien wurde das Problem durch **Kerntransplantation** analysiert. Dazu wird einer Spenderzelle mit einer Mikropipette der Zellkern entnommen und in ein Ei injiziert, dessen Kern entweder vorher entfernt oder durch Ultraviolettbestrahlung inaktiviert wurde. Bei *Xenopus,* bei dem man letztere Methode der Entkernung anwendet, nimmt man in der Regel einen mutanten Frosch als Spender, der nur einen statt zwei Nucleoli besitzt, so daß man Wirts- und Spenderkerne eindeutig unterscheiden kann. Eine Vielzahl solcher Kerntransplantationen hat gezeigt, daß die Furchungskerne totipotent sind und fertile Adultfrösche hervorbringen können, die den Nucleolusmarker des Spenders aufweisen. Auch Kerne aus späteren Entwicklungsstadien (bis zum Larvenstadium) sind totipotent und weisen somit ein vollständiges Genom auf. Dieser Befund wird durch neuere molekularbiologische Untersuchungen bestätigt, die zeigen, daß das Genom im Verlauf der Differenzierung – von wenigen Ausnahmen wie den Immunoglobulingenen der Lymphozyten (S. 157) abgesehen – keine strukturellen Veränderungen erfährt. Damit sind Theorien widerlegt, die wie die Keimplasmatheorie von Weismann (1892) differentielle Kernteilungen und Segregation von „Kerndeterminanten“ des Chromatins im Verlauf der Differenzierung postulieren. Die genetische Information ist grundsätzlich in allen Zellen dieselbe, aber im Verlauf der Differenzierung wird in den verschiedenen Zellen nur ein Teil der Information abgerufen (S. 138). Allerdings nimmt die Erfolgsrate bei der Kerntransplantation mit zunehmendem Spenderalter deutlich ab. Das deutet auf eine funktionelle Differenzierung der Kerne hin, die jedoch mindestens teilweise reversibel ist. Werden Zellkerne aus älteren Stadien transplantiert, treten Synchronisationsprobleme mit dem Zellzyklus auf, da die Zyklusdauer in den frühen Entwicklungsstadien viel kürzer ist als in differenzierten Zellen. Störungen in der Mitose und Chromosomenmutationen sind die Folge.

Hinweise auf eine *reversible Differenzierung der Zellkerne* gibt es auch bei der *Maus*. Diploide parthenogenetische Mausembryonen sind letal, weil sowohl ein väterliches als auch ein mütterliches Genom für die Normalentwicklung benötigt werden. Dies deutet darauf hin, daß Ei- und Spermakern verschieden geprägt (differenziert) sind. Die *elterliche Prägung* („parental imprinting“) beruht wahrscheinlich auf differentieller Methylierung der Nucleotidbasen in verschiedenen Chromosomenabschnitten. Die Methylierung der DNA ist ein reversibler Vorgang, der meist von der Inaktivierung des betreffenden Gens begleitet ist.

Die bereits auf S. 197 erwähnten Untersuchungen an **Gynandern** zeigen, daß die Furchungskerne von *Drosophila* äquivalent und totipotent sind. Nach der Blastodermbildung differenzieren sie sich unabhängig von ihrer Herkunft ortsgemäß. Kerntransplantationsexperimente haben diese Befunde bestätigt. Auch Kerne aus frühen Gastrulastadien sind äquivalent in bezug auf ihr Entwicklungspotential und produzieren normale Larven, wenn sie in genetisch markierte unbefruchtete Eier transplantiert werden.

3.12.4 Cytoplasmatische Determinanten

Da die Furchungskerne äquivalent und totipotent sind, muß die primäre Ursache für die Zelldifferenzierung entweder im Cytoplasma liegen oder auf späteren Wechselwirkungen zwischen den Zellen beruhen. In Eiern mit hochentwickelter Eiarchitektur lassen sich *cytoplasmatische Determinanten* nachweisen, die das Entwicklungsschicksal derjenigen Zellen bestimmen, denen sie im Verlauf der Furchung zugeteilt werden.

a) Ein gutes Beispiel liefern die *Keimzellen* von ***Drosophila***. Die Urkeimzellen entstehen als sog. *Polzellen* im 512-Kernstadium (Abb. **3.13**) am Hinterpol des Eies. Histologisch können die Polzellen auf ihrem Weg vom hinteren Eipol über die Invagination des Darmes bis ins Gonadenmesoderm verfolgt werden, wo sie sich zu Keimzellen (Eiern oder Spermien) entwickeln. Diese Beobachtungen werden durch experimentelle Befunde bestätigt: Bestrahlt man den Hinterpol des Embryos zur Zeit der Polzellbildung mit ultraviolettem Licht, unterbleibt die Bildung der Polzellen, und die Embryonen entwickeln sich zu adulten Fliegen, die in ihren Gonaden keine Keimzellen enthalten. Das gleiche gilt für die Maternaleffektmutante *grandchildless:*

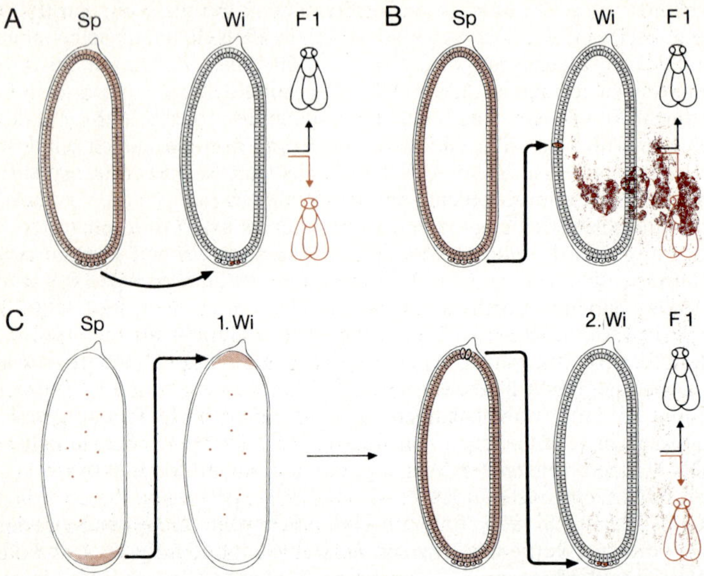

Abb. 3.22 Experimente zum Nachweis der Determination der Keimzellen von *Drosophila.* A Homotope Transplantation. Spenderpolzellen *(Sp* Spender: *farbig)* werden in einen genetisch markierten Wirt *(Wi: grau)* an den hinteren Eipol transplantiert. Die Polzellen von Wirt und Spender entwickeln sich zu normalen Nachkommen *(F1).* B Heterotope Transplantation vom Hinterpol auf die Ventralseite des Wirtsblastoderms. Auch am fremden Ort entwickeln sich die Spenderpolzellen herkunftsgemäß. C Transplantation von Keimplasma vom Hinter- zum Vorderpol eines Präblastoderms *(1. Wi).* Induktion von Polzellen am Vorderpol, die sich nach anschließender Rücktransplantation in einen genetisch markierten zweiten Wirt *(2. Wi)* zu normalen fertilen Nachkommen *(F1)* entwickeln können.

Homozygote Weibchen dieser Mutante produzieren Eier mit defektem Cytoplasma am Hinterpol und können keine Polzellen bilden. Die entstehenden „Kinder" haben deshalb leere Gonaden ohne Keimzellen und produzieren somit auch keine „Großkinder". Der klarste Beweis dafür, daß die Polzellen Urkeimzellen sind, beruht auf der Transplantation von genetisch markierten Polzellen (Abb. **3.22**). Die transplantierten Polzellen kolonisieren die Gonade des Wirtes, der außer eigenen Nachkommen auch Nachkommen produziert, die vom Spender abstammen. Auch die Frage, wann die Polzellen zu Urkeimzellen determiniert werden, kann durch Transplantation untersucht werden. Dazu transplantiert man die genetisch markierte Polzelle jedoch nicht an den Hinterpol (homotop), sondern auf die Ventralseite des Empfängers (heterotop). Auch in diesem Fall findet die transplantierte Polzelle ihren Weg in die Gonade und liefert Nachkommen. Daraus folgt, daß das Entwicklungsschicksal dieser Zelle zum Zeitpunkt der Transplantation bereits bestimmt war.

Da die Furchungskerne äquivalent sind und die Polzellen gleich nach ihrer Bildung zu Keimzellen determiniert werden, stellt sich die Frage, ob das Cytoplasma am hinteren Eipol Faktoren enthält, die das Entwicklungsschicksal der einwandernden Furchungskerne bestimmen. Solche *Keimzelldeterminanten* lassen sich durch Cytoplasmatransplantation indirekt nachweisen. Entnimmt man einem Spenderei Cytoplasma aus der Hinterpolregion und injiziert es in den Vorderpol eines Empfängers (Abb. **3.22** *C*), werden dort Zellen gebildet, die elektronenmikroskopisch als Polzellen identifiziert werden können. Diese induzierten Polzellen besitzen in den Kernen den gleichen Genotyp wie der Empfänger. Der Nachweis, daß es sich dabei um funktionstüchtige Urkeimzellen handelt, konnte durch nochmalige Transplantation in einen genetisch markierten Wirt erbracht werden. In seltenen Fällen gelang es, Nachkommen von diesen induzierten Polzellen zu erhalten. Damit ist gezeigt, daß das Cytoplasma am Hinterpol des Eies Determinanten enthält, die die Bildung von Urkeimzellen induzieren können. Ausschließlich in dieser Region des Cytoplasmas findet man die sog. *Polgranula,* die auch in den entsprechenden Regionen (im Keimplasma) anderer Tiergruppen vorkommen. Der direkte Nachweis, daß die Polgranula tatsächlich die Keimzelldeterminanten enthalten, steht aber noch aus.

b) Auch bei **Ascidien** sind *cytoplasmatische Determinanten* nachgewiesen. Wie bereits auf S. 194 erwähnt, wird das Cytoplasma der gelben Halbmondregion (Abb. **3.9** *B*) stets denjenigen Zellen zugeteilt, die später zu Muskel- oder Mesenchymzellen werden. Durch Injektion dieses Cytoplasmas in andere Blastomeren oder Umverteilung des gelben Halbmondmaterials auf andere Zellen kann die Bildung von Muskelzellen induziert werden, was auf die determinierende Wirkung dieses Cytoplasmas hinweist.

3.12.5 Morphogenetische Gradienten

Bei verschiedenen Tiergruppen gibt es Hinweise, daß cytoplasmatische Determinanten nicht auf einen scharf abgegrenzten Bereich des Eicytoplasmas beschränkt sind, sondern ein Konzentrationsgefälle – einen *morphogenetischen Gradienten* – bilden.

a) Bei den Eiern der **Seeigel** läßt sich ein solcher Gradient entlang der animal-vegetativen Achse nachweisen.

Das Ei von *Paracentrotus* zeigt eine animal-vegetative Polarität, die anhand eines subäquatorialen Pigmentbandes sowie des Gallertkanales erkennbar ist, der den animalen Pol markiert. An diesem Pol werden die Polkörper ausgestoßen (Abb. **3.7**). Unbefruchtete Eier können mit einer feinen Glasnadel fragmentiert und anschließend besamt werden. Meridionale Eihälften entwickeln sich zu normalen, harmonisch verkleinerten Pluteuslarven, wie man es aufgrund der Isolationsexperimente mit 1/2-Bla-

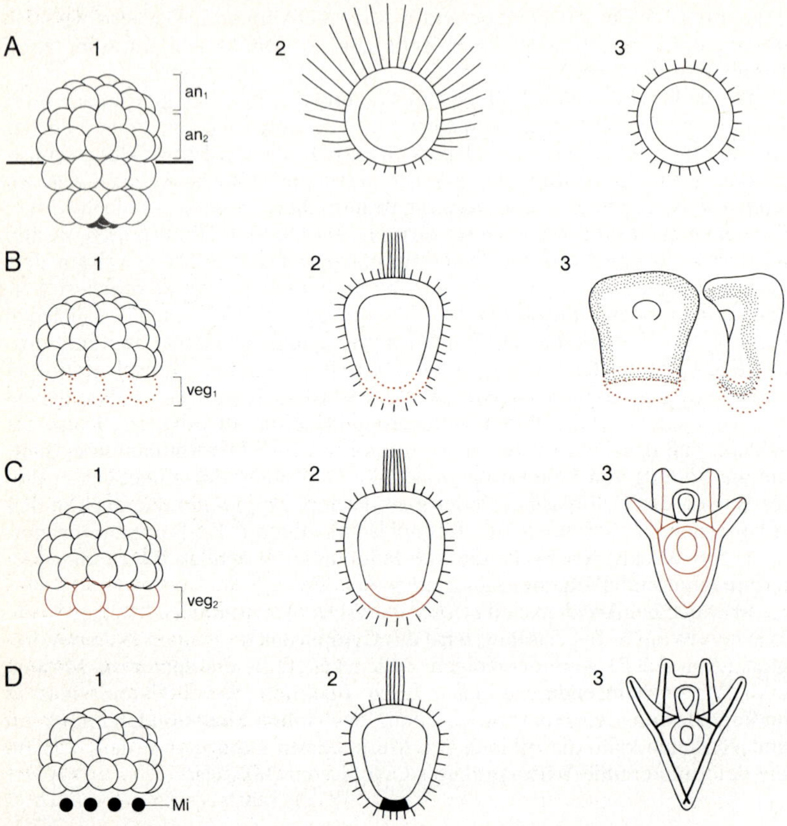

Abb. 3.23 Morphogenetische Gradienten beim Seeigelkeim. [A] Isolation der animalen Zellkränze an_1 und an_2. Kombination von an_1 und an_2 mit [B] veg_1, [C] veg_2 und [D] Mikromeren *(Mi)* im 64-Zellstadium. ① Entwicklung zur Blastula, ② und ③ zum Larvenstadium (Pluteus). Weitere Erklärungen im Text (nach Hörstadius).

stomeren (S. 218) erwarten kann. Schneidet man das Ei jedoch äquatorial entzwei, entwickeln sich animale und vegetative Hälften unterschiedlich. Die Animalhälften entwickeln sich zu Blastulae, deren Wimperschopf stark vergrößert ist und sich fast über die ganze Oberfläche der Blastula erstreckt. Im besten Fall stülpt sich auf der Mundseite einer solchen Blastula der Munddarm ein, aber es werden weder Urdarm noch Skelettstäbe gebildet. Vegetativhälften bilden sog. *ovoide Larven,* die zwar Urdarm und Skelettstäbe haben, aber keinen Wimperschopf und einen entsprechend reduzierten Orallappen ausbilden. Zwischen diesen animalisierten und vegetativisierten Formen findet man alle Übergänge – wahrscheinlich in Abhängigkeit davon, wo der Schnitt genau gelegt und wie stark die Organisation des Cytoplasmas gestört wurde.

Aufgrund solcher Experimente kann auf die Existenz von zwei Gradienten geschlossen werden, einem animalen mit der höchsten Konzentration am animalen Pol und einem vegetativen mit umgekehrtem Konzentrationsgefälle. Die Wirkung dieser morphogenetischen Gradienten kann auch in späteren Entwicklungsstadien durch Elimination bzw. Transplantation von Blastomeren nachgewiesen werden. Isoliert man z. B. im 64-Zellstadium (Abb. **3.23**) die animale (aus den animalen Blastomerenkränzen an_1 + an_2 bestehende) Hälfte, bildet sich eine animalisierte Cilienblastula mit einem stark vergrößerten Wimperschopf. Kombiniert man die animale Hälfte mit einem Kranz von vegetativen veg_1-Zellen, wird ein normaler Wimperschopf gebildet, aber die Larve differenziert nur ektodermale Strukturen aus und besitzt weder Urdarm noch Skelettstäbe. Die Kombination der Animalhälfte mit dem veg_2-Kranz bildet schon einen wesentlich normaleren Pluteus mit Urdarm und Skelettstäben. Da die Skelettstäbe normalerweise aus den Mikromeren entstehen, beweist dieses Experiment, daß die veg_2-Blastomeren über eine größere Entwicklungspotenz verfügen, als es ihrer prospektiven Bedeutung entspricht. Der morphogenetische Gradient wird durch eine Wechselwirkung zwischen den animalen und den veg_2-Zellen neu aufgebaut, deren Entwicklungsschicksal sich aufgrund der neuen Lagebeziehung ändert. Kombiniert man schließlich die animale Hälfte mit den Mikromeren des vegetativen Pols, entsteht wiederum ein ziemlich normaler Pluteus, dessen Skelettstäbe jedoch wie im normalen Embryo von den Mikromeren gebildet werden. Die Mikromeren induzieren jedoch in den angrenzenden animalen Zellen die Bildung des Urdarmes. Die molekularen Grundlagen dieses morphogenetischen Gradienten sind unbekannt.

b) Im ***Drosophila***-Ei lassen sich zusätzlich zu Keimzelldeterminanten mindestens zwei morphogenetische Gradienten (ein antero-posteriorer und ein dorso-ventraler) nachweisen. Entfernt man durch Anstechen des vorderen Eipoles einen Teil des anterioren Cytoplasmas, entstehen Larven mit verkleinertem Kopf. In seltenen Fällen wird an Stelle des Kopfes eine Struktur der hintersten Schwanzregion, ein *Telson,* gebildet. Ein ähnliches Resultat ergibt sich nach der Injektion von Hinterpol-Cytoplasma in den Vorderpol des Eies. Kombiniert man die beiden Verfahren, resultiert ein drastischer Effekt: Bei der Hälfte der gebildeten Larven sind Kopf und Thorax wie bei der Mutation *bicaudal* (S. 151) in ein Abdomen mit umgekehrter Polarität umgewandelt. Dies läßt auf die kompetitive Wechselwirkung zwischen anterioren und posterioren Determinanten schließen. Da die Injektion von Cytoplasma aus der mittleren Region in den Vorderpol keinen wesentlichen Effekt hat, kann man auf eine gradientenartige Verteilung der Determinanten schließen. Im Falle von *Drosophila* sind morphogenetische Substanzen, die ein antero-posteriores Konzentrationsgefälle im Ei bilden, mit Hilfe von Genklonierungsexperimenten und Mutanten identifiziert worden (S. 236). Bei den identifizierten Molekülen handelt es sich um DNA-bindende Proteine mit genregulatorischer Wirkung. Da die maternale mRNA für eines dieser Proteine, das *bicoid*-Protein (S. 239), in einer „Kappe" am Vorderpol der reifen Oocyte lokalisiert ist und erst nach der Befruchtung einen RNA- und Proteingradienten bildet, ist der Übergang zwischen cytoplasmatischer Lokalisation und morphogentischen Gradienten fließend.

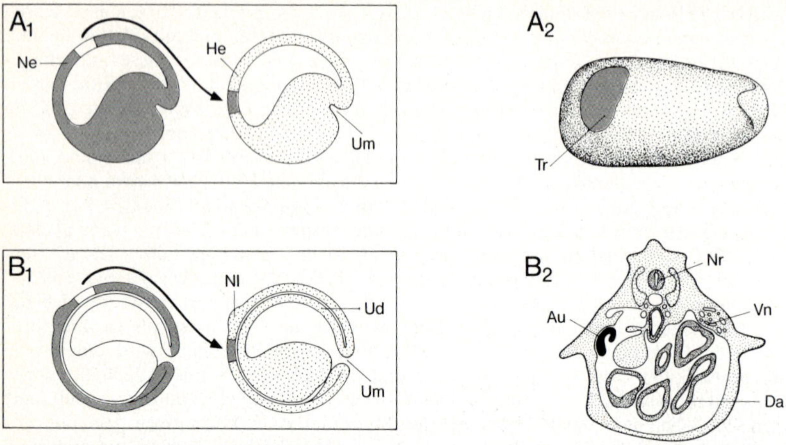

Abb. 3.24 Transplantation von präsumptivem Neuroektoderm aus dem Gehirnbereich ins Hautektoderm vor und nach der Gastrulation beim Molch *(Triturus)*. [A] Frühes Gastrulastadium A_1 Operationsschema. A_2 Resultat: Das Transplantat entwickelt sich ortsgemäß zu Bauchepidermis. [B] Frühes Neurulastadium. B_1 Operationsschema. B_2 Resultat (Querschnitt). Das Transplantat entwickelt sich herkunftsgemäß zu einem Augenbecher. – *Au* Augenbecher, *Da* Darm, *He* Hautektoderm, *Ne* Neuroektoderm, *Nl* Neuralleiste, *Nr* Neuralrohr, *Tr* Transplantat, *Ud* Urdarmdach, *Um* Urmund, *Vn* Vorniere.

3.12.6 Induktionsvorgänge

In einer Reihe von **klassischen Versuchen** haben SPEMANN und MANGOLD (1924) gezeigt, daß Organisation und Differenzierung des Amphibienkeimes auf induktiven Wechselwirkungen während der Gastrulation beruhen. Transplantiert man vor der Gastrulation ein Stück präsumptives Gehirn in die präsumptive Bauchregion eines anderen Molchkeimes (Abb. **3.24** *A*), der sich durch hellere Pigmentierung vom Spender unterscheidet, entwickelt sich das Transplantat ortsgemäß zu einem Stück Bauchepidermis. Die Differenzierung des Transplantates entspricht also nicht dem Anlageplan im Spenderembryo, sondern seiner neuen Umgebung im Wirtsembryo. Daraus folgt, daß die transplantierten Zellen in der frühen Gastrula noch nicht determiniert sind. Die *Determination* erfolgt im Verlauf der Gastrulation, wie das entsprechende Experiment mit Neurulae zeigt (Abb. **3.24** *B*). In diesem Fall differenziert sich das Transplantat herkunftsgemäß zu einem Augenbecher (einer Ausstülpung des Gehirns) in der Flanke des Tieres. Infolge der Determination erlangen die entsprechenden Zellen und Blasteme (embryonalen Gewebe) die Fähigkeit zur Selbstdifferenzierung, wenn sie transplantiert oder in Gewebekultur weitergezüchtet werden.

Über die Determinationsvorgänge, die während der Gastrulation ablau-

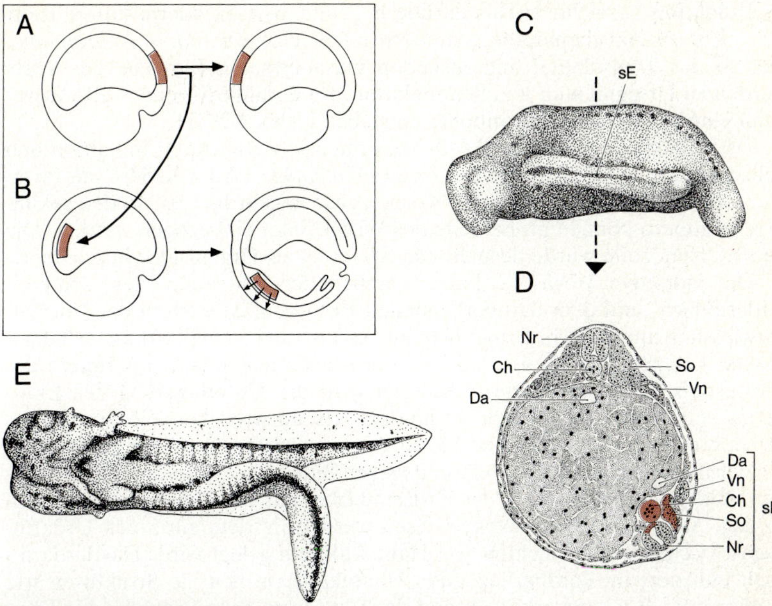

Abb. 3.25 Organisatortransplantation beim Molch *(Triturus)*. [A] Operationsschema: Transplantation der oberen Urmundlippe *(farbig)* der Spendergastrula *(Triturus cristatus)* in den Bereich der künftigen Bauchepidermis der Wirtsgastrula *(T. taeniatus)*, wo sie sich später selbst einstülpt. [B] Einstecken der oberen Urmundlippe ins Blastocoel der Wirtsgastrula. Induktion einer sekundären Embryonalanlage *(Pfeile)* während der Gastrulation. [C] Sekundäre Embryonalanlage *(sE)* auf der linken Bauchseite des Wirtskeims. [D] Querschnitt durch den Embryo von *C. Ch* Chorda, *Da* Darm, *Nr* Neuralrohr, *sE* sekundäre Embryonalanlage, *So* Somit (Ursegment), *Vn* Vorniere. Neuralrohr, Chorda und Somiten sind chimärisch aus Wirts- und Spendergewebe zusammengesetzt. [E] Doppelbildung bei einer Molchlarve nach Organisatortransplantation. Spender T. cristatus, Wirt T. taeniatus (nach Spemann, Mangold, Holtfreter).

fen, geben die in Abb. **3.25** dargestellten Transplantationsexperimente von Spemann und Mangold Auskunft. Dabei ist die Randzone, die über dem Urmund liegt und später zum Urdarmdach wird, von besonderer Bedeutung. Entweder kann dieser Keimbezirk in die künftige Bauchepidermis eingesetzt werden (Abb. **3.25** *A*), wo er sich selbst einstülpt und einen sekundären Urmund bildet, oder das Transplantat wird direkt ins Blastocoel gesteckt (Abb. **3.25** *B*), wo es im Laufe der Gastrulation mit dem ventralen Ektoderm in Kontakt kommt. Das Transplantat gliedert sich autonom entsprechend seiner prospektiven Bedeutung in Chorda und übriges Mesoderm. Außerdem übt es auf die angrenzenden Teile des Wirtskeims eine Wirkung aus, die man als **Induktion** bezeichnet: Das darüberliegende Wirtsektoderm differenziert sich nicht zu Bauchepidermis, sondern bildet eine *sekundäre Neuralplatte*. Die an das Transplantat angrenzenden mesodermalen Bereiche des Wirts werden zu Ursegmenten und Seitenplatten. Im darunterliegenden Ektoderm kann eine sekundäre Urdarmhöhle entstehen (Abb. **3.25** *D*).

Das Transplantat aus der Randzone organisiert also durch Induktion und Selbstgliederung eine *sekundäre Embryonalanlage* (Abb. **3.25** *C*), die symmetrisch um eine neu festgelegte Körperachse angeordnet ist. In den sekundären Embryo können große Teile des Wirtskeimes einbezogen werden. Die dorsale Randzone wurde deshalb von Spemann als **Organisator** bezeichnet.

Die induktive Wechselwirkung zwischen der Randzone, dem späteren Urdarmdach, und dem darüberliegenden Ektoderm ist auch in der Normalentwicklung unerläßlich. Bringt man junge Gastrulae in hypertonische Salzlösungen, stülpen sich Meso- und Entoderm nach außen statt ins Innere des Blastocoels *(Exogastrulation)*. Dadurch wird die Unterlagerung des Ektoderms mit dem Urdarmdach verhindert. Es entsteht keine Neuralplatte. Mesoderm und Entoderm sind bis zu einem gewissen Grad zur Selbstdifferenzierung befähigt; das Ektoderm dagegen bildet nur embryonales Hautepithel. Die induktive Wirkung des Urdarmdaches auf das Ektoderm kann auch im sog. *Sandwichversuch* nachgewiesen werden, in dem ein Stück Urdarmdach zwischen zwei Schichten von Hautektoderm gelegt wird. Das Urdarmdach induziert im darüberliegenden Hautektoderm neurale Strukturen wie Gehirn oder Rückenmark, während das Ektoderm ohne Induktor nur Haut produziert.

Die Randzone, die als Organisationszentrum dient, entsteht im Bereich des *grauen Halbmondes,* der *durch Umlagerung des Eicytoplasmas* gebildet wird (Abb. **3.9** *A* und S. 191).

Verhindert man im befruchteten Ei die Rotation des Cortex gegenüber dem inneren Cytoplasma durch Kälteschock oder UV-Bestrahlung, findet keine Gastrulation statt. Dreht man UV-bestrahlte Eier anschließend so, daß die Rotation dennoch stattfindet, so gastrulieren die Embryonen wieder normal. Allein die Lagebeziehung verschiedener Cytoplasmakomponenten ist also für die Bildung des grauen Halbmondes und der präsumptiven Randzone unerläßlich.

Der Bildung des Organisators geht jedoch schon ein früherer Induktionsvorgang voraus, der als **Mesoderminduktion** bezeichnet wird. Infolge einer Wechselwirkung zwischen Ento- und Ektoderm im Blastulastadium entwikkeln sich aus dem Ektoderm mesodermale Strukturen wie Blutzellen und Muskulatur. Bringt man in einem Sandwichversuch Dach und Boden einer Blastula zusammen, so induzieren die Entodermzellen die Bildung von mesodermalen Strukturen im darüberliegenden Ektoderm des Daches, das normalerweise nur Haut gebildet hätte. Die Mesoderminduktion läßt sich z. B. anhand von muskelspezifischer Actin-mRNA nachweisen.

Proteine aus der Familie der Wachstumsfaktoren – *Transforming Growth Factor* (TGF-β) und *Fibroblasten-Wachstumsfaktor* (FGF) – von Säugetieren haben mesoderminduzierende Wirkung beim Frosch *Xenopus*. Ein ähnliches

Protein wird von einer *Xenopus*-Zellinie ins Kulturmedium sezerniert. Diese Befunde werden durch die Isolation des *vg1*-Gens bei *Xenopus* gestützt, dessen mRNA im vegetativen Rindencytoplasma des Eies lokalisiert ist und am vegetativen Pol eine „Kappe" bildet. Die vg1-mRNA wird später ausschließlich den Entodermzellen zugeteilt. Dieses Gen, das während der Oogenese exprimiert wird, codiert ebenfalls für ein Protein, das Homologien zu TGF aufweist. Der *Mesoderminduktor* dürfte deshalb ein TGF-ähnliches Molekül sein, das von den Entodermzellen sezerniert wird und die Ektodermzellen zur Expression von muskelspezifischem Actin und zur Bildung von mesodermalen Strukturen veranlaßt.

Die Wirkung der *Induktoren* ist meist *nicht artspezifisch*. So kann z. B. das Urdarmdach eines Frosches *(Rana)* oder einer Unke *(Bombina)* in einem Molchkeim *(Triturus)* ebenso als Induktor wirken wie im artgleichen Embryo. Die *Reaktionsnorm* des Wirts ist dagegen *artspezifisch*. Ein Molch, z. B., reagiert mit der Bildung eines Molchnervensystems auf den artfremden Induktor.

Der harmonische Aufbau des Embryos wird durch eine *Hierarchie der Induktoren* gesteuert. Das Entoderm als primärer Induktor induziert im Blastulastadium das Mesoderm, insbesondere die Randzone, die invaginiert und zum Urdarmdach wird. Das Urdarmdach wirkt als sekundärer Induktor auf das Ektoderm, wo es die Bildung der Neuralplatte induziert und die Embryonalanlage organisiert. Aus dem vorderen Abschnitt der Neuralplatte entsteht das Gehirn, von dem die Augenbecher ausgestülpt werden. Der Augenbecher seinerseits wirkt als Induktor 3. Ordnung und löst in der darüberliegenden Epidermis die Bildung einer Augenlinse aus. Bei den meisten Amphibienarten ist der direkte Kontakt zwischen Augenbecher und Epidermis für die Bildung einer Linse nötig. Durch diese induktiven Wechselwirkungen wird gewährleistet, daß die Organe in der richtigen Lagebeziehung zueinander stehen.

3.12.7 Zelladhäsion und Morphogenese

Die **Adhäsion** zwischen Zellen hat im Verlauf der Evolution zur Entstehung vielzelliger Organismen geführt. Im einfachsten Fall scheiden die Zellen eine extrazelluläre Matrix (Gallerte) aus, welche die Zellen in einer Kolonie zusammenhält; aber schon bei der Kugelalge *Volvox* sind die Zellen über Plasmodesmen (feine Zellfortsätze) miteinander verbunden. Mit zunehmender Organisationshöhe kommt es zur Bildung von Zellverbänden und Geweben, die durch spezifische Zelladhäsion zusammengehalten werden. Dissoziiert man einen Schwamm in seine einzelnen Zellen und mischt sie mit den Zellen einer anderen Schwammart verschiedener Färbung, trennen sich die verschieden gefärbten Zellen voneinander und reaggregieren nach Arten getrennt. Aus den Reaggregaten entsteht anschließend wieder ein organisierter Schwamm. Das Aussortieren der Zellen beruht auf der selektiven Adhäsion von Zellen der gleichen Spezies.

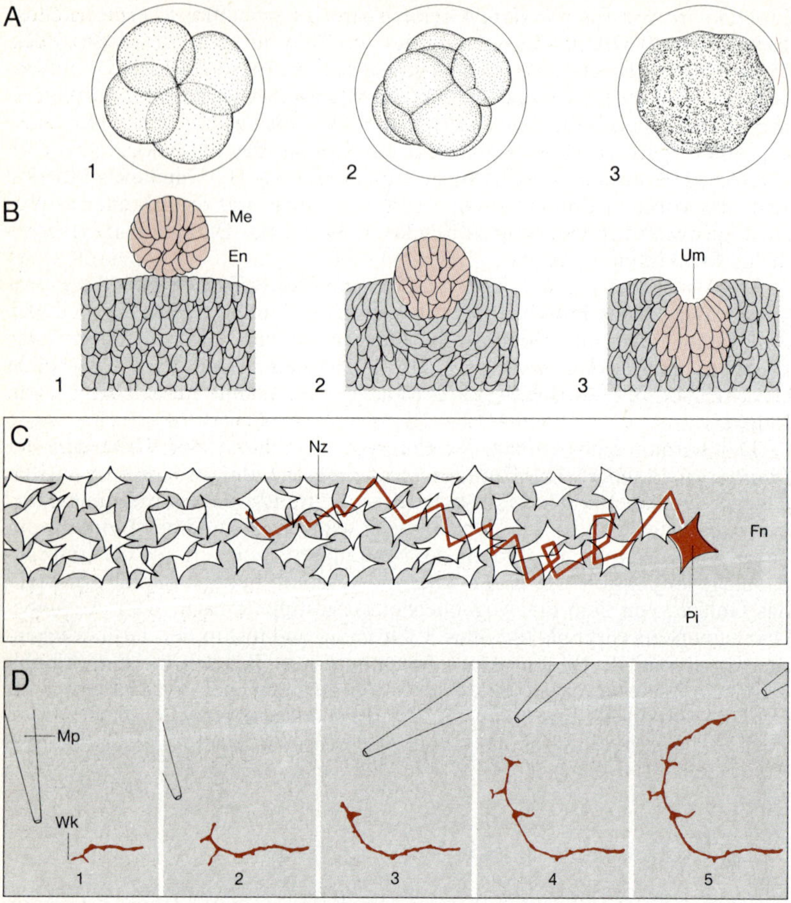

Abb. 3.26 Zelladhäsion und Zellwanderung. [A] Kompaktion des Mausembryos: ① 4-Zeller. ② 8-Zeller vor der Kompaktion. ③ 8-Zeller nach der Kompaktion, die durch das Zelladhäsionsmolekül Uvomorulin hervorgerufen wird. [B] Einwanderung der Mesodermzellen der Urmundlippe ins Entoderm bei Amphibien. ① Das abgerundete Explantat der Mesodermzellen *(Me)* wird auf eine Schicht von Entodermzellen *(En)* gelegt. ② Die Mesodermzellen dringen ins Entoderm ein und ③ bilden eine urmundähnliche Einstülpung *(Um)*. [C] Neuralleistenzellen *(Nz)* der Wachtel *(Coturnix)* haften bevorzugt an einer mit Fibronectin *(Fn)* beschichteten Oberfläche und wandern der Fibronectinbahn entlang. Die *farbig* gezeichnete Linie markiert den Weg einer Pionierzelle *(Pi)*. [D] Chemotaxis eines sensorischen Neurons. Der Wachstumskonus *(Wk)* des Neurons enthält Rezeptoren für den Nervenwachstumsfaktor (NGF) und richtet sich stets gegen die Mikropipette *(Mp)*, die *NGF* ins umgebende Medium entläßt *(1–5)* (nach Holtfreter; Thiery; Gundersen, Barret).

In der Morphogenese spielen drei Typen der Zelladhäsion eine wichtige Rolle: die Adhäsion zwischen Zellen, die Wechselwirkung zwischen Zelle und Substrat sowie die Adhäsion zwischen Zellen über spezialisierte Zellkontakte (S. 22). Moleküle, die an Zell-Zell-Wechselwirkungen beteiligt sind, werden als *Zelladhäsionsmoleküle (CAM)* bezeichnet. Sie lassen sich z. B. mit Antikörpern (S. 155) nachweisen, an die sie spezifisch binden. Die Bindung der Antikörpermoleküle hemmt die Zelladhäsion oder dissoziiert den Zellverband in seine einzelnen Zellen. Zu den am besten untersuchten Molekülen gehören *Uvomorulin* (= E-Cadherin oder L-CAM) und N-CAM *(Neural Cell Adhesion Molecule)*. Uvomorulin ist z. B. für die sog. Kompaktion beim Mausembryo (Abb. **3.26** *A*) unerläßlich. Während die kugeligen Blastomeren bis zum 8-Zellstadium nur lose aneinander haften, kommt es bei der Kompaktion zu einer erhöhten Zelladhäsion, so daß sich das Volumen des Embryos verringert und einzelne Zellen ins Innere des Embryos zu liegen kommen, während andere Zellen an der Oberfläche bleiben. Auf diesem topographischen Unterschied zwischen den Zellen beruht die anschließende Differenzierung in Trophoblast und innere Zellmasse bei der Bildung der Blastocyste (S. 199). Blockiert man die Kompaktion mit einem gegen Uvomorulin gerichteten Antikörper, teilen sich die Blastomeren zwar weiter, aber sie organisieren sich nicht zu einer Blastocyste.

Uvomorulin gehört zu einer Familie von Membranglykoproteinen, die als *Cadherine* bezeichnet werden und für ihre Bindung Calcium benötigen. Das Protein durchspannt die Plasmamembran und ist auf der cytoplasmatischen Seite indirekt mit dem Cytoskelett, d. h. den Actinfilamenten, verbunden. Die Bindung der extrazellulären Domäne ist *homophil:* Ein Cadherinmolekül bindet an ein gleiches Molekül auf der Nachbarzelle. Zellen, die verschiedene Cadherinmoleküle an der Oberfläche exprimieren, sortieren sich in Zellmischungsversuchen aus. Im Gegensatz zu den Cadherinen ist *N-CAM* Ca^{2+}-unabhängig. Als großes Glykoprotein besitzt N-CAM einen cytoplasmatischen Abschnitt, eine Transmembrandomäne und eine extrazelluläre Domäne mit einem großen Kohlenhydratanteil, der als Besonderheit Polysialinsäure (bestehend aus geladenen Zuckerresten) enthält. Der Polysialinsäureanteil wird im Verlauf der Entwicklung stark reduziert, wodurch die adhäsiven Eigenschaften des Moleküls verändert werden. Die homophile Bindung ist für N-CAM in Lipidvesikeln nachgewiesen.

Die Wechselwirkungen zwischen Zelle und Substrat können bei *Neuralleistenzellen* (Abb. **3.17**), die auf der extrazellulären Matrix der benachbarten Zellen an ihren Bestimmungsort wandern, eindrücklich gezeigt werden (Abb. **3.26** *C*). Die extrazelluläre Matrix, die diese Zellen auf ihrem Weg vorfinden, enthält Fibronectin, Laminin und andere Proteine. Beschichtet man eine Petrischale mit Fibronectin in Form eines Streifens, wandern die explantierten Neuralleistenzellen *in vitro* an diesem Streifen entlang und vermeiden das fibronectinfreie Substrat. Die Neuralleistenzellen verfügen über einen Membranrezeptor, der an die Zellbindungsdomäne von Fibronectin (S. 25) bindet und die selektive Adhäsion ermöglicht. Antikörper gegen die Zellbindungsdomäne oder Oligopeptide, die der Domäne entsprechen, hemmen die Zelladhäsion und damit die Auswanderung der Neuralleistenzellen.

Während der **Morphogenese** des Nervensystems sind Wechselwirkung mit dem Substrat, gerichtete Zellwanderung, Zelladhäsion und spezifische Zellerkennungsmechanismen von besonderer Bedeutung. Nervenzellen senden Axone aus, die über große Distanzen ihre Zielzellen finden müssen. An der Spitze des Axons findet sich eine spezielle Struktur, die als Wachstumskonus (Abb. **3.26** *D*) bezeichnet wird. Axone wandern bevorzugt auf bestimmten Substraten wie Fibronectin und Laminin oder auf der Oberfläche von Gliazellen (S. 348), wobei bestimmte Zellen als Wegweiser dienen. Für sensorische Nervenzellen ist Chemotaxis als Mechanismus der Wegfindung nachgewiesen worden: In dem in Abb. **3.26** *D* gezeigten *In-vitro*-Experiment richtet sich der Wachstumskonus (Abb. **6.3**) stets gegen eine Pipette, die den Nervenwachstumsfaktor (NGF, S. 382) enthält. Das Axon nimmt den NGF-Gradienten wahr und richtet den Wachstumskegel gegen den Ort der höchsten NGF-Konzentration. Den sog. *Pionierfasern,* die als erste auswachsen, folgen weitere Axone, die sich wiederum unter dem Einfluß von Zelladhäsionsmolekülen zu Nervenbündeln vereinigen. Wie ein Axon unter Millionen von Zellen seine Zielzellen im Gehirn erkennt, ist ein ungelöstes Problem. Immerhin sind erste Ansätze zu seiner Lösung erkennbar (S. 381).

3.12.8 Musterbildung und Positionsinformation

Im Verlauf der Organogenese vermögen die Embryonen außerordentlich komplexe und präzise Muster zu bilden, die darauf beruhen, daß die einzelnen Zellen Information über ihre Position im Embryo besitzen. Eines der schönsten Beispiele für Musterbildung ist die Entwicklung der Extremitäten bei Wirbeltieren, die in der Bildung eines Vogelflügels (Abb. **12.108**) oder einer menschlichen Hand gipfelt. Zur Entwicklung einer Gliedmaße wird ein dreidimensionales Koordinatensystem benötigt, das die Positionsinformationen enthält. Noch bevor die Extremitätenknospe im Hühnerembryo sichtbar ist, wird ein **embryonales Feld** ausgesondert, das der Extremitätenanlage entspricht. Ein embryonales Feld läßt sich grundsätzlich als eine Gruppe von Zellen beschreiben, deren Position und Entwicklungsschicksal durch die gleichen Grenzen spezifiziert werden. Transplantiert man das Extremitätenfeld an eine andere Stelle im Embryo, entwickelt sich eine vollständige Extremität am neuen Ort. Anfänglich ist das Extremitätenfeld ein äquipotentielles →

Morphogenese und Musterbildung bei der Flügelknospe des Hühnchens. [A] 3,5 Tage alter Hühnerembryo. *Fk* Flügelknospe. [B] Normale Entwicklung der Flügelknospe zum Flügel des 10 Tage alten Embryos. *Hu* Humerus, *P* Polarisierungszone, *Ra* Radius, *Ul* Ulna, *2, 3* und *4* Finger. [C] Die Transplantation einer zweiten Polarisierungszone *(P2)* an den Vorderrand einer Flügelknospe führt zu einer symmetrischen Doppelbildung *(4 3 2 2 3 4)*. [D] Induktion einer Doppelbildung *(4 3 2 3 4)* nach Implantation eines mit Retinsäure durchtränkten Partikels *(RP)* an den Vorderrand. [E] Strukturformel der Retinsäure (nach Eichele).

Box 3.1 Retinsäure als morphogene Substanz

Da morphogene Substanzen nur in geringer Konzentration gebildet werden, sind sie außerordentlich schwierig zu isolieren. Dennoch ist es gelungen, die morphogene Substanz, die für die Entwicklung der Flügelknospe im Hühnerembryo verantwortlich ist, als **Retinsäure** (ein Derivat von Vitamin A) zu identifizieren.

Ähnliche Doppelbildungen, wie sie durch Implantation einer zusätzlichen Polarisierungszone an den Vorderrand der Flügelknospe entstehen, können auch durch das Einsetzen einer Trägerperle *(RP)* hervorgerufen werden, die mit Retinsäure durchtränkt ist (**Bild** *CD*). Da auch in der unbehandelten Flügelknospe ein Konzentrationsgefälle von Retinsäure nachweisbar ist, können wir annehmen, daß Retinsäure die natürliche morphogene Substanz darstellt. Die Zellen verfügen auch über entsprechende *Retinsäurerezeptoren,* die es ihnen anscheinend erlauben, ihre Position im Retinsäuregefälle zu bestimmen. Diese Rezeptoren sind strukturell mit den Steroidrezeptoren (S. 144) verwandt und können als genregulatorische Proteine wirken, so daß sich jede Zelle entsprechend ihrer Position differenzieren kann.

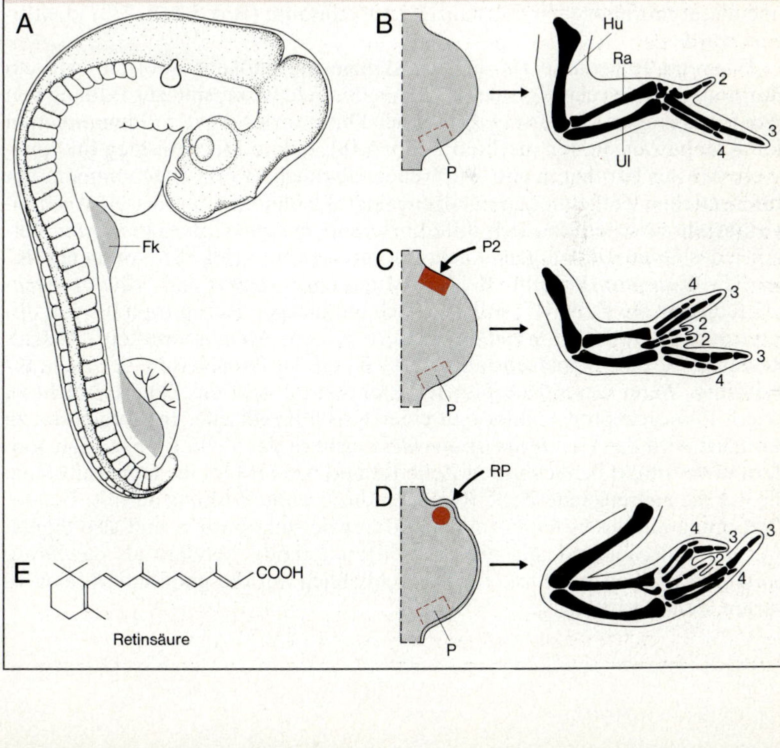

System, das die Fähigkeit zur vollständigen Regulation besitzt, da auch Fragmente des Feldes vollständige Gliedmaßen ausbilden können. Beim Hühnerembryo werden jedoch die antero-posteriore und die dorso-ventrale Achse schon festgelegt, bevor sich die Flügelknospe zu erkennen gibt. Die proximodistale Achse wird erst durch eine induktive Wechselwirkung zwischen Mesoderm und darüberliegendem Ektoderm festgelegt. Die aus dem somatischen Blatt des Mesoderms stammenden Mesenchymzellen induzieren im Ektoderm eine *Apikalleiste,* die für die weitere Entwicklung der Gliedmaße unerläßlich ist. Unmittelbar unter der Apikalleiste teilen sich die Mesenchymzellen und bilden die sog. *Progreßzone,* aus der zunächst die proximalen Teile der Extremitäten hervorgehen, denen zunehmend weiter distale Elemente folgen. Die proximodistale Polarität beruht auf den Mesenchymzellen und nicht auf der Apikalleiste. Auch die anteroposteriore Positionsinformation wird von mesodermalen Zellen vermittelt, die in einer definierten *Polarisierungszone* am hinteren Rand der Extremitätenknospe lokalisiert werden konnte (Box **3.1**). Transplantiert man eine zusätzliche Polarisierungszone an den Vorderrand, entsteht ein spiegelbildlich verdoppelter Flügel. Weitere Experimente dieser Art führten zur Hypothese, daß die Polarisierungszone eine diffusionsfähige Substanz produziert, die ein antero-posteriores Konzentrationsgefälle aufweist und als **morphogene Substanz** bezeichnet wird. Als eine dieser morphogenen Substanzen ist Retinsäure (Box **3.1**, S. 233) identifiziert worden.

Während Retinsäure als diffusionsfähige morphogene Substanz wie ein Hormon über ein relativ großes embryonales Feld wirkt, sind zur Bildung von sehr feinkörnigen Mustern (z. B. bei der Differenzierung der Ommatidien in den Komplexaugen der Insekten, Abb. **7.16**) andere Mechanismen im Spiel. Diese Muster beruhen nicht, wie früher fälschlicherweise angenommen, auf differentiellen Zellteilungen (Zellgenealogie), sondern auf präzisen Wechselwirkungen zwischen den sich differenzierenden Zellen. Bei *Drosophila* enthält jedes Ommatidium genau acht Photorezeptoren (R1–8), von denen R7 den UV-Rezeptor darstellt. Bei den Mutanten *sevenless* und *bride of sevenless* fehlt nur die Zelle R7, während sich die übrigen Rezeptoren normal differenzieren. Das Gen *sevenless* codiert für ein Membranprotein, das als Rezeptor für eine Signalsubstanz dient, die die Differenzierung der Zelle R7 induziert. Wenn dieser Rezeptor fehlt, entwickelt sich die Zelle R7 nicht zu einem Photorezeptor, sondern zu einer Kristallkegelzelle. Im Gegensatz zu *sevenless* wird das Gen *bride of sevenless* nicht in der Zelle R7 benötigt, sondern in der direkt benachbarten Zelle R8 und codiert für eine Signalsubstanz, die auf die angrenzende Zelle R7 eine induzierende Wirkung ausübt. Bei der Determination dieses feinkörnigen Differenzierungsmusters sind also Signalproteine entscheidend, die nicht als diffundierende, sondern als *membranständige morphogene Substanzen* ausschließlich auf die unmittelbar benachbarten Zellen wirken.

3.13 Genetische Steuerung der Entwicklung

Die Erbsubstanz DNA enthält die genetische Information, die von Generation zu Generation weitergegeben wird, und ein präzises Programm, nach dem sich der betreffende Organismus entwickelt und funktioniert, sowie historische Information, in der sich die Stammesgeschichte widerspiegelt. Die Frage, wie die eindimensionale Information, die in der Basensequenz der DNA gespeichert ist, in die drei- oder vierdimensionale (wenn wir die Zeit als zusätzliche Dimension hinzuziehen) Struktur eines Organismus umgesetzt wird, ist das Kernproblem der Entwicklungsgenetik. Organismen sind historisch gewordene Wesen und nicht nach rein ökonomischen und rationellen Prinzipien aufgebaut. Gewisse Aspekte der Entwicklung – wie etwa die Anlagen von Kiemenspalten beim menschlichen Embryo (Abb. **11.18**) – lassen sich deshalb nur aufgrund der Stammesgeschichte verstehen (S. 563). Dennoch existieren allgemeine entwicklungsbiologische Gesetzmäßigkeiten, die für die verschiedensten Organismen gelten und in eine genetische Theorie der Entwicklung münden. Bereits 1934 hat MORGAN die **Theorie der differentiellen Genaktivität** formuliert und die Hypothese aufgestellt, daß die Entwicklung durch sukzessive Aktivierung verschiedener Batterien von Genen gesteuert wird. Außerdem postulierte er, daß die verschiedenen Regionen des Eicytoplasmas die Aktivität der Gene unterschiedlich beeinflussen und dadurch die Zelldifferenzierung einleiten. Durch die Anwendung genetischer und molekularbiologischer Methoden ist seither die Theorie der differentiellen Genaktivität auf eine solide Basis gestellt worden. Da höhere Organismen Genome in der Größenordnung von mindestens 20000 Genen besitzen, ist es unvorstellbar, daß jedes Gen unabhängig durch sein eigenes Kontrollgen gesteuert wird. Vielmehr müssen wir annehmen, daß es eine Hierarchie oder ein Netzwerk von Kontrollgenen gibt, die die Expression der Strukturgene koordinieren, so daß ihre Aktivitäten räumlich und zeitlich aufeinander abgestimmt sind. Damit stellt sich die Frage, welche Gene diese Schlüsselfunktion übernehmen und damit die Entwicklung steuern.

Schon 1923 wurde von BRIDGES bei *Drosophila* die erste **homeotische Mutante** – *bithorax (bx)* – gefunden, bei der der vordere Abschnitt des Metathorax (T3), der beim Wildtyp Halteren trägt (Abb. **3.28**), in den vorderen Abschnitt des flügeltragenden Mesothorax (T2) umgewandelt wird. Derartige Transformationen von Strukturen eines Körpersegmentes in die entsprechenden Strukturen eines anderen Segmentes werden als *Homeosis* (früher: „Homoiosis") bezeichnet. Die rezessive Mutation *bx* verändert den Bauplan der Fliege, indem sie ein hinteres Körpersegment in ein vorderes transformiert (T3 → T2). Später wurden auch dominante Mutationen wie *Contrabithorax (Cbx)* gefunden, die einen umgekehrten Effekt haben, d. h., ein vorderes in ein weiter hinten gelegenes Segment umwandeln (T2 → T3). Die genetische Analyse zeigt, daß die rezessiven Mutationen zu einem Verlust der Genaktivität (z. B. infolge einer Deletion) führen, während die dominanten „Gewinnmutanten" entweder das Genprodukt konstitutiv oder ektopisch (am falschen Ort) exprimieren oder überproduzieren. Da das Fehlen eines

Genproduktes bzw. dessen Überproduktion diese entgegengesetzten Effekte auf den Bauplan haben, kann man annehmen, daß den homeotischen Genen eine Kontrollfunktion in der Festlegung des Bauplanes zukommt (s. unten).

Auch beim Nematoden *Caenorhabditis,* der keine erkennbare Segmentierung aufweist, wurden homeotische Mutanten gefunden, deren Effekt auf einzelne Zellen bzw. Zellteilungen im Zellstammbaum beschränkt ist. Bei der Mutante *unc-86* ändert sich das Entwicklungsschicksal bestimmter Neuroblasten so, daß sie sich wie ihre Mutterzelle verhalten. Anstelle einer diversifizierenden Teilung (A → B + C) teilen sich diese Neuroblasten wie eine Stammzelle (A → A + B), so daß die Mutation zu einer Transformation von einer C- zu einer A-Zelle führt. Außer diesen homeotischen Mutationen, die das räumliche Differenzierungsmuster beeinflussen, gibt es bei *Caenorhabditis* noch *heterochrone* Mutanten, die sog. Chronogene betreffen und das *zeitliche Entwicklungsmuster* verändern. So führen z. B. rezessive Verlustmutationen im *lin-14*-Gen zu einer beschleunigten Entwicklung, so daß die adulte Cuticula (S. 643) bereits im letzten Larvenstadium gebildet wird. Dominante Gewinnmutationen am *lin-14*-Locus haben wieder den entgegengesetzten Effekt; sie verzögern die Entwicklung, und die Mutante durchläuft eine zusätzliche Larvenhäutung und bildet keine Adultcuticula. Diese Tiere werden im Larvenstadium geschlechtsreif. Homeotische und heterochrone Mutanten sind für die Steuerung der Entwicklung und für die Evolution von großer Bedeutung.

Gentechnische Verfahren haben es ermöglicht, homeotische Gene zu klonieren und ihre Steuerungsfunktion zu analysieren. Bei *Drosophila* gibt es zwei Komplexe von eng gekoppelten homeotischen Genen, den *Bithoraxkomplex,* der die hinteren Körpersegmente (vom Mesothorax T2 bis zum Abdominalsegment A8) kontrolliert, und den *Antennapediakomplex,* der die Bildung der vorderen Segmente von T2 bis zum Kopf reguliert. Bei der Klonierung dieser Komplexe wurde entdeckt, daß die meisten homeotischen Gene eine charakteristische DNA-Sequenz von 180 b – die sog. **Homeobox** – enthalten (Abb. **3.27**). Diese Sequenz wurde erstmals im *Antennapedia*-Gen *(Antp)* gefunden. Dominante Gewinnmutationen am *Antp*-Locus führen zu einer Transformation der Antennen am Kopf der Fliege zu Mittelbeinen, während rezessive Verlustmutationen umgekehrt eine Transformation des Mesothorax in vordere Brust- bzw. Kopfsegmente zur Folge haben. Die Homeobox codiert für eine Polypeptidsequenz von 60 Aminosäuren, die als *Homeodomäne* bezeichnet wird und nur einen Teil der wesentlich größeren homeotischen Proteine ausmacht (Abb. **3.27** *B*). Durch Verwendung der Homeobox als Sonde gelang es in kürzester Zeit, mehr als 20 *Drosophila*-Gene zu isolieren, die eine homeotische oder eine andere für die Entwicklung wichtige Funktion haben. Noch erstaunlicher ist die Tatsache, daß die Homeobox nicht auf Insekten und ihre engeren Verwandten beschränkt ist, sondern von Hefen und Nematoden bis hin zum Menschen vorkommt und ihre Sequenz im Verlauf der Evolution außerordentlich konstant geblieben ist. So unterscheidet sich die Homeodomäne des menschlichen *c1*-Gens

A

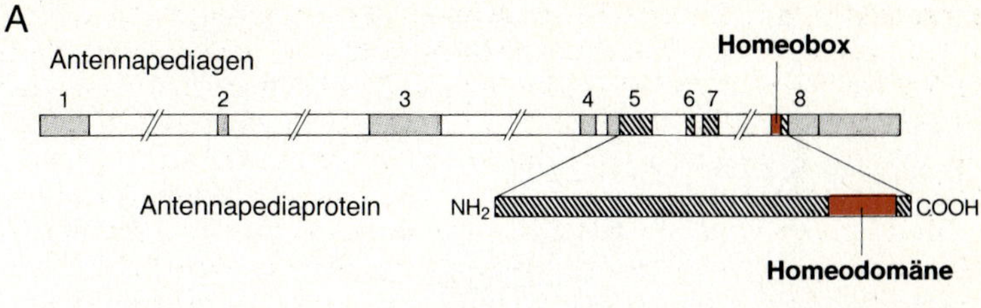

B Homeodomänen

	1 … 10 … 20 … 30
Mensch	R K R G R Q T Y T R Y Q T L E L E K E F H **Y** N R Y L T R R R
Maus	R K R G R Q T Y T R Y Q T L E L E K E F H F N R Y L T R R R
Frosch	R K R G R Q T Y T R Y Q T L E L E K E F H F N R Y L T R R R
Seeigel	R K R **C** R Q T Y T R Y Q T L E L E K E F H F N R Y L T R R R
Biene	R K R G R Q T Y T R Y Q T L E L E K E F H **Y** N R Y L T R R R
Drosophila	R K R G R Q T Y T R Y Q T L E L E K E F H F N R Y L T R R R

	31 … 40 … 50 … 60
Mensch	R I E I A H A L C L T E R Q I K I W F Q N R R M K W K K E N
Maus	**T L** E I A H A L C L T E R Q I K I W F Q N R R M K W K K E **H**
Frosch	R I E I A H **V** L C L T E R Q I K I W F Q N R R M K W K K E N
Seeigel	R I E **L S** H **L** L **G** L T E R Q I K I W F Q N R R M K **Y** K K E **S**
Biene	R I E I A H A L C L T E R Q I K I W F Q N R R M K W K K E N
Drosophila	R I E I A H A L C L T E R Q I K I W F Q N R R M K W K K E N

Abb. 3.27 Homeobox. A Struktur des Antennapediagens von *Drosophila melanogaster.* Antennapediaprotein mit Homeodomäne. *1–8* Exons. Proteincodierende Abschnitte *schraffiert.* Homeobox *(farbig)* im 8. Exon. B Zu Antennapedia homologe Homeodomänen von *Homo sapiens, Mus musculus, Xenopus laevis, Tripneustes gratilla, Apis mellifera* und *Drosophila melanogaster.* Von Antennapedia abweichende Aminosäuren sind eingerahmt. *1–60* Aminosäuresequenz. Einbuchstaben-Code s. Abb. **2.7.**

gegenüber *Antp* nur um eine einzige Aminosäure, obwohl sich Wirbeltiere und Wirbellose in der Evolution vor mehr als 500 Millionen Jahren voneinander getrennt haben. Erste Hinweise auf die Funktion der Homeoboxgene ergeben sich aus *In-situ*-Hybridisierungsexperimenten, bei denen die mRNA mit Hilfe der klonierten DNA-Sonden im Embryo lokalisiert werden kann (Abb. **3.29**). Außerdem können die Proteinprodukte mit Hilfe von fluoreszierenden Antikörpern lokalisiert werden (Abb. **3.30**). Aus diesen Untersuchungen geht hervor, daß die homeotischen Gene nach genauen räumlichen und zeitlichen Mustern exprimiert werden, die mit den Mutantenphänotypen übereinstimmen und auf ihre Steuerungsfunktion hinweisen.

Die Realisierung des Bauplans erfolgt bei *Drosophila* (Abb. **3.28**) in drei Stufen: Zuerst werden im unbefruchteten Ei die Polarität und die räumlichen

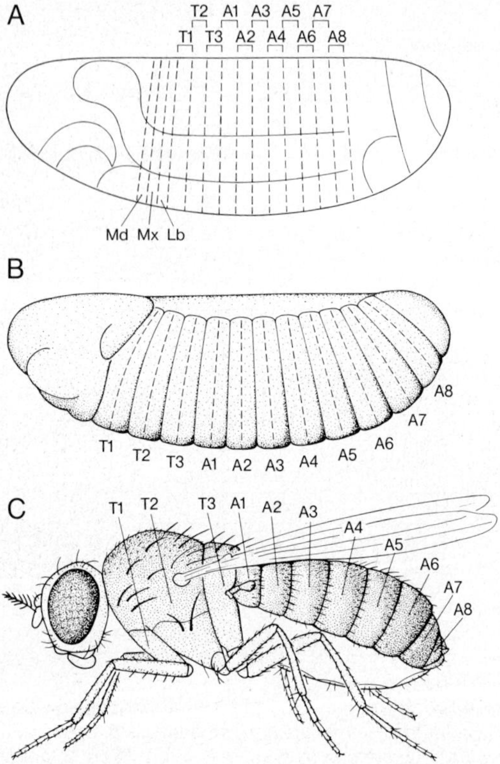

Abb. 3.28 Anlageplan und Segmentierung bei *Drosophila.* [A] Anlageplan im Blastodermstadium. [B] Sichtbare Segmentierung im späteren Embryo. [C] Imago (Adultfliege). – *Lb* Labial-, *Md* Mandibular-, *Mx* Maxillar-, *T1–3* Thorakal-, *A1–8* Abdominalsegmente.

Koordinaten, d. h. die Körperachsen, festgelegt. Anschließend wird ein repetitives Muster von Körpersegmenten determiniert, und schließlich werden die einzelnen Körpersegmente spezifiziert, so daß ein sequentielles Muster von Segmenten entsteht. Diese drei Phasen der Musterbildung entsprechen drei Hauptklassen von Genen, die den Bauplan spezifizieren:

1. *Maternaleffektgene,* die die Eipolarität und die räumlichen Koordinaten des zukünftigen Embryos bestimmen;
2. *Segmentierungsgene,* welche die Anzahl und Polarität der Körpersegmente festlegen;
3. die eigentlichen *homeotischen Gene,* die die Identität und Reihenfolge der Körpersegmente bestimmen.

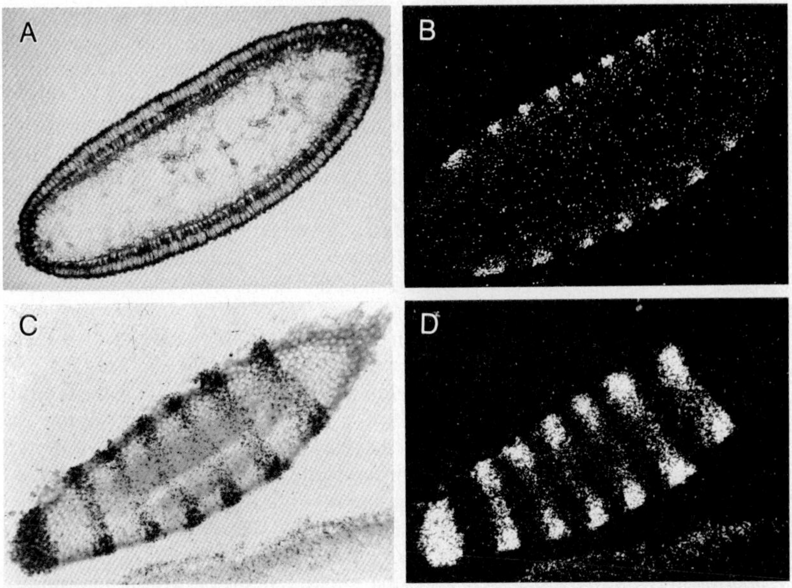

Abb. 3.29 Lokalisation der Transkripte von *fushi tarazu (ftz)*, einem Segmentierungsgen von *Drosophila*, im frühen Blastodermstadium durch *In-situ*-Hybridisierung. [A] Hellfeldbild eines Längsschnitts durch das Blastoderm, das die einschichtige Lage der Zellen an der Peripherie des Embryos zeigt. [B] Dunkelfeldbild desselben Embryos. Die Lokalisation der *ftz*-mRNA wird durch Lichtstreuung an den Silberkörnern sichtbar. [C] Hellfeldbild eines Tangentialschnitts. Die *ftz*-mRNA wird in einem Muster von 7 Streifen exprimiert, die als Schwärzung durch Silberkörner erkennbar sind. Die peripheren Zellkerne sind als *helle Höfe* sichtbar. Der hintere Pol des Embryos liegt *links unten*. [D] Dunkelfeld desselben Embryos.

In allen drei Klassen sind Homeoboxgene identifiziert worden: Die Genprodukte der **Maternaleffektgene** *bicoid (bcd)* und *caudal (cad)* bilden im befruchteten Ei einen Gradienten mit der höchsten Konzentration am Vorder- bzw. Hinterpol, die auf unterschiedliche Weise entstehen. Die *bcd*-mRNA wird in den Nährzellen synthetisiert und über Cytoplasmakanäle ins Ei transportiert, wo sie am Vorderpol akkumuliert und ein „Kappe" bildet. Diese cytoplasmatische Lokalisation beruht auf einer Bindung der *bcd*-mRNA an „Ankermoleküle" im corticalen Eicytoplasma. Im unbefruchteten Ei wird die *bcd*-mRNA nicht übersetzt. Erst nach der Befruchtung, wenn sie sich von ihrer Verankerung löst und durch Diffusion einen Gradienten bildet, findet die Translation statt. Das *bcd*-Protein bildet ein steiles antero-posteriores Konzentrationsgefälle. Injektionsexperimente mit reiner *bcd*-mRNA haben gezeigt, daß *bcd* tatsächlich die Bildung von vorderen Körpersegmenten induzieren kann und somit eine *morphogene Substanz* ist, die als *anteriore*

Determinante wirkt. Fehlt das *bcd*-Genprodukt, fehlen auch Kopf und Thoraxsegmente.

Im Gegensatz zu *bcd* ist die *cad*-mRNA zunächst gleichmäßig im Ei verteilt. Erst im Verlauf der frühen Kernteilungen wird die *cad*-mRNA übersetzt. Das *cad*-Protein bildet dann einen Gradienten mit der höchsten Konzentration am Hinterpol des Eies (Abb. **3.30***A*). Alle Proteine mit einer Homeodomäne akkumulieren sich schließlich im Zellkern, wo sie ihre Funktion ausüben. Die Bildung des *cad*-Gradienten könnte auf einer Wechselwirkung mit *bcd* beruhen. Daraus ergibt sich, daß die Maternaleffektgene mit einer Homeobox antero-posteriore Proteingradienten im Eicytoplasma erzeugen, die als morphogene Substanzen in der Frühentwicklung dienen und Positionsinformationen bereitstellen.

Die **Segmentierungsgene** reagieren auf diese Gradienten und ihre Genprodukte und bilden ein periodisches Streifenmuster, das die Anzahl und Polarität der Körpersegmente determiniert. Dieses periodische Streifenmuster wurde erstmals für das Segmentierungsgen *fushi tarazu (ftz;* japanisch: „nicht genügend Körpersegmente") nachgewiesen (Abb. **3.29**). Mutanten von *ftz* bilden nur die Hälfte der Körpersegmente aus, wobei alternierend diejenigen Abschnitte fehlen, in denen im Wildtyp *ftz*$^{+}$ exprimiert wird. Bei der Blastodermbildung vermögen die Zellkerne, die aus dem Inneren des Eies in den Cortex wandern, die von den Maternaleffektgenen produzierte Positionsinformation abzulesen und sich entsprechend zu differenzieren. Je nach ihrer Position im Cortex exprimieren sie *ftz,* während das Gen an anderen Stellen inaktiviert wird. Dabei wird aus dem Gradienten ein Streifenmuster. Dieses beruht jedoch nicht nur auf der maternalen Positionsinformation, sondern auch auf der Wechselwirkung zwischen den benachbarten Zellkernen, die verschiedene Segmentierungsgene exprimieren. Mit den Proteinen dieser Segmentierungsgene signalisieren die Zellkerne einander gegenseitig ihre Position. Dadurch entsteht ein präzises Streifenmuster, das den Anlageplan widerspiegelt (Abb. **3.30**). Zwischen den Maternaleffekt- und den Segmentierungsgenen besteht also ein hierarchisches Netzwerk von Wechselwirkungen.

Abb. 3.30 Expression von Homeoboxgenen im *Drosophila*-Embryo: Immunolokalisation der Proteinprodukte. Spezifische Antikörper, die mit einem Fluoreszenzfarbstoff markiert sind, binden an die entsprechenden Proteine und können im Fluoreszenzmikroskop sichtbar gemacht werden. Totalpräparate von Wildtypembryonen. Der vordere Pol befindet sich *links* im Bild; dorsal liegt *oben.* [A] Das Gen *caudal (cad)* im syncytialen Blastodermstadium. Die Fluoreszenz ist hauptsächlich auf die Zellkerne beschränkt. Das *cad*-Protein bildet einen Gradienten mit der höchsten Konzentration am Hinterpol des Embryos. [B] Das Gen *fushi tarazu (ftz)* im Blastodermstadium. Das *ftz*-Protein ist in den Zellkernen lokalisiert und bildet ein genau definiertes Muster von 7 Streifen, die den Anlageplan widerspiegeln. [C] *Sex combs reduced (Scr)* im späteren Embryo, wenn die Segmente sichtbar sind. Das Protein ist auf einen Streifen beschränkt, der das Labial- und das erste Thorakalsegment umfaßt. Auch das *Scr*-Protein ist in den Zellkernen lokalisiert. ▶

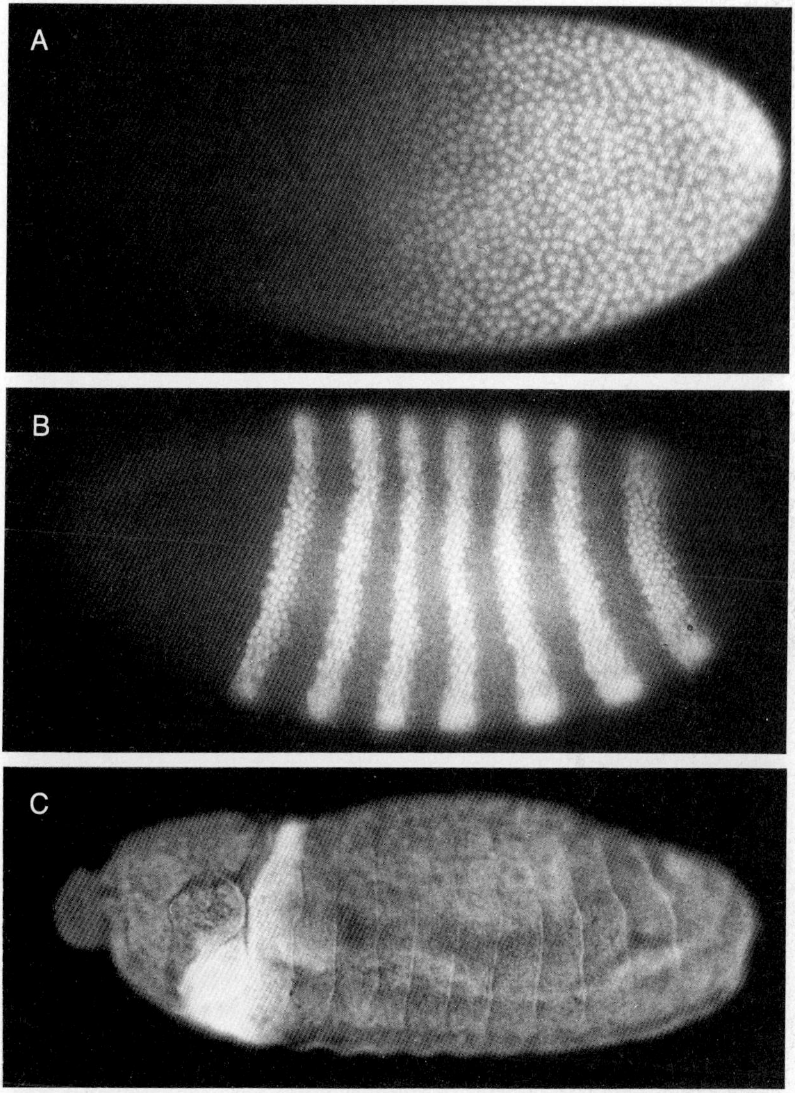

Im Verlauf der Blastodermbildung beginnt auch die Expression der **homeotischen Gene** im engeren Sinne, die sowohl die Identität der einzelnen Körpersegmente als auch deren Reihenfolge bestimmen, so daß z. B. der Mesothorax T2 zwischen T1 und T3 zu liegen kommt. *Antennapedia (Antp)*

wird beispielsweise im Thorax – hauptsächlich in T2 – exprimiert, während *Sex combs reduced (Scr)* vor allem in T1 und im Labialsegment aktiv ist (Abb. **3.30** *C*). Für *Antp* ist der direkte Nachweis erbracht worden, daß dieses Gen tatsächlich T2 spezifiziert. Dazu wurde die isolierte cDNA (S. 129), die für das *Antp*-Protein codiert, mit einem induzierbaren Promotor (Hitzeschockpromotor, S. 133) kombiniert und durch Transformation (S. 124) in die Keimbahn normaler Fliegen eingeführt. Die transgenen Fliegen entwickeln sich bei normaler Temperatur völlig normal. Setzt man sie jedoch im frühen dritten Larvenstadium einem kurzen Hitzeschock aus, exprimieren sie das normale *Antp*-Protein in allen Zellen in großer Menge. Dabei reagiert die Augenantennenscheibe (Abb. **3.19**) besonders empfindlich auf die hohe Konzentration des *Antp*-Proteins: Die Antennenanlage wird in ein Mittelbein (T2) transformiert (Abb. **3.31**). Auch in der Embryonalentwicklung können bei diesen transgenen Fliegen die Kopfsegmente in Thoraxsegmente umgewandelt werden. Damit ist es erstmals gelungen, den Bauplan von *Drosophila* gezielt zu verändern und direkt zu zeigen, daß die homeotischen Gene den Bauplan bestimmen. Der Bauplan beruht auf einem komplizierten Zusammenspiel verschiedener homeotischer Gene, die einander gegenseitig regulieren und die Aktivität der Strukturgene steuern, die letztlich die Bausteine des Organismus produzieren.

Die genetische Analyse der homeotischen Gene weist darauf hin, daß die homeotischen Proteine eine *genregulatorische Funktion* haben. Durch molekularbiologische Untersuchungen ist die genregulatorische Funktion direkt bestätigt worden. Zunächst konnte gezeigt werden, daß die homeotischen Proteine im Zellkern lokalisiert sind (was man erwarten würde, falls sie tatsächlich die Aktivität anderer Gene regulieren). Untersuchungen der isolierten Homeodomäne ergaben, daß dieses Polypeptid wie die genregulatorischen Proteine der Prokaryoten eine *Helix-Windung-Helix*-Struktur (S. 142) aufweist (Abb. **2.45**). Außerdem ließ sich zeigen, daß die Homeodomäne mit hoher Affinität an spezifische DNA-Sequenzen bindet, die sich in den Kontrollregionen der zu steuernden Gene befinden. Das Helix-Windung-Helix-Motiv ist offenbar während der ganzen Evolution sowohl strukturell als auch funktionell konserviert worden. Bei einigen Segmentierungsgenen sind als zweites strukturelles Prinzip die sog. *Zinkfinger* (S. 144) gefunden worden, die ebenfalls eine Bindung an DNA und RNA ermöglichen und auf eine genregulatorische Funktion hinweisen. Auch bei Säugetieren wirken Proteine mit Homeodomäne als Transkriptionsfaktoren und regulieren die Aktivität ihrer Zielgene.

Bei der Entwicklung des Nervensystems haben Homeoboxgene ebenfalls eine zentrale Funktion. Für *fushi tarazu* ist z. B. nachgewiesen worden, daß dieses Gen das Entwicklungsschicksal bestimmter Neuronen im Zentralnervensystem bestimmt und daß Neuronen, denen das *ftz*-Protein fehlt, ihr Axon in die falsche Richtung aussenden und damit nicht die richtigen Kontakte zu anderen Nervenzellen herstellen. Dies scheint eine wichtige Funk-

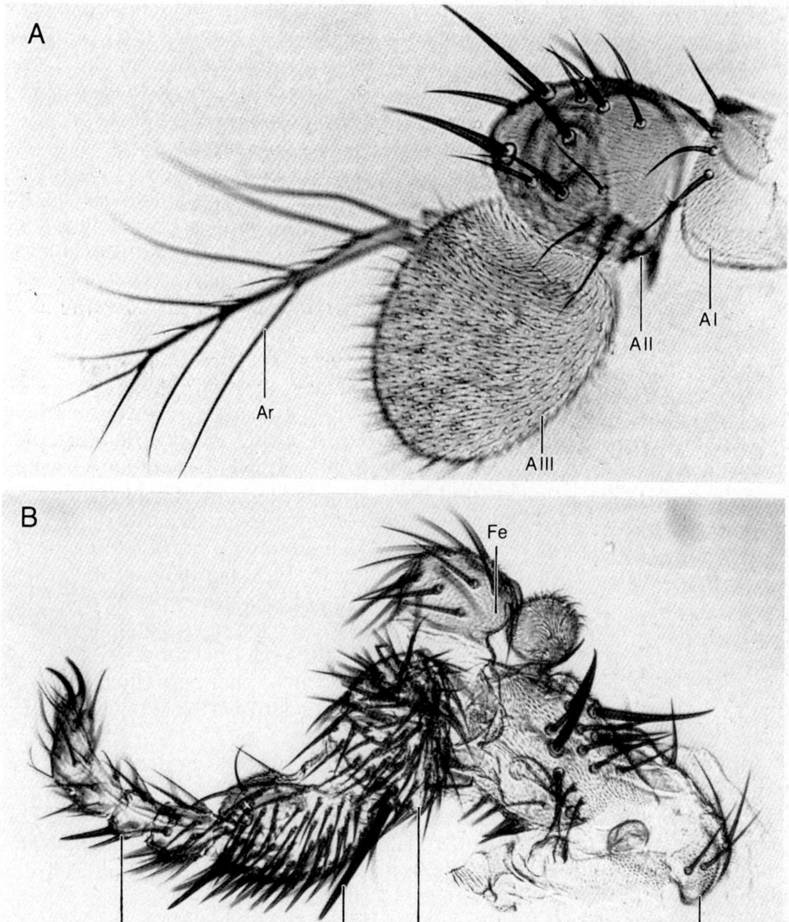

Abb. 3.31 Gezielte Veränderung des Bauplanes von *Drosophila:* Transformation der Antenne in ein Mittelbein durch ektopische Expression des Antennapediagens. Durch Gentransfer wurde ein zusätzliches Antennapediagen, das unter der Kontrolle eines Hitzeschockpromotors steht, in die Keimbahn von Transformanten eingesetzt. [A] Bei normaler Temperatur entwickeln sich die Antennen normal. *AI–III* 1. bis 3. Antennenglied, *Ar* Arista. [B] Nach Hitzeschock im frühen 3. Larvenstadium entsteht an Stelle der Antenne ein Mittelbein. – *AI* restliches 1. Antennenglied, *Ap* Apikalborste, *Fe* Femur, *Ta* Tarsus, *Ti* Tibia.

tion der homeotischen Gene zu sein, weil sie auch bei Wirbeltieren besonders stark in bestimmten Regionen des Nervensystems exprimiert werden.

Bei anderen Organismen, außer bei *Drosophila,* ist über die Funktion der homeotischen Gene noch wenig bekannt; jedoch wurde bei *Caenorhabditis* z. B. im homeotischen Gen *unc-86* (S. 236) ebenfalls eine Homeobox gefunden. Auch bei Wirbeltieren gibt es Hinweise, daß homeotische Gene die Segmentierung, d. h. die Gliederung des Mesoderms in Somiten, steuern, und sogar beim Spemannschen Organisator (S. 228) scheinen Homeoboxgene die Positionsinformation zu spezifizieren. Diese Befunde unterstützen eine *allgemeine genetische Theorie der Entwicklung,* die es erlaubt, die Entwicklungsprozesse aufgrund der Wirkungen und Wechselwirkungen von Genen zu verstehen.

Je weiter differenziert u. determiniert desto weniger Regeneration möglich.

3.14 Regeneration

Das Leben ist ein steter Erneuerungsprozeß, der sich vom organismischen über den zellulären bis in den molekularen Bereich erstreckt. Bei der Fortpflanzung werden neue Individuen gebildet, bei der Regeneration Organe, Gewebe und Zellen erneuert und beim Stoffwechsel verbrauchte Moleküle wieder neu synthetisiert. Unter *Regeneration* versteht man den Ersatz verlorengegangener Teile eines Individuums. Eine extreme Form der Regeneration ist die ungeschlechtliche Fortpflanzung (S. 162), bei der aus Teilen des Tieres wieder ein Ganzes gebildet wird. Bei höheren Tieren ist diese Fähigkeit zur ungeschlechtlichen Fortpflanzung zwar verlorengegangen, aber dennoch werden Körperteile entweder fortlaufend durch *physiologische Regeneration* ersetzt (z. B. oberste Hautschicht, Blutzellen) oder periodisch abgestoßen (z. B. Cuticularstrukturen bei Insekten, Federn bei Vögeln, Haare bei Säugetieren, Uterusschleimhaut beim Menschen).

Bei der *reparativen Regeneration* werden Körperteile ersetzt, die infolge von Verletzungen verlorengegangen sind. Beim Süßwasserpolypen *Hydra* vermag noch ein kleiner Bruchteil des ursprünglichen Körpervolumens ein ganzes Tier zu regenerieren (S. 628). Kleine isolierte Teile können keine Nahrung aufnehmen und müssen deshalb die verbleibenden Zellen und Zellverbände umorganisieren, bevor erneutes Zellwachstum einsetzen kann. Dieses Phänomen wird als **Morphallaxis** bezeichnet. Bei vielen Wirbellosen kann nicht nur das Ganze einen Teil ersetzen, auch Teile sind in der Lage, das ganze Tier erneut herzustellen. So kann z. B. ein Seestern einzelne Arme, aber auch ein einzelner Arm den ganzen fünfarmigen Seestern wieder nachbilden. Die isolierten Zellverbände verfügen also über Positionsinformationen, die es ihnen erlauben, das normale ganzheitliche Muster zu rekonstruieren.

Bei Wirbeltieren sind die Regenerationsvorgänge mit Zellwachstum verbunden, was als **Epimorphose** bezeichnet wird. Schwanzlurche vermögen sowohl im Larvenstadium als auch als Adulttier amputierte Extremitäten zu regenerieren, während bei den Froschlurchen diese Fähigkeit auf die Kaul-

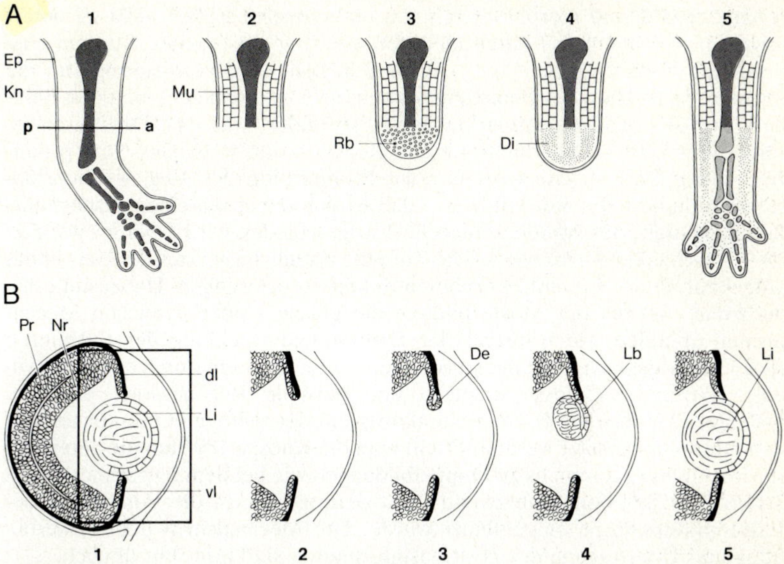

Abb. 3.32 Regeneration der Extremität und der Linse beim Molch *(Triturus)*. [A] Extremitätenregeneration. ① Vorderbein mit Operationsschema (*p/a* posterior/anterior), *Ep* Epidermis, *Kn* Knochen. ② Stumpf nach Amputation, *Mu* Muskulatur. ③ Wundverschluß durch Epidermis, darunter Dedifferenzierung der Muskel- und Knochenzellen und Bildung eines Regenerationsblastems *(Rb)*. ④ Redifferenzierung *(Di)* des Blastems. ⑤ Differenzierung von Knorpel-, Knochen- und Muskelzellen: Regeneration des ursprünglichen Musters. [B] Linsenregeneration. ① Schnitt durch das Auge. *dl, vl* dorsale und ventrale Iris, *Li* Linse, *Pr* Pigmentretina, *Nr* Neuroretina. ② Operative Entfernung der Linse. ③ Depigmentierung *(De)* der Zellen des oberen Irisrandes. ④ Bildung eines Linsenbläschens *(Lb)* durch Zellteilung. ⑤ Differenzierung des Bläschens zu einer Linse; Synthese von Linsenproteinen (Crystallinen).

quappen beschränkt bleibt. Unter den Reptilien können z.B. Eidechsen noch den Schwanz ersetzen. Mit steigender Organisationshöhe nimmt die Regenerationsfähigkeit jedoch ab. Bei Vögeln und Säugetieren ist sie auf die Wundheilung und Heilung von Knochenbrüchen beschränkt.

Die *Mechanismen der Regeneration* sind bei der Beinregeneration an Amphibien eingehend untersucht worden. Nach Amputation auf der Höhe des Oberarms wird zunächst durch Zellverschiebung von der Epidermis rasch ein oberflächlicher Wundverschluß hergestellt (Abb. **3.32**). Darunter kommt es zu einer Ansammlung von undifferenzierten oder dedifferenzierten Zellen, die sich zu einem *Regenerationsblastem* vereinigen. Die unmittelbar an die Wundfläche angrenzenden Muskel-, Knorpel-, Knochen- und Bindegewebezellen verlieren ihre spezifischen Cytoplasmastrukturen; sie werden dedifferenziert und sind morphologisch von embryonalen Zellen nicht zu unterscheiden. Nachdem das durch Dedifferenzierung entstehende Blastem eine bestimmte Größe erreicht hat, tritt eine intensive Zellvermehrung ein, die von der Innervation des Beinstumpfes abhängig ist. Schneidet man den Beinnerv in Nähe des Rückenmarkes durch, so findet zwar eine Dedifferenzierung, aber keine Zellvermehrung und Regeneration statt. Der Nerv produziert einen Wachstumsfaktor, der die Proliferation des Regenerationsblastems stimuliert. Es gibt Hinweise, daß es sich dabei um einen Wachstumsfaktor handelt, der von den Gliazellen ausgeschieden wird *(glial growth factor)*. Anschließend wird wieder das normale räumliche Muster der Extremität aufgebaut, und es kommt zu erneuten Zelldifferenzierungen. Dabei stellt sich die Frage, ob bei der Musterbildung die gleichen oder ähnlichen Mechanismen ablaufen wie während der Embryonalentwicklung der Extremität (S. 232). Tatsächlich kann man das Regenerationsblastem durch eine embryonale Extremitätenknospe ersetzen und normale Regeneration erhalten. Dabei muß jedoch die Extremitätenknospe in der richtigen Orientierung auf den Stumpf aufgesetzt werden. Dreht man die Knospe 180° um die anteroposteriore Achse, kommt es zu Doppelbildungen wie bei dem Experiment (Box **3.1**, S. 233), bei dem eine zweite Polarisierungszone in die Vorderseite der Extremitätenknospe eingepflanzt wurde. Die Mechanismen der Musterbildung und Übertragung der Positionsinformation sind also sehr ähnlich.

Dedifferenzierungen und Redifferenzierungen von Zellen im Regenerationsblastem lassen die Frage nach der Stabilität des Differenzierungszustandes aufkommen. Bei Medusen *(Coelenteraten)* konnte eindeutig gezeigt werden, daß sich isolierte quergestreifte Muskelzellen dedifferenzieren und andere Zelltypen wie glatte Muskelzellen, Nervenzellen und sogar Nesselzellen regenerieren können. Diese Fähigkeit wird als **Transdifferenzierung** bezeichnet. Auch bei Wirbeltieren gibt es Transdifferenzierung: Molche können nach Entfernung der Augenlinse aus den Zellen des oberen Irisrandes eine neue Linse regenerieren (Abb. **3.32** *B*). In diesem Fall entsteht die Linse nicht aus Hautektoderm wie in der Embryonalentwicklung, sondern aus Neuroektoderm.

3.15 Altern und Tod

Einzeller wie Protozoen können sich zwar theoretisch unbegrenzt teilen, doch haben Klone, die sich rein mitotisch vermehren, dennoch eine begrenzte Lebensdauer. *Paramecium* zeigt in solchen Klonen Alterserscheinungen, die sich in einer erniedrigten Fortpflanzungsrate äußern und schließlich zum Aussterben des Klons führen. Solche Alterserscheinungen beruhen zumindest teilweise auf Mutationen, die sich im Verlauf der Zeit im Klon anreichern. Stämme, die solche Schäden in der DNA effizienter reparieren können, haben eine längere Lebensdauer. Das Altern der Klone kann jedoch durch gelegentliche *Autogamie* oder *Konjugation* (s. Abb. **3.2**) überwunden werden. Da dabei der Makronucleus aus dem Mikronucleus regeneriert wird, können die im Makronucleus akkumulierten Mutationen eliminiert werden.

Mit der Trennung von Keimbahn und Soma wurde beim Übergang vom Einzeller zum Vielzeller der natürliche Tod des Individuums als biologisches Phänomen begründet. Das Soma bleibt als Leiche zurück, und nur die Zellen der Keimbahn leben in der nächsten Generation weiter. Allein bei einfachen Metazoen wie *Hydra* gibt es noch totipotent gebliebene somatische Reservezellen (I-Zellen, S. 627), die zur ungeschlechtlichen Fortpflanzung dienen können. Höhere Metazoen haben eine begrenzte Lebensdauer, die zwar von den Umweltbedingungen abhängt, deren Rahmen aber genetisch bestimmt ist.

Für jede Art ist eine mittlere maximale Lebensdauer charakteristisch: Riesenschildkröten 300 Jahre (= a), Elefanten 70–90 a, Pferde 40 a, Rinder 20–25 a; Kaninchen 5–7 a, Ratten 3 a. Hohes Alter erreichen gewisse Vögel (Papageien), einzelne Fischarten (Karpfen und Schollen) sowie Ameisenköniginnen. Letztere können trotz andauernder Eiproduktion 30 a alt werden. Von dieser und einigen anderen Ausnahmen (z. B. Hummer) abgesehen, sind die meisten Arthropoden kurzlebig. Manche Tiere sterben kurz nach ihrer einmaligen Fortpflanzung: Männchen unmittelbar nach der Kopulation, Weibchen nach Eiablage oder Geburt der Jungen (Anneliden, Insekten, Spinnen, Lachs). Dagegen wird der Tod bei Tieren, die sich mehrmals fortpflanzen, und beim Menschen durch allmähliches Altern vorbereitet. Die Fertilität kann dann lange vor dem Lebensende eingestellt werden.

Ein derart programmierter Individualtod ist wohl das Ergebnis natürlicher Selektion, die bewirkt hat, daß die älteren Generationen den Nachkommen, die neue genetische Varianten repräsentieren, „Platz machen". Die Reproduktionsfähigkeit der somatischen Zellen kann sich von derjenigen des Individuums wesentlich unterscheiden. Auf den genetisch programmierten Zelltod wurde bereits hingewiesen (S. 216). Umgekehrt können Zellen aus Säugetieren und Zellen von Imaginalscheiben viele Jahre über den Tod des Spenders hinaus in Zellkultur gezüchtet werden. Dennoch scheinen sich normale menschliche Fibroblasten (Bindegewebezellen) nur über etwa 50 Zellgenerationen in Kultur zu teilen und damit ihre maximale klonale Lebensdauer erreicht zu haben.

Über die Mechanismen, die die Alterungserscheinungen verursachen, ist noch wenig bekannt. Sicher tragen Abnutzungserscheinungen und Akkumulation von Endprodukten des Stoffwechsels – vor allem in denjenigen Geweben, die sich nicht regenerieren können – wesentlich dazu bei. Dies gilt insbesondere für das Nervensystem höherer Wirbeltiere, dessen Zellen sich in der Regel nicht mehr teilen. Auch somatische Mutationen, die zu Krebs (S. 153) führen können, tragen zur Alterung bei. Neuere Hinweise deuten jedoch darauf hin, daß nicht zufällige Läsionen in den verschiedensten Zellen, Geweben und Organen, sondern bestimmte Faktoren entscheidend sind, die eine zentrale Rolle im Metabolismus spielen. Fällt z. B. in der Proteinsynthese ein solcher Faktor aus, dürfte dies zahlreiche sekundäre Effekte haben, die zur Alterung und schließlich zum Tod führen. Auch der Tod gehört also zum genetischen Entwicklungsprogramm.

C. Organismus: Funktionelle Maschinerie

Schon die ersten modernen Tierphysiologen wie Harvey (1578–1657), der über Kreislaufdynamik, oder Borelli (1608–1679), der über Muskelleistungen arbeitete, haben den Organismus als eine biologische Maschine betrachtet – als ein **Räderwerk** ineinandergreifender Teilmaschinen, wie zu ergänzen wäre. Illustriert sei dieses Räderwerk am *Transport des Sauerstoffs* von der Außenwelt bis ins Innere der Mitochondrien. Nur wenn die beteiligten Einzelprozesse – die Aufnahmerate von Sauerstoff in den respiratorischen Organen, die Übertrittsrate ins Kreislauf-Transportsystem, die Transportrate innerhalb des Kreislaufsystems, die Übertrittsrate in die Verbraucherzellen und schließlich die Diffusionsrate bis zur inneren Mitochondrienmembran, dem endgültigen Reaktionsort des Stauerstoffs –, nur wenn alle diese Teilprozesse optimal aneinander angepaßt sind, kann der gesamte Sauerstoff-Fluß ökonomisch vonstatten gehen. Die Abstimmung der Einzelprozesse muß zudem für eine ganze Spannweite von Transportraten möglich sein, d.h. vom Ruhestoffwechsel des Organismus bis zum extremen oxidativen Aktivitätsstoffwechsel beim Laufen, Fliegen und Schwimmen gelten. Sie muß sich auf morphologische Größen (Diffusionsstrecken) und physiologische Parameter (Ventilations- und Pumpgeschwindigkeiten) ebenso beziehen wie auf molekulare Umsatzraten (Reaktionsgeschwindigkeiten von Hämoglobin, Cytochromoxidase oder Myosin-ATPase, die als letztes Glied der Kette den molekularen Ruderschlag bei der Bewegung des Organismus treibt). Diese gegenseitige Abstimmung zahlreicher morphologischer und physiologischer Parameter – diese **Symmorphie** und **Synergie** des gesamten physiologischen Räderwerks – wird dann noch überlagert von der koordinierenden Steuerung durch übergeordnete hormonale und neuronale *Kontrollsysteme.*

Nicht nur für *Material-,* auch für *Informationsflüsse* gilt das Prinzip der wechselseitigen Leistungsabstimmung. Sensorische Filter und motorische Programme sind Ein- und Ausgangsinstanzen ein- und derselben informationsverarbeitenden Maschinerie, die nur jene Informationen aus der Außenwelt aufnimmt, die sie zur Interaktion mit dieser Außenwelt benötigt.

4 Stoff- und Energiewechsel

4.1 Energetik

Zellen, Organe und Organismen sind hoch geordnete Gebilde, die ihre spezifische Funktionsstruktur in Entwicklungs- und Wachstumsvorgängen erwerben und durch ständige Restitutionsprozesse erhalten. Selbst ein scheinbar so statisches System wie das Knochenskelett der Wirbeltiere unterliegt – bei Bewahrung seiner organspezifischen Funktionsstruktur – ständigen Auf- und Abbauprozessen.

Erwerb und Erhaltung dieser *dynamischen Ordnung* erfordert Energie. **Wärme** kann in biologischen Systemen (im Gegensatz zu technischen) nicht als Energiequelle dienen, da sie bei konstantem Druck, wie er in der Zelle herrscht, nur längs eines Temperaturgradienten Arbeit leistet. Doch Zellen sind isotherm. Biologische Systeme arbeiten mit **chemischer Energie,** die längs chemischer Potentialgradienten fließt. Alle Tiere entnehmen diese chemische Energie den organischen Verbindungen ihrer Nahrung und werden daher als *heterotroph* („sich fremd, d.h. von anderen Organismen ernährend") bezeichnet. Letzten Endes entstammt freilich die gesamte Energie tierischer Nahrung der **Photonen-Energie** der Sonnenstrahlung, jener Energie also, die bei Kernfusionsprozessen im Sonneninneren frei und von den photosynthetisierenden („sich *autotroph,* d.h. selbst ernährenden") grünen Pflanzen als chemische Energie gebunden wird.

Wie Tiere diese Energie für die verschiedensten biologischen Leistungen einsetzen, zieht sich als Grundthema durch alle folgenden physiologischen Betrachtungen. Das einleitende Energetik-Kapitel erfüllt dabei eine dreifache Aufgabe: Es soll zunächst einige *thermodynamische* Aspekte biologischer Energietransformationen beleuchten (Kap. 4.1.1), dann das Grundgerüst der *biochemischen* Maschinerie skizzieren, das der tierischen Energetik zugrunde liegt (Kap. 4.1.2), und schließlich auf *organismischem* Niveau etwas ausführlicher darlegen, wie diese biochemische Maschinerie den vielfältigen Aufgaben des Ruhe- und Aktivitätsstoffwechsels der Tiere nutzbar gemacht wird (Kap. 4.1.3).

4.1.1 Energieübertragung im Fließgleichgewicht

Thermodynamisch gilt, daß nur solche Reaktionen Arbeit leisten, die sich außerhalb ihres Gleichgewichts, gewissermaßen im „gespannten" Zustand befinden. Je weiter entfernt eine Reaktion von ihrem entspannten Gleichgewichtszustand abläuft, desto größer ist ihre Triebkraft: ihre arbeitsfähige, also

freie Energie ΔG. Spontan können nur solche Reaktionen ablaufen, bei denen der Energiegehalt der Ausgangsprodukte über dem der Endprodukte liegt, so daß beim Ablauf der Reaktion Energie frei wird (*exergonische* Reaktionen, $\Delta G < 0$). Reaktionen, die nur unter Energieaufnahme erfolgen, heißen *endergonisch* ($\Delta G > 0$). Die absolute Größe der Reaktionstriebkraft ΔG hängt nach Gl. 2 in Box **4.1** nicht nur vom erwähnten Spannungszustand des Systems ab, wie er durch die Konzentrationsverhältnisse der Ausgangs- und Endprodukte gegeben ist, sondern auch noch von einer Reaktionskonstanten (ΔG° bzw. $\Delta G^{\circ\prime}$). Doch unabhängig von dieser Konstanten erlischt die Fähigkeit eines Reaktionssystems, Arbeit zu leisten, genau dann, wenn es seinen Gleichgewichtszustand erreicht hat ($\Delta G = 0$).

Diese thermodynamischen Prinzipien legen jedoch nur die Rahmenbedingungen fest, innerhalb derer sich das biochemische Zellgeschehen abspielt. Die freie Energie ΔG entspricht zwar dem Maximum an Arbeit, das ein System leisten kann, wieviel Arbeit das System im aktuellen Fall aber tatsächlich leistet, hängt von der Güte der *Kopplung* ab, mit der eine exergonische Reaktion ihre Energie auf eine endergonische überträgt. Der nicht übertragene Energiebetrag wird als Wärme frei. Je näher sich eine Reaktion ihrem Gleichgewicht befindet, desto vollkommener ist die Kopplung, desto effizienter die Energieübertragung und desto höher der *Wirkungsgrad* der Reaktion. Einerseits erscheint es also verständlich, daß die meisten zellulären Reaktionen nahe ihrem Gleichgewichtszustand ablaufen, andererseits aber auch paradox; denn nach dem oben Gesagten sollten solche Systeme nur zu geringer Arbeitsleistung fähig sein.

Die paradoxe Situation löst sich sofort auf, wenn man die bisherigen Betrachtungen um einen entscheidenden Punkt erweitert. Organismen sind keine geschlossenen, sondern *offene Systeme:* Sie stehen mit ihrer Umgebung nicht nur – wie erstere – im Energie-, sondern auch im Stoffaustausch, befinden sich mit ihr also in einem Zustand des **Fließgleichgewichts** *(steady state)*. Über Transportvorgänge an Zellmembranen werden dem Ort des Geschehens ständig Substrate zu- und Reaktionsprodukte abgeführt und damit auch solche Reaktionen einsinnig in Gang gehalten, die wegen $\Delta G \approx 0$ in einem geschlossenen System zum Stillstand kommen müßten.

Indem im Fließgleichgewicht also ständig arbeitsfähige Energie importiert wird, können Reaktionen, die mit hoher Effizienz nahe ihrem Gleichgewicht – also reversibel – arbeiten, in ein irreversibles Zellgeschehen eingespannt werden. Um diese Irreversibilität und damit die zeitliche Ordnung der Reaktionsabläufe zu gewährleisten, müssen nur einige wenige steuernde Schlüsselreaktionen weit weg vom thermodynamischen Gleichgewicht gehalten werden und eine geordnete Abstimmung der Substanzströme garantieren *(conductance matching)*. Auf diese Weise macht sich der Organismus den Vorteil von Gleichgewichtsreaktionen (verlustarme Energieübertragung) zunutze, ohne ihren Nachteil (Reversibilität) in Kauf nehmen zu müssen. Gleichzeitig werden durch das Auftreten nur weniger Schlüsselreaktionen innerhalb eines stark vernetzten Stoffwechselgeschehens regulatorische Prozesse erleichtert, die den Zellmetabolismus an die jeweiligen Anforderungen anpassen.

Box 4.1 Freie Energie

A Definition

Die „freie Energie" ΔG eines Reaktionssystems (genauer: die Änderung der freien Energie des Systems) beschreibt *Richtung* und *Triebkraft* einer Reaktion.

$$\boxed{\Delta G = \Delta H - T \cdot \Delta S} \qquad \text{(Gl. 1)}$$

ΔH ↑ Energietherm; $T \cdot \Delta S$ ↑ Wahrscheinlichkeitstherm

Sie wird von 2 Größen bestimmt: der *Energie-(Enthalpie-)differenz* ΔH und der *Entropiedifferenz* ΔS zwischen den Systemen der Ausgangs- und Endprodukte. Die **innere Energie H** eines Systems ist Ausdruck der intramolekularen Bindungskräfte im System: je geringer diese Bindungskräfte, desto höher die innere Energie. Die **Entropie S** beschreibt die Zahl möglicher Energiezustände, die das System annehmen kann: je größer diese Zahl, desto höher die Entropie. Die meisten energieliefernden biochemischen Reaktionen ($\Delta G < 0$) verlaufen unter Energieab- und Entropiezunahme.

B Freie Energie unter Standardbedingungen

Konzentrationen:	$1\ mol \cdot l^{-1}$	$pH = 0 \rightarrow \Delta G°$ (a)
Temperatur:	298 K (= 25 °C)	$pH = 7 \rightarrow \Delta G°'$ (b)
Druck:	100 kPa (= 1 bar)	

C Freie Energie und Gleichgewichtskonstante

In der Zelle liegen keine Standardbedingungen (1-molare Konzentrationen) vor. Bei beliebigen Reaktionen der Reaktionspartner gilt für die Reaktion A + B → C + D:

$$\begin{aligned}\Delta G &= \Delta G°' + R \cdot T \cdot \ln \frac{[C] \cdot [D]}{[A] \cdot [B]} \\ &= \Delta G°' + R\ T \cdot \ln K\end{aligned} \qquad \text{(Gl. 2)}$$

Erreicht die Reaktion ihr Gleichgewicht ($K = K_0$), wird $\Delta G = 0$. Daraus folgt:

$$\boxed{\Delta G°' = -R \cdot T \cdot \ln K_0} \qquad \text{(Gl. 3)}$$

Anhand dieser Beziehung läßt sich aus der Gleichgewichtskonstanten K_0 einer Reaktion die freie Energie $\Delta G°'$ berechnen.

D Freie Energie und Redoxpotential

In biologischen Systemen sind Energieübertragungen oft an Elektronentransportketten gebunden. Das *Redoxpotential* ΔP ist dabei der freien Energie ΔG der Reaktionspartner proportional.

$$\Delta G = n \cdot F \cdot \Delta P \qquad \text{(Gl. 4)}$$

[A] Konzentration des Reaktionspartners A [$mol \cdot l^{-1}$]; ΔG Änderung der freien Energie der Reaktionspartner, $\Delta G < 0$ exergonische, $\Delta G > 0$ endergonische Reaktion; ΔH Enthalpiedifferenz der Reaktionspartner [$J \cdot mol^{-1}$], $\Delta H < 0$ exotherme, $\Delta H > 0$ endotherme Reaktion; ΔP Differenz der Redoxpotentiale von Reduktionsmittel und Oxidationsmittel [V]; ΔS Entropiedifferenz der Reaktionspartner [$J \cdot mol^{-1} \cdot K^{-1}$]; *F* Faraday-Konstante (elektrische Ladung von 1 mol Elektronen) [96 500 $C \cdot mol^{-1}$]; *K* Massenwirkungsverhältnis bei natürlichen Konzentrationen der Reaktionspartner A, B, C und D; K_0 Gleichgewichtskonstante bei Gleichgewichtskonzentrationen der Reaktionspartner; *n* Anzahl der an der Reaktion beteiligten Elektronen; *R* allgemeine Gaskonstante [8,3 $J \cdot mol^{-1} \cdot K^{-1}$]; *T* absolute Temperatur [K].

4.1.2 Energieübertragungen in der Zelle

Chemische Energie wird in der Zelle als Bindungsenergie hochmolekularer organischer Verbindungen (Kohlenhydrate, Fette usw.) gespeichert, zur Arbeitsleistung jedoch nicht direkt in dieser Form eingesetzt, sondern zunächst auf niedermolekulare Phosphatverbindungen – vor allem *ATP* (Adenosintriphosphat, Abb. **4.1**) – übertragen. Als *universeller biologischer Energieüberträger* ist das **ATP/ADP-System** in allen Zellen an fast jeder Art von Energieübertragung beteiligt. Mit seiner relativ hohen exergonischen Reaktionskonstanten ($\Delta G°' = -30{,}6\ kJ \cdot mol^{-1}$) und mit Konzentrationsverhältnissen, die von der Zelle weit oberhalb des Gleichgewichtszustandes des ATP/ADP-Systems gehalten werden, leistet es auf vielfältige Weise biologische Arbeit: *Transportarbeit* beim aktiven Membrantransport von Molekülen und Ionen (S. 309), *mechanische Arbeit* bei Bewegungsvorgängen (S. 427) oder *chemische Arbeit* bei der Synthese zellspezifischer Verbindungen. Die Knüpfung einer Peptidbindung erfordert z. B. 3 Moleküle ATP. Das ATP/ADP-System wird damit zur frei konvertierbaren Energiewährung der Zelle, zur Drehscheibe im biologischen Energietransfer (Abb. **4.2***A*). Ebenso wie die Universalität des genetischen Codes (S. 62) oder des Ensembles der Aminosäuren belegt die Universalität des Energieüberträgers ATP den konservativen Charakter der Evolution: Biologische Systeme werden verfeinert, umgebaut und durch Zusatzsysteme ersetzt, aber selten nach vollkommen neuen Kriterien radikal umstrukturiert.

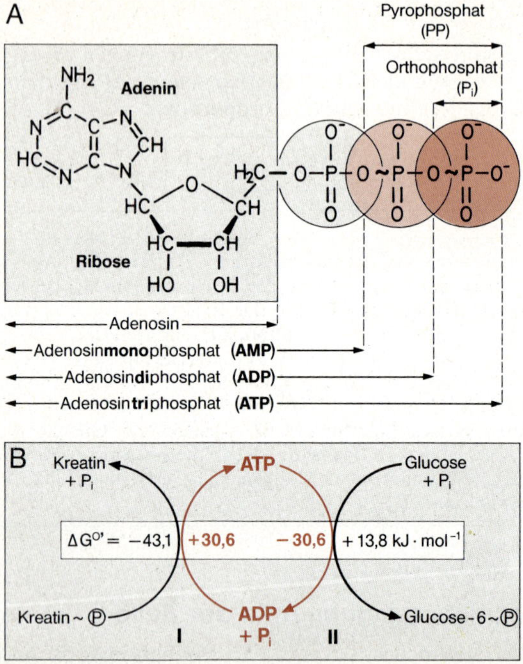

Abb. 4.1 ATP – die Energiegewährung der Zelle. [A] Strukturformel. Beim pH-Wert der Zellen liegen die Phosphatgruppen als Ionen vor. Die abstoßenden Kräfte zwischen den ionisierten Phosphatgruppen bewirken den relativ hohen Energiegehalt der kovalenten *P~P*-Bindungen. [B] Substratkettenphosphorylierung: Energiefluß längs eines chemischen Energiegradienten. Von links nach rechts ist jeweils eine exergonische ($\Delta G°' < 0$) an eine endergonische Reaktion ($\Delta G°' > 0$) gekoppelt. *Reaktion I* läuft bei der ATP-Bildung aus Phosphagenspeichern (S. 429), *Reaktion II* bei der Glykolyse ab.

Als universeller Energieverteiler macht ATP die Energie der primären Energiequellen in kleinen Portionen (Energiequanten) vielseitig verfügbar. Für den Biologen erscheint es daher sinnvoll, den Energiegehalt einer Ausgangsverbindung statt in Joule *(J)* in der Anzahl ATP-Moleküle anzugeben, die 1 Mol dieser Verbindung aus ADP zu bilden vermag. Für eine gegebene Verbindung ist diese Zahl jedoch keine Konstante. Sie hängt von dem Weg ab, auf dem die Verbindung im *katabolischen* (abbauenden) Stoffwechsel zur Energiegewinnung herangezogen wird. Je nach dem Angebot an gelösten und gasförmigen Stoffen der Außenwelt, je nach den kurz- und langfristigen Leistungsanforderungen, denen der Organismus ausgesetzt ist, hat sich evolutiv eine Vielzahl von Stoffwechselwegen herausgebildet, die recht unterschiedliche ATP-Bildungseffizienzen aufweisen, sich aber grob in zwei große Gruppen einteilen lassen: O_2-abhängige *(aerobe)* und O_2-unabhängige *(anaerobe)* Vorgänge.

a) Aerobe Energiegewinnung

Die Prinzipien schrittweiser Energieübertragung im Zellstoffwechsel seien am oxidativen Abbau eines Moleküls Glucose skizziert. Bei der direkten Verbrennung

$$C_6H_{12}O_6 + 6\,O_2 \rightarrow 6\,CO_2 + 6\,H_2O; \quad \Delta G°' = -2880\ \text{kJ}\cdot\text{mol}^{-1} \tag{4.1}$$

wird der Gesamtbetrag $\Delta G°'$ als Wärme frei. Welchen Anteil dieses Betrags kann die Zelle der Synthese von ATP nutzbar machen und damit als chemische Energie festlegen?

Die zelluläre Energieausnutzung des Glucosemoleküls zerfällt in drei Reaktionsgruppen, die an verschiedenen Orten der Zelle ablaufen und daher über Transportmetaboliten miteinander verbunden sein müssen: *Glykolyse* (im Cytosol), *Citrat-Zyklus* (im Matrix-Raum der Mitochondrien) und *oxidative Phosphorylierung* (in der inneren Membran der Mitochondrien). Die ersten beiden – noch anaeroben – Reaktionswege liefern zwar auch schon 4 Moleküle ATP, und zwar durch Phosphatübertragung *(Substratkettenphosphorylierung)* im Sinne von Abb. **4.1** *B*, doch erfüllen sie im oxidativen Stoffwechsel vor allem die Funktion, vom Ausgangsmolekül H_2 abzuspalten und auf Transportmetabolite ($NAD + H_2 \rightleftharpoons NAD \cdot H_2$) zu übertragen (Abb. **4.2** *B*). In der dritten Reaktionsgruppe, der „Atmungskette“, wird dann das Reduktionsäquivalent $NAD \cdot H_2$ durch Luftsauerstoff oxidiert und die dabei freiwerdende Energie zur ATP-Synthese eingesetzt.

Betrachten wir diese **oxidative Phosphorylierung** etwas genauer (Abb. **4.2** *C*). Handelt es sich dabei doch um einen fundamentalen bioenergetischen Prozeß, auf den wir später bei der Besprechung physiologischer Leistungen der Tiere noch häufig zurückkommen werden. Der an die Transportmetaboliten gebundene Wasserstoff ($NAD \cdot H_2$) wird nicht direkt auf Sauerstoff übertragen, sondern zunächst in Protonen ($2H^+$) und Elektronen ($2e^-$) gespalten. Die Protonen sind im wässerigen Medium der Mitochondrienmatrix löslich, die Elektronen, die in der Zelle nicht frei vorkommen können, durchlaufen eine in der inneren Mitochondrienmembran lokalisierte Elektronentransportkette. Jedes der 2000 Mitochondrien einer Leberzelle enthält 5000 solche Transportketten: Multienzymkomplexe, die aus drei Untereinheiten (I, II, III) von insgesamt ca. 50 Polypeptiden bestehen. Beim Durchlaufen einer Transportkette werden die Elektronen von einem energiereichen Ausgangssystem mit stark negativem Redoxpotential

$$NAD \cdot H_2 \rightleftharpoons NAD + 2H^+ + 2e^-; \quad \Delta P = -0{,}32\ \text{V} \tag{4.2}$$

in drei größeren Energiesprüngen auf ein energiearmes Endsystem

$$H_2O \rightleftharpoons \tfrac{1}{2}\,O_2 + 2H^+ + 2e^-; \quad \Delta P = +0{,}81\ \text{V} \tag{4.3}$$

übertragen. Zur Beziehung zwischen ΔP und ΔG konsultiere man Box **4.1**, Gl. 4. Ein Mol Elektronen durchläuft dabei eine Potentialdifferenz von 1,13 V. Die anfallende

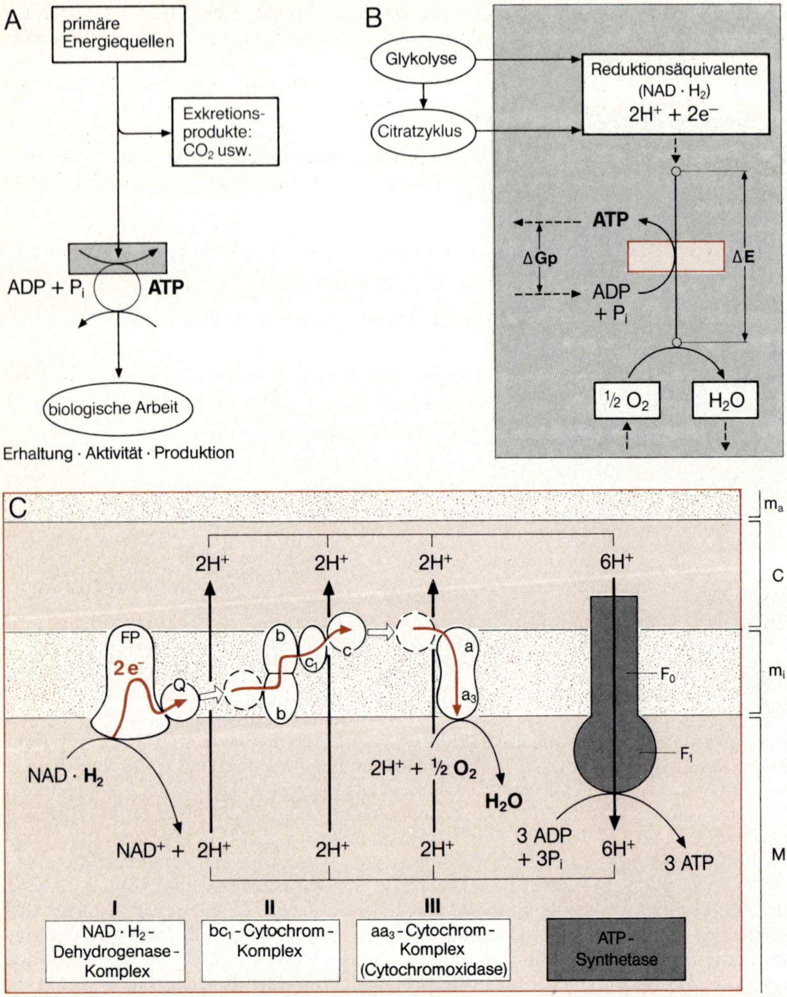

Abb. 4.2 Energiefluß in der Zelle. [A] Die Mittlerrolle des ATP/ADP-Systems. [B] [C] Oxidative Phosphorylierung in den Mitochondrien: Koppelung von Elektronenfluß und ATP-Synthese *(B)* mit Hilfe des Aufbaus eines Protonengradienten *(C)*. Gleiche *Grau-* bzw. *Farbtönung* vermitteln den Zusammenhang zwischen *Bild A, B* und *C*. Die *unterbrochenen Pfeile* in *Bild B* stehen für Stoffzu- und -abflüsse. – *C* Intermembran-(C-)Raum, *ΔE* Elektronen-Übertragungspotential, *ΔGp* Phosphatgruppen-Übertragungspotential, F_0F_1 ATP-Synthetase, *FP* Flavoprotein, *M* Matrix-(M-)Raum, m_a, m_i äußere und innere Mitochondrienmembran, *Q* Ubichinon.

Elektronenübertragungsenergie wird dazu benutzt, Protonen mit Hilfe von Protonentranslokatoren (z. B. Ubichinon) über die innere Mitochondrienmembran nach außen zu pumpen, also einen Protonengradienten aufzubauen, der dann über eine membrangebundene ATP-Synthetase entladen wird. Die ATP-Synthetase (F_0F_1-Proteinkomplex) besitzt einen zentralen Protonenkanal, durch den Protonen in den Matrixraum der Mitochondrien zurückströmen. Damit nutzt der F_0F_1-Komplex die Energie dieses Ionenstroms zur Synthese von ATP. Beim Rückstrom von $2H^+$-Ionen wird 1 ATP-Molekül synthetisiert. Wie Abb. **4.2** C im einzelnen zeigt, liefert ein Reduktionsäquivalent NAD · H_2 letztlich 3 ATP-Moleküle.

In allgemeinster Form besagt diese *chemiosmotische* Hypothese der oxidativen Phosphorylierung, daß beim Elektronentransport die chemische Energie eines Redoxsystems *(chemi-)* für Transportarbeit *(-osmotisch)* zum Aufbau eines Protonengradienten eingesetzt wird und anschließend die ATP-Synthetase die Energie dieses Protonengradienten wieder in chemische Energie (ATP) überführt.

Viele klassische physiologische Befunde lassen sich heute im Sinne dieser Hypothese erklären. Seit langem werden z. B. kleine lipophile Moleküle wie 2,4-Dinitrophenol (DNP) als *Atmungsketten-Entkoppler* verwendet. DNP blockiert die ATP-Synthese, ohne O_2-Aufnahme und O_2-Verbrauch der Mitochondrien zu beeinflussen. Heute weiß man, daß diese lipophilen Moleküle als H^+-Überträger wirken und Protonen unter Umgehung der ATP-Synthetase durch die Membran in die Mitochondrienmatrix zurückbefördern, den Protonengradienten also kurzschließen.

Kehren wir zur Ausgangsfrage zurück: Welchen Prozentsatz der freien Energie des oxidativen Glucoseabbaus kann die Zelle in Form von ATP als chemische Energie binden? In der Gesamtbilanz werden aus 1 Molekül Glucose 36 Moleküle ATP gebildet: 2 während der Glykolyse, 2 im Citratzyklus und 32 durch Oxidation von Reduktionsäquivalenten in der Atmungskette. Unter Standardbedingungen beträgt die freie Energie von ATP $\Delta G°' = -30{,}6\ kJ \cdot mol^{-1}$, so daß der oxidative Glucoseabbau $1102\ kJ \cdot mol^{-1}$ an chemisch gespeicherter Energie liefern müßte. Gegenüber der freien Energie der Glucose ($\Delta G°' = -2880\ kJ \cdot mol^{-1}$) bedeutet das einen Wirkungsgrad von 38%. Da ATP jedoch bei den in der Zelle vorliegenden Konzentrationen eine höhere freie Energie besitzt ($\Delta G = -48\ kJ \cdot mol^{-1}$ in den Erythrocyten, $\Delta G = -63\ kJ \cdot mol^{-1}$ in den Muskelfasern), kann die Energieausbeute wesentlich höhere Werte erreichen (vgl. Box **4.1** *C*, S. 252). Der nicht chemisch gebundene Energiebetrag wird als Wärme frei, ist damit für den Organismus aber noch nicht völlig verloren. Zumindest teilweise kann er zur Steigerung des Zellmetabolismus eingesetzt werden (s. auch Endothermie, S. 320). Bei der Degradation organischer Materie, z. B. bei der Oxidation fossiler Brennstoffe, geht letzten Endes jedoch auch alle chemisch gespeicherte Energie in Wärme über.

Die hier für den Glucoseabbau skizzierten Reaktionsketten und -zyklen sind jedoch keineswegs auf den Kohlenhydratstoffwechsel beschränkt, sondern stellen die *gemeinsame Endstrecke* der Abbauwege von Kohlenhydraten, Proteinen und Fetten dar *(metabolische Konvergenz)*. Darüber hinaus fungieren einige der bei Glykolyse und Citratzyklus auftretenden Substanzen wie Acetyl-CoA (C_2-Körper), Pyruvat (C_3-Körper) oder C_4-, C_5- und C_6-Körper nicht nur als Zwischenprodukte beim *Abbau* organischer Verbindungen (*katabolischer* Stoffwechsel). Als intermediäre Produkte der verschiedensten Stoffwechselwege sind sie auch am *Aufbau* einer Vielzahl von Makromolekülen beteiligt (*anabolischer* Stoffwechsel). Nur ein relativ einfaches Beispiel sei genannt:

Die Reaktionskette der Glykolyse kann auch rückwärts ablaufen. In der Leber wird auf diese Weise aus dem Endprodukt Pyruvat (sowie Lactat) Glucose synthetisiert (Gluconeogenese). *Umkehrungen einzelner Reaktionsschritte* verlaufen jedoch meistens über Umwege und bedienen sich anderer Enzyme, so daß die verschiedenen Systeme des Zellstoffwechsels trotz des Prinzips der gemeinsamen Endstrecke aller Abbauwege nicht in allen Fällen durchlässig sind. Höhere Tiere können z. B. Kohlenhydrate nicht aus Fettsäuren synthetisieren, da sie weder Enzyme besitzen, die Acetyl-CoA in Pyruvat verwandeln, noch über einen alternativen Stoffwechselweg verfügen.

b) Anaerobe Energiegewinnung

Fehlt O_2 zur Oxidation des bei Glykolyse und Citratzyklus gebildeten $NAD \cdot H_2$, können organische Verbindungen, z. B. das Endprodukt der Glykolyse selbst (Pyruvat), als Oxidationsmittel dienen. Diese Verbindungen besitzen jedoch eine weit geringere Elektronenaffinität als der terminale Elektronenakzeptor des oxidativen Stoffwechsels (O_2). Folglich weisen die Endprodukte des anaeroben Stoffwechsels (der klassischen *Gärung*) einen wesentlich höheren Gehalt an freier Energie auf als die des aeroben Stoffabbaus (CO_2 und H_2O), so daß die ATP-Ausbeute pro Molekül Glucose weit geringer ausfällt als beim aeroben Stoffwechsel (2 statt 38 Moleküle ATP).

Tiere O_2-armer Biotope wie Darmparasiten, Bewohner tiefer Wasserschichten, der Gezeitenzone oder der Sandlückenfauna von Meeresküsten können längerfristig anaerob leben und sich dabei zur ATP-Gewinnung einer Vielzahl von Stoffwechselwegen bedienen **(biotopbedingte Anaerobiose)**. Als Endprodukte sind bei vielen aquatischen Invertebraten (vor allem bei Anneliden und Muscheln) u. a. Lactat, Äthanol, Acetat, Propionat und Succinat nachgewiesen worden. Unter den Vertebraten zeigen einige Süßwasserfische (z. B. Karpfen) eine erstaunliche Toleranz gegenüber anaeroben Bedingungen. Oft können sie bis zu einem halben Jahr im O_2-armen Wasser gefrorener Seen überdauern. Als Endprodukte erscheinen dann neben Äthanol vor allem Fettsäuren, die den hohen Fettgehalt der „Silvesterkarpfen“ bedingen.

Die *anaerobe* Lebensweise vieler **Parasiten** hat sich im Laufe der Phylogenie nicht sprunghaft entwickelt. So bilden Gewebs- und Blutparasitismus erste Stufen auf dem Weg von der freien zur parasitischen Lebensweise, denen der Darmparasitismus mit seiner vollständigen Umstellung auf die anaerobe Energiegewinnung als die höchste Form der Anpassung folgt. Bei den Nematoden (S. 643) lassen sich für alle Übergangsstufen Vertreter finden, indem neben rein saprozoischen Formen (einige *Rhabditis*-Arten) und solchen, die in bestimmten Entwicklungsstadien saprozoisch, in anderen parasitisch leben *(Mermis)*, schließlich reine Darmparasiten auftreten *(Ascaris, Enterobius, Ancylostoma)*. Bei ihnen ist nur noch die Embryogenese innerhalb der Eihülle auf O_2

angewiesen, so daß sich allein dieser Entwicklungsabschnitt in der Außenwelt vollzieht. Die Larve siedelt sich jedoch nur bei wenigen dieser anaerob lebenden Parasiten sogleich im Darm an *(Enterobius)*, sondern wandert zuerst durch das O_2-reichere Milieu von Blut, Lungen oder Muskeln (*Ascaris, Trichinella;* S. 644f). Rückblickend kann man daher in der saprozoischen Lebensweise mit ihrer fakultativen Anaerobiose eine phylogenetische „Präadaptation" für die Entwicklung von Darmparasiten sehen.

Vielfach gehen einzelne Organe – vor allem die Muskulatur – kurzfristig eine Sauerstoffschuld ein, indem sie während Phasen hoher Leistungsfähigkeit (Fluchtverhalten, Beutejagd) ATP rein anaerob bereitstellen und das dann anfallende Lactat erst später weiter oxidieren (**funktionelle Anaerobiose**, S. 430). Tauchende Säugetiere und Vögel unterbinden aus Gründen der O_2-Ersparnis bei langen Tauchvorgängen die Blutzufuhr zu Verdauungsorganen, Nieren und Skelettmuskeln fast völlig, so daß diese Organe während der gesamten Tauchzeit (beim Seehund bis zu 45 min) auf anaeroben Stoffwechsel angewiesen sind. Der O_2-Gehalt im Blut bleibt für die obligat aeroben Organe (Gehirn und Herzmuskulatur) reserviert. Nach Auftauchen wird die O_2-Schuld durch erhöhte Atmungsaktivität (Hyperventilation der Lungen) beglichen. Die Herzmuschel *Cardium* betreibt beim Fluchtschwimmen in ihren Muskeln einen Glykolyseweg, der zur Bildung des erstmals bei *Octopus* beschriebenen Octopins (aus Pyruvat und Arginin) führt; im Ruhezustand – bei biotopbedingter Anaerobiose – bedient sie sich dagegen der „normalen" Glykolyse mit Lactat als Endprodukt.

c) Evolutive Aspekte

Wie verschieden die Art der Energiequellen und die Mechanismen der Energienutzung auf dem Niveau des Organismus auch immer sein mögen, die *zelluläre bioenergetische Maschinerie* ist im Verlauf der Evolution der Tiere weitgehend konstant geblieben und auf die genannten aeroben und anaeroben Stoffwechselwege beschränkt. Freilich ist auch sie das Ergebnis eines Evolutionsprozesses, der sich allerdings lange vor der Entstehung heterotropher Organismen abgespielt hat. Damals sind aus einer Vielzahl von Reaktionswegen, die sich zum Teil noch bei heutigen Mikroorganismen finden oder anhand biogeologischer Studien an präkambrischen Sedimenten rekonstruieren lassen, die wenigen heute bei Tieren realisierten ausgelesen worden. Im folgenden soll ein aufgrund unseres heutigen Wissensstands wahrscheinliches Evolutionsszenario skizziert werden.

Das Leben entstand vor etwa 3,5–4 Milliarden Jahren in einem Urozean, in dem sich geochemisch produzierte energiereiche organische Moleküle angereichert hatten, dem jedoch – ebenso wie der Uratmosphäre – Sauerstoff völlig fehlte. Andernfalls hätten sich aufgrund des hohen Oxidationspotentials von Sauerstoff organische Moleküle weder bilden noch erhalten können. In dieser Nährlösung wasserstoffreicher organischer Moleküle (z. B. Glucose) schwimmend, gewannen die ersten prokaryotischen Organismen ihre Energie durch Glykolyse: ATP entstand durch **Substratkettenphosphorylierung** (s. z. B. Abb. **4.1** *B*).

Die **Elektronentransportphosphorylierung** (Abb. **4.2** *C*) ist jüngeren Datums. Da Sauerstoff im Urozean fehlte, mußte der bei der Oxidation organischer Moleküle freiwerdende Wasserstoff auf andere (organische) Moleküle übertragen werden. Als Endprodukte entstanden dabei organische Säuren (Lactat, Acetat, Propionat u. a.), die den intrazellulären pH-Wert erhöhten und damit wohl den Anstoß zur Entwicklung einer ATP-getriebenen **Protonenpumpe** in der Zellmembran gaben. Auf diese Weise konnten Protonen nach außen transportiert und schädliche pH-Werte im Zellinneren vermieden werden (Abb. **4.3** *A*).

Mit zunehmender Verbreitung der glykolytisch energiegewinnenden Prokaryoten müssen sich im Ozean die Ressourcen an organischen Nährstoffmolekülen rasch vermindert haben. Die geochemische Bildung konnte mit dem biologischen Verbrauch der Moleküle nicht mehr Schritt halten. ATP wurde kostbar – jedenfalls zu kostbar, als daß die Zelle größere Mengen davon allein für die Protonenpumpe hätte aufwenden können. Damit erhielten jene Prokaryoten einen Selektionsvorteil, die in der Lage waren, Protonen auch ohne ATP-Verbrauch nach außen zu transportieren: z. B. über ein in der Zellmembran lokalisiertes **Elektronentransportsystem,** das im einfachsten Fall aus zwei Molekülen mit unterschiedlichem Redoxpotential bestanden haben dürfte. Einige Bakterien besitzen noch heute in ihrer Zellmembran solche einfachen protonenpumpenden Elektronentransportsysteme (Abb. **4.3** *B*).

Waren die Elektronentransportsysteme erst einmal effizient genug geworden, um mehr Protonen nach außen zu pumpen, als es die Einhaltung eines konstanten pH-Wertes der Zelle erforderte, eröffnete sich eine ganz neue Möglichkeit der ATP-Synthese. Die überzählig nach außen gepumpten Protonen konnten durch die alte ATP-getriebene Protonenpumpe ins Zellinnere zurückströmen und die Protonenpumpe rückwärts betreiben: Die ATP-getriebene Protonenpumpe wurde zur **ATP-Synthetase.** Damit hatte sich die Elektronentransport-Phosphorylierung etabliert, lange bevor die Zelle über oxidative Stoffwechselwege verfügte (Abb. **4.3** *C*).

Konnte die Prokaryotenzelle mit der Entwicklung der ATP-Synthetase das Problem der Energieversorgung lösen, wurde sie bei zunehmender Verdünnung der „Nährbrühe" mit einem zweiten Problem immer ernsthafter konfrontiert: Zur Synthese der lebensnotwendigen Zellbausteine mußte sie eine *alternative Kohlenstoffquelle* finden. Nichts lag näher, als dafür das in der Uratmosphäre reichlich vorhandene CO_2 zu verwenden. Doch mit dem Rückgang der Glykolyse (infolge Nährstoffmangels) standen der Zelle die zur Reduktion von CO_2 zu organischen Kohlenstoffverbindungen $(CH_2O)_n$ nötigen Reduktionsäquivalente in immer geringeren Konzentrationen zur Verfügung. Zwar boten sich in Form von H_2S und H_2O zwei weitverbreitete anorganische Reduktionsmittel an, doch waren die Reduktionseigenschaften dieser Verbindungen viel zu schwach, um die erforderliche Reduktion von CO_2 vorzunehmen.

In dieser Notlage gelang den Vorfahren der heutigen grünen Schwefelbak-

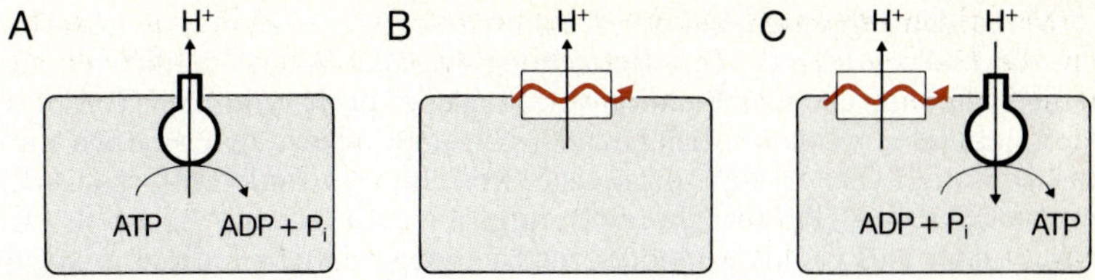

Abb. 4.3 Hypothetische Evolution der oxidativen Phosphorylierung (vgl. Abb. **4.2** *C*). Erklärung im Text (nach Alberts).

terien *(Chromatiaceae)* eine bahnbrechende Entdeckung. Sie benutzten **Lichtenergie,** um Wasserstoff von H_2S (Redoxpotential −0,23 V) auf NADP zu übertragen und damit das erforderliche starke Reduktionsmittel ($NADP \cdot H_2$; Redoxpotential −0,32 V) bereitzustellen: Die ersten autotrophen Organismen waren entstanden.

Die blaugrünen Bakterien *(Cyanophyceae)* gingen einen Schritt weiter. Ihnen gelang es, H_2O anstelle von H_2S als primäres Reduktionsmittel einzusetzen. Dieser Evolutionsschritt schuf insofern eine günstigere Ausgangslage, als H_2O eine der billigsten, weil am weitesten verbreiteten Ressourcen darstellte. Doch mußte dabei ein weiteres biotechnologisches Problem gelöst werden: Da H_2O ein wesentlich positiveres Redoxpotential (+0,82 V) als H_2S besitzt, reichte zur Überbrückung der enormen Redoxpotentialdifferenz zwischen H_2O und $NADP \cdot H_2$ *ein* Photosystem wie im Falle des H_2S nicht mehr aus. *Zwei* Photosysteme mußten in Serie geschaltet werden, um den Energiesprung zu überwinden – Verhältnisse, wie wir sie heute bei der Photosynthese der höheren Pflanzen finden.

Mit der Entwicklung der H_2O-Photosynthese sahen sich die Prokaryoten sofort mit einem neuen Problem konfrontiert. Der bei der Wasserspaltung freiwerdende *Sauerstoff* hatte die *erste globale Umweltvergiftung* zur Folge. Da Sauerstoff – besonders in Form seiner Radikale – ein brisantes Oxidationsmittel für alle organischen Verbindungen darstellt, mußten wirkungsvolle Wege seiner Entgiftung gefunden werden. Eine ideale Möglichkeit, die Entgiftung gleichzeitig der Energiegewinnung nutzbar zu machen, bot sich an, als im Gefolge der global gesteigerten Photosyntheseaktivität der O_2-Gehalt der Atmosphäre bis auf etwa 1% seines heutigen Wertes angestiegen war (Abb. **11.9**). Zu diesem Zeitpunkt wurde ein Mechanismus der **Sauerstoffentsorgung** entwickelt, der den Sauerstoff zum energieliefernden Abbau der organischen Verbindungen in der Zelle verwendete, indem er die Elektronen-Transportsysteme zur Elektronenübertragung von $NAD \cdot H_2$ auf O_2 modifizierte. Einige *aerobe Purpurbakterien* repräsentieren noch heute dieses Evolutionsniveau.

Mit den zuvor genannten drei Evolutionsschritten (Glykolyse, Photosynthese, oxidativer Stoffabbau) hatte die Prokaryotenzelle alle heute bekannten Mechanismen des Energiestoffwechsels bereits entwickelt, als vor etwa

1,5 Milliarden Jahren ein neuer – zukunftsträchtiger – Zelltyp auf den Plan trat: die *Eukaryotenzelle*. Ihre Entstehung war aller Wahrscheinlichkeit nach an die symbiontische Kombination verschiedener prokaryotischer Zellspezialisten gebunden. Vieles spricht dafür, daß ursprünglich anaerobe Zellen in Ansätzen tierischer Ernährungsweise (Verschlingen anderer Organismen) aerobe Bakterien (Purpurbakterien) aufgenommen haben – nicht als Nahrung, sondern als Endosymbionten zur Energiegewinnung mittels atmosphärischen Sauerstoffs (**Endosymbiontentheorie**, S. 4). Diese endosymbiontischen Prokaryoten wurden dann im Laufe der Evolution zu den O_2-nutzenden Organellen der Eukaryotenzelle – den *Mitochondrien* – modifiziert. Später sind auf ähnlichem Wege die Chloroplasten aus endosymbiontisch in der Eukaryotenzelle lebenden photosynthetisierenden Cyanobakterien hervorgegangen.

Für diese endosymbiontische Entstehung von Mitochondrien und Chloroplasten sprechen zahlreiche Indizien: Ähnlichkeiten in der Proteinstruktur zwischen den Eukaryotenorganellen und ihren mutmaßlichen Prokaryotenvorläufern, aber auch einige rezente Modell-Endosymbiosen. Eine Amöbenart *(Pelomyxa palustris)*, der Mitochondrien fehlen, lebt in permanenter Symbiose mit aeroben Bakterien, und viele eukaryotische Zellen enthalten Cyanobakterien.

Blicken wir zurück: Noch heute findet sich bei Bakterien ein überraschend weites Spektrum an energieliefernden Stoffwechselwegen, das reichhaltiger ist als dasjenige aller übrigen Lebensformen zusammen. Es spiegelt die Vielfalt der „Evolutionsexperimente" wider, die Prokaryoten in den mehr als 2 Milliarden Jahren ihrer Geschichte durchgespielt haben, als sie noch die einzigen Lebewesen auf der Erde stellten. Für den Biochemiker erscheint mit der Entwicklung der Eukaryotenzelle die gesamte darauf folgende Geschichte der Biosphäre – und die der Tiere – nur noch als Variation eines einzigen großen Themas: Anpassung eukaryotischer Organismen an den zunehmenden Sauerstoffgehalt der Atmosphäre, an plattentektonische Veränderungen der Erdoberfläche, Klimaänderungen und eine immer stärkere ökologische Differenzierung der Lebensräume.

4.1.3 Energieübertragung im Organismus

Zur optimalen Energieausbeute im Organismus müssen die Stoffzu- und -abflüsse zur bioenergetischen Zellmaschinerie über Respirations-, Kreislauf- und andere Organsysteme genauestens aufeinander abgestimmt werden (Abb. **4.4**). Wie erfüllen diese Systeme ihre konzertierte Aktion? Wo liegen die leistungsbegrenzenden Faktoren? Warum kann z. B. ein Vogel auf dem Zug mehr als 1000 km fliegen, während es einer gleich großen Maus vollkommen unmöglich wäre, auch nur 100 km zu laufen, ohne dabei nicht ständig anhalten und Nahrung aufnehmen zu müssen? Ein Blick auf die jeweiligen Energiequellen und Energieumsatzraten hilft, solche Fragen zu beantworten.

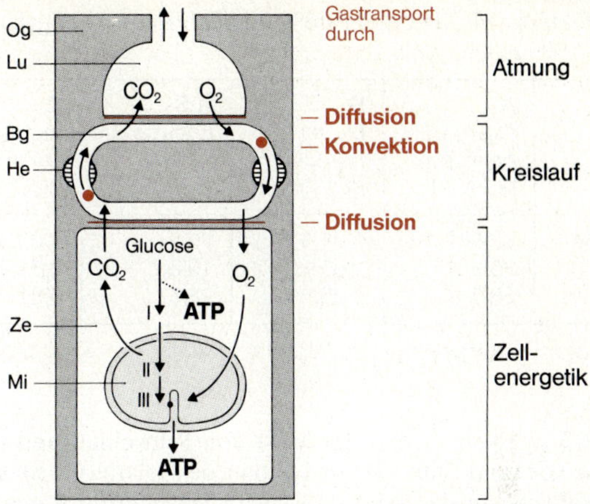

Abb. 4.4 Aerobe und anaerobe Energiegewinnung: Transport- und Reaktionswege. *I* Glykolyse, *II* Citratzyklus, *III* oxidative Phosphorylierung. – *Bg* Blutgefäß, *He* Herz, *Lu* Lunge, *Mi* Mitochondrium, *Og* Organismus, *Ze* Zelle (nach Weibel, Taylor).

a) Energiequellen

Die wichtigsten tierischen Energiespeicher sind **Kohlenhydrate** und **Fette.** Erstere haben den Vorteil, daß sie – da wasserlöslich und direkt in den Muskelzellen vorhanden – schnell mobilisiert und auch unter anaeroben Bedingungen eingesetzt werden können, letztere den des geringeren Gewichts. Fette liefern pro Gewichtseinheit nämlich nicht nur doppelt soviel Energie wie Kohlenhydrate (Tab. **4.1**), sondern werden auch ohne den „Ballaststoff" Wasser gespeichert. Dagegen bindet 1 g Kohlenhydrat (Glykogen) in der Zelle bis zu 5 g H_2O, ist also – auf gleiche Energieausbeute bezogen – 10mal schwerer als Fett (besitzt ein 10mal höheres *isokalorisches Gewicht*). Vögel, die ihre Nutzlast im Flug in engen Grenzen halten müssen, verwenden daher als Treibstoff das schwere, aber rasch „einspritzbare" Kohlenhydrat nur in der Startphase des Fluges. Später schalten sie auf Fettstoffwechsel um. Viele Zugvögel nehmen vor dem Abflug so viel Nahrung auf, daß ihre Fettreserven bis zu 50% ihres Körpergewichts ausmachen. Auch Insekten, z. B. wandernde Heuschrecken und Schmetterlinge, schalten nach anfänglicher Kohlenhydrat-(Trehalose-)Veratmung auf Fetttreibstoff um.

Über die Art des primären Energielieferanten kann man am intakten Tier schon über den **respiratorischen Quotient** (*RQ-Wert;* Tab. **4.1**, Spalte *C*) wertvolle Aufschlüsse gewinnen. Als Verhältnis des bei der Atmung gebildeten CO_2 zum verbrauchten O_2 variiert dieser Wert im allgemeinen zwischen 0,7 (für die O_2-armen Fette) und 1,0 (für Kohlenhydrate). Übersteigt die Nahrungsaufnahme den unmittelbaren Energiebedarf, wird der Überschuß in den leichten Energieträger Fett umgebaut und als *Speicherfett* deponiert. Man

Tab. 4.1 Energiebilanzen und Sauerstoffverbrauch beim oxidativen Stoffwechsel von Vögeln und Säugetieren.

Nährstoff-gruppe	**A** Energie-gewinn $[kJ \cdot g^{-1}]$	**B** O_2-Verbrauch $[lO_2 \cdot g^{-1}]$	**A/B** Energie-gewinn $[kJ \cdot l^{-1} O_2]$	**C** respiratorischer Quotient, RQ $[lCO_2 \cdot l^{-1} O_2]$
Kohlenhydrate	17,6	0,84	20,9	1,00
Fette	39,3	2,00	19,6	0,71
Proteine[1]	18,0	0,96	18,8	0,81

[1] Proteine werden im Körper nicht vollständig oxidiert. Die vollständige Oxidation liefert 22,2 $kJ \cdot g^{-1}$.

erhält dann RQ > 1,0: z. B. bei der Mast von Schweinen und Gänsen oder bei Zugvögeln vor dem Start. Beim Umbau des relativ O_2-reichen Kohlenhydrats der Nahrung in das relativ O_2-arme Speicherfett kann nämlich das „überschüssige" O_2 der Kohlenhydrate genutzt und damit Atmungssauerstoff gespart werden; doch nur dieser Sauerstoff geht numerisch in den RQ-Wert ein. *Winterschlafende Tiere* (S. 323) zeigen mit einem RQ = 0,7 Energiegewinnung durch reinen Fettkatabolismus an.

b) Energieumsatzraten

Das Grundmaß des Energiestoffwechsels im Organismus ist die Energieumsatzrate **(Metabolismusrate)** $\dot{E}$ $[J \cdot s^{-1}] = [W]$. Oft wird sie *kalorimetrisch* anhand derjenigen Wärmemenge bestimmt, die der Organismus an die Umgebung abgibt. Dabei ist jedoch zu bedenken, daß vom gesamten Energieumsatz des Organismus jeweils nur der nicht für mechanische, Transport-, Synthese- oder andere Arbeiten verwendete Energiebetrag als Wärme frei und damit kalorimetrisch faßbar wird. Als allgemeines Maß für den (oxidativen) Energieumsatz empfiehlt sich daher der Sauerstoffverbrauch $\dot{V}O_2$ $[lO_2 \cdot h^{-1}]$ – um so mehr, als der Energiegewinn pro Liter verbrauchten Sauerstoffs *(oxikalorisches Äquivalent)* unabhängig davon ist, ob Kohlenhydrate, Fette oder Proteine als primärer Energielieferant dienen (Spalte *A*/*B* in Tab. **4.1**). Fette liefern zwar doppelt soviel Energie wie die übrigen beiden Nährstoffgruppen, benötigen aber auch doppelt soviel Sauerstoff zu ihrer Oxidation (Spalten *A* und *B* in Tab. **4.1**).

Es liegt auf der Hand, daß der Energieumsatz mit der **Körpergröße** steigt. Diese Beziehung ist jedoch nur selten (z. B. bei einigen Insekten, Muscheln und Schnecken) linear. Meistens gilt die **Metabolismusgleichung**

$$\dot{E} = a \cdot M^b \quad \text{bzw.} \quad \log \dot{E} = b \cdot \log M + \log a \qquad (4.4)$$

(*M* Körpermasse, *a* Massenkoeffizient, *b* Massenexponent).

Über ein weites Spektrum von Organismen hinweg beträgt b = 0,75 (Abb. **4.5***A*). Allgemein besagt b < 1, daß die Zunahme des Energieumsat-

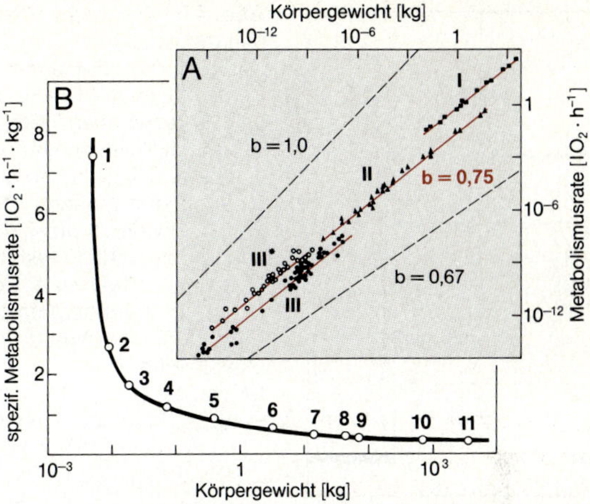

Abb. 4.5 A Metabolismusrate als Funktion der Körpergröße im doppelt-logarithmischen Maßstab. *I* Homoiotherme (37 °C), *II* Poikilotherme (20 °C) und *III* Einzeller (20 °C; *III** betrifft in Zellteilung begriffene Populationen). *b* Steigung der Geraden (Massenexponent der Metabolismusgleichung). B Spezifische Metabolismusrate einiger Säugetiere, im einfach-logarithmischen Maßstab gegen die Körpergröße aufgetragen. – *1* Spitzmaus, *2* Taschenspringmaus, *3* Hausmaus, *4* Flughörnchen, *5* Ratte, *6* Katze, *7* Hund, *8* Schaf, *9* Mensch, *10* Pferd, *11* Elefant (nach Kleiber; Hemmingsen; Fenchel, Finlay).

zes hinter derjenigen der Körpergröße zurückbleibt, der Energieumsatz pro Gewichtseinheit (*spezifische Metabolismusrate* [$\dot{E} \cdot M^{-1}$]) also mit steigender Körpergröße abnimmt (Abb. **4.5** *B*). Eine Spitzmaus benötigt pro Gramm Körpergewicht jede Minute 100mal mehr Energie, d. h. muß Nahrung und Sauerstoff 100mal schneller aufnehmen als ein Elefant. Besäße ein Elefant die hohe Stoffwechselintensität einer Spitzmaus, müßte er, um die entstehenden Wärmemengen abzuführen, über eine Hauttemperatur von 100 °C verfügen. Andererseits wäre eine Spitzmaus, die mit der niedrigen Stoffwechselintensität eines Elefanten arbeitete, zur Wärmeisolation auf ein meterdickes Fell angewiesen. Nichts mag die Abhängigkeit des Energieumsatzes von der Körpergröße dramatischer veranschaulichen als diese beiden fiktiven Beispiele.

Doch sind reale Beispiele kaum weniger eindrücklich: Die kleinsten Säugetiere und Vögel – einige 2 g schwere Spitzmäuse, Fledermäuse und Kolibris – müssen praktisch ununterbrochen Nahrung aufnehmen, um ihren hohen Energiebedarf zu decken. In den Pausen zwischen der Nahrungsaufnahme senken Kolibris und Fledermäuse ihre Körpertemperatur und verfallen in einen als *Torpor* bezeichneten Inaktivitätszustand, in dem die Metabolismusrate stark herabgesetzt ist (Abb. **4.6**). Noch kleinere Warmblüter scheinen stoffwechselphysiologisch gar nicht „machbar“ zu sein.

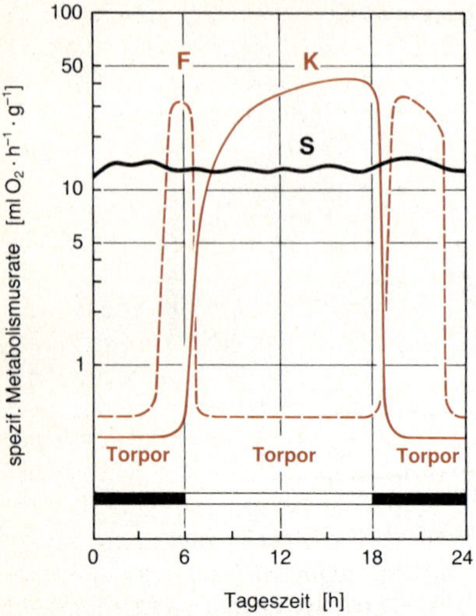

Abb. 4.6 Tageszeitlicher Verlauf der Metabolismusrate bei 3 g schweren Kolibris *(K)*, Fledermäusen *(F)* und Spitzmäusen *(S)*. Die Farbsignaturen (*K* und *F*) bezeichnen Tiere, die im tageszeitlichen Rhythmus in Torpor verfallen. Nacht- und Tagphasen durch *Schwarz/Weiß-Balken* markiert. **Beispiel:** Der 3,2 g schwere Kolibri *Calypte costae* senkt seine Atmungsrate von 42 ml $O_2 \cdot h^{-1} \cdot g^{-1}$ (während des Nahrungsflugs) um 2 Zehnerpotenzen auf 0,4 ml $O_2 \cdot h^{-1} \cdot g^{-1}$ (während des Torpors). Gleichzeitig sinkt die Körpertemperatur von 41 °C auf 20 °C (nach Daten von Pearson; Morrison; Lasiewski).

Um eine ausreichende O_2-Versorgung sicherzustellen, erreichen Spitzmäuse *(Soricidae)* Atemfrequenzen von 300 min^{-1} und Herzschlagfrequenzen von 1300 min^{-1} ($> 20\ s^{-1}$). Die Mitochondriendichte in den Herzmuskelzellen ist so hoch, daß 45% des Zellvolumens von Mitochondrien und damit von den energieliefernden Strukturen eingenommen werden und nur etwas mehr als die Hälfte der Zelle für die krafterzeugenden Myofibrillen verbleibt. Ähnliche Werte erreichen sonst nur noch die Flugmuskeln der Insekten (Abb. **4.18** *C*). Als Kreislaufpumpe nimmt das Herz ein Drittel der Brusthöhle ein. Die Lungenalveolen sind derart miniaturisiert, daß die Dichte der Gasaustauschflächen einen 8mal höheren Wert aufweist als beim Menschen.

Über die Art der *Abhängigkeit von Energieumsatz und Körpergröße* (Massenexponent $b \approx 0{,}75$) ist viel spekuliert worden. Eine allgemein befriedigende Antwort steht noch aus. Vielfach wird darauf hingewiesen, daß zahlreiche mit dem Energieumsatz korrelierte physiologische Prozesse über Oberflächen erfolgen (Sauerstoffaufnahme in Lunge und Kiemen, Sauerstoffübertritt ins Gewebe, Nahrungsaufnahme im Darm, Wärmeaustausch über die Haut usw.) und der Energieumsatz daher *flächenproportional* sein sollte. Gleiche Körperform und gleichen Bauplan vorausgesetzt, steigen mit zunehmender Körpergröße die Organ- und Zelloberflächen F mit der zweiten, die Volumina (und damit die Körpergewichte M) mit der dritten Potenz der Länge. Unter der Voraussetzung, daß der Energieumsatz rein oberflächenabhängig erfolgt, müßte der Exponent b der Metabolismusgleichung – da F proportional $M^{2/3}$ ist – 0,67 betragen. Bei einem rein gewichtsabhängigen Prozeß wäre er 1,0. In Wirklichkeit liegt er zwischen diesen beiden Werten.

Auch bei Tieren gleicher Körpergröße variiert der Energieumsatz in Abhängigkeit vom **Organisationsniveau.** In allgemeinster Form spricht dieser Zusammenhang von Energieumsatz und Leistung schon aus Abb. **4.5***A*: *Homoiotherme* Tiere besitzen generell eine etwa 10mal höhere Stoffwechselrate als gleich große *poikilotherme* Tiere, *Mehrzeller* einen höheren Energieumsatz als *Einzeller*. In Gl. 4.4 auf S. 264 kommen diese organisationsbedingten Unterschiede zwischen den Stoffwechselraten verschiedener Tiergruppen in der Variation des Koeffizienten *a* zum Ausdruck. Der Exponent *b* bleibt dagegen weitgehend konstant.

Darüber hinaus hängt der Energieumsatz in starkem Maße vom individuellen **Aktivitätszustand** ab. Die oben dargestellten Vergleiche zwischen Tieren verschiedenen Organisationsniveaus und verschiedener Körpergröße waren daher nur möglich, weil eine Standardaktivität, der Ruhezustand mit der niedrigsten Stoffwechselrate (*Grundumsatzrate* $\dot{E}_o$), als Vergleichsbasis gewählt wurde. Befindet sich das Tier in Bewegung *(Lokomotion)*, kann die Metabolismusrate weit über diese Grundumsatzrate hinaus ansteigen: bis auf das 6fache bei einer fliegenden Taube, das 10- bis 20fache bei einem Kurzstreckenläufer und das 150fache bei einem fliegenden Insekt. Wird die Metabolismusrate nicht auf das Gesamtkörpergewicht, sondern auf das Gewicht der arbeitenden Muskulatur bezogen, ergeben sich für den Menschen bei maximaler Arbeit Leistungssteigerungen um mehr als das 100fache. Allerdings können die dafür benötigten ATP-Äquivalente nicht mehr aerob, sondern müssen anaerob bereitgestellt werden. Wegen der weit geringeren ATP-Ausbeute der anaeroben Glykolyse (S. 258) bedeutet das eine mehr als 1000fache Steigerung der Glykolyserate. Lokomotion – ein Hauptcharakteristikum der sich heterotroph ernährenden Tiere – ist also äußerst energieaufwendig.

Bestimmt man die *Transportkosten* der Fortbewegung, d. h. die Energiekosten, die nötig sind, um 1 kg Körpergewicht über eine Distanz von 1 km zu bewegen [$l\ O_2 \cdot kg^{-1} \cdot km^{-1}$], erhält man zwei aufschlußreiche Resultate: Zum einen sind die Transportkosten bei gegebenem Lokomotionstyp (Laufen, Schwimmen oder Fliegen) für kleine Tiere höher als für große. Darin mag einer der funktionellen Vorteile für die Erhöhung der Körpergröße liegen. Zum anderen erfordert von allen drei Lokomotionstypen Schwimmen (bei schwimmangepaßten Tieren wie Fischen und Walen) den geringsten, Laufen den höchsten Energieaufwand. Der Unterschied zwischen Schwimmen und Fliegen leuchtet ein, wenn man bedenkt, daß Wasser eine höhere Dichte als Luft besitzt, schwimmende Tiere also schon passiv genügend Auftrieb erzeugen können, um sich in einer bestimmten Höhe zu halten (vgl. S. 756). Der ebenfalls erhöhte Medienwiderstand im Wasser vermag diesen Vorteil wegen der relativ langsamen Schwimmgeschwindigkeit und des stromlinienförmigen Körpers der Fische nicht völlig zu kompensieren. Dagegen dürfte zunächst erstaunen, daß Laufen aufwendiger sein soll als Fliegen. Die Ursache dafür liegt in der Notwendigkeit, beim Laufen den Körper nicht nur zyklisch nach oben zu beschleunigen, sondern beim anschließenden Fall nach unten durch entsprechende Muskelkontraktionen auch ständig wieder „abzufedern“. Die dafür nötige Energie geht der Vorwärtsbewegung verloren (selbst wenn die kinetische Energie der Abwärtsbewegung zum Teil als elastische Energie in Sehnen gespeichert und der nächsten Aufwärtsbewegung wieder nutzbar gemacht werden kann). Hier liegt zumindest einer der Gründe, warum – um zum Anfang dieses Kapitels zurückzukehren – ein Vogel weniger Energie aufwenden muß, um eine gegebene Strecke zurückzulegen, als ein gleich großes Säugetier.

4.2 Ernährung

4.2.1 Nahrungswahl

Als heterotrophe Organismen (S. 250) nutzen Tiere eine Vielzahl organischer Nahrungsquellen: **Herbivoren** ernähren sich von pflanzlichen, **Carnivoren** von tierischen Organismen und **Omnivoren** von beiden; **Saprophage** *(Detritovoren)* nehmen bereits in Zersetzung begriffene Tier- und Pflanzenreste auf. Jede Tierart verwertet dabei nur einen geringen Bruchteil des gesamten Nahrungsspektrums. Zu den extremen *Spezialisten* zählt z. B. eine Raubvogelart der Sümpfe Floridas *(Rostrhamus sociabilis)*, die sich ausschließlich von einer einzigen Schneckenart ernährt, oder eine Buntbarschart des Victoria-Sees *(Haplochromis chilotes)*, die ausschließlich die Larven einer bestimmten Eintagsfliegenart frißt. Der australische Beutelbär (Koala, *Phascolarctos cinereus*) lebt ausschließlich von Eukalyptusblättern, wobei er unter den mehr als 600 *Eucalyptus*-Arten nur 10–30 als Futterquelle auswählt. Auf ganz spezifische Futterpflanzenarten sind vor allem die Larven zahlreicher Insekten angewiesen. Einige Tiere haben sich sogar auf eine einzige chemische Verbindung spezialisiert: die Larven der Wachsmotte *Galleria* auf Bienenwachs und die Pelzmotte *Tincola* auf die Hornsubstanz Keratin.

Welchen Grad der Spezialisierung eine Art erreicht, hängt letztlich von den **ökologischen** Rahmenbedingungen ab, denen sie ausgesetzt ist. Futterquellen, die zeitlich konstant über mehrere Generationen hinweg in ausreichendem Maße zur Verfügung stehen, wie das in vielen tropischen Gebieten der Fall ist, fördern den Trend zum Spezialistentum. Gebiete mit spärlichen, zeitlich instabilen Futterangeboten (z. B. in gemäßigten Breiten) begünstigen dagegen Generalisten. Die ökologische Nische (S. 515), die eine Tierart einnimmt, wird daher ganz wesentlich durch die Nahrungswahl bestimmt. Das zeigt sich auch darin, daß Tiere für die Nahrungssuche einen Großteil ihres gesamten Energiebudgets aufwenden. In den gemäßigten Breiten müssen viele Kleinvögel während der kalten Jahreszeit den ganzen Tag über ununterbrochen auf Futtersuche gehen und dabei in Abständen von wenigen Sekunden Futterstücke finden und konsumieren, wenn ihr Energiestoffwechsel auf normalem Niveau verbleiben soll.

Nahrungsspezialisierung als Mittel ökologischer Einmischung ist **physiologisch** nur deshalb möglich, weil die für den Körper wichtigen Primärmetabolite über den Pool des intermediären Stoffwechsels aus verschiedenen Nährstoffen gewonnen werden können, Nährstoffe für den Zellstoffwechsel also in hohem Maße konvertibel sind. Die meisten Tiere müssen z. B. die für den Energiestoffwechsel so entscheidenden Fette nicht mit der Nahrung aufnehmen, sondern können sie aus Kohlenhydraten gewinnen (S. 263).

Konvertibilität und Durchlässigkeit im Nährstoffpool wurden jedoch im Laufe der Evolution zunehmend eingeschränkt. Alle Tiere sind heute auf eine Reihe von ihnen selbst nicht synthetisierbarer **essentieller Nahrungsstoffe** angewiesen. Hierzu zählen die *Vitamine* (Tab. **4.2**), die von Pflanzen gebildet und von Tieren – allerdings nur in geringsten Mengen ($\mu g \cdot kg^{-1} \cdot d^{-1}$) – obligatorisch benötigt werden. Ohne chemisch eine einheitliche Stoffklasse zu bilden (der Name Vit*amine* ist historisch bedingt), wirken sie meistens als Cofaktoren von Enzymen: z. B. Niacinamid und Riboflavin bei Dehydrogenasen, Thiamin bei aldehydgruppenübertragenden Enzymen. In größeren Mengen ($mg \cdot kg^{-1} \cdot d^{-1}$) müssen Tiere jedoch *essentielle Nährstoffe* aufnehmen: vor allem essentielle *Aminosäuren* (Val, Leu, Ile, Phe, Thr, Met, Trp, Lys, Arg, His) und einige *ungesättigte Fettsäuren* (Linol-, Linolensäure). Letztere dienen der Bildung von Phospholipiden und damit dem Aufbau biologischer Membranen (S. 6). Cholesterol und andere ebenfalls am Membranaufbau beteiligte *Steroide* können zwar von Wirbeltieren, aber nicht von Insekten synthetisiert werden. Das ist um so erstaunlicher, als die Häutungshormone der Insekten (S. 340) ebenfalls dieser Stoffklasse angehören.

4.2.2 Intra- und extrazelluläre Verdauung

Als *Verdauung* bezeichnet man die *enzymatische Hydrolyse* der hochmolekularen Nährstoffe in ihre Grundbausteine (Monosaccharide, Aminosäuren usw.). Bei dieser hydrolytischen Spaltung hochmolekularer Verbindungen werden nur geringe Energiemengen frei (und gehen dabei als Wärme verloren) – ganz im Gegensatz zum anschließenden Abbau der niedermolekularen Spaltprodukte, der unter hoher ATP-Ausbeute verläuft (S. 257).

Verdauung kann intra- oder extrazellulär erfolgen. Bei der **intrazellulären Verdauung** werden die Nährstoffe durch *Endocytose* (S. 9, 12 und Abb. **4.7** *A, B*) in die Zelle aufgenommen und dort in speziellen Vesikeln – den klassischen „Nahrungsvakuolen" – verdaut. Das ist bei Protozoen (S. 615), den Choanocyten und Amoebocyten der Schwämme (S. 618), aber auch noch im Gastrovaskularsystem von Coelenteraten (S. 625) und Turbellarien (S. 637) der Fall. Endocytotische Stoffaufnahme findet sich jedoch nicht nur im Verdauungssystem, sondern auch bei der Immunabwehr (in Makrophagen, S. 303) und bei Abbau und Restitution körpereigenen Zellmaterials.

Lichtmikroskopisch kann man zwischen der Aufnahme partikulären *(Phagocytose)* und gelösten Materials *(Pinocytose)* unterscheiden, doch verlaufen

Tab. 4.2 Vitamine.

Name		chemische Struktur	Coenzym (Reaktion)	Mangelsymptome
1.	**Fettlösliche Vitamine**			
A	Retinol	Isoprenoidderivat	–	Austrocknung von Haut, Atmungswegen und Urogenitaltrakt, Nachtblindheit, Xerophthalmie
D	Calciferol	Steroidderivat	–	Rachitis: niedriger Blut-Ca^{2+}-Spiegel, deformiertes Skelett, schwache Muskelentwicklung
E	Tocopherol[1]	Isoprenoidderivat	–	Muskeldystrophie; beim ♂ Hodenatrophie, beim ♀ Resorption der Feten; Anämie, Zerstörung der Erythrocytenmembran
K	Phyllochinon, Menadion	Naphthochinon mit Isoprenoidseitenkette	Menahydrochinon (Carboxylierung)	verzögerte Blutgerinnung, Hämorrhagie
2.	**Wasserlösliche Vitamine**			
B_1	Thiamin (Aneurin)	Pyrimidin u. Thiazolring	Thiamin-diphosphat (oxidative Decarboxylierung)	Polyneuritis (Beriberi): Muskelatrophie, Herzmuskelschwäche, mentale Störungen, Paralyse
B_2	Riboflavin	Alloxazinderivat	Flavin-adenin-dinucleotid FAD (oxidative Phosphorylierung)	Dermatitis, Entzündungen der Mundregion, Corneaschäden
B_2	Nicotinsäure, Nicotinsäureamid[1]	Pyridinderivat	Nicotinsäureamid-adenin-dinucleotid NAD (H-Übertragung)	Pellagra (spezielle Dermatitis mit Braunfärbung der Haut, Diarrhöe, Unterleibsschmerzen, mentale Störungen)
B_2	Folsäure[1]	Pteroylglutaminsäure	Tetra-hydro-folsäure (Synthese der Purin-Nucleotide)	Anämie, Störung der Antikörpersynthese
B_2	Pantothensäure[1]	Aminosäurederivat	Coenzym A (Aktivierung von Fettsäuren)	Störungen der Antikörpersynthese, Schädigung der Nebennierenrinde

B_6	Pyridoxin	Pyridinderivat	Pyridoxalphosphat (Aminosäurestoffwechsel)	Dermatitis, Störungen der Antikörpersynthese (evtl. epileptische Krämpfe)
B_{12}	Cobalamin[1, 2]	porphyrinähnliches Corrin-Ringsystem mit Co als Zentralatom	Adenosyl-Cobalamin (Alkylgruppen-Übertragung)	perniziöse Anämie (Verminderung der Erythrocytenzahl)
C	Ascorbinsäure	Pentose	Ascorbinsäure (Redoxreaktion)	Skorbut: Zahnfleischentzündungen, Zahnverlust, Anämie, Gelenkschwellungen
H	Biotin	2 kondensierte heterozyklische Fünfringe	Biotin (Carboxylierung)	beim Menschen selten: Dermatitis, Konjunktivitis

[1] Diese Vitamine werden bei Säugern von Mikroorganismen im Darmtrakt synthetisiert und müssen dabei nicht unbedingt mit der Nahrung aufgenommen werden.
[2] Mangelerscheinungen sind oft nicht Folge zu geringen Vitamingehalts im Darm, sondern verminderter Absorption durch die Dünndarmzellen oder gestörter Umwandlung des absorbierten Vitamins in eine aktive Form.

beide Vorgänge auf genau gleiche Weise. Stets verschmelzen die Endocytosevesikel zunächst mit den hydrolasehaltigen *primären Lysosomen* zu *sekundären Lysosomen* (Abb. **1.3**), in denen dann die enzymatischen Abbauvorgänge ablaufen. Die Spaltprodukte (z. B. Aminosäuren) gelangen durch die Vesikelmembran ins Cytosol *(Resorption)*; die Exkretionsprodukte werden unter Einbau der Vesikelmembran in die Zellmembran nach außen geschleust *(Exocytose)*. Amöben und Makrophagen können über diese Endo-/Exocytose-Vorgänge innerhalb von 30 min ihre gesamten Zellmembranen internalisieren und rezyklisieren.

Lysosomen (S. 17), die universellen Verdauungsvesikel der Zelle, wurden erstmals in den fünfziger Jahren für Leberzellen beschrieben. Inzwischen hat man in ihnen mehr als 60 Hydrolasen nachgewiesen, die am rauhen endoplasmatischen Reticulum synthetisiert, über den Golgi-Apparat sezerniert und von dort in primäre Lysosomen verpackt werden (Abb. **4.7** *A*).

Bei höheren Metazoen erfolgt die endocytotische Stoffaufnahme meistens spezifisch für bestimmte Substanzen, die als *Liganden* an membranständige Rezeptoren gebunden werden. Diese *rezeptorvermittelte Endocytose* (Abb. **4.7** *B*; S. 12) spielt sich an spezialisierten Membranbereichen ab, die in die Zelle grubenförmig eingesenkt sind *(Coated pits)*. An ihrer cytoplasmatischen Seite weisen sie ein submembranöses Proteingeflecht auf (Protein *Clathrin*). Nach Bindung der Liganden schnüren sie sich zu *Coated vesicles* ins

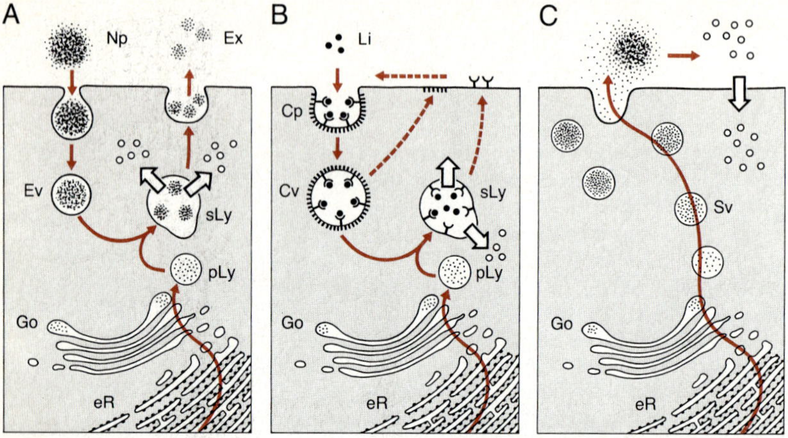

Abb. 4.7 Endo- und Exocytose. [A] Unspezifische und [B] spezifische (rezeptorvermittelte) Endocytose (s. auch Box **1.1**, S. 12). [C] Exocytose. Die *weißen Pfeile* bezeichnen den Übertritt der verwertbaren Spaltprodukte der Verdauung *(kleine Hohlkreise)* ins Cytosol, die *farbigen Pfeile* markieren die Transportrichtung von Vesikeln. – *Cp* Coated pit, *Cv* Coated vesicle, *eR* endoplasmatisches Reticulum, *Ev* Endocytosevesikel, *Ex* Exkretstoffe, *Go* Golgi-Apparat, *Li* Ligand, *Np* Nahrungspartikel, *pLy, sLy* primäres und sekundäres Lysosom, *Sv* Sekretionsvesikel.

Zellinnere ab. Rezeptoren und Protein-Coat werden später zur Zellmembran zurücktransportiert.

Intrazelluläre Verdauung über Endocytose ist natürlich an kleine Nahrungspartikel gebunden. Als innerhalb der Metazoen die Körper- und damit Beutegröße zunahm, wurden Mechanismen der **extrazellulären Verdauung** notwendig. Diese Funktion erfüllen *Verdauungstrakte*. Die Hydrolasen werden jetzt in das Lumen dieses Trakts – eines Stücks eingestülpter Außenwelt – *sezerniert* und die hydrolytischen Spaltprodukte ins Zellinnere hinein *resorbiert*. In einigen Fällen kommt es sogar zur *extraintestinalen* Verdauung: wenn z. B. Wasserkäferlarven *(Dytiscus)* die Verdauungsenzyme des Mitteldarms durch Kanäle in ihren Mandibeln in die Beutetiere injizieren oder Spinnen, Laufkäfer und viele Fliegenlarven die Enzyme aus dem Mund direkt auf ihre Nahrung speien.

Intra- und extrazelluläre Verdauung, die im Darmtrakt vieler Invertebraten nebeneinander ablaufen, haben bei aller makroskopischen Verschiedenheit eines gemeinsam: Stets sind die Verdauungsvorgänge durch eine Membran – die Lysosomenmembran bei der intrazellulären und die Zellmembran bei der extrazellulären Verdauung – vom Rest der Zelle abgeschirmt. Erst die hydrolytischen Spaltprodukte können diese Membran passieren. Entsprechend müssen die Hydrolasen in Zellen, die gleichzeitig an der intra- und

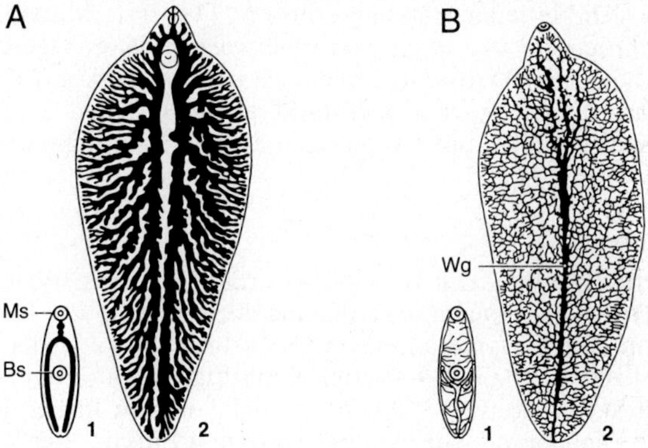

Abb. 4.8 [A] Gastrovaskular- und [B] Exkretionssystem von Trematoden (*1 Haematoloechus variegatus* aus den Lungen von Fröschen; *2 Fasciola hepatica* aus den Gallengängen von Säugetieren). Die flachen Körper der Plathelminthen enthalten zwar Transportsysteme für gelöste Stoffe (*A* für Nahrungs- und *B* für Exkretstoffe), nicht aber für Atemgase. – *Bs* Bauchsaugnapf, *Ms* Mundsaugnapf, *Wg* Hauptstamm des Wassergefäßsystems (nach Hesse, Odening).

extrazellulären Verdauung teilhaben, entweder in primäre Lysosomen (Abb. **4.7** *A, B*) oder in Sekretionsvesikel (Abb. **4.7** *C*) verpackt werden. Dieser molekulare Sortiervorgang findet im Golgi-Apparat statt.

4.2.3 Verdauungstrakte

Coelenteraten und viele Plathelminthen besitzen als Darmtrakt eine oft stark verästelte Einsackung der Körperwand, das *Gastrovaskularsystem* (Abb. **4.8**; S. 625, 637), das mit der Außenwelt nur über eine einzige Öffnung in Verbindung steht. Dieses System übernimmt neben der Verdauung auch die Verteilung der Nährstoffe, erfüllt also gleichzeitig noch Aufgaben des Blutgefäßsystems.

Bei den übrigen Metazoen besteht der *Darmtrakt* dagegen aus einem durchgehenden Rohr, das eine vordere (Mund) und hintere Öffnung (After) besitzt und der Länge nach in mehrere Abschnitte mit unterschiedlichen Verdauungsfunktionen gegliedert ist (Abb. **4.9**). Trotz der vielgestaltigen Ausprägung, die diese seriale Untergliederung des Verdauungstrakts bei verschiedenen Tiergruppen erfährt, lassen sich einige durchgängige Prinzipien erkennen: Neben dem *Mitteldarm,* in dessen einschichtigem (stets entodermalem) Epithel die meisten Sekrektions- und Resorptionsprozesse ablaufen, treten *Vorder-* und *Enddarmabschnitte* auf, die dem Ektoderm entstammen. Anatomisch äußert sich diese ektodermale Herkunft bei Wirbeltieren in einem mehrschichtigen Epithel, bei Arthropoden in einer feinen Cuticulaauskleidung, die sich bei jeder Häutung erneuert. Das zarte Mitteldarmepithel wird bei Arthropoden von einer *peritrophischen Membran* geschützt. Als Exkretionsprodukt der Darmzellen bildet sie ein Netzwerk aus Protein- und Kohlenhydratfibrillen, das den Nahrungsbrei umhüllt und Verdauungsenzyme sowie Spaltprodukte, aber keine unverdauten Nahrungspartikel passieren läßt.

a) Verdauung

Die Kompartimentierung des Darmtrakts ermöglicht eine *stufenweise* Zerkleinerung, Durchmischung und Verdauung der Nahrung. Bei Invertebraten werden die meisten Enzyme an einem Ort gebildet – entweder im Mitteldarm selbst (Insekten, Abb. **4.9** *A*) oder in mächtig entwickelten Mitteldarmdrüsen (Mollusken, Krebse, Spinnen) – und kommen in der Regel auch gemeinsam bei annähernd gleichem pH-Wert zum Einsatz. Bei Wirbeltieren (Abb. **4.9** *B*), die ihre Nahrung nacheinander dem Mundspeichel, Magensaft und Bauchspeichel sowie der digestiv-resorbierenden Oberfläche des Dünndarmepithels (Abb. **4.10**) aussetzen, sind die Wirkungen der einzelnen Enzyme dagegen räumlich und zeitlich getrennt (Tab. **4.3**).

Zwischen einigen der Reaktionsräume bestehen deutliche Unterschiede im **pH-Wert.** Im *Magen* herrschen in dieser Hinsicht besonders extreme Bedingungen, indem hier das Wirkungsoptimum einer auf die Wirbeltiere beschränkten Endopeptidase *(Pepsin)* im stark sauren Bereich liegt (pH = 1,5–2,5). Von den *Hauptzellen der Fundusdrüsen* (Abb. **4.11** *A*) wird eine inaktive Vorstufe *(Pepsinogen)* sezerniert, die extrazellulär durch Abspaltung eines niedermolekularen Peptids in das aktive Pepsin übergeht. Auf ähnliche Weise, allerdings im alkalischen Bereich, werden die Pankreas-Proenzyme *Chymotrypsinogen* und *Trypsinogen* im Dünndarm in *Chymotrypsin* und *Trypsin* überführt.

Das für die Umwandlung Pepsinogen → Pepsin sowie für die spätere Pepsinwirkung nötige stark saure Milieu kommt durch HCl-Exkretion der *Belegzellen* in den Fundusdrüsen zustande. Im Zellinneren selbst, in dem derart niedrige pH-Werte natürlich tödlich wirken müßten, beträgt der pH-Wert 7,2, in den sekretorischen Canaliculi dagegen 1,0. Die H^+-Ionen müssen also gegen einen H^+-Gradienten von $1:10^6$ nach außen treten und dürfen zudem erst bei Verlassen der Zelle in die ionisierte Form (H^+) überführt werden (Abb. **4.11** *C*). Die hohe Mitochondriendichte der Belegzellen (Abb. **4.11** *B*) illustriert den enormen ATP-Bedarf dieser Transportleistung.

Neben dem pH-Wert müssen für spezifische Verdauungsfunktionen auch andere Milieubedingungen erfüllt sein. Zur Emulgierung der Fette verwenden Wirbeltiere, aber auch einige Wirbellose, Gallensäuren als **Detergentien.** Bei jenen Insekten, die hydrolytisch nicht spaltbare Proteine wie Seide, Kollagen oder Keratin verdauen, wird durch geringe Tracheenversorgung des Mitteldarms ein stark negatives **Redoxpotential** geschaffen, das die Disulfidbrücken dieser Proteine reduziert und damit den Angriff normaler Endopeptidasen ermöglicht.

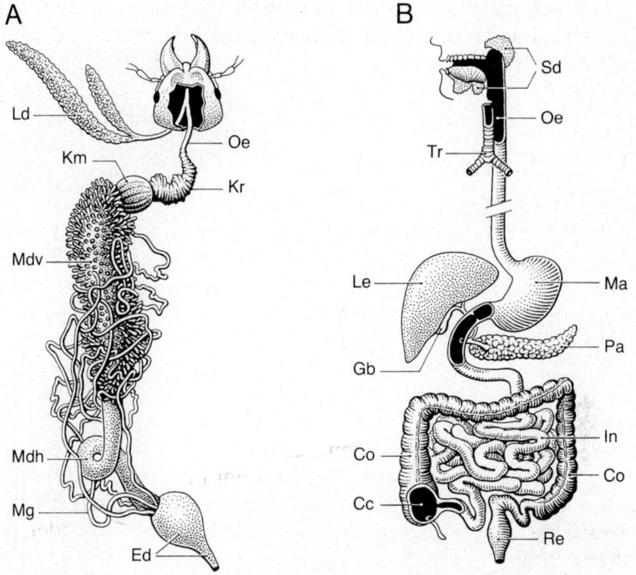

Abb. 4.9 Verdauungstrakt [A] eines Insekts (Laufkäfer *Carabus*) und [B] des Menschen. – *Cc* Caecum (Blinddarm) mit Appendix, *Co* Colon (Dickdarm), *Ed* Enddarm, *Gb* Gallenblase, *In* Intestinum (Dünndarm), *Km* Kaumagen (Proventriculus), *Kr* Kropf, *Ld* Labialdrüse, *Le* Leber, *Ma* Magen, *Mdv, Mdh* vorderer und hinterer Mitteldarm, *Mg* Malpighi-Gefäße, *Oe* Oesophagus (Speiseröhre), *Pa* Pankreas (Bauchspeicheldrüse), *Re* Rectum (Enddarm), *Sd* Speicheldrüsen, *Tr* Trachea (Luftröhre) (nach Goldsworthy; Kaestner; Allen).

Einige Tiere sind zum Nahrungsaufschluß auf ganz besondere Milieubedingungen angewiesen: auf die Gegenwart **endosymbiontischer Mikroorganismen** (Bakterien, Hefen oder Protozoen). Im Darm des Blutegels *(Hirudo)* übernimmt z. B. das Bakterium *Pseudomonas hirudinis* nahezu alle Verdauungsfunktionen. Meistens sind die Endosymbionten jedoch nur für bestimmte Nahrungsbestandteile zuständig, z. B. für Cellulose. Nur wenige Arten – wie die Bohrmuschel *Teredo* oder das flügellose Insekt *Lepisma* – besitzen körpereigene *Cellulasen.* Die meisten holzfressenden Tiere beziehen diese Enzyme dagegen über Endosymbionten. Bei niederen Termiten (z. B. *Kalotermes*) leben in speziellen Enddarmdivertikeln große Mengen verschiedener Flagellatenarten (vor allem die vielgeißeligen Hypermastigiden; Abb. **12.5** *B*), die an ihrem hinteren Zellpol durch Ausbildung amöboider Fortsätze Holzpartikel aufnehmen und mit Hilfe einer Cellulase abbauen. Die Termiten sind auf die Flagellaten absolut angewiesen. Werden sie kurzfristig in rei-

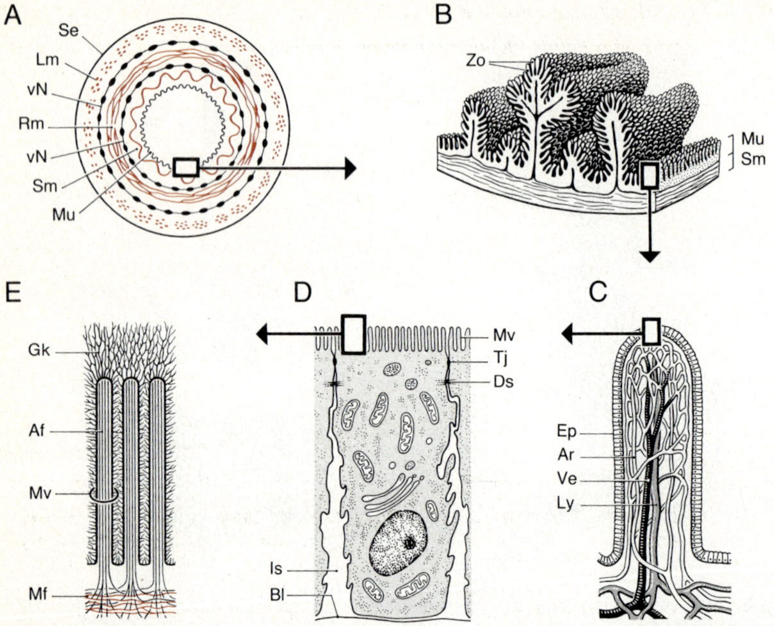

Abb. 4.10 Dünndarm der Wirbeltiere. [A] Querschnitt. [B] Darmschleimhaut (Mucosa). [C] Darmzotte. [D] Darmepithelzelle. [E] Mikrovillisaum mit Glykokalyx. – *Af* Actinfilament, *Ar* Arterie, *Bl* Basallamina, *Ds* Desmosom, *Ep* Darmepithel, *Gk* Glykokalyx, *Is* Interzellularspalt, *Lm* Längsmuskulatur, *Ly* Lymphgefäß, *Mf* Myosinfilament, *Mu* Mucosa, *Mv* Mikrovillus, *Rm* Ringmuskulatur, *Se* Serosa (Peritonealepithel), *Sm* Submucosa (mit Muskelschicht), *Tj* Tight junction, *Ve* Vene, *vN* vegetativer Nervenplexus, *Zo* Darmzotten (Villi). Kontraktile Strukturen sind *farbig* angelegt (nach Wadleck; Moog; Rietschel).

ner O_2-Atmosphäre gehalten, sterben zunächst die obligat anaeroben Flagellaten und nach einigen Tagen auch die Termiten selbst. Bei Häutung des Enddarms (S. 274) gehen alle Flagellaten verloren und müssen durch Kotfressen *(Koprophagie)* neu erworben werden. Die Übertragung der Flagellaten auf die nächste Generation erfolgt vielfach schon über endosymbionteninfizierte Eier.

Die Cellulosenahrung der Termiten ist ausgesprochen stickstoffarm. Der nötige N-Bedarf wird bei vielen Termiten durch symbiontische Bakterien gedeckt, die Luftstickstoff binden (S. 538) und Harnsäure wiederverwerten.

Höhere Termiten legen wie die Blattschneiderameisen *(Atta)* Pilzgärten an. Während die Pilze von den ihnen fehlenden proteolytischen Enzymen aus dem Kot ihrer Wirte profitieren, liefern sie ihren Wirten Cellulasen. Generell können bei Insekten die

Tab. 4.3 Verdauungsenzyme der Wirbeltiere.

Enzyme sind durch *Fettdruck* hervorgehoben, ihre Bildungsorte *in Klammern* angegeben. Stoffgruppen sind durch *Kästen* markiert, die vom Dünndarmepithel resorbierbaren Spaltprodukte *farbig* unterlegt.

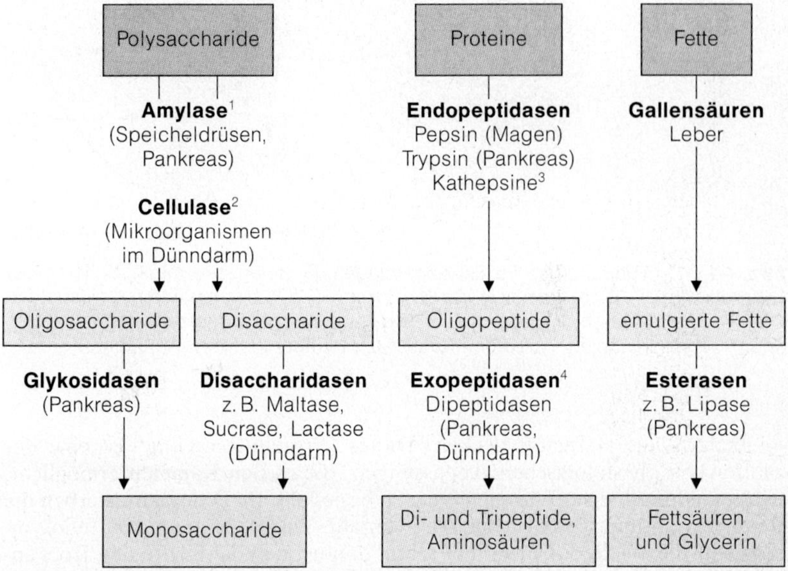

[1] spaltet α-glucosidische Bindungen, [2] spaltet β-glucosidische Bindungen, [3] wirken vor allem intrazellulär, [4] Amino- oder Carboxypeptidasen: Abspaltung einzelner Aminosäuren vom Amino- oder Carboxyende des Peptids.

Endosymbionten nicht nur im Darmlumen, sondern auch intrazellulär im Darmepithel, im Fettkörper oder in besonderen Organen *(Myzetomen)* vorkommen.

Unter den Wirbeltieren beherbergen die Wiederkäuer *(Ruminantier)*, zu denen die meisten Paarhufer zählen, in den ersten beiden Abschnitten ihres vierkammerigen Magens (Abb. **4.12**) bizarr gestaltete Ciliaten (*Entodiniomorpha;* Abb. **12.9** *E*), die Cellulosepartikel einstrudeln und ebenso wie zahlreiche Pansenbakterien mit Hilfe einer Cellulase spalten. Andere Bakterien greifen in den *Stickstoffmetabolismus* des Wirts ein, indem sie Harnstoff, der durch die Pansenwand aus der Blutbahn übertritt, zur Proteinsynthese verwerten. Kamele *(Tylopoda)*, die stammesgeschichtlich völlig getrennt von den übrigen Ruminantiern einen dreikammerigen Wiederkäuermagen entwickelt haben, können auf diese Weise sogar bis zu 50% ihres gesamten Pro-

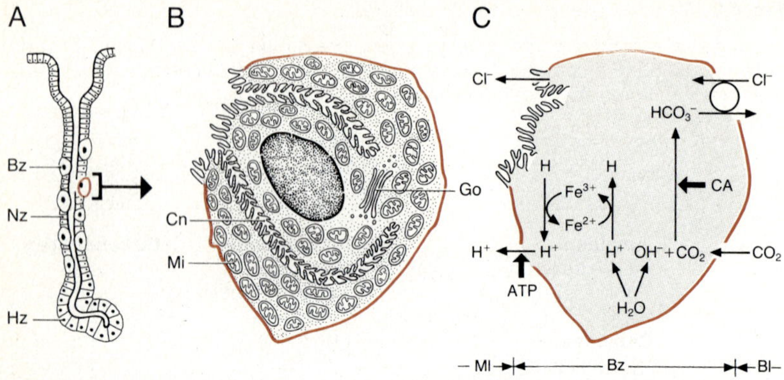

Abb. 4.11 [A] Fundusdrüse im Säugetiermagen. [B] Belegzelle mit [C] Schema der HCl-Sekretion. – *Bl* Blutkapillare, *Bz* Belegzelle, *CA* Carboanhydrase, *Cn* Canaliculus, *Fe^{2+}/Fe^{3+}* Cytochromsystem, *Go* Golgi-Apparat, *Hz* Hauptzelle, *Mi* Mitochondrium, *Ml* Magenlumen, *Nz* Neben-(Ersatz-)Zelle (nach Penzlin; Waldeck).

teinbedarfs aus Harnstoff decken. Dieses „Protein-Recycling" ist eine der zahlreichen physiologischen Anpassungen, die es den Kamelen ermöglicht, extrem nährstoffarme Wüstengebiete zu besiedeln. Im Dünndarm sterben die Bakterien ab und werden vom Wirt verdaut. Die Bedeutung der Endosymbiose für die Wiederkäuer erhellt schon daraus, daß die Hälfte des Trockengewichts der Exkremente allein aus toter Bakterienmasse besteht.

Die Wiederkäuer zählen wie die Känguruhs zu den **prägastrisch** verdauenden Herbivoren, da bei ihnen der mikroorganismische Aufschluß der Nahrung *vor* dem eigentlichen Magen (Labmagen, Abb. **4.12**) erfolgt. Andere Säugetiere (z. B. Pferd, Kaninchen, Koala) verdauen **postgastrisch.** Die Mikroorganismen befinden sich hier im Blinddarm *(Caecum)*, einer Ausstülpung des Enddarms an der Grenze zum Dünndarm. Beim Koala (S. 268) erreicht der Blinddarm ein Fünftel der gesamten Darmlänge.

b) Resorption

Die Spaltprodukte der Verdauung werden in den entodermalen Darmabschnitten resorbiert, d. h. vom Darmlumen in die Blutbahn überführt. Nur selten handelt es sich dabei um **passiven** Transport längs eines Konzentrationsgradienten. Insekten halten z. B. einen steilen Glucosegradienten zwischen Mitteldarmlumen und Hämolymphe dadurch aufrecht, daß sie im Fettkörper aus Glucose das Disaccharid *Trehalose,* ihren „Blutzucker", synthetisieren und damit der Blutbahn ständig Glucose entziehen.

Bei Wirbeltieren werden Glucose und andere *Monosaccharide* dagegen ebenso wie *Aminosäuren* von den Dünndarmzellen **aktiv** gegen einen Kon-

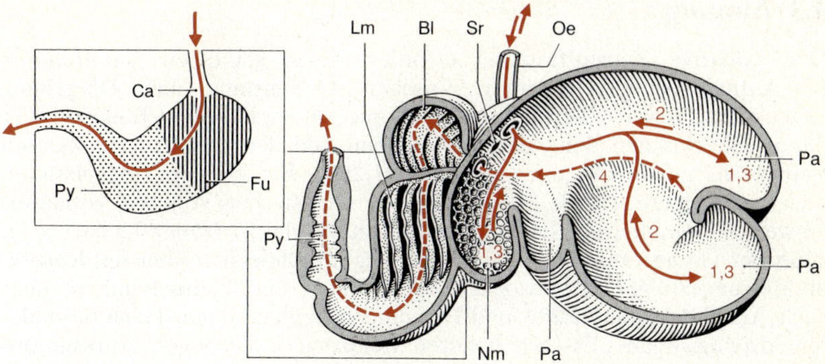

Abb. 4.12 Magen eines Wiederkäuers (Schaf). *Einschaltfigur:* Schema des menschlichen Magens. Nur der Labmagen der Wiederkäuer ist dem einkammerigen Magen der übrigen Säugetiere homolog *(umrandet).* Die übrigen Abschnitte sind Oesophagus-Differenzierungen (mehrschichtiges Plattenepithel). *Farbige Pfeillinien:* Nahrungswege (*1, 2, 3* kann sich mehrmals wiederholen). – *Bl* Blättermagen oder Psalter (Omasus), *Ca* Cardia-Region, *Fu* Fundusregion, *Lm* Labmagen (Abomasus), *Nm* Netzmagen (Reticulum), *Oe* Oesophagus, *Pa* Pansen (Rumen), *Py* Pylorus-Region, *Sr* Schlundrinne (nach Pernkopf; Herre).

zentrationsgradienten aufgenommen. Der Transport ist an die gleichzeitige Aufnahme von Na^+ und damit an eine aktive Na^+/K^+-Pumpe gebunden: Glucose-Na^+-Symport (S. 310). Er erfolgt in engster räumlicher Nachbarschaft mit dem letzten Verdauungsschritt durch Saccharidasen und Peptidasen. Die genannten Enzyme, allesamt *Glykoproteine,* flottieren nämlich nicht frei im Darmlumen, sondern sind in die Membranen der Darmzellenmikrovilli eingelagert. Dort bilden sie mit ihren ins Darmlumen ragenden Kohlenhydratketten eine filamentöse *Glykokalyx* (Abb. **4.10** *E*), die als digestiv-resorbierende Oberfläche das gesamte Darmepithel auskleidet. Die Endprodukte des *Fettstoffwechsels* werden nach Aufnahme in die Darmzellen mannigfachen Umbaureaktionen unterzogen, häufig an Proteine gebunden (Lipoproteine) und dann teils über die Blut-, teils über die Lymphgefäße zur Leber geführt.

Gegenüber einem glattwandigen Darmrohr wird die Größe der resorbierenden Oberfläche durch die Bildung von Darmzotten *(Villi)* und den Besatz der Darmepithelzellen mit *Mikrovilli* erheblich vergrößert (Abb. **4.10** *B–E*): beim Menschen um den Faktor 10^3 auf 300 m^2. Ferner ist die Darmlänge und damit die Dauer der Verdauungszeit mit der Aufschließbarkeit der Nahrung korreliert. Carnivoren besitzen stets viel kürzere Darmkanäle als Herbivoren. Das Verhältnis Darm-/Körperlänge beträgt z. B. für die Katze 4,5 und das Rind 21, für den räuberischen Gelbrandkäfer *(Dytiscus)* 1, den pflanzenfressenden Maikäfer *(Melolontha)* 7 und den kotfressenden Pillendreher *(Scarabaeus)* 13.

4.3 Atmung

Der oxidative Zellstoffwechsel erfordert einen ständigen *Gasaustausch* (O_2-Aufnahme, CO_2-Abgabe) zwischen Organismus und Umgebung (Abb. **4.4**). Dieser Gasaustausch muß mit einem internen Transport der Atemgase zwischen den Austauschorganen und den Orten des zellulären Verbrauchs gekoppelt sein (*Kreislauf,* S. 290). Bei kleinen, abgeplatteten oder verzweigten Tieren, die ein großes Oberflächen/Volumen-Verhältnis aufweisen (*Paramecium* 1000 $cm^2 \cdot g^{-1}$; zum Vergleich: *Homo* 0,5 $cm^2 \cdot g^{-1}$), kann der Gasaustausch mit der Umgebung ausschließlich über die Körperoberfläche erfolgen. Protozoen, Coelenteraten und Plathelminthen, aber auch Anneliden wie *Tubifex* und Hirudineen besitzen daher keine besonderen Atmungsorgane. Fast alle höheren Metazoen sind dagegen auf **respiratorische Epithelien** angewiesen, deren Fläche die übrige (nichtrespiratorische) Körperoberfläche stets um ein Vielfaches übersteigt. Beim Menschen steht einer Körperoberfläche von 2 m^2 eine respiratorische Alveolarfläche von 100 m^2 gegenüber.

Die außergewöhnliche Flächenausdehnung respiratorischer Epithelien hat zwingende physiologische Gründe. Wie der Wassertransport (S. 314) ist auch der transepitheliale Gastransport rein passiver Natur. Er folgt allein den Gesetzen der **Diffusion**. Damit ist er der *Fläche* des Epithels und dem Gas-*Konzentrationsgradienten* über dem Epithel direkt, der *Dicke* des Epithels, also der Diffusionsstrecke, indirekt proportional. In der Tat hat zunehmende Leistungssteigerung und damit zunehmender O_2-Verbrauch zu einer markanten Flächenvergrößerung der respiratorischen Epithelien geführt (Abb. **4.15** *A*). Die Dicke dieser Epithelien beträgt bei allen Atmungsorganen weniger als 1 µm (Abb. **4.15** *D, E*). Über dieser dünnen Grenzschicht bleibt trotz der ständigen O_2-und CO_2-Diffusion stets ein steiler Konzentrationsgradient erhalten, da das Außenmedium Luft oder Wasser durch Atembewegungen *(Ventilation)* und das Innenmedium Blut durch Kreislaufströmungen *(Perfusion)* fortlaufend erneuert werden.

Die genannten Gesetzmäßigkeiten gelten gleichermaßen für luft- und wasseratmende Tiere. Die Natur des **Außenmediums Luft oder Wasser** setzt der Atmung jedoch physikalische Randbedingungen, die sich nachhaltig auf den Energieumsatz und damit die Leistungsfähigkeit von Land- und Wassertieren auswirken. Luft besitzt einen 20fach höheren O_2-Gehalt als Wasser, so daß ein Wassertier die 20fache Menge eines zudem noch 10^3fach visköseren Mediums an seinen respiratorischen Epithelien vorbeibewegen muß, um die gleiche Menge O_2 wie ein Landtier zu erhalten. Zudem diffundiert O_2 in Wasser etwa 10^4mal langsamer als in Luft. Folglich müssen in Kiemen die Diffusionsstrecken wesentlich kürzer und damit die respiratorischen Oberflächen viel enger benachbart sein als in Lungen: Der Abstand der Kiemenlamellen beträgt 20 µm, der Durchmesser der Lungenalveolen 0,5–5 mm. Durch diesen geringen Lamellenabstand werden die erforderlichen Durchströmungsleistungen im Wasser nochmals erhöht. Insgesamt müssen Wassertiere für die

Ventilation ihrer Atmungsorgane bis zu 30%, Landtiere dagegen nur 1–3% ihres aerob erzeugten ATP-Vorrats einsetzen. Alle diese Faktoren bedingen, daß Landtiere nicht nur höhere Energieumsatzraten (S. 264) als Wassertiere erzielen, sondern auch prozentual mehr Energie in andere biologische Leistungen als den Gasstoffwechsel investieren können. Zweifellos liegt hier einer der Selektionsvorteile, die vor ca. 400 Millionen Jahren die Besiedlung des Landes begünstigt (S. 509, 585) und es schließlich ermöglicht haben, daß die Landfauna ein viel breiteres Leistungsspektrum als die Fauna des Wassers aufweist.

4.3.1 Kiemen

Kiemen, die typischen Atmungsorgane wasserlebender Tiere, sind dünnhäutige *Ausstülpungen* der Körperwand: der Extremitäten (Polychaeten, Crustaceen), der Mantelhöhle (Mollusken) oder des Vorderdarms (Chordaten). In letzterem Fall hat der Kiemendarm, der bei Tunicaten und *Branchiostoma* noch primär im Dienste der Ernährung steht (Filterapparat; Abb. **12.100**, **12.102**), erst sekundär Atmungsfunktionen übernommen.

Abb. **4.13** zeigt die Kiemenstruktur der Knochenfische. Das durch den Mund eingesaugte Wasser wird zwischen den *Kiemenbögen* hindurch wieder nach außen gepreßt und dabei an den respiratorischen Epithelien, den dünnwandigen, stark durchbluteten *Kiemenlamellen,* vorbeigeführt. Wasser und Blut strömen dabei in entgegengesetzten Richtungen, was einen maximalen Übertritt (80–90%) des im Wasser gelösten O_2 ins Blut erlaubt (Gegenstromprinzip, Abb. **4.13** *B*). In den blind endigenden Alveolen der Säugetierlungen werden dagegen nur 25% des Luftsauerstoffs ausgenutzt.

4.3.2 Lungen

Für die Luftatmung sind dünnwandige Körperanhänge (z. B. Kiemenlamellen) denkbar ungeeignet. Sie würden in Luft nicht nur kollabieren und verkleben, da der Luft als tragendes Medium die hohe Dichte des Wassers fehlt, sondern wären auch einer zu starken Verdunstung und damit Austrocknung ausgesetzt. Atmung in Luft bietet wegen der leichten Verfügbarkeit von O_2 (S. 280) zwar enorme Vorteile, birgt jedoch auch eine schwer wiegende Gefahr: ständigen Wasserverlust durch die respiratorischen Epithelien. Luftatmungsorgane (Lungen bei Pulmonaten und Vertebraten; Tracheen bei Arthropoden) sind daher stets als *Einstülpungen* der Körperwand angelegt.

Nur ein einziges Mal scheinen Lungen evolutiv direkt aus Kiemen hervorgegangen zu sein: Spinnen und Skorpione besitzen an Stelle ehemals kiementragender Abdominalextremitäten paarig angeordnete Stapel lamellenförmiger Körpereinstülpungen *(Fächerlungen)*, die von Hämolymphe umspült und durch einen dichten Satz von Cuticularpfeilern vor dem Kollabieren geschützt werden (Abb. **4.14**).

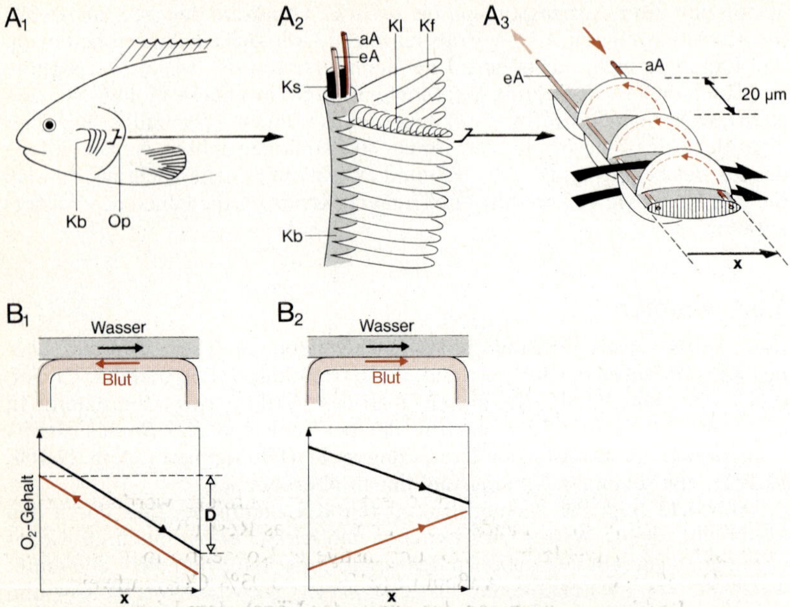

Abb. 4.13 [A] Kiemen der Knochenfische: A_1 Anordnung der Kiemenbögen; A_2 einzelner Kiemenbogen; A_3 3 Kiemenlamellen. Strömungsrichtung von Wasser durch *schwarze Pfeile*, von Blut durch *farbige Pfeile* angedeutet. [B] Schema der Strömungsrichtung Blut/Wasser: B_1 Gegenstromprinzip der Fischkieme (vgl. A_3): Das die Kieme verlassende Blut besitzt einen wesentlich (um den Betrag *D*) höheren O_2-Gehalt als das aus den Kiemen austretende Wasser. Zur Erklärung beachte man, daß O_2 stets senkrecht zu den Strömungsrichtungen von Wasser und Blut längs seines Konzentrationsgradienten diffundiert. B_2 Gleichstromprinzip (in der Fischkieme nicht verwirklicht): Das Blut kann höchstens den O_2-Gehalt des austretenden Wassers erreichen. – *aA, eA* afferente und efferente Arterie, *Kb* Kiemenbogen, *Kf* Kiemenfilament, *Kl* Kiemenlamelle, *Ks* Kiemenskelett, *Op* Operculum, *x* Strecke, über die Gasaustausch stattfindet (nach Randall; Piper; Scheid; Butler).

Bei den *Wirbeltieren* entsteht die Lunge – wie die ihr homologe Schwimmblase (Box **4.2**) – als Aussackung des Vorderdarms, ist also im Gegensatz zu den ektodermalen Luftatmungsorganen der wirbellosen Tiere entodermalen Ursprungs. Bei **Amphibien, Reptilien** und **Säugern** enden die Atmungswege blind in säckchenförmigen *Alveolen* (Abb. **4.15**, **4.16** *B*). Dabei führt ein immer feiner verzweigtes System von Atmungswegen – von *Bronchien, Bronchiolen* und schließlich *Alveolarkanälen* – zu den blinden Endigungen, den Alveolen. Das hat zur Folge, daß die respiratorischen Epithelien nicht unidirektionell wie die Kiemen, sondern in einer bidirektionel-

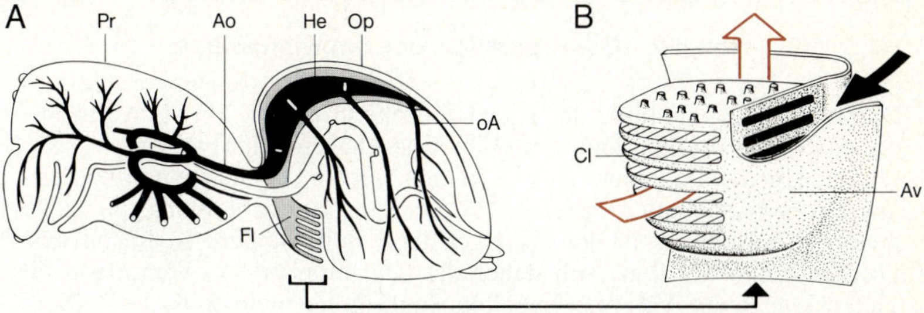

Abb. 4.14 Fächerlunge von Spinnen. [A] Lage der Fächerlungen und des arteriellen Blutgefäßsystems *(schwarz)*. [B] Fächerlunge der rechten Körperseite mit Richtung der Luft- *(schwarzer Pfeil)* und Hämolymphströmung *(farbiger Pfeil)*. – *Ao* Aorta, *Av* Hinterwand des Atemvorhofs, *Cl* Cuticularlamelle (begrenzt jeweils zwei Atemtaschen, von denen rechts drei im Anschnitt *schwarz* gezeichnet sind), *Fl* Fächerlunge, *He* Herz, *oA* opisthosomale Seitenarterie, *Op* Opisthosoma, *Pr* Prosoma (nach Kaestner; Foelix).

len Wechselströmung (Ein- und Ausatmung) ventiliert werden müssen. Dabei läßt sich nicht vermeiden, daß immer etwas Restluft in den Alveolen verbleibt, die Alveolarluft also ungünstigere Konzentrationsverhältnisse (15% O_2, 5% CO_2) als die Außenluft (21% O_2, 0,03% CO_2) aufweist.

Diese Probleme werden von der Lunge der **Vögel**, dem leistungsfähigsten Lungentyp der Wirbeltiere, in geradezu genialer Weise gelöst: Statt blind endigender Alveolen besitzt die Vogellunge durchgehende *Luftkapillaren*, die wie die Fischkiemen unidirektionell durchströmt werden. Dieser einsinnige Luftstrom kommt dadurch zustande, daß die in sich starre Vogellunge mit je einer Garnitur vorderer und hinterer *Luftsäcke* verbunden ist, die als Blasebälge wirken und die Luft beim Ein- wie Ausatmen von hinten nach vorn durch parallel verlaufende *Parabronchien* (Lungenpfeifen) treiben (Abb. **4.16***A*, **4.17**). Untereinander stehen die Parabronchien über rechtwinklig von ihnen abzweigende Luftkapillaren in Verbindung.

Neben dieser effizienteren Strömungstechnik sind es auch die kürzeren Diffusionswege, mit denen die Vogellunge die Säugerlunge übertrifft. Beträgt doch der Durchmesser der Luftkapillaren nur 5 µm, die Diffusionsbarriere zwischen Luft- und Blutkapillaren nur 0,1 µm (vgl. S. 280 und Abb. **4.15** für Säuger). Diese hochgezüchtete „O_2-Einspritzung" erlaubt es z. B. einem sperlingsgroßen Vogel, selbst in 6000 m Höhe, wo der O_2-Gehalt der Luft bereits auf die Hälfte gesunken ist, noch gut zu fliegen, ja sogar im Langstreckenflug den Himalaja zu überqueren, während sich ein gleich schweres Säugetier in diesen Höhen kaum mehr bewegen kann. Sie ist ferner einer der Gründe dafür, daß Vögel in der Lage sind, viel größere Distanzen nonstop zurückzulegen als Säugetiere (S. 262).

Unter den **Fischen** können manche Bewohner tropischer Süßgewässer ihren Atmungssauerstoff aus der Luft gewinnen. In den Biotopen dieser

Box 4.2 Gasregulation der Schwimmblase

Damit die Schwimmblase der Knochenfische ihre Funktion als Auftriebsorgan (S. 756) erfüllen kann, muß ihr Gasgehalt regulierbar sein.

Der Umstand nämlich, daß sie keinen starren, sondern einen komprimierbaren Gasbehälter darstellt, hat eine entscheidende Konsequenz. Je größer die Tiefe ist, in der ein Fisch lebt, desto höhere hydrostatische Drucke lasten auf ihm. Soll daher die Schwimmblase in verschiedenen Tiefen konstantes Volumen behalten, muß dieser hydrostatische Außendruck durch einen entsprechenden Gas-Innendruck kompensiert werden. Bei einer Druckzunahme von 100 kPa (ca. 1 atm) pro 10 m Tiefenzunahme bedeutet das, daß in einer Tiefe von 4000 m – einer Tiefe, in der noch Fische mit Schwimmblase auftreten – das Schwimmblasengas unter einem Druck von 400 atm steht.

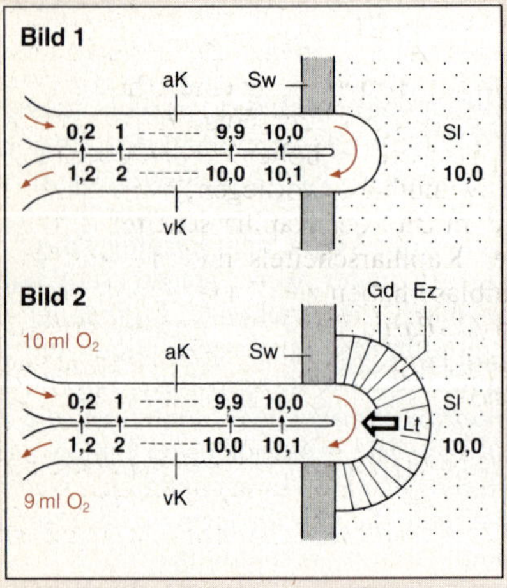

aK arterielle Kapillare, *Ez* Epithelzelle, *Gd* Gasdrüse, *Lt* Lactat, *Sl* Schwimmblasenlumen, *Sw* Schwimmblasenwand (O_2-impermeabel), *vK* venöse Kapillare. *Farbige Pfeile* Blutfluß, *schwarze Pfeile* O_2-Diffusion, *weißer Pfeil* Lactatsekretion, *farbige Zahlen* O_2-Gehalt [in 100 ml Blut], *schwarze Zahlen* O_2-Partialdruck [atm].

Diese hohen Gasdrucke werden durch Gassekretion aus der Blutbahn erzeugt. Die Sekretion des Gases, das in den meisten Fällen zu mehr als 50% aus O_2 besteht, erfolgt in einem spezialisierten Teil der Schwimmblasenwand, der *Gasdrüse*. Dieses leuchtend rot gefärbte Organ, der „rote Körper“, enthält ein Netz parallel gerichteter arterieller und venöser Kapillaren, die – gesamthaft als „Wundernetz“ *(Rete mirabile)* bezeichnet – in entgegengesetzter Richtung durchströmt werden und damit als **Gegenstromverstärker** wirken.

Um das Prinzip der O_2-Sekretion mit Hilfe dieser Gegenstromverstärkung zu verstehen, sei zunächst eine (einfachere) **erste Frage** gestellt: Wie wird verhindert, daß O_2 – seinem Konzentrationsgradienten folgend – aus der Schwimmblase in die Blutbahn übertritt. Wie **Bild 1** zeigt, ist dafür allein die passive Diffusion von O_2 zwischen den Gegenströmen in den venösen und arteriellen Kapillaren verantwortlich: Tritt am Scheitel der Kapillarschleifen O_2 von der Schwimmblase in die Blutbahn ein, erhält das abfließende Blut in den venösen Kapillaren einen höheren O_2-Partialdruck als das zuströmende in den arteriellen Kapillaren. Damit kann O_2 *quer* zur Blutströmungsrichtung in die arteriellen Kapillaren diffundieren und zum Scheitel des Kapillarnetzes zurückgeführt werden. An jedem Abschnitt der Kapillaren wiederholt sich dieser Effekt. Die daraus resultierende Gegenstrom-*Verstärkung* nimmt mit der Länge der Kapillaren zu. Tiefseefische, bei denen der O_2-Partialdruck der Schwimmblase das 10^3fache des Blutes betragen kann, besitzen die längsten Kapillaren (25 mm; sonst beträgt die Kapillarlänge bei Wirbeltieren maximal 0,5 mm).

Die **zweite Frage** lautet natürlich: Wie wird der höhere O_2-Gehalt der Schwimmblase überhaupt erst einmal erzeugt, d. h. O_2 aus dem Blut in die Schwimmblase abgegeben? Hierfür ist letztlich der obligat anaerobe (glykolytische) Stoffwechsel in den Epithelzellen der Gasdrüse verantwortlich (**Bild 2**). Das glykolytisch gebildete Lactat hat zwei Effekte, die beide zu einem Anstieg des O_2-Partialdrucks am Kapillarscheitel führen: Zum einen vermindert die Erhöhung der Substrat-(Lactat-)Konzentration die physikalische O_2-Löslichkeit des Blutes *(Aussalzeffekt)*. Zum anderen hat die durch die Lactatbildung bedingte pH-Erniedrigung eine erhöhte Freisetzung von O_2 aus O_2-beladenem Hämoglobin zur Folge (*Bohr-Effekt*, S. 293). Da auf diese Weise im Kapillarscheitel höhere O_2-Partialdrucke erzeugt werden, als sie in der Schwimmblase vorliegen, wird letztere schließlich durch O_2-Diffusion aus dem Blut des Kapillarscheitels gefüllt.

Die O_2-Freisetzung im Blut des Kapillarscheitels und die anschließende O_2-Diffusion in die Schwimmblase haben zur Folge, daß die venösen Kapillaren zwar einen höheren *O_2-Partialdruck*, aber einen geringeren *O_2-Gehalt* als die arteriellen Kapillaren aufweisen. Die Zahlenangaben in **Bild 2** entsprechen den physiologischen Verhältnissen für einen in 100 m Tiefe lebenden Fisch.

Gasabgabe aus der Schwimmblase erfolgt über das *Oval* – eine kleine, stark durchblutete Schwimmblasen-Seitenkammer, deren Verbindung zur übrigen Schwimmblase durch Öffner- und Schließermuskeln reguliert werden kann.

Flüsse kommt es bei starken Wasserstandsschwankungen zu entsprechenden Variationen von Temperatur und O_2-Gehalt und in stagnierenden Lagunen oft zu völliger O_2-Verarmung. Einige Formen sind derart gut an diese O_2-armen Verhältnisse angepaßt, daß sie sich nicht nur als fakultative, sondern sogar als obligate Luftatmer verhalten (z. B. *Arapaima;* Zitteraal *Electrophorus*): Sie ersticken, wenn sie auch bei ausreichendem O_2-Gehalt des Wassers keinen Luftsauerstoff an der Wasseroberfläche aufnehmen können.

Wie die Lungen der Landwirbeltiere sind auch alle Atmungsorgane luftatmender Fische Abkömmlinge des Darmtrakts: der Mundhöhle (Zitteraal *Electrophorus*), der Kiemenhöhle (Kiemenschlitzaal *Symbranchus*), des

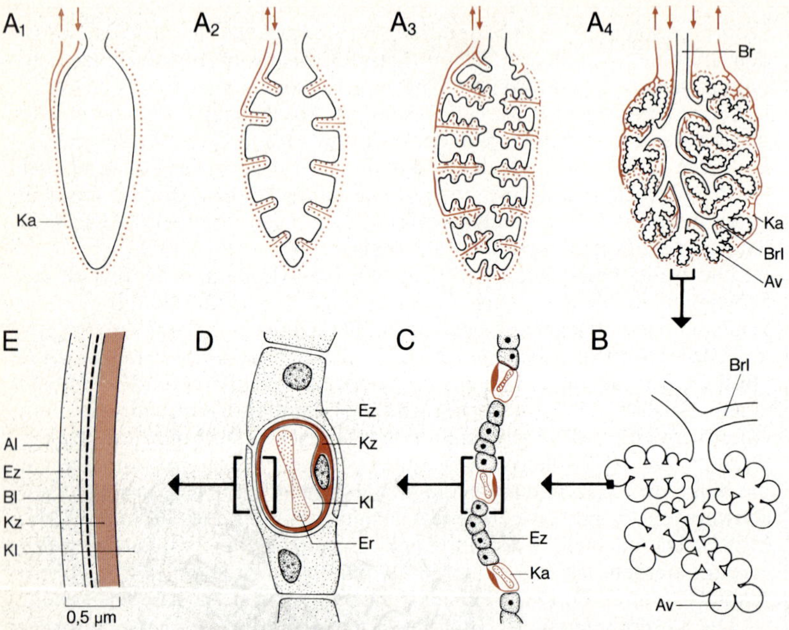

Abb. 4.15 A Lunge bei Amphibien (A_1 Urodelen, A_2 Anuren), Reptilien (A_3) und Säugetieren (A_4). 1 cm^3 Lungengewebe enthält beim Frosch (A_2) 20 cm^2, beim Mensch (A_4) 300 cm^2 respiratorische Epithelfläche. B Endverzweigung einer Bronchiole. C D Alveolarepithel. E Luft/Blut-Diffusionsschranke. – *Al* Alveolarlumen, *Av* Alveole, *Bl* Basallamina, *Br* Bronchie, *Brl* Bronchiole, *Er* Erythrocyt, *Ez* Lungenepithelzelle, *Ka* Kapillare, *Kl* Kapillarlumen, *Kz* Kapillarendothelzelle. Kapillaren *in Farbe* angelegt (nach Kühn; Hildebrandt; Randall; Weibel).

Oesophagus (Schwimmblase bei *Arapaima* und Kaimanfisch *Lepisosteus*), des Magens (Harnischwels *Plecostomus*) oder Dünndarms (Panzerwels *Callichthys*). In letzterem Fall sind Atmungs- und Verdauungsfunktionen räumlich getrennt. Der stets gasgefüllte respiratorische Darmabschnitt („Luftdarm“) ist mit einer glasartig durchsichtigen Wand versehen, die ein dichtes Kapillarnetz trägt. Mit einer Schleimschicht überzogen, wird der Verdauungsbrei so durch diesen Darmabschnitt geschleust, daß das zarte respiratorische Epithel unverletzt bleibt.

Bei allen bisher genannten luftatmenden Fischen handelt es sich um Teleostier und – in einem Fall *(Lepisosteus)* – um Holostier. Eine weitere Gruppe von Fischen verdankt der Luftatmung sogar ihren Namen: die Lungenfische *(Dipnoi)*, von denen die afrikanischen *(Protopterus)* und südamerikanischen Vertreter *(Lepidosiren)* in stehenden, temporär austrocknenden Gewässern vorkommen und obligat auf Luftsauerstoff

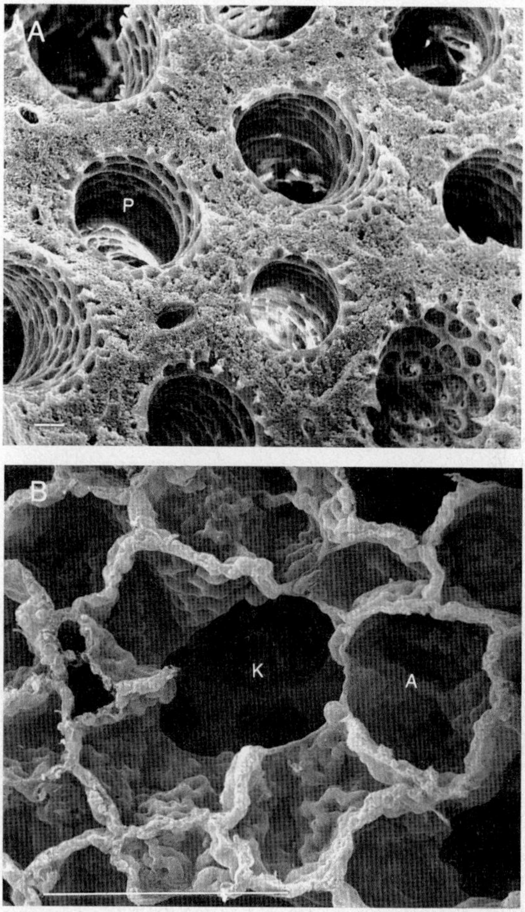

Abb. 4.16 Luftatmungsorgane von Wirbeltieren. [A] Vogellunge (Huhn, *Gallus gallus*). Querschnitt durch Parabronchien *(P)*. Maßstabsmarke: 0,1 mm (REM-Aufnahme: Duncker). [B] Säugerlunge (Gazelle, *Gazella granti*). Ausschnitt mehrerer Alveolen *(A)* und eines Alveolarkanals *(K)*. Die buckelige Innenfläche der Alveolen kommt durch die dichte Versorgung der Alveolen mit Kapillaren zustande. Maßstabsmarke: 0,1 mm (REM-Aufnahme: Weibel, Gehr).

angewiesen sind. Der australische *Neoceratodus* lebt dagegen als fakultativer Luftatmer in langsam fließenden Gewässern.

4.3.3 Tracheen

Als Luftatmungsorgane landlebender Arthropoden sind Tracheen mehrmals unabhängig voneinander (konvergent) entstanden: bei Onychophoren (S. 662), bei Myriapoden und Insekten („Tracheaten") sowie bei Arachniden, wo sie oft zusammen mit den evolutiv älteren Fächerlungen (S. 281) auftreten. Als fein verzweigte Hauteinstülpungen, die mit einer dünnen Cuticula

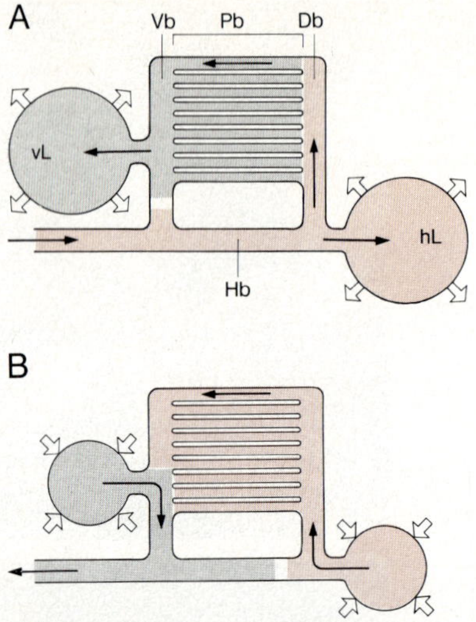

Abb. 4.17 Ventilation der Vogellunge. [A] Einatmungs-, [B] Ausatmungsphase. *Weiße Pfeile* geben die Volumenänderung der Luftsäcke, *schwarze Pfeile* die Richtung des Luftstroms an. Die Passage der in *A* eingeatmeten Luft ist *farbig* dargestellt. An den mit einem *weißen Balken* bezeichneten Stellen findet bei Ein- bzw. Ausatmung keine Durchströmung statt. – *Db* Dorsobronchus, *Hb* Hauptbronchus, *hL, vL* hintere und vordere Luftsäcke, *Pb* Parabronchien, *Vb* Ventrobronchus (nach Bretz; Schmidt-Nielsen).

(Intima) ausgekleidet und mit spiraligen Exocuticularleisten *(Taenidien)* versteift sind, beginnen sie mit verschließbaren *Stigmen* an der Körperoberfläche und enden mit feinen *Tracheolen* (Durchmesser 0,3–0,5 μm) im Gewebe (Abb. **4.18**). Im Gegensatz zu allen anderen Atmungsorganen tritt O_2 hier also nicht erst in ein Transportmedium (Blut oder Hämolymphe) über, sondern wird direkt an die O_2-verbrauchenden Zellen geführt. Wie elektronenmikroskopische Bilder der Flugmuskulatur von Insekten zeigen, dringen die Tracheolenendigungen so tief in die Muskelfasern ein, daß sie in engste räumliche Nachbarschaft zu den Mitochondrien, den Orten des O_2-Verbrauchs, zu liegen kommen (Abb. **4.18** *C*).

Mit Hilfe dieser direkten O_2-Einspritzung in ihren Flugmotor erreichen die mit indirekter, asynchroner Flugmuskulatur ausgerüsteten Insekten (S. 432) aerobe Stoffwechselraten, die höher als bei allen übrigen Tieren liegen (300 l $O_2 \cdot kg^{-1} \cdot h^{-1}$; Maximalwerte beim Menschen 3 l $O_2 \cdot kg^{-1} \cdot h^{-1}$). Bienen und einige Schmetterlinge können im Flug ihren Ruhestoffwechsel auf den 150fachen Wert anheben, ohne eine O_2-Schuld (S. 430) eingehen zu müssen – eine im Tierreich einzigartige Leistung.

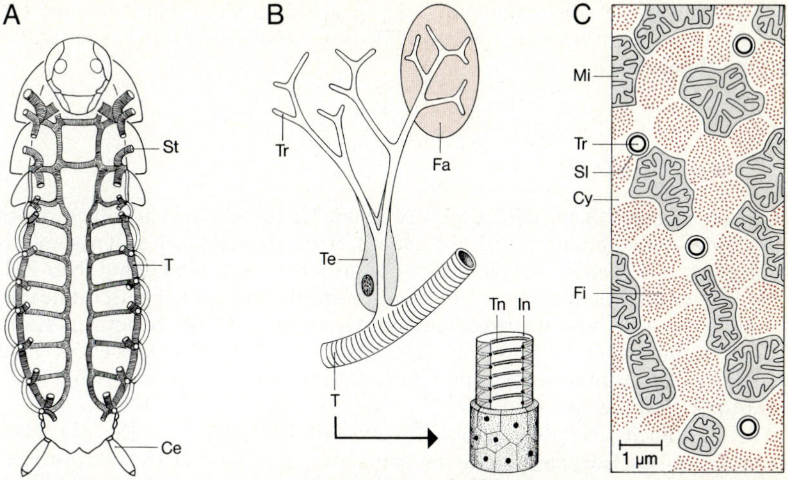

Abb. 4.18 Tracheen. [A] Tracheensystem der Schabe *Periplaneta*. [B] Tracheolen. [C] Querschnitt durch Muskelfaser mit Tracheolenendigungen. – *Ce* Cercus, *Cy* Cytosol, *Fa* Muskelfaser, *Fi* Muskelfibrille, *In* Intima, *Mi* Mitochondrium, *Sl* Sarkolemm, *St* Stigma, *T* Trachee, *Te* Tracheolenterminalzelle, *Tn* Taenidium, *Tr* Tracheole (nach Weber; Wigglesworth; Smith; Miall, Denny).

Viele Insekten sind *sekundär* zum *Wasserleben* zurückgekehrt, haben jedoch ihr Tracheensystem als Atmungsorgan beibehalten. Entweder müssen sie dann an der Wasseroberfläche ständig Luft nachtanken (z. B. Mückenlarven) oder einen Luftvorrat außen am Körper mit in die Tiefe nehmen. Beim Wasserkäfer *Dytiscus* geschieht das unter den Flügeldecken, bei der Wasserwanze *Notonecta* auf der Bauchseite. In diesen und ähnlichen Fällen wirken die mitgeführten Luftblasen als **physikalische Kieme:** Infolge des O_2-Verbrauchs im Gewebe diffundiert O_2 ständig aus dem Wasser in die Luftblase nach. Wasserinsekten können daher mit einer Luftblase länger überleben als mit einer Blase reinen Sauerstoffs, der in kurzer Zeit aufgebraucht wäre. Da das inerte „Trägergas" N_2 jedoch langsam ins Wasser ausdiffundiert, wird die (komprimierbare) Gasblase immer kleiner und muß von Zeit zu Zeit erneuert werden – nicht um O_2, sondern um N_2 zu ersetzen.

Das Problem des Nachtankens ließe sich umgehen, wenn der Luftvorrat in einem starren, nicht komprimierbaren Raum untergebracht wäre. Das ist bei einigen Wasserinsekten (z. B. Eintagsfliegen- und Libellenlarven) der Fall, die ein völlig *geschlossenes Tracheensystem* ohne Stigmen besitzen. In dieses

System lassen sie über dünnhäutige Körperanhänge des Abdomens, die ein reich verzweigtes Tracheensystem aufweisen *(Tracheenkiemen)*, ständig O_2 nachdiffundieren.

4.4 Kreislauf

Obwohl Sauerstoff an den respiratorischen Epithelien ausschließlich durch *Diffusion* aufgenommen wird, diffundiert er im Gewebe viel zu langsam, als daß er auch hier allein auf diese Weise transportiert werden könnte. Nur Zellen, die weniger als 1 mm von einem respiratorischen Epithel entfernt liegen, werden durch Diffusion ausreichend mit O_2 versorgt. Daher benötigen Tiere, von extrem flachen Formen wie Plathelminthen (Abb. **4.8**) abgesehen, nicht nur spezielle respiratorische Epithelien, sondern auch spezielle O_2- und CO_2-Transportsysteme.

Am einfachsten läßt sich das Problem mit Tracheen lösen (S. 287). Hier wird O_2 in der **Gasphase** direkt zu den Orten des Verbrauchs transportiert. Daß die tracheenatmenden Insekten die höchsten aeroben Metabolismusraten im Tierreich erreichen (S. 288), spricht für diese Lösung. Sie hat nur einen Nachteil: Der Gastransport in engen Röhren verlangsamt sich über größere Distanzen hinweg rapid. Durch dünnwandige *Ventilationstracheen* („Luftsäke"), deren Volumen sich bei allen Körper- und Organbewegungen verändert, kann der Transport über die Diffusionsgeschwindigkeit hinaus gesteigert werden. Dennoch dürften Begrenzungen des Gastransportes mit dafür verantwortlich sein, daß Tracheenatmer in der Regel nur Körpergrößen von einigen Zentimetern erreichen (vgl. S. 585f).

Lungen- und kiemenatmende Tiere verwenden **Flüssigkeiten** (Blut, Hämolymphe) **als Transportmedium,** das mechanisch in zirkulierende Strömung versetzt wird. Auf diese Weise läßt sich O_2 zwar schnell über weit größere Distanzen als in luftgefüllten Tracheen transportieren, doch muß man auch hier einen Nachteil in Kauf nehmen: Flüssigkeiten vermögen wesentlich (20mal) weniger O_2 aufzunehmen als Luft. In der Tat liegt O_2 auch nur bei einigen Invertebraten (den meisten Plathelminthen, Nematoden und Echinodermen) und einer Gruppe antarktischer Knochenfische *(Chaenichthys)* in der Transportflüssigkeit rein physikalisch gelöst vor (maximal 10 ml $O_2 \cdot l^{-1}$). Bei den übrigen Gruppen wird der O_2-Gehalt der Flüssigkeit durch spezielle O_2-bindende Proteine *(respiratorische Pigmente)* weit über diesen Wert hinaus erhöht: im menschlichen Blut bis auf 200 ml $O_2 \cdot l^{-1}$, d.h. bis auf den O_2-Gehalt der Atmungsluft! Kreislaufsysteme können damit die gleiche O_2-Bindungskapazität wie Tracheensysteme erreichen. Dennoch sind kleine, stoffwechselaktive Tiere wie Insekten mit letzteren immer noch im Vorteil; denn wegen des schnelleren O_2-Transports in der Gasphase können sie einer Körperzelle 100mal mehr O_2 pro Zeiteinheit zuführen als ein Säugetier.

Tab. 4.4 O_2-Transportproteine (respiratorische Pigmente).
Grau: in Transportflüssigkeit gelöst; *Farbe:* in spezielle Transportzellen (*Cc* Coelomocyten, *Ec* Erythrocyten) eingelagert; *oxy* und *desoxy:* oxygeniertes (O_2-reiches) und desoxygeniertes (O_2-armes) Blut.

	Molekulargewicht [kD]	Farbe [oxy / desoxy]	Vorkommen
Hämoglobin (Fe-Porphyrin-Protein)	17–68	hellrot / dunkelrot	Vertebraten *[Ec]*; einige Invertebraten: Nemertinen; *Cucumaria* (Echinodermen) *[Cc]*
	1500–3000	hellrot / dunkelrot	viele Invertebraten, z. B. *Ascaris* (Nematoden); *Lumbricus, Arenicola* (Anneliden); *Planorbis* (Mollusken); *Daphnia, Chironomus* (Arthropoden)
Chlorocruorin (Fe-Porphyrin-Protein)	2750	gelbgrün / blaßgrün	wenige Anneliden: Serpuliden, Sabelliden
Hämerythrin (Fe-Protein)	108	violett / farblos	einige Brachiopoden, Priapuliden, Sipunculiden und Anneliden *[Cc]*
Hämocyanin (Cu-Protein)	400–9000	blau / farblos	Mollusken: Prosobranchier, *Helix* (Pulmonaten), Cephalopoden; Arthropoden: *Limulus* (Xiphosuren), Skorpione, Spinnen, dekapode Krebse

4.4.1 Transportleistungen

a) Gastransport

● **O_2-Transport:** Wie soeben gezeigt, steigern spezielle *Transportproteine* (Tab. **4.4**) den Gastransport. Gleichzeitig erhöhen sie jedoch auch den (kolloid-)osmotischen Wert der Transportflüssigkeit. Um diesen Effekt mit allen seinen Folgen für die osmotische Balance innerhalb des Körpers so gering wie möglich zu halten, sind die O_2-Transportproteine entweder zu großen *Molekülaggregaten* vereinigt – mit Molekulargewichten von nahezu 10^7 D stellen die Hämocyanine der Mollusken die größten Moleküle im Tierreich überhaupt – oder in spezielle *Transportzellen* (Erythrocyten, Coelomocyten) eingelagert. Wie Tab. **4.4** zeigt, besitzen die gelösten Transportproteine wesentlich höhere Molekulargewichte als die zellulär gebundenen. Dafür weisen letztere in der Zelle extrem hohe Packungsdichten auf. In den Erythrocyten der Säugetiere wird im Laufe der Zelldifferenzierung sogar eine Reihe von Zellorganellen wie Kern, Mitochondrien und Golgi-Apparat zurückgebildet und damit Platz für $3 \cdot 10^8$ Hämoglobinmoleküle pro Zelle geschaffen.

Die **O_2-Beladung** des Transportproteins erfolgt stets über Metallionen, die entweder direkt an das Protein gebunden oder in ein proteinständiges Porphyrinsystem eingelagert sind (Tab. **4.4**, S. 291). Letzteres ist bei dem am weitesten verbreiteten Transportprotein, dem *Hämoglobin (Hb)*, der Fall. Ein Hb-Molekül besteht aus 4 Polypeptidketten (Globinen), von denen jede einen Hämring mit Fe^{2+} als Zentralatom trägt. Bei der O_2-Beladung (1 O_2-Molekül pro Häm) ändert Fe^{2+} seine Wertigkeit nicht, weshalb man von *Oxygenierung* (nicht Oxidation) des Hämoglobins spricht: $Hb + O_2 \rightleftharpoons HbO_2$.

Aufgrund seiner speziellen *O_2-Bindungseigenschaften* ist *Hb* insofern ein idealer O_2-Transporteur, als sich das genannte Gleichgewicht bei den O_2-Partialdrucken der alveolaren Atmungsluft ($P_{O_2A} > 13$ kPa) nach rechts, bei jenen des Gewebes ($P_{O_2G} < 5$ kPa) nach links verschiebt, O_2 also in der Lunge an *Hb* gebunden und im Gewebe wieder freigesetzt wird. Die *O_2-Bindungskurve* (bei umgekehrter Leserichtung: O_2-Dissoziationskurve) beschreibt diesen Zusammenhang quantitativ (Abb. **4.19**). Dabei liefert der *Halbsättigungsdruck* P_{50}, der den steilen Kurvenbereich markiert, ein günstiges Maß für die O_2-Affinität des Hämoglobins. Je höher der P_{50}-Wert liegt, desto geringer ist die O_2-Affinität des betreffenden Hb-Moleküls und desto leichter wird im Gewebe O_2 freigesetzt. In der Lunge kommt es dagegen unabhängig vom jeweiligen P_{50}-Wert zu einer nahezu vollständigen O_2-Beladung des Hämoglobins (Abb. **4.19**).

Je nach physiologischen Anforderungen, Biotopbedingungen usw. bestehen in der O_2-Bindungsfähigkeit von *Hb* erhebliche **artspezifische Unterschiede**. Bei vielen Tieren O_2-armer Biotope – wie dem Sandwurm *Arenicola* des Wattenmeers oder den in stehenden Gewässern lebenden Mückenlarven *Chironomus* – besitzt Hämoglobin eine so hohe O_2-Affinität (einen so niedrigen P_{50}-Wert), daß es unter Normalbedingungen selbst im Gewebe kaum O_2 freisetzt: HbO_2 dient hier als O_2-Speicher, auf den nur bei extremem O_2-Mangel, also bei extrem tiefem P_{O_2G}, zurückgegriffen wird. In der Muskulatur der Wirbeltiere erfüllt das dem Hämoglobin verwandte *Myoglobin (Mb)* eine ähnliche O_2-Speicherfunktion. Da es eine wesentlich höhere O_2-Affinität als *Hb* besitzt (Abb. **4.19**), kann es von ihm leicht O_2 übernehmen. Schließlich sei erwähnt, daß Hämoglobin bei *kleinen* Säugetieren einen höheren P_{50}-Wert als bei großen aufweist, so daß in den Geweben O_2 rascher bereitgestellt werden kann – ein weiterer Faktor, der die bei kleinen Tieren stark erhöhte Stoffwechselleistung [$l\ O_2 \cdot h^{-1} \cdot kg^{-1}$] ermöglicht (S. 266).

Die O_2-Sättigungskurve des Hämoglobins zeigt jedoch nicht nur artspezifische Unterschiede (die auf unterschiedlichen Aminosäuresequenzen der Globinketten beruhen), sondern kann auch beim selben Hb-Molekül in Abhängigkeit von **physiologischen Faktoren** variieren. Erniedrigung des pH-

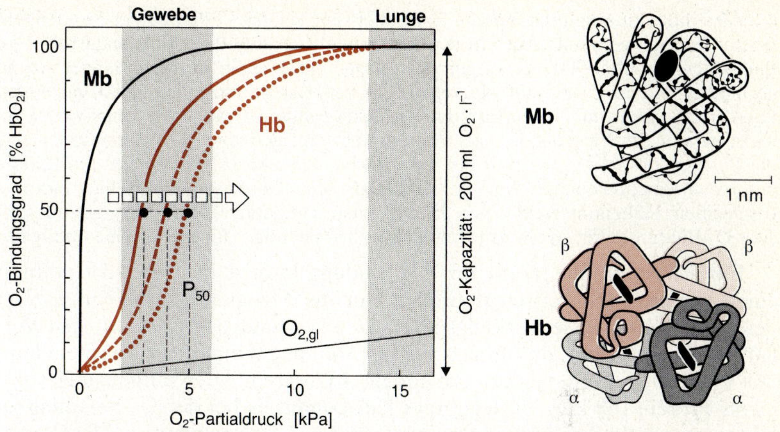

Abb. 4.19 O_2-Bindungskurve und Molekülstruktur von Myoglobin *(Mb)* und Hämoglobin *(Hb)*. *P_{50}* O_2-Partialdruck, bei dem 50% des Hämoglobins oxygeniert vorliegt. *Weißer Pfeil* Verschiebung der Kurven bei pH-Erniedrigung (Bohr-Effekt, gezeigt für menschliches *Hb*): von links nach rechts pH = 7,6; 7,4; 7,2. *$O_{2,gl}$* physikalisch gelöstes O_2. Man beachte, daß der *O_2-Bindungsgrad* (Sättigungsgrad) den prozentualen Anteil des HbO_2 am Gesamthämoglobin, die *O_2-Kapazität* den maximalen Absolutgehalt des Blutes an O_2 bezeichnet. Das *Mb-Molekül* besteht aus einer Kette von 153 Aminosäuregruppen, das *Hb-Molekül* aus 2 α-Ketten (141 Gruppen; *grau*) und 2 β-Ketten (146 Gruppen; *farbig*). Alle diese Ketten tragen je eine Hämgruppe *(schwarz)* in nichtkovalenter Bindung und zeigen in ihrer Tertiärstruktur weitgehende Übereinstimmung.

Wertes, wie sie bei verstärkter CO_2-Produktion im Gewebe auftritt, erhöht den P_{50}-Wert *(Bohr-Effekt)* und erleichtert damit die O_2-Freisetzung aus HbO_2. H^+-Ionen wirken hier als allosterische Effektoren, die über Änderung der Quartärstruktur des aus vier Ketten bestehenden Hb-Moleküls dessen O_2-Bindungsfähigkeit beeinflussen.

Auch über den Bohr-Effekt hinaus besitzen **allosterische Effekte** eine derart große Bedeutung für die artspezifische O_2-Affinität des Hämoglobinmoleküls (und damit für die Besiedlung von Lebensräumen unterschiedlichen O_2-Gehalts), daß wir sie hier noch etwas näher betrachten müssen. In den allermeisten Fällen liegt der P_{50}-Wert des reinen Hb-Moleküls bei so geringen O_2-Drucken, daß im Gewebe kaum O_2 freigesetzt werden könnte. Erst nach Veränderung der Quartärstruktur durch die Anlagerung allosterischer Effektoren (vor allem organischer Phosphatverbindungen) wird die O_2-Affinität von Hämoglobin so vermindert, daß der P_{50}-Wert in den physiologischen O_2-Bereich des Gewebes zu liegen kommt. Bei vielen Säugetieren erfüllt *2,3-Biphospho-glycerat (BPG)* diese Funktion: Es verschiebt den P_{50}-Wert von 1,5 kPa (reines *Hb*) zu 3,5 kPa *(Hb-BPG)*. Bei Vögeln wirkt *Inosin-pentaphosphat (IP_5)* auf ähnliche Weise.

Als eine atmungsphysiologische Extremleistung sei das Verhalten der Streifengans *(Anser indicus)* erwähnt. Auf ihrem alljährlichen Zug über den Himalaja erreicht sie Flughöhen von über 9000 m. Wegen des geringen O_2-Gehalts in diesen Höhen (65 ml gegenüber 210 ml $O_2 \cdot l^{-1}$ auf Meeresniveau) benötigt sie ein Hämoglobin mit *hoher* O_2-Affinität. Gegenüber dem *Hb* der nächstverwandten Graugans *(Anser anser)* bewirkt bei der Streifengans die Substitution einer einzigen von 287 Aminosäuren, daß der P_{50}-Wert des reinen *Hb* zwar nur um 0,2 kPa, der von *Hb-IP*$_5$ dagegen um 1,5 kPa unter dem entsprechenden Wert der Graugans liegt. Da dieser Unterschied barometrisch einem Höhenunterschied von 3500 m entspricht, kann eine Streifengans mit gleicher O_2-Bindungseffizienz ihres Hämoglobins 3500 m höher fliegen als eine Graugans.

Ein Blick auf die *Form* der O_2-Bindungskurven in Abb. **4.19** enthüllt einen weiteren allosterischen Effekt. Nur die Myoglobin-*(Mb-)*Kurve zeigt den (nach dem Massenwirkungsgesetz zu erwartenden) *hyperbolischen* Verlauf. Dem entspricht, daß es sich nur bei *Mb* um ein *monomeres* Protein handelt (17 kD), bei *Hb* dagegen um ein aus 4 Untereinheiten aufgebautes *tetrameres* Protein (68 kD). In letzterem Fall kommt es bei der O_2-Beladung zu kooperativen Wechselwirkungen zwischen den 4 Untereinheiten: Die Oxygenierung einer Einheit erleichtert die Oxygenierung der übrigen. Die Folge ist ein *sigmoidaler* Verlauf der O_2-Sättigungskurve. In diesem Fall wirkt also O_2 selbst als allosterischer Effektor, der dem teilweise oxygenierten Hämoglobin eine höhere O_2-Affinität als dem Desoxy-Hämoglobin verleiht.

Da die Affinität der Hämgruppe für *Kohlenmonoxid CO* 200mal so hoch ist wie die für O_2, verdrängt CO selbst in geringen Außenkonzentrationen O_2 vom Hämoglobin (**CO-Vergiftung**). Hämerythrin, bei dem Fe^{2+} nicht über eine Hämgruppe, sondern direkt an das Protein gebunden ist (Tab. **4.4**, S. 291), wird durch CO nicht vergiftet. Bei den Staatsquallen (Siphonophoren), die wie alle Coelenteraten keine speziellen O_2-Transportproteine besitzen, sind die Schirmglocken mancher Arten sogar mit reinem CO gefüllt, das in einer Gasdrüse aus Serin gebildet wird.

● **CO_2-Transport:** Im Gegensatz zum O_2-Transport erfolgt der CO_2-Transport nur in geringem Maße durch CO_2-Bindung an Hämoglobin *(Carbhämoglobin)*. Haupttransportform von CO_2 im Blut ist HCO_3^-, das über die Reaktionsfolge

$$CO_2 + H_2O \rightleftharpoons H_2CO_3 \rightleftharpoons H^+ + HCO_3^- \qquad (4.5)$$

gebildet wird. Im Blutplasma läuft diese Reaktion nur langsam ab. Sie wird jedoch in den Erythrocyten durch das Enzym *Carboanhydrase* stark beschleunigt. Kleine Säugetierarten besitzen das Enzym in besonders hohen Konzentrationen, was den erhöhten Gastransportraten dieser Tiere entspricht. Indem die Carboanhydrase rasch Protonen bereitstellt, beschleunigt sie zudem den Bohr-Effekt (S. 293), der sonst viel zu langsam abliefe, als daß er während der Kapillarpassage des Blutes wirksam werden könnte. Daß die anfallenden Protonen nicht zu einer massiven pH-Erniedrigung des Blutes führen, ist auf die Pufferwirkung des Hämoglobins und anderer Blutproteine zurückzuführen. *Hb* ist eine schwächere Säure als *HbO*$_2$, so daß die O_2-Freisetzung in den Gewebskapillaren gleichzeitig zur H^+-Bindung an *Hb* führt *(Haldane-Effekt)*:

$$H^+ + HbO_2 \rightleftharpoons H \cdot Hb + O_2 \quad (4.6)$$

Gesamthaft betrachtet, bewirken Hämoglobin und Carboanhydrase derart hohe *Reaktionsgeschwindigkeiten* von O_2 und CO_2 im Blut, daß diese Prozesse im Stoffwechsel *nicht geschwindigkeitsbestimmend* wirken. Änderungen der Stoffwechselrate müssen daher über die Regulation anderer physiologischer Parameter (z. B. Atmungs- und Kreislaufraten) erfolgen. Doch bevor wir uns letzterer Funktion zuwenden, sei noch eine weitere Transportleistung des Blutes erwähnt.

b) Stofftransport

Gegenüber Tracheensystemen bietet der flüssigkeitsgebundene Gastransport, auf den größere Tiere notwendigerweise angewiesen sind, den zusätzlichen Vorteil, die strömenden Körperflüssigkeiten gleichzeitig als Transportmedium für eine Vielzahl von Substanzen (Nährstoffe, Stoffwechselmetabolite, Exkretionsprodukte, Elektrolyte, Hormone, Zellen des Immunsystems usw.) sowie für Wärme zu verwenden. Der Stoffaustausch zwischen Blut- und interstitieller Gewebsflüssigkeit erfolgt über das einzellige Kapillarendothel (Dicke ca. 0,5 µm), das feine transzelluläre Spalten und Poren (Durchmesser ca. 5 nm) aufweist (Abb. **4.20** *A*). Mit Ausnahme der meisten Proteine (>60 kD) und Blutzellen können alle gelösten Stoffwechselmetabolite durch diese wassergefüllten Poren diffundieren. Besonders groß und zahlreich sind die Poren in den Kapillaren der Niere, am geringsten in denen des Gehirns ausgebildet (Blut-Hirn-Schranke, S. 349). Stoffe, die aus dem Blut in die interstitielle Flüssigkeit übergetreten sind, müssen nur noch über geringe Distanzen diffundieren, da bei der hohen Kapillarendichte im Gewebe keine Zelle mehr als zwei bis drei Zellen von einer Kapillaren entfernt liegt.

In welcher Richtung der Stofftransport durch die perforierte Kapillarwand erfolgt, wird durch das Verhältnis des hydrostatischen Drucks (Blutdrucks) zum proteinbedingten (kolloid-)osmotischen Druck bestimmt. Da ersterer vom arteriellen zum venösen Ende der Kapillaren von 4,5 auf 2,0 kPa abfällt, letzterer aber konstant bei 3,3 kPa (Abb. **4.20** *C*) liegt, kommt es auf der arteriellen Seite zum Aus-, auf der venösen zum Einstrom von Flüssigkeit. Beide Massenströme sind jedoch nicht voll austariert: Der arterielle *Filtrationsdruck* liegt höher als der venöse *Reabsorptionsdruck,* so daß das überschüssig filtrierte Flüssigkeitsvolumen über ein gesondertes Drainagesystem, das Lymphgefäßsystem (S. 302), abgeführt werden muß.

4.4.2 Kreislaufdynamik

Bei allen höher entwickelten Kreislaufsystemen wird die Flüssigkeitsbewegung durch die Tätigkeit rhythmisch pulsierender *Hohlmuskelpumpen*

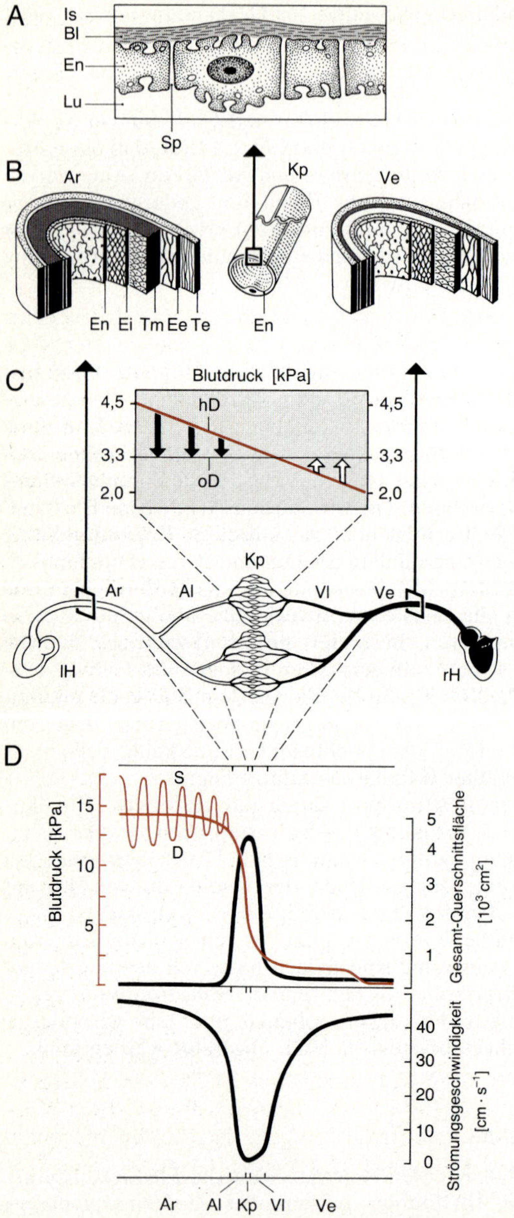

Abb. 4.20 Kreislaufdynamik der Säugetiere. [A] Kapillarwandung. [B] Bau der Blutgefäße. [C] Ultrafiltration an der Kapillarwand: *schwarze Pfeile* Flüssigkeitsaustritt, *weiße Pfeile* Flüssigkeitseintritt. [D] Blutdruck, Gesamtquerschnittsfläche und Strömungsgeschwindigkeit in den einzelnen Abschnitten des Gefäßsystems. – *Al* Arteriolen, *Ar* Arterien, *Bl* Basallamina, *D* diastolischer Druck, *Ee, Ei* Elastica externa und interna, *En* Endothel, *hD* hydrostatischer Druck (Blutdruck), *Is* interstitielle Flüssigkeit, *Kp* Kapillaren, *lH, rH* linke und rechte Herzhälfte, *Lu* Kapillarlumen, *oD* (kolloid)osmotischer Druck, *S* systolischer Druck, *Sp* parazellulärer Spalt, *Te, Tm* Tunica externa (Adventitia) und Tunica media, *Ve* Venen, *Vl* Venolen (nach Rushmer; Gros Clark; Randall; Feigl).

erzeugt. Während Anneliden neben einem sich peristaltisch kontrahierenden *Dorsalgefäß* oft noch mehrere Paare kleiner *Lateralherzen* besitzen (Schlagfrequenz 20–30 min^{-1}), verfügen Arthropoden, Mollusken und Vertebraten nur über ein einziges zentrales Antriebsorgan (**Herz**).

Wie die Skelettmuskulatur (Abb. **8.1**) ist auch die Herzmuskulatur quergestreift, unterscheidet sich von ihr jedoch in zwei wichtigen Punkten: Zum einen sind alle Muskelzellen über Kommunikationskontakte – *Gap junctions* (S. 359) – elektrisch miteinander gekoppelt, so daß sie einem sich einheitlich kontrahierenden Syncytium entsprechen. Zum anderen werden sie nicht von zuführenden Motoneuronen, sondern *autorhythmisch* erregt – entweder durch Gruppen spontan tätiger Nervenzellen (*neurogener* Schrittmacher; z. B. bei *Limulus* und dekapoden Krebsen) oder durch spontane rhythmische Kontraktionen der Muskelzellen selbst (*myogener* Rhythmus bei Mollusken und Vertebraten). In letzterem Fall wird die Herzschlagfrequenz von einer Gruppe kleiner, selbst nur schwach kontraktiler Muskelzellen *(Schrittmacherzellen)* bestimmt, die die höchsten Spontanentladungsraten besitzen und damit ihre Frequenz den übrigen Muskelzellen aufprägen. Beim Vogel- und Säugerherz erfüllt der *Sinusknoten* im rechten Vorhof diese Schrittmacherfunktion. Über *Atrioventrikularknoten, His-Bündel* und *Purkinje-Fasern* – alle ebenfalls modifizierte Muskelzellen – wird die Erregung dann der kontraktilen Herzmuskulatur zugeleitet.

Ein weiterer Unterschied zur Skelettmuskulatur besteht darin, daß die Aktionspotentiale der Herzmuskelzellen nicht nur 1–2 ms, sondern > 100 ms dauern (Abb. **4.21**). Das ermöglicht maximale Pumpleistungen des Herzens; denn infolge der langanhaltenden Plateaupotentiale können sich alle Muskelzellen voll kontrahieren, bevor die ersten wieder zu erschlaffen beginnen.

a) Geschlossenes Blutgefäßsystem

In den geschlossenen Blutgefäßsystemen der Anneliden (Abb. **12.34** *B*), Cephalopoden und Vertebraten (z. B. Abb. **12.93**) fließt das Blut auf seinem Weg vom Herzen über die Arterien (= vom Herz *wegführende* Gefäße), Kapillaren und Venen (= zum Herz *hinführende* Gefäße) stets in endothelbekleideten Gefäßen. Dabei dienen die *Arterien* mit ihren nicht nur muskulösen, sondern auch hoch elastischen Wandungen als Druckreservoir, das den stoßweisen Blutausstoß des Herzens (Ausstoßphase: *Systole;* Füllungsphase: *Diastole*) in eine gleichmäßige Blutströmung durch die *Kapillarennetze* überführt. Dort sinken aufgrund des geringen Durchmessers und der großen Gesamtquerschnittsfläche der Kapillaren Blutdruck und Strömungsgeschwindigkeit steil ab (Abb. **4.20** *D*), so daß genügend Zeit für Stoff- und Gasaustausch bleibt. Die Venen mit ihren dünnen und nur schwach elastischen Wandungen wirken schließlich als Volumenreservoir, das das Blut bei niederem Druck, aufgrund der Querschnittsverhältnisse aber mit zunehmender Geschwindigkeit zum Herz zurückführt.

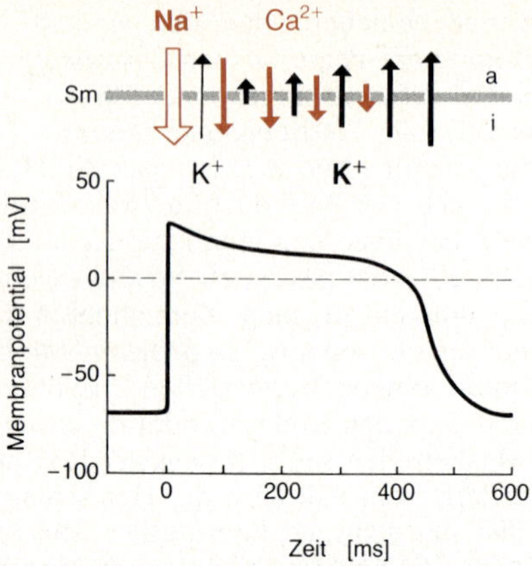

Abb. 4.21 Aktionspotential einer Wirbeltier-Herzmuskelfaser und zugrundeliegende Ionenströme *(Pfeile)*. Die *Länge* der Pfeile entspricht der Stärke der Ionenströme. Am Zustandekommen des Aktionspotentials sind 4 Typen von Ionenkanälen (Na^+-, Ca^{2+}-, schneller und langsamer K^+-Kanal) mit unterschiedlichen Zeitcharakteristiken beteiligt. – *a* außen, *i* innen, *Sm* Sarkolemm (Zellmembran) (nach Orkand; Fleckenstein; Sato; Colquhoun).

Die klassischen **Begriffe** *arterielles* und *venöses Blut* beziehen sich auf den O_2-Gehalt – O_2-reiches bzw. O_2-armes Blut –, nicht auf die Leitungsbahnen, in denen das betreffende Blut strömt. Das führt zu der sprachlich unbefriedigenden Situation, daß gelegentlich – z. B. im Lungenkreislauf der Landwirbeltiere (S. 737) – arterielles Blut in Venen und venöses in Arterien fließt. Im folgenden sei daher nicht von arteriellem und venösem, sondern von oxygeniertem *(Oxy-)* und desoxygeniertem *(Desoxy-)*Blut die Rede.

Die **Haupttypen** der bei Tieren auftretenden **Kreislaufsysteme** sind in Abb. **4.22** schematisch zusammengestellt (für Vertebraten vgl. Abb. **12.93**). Bei Fischen (Abb. **4.22** *B*) pumpt das Herz das aus dem Körper stammende Desoxy-Blut in das Kapillarnetz der Kiemen. Von dort strömt das O_2-angereicherte (Oxy-)Blut unter einem Druckabfall von etwa 50% in den Körperkreislauf zurück. Bei den landlebenden Vögeln und Säugern (Abb. **4.22** *C*) ist dem Körperkreislauf ein von ihm völlig getrennter Lungenkreislauf parallel geschaltet. Das in zwei Vorhöfe und zwei Ventrikel geteilte Herz pumpt gleichzeitig Desoxy-Blut aus dem rechten Ventrikel über die Lungenarterie (Arteria pulmonalis) in den *kleinen* (Lungen-)Kreislauf und aus dem linken Ventrikel über die Aorta in den *großen* (Körper-)Kreislauf. Aus den Lungen strömt dann Oxy-Blut über die Lungenvenen (Venae pulmonales) in die linke und aus dem Körper Desoxy-Blut über die Hohlvenen (Venae cavae) in die rechte Herzhälfte zurück (vgl. Abb. **4.23**).

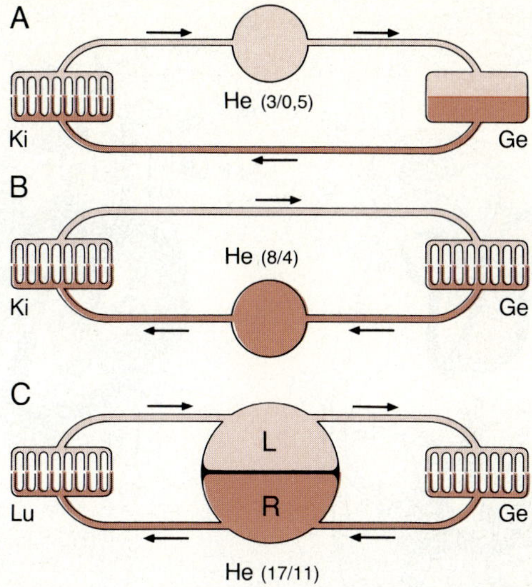

Abb. 4.22 Haupttypen von Kreislaufsystemen. Offene Blutgefäßsysteme von [A] Schnecken und dekapoden Krebsen sowie geschlossene Blutgefäßsysteme von [B] Fischen, [C] Vögeln und Säugetieren. *Helle Farbe* O_2-reiches (Oxy-)Blut, *dunkle Farbe* O_2-armes (Desoxy-)Blut. – *Ge* Gewebe (Orte des O_2-Verbrauchs im Körper), *He* Herz (mit Angabe von systolischem/diastolischem Druck in kPa), *Ki* Kiemen, *L, R* linke und rechte Herzhälfte, *Lu* Lunge.

Viele **Amphibien** können nahezu die Hälfte ihres O_2-Bedarfs über *Hautatmung* decken. Einige Froscharten entwickeln zur Paarungszeit, d. h. zu Zeiten erhöhter Metabolismusrate, sogar spezielle Hautpapillen, über die sie die Hautatmung steigern (Abb. **4.24** *B*). In allen diesen Fällen ist es erst einer Kreislaufspezialisierung – der Ausbildung einer besonderen *Hautarterie* (Abb. **4.24** *A*) – zu verdanken, daß die Haut wie die Lungen O_2-armes und nicht wie die übrigen Körpergewebe O_2-reiches Blut erhält. Die *Hautvene* mündet allerdings wie die übrigen Körpervenen in die rechte, nicht wie die Lungenvene in die linke Vorkammer. Folglich kann O_2-reiches Blut aus der Haut nur deshalb direkt in den Körperkreislauf gelangen, weil die bei Amphibien nicht unterteilte Herzkammer (Abb. **12.93** *C*) eine Verbindung zwischen Lungen- und Körperkreislauf ermöglicht. So gesehen, erscheint die unvollständige Trennung beider Kreislaufsysteme nicht als „Unvollkommenheit", sondern als Anpassung an die speziellen Bedürfnisse der Hautatmung.

Als weitere Spezialisierung seien die Sphinktermuskeln an der Basis von Haut- und Lungenarterie erwähnt. Sie erlauben es, O_2-armes Blut je nach den Außenbedingungen gezielt den Lungen oder der Haut zuzuleiten. Letzteres kann man experimentell

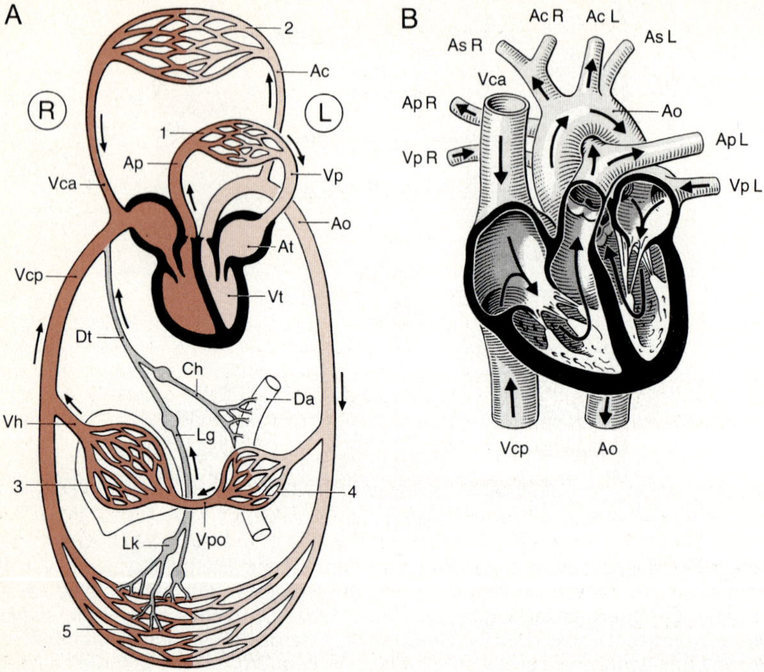

Abb. 4.23 [A] Blutkreislaufsystem und [B] Herz der Säugetiere. – *Ac* Arteria carotis (in *A* nur linke *Ac* gezeichnet), *Ao* Aorta, *Ap* Arteria pulmonalis, *As* Arteria subclavia, *At* Atrium, *Ch* Chylusgefäße, *Da* Darm, *Dt* Ductus thoracicus, *L* links, *Lg* Lymphgefäße, *Lk* Lymphknoten, *R* rechts, *Vca* Vena cava anterior, *Vcp* Vena cava posterior, *Vh* Vena hepatica, *Vp* Vena pulmonalis, *Vpo* Vena portae, *Vt* Ventrikel, *1–5* Kapillarnetze von Lungen *(1)*, Kopf *(2)*, Leber *(3)*, Darm *(4)* und übrigem Körper *(5)*.

z.B. dadurch auslösen, daß man Frösche nach Atmen O_2-armer Luft in O_2-reichem Wasser schwimmen läßt.

Die *Plethodontiden*, tropische Salamander, die zwei Drittel aller bekannten Schwanzlurcharten stellen und Körpergrößen von 25 cm erreichen, atmen ausschließlich über die Haut. Ihnen fehlen Lungen vollständig.

Unter den **luftatmenden Fischen** (S. 283) verfügen nur die Lungenfische *(Dipnoi)* – ähnlich wie die Tetrapoden – über einen gesonderten Lungenkreislauf. Die luftatmenden *Teleostier* besitzen dagegen den normalen Fisch-Blutkreislauf (Abb. **4.22** *B*), führen also das in den Luftatmungsorganen O_2-angereicherte Blut zum Herzen und von dort, vermischt mit dem O_2-armen Körperblut, in die Kiemen. Paradoxerweise verfügt daher das in die Kiemen fließende Blut über einen höheren O_2-Gehalt als das umgebende Was-

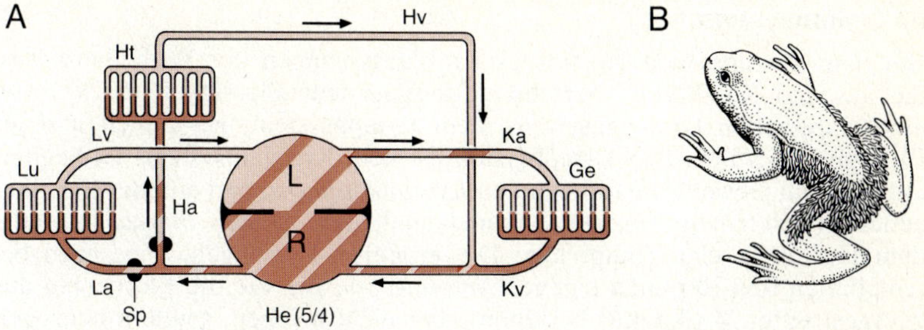

Abb. 4.24 Ⓐ Blutkreislauf der Amphibien (vgl. Abb. **4.22**). Ⓑ Das Männchen des Frosches *Astylosternus* entwickelt zur Paarungszeit Hautpapillen als zusätzliches Atmungsorgan. Auf diese Weise deckt es den erhöhten O_2-Bedarf bei seinen oft stundenlangen Balzbewegungen. – *Ge* Gewebe, *Ha, Hv* Hautarterie und -vene, *He* Herz, *Ht* Haut, *Ka, Kv* Körperarterie und -vene, *L, R* linke und rechte Herzhälfte, *La, Lv* Lungenarterie und -vene, *Lu* Lunge, *Sp* Sphinkter (*B* nach Feder).

ser, so daß für den Fisch die Gefahr besteht, O_2 über die Kiemen zu verlieren. Alle obligaten Luftatmer haben daher die Zahl der Kiemenlamellen stark reduziert, das Kiemenepithel verdickt und andere Vorkehrungen zur Einschränkung des Kiemengastransports getroffen.

b) Offenes Blutgefäßsystem

Die meisten Invertebraten – z. B. Arthropoden und Mollusken (mit Ausnahme der Cephalopoden) – verfügen über ein offenes Blutgefäßsystem. In diesem Fall sind zwischen Arterien und Venen keine endothelbegrenzten Kapillaren eingeschaltet, so daß sich das Blut – hier *Hämolymphe* genannt – offen in die Leibeshöhle ergießt und frei durch alle Gewebsspalten zirkuliert. Da auf diese Weise nahezu die gesamte extrazelluläre Flüssigkeit in den Kreislauf einbezogen wird, beträgt die transportierte Flüssigkeitsmenge mehr als 50% (im geschlossenen System der Säugetiere dagegen nur 6–8%) des Körpervolumens. Gleichzeitig erfolgt die Strömung langsam und unter niedrigem Druck.

Bei *Krebsen* und *Schnecken* liegt das Herz *hinter* den Atmungsorganen, führt also nur O_2-reiches Blut (Abb. **4.22** *A*). *Insekten* besitzen neben ihrem schlauchförmigen Dorsalherz oft noch akzessorische Herzen, um die Hämolymphe in englumige Körperanhänge wie Antennen und Extremitäten zu pumpen. *Spinnen,* bei denen die Hämolymphe im Gegensatz zu Insekten auch dem Gastransport dient (und Hämocyanin als O_2-Transportprotein enthält; Tab. **4.4**, S. 291), zeigen eine interessante Korrelation zwischen Kreislauf- und Atemsystem: Sind als Luftatmungsorgane nur die kleinen, streng lokalisierten Fächerlungen vorhanden, besitzen die betreffenden Arten ein reich verzweigtes, offenes Arteriensystem (Abb. **4.14** *A*); tritt dagegen zu den Fächerlungen noch ein System von Röhrentracheen, sind Herz und Arterien in Größe und Anordnung reduziert.

c) Lymphsystem

Bei den geschlossenen Hochdruck-Kreislaufsystemen der Wirbeltiere wird die aus den Kapillaren überschüssig ausgetretene Flüssigkeit (S. 295) von einem speziellen Drainagesystem, dem Lymphsystem, gesammelt und ins Blut zurückgeführt. Das Lymphsystem ist kein Kreislaufsystem: Es beginnt mit blind im Gewebe entspringenden *Lymphkapillaren* und mündet (bei Säugetieren) mit einem einzigen Sammelkanal, dem *Ductus thoracicus,* nahe dem Herzen in eine Hauptvene. Die größeren Lymphgefäße besitzen bei Amphibien und Reptilien eigene *Lymphherzen,* die wie die Blutherzen aus quergestreifter Muskulatur bestehen, aber nicht myogen, sondern neurogen gesteuert werden.

Bei Säugetieren sind in die Lymphbahn *Lymphknoten* eingeschaltet, die zusammen mit den übrigen lymphatischen Organen – Thymus, Milz und Bursa fabricii (bei Vögeln) – als Filter- und Abwehrsysteme dienen. Die im Knochenmark gebildeten und in Blut- und Lymphgefäßen frei zirkulierenden *Lymphocyten,* die sog. weißen Blutkörperchen, lagern sich in das retikuläre Gewebe der Lymphknoten ein und warten hier mit membranständigen Antikörpern auf „ihr" Antigen. Doch das ist bereits Thema des folgenden Kapitels.

4.4.3 Abwehrfunktion: Immunreaktionen

Zur Aufrechterhaltung ihrer Integrität verfügen Vertebraten – und in Ansätzen bereits wirbellose Tiere (S. 307) – über ein wirkungsvolles *Immunsystem.* Einerseits richtet sich dieses Überwachungs- und Abwehrsystem gegen *Pathogene,* d. h. krankheitserregende Mikroorganismen wie Viren und Bakterien, die in den Organismus eingedrungen sind; andererseits dient es der Erkennung und Elimination *körpereigener Zellen*, die zu Krebszellen entartet sind. Zur Erfüllung dieser Aufgaben benötigt das Immunsystem **Erkennungsmechanismen,** die „selbst" und „nicht-selbst" unterscheiden, sowie **Abwehrmechanismen,** die anschließend die eingedrungenen Pathogene neutralisieren oder eliminieren.

a) Erkennung

Zur Unterscheidung von „selbst" und „nicht-selbst" dienen Rezeptoren *(Antikörper)*, die die genannten pathogenen Fremdsignale *(Antigene)* erkennen und mit ihnen Antigen-Antikörper-Komplexe (Immunkomplexe) eingehen. Dabei steht der Millionenzahl möglicher Antigene im Organismus eine ebenso große Zahl verfügbarer Antikörper gegenüber, die jeweils selektiv auf Eindringen eines bestimmten Antigens gebildet werden (*klonale Selektionstheorie,* S. 159). Die dadurch ausgelöste *Primärantwort* erfolgt innerhalb weniger Tage. Darüber hinaus kann Immunität aber auch längerfristig erhalten bleiben, im Verlauf der Entwicklung eines Organismus also erworben werden und zu einem „immunologischen Gedächtnis", d. h. zu langfristigem Schutz gegen bestimmte Antigene führen *(Sekundärantwort)*.

Nach der Lokalisation der Rezeptoren unterscheidet man zwei Typen von Immunität: Bei der **humoralen Immunität** werden die antigenerkennenden Rezeptormoleküle – die Antikörper – ins Blutplasma abgegeben; bei der **zellvermittelten Immunität** verbleiben sie dagegen in den Zellmembranen ihrer Bildungszellen.

Die wichtigsten antikörperproduzierenden Zellen sind die *Lymphocyten* – ein spezieller Typ weißer Blutzellen (Leukocyten, Box **4.3**). Im Verlauf der Blutbildung *(Hämatopoiese)* gehen sie aus *multipotenten Stammzellen* des Knochenmarks hervor, die sich kontinuierlich teilen und dann unter der Wirkung induzierender Faktoren (Signalproteine = *Hämatopoietine*, z. B. Erythropoietin) zu Lymphocyten, Erythrocyten und anderen Zellinien führen (Abb. **4.25**). **B-Lymphocyten** *(B-Zellen)* sind für die *humorale*, **T-Lymphocyten** *(T-Zellen)* für die *zellvermittelte* Immunität verantwortlich. Die **T**-Lymphocyten reifen im **T**hymus heran, während der Reifungsprozeß der **B**-Lymphocyten bei Vögeln in der **B**ursa fabricii (einer dorsalen Enddarmausfaltung), bei Säugern im Knochenmark erfolgt. Zu den Zellen des Immunsystems zählen ferner die **Makrophagen,** die Antigene endocytieren und sie dann an ihrer Oberfläche den Lymphocyten zur Erkennung präsentieren (zur cytotoxischen Wirkung s. S. 306).

In groben Zügen lassen sich die **zellbiologischen Mechanismen der Immunreaktion** folgendermaßen skizzieren: Hat ein Klon von **B-Zellen** „sein" Antigen, z. B. ein bestimmtes Bakterium mit einer bestimmten antigenen Determinante, mit Hilfe membranständiger Antikörper erkannt, proliferiert er und differenziert sich zu *Plasmazellen* – einem Zelltyp, der an seinem stark ausgeprägten, rauhen endoplasmatischen Reticulum den spezifischen Antikörper in großen Mengen produziert und ihn dann exocytotisch ins Blutplasma abgibt. Dort binden die Antikörper ihre entsprechenden Antigene. Die dabei entstehenden Immunkomplexe werden phagocytiert.

Bei den **Antikörpern** handelt es sich um Glykoproteine, sog. *Immunoglobuline* (*Ig*, Abb. **2.49**). Verschiedene Klassen dieser Immunglobuline treten bei der Immunreaktion in zeitlicher Folge auf. Alle diese Klassen besitzen denselben variablen Molekülabschnitt (der ja auf dasselbe Antigen passen muß), unterscheiden sich jedoch in ihren konstanten C-Abschnitten (vgl. S. 158). Zuerst werden von den B-Zellen *membrangebundene IgM*-Antikörper gebildet; dann folgen – mit verkürztem konstanten Abschnitt – die *sezernierten IgM-*, darauf *IgG-* und eventuell *IgE-* oder *IgA*-Antikörper (zur Molekularbiologie dieses *Switch*-Vorgangs von einer Antikörperklasse zur nächsten s. Abb. **2.51**). *IgM* stellt die erste wirksame Abwehrlinie gegen Mikroorganismen im peripheren Blut, *IgG* die meisten Antikörper, die im Blut und im extravaskulären Raum wirksam sind, während *IgA* durch Epithelzellen hindurchtransportiert wird und die Schleimhäute (z. B. die Oberfläche des Darms) schützt. Eine kleinere Fraktion der Zellen behält jedoch den Antikörper an ihrer Oberfläche bei und dient als *Gedächtniszellen*. Bei einer zweiten Infektion mit dem gleichen Antigen können die Gedächtniszellen viel rascher aktiviert werden als beim ersten Kontakt mit dem Antigen *(Sekundärantwort)*.

Box 4.3 Blut – Transportgewebe mit Homoiostasefunktion

Als der Harvard-Physiologe CANNON 1932 den Begriff der *Homoiostase* prägte, wollte er damit zum Ausdruck bringen, daß Organismen trotz wechselnder Außenbedingungen in ihrem Körper ein *konstantes inneres Milieu* aufrecht erhalten. Blut ist als „Transportgewebe mit flüssiger Interzellularsubstanz" überall im Körper verfügbar und damit prädestiniert, homoiostatische Funktionen zu übernehmen.

Im Blutplasma, dem extrazellulären Blutanteil, wird die *Konzentration der Elektrolyten* auf konstante Werte eingeregelt. Da zwischen Blut und interstitieller Gewebsflüssigkeit ein freier Ionenaustausch besteht, bedingen ionen- und osmoregulatorische Vorgänge ein einheitliches Elektrolytmilieu im gesamten Extrazellulärraum. Bei homoiothermen Tieren vermittelt das Blut zudem ein konstantes inneres *Temperaturmilieu.* Auch *Hormone* und *Antikörper* tragen als flüssigkeitstransportierte Regulatoren zur Homoiostase bei. Wird schließlich die Barriere zwischen Innen- und Außenmilieu mechanisch verletzt, ermöglicht die Koagulationsfähigkeit des Blutes *(Blutgerinnung)* eine rasche Abschottung des Lecks. Die Zusammensetzung des Blutes spiegelt diese Vielfalt der Homoiostasefunktion wider:

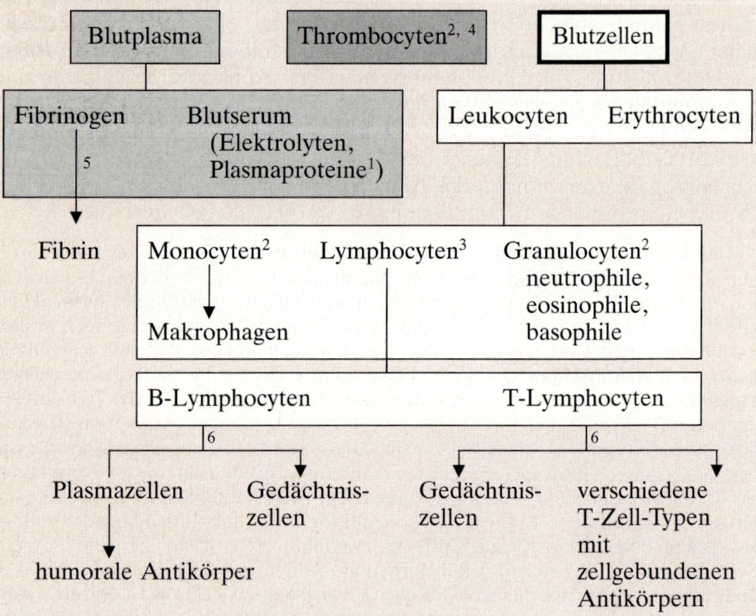

Bildungsorte: [1]vor allem Leber, [2]Knochenmark, [3]Knochenmark und lymphatische Organe (Thymus, Milz, Lymphknoten). [4]Thrombocyten (Blutplättchen) sind keine Zellen, sondern kernlose Abschnürprodukte von Knochenmarks-Riesenzellen (Megakaryocyten).

Aktivierung: durch [5]Gerinnungsfaktoren aus Blutserum und Thrombocyten, [6]Antigen.

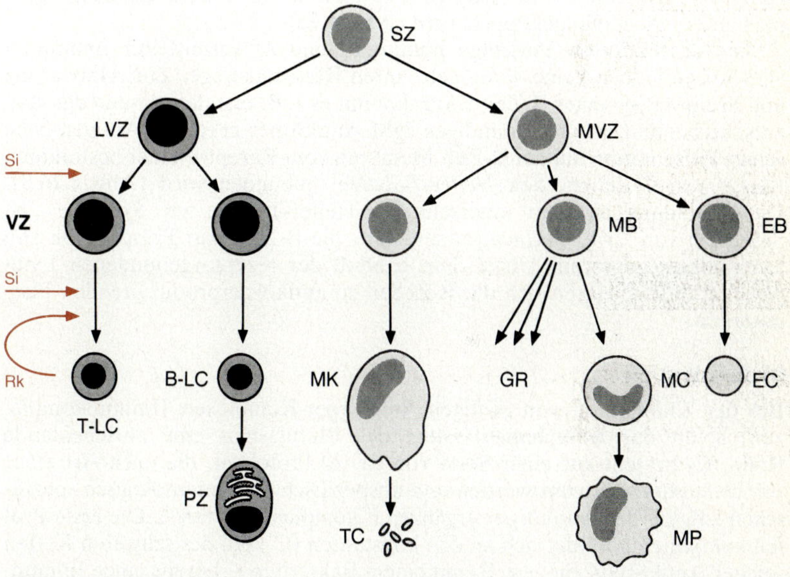

Abb. 4.25 Schema der Hämatopoiese (Bildung der verschiedenen Blutzellen). Die erste differentielle Zellteilung der Stammzellen *(SZ)* trennt die Zellinie der Lymphocyten *(schwarze Zellkerne)* von der aller übrigen Blutzellen *(graue Zellkerne)*. Alle Differenzierungsschritte erfolgen unter dem Einfluß spezifischer Signalproteine (Hormone: Hämatopoietine) und Rückkoppelungseffekte *(farbige Pfeile)*; z. B. wird die Bildung von Erythrocyten *(EC)* aus Erythroblasten *(EB)* durch Erythropoietin stimuliert, das sich in der Niere als Antwort auf niedrigen O_2-Gehalt des Blutes bildet. – *B-LC* B-Lymphocyt, *EB* Erythroblast, *EC* Erythrocyt, *GR* Granulocyten, *LVZ* lymphoide Vorläuferzelle, *MB* Myeloblast, *MC* Monocyt, *MK* Megakaryocyt, *MP* Makrophage, *MVZ* myeloide Vorläuferzelle, *PZ* Plasmazelle, *Rk* Rückkoppelungseffekt, *Si* Signalprotein, *SZ* multipotente Stammzelle, *TC* Thrombocyten (Blutplättchen), *T-LC* T-Lymphocyt, *VZ* Vorläuferzellen (z. B. *EB, MB*).

Die **T-Zellen** sind für zellvermittelte Immunreaktionen verantwortlich. Sie erkennen keine freien, sondern nur zellgebundene Antigene: in die Zelle eingedrungene Viren, Bakterien (z. B. *Mycobacterium tuberculosis; Salmonella typhii*), Protozoen (z. B. *Plasmodium*, Abb. **12.8**; *Leishmania*, S. 605), körpereigene Tumorzellen oder durch Gewebstransplantation übertragene Zellen eines fremden Organismus. Damit die Erkennung gelingt, müssen die betreffenden Antigene zunächst durch *antigenpräsentierende Zellen* (z. B. Makrophagen) den T-Zell-Rezeptoren „angeboten" werden. Darüber hinaus erkennen die T-Zell-Rezeptoren das präsentierte Antigen nur dann, wenn es in der Membran mit Proteinen des eigenen *Histokompatibilitätskomplexes* (MHC-System, S. 155) assoziiert ist. Diese MHC-Proteine charakterisieren eine Zelle als körpereigen („selbst"). T-Zell-Rezeptor, Antigen und MHC-Protein bilden dann ein Molekültriplett, über das die T-Zelle an die antigenpräsentierende Zelle gekoppelt wird (Abb. **4.26**).

Die geschilderten Vorgänge humoraler und zellvermittelter Immunität verkörpern jedoch keine völlig getrennten Reaktionswege. Zur Aktivierung und Proliferation eines B-Zell-Klons kommt es z. B. erst dann, wenn das vom entsprechenden membranständigen IgM-Antikörper erkannte Antigen nach seiner Präsentation auf der B-Zell-Membran vom Rezeptor einer bestimmten Klasse von T-Zellen, den *Helfer-T-Zellen*, gebunden wird (Abb. **4.26** *B*). Diese Bindung aktiviert einerseits die Helfer-T-Zelle zur Synthese und Sekretion von *Lymphokinen*, andererseits die B-Zelle zur Präsentation von Lymphokinrezeptoren. Unter dem Einfluß der rezeptorgebundenen Lymphokine differenzieren sich die B-Zellen zu antikörperproduzierenden Plasmazellen.

b) Elimination

Bei der Elimination von Antigen-Antikörper-Komplexen (Immunkomplexen) spielt das **Komplementsystem** des Blutplasmas eine entscheidende Rolle. Es besteht aus einer Serie von ca. 20 Proteinen, die nach Art einer *Enzymkaskade* aktiviert werden und unspezifisch die immunologisch spezifischen Effekte der Antikörper ergänzen („komplementieren"). Die erste Proteinkomponente bindet sich an den konstanten (C-)Teil der schweren Ketten solcher Antikörper, die – z. B. mit einem Bakterium – bereits einen Immunkomplex gebildet haben. Diese Bindung startet die Enzymkaskade, in deren Folge sich weitere Komponenten an die Bakterienoberfläche anlagern. Einzelne dieser Komponenten stimulieren die *Phagocytose* des Bakteriums durch *Makrophagen*. Nach dem letzten Schritt der Kaskade lagern sich mehrere Komponenten des Komplements zu hydrophilen Hohlzylindern *(lytischen Komplexen)* zusammen, die die Zellmembran des Bakteriums „durchbohren" und damit die *Lyse* der Zelle herbeiführen.

Zell-Lyse bewirkt auch eine besondere Klasse von T-Zellen, die **cytotoxischen (Killer-)T-Zellen**. Hochspezifisch lysieren sie ihre Zielzellen (Fremdzellen; von Viren und anderen Parasiten infizierte körpereigene Zellen; Tumorzellen). Wie bei den Helfer-T-Zellen müssen auch hier die betreffen-

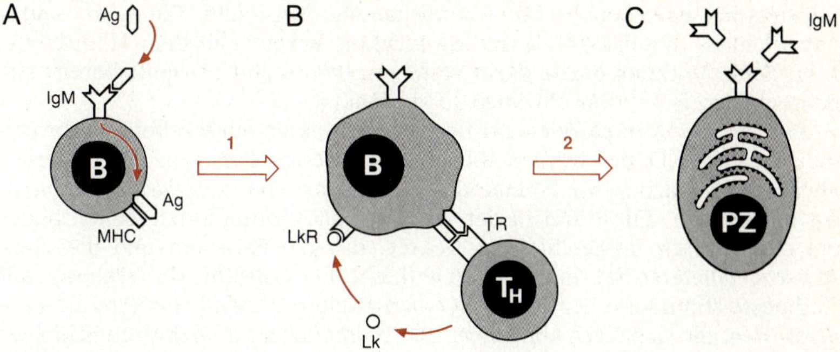

Abb. 4.26 Aktivierung *(1)*, Differenzierung und Proliferation *(2)* von B-Zellen. [A] Das Antigen *(Ag)* wird von membranständigen *IgM*-Antikörpern der B-Zelle *(B)* gebunden, endocytiert und in Assoziation mit *MHC*-Molekülen auf der B-Zellmembran präsentiert. [B] Der T-Zellrezeptor *(TR)* einer Helfer-T-Zelle *(T_H)* bindet an MHC-Ag. Die auf diese Weise aktivierte T-Zelle bildet Lymphokine *(Lk)*, die aktivierte B-Zelle Lymphokinrezeptoren *(LkR)*. [C] Die B-Zelle differenziert und teilt sich in Plasmazellen *(PZ)*, die dann *IgM*-Antikörper synthetisieren und sezernieren (nach Melchers; Cambier; Owen, Lamb).

den Antigene mit MHC-Proteinen des eigenen („selbst"-)Systems assoziiert sein, soll die der Lyse vorausgehende Bindung zwischen Antigen und T-Zell-Rezeptor zustande kommen. Diese Bindung verändert die Membranpermeabilität der Zielzelle, die daraufhin aufquillt und platzt. Da die T-Zellen die Lyse ihrer Zielzellen überleben, stehen sie für weitere cytotoxische Wirkungen zur Verfügung.

In Abwesenheit von Antigenen reagieren cytotoxische T-Zellen nicht mit körpereigenen Zellen; sie sind ihnen gegenüber tolerant. Wie diese *Toleranz* zustande kommt, ist im einzelnen noch ungeklärt. Doch scheinen gegen „selbst" gerichtete T-Zellen auf einem frühen Entwicklungsstadium eliminiert zu werden.

Neben Killer-T-Zellen und Helfer-T-Zellen treten als dritter T-Zell-Typ noch *Suppressor-T-Zellen* auf. Sie haben regulatorische Funktionen und können Immunantworten unterdrücken.

Den Verhältnissen bei Vertebraten direkt vergleichbare Immunsysteme – z. B. Immunoglobuline als Antikörper – sind bei **Invertebraten** bisher nicht gefunden worden. Vor allem von den am besten untersuchten Invertebraten, den Insekten, weiß man jedoch, daß sie nach Injektion abgetöteter Bakterien antibakterielle Substanzen *(Bakterizide)* synthetisieren und auf diese Weise für Tage und Monate immunisiert werden können. Da die ersten chemisch voll aufgeklärten immunitätsauslösenden Bakterizide von Insekten aus Puppen des Nachtpfauenauges *(Platysamia cecropia)* stammten, erhielten sie den Namen *Cecropine*. Es handelt sich um Proteine aus 37 Aminosäuren. Ein anderes Bakterizid, das *Lysozym*, ist dagegen auch in unbehandelten Insekten stets in ausreichenden Mengen vorhanden. Mit seinen 120 Aminosäuren entspricht es in seiner molekularen Struktur weitgehend dem Hühnerlysozym. Seine Wirkung dürfte darin bestehen, die durch Cecropine bereits aufgebrochenen Bakterienzellwände zu verdauen.

Neben diesen **humoralen** existieren bei Insekten auch **zelluläre** Abwehrmechanismen. Dabei werden die eingedrungenen Parasiten – Bakterien, aber auch Metazoen wie Nematoden – zunächst von *granulären Hämatocyten* angegriffen. Diese frei in der Hämolymphe flottierenden Zellen bilden ein exocytotisch ausgeschleustes Sekret, das die Parasiten und die dabei selbst zerfallenden Sekretionszellen verklebt. Die entstehende verklumpende Zellmasse stimuliert chemotaktisch einen zweiten Hämatocytentyp, die *Plasmatocyten,* die sich stark abflachen, den Fremdkörper in mehreren Schichten umhüllen (daher auch *Lamellocyten* genannt) und ihn durch Melanisierung der eigenen, ebenfalls absterbenden Zellen einkapseln: *zelluläre Einkapselung.*

4.5 Ionen- und Osmoregulation

Noch heute tragen alle Tiere ein auffälliges Zeichen ihrer marinen Herkunft: Die Zusammensetzung ihrer extrazellulären Körperflüssigkeiten – des Blutes und der Interzellularflüssigkeiten – entspricht weitgehend der des Meerwassers (hohe Na^+- und Cl^--, niedrige K^+-Konzentrationen). Im Zellinneren hat sich dagegen schon früh in der Evolution ein eigenes Ionenmilieu herausgebildet, das durch niedrige Na^+- und Cl^-- und hohe K^+-Konzentrationen sowie einen hohen Gehalt an organischen Anionen gekennzeichnet ist (Tab. **6.1**, S. 355). Alle Prozesse, die diese Ionen-*Verhältnisse* einstellen (sowohl zwischen Außenmedium und Körperflüssigkeit als auch zwischen Körperflüssigkeit und Zellinnerem), fallen unter den Begriff der **Ionenregulation.**

In den Körperflüssigkeiten der meisten marinen Invertebraten stimmt nicht nur das Verhältnis der einzelnen Ionenarten, sondern auch deren *Gesamtkonzentration,* d. h. der osmotische Wert, mit dem Außenmedium überein. Bei allen anderen Tieren wird dagegen im Körperinneren ein eigener osmotischer Wert eingestellt und gegenüber Fluktuationen der *Außenwelt* konstant gehalten. Diese Fähigkeit zur **Osmoregulation** war eine der wesentlichen Voraussetzungen dafür, daß Tiere Süßwasser und Land besiedeln konnten. *Innerhalb des Körpers* sind osmoregulatorische Vorgänge dagegen nicht notwendig, da extra- und intrazelluläres Medium trotz ihrer verschiedenen Ionenzusammensetzungen generell stets den gleichen osmotischen Wert aufweisen.

Da die **Exkretion** toxischer Stoffwechselendprodukte in der wässrigen Phase erfolgt, ist sie eng an osmoregulatorische Vorgänge gebunden. Viele Exkretionsorgane *(Nieren)* sind evolutiv als Organe der allgemeinen Ionen- und Osmoregulation angelegt worden und haben erst später noch zusätzlich spezifische Exkretionsfunktionen übernommen.

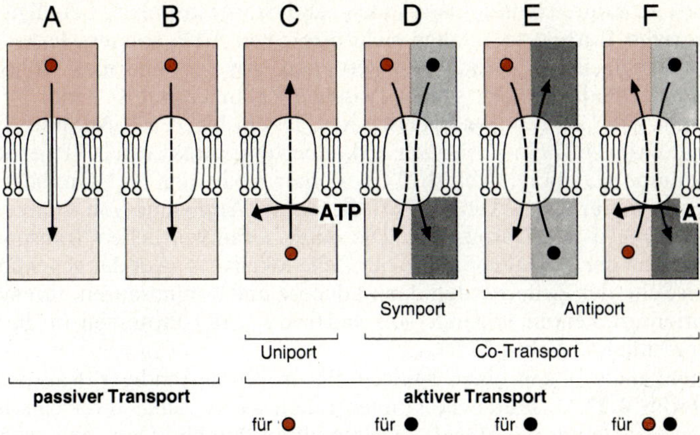

Abb. 4.27 Ionentransporte durch Zellmembranen mit Hilfe von [A] Kanalproteinen und [B]–[F] Carrier-Proteinen. Die über der Zellmembran anliegenden Ionengradienten sind durch abgestufte Rasterdichten gekennzeichnet.

4.5.1 Ionenregulation

Die Ionenkonzentrationsgradienten, die zwischen Zellinnerem und -äußerem bestehen, werden durch aktive, energieverbrauchende Ionentransportmechanismen (**Ionenpumpen**) eingestellt und aufrechterhalten. Bei diesen Ionenpumpen handelt es sich um *Transportproteine,* die als integrale Membranproteine die ganze Dicke der für Ionen impermeablen Membranlipidschicht durchsetzen (Abb. **4.27**).

Viele dieser Transportproteine arbeiten als *Carrier-Moleküle,* indem sie auf der einen Seite der Membran ein spezifisches Ion binden und es nach Konformationsänderung des Moleküls auf der anderen Seite wieder abgeben. Die für die Zelle wohl wichtigste Ionenpumpe dieser Art ist die *Na^+/K^+-Pumpe,* eine ATPase, die unter Hydrolyse von 1 Molekül ATP 3 Na^+-Ionen nach außen und 2 K^+-Ionen nach innen transportiert und damit als Antiport-System (Abb. **4.27** *F*) für zwei wesentliche über der Zellmembran anliegende Ionengradienten verantwortlich ist. Die Bedeutung der Na^+/K^+-Pumpe erhellt auch daraus, daß der Körper 30% der aus dem oxidativen Stoffwechsel gewonnenen Energie für das Betreiben der Na^+/K^+-Pumpen seiner Zellmembranen einsetzt.

Da im geschilderten Fall die Na^+/K^+-Pumpe eine Ladungsdifferenz erzeugt, handelt es sich um eine *elektrogene* Pumpe. Werden in entgegengesetzter Richtung gleiche Mengen gleich geladener Ionen transportiert, liegt eine *elektroneutrale* Pumpe vor.

Der durch die Na^+/K^+-Pumpe geschaffene Na^+-Gradient ist nicht nur an der Erregungsfähigkeit von Nerven- und Muskelzellen (S. 354), sondern generell an zahlreichen aktiven Ionen- und Stofftransporten beteiligt. Vielfach werden Transporte nämlich nicht *direkt* von ATP, sondern *indirekt* von ATP-abhängigen Na^+-Gradienten getrieben. An dem enormen Konzentrationsunterschied, den *Ca^{2+}-Ionen* zwischen Zellinnerem (10^{-7} mol · l^{-1}) und -äußerem (10^{-3} mol · l^{-1}) aufweisen, ist z. B. ein Na^+/Ca^{2+}-Antiport-System beteiligt (Abb. **4.27** *E*). Zusätzlich wirkt noch eine direkt von ATP getriebene Ca^{2+}-Pumpe (Uniport, Abb. **4.27** *C*). Ferner treibt der Na^+-Gradient nach dem Symport-Prinzip (Abb. **4.27** *D*) die aktive Aufnahme von *Glucose* und *Aminosäuren* in die Darmzellen. Die dafür verantwortlichen Transportproteine sind an der Darmlumenseite der Zelle lokalisiert. Auf der gegenüberliegenden Seite der Zelle werden dann Glucose und Aminosäuren, ihrem Konzentrationsgradienten folgend, von anderen Carrier-Proteinen in die Blutbahn geschleust (Abb. **4.27** *B*).

Ionenkanäle bilden einen zweiten Typ membranständiger Transportproteine (Abb. **4.27** *A*). Durch sie können Ionen passiv (längs ihres elektrochemischen Gradienten; S. 353) die Zellmembran durchdringen, und zwar sehr viel schneller, als das mit Hilfe von Carrier-Proteinen (Abb. **4.27** *B*) möglich wäre. Während einige dieser Kanäle ständig geöffnet sind, öffnen sich andere nur vorübergehend: entweder bei Änderung des Membranpotentials (*potentialabhängige* Kanäle) oder nach Bindung eines extrazellulären Liganden (*ligandenabhängige* Kanäle).

Bei allen Ionenkanälen handelt es sich um integrale (die ganze Zellmembran durchspannende) Membranproteine, die in ihrer Tertiär- bzw. Quartärstruktur das gleiche Bauprinzip zeigen: Mehrere Polypeptidketten – oder mehrere Domänen einer Polypeptidkette – gruppieren sich um eine zentrale Pore. Der *spannungsabhängige Na^+-Kanal* (S. 357) wird z. B. von einer einzigen Polypeptidkette (250 kD) gebildet, die aus vier weitgehend homologen Domänen von 250–300 Aminosäuren besteht. Die hydrophoben Abschnitte aller Domänen durchdringen die Lipidschicht der Membran und bilden damit den Porenmantel, während die hydrophilen Abschnitte schlaufenförmig ins intra- und extrazelluläre Medium ragen. Der *ligandenabhängige Na^+/K^+-Kanal,* der Acetylcholinrezeptor (S. 360), besteht dagegen aus fünf Polypeptidketten (2α, 1β, 1γ, 1δ), die um eine Membranpore angeordnet sind. Neben dieser Übereinstimmung in der generellen Molekülstruktur zeigen auch Vergleiche der Aminosäuresequenzen, daß alle Ionenkanäle dem gleichen Bauprinzip folgen und offenbar aufgrund ihrer evolutiven Herkunft alle miteinander verwandt sind.

Die genannten Ionentransportmechanismen regulieren nicht nur die Ionenverhältnisse zwischen Zellinnerem und -äußerem, sondern auch *zwischen verschiedenen Kompartimenten* innerhalb des Intra- und Extrazellulärraums. Nur je ein Beispiel sei genannt: Intrazellulär besteht in Muskelfasern zwischen Cytosol und sarkoplasmatischem Reticulum ein steiler Ca^{2+}-Gradient, der an der Steuerung der Muskelkontraktion maßgeblich beteiligt ist (S. 427). Extrazellulär erzeugen Gliazellen in manchen Nervensystemen ein Ionenmilieu, das von dem der übrigen Körperflüssigkeiten stark abweicht und erst dadurch die Erregungsfähigkeit des Nervensystems gewährleistet (S. 350).

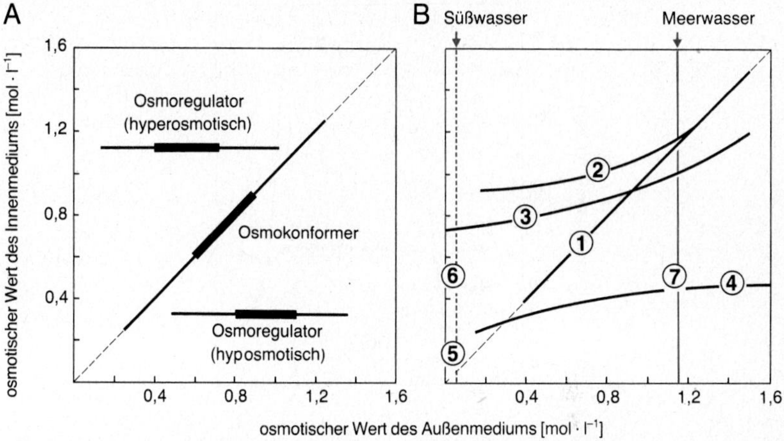

Abb. 4.28 Osmoregulation bei Wassertieren. A Begriffe. Euryosmotische Arten *(dünne Linien)* tolerieren einen weiten, stenosmotische Arten *(dicke Linien)* nur einen engen Bereich an Außenkonzentrationen. B Beispiele: *1 Mytilus* (Mollusca); *Maja* (Crustacea); *2 Carcinus, 3 Eriocheir, 4 Artemia* (*2–4* Crustacea); *5 Anodonta* (Mollusca); *6* Süßwasser-Teleostier; *7* Meeres-Teleostier. Der osmotische Wert von Meer- und Süßwasser wird durch *farbige Linien* markiert (*B* nach Florey; Penzlin).

4.5.2 Osmoregulation

Vergleicht man den osmotischen Wert der Körperflüssigkeit verschiedener Tiergruppen, lassen sich einige interessante *evolutive Tendenzen* erkennen. Die meisten marinen Invertebraten sind mit ihrer Umgebung isosmotisch: Sie besitzen stets den gleichen osmotischen Wert wie ihr Außenmedium. Ändert man im Experiment die Außenkonzentration, treten entsprechende Änderungen auch im Innenmedium auf (Abb. **4.28***A*). Als Beispiele für solche **Osmokonformer** (*poikilosmotische* Tiere) sind in Abb. **4.28***B* die Miesmuschel *Mytilus* und die Meereskrabbe *Maja* genannt. **Osmoregulatoren** (*homoiosmotische* Tiere) halten dagegen ihren osmotischen Wert auch bei Änderungen der Außenwelt konstant. Das ist vor allem bei jenen Tieren der Fall, die sich neue Biotope erschlossen haben – Brackwasser (Wollhandkrabbe *Eriocheir*), Salzseen (Salinenkrebs *Artemia*) – oder unter zeitlich stark variierenden Außenbedingungen leben, z. B. in der Gezeitenzone (Strandkrabbe *Carcinus*).

In ganz besonderem Maße gilt das für die Extremsituation des *Süßwassers.* Kein Süßwassertier ist mit dem Außenmedium isosmotisch; alle regeln sie ihr Innenmedium auf einen höheren osmotischen Wert ein. Offenbar können die im Meer „konzipierten“ basalen Zellfunktionen bei derart tiefen osmotischen Werten, wie sie im Süßwasser herrschen, nicht mehr ablaufen.

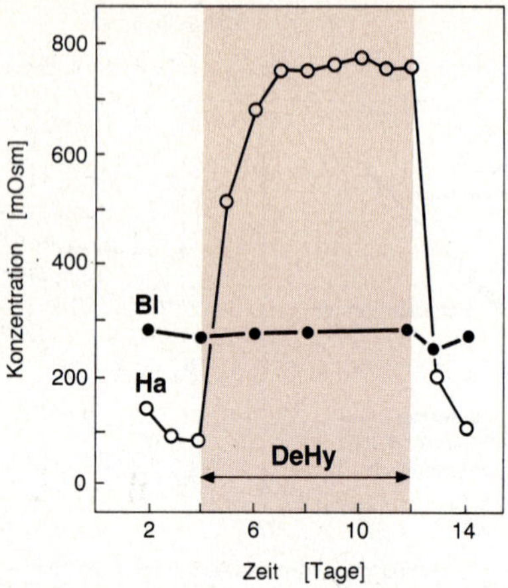

Abb. 4.29 Osmoregulation beim Strauß *(Struthio camelus)*. Die osmotischen Konzentrationen von Blut *(Bl)* und Harn *(Ha)* vor, während und nach einer 8tägigen Dehydratationsphase *(DeHy)*, während der die Vögel nur trockene Samennahrung aufnahmen (nach Louw, Belonje, Coetzee).

Natürlich hat bei Süßwassertieren ein Selektionsdruck bestanden, den osmotischen Wert soweit wie möglich herabzudrücken, um die osmoregulatorischen Vorgänge zu erleichtern. Bei Süßwasserfischen beträgt er nur 35%, bei Süßwassermuscheln *(Anodonta)* sogar nur 5% des Meerwasserwertes. Daß der bei Süßwasserfischen auftretende Wert auch für die marinen Knochenfische und fast alle übrigen Wirbeltiere zutrifft, ist eines der stärksten Indizien dafür, daß die Wirbeltiere auf dem Weg über Süßwasserformen entstanden sind und das Meer erst sekundär wieder besiedelt haben.

Welche *Maßnahmen* Osmoregulatoren treffen, um den unvermeidlichen Wassereinstrom bzw. -verlust zu kompensieren, sei am Beispiel der Fische und Landwirbeltiere kurz aufgelistet und erläutert (für Protozoen s. S. 617).

● **Süßwasserfische** (*hyperosmotische Regulatoren,* Abb. **4.28**): **1.** Kein Trinken von Süßwasser. **2.** Exkretion großer Mengen an verdünntem (Bluthyposmotischem) Harn. **3.** Aktive Resorption von Ionen durch spezielle Ionentransportzellen in den Kiemen.

● **Meeresfische** (**Knochenfische**: *hyposmotische Regulatoren*): **1**. Trinken großer Mengen von Salzwasser. **2.** Exkretion kleiner Mengen von Blut-isosmotischem Harn. **3.** Aktive Exkretion von Ionen durch Kiemen. Natürlich wäre es für Meeresfische zusätzlich von Vorteil, einen Blut-hyperosmotischen Harn zu erzeugen. Doch sind sie dazu – im Gegensatz zu den Säugetieren – nicht in der Lage (S. 318). Folglich spielen bei ihnen die Nieren für die Osmoregulation keine große Rolle und sind oft auch nur gering entwickelt (z. B. aglomerulärer Nierentyp). Einer osmoregulatorischen Sonderlösung bedie-

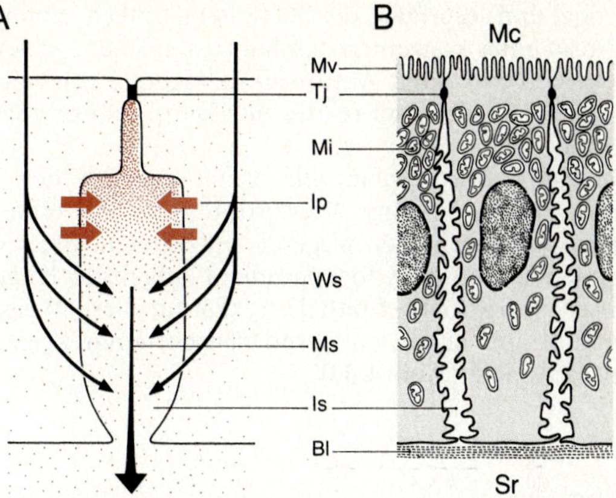

Abb. 4.30 Wassertransportepithel. [A] Funktionsschema. Ionen und Ionentransportpfeile *in Farbe* dargestellt, Wassertransport mit *schwarzen Pfeilen* markiert. [B] Epithelzellen aus der Gallenblasenwand eines Säugetiers. Wasser wird über einen stehenden Ionengradienten in den Interzellularspalten *(Is)* von der Mucosa-Seite *(Mc)* des Epithels (Lumen der Gallenblase) zur Serosa-Seite *(Sr)* transportiert. – *Bl* Basallamina, *Ip* Ionenpumpe (im Falle von *B* Na^+-Pumpe), *Is* Interzellularspalt, *Mc* Mucosa, *Mi* Mitochondrium, *Ms* hydrostatisch getriebene Massenströmung, *Mv* Mikrovilli, *Sr* Serosa, *Tj* Tight junction, *Ws* osmotisch bedingter Wasserstrom (nach Diamond, Tormey; Kaye).

nen sich die **Knorpelfische**, indem sie aufgrund hoher Harnstoffkonzentrationen des Blutes mit dem Meerwasser nahezu *isosmotisch* sind.

● **Landtiere** müssen sich vor ständigen evaporativen Wasserverlusten schützen, sehen sich letztlich also mit ähnlichen Problemen konfrontiert wie marine Fische. Zwar können sie eine weitgehend wasserundurchlässige Körperoberfläche *(Integument)* entwickeln, doch findet über die *Atmungsepithelien,* die zur Erleichterung des Gasaustauschs extrem dünnwandig sein müssen (S. 280), ein ständiger Wasserverlust statt. Die ausgeatmete Luft ist stets zu 100% mit Wasserdampf gesättigt. Bei Säugern wird Wasser vor allem mit der Nahrung aufgenommen, doch können einige extreme Wüstenbewohner wie die Känguruhmaus *Dipodomys* ihren Wasserbedarf allein aus metabolisch gewonnenem „Oxidationswasser" decken (vgl. Gl. 4.1, S. 255; 1 g Glucose liefert 0,6 g H_2O, 1 g Fett 1,1 g H_2O; s. auch S. 511). Zudem drosseln Säugetiere ihre Wasserabgabe in den Nieren dadurch, daß sie einen bezüglich NaCl stark Blut-hyperosmotischen Harn produzieren (S. 318). Andere Landwirbeltiere sind dazu nicht in der Lage. Wüstenvögel und -reptilien lösen ihre Osmoregulationsprobleme dadurch, daß sie einen Blut-hyperosmotischen Harn in Form einer harnsäurereichen Paste erzeugen und ausscheiden (vgl. Abb. **4.29**).

● **Meeresvögel und -reptilien,** die Salzwasser trinken, können überschüssiges NaCl in Form einer konzentrierten Salzlösung über spezielle Salzdrüsen am Kopf ausscheiden und damit Wasser für den Körper gewinnen. Die ausgeschiedene Salzlösung ist nicht nur relativ zum Blut, sondern sogar zum Meerwasser hyperosmotisch.

Vom **Mechanismus** her beruhen alle osmoregulatorischen Vorgänge auf aktiven Ionentransporten. Aktive Wassertransporte mit Hilfe H_2O-spezifischer Transportproteine scheinen nirgends aufzutreten. Stets wird zunächst über aktiven Ionentransport ein Ionengradient aufgebaut, längs dessen dann Wasser osmotisch nachströmt. Epithelien, die auf diese Weise Wasser von einem Extrazellulärraum in einen anderen transportieren, zeigen alle die gleichen Funktionsmerkmale (Abb. **4.30**).

4.6 Exkretion

Bei der Ausscheidung der Stoffwechselendprodukte (H_2O, CO_2 und N-haltige Verbindungen) bereitet CO_2 keine besonderen Schwierigkeiten. Es wird bei der Atmung abgegeben. Dagegen stellt die Exkretion der N-haltigen Metabolite des Proteinstoffwechsels vor allem die Landtiere vor ein gravierendes Problem: einerseits genügend Wasser zur Lösung dieser Exkrete zur Verfügung zu stellen, andererseits aber die Wasserabgabe so weit wie möglich einzuschränken. Funktionell sind daher Exkretion und Wasserhaushalt (Osmoregulation) eng miteinander gekoppelt.

4.6.1 Exkretionsprodukte

Die Koppelung von Exkretion und Wasserhaushalt zeigt sich bereits bei der Wahl der Exkretionsprodukte. Nur wasserlebende Invertebraten, Teleostier und Amphibienlarven produzieren das leicht lösliche, hoch toxische NH_3, das in Form von **NH_4^+-Ionen** über Kiemen und Integument direkt ins Außenmedium diffundiert (*ammoniotelische* Tiere). Landtiere übertragen die NH_2-Gruppen der Aminosäuren zunächst auf Zwischenverbindungen (z. B. auf Citrullin im Ornithinzyklus der Wirbeltierleber) und eliminieren sie dann in Form von Harnstoff oder Harnsäure. **Harnstoff** ist wasserlöslich, also osmotisch wirksam. Er dient daher nur solchen *(ureotelischen)* Tieren als Exkretionsprodukt, denen im Außenmedium genügend Wasser zur Verfügung steht (adulte Amphibien) oder die einen hochkonzentrierten Harn zu bilden vermögen (Säuger). Tiere, die häufigem Wassermangel ausgesetzt sind (und Eier mit beschränktem Wasservorrat legen!), synthetisieren dagegen **Harnsäure**, eine wasserunlösliche, oft in kristalliner Form ausgeschiedene Substanz. Zu diesen *(uricotelischen)* Tieren zählen Insekten, terrestrische Pulmonaten, Reptilien und Vögel.

4.6.2 Exkretionsmechanismen

Auch die Exkretionsmechanismen illustrieren die enge Koppelung von Exkretion und Osmoregulation. Stets werden zunächst durch **Druckfiltration** (z. B. bei Plathelminten, Mollusken, Crustaceen, Vertebraten) oder **Sekretion** (z. B. bei Insekten) größere Mengen *Primärharn* gebildet. Dieser Primärharn enthält zwar schon alle Exkretstoffe, daneben aber auch noch anorganische Ionen, Glucose und Aminosäuren – oft in gleichen oder ähnlichen Mengen wie im Blut oder in der Hämolymphe. In einem zweiten Schritt erfolgt dann die **Reabsorption** dieser noch verwertbaren Substanzen sowie des größten Teils (bei Säugern bis zu 99%) des Wassers aus dem Primärharn, so daß letztlich nur relativ geringe Mengen eines an Exkretstoffen hochkonzentrierten *Endharns* (Urins) zur Ausscheidung gelangen.

Sekretion und Reabsorption beruhen auf substanzspezifischen aktiven Transportmechanismen. Dagegen entscheidet bei der Druckfiltration allein die Molekülgröße, welche Substanzen aus der Blutbahn in den Primärharn übertreten. In der Regel lassen die jeweiligen Ultrafilter alle Substanzen mit Molekulargewichten < 70 kD passieren.

Gerade in dieser relativen Substanzunspezifität dürfte der funktionelle Vorteil der Filtration gegenüber der Sekretion liegen. Jede „neue“ Substanz, die in die Blutbahn eindringt, wird sofort eliminiert, ohne daß spezifische Sekretionsmechanismen entwikkelt werden müßten. Das erleichtert es einer Tierart, ökologisch zu explorieren, d. h. neue Biotope zu besiedeln und sich neue Nahrungsquellen zu erschließen. Sollte sich dagegen unter den neu auftretenden Substanzen einmal eine brauchbare befinden, kann sie dem Körper über die Entwicklung eines spezifischen Reabsorptionsmechanismus dennoch erhalten bleiben.

4.6.3 Exkretionsorgane

Die geschilderten Funktionsprinzipien haben sich konvergent in verschiedenen Typen von Exkretionsorganen realisiert. Nur die vier häufigsten seien genannt.

a) Protonephridien

Protonephridien treten auf bei Tieren ohne Coelom (z. B. Plathelminthen, Nemertinen, Anneliden- und Molluskenlarven; Abb. **4.31** *A*). Die sich vielfach verzweigenden Kanäle beginnen jeweils blind mit einer Terminalzelle (*Cyrtocyte* = Reusengeißelzelle), in der ein ständig schlagendes Cilienbündel („Wimperflamme“) einen nach außen gerichteten Flüssigkeitsstrom erzeugt. Der entstehende Unterdruck führt zur Filtration der Gewebsflüssigkeit an einem Reusenapparat der Terminalzelle. Im anschließenden Tubulus wird der auf diese Weise gebildete Primärharn durch Reabsorption verändert. Bei *Branchiostoma* und manchen Polychaeten trägt die Terminalzelle – dann *Solenocyte* genannt – nur eine einzige lange Geißel.

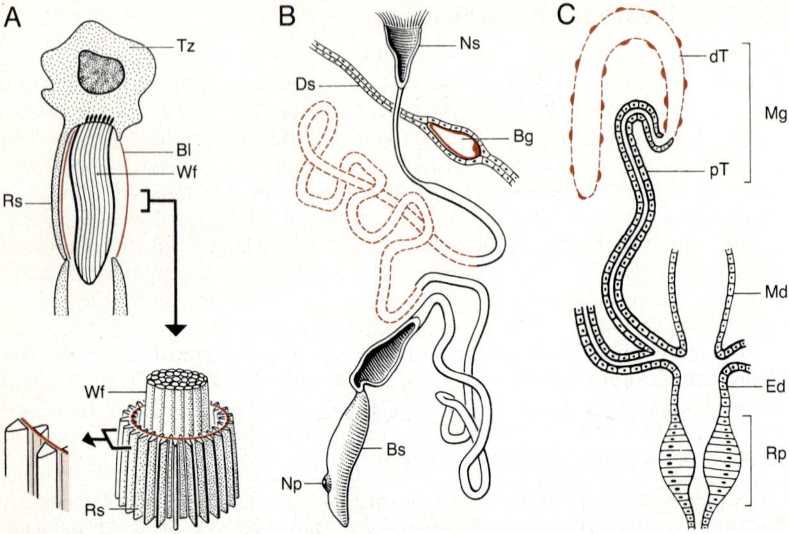

Abb. 4.31 Exkretionsorgane von Invertebraten. [A] Protonephridium eines Plathelminthen. [B] Nephridium eines Anneliden. [C] Malpighi-Gefäß *(Mg)* eines Insekts. Filtrationsstrukturen sind *farbig ausgezogen,* Sekretionsstrukturen *farbig unterbrochen* gezeichnet. – *Bg* Blutgefäß, *Bl* Basallamina, *Bs* Blase, *Ds* Dissepiment (Teil der Coelomwand), *dT, pT* distaler und proximaler Tubulus, *Ed* Enddarm, *Md* Mitteldarm, *Mg* Malpighi-Gefäß, *Np* Nephridialporus mit Schließmuskel, *Ns* Nephrostom, *Rp* Rektalpapillen, *Rs* Reusenstab, *Tz* Terminalzelle, *Wf* Wimperflamme (nach Kümmel; Ramsey; Wessing; Wigglesworth).

b) Metanephridien

Die Metanephridien werden oft kurz als *Nephridien* bezeichnet (vor allem bei Tieren mit Coelom: z. B. Anneliden, manche Mollusken; Abb. **4.31** *B*). Die nach außen führenden Kanäle beginnen mit einem Wimpertrichter *(Nephrostom)* offen im Coelom. Der Primärharn wird zunächst durch Filtration an den mit Blutgefäßen versorgten Coelomwänden gebildet und vom Wimpertrichter eingestrudelt, dann aber noch durch Sekretion in einem stark gewundenen Anfangsteil des Tubulus modifiziert.

c) Nephronen

Als Nephronen bezeichnet man die anatomischen und funktionellen Einheiten der Wirbeltierniere (Abb. **4.32**). Denkt man sich bei den Nephridien der Anneliden die Blutgefäße aus der Coelomwand direkt in den Wimpertrichter verlagert – ein Weg, der wohl auch evolutiv beschritten wurde –, erhält man das Anfangsstück eines Wirbeltiernephrons, das *Malpighi-Körperchen.* Es

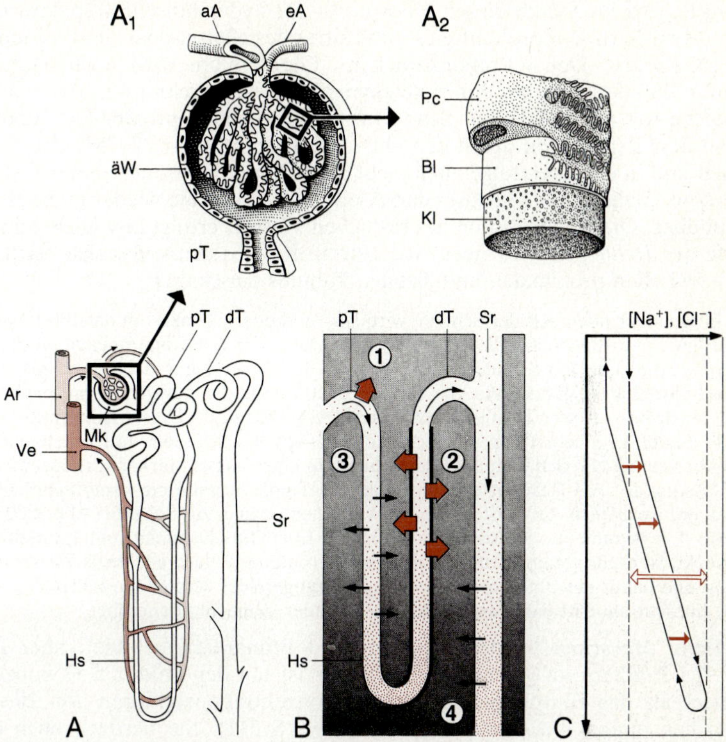

Abb. 4.32 Die Funktionseinheit der Wirbeltierniere. A Struktur eines Nephrons (*A_1* Malpighi-Körperchen, *A_2* Kapillare mit aufsitzenden Podocyten). B Ionen- und Wasserresorption längs der Tubulusabschnitte eines Nephrons: aktiver Na^+-Transport *(farbige Pfeile)* und osmotischer Wassernachstrom *(schwarze Pfeile)*. Die Kanalabschnitte mit *stark ausgezogener* Liniensignatur sind H_2O-impermeabel. C Osmotische Gradienten längs *(farbiger Doppelpfeil)* und quer *(kurze farbige Pfeile)* zur Henle-Schleife. – *aA, eA* afferente und efferente Arteriole, *Ar* Arterie, *äW* äußere Wand von *Mk, Bl* Basallamina, dT, pT distaler und proximaler Tubulus, *Hs* Henle-Schleife, *Kl* Kapillare, *Mk* Malpighi-Körperchen, *Pc* Podocyt, *Sr* Sammelrohr, *Ve* Vene, *1–4* Ionen- und Wassertransporte (s. Text) (nach Bargmann; Smith; Harth; Pitts).

besteht aus einem Blutkapillarknäuel *(Glomerulum)*, den das blinde Ende des Nephronenkanals becherförmig umgreift *(Bowman-Kapsel)*. Dabei wird das von Poren durchsetzte Kapillarendothel so dicht von den Zellen *(Podocyten)* der inneren Kapselwand umsponnen, daß zwischen den füßchenförmigen Ausläufern dieser Zellen nur schlitzförmige Zwischenräume verbleiben, in denen das Glykoproteingeflecht der Basallamina (Maschenweite 6–9 nm) als

Ultrafilter wirkt. Durch diesen Filter preßt der hydrostatische Kapillardruck den Primärharn, ein proteinfreies Ultrafiltrat des Blutplasmas, in das Lumen des Nephrons. Der Filtrationsdruck im Glomerulum wird noch dadurch erhöht, daß die efferente Arteriole einen kleineren Durchmesser als die afferente besitzt (Abb. **4.32** A_1). Schon im anschließenden proximalen Tubulus (Abb. **4.32** *B* ①) treten durch den aktiven Transport mehr als 75% der Na^+-Ionen und in deren Gefolge auch mehr als 75% der Cl^--Ionen und des Wassers sowie nahezu alle Glucose- und Aminosäuremoleküle wieder in die Blutbahn über. Die Reabsorption des restlichen Wassers erfolgt anschließend mit Hilfe der *Henle-Schleife,* eines Gegenstrom-Kanalsystems, das sich bei Säugern zwischen proximalen und distalen Tubulus einschaltet.

Im aufsteigenden Ast der Schleife wird Na^+ und/oder Cl^- aktiv in das Interstitium sezerniert, ein osmotischer Wassernachstrom infolge der H_2O-Impermeabilität dieser Tubuluswand jedoch verhindert (Abb. **4.32** *B* ②). Wasser kann daher nur aus dem benachbarten absteigenden Ast der Schleife austreten und – zusammen mit passivem Na^+-Einstrom – dessen Inhalt konzentrieren (Abb. **4.32** *B* ③). Dieser Konzentrationseffekt findet an jedem Punkt der Schleife statt, spielt sich jedoch mit zunehmender Annäherung an den Scheitelpunkt der Schleife in einer immer stärker vorkonzentrierten Lösung ab. Als Resultat entsteht längs der Henle-Schleife ein osmotischer Gradient, der wesentlich steiler ist als die Einzelgradienten quer zur Schleife (Abb. **4.32** *C*). Dieser Längsgradient, der sich gleichermaßen über Tubuluslumen und Interstitium erstreckt, ist dafür verantwortlich, daß dem abströmenden Harn nochmals Wasser entzogen und damit ein Blut-hyperosmotischer Harn gebildet wird (Abb. **4.32** *B* ④). Aus dem Interstitium tritt das Wasser schließlich wieder in die Blutbahn über.

Beim *Menschen* werden pro Tag 180 l Primärharn gebildet, aber nur 1,5–2 l Endharn ausgeschieden. Letzterer ist um den Faktor 5–7 konzentrierter als das Blutplasma. Maximale Konzentrationsfaktoren von 20–25 erreichen einige Wüstennager (*Dipodomys,* S. 511). Sie besitzen auch die relativ längsten Henle-Schleifen. *Fische, Amphibien* und *Reptilien,* denen das Gegenstromprinzip der Henle-Schleife fehlt, können dagegen keinen für NaCl Blut-hyperosmotischen Harn erzeugen.

d) Malpighi-Gefäße

Malpighi-Gefäße kommen bei Tausendfüßlern, Insekten und Spinnen vor (Abb. **4.31** *C*). Diese für Landarthropoden typischen Exkretionsorgane bestehen aus dünnen Schläuchen, die an der Grenze Mittel-/Enddarm in den Verdauungstrakt münden. Bei Insekten entstammen sie dem Ektoderm, bei Spinnen dem Entoderm, sind also konvergente Bildungen. Der Primärharn entsteht bei ihnen im Gegensatz zu allen bisher besprochenen Organen nicht durch Filtration, sondern ausschließlich durch Sekretion. Offenbar können an den frei in die Leibeshöhle (Mixocoel) ragenden Schläuchen lokal keine genügend hohen Filtrationsdrucke erzeugt werden. Die Reabsorption von Ionen, verwertbaren organischen Substanzen und Wasser erfolgt im Enddarm, wo die Rektalpapillen ein typisches Transportepithel (Abb. **4.30**) bilden.

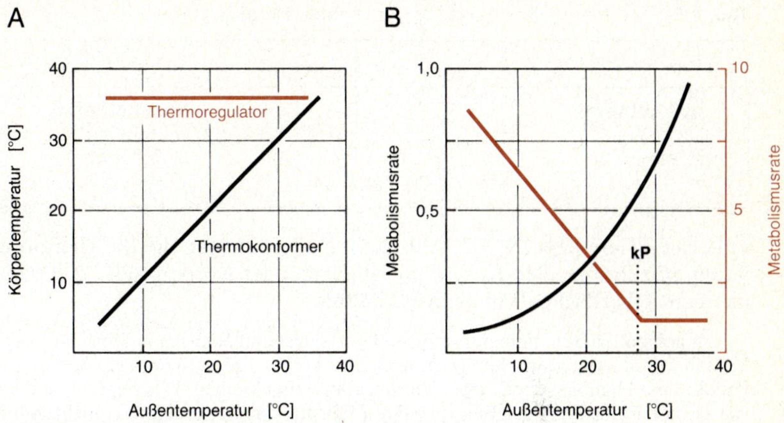

Abb. 4.33 A Körpertemperatur und B spezifische Metabolismusrate (in relativen Einheiten) als Funktion der Außentemperatur bei Poikilothermen (Thermokonformer, *schwarz*) und Homoiothermen (Thermoregulatoren, *in Farbe*). – *kP* kritischer Punkt (untere Begrenzung des thermoneutralen Bereichs bei Homoiothermen).

4.7 Thermoregulation

Wie die Ionenkonzentration kann auch die innere *Betriebstemperatur* des Organismus mehr oder weniger unabhängig von der Außenwelt gehalten werden. Entsprechend – und analog zu den Verhältnissen bei der Osmoregulation (Abb. **4.28**) – lassen sich *Thermokonformer* (**Poikilotherme**, „wechselwarme" Tiere) und *Thermoregulatoren* (**Homoiotherme**, „gleichwarme" Tiere) unterscheiden. Während bei ersteren die Innen- mit der Außentemperatur variiert, können letztere ihre Innentemperatur gegenüber Schwankungen der Außentemperatur konstant halten (Abb. **4.33** *A*). Die *Metabolismusrate* zeigt bei poikilothermen Tieren im Prinzip die gleiche Temperaturabhängigkeit wie die Reaktionsgeschwindigkeit eines biochemischen Systems, d. h. verdoppelt sich, wenn die Temperatur um etwa 10 °C erhöht wird (Regel nach van't Hoff); bei homoiothermen Tieren sinkt sie dagegen mit steigender Außentemperatur bis zu einem *kritischen Punkt,* jenseits dessen sie von der Außentemperatur unabhängig wird (Abb. **4.33** *B*). Dieser Temperaturbereich minimaler – und konstanter – Metabolismusrate wird *thermoneutraler Bereich* genannt. Sinkt die Außentemperatur tiefer, d. h. unter den *kritischen Punkt,* muß ein homoiothermes Tier seinen Stoffwechsel steigern, um eine konstante Körpertemperatur aufrechtzuerhalten.

Die *energetischen Kosten* für Homoiothermie sind beträchtlich: Mehr als 80% der oxidativen Stoffwechselenergie müssen für diese thermische Homoiostaseleistung eingesetzt werden. Das bedingt, daß die Metabolismusrate homoiothermer Tiere im allgemeinen um eine Zehnerpotenz über der poiki-

Tab. 4.5 Thermoregulation: Häufig verwendete Begriffspaare.

Thermokonformer	Thermoregulatoren
poikilotherm kaltblütig ektotherm	**homoiotherm** warmblütig endotherm
heterotherm	

lothermer Tiere liegt (S. 267, Abb. **4.5**). Zudem steigen die für Thermoregulation aufzubringenden Kosten mit abnehmender Körpergröße, d. h. zunehmendem Oberflächen/Volumen-Verhältnis.

Im genannten Sinn homoiotherm sind nur *Vögel* und *Säugetiere.* Doch läßt sich die Vielfalt thermoregulatorischer Leistungen, die wir bei Tieren finden, mit den Begriffen Poikilo- und Homoiothermie nur näherungsweise beschreiben. Das zeigt schon die Existenz einer Reihe analoger Begriffspaare (Tab. **4.5**), die untereinander nicht voll dekkungsgleich sind und die wahren Verhältnisse auch nur annährend beschreiben. **„Kaltblütige"** Tiere wie tropische Fische oder Wüsteneidechsen können wesentlich höhere Temperaturen erreichen als **„warmblütige"** Kleinsäuger, die während des Winterschlafs auf gefrierpunktnahe Temperaturen abkühlen. Ein **„poikilothermer"** Tiefseefisch, in dessen Lebensraum keinerlei Temperaturschwankungen auftreten, verfügt über eine konstantere Innentemperatur als **„homoiotherme"** Fledermäuse und Kolibris, die nachts in Torpor (S. 265) verfallen und dann 10–20 °C tiefere Temperaturen einstellen als am Tag.

Schließlich werden homoiotherme Tiere oft als **endotherm,** poikilotherme als **ektotherm** bezeichnet, da erstere die zur Konstanthaltung ihrer Innentemperatur nötige Wärme endogen über ihren Stoffwechsel produzieren *(Thermogenese),* letztere ihre Wärme dagegen vor allem aus der Umgebung – z. B. durch Sonneneinstrahlung – beziehen. Unter den „Ektothermen" können jedoch einige Fische (z. B. Thunfische) während schneller Fortbewegungsphasen ihre Schwimmuskulatur endogen 10–15 °C über die umgebende Wassertemperatur aufheizen. Auch einige „ektotherme" Insekten (z. B. Schwärmer, Hummeln, Bienen) bringen unmittelbar vor dem Flug ihre Flugmuskulatur auf Betriebstemperaturen von über 30 °C, d. h. auf Temperaturen, die 20–25 °C über der Lufttemperatur liegen können. Solche fakultativ endothermen Ektothermen werden auch als **heterotherm** bezeichnet (Abb. **4.35**).

4.7.1 Poikilotherme Tiere

Viele poikilotherme Landtiere nützen das räumliche und zeitliche Temperaturmosaik ihrer Umgebung (Abb. **10.3**) so effizient, daß man bei ihnen von **verhaltensgesteuerter Thermoregulation** sprechen kann. Die in den Anden in über 4500 m Höhe lebende Eidechse *Liolaemus* verläßt morgens mit einer Körpertemperatur von 5 °C ihre Höhle und kriecht an schneefreien Stellen auf Grasbüschel und andere erhöhte Objekte, wo sie ihren Rücken der Sonne zuwendet. Innerhalb einer halben Stunde erreicht sie eine Körpertemperatur von 30–35 °C, so daß ihre Innentemperatur zu dieser Tageszeit bis zu 30 °C über der Außentemperatur liegt.

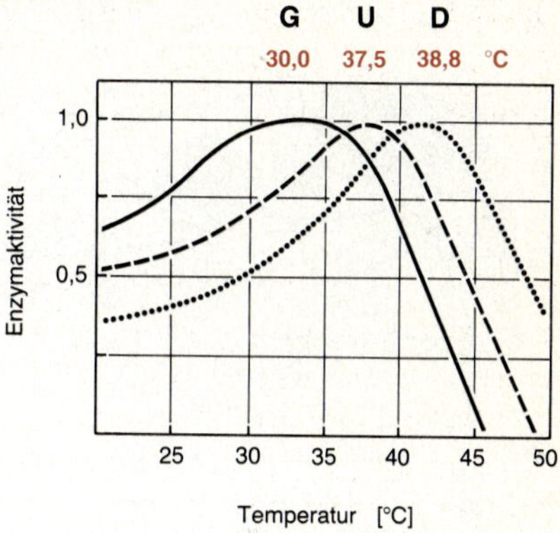

Abb. 4.34 Temperaturabhängigkeit der ATPase-Aktivität von Skelettmuskeln der Wüsteneidechsen *Gerrhonotus multicarinatus (G), Uma notata (U)* und *Dipsosaurus dorsalis (D).* In Farbe sind die Vorzugstemperaturen angegeben, die die drei Arten in einem Temperaturgradienten verhaltensmäßig einstellen (nach Licht).

Verschiedene Wüsteneidechsen unterscheiden sich artspezifisch in ihrer Betriebstemperatur. Letztere läßt sich durch die Temperatur charakterisieren, bei der die ATPase der Skelettmuskulatur maximale Aktivität erreicht (Abb. **4.34**). Je wärmer die Habitate sind, in denen die einzelnen Arten leben, desto höher ist auch die Betriebstemperatur, die die Arten einstellen. Werden die Tiere im Labor einem Temperaturgradienten ausgesetzt, suchen sie artspezifisch angenähert jene Vorzugstemperatur auf, die der Temperatur maximaler Aktivität ihrer Muskel-ATPase entspricht.

Zumindest *kurzfristig* und auf *bestimmte Körperabschnitte* beschränkt, können einige poikilotherme Tiere auch **physiologische Thermoregulation** betreiben. Man spricht dann von *Heterothermie.* Wie bereits erwähnt, bringen Bienen und Hummeln durch Muskelzittern ihren Thorax auf Betriebswärme (Abb. **4.35**). Ein Gegenstromverstärker zwischen Thorax und Abdomen verhindert dabei, daß die erzeugte Wärme ins Abdomen abfließt (zum Gegenstromprinzip vgl. Box **4.2**, S. 284). Besteht andererseits während des Flugs bei hohen Außentemperaturen die Gefahr der Überhitzung, läßt die Biene aus ihrem Kropf Tropfen von Nektar durch den Mund austreten und erzeugt auf diese Weise Verdunstungskälte.

4.7.2 Homoiotherme Tiere

Vögel und viele Säugetiere (vor allem Raubtiere, Unpaarhufer und Primaten) können ihre Körpertemperatur auf einen konstanten *Sollwert* (±0,5–1,0 °C) einregeln. Bei diesem **Regelvorgang** werden Abweichungen vom Sollwert über *Meßglieder* (Thermorezeptoren) registriert und einer Auswertinstanz *(Regelglied)* zugeführt, die dann über motorische *Stellglieder* wie Muskulatur oder Schweißdrüsen Gegenmaßnahmen in Form von Wärmeproduktion oder -abgabe einleitet. Der Vergleich mit einem technischen Thermostat liegt auf der Hand.

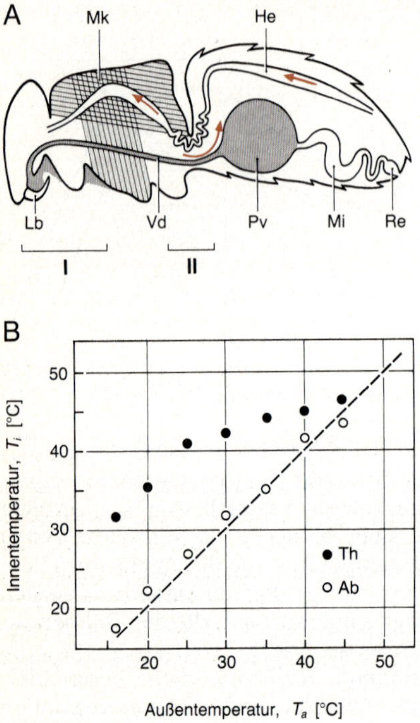

Abb. 4.35 Thermoregulation (Heterothermie) bei der Honigbiene, *Apis mellifera.* [A] *I* Evaporative Kühlung bei Überhitzung des Flugapparats. *II* Verhinderung des Wärmeabflusses aus dem Thorax ins Abdomen nach dem Prinzip des Gegenstromverstärkers (vor allem bei tiefen Außentemperaturen bedeutungsvoll). Man beachte die Oberflächenvergrößerung durch den mäanderförmigen Verlauf des Herzschlauchs. *Farbige Pfeile:* Strömungsrichtung der Hämolymphe, *dunkelgrau:* Nektar. [B] Temperatur von Thorax *(Th)* und Abdomen *(Ab)* bei verschiedenen Außentemperaturen. Die *unterbrochene Linie* markiert $T_i = T_a$. – *Ab* Abdominaltemperatur, *He* Herzschlauch, *Lb* Labium, *Mi* Mitteldarm, *Mk* indirekte Flugmuskulatur, *Pv* Proventriculus (Kropf, „Honigmagen"), *Re* Rectum (Enddarm), *Th* Thorakaltemperatur, *Vd* Vorderdarm (nach Heinrich).

Die **Sollwerte** der Thermoregulation betragen in der Regel für Monotremen 30–31 °C, Marsupialier 35–36 °C, Placentalier 36–38 °C und Vögel 40–41 °C. Die zentrale Instanz für die Regelung – das **Regelglied** – liegt bei allen Homoiothermen im *Hypothalamus.* Als **Meßglieder** dienen *Wärme-* und *Kälterezeptoren,* die sowohl im Zentralnervensystem (Hypothalamus, Hirnstamm, Rückenmark) als auch peripher an der Körperoberfläche vorkommen. **Stellglieder der Wärmeproduktion** sind die *Skelettmuskeln* (Steigerung des Muskeltonus, Muskelzittern) sowie *Leber* und *braunes Fettgewebe.* Letzteres ist vor allem bei kleinen Säugetieren (Insectivoren, Fledermäusen, Nagetieren) und Juvenilstadien ausgebildet und zwischen den Schulterblättern, in der Nähe von Herz, großen Blutgefäßen und Lungen – also an wärmeregulatorisch wichtigen Stellen – lokalisiert. Seine braune Färbung verdankt es seiner starken Durchblutung und hohen Mitochondriendichte, d. h. hohen Cytochromoxidasekonzentrationen. Das braune Fettgewebe dient ausschließlich der Thermogenese. Durch Entkoppelung der oxidativen Phosphorylierung wird die beim Fettsäureabbau gelieferte Energie nicht in Form von ATP gebunden, sondern direkt als Wärme frei. **Stellglieder der Wärmeab-**

gabe sind vor allem die *Schweißdrüsen* (Abb. **12.76** *C*). Die Verdunstung von 1 g H_2O entzieht dem Körper 2,4 kJ an Wärme.

Während des Winterschlafs (**Hibernation**), in den viele kleine Säugetiere wie Fledermäuse, manche Insektenfresser (z. B. Igel) und Nagetiere (z. B. Hamster) verfallen, sinkt die Körpertemperatur nahezu auf die Umgebungstemperatur ab. Die Metabolismusrate beträgt dann nur noch 1–3% des Normalwerts; die Herzschlagfrequenz kann auf 2–3 min^{-1}, die Atemfrequenz auf 10 min^{-1} sinken (Normalwerte s. S. 266). Dennoch ist die Thermoregulation beim Winterschlaf nicht abgeschaltet, sondern nur auf einen tieferen Sollwert eingestellt. Das läßt sich dadurch zeigen, daß Kühlung des Hypothalamus mit Thermosonden sofort eine Erhöhung der Metabolismusrate zur Folge hat.

Beim *Winterschlaf* und *Torpor* (S. 265, Abb. **4.6**) handelt es sich um physiologisch weitgehend ähnliche Phänomene. Ersteres unterliegt einem jahresperiodischen, letzteres einem tagesperiodischen Rhythmus.

Die **Evolution** der Homoiothermie ging bei Vögeln und Säugetieren verschiedene Wege. Die ältesten Säugetiere waren kleine, nachtaktive, insectivore oder omnivore Formen, die – ähnlich den heutigen Spitzmäusen oder madagassischen Borstenigeln *(Tenrecidae)* – tiefe Körpertemperaturen von 32–35 °C und reptilienähnliche Metabolismusraten besessen haben müssen. Während die Säuger ihre Homoiothermie also bei tiefen Körpertemperaturen und tiefen Stoffwechselleistungen entwickelten, ist für Vögel, deren Evolution sich in trocken-warmen Gebieten über tagaktive Formen abspielte (S. 764), das Gegenteil anzunehmen.

5 Hormonale Kontrolle

5.1 Allgemeine Charakterisierung

Alle bisher behandelten physiologischen Vorgänge wie Atmung, Kreislauf, Verdauung usw. sind im Körper mit ihren Reaktionsgeschwindigkeiten und Umsatzraten im Sinne einer *konzertierten Aktion* so aufeinander abgestimmt, daß sie die jeweils wechselnden Anforderungen des Gesamtorganismus optimal erfüllen. Im biochemischen Netzwerk des Zellmetabolismus gelingt das schon dadurch, daß die Endprodukte einer Reaktion Geschwindigkeit und Umsatzrate anderer Reaktionen beeinflussen, auf jene also kontrollierend wirken. Wird diese Kontrollwirkung einer Substanz im Laufe der Evolution „institutionalisiert" und erfolgt sie schließlich nicht nur intra-, sondern interzellulär über größere Distanzen hinweg, werden die entsprechenden Substanzen zu molekularen Informationsträgern, die über das Kreislaufsystem zu entfernten Erfolgsorten gelangen *(humorale Kontrolle)*. In diesem Sinne wirken viele Metabolite des allgemeinen Zellstoffwechsels (z. B. CO_2, O_2, H^+, Ca^{2+}) als *interzelluläre chemische Regulatoren* mit relativ breitem Wirkungsspektrum. Darüber hinaus besitzen Metazoen ein eigenes chemisches Kommunikationssystem aus gezielt wirkenden *Botenstoffen* oder *Hormonen.*

Hormone werden in endokrinen Organen oder Einzelzellen gebildet, direkt an das Kreislaufsystem abgegeben und im Körper verteilt, wo sie dann in anderen Geweben ihre spezifische Wirkung entfalten. Diese *klassische Definition* des Hormonbegriffs bedarf heute allerdings einiger Präzisierungen. Manche Hormone werden in Form ihrer Vorstufen *(Prohormone)* transportiert, aus denen erst in der Blutbahn oder im Zielorgan das endgültige Hormon entsteht (S. 326). Andere wirken nur lokal über die interstitielle Flüssigkeit entweder auf die eigene Zelle oder auf benachbarte Zellen (*auto-* bzw. *parakriner* Mechanismus, Abb. **5.1** $A_{1,2}$), treten also im Gegensatz zum klassischen *endokrinen* Mechanismus (Abb. **5.1** A_3) gar nicht in die Blutbahn ein. Oft spricht man dann von *Gewebshormonen.* Als Beispiel wären die *Prostaglandine* zu nennen, die – erstmals aus der menschlichen Samenflüssigkeit isoliert (Name!) – ein vielfältiges Wirkungsspektrum entfalten (Tab. **5.1**). Eine Erweiterung des Hormonbegriffs wird jedoch vor allem durch die enge Beziehung des Hormonsystems zum zweiten Kontrollsystem des Körpers – dem Nervensystem – nötig.

Hormonale und neuronale Kontrollsysteme bilden im Grunde nur die beiden Enden eines weiten Spektrums an Übertragungsmechanismen (Abb. **5.1**). Stets wird dabei Information von einer Senderzelle auf eine Emp-

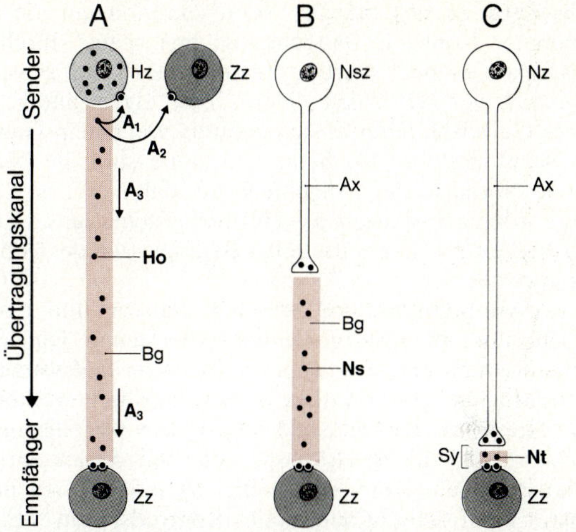

Abb. 5.1 Informationsübertragung über chemischen Transport (Blutgefäßsystem, *in Farbe*) und elektrische Signale (Nervenzellen). [A] Hormonale Übertragung. [B] Neurosekretion. [C] Neuronale Übertragung. – A_1 auto-, A_2 para-, A_3 endokriner Mechanismus, *Ax* Axon, *Bg* Blutgefäßsystem, *Ho* Hormon, *Hz* Hormonzelle, *Ns* Neurosekret, *Nsz* neurosekretorische Zelle, *Nt* Neurotransmitter, *Nz* Nervenzelle, *Sy* Synapse, *Zz* Zielzelle (bei *A* und *B* Zelle eines hormongesteuerten Organs oder Hormonzelle, bei *C* Nerven- oder Muskelzelle).

fängerzelle (Zielzelle) übertragen: entweder *schnell* mit Hilfe elektrischer Impulse über die Axone von Nervenzellen oder *langsam* auf chemischem Wege über die Blutbahn. Doch selbst bei der schnellen elektrischen Leitung erfolgt die Erregungsübertragung an den Verbindungsstellen zweier Nervenzellen wie bei Hormonsystemen auf chemischem Wege, nur ist die chemische Übertragungsstrecke hier äußerst kurz, nämlich auf den maximal 40 nm breiten synaptischen Spalt beschränkt. In einigen Fällen kann jedoch die chemische Übertragungsstrecke dadurch verlängert werden, daß Nervenzellen wie Hormonzellen chemische Stoffe, sog. *Neurohormone,* direkt an die Blutbahn abgeben (**Neurosekretion**; Abb. **5.1** *B*). Bei den Hormonen der Invertebraten handelt es sich sogar mehrheitlich um solche Neurosekrete. Die Neurohormone werden in Nervenzellfortsätzen zu stark durchbluteten *Neurohämalorganen* transportiert, dort in aufgetriebenen Nervenendigungen gespeichert und erst bei Bedarf an die Blutbahn abgegeben. In vielen Fällen wirken Neurohormone indirekt über Hormonzellen, deren Hormonbildung oder -ausschüttung sie stimulieren: so im Hypothalamus/Hypophysen-System der Wirbeltiere (S. 334) und bei den Metamorphose-Hormonen der Insekten (S. 340).

Generell dürfte es sich bei der Neurosekretion um die *evolutiv älteste Form* hormonaler Kontrolle handeln, die erst später durch eigenständige endokrine Organe ergänzt wurde. Ein eindrückliches Beispiel liefert das *Nebennierenmark* der *Wirbeltiere.* Heute eine eigenständige Hormondrüse (chromaffines Gewebe), leitet es sich evolutiv von einem Ganglion des sympathischen Nervensystems ab. Seine Hormone sind die Neurotransmitter Adrenalin und Noradrenalin. Allgemein gilt, daß Nervensysteme als hierarchisch übergeordnete Instanzen die Hormonsysteme unter Kontrolle halten und deren Tätigkeit an die wechselnden Bedingungen des äußeren und inneren Milieus anpassen.

Ein interessanter Unterschied zwischen Nerven- und Hormonsystemen besteht jedoch in der *Art der Informationsübertragung.* Da sich alle Hormone eines gemeinsamen Transportweges – des Kreislaufsystems – bedienen, muß die Spezifität der Information in der spezifischen chemischen Natur des Signals (Hormons) verschlüsselt liegen: Ein Organismus verfügt über eine Vielzahl verschiedener Hormone, die mit Molekulargewichten von 10^2-10^4 D ausreichend hohe chemische Variationsmöglichkeiten bieten. Demgegenüber kann sich ein neuronales Kontrollsystem wenige und relativ unspezifische Transmittersubstanzen leisten; denn im Nervensystem ist die Spezifität der Informationsübertragung schon anatomisch durch die Spezifität der Nervenschaltungen gewährleistet (S. 396). In der Tat sind an der Informationsübertragung von einer Nervenzelle zur anderen weniger als ein Dutzend niedermolekularer primärer Transmittersubstanzen ($<10^2$ D) beteiligt.

Damit leiten wir über zur **Biochemie** der Hormone. Generell lassen sich drei *Hauptstoffklassen* unterscheiden: **1.** Aminosäurederivate; **2.** Peptide und Proteine; **3.** Isoprenoide (Terpenoide und Steroide) (Tab. **5.1**). Zwar entsprechen diesen Stoffklassen gewisse primäre Wirkungsmechanismen (S. 332), doch besteht zwischen der Funktion eines Hormons und seiner Zugehörigkeit zu einer der drei Klassen kein unmittelbarer Zusammenhang. Allgemein gilt lediglich, daß es sich bei allen Neurohormonen um Peptide handelt.

Viele Peptidhormone entstehen durch Fragmentierung größerer *Prohormone,* wobei aus demselben Prohormon in verschiedenen Zellen verschiedene Hormone hervorgehen können. Bei der Meeresschnecke *Aplysia* sind alle am Fortpflanzungsverhalten beteiligten Hormone Spaltprodukte eines einzigen Prohormons (S. 368). Bei Wirbeltieren bildet das Pro-Corticotropin (31 kD) durch differentielle Fragmentierung je nach Zelltyp ACTH, MSH, Endorphine und Enkephaline. Überlappende Aminosäuresequenzen können dabei zu ähnlichen Wirkungsspektren führen: ACTH zeigt auch MSH-Aktivität.

Von der **Funktion** her könnte man Hormone danach einteilen, ob sie eher *kinetisch* (z. B. auf Drüsensekretion oder Pigmentwanderung), *metabolisch, morphogenetisch* oder auf das *Verhalten* wirken. Doch lassen sie sich nur selten ausschließlich einer dieser Funktionen zuordnen. *Thyroxin* steigert z. B. den oxidativen Stoffwechsel (metabolische Wirkung), induziert jedoch auch die Metamorphose der Amphibien (morphogenetische Wirkung). *Prolactin*

Tab. 5.1 Hormone der Wirbeltiere. *A* Aminosäurederivat, *F* Fettsäurederivat, *GP* Glykoprotein, *P(n)* Peptid aus *n* Aminosäureresten, *S* Steroid.

Bildungsort	Hormon	Wirkungsort	Wirkung	chemische Struktur
Adenohypophyse a) Vorderlappen (Pars anterior)	adrenocorticotropes Hormon (ACTH, Corticotropin)	Nebennierenrinde	Synthese und Sekretion aller Steroidhormone der Nebennierenrinde	P (39)
	thyreotropes Hormon (TSH, Thyrotropin)	Schilddrüse	Synthese und Sekretion von Thyroxin	GP
	Somatotropin (STH, Wachstumshormon)	alle Gewebe	Gewebewachstum, RNA- und Proteinsynthese, Fetthydrolyse, Erhöhung des Glucosespiegels im Blut	P (191)
	follikelstimulierendes Hormon (FSH)	Hoden: Samenkanälchen; Ovar: Follikel	♂: Spermatocytendifferenzierung ♀: Follikelreifung	GP
	luteinisierendes Hormon (Luteotropin = LH = ICSH)	interstitielle Zellen in Hoden und Ovar	♂: Synthese und Sekretion von Testosteron ♀: Ovulation, Umwandlung des Follikels in Corpus luteum, Sekretion von Progesteron	GP
	Prolactin (PRL)	Milchdrüse	Entwicklung der Milchdrüse, Synthese der Milchproteine	P (198)
b) Zwischenlappen (Pars intermedia)	Melanotropin (melanocytenstimulierendes Hormon = MSH)	Pigmentzellen (Melanocyten); Nierenkanälchen	Melaninsynthese, Ausbreitung der Pigmentgranula in der Zelle (Verdunklung der Haut bei Fischen, Amphibien, Reptilien); Diuresehemmung	P (13, 18)
Neurohypophyse (Hinterlappen, Pars nervosa)	Vasopressin (antidiuretisches Hormon = ADH)	Niere	Wasserreabsorption in Nierensammelkanälchen, Kontraktion von Blutgefäßen	P (9)
	Ocytocin	Uterus; Milchdrüse	Kontraktion der Uterusmuskulatur beim Geburtsvorgang; Milchsekretion	P (9)

Tab. 5.1 (Fortsetzung)

Bildungsort	Hormon	Wirkungsort	Wirkung	chemische Struktur
Hypothalamus	Neurohypophysen-hormone	s. Neurohypophyse	s. Neurohypophyse	
	Releasing- und Inhibiting-Hormone	Adenohypophyse	Regulation der Hormonsekretion des Hypophysen-Vorderlappens (Adenohypophyse)	P (3–14)
Schilddrüse (Thyreoidea)	Thyroxin (Tetrajodthyronin und Trijodthyronin)	meiste Organe, spez. Muskel, Herz, Leber	Erhöhung des Grundumsatzes (Basismetabolismusrate), Regulation von Entwicklung und Wachstum, Auslösung und Steuerung der Metamorphose bei Amphibien	A
Ultimobranchialkörper[1]	Calcitonin	Knochen, Niere	Senkung des Ca^{2+}-Spiegels im Blut, Ca^{2+}-Einbau in Knochen, Ca^{2+}-Exkretion in Niere	P (32)
Nebenschilddrüse (Parathyreoidea)	Parathormon	Knochen, Niere, Dünndarm	Anstieg des Ca^{2+}-Spiegels im Blut: Ca^{2+}-Mobilisierung aus Knochen, Ca^{2+}-Rückresorption in Niere, Ca^{2+}-Absorption im Darm	P (84)
Langerhans-Inseln des Pankreas: β-Zellen	Insulin	alle Gewebe	Bildung und Speicherung von Glykogen aus Glucose, Glucoseaufnahme in Muskelzellen, Glucoseoxidation; Protein- und Fettsynthese	P (51)
α-Zellen	Glucagon	Leber	Glykogenabbau, Glucosefreisetzung aus Leber	P (29)

Tab. 5.1 (Fortsetzung)

Bildungsort	Hormon	Wirkungsort	Wirkung	chemische Struktur
Nebennierenmark	Adrenalin, Noradrenalin	meiste Gewebe	Anstieg des Glucosespiegels im Blut, Konstriktion der Blutgefäße, „Fight-or-flight"-Reaktionen (z. B. im sympathischen Nervensystem)	A
Nebennierenrinde	Glucocorticoide (Cortison, Cortisol, Corticosteron u. a.)	meiste Gewebe	Kohlenhydratsynthese aus Proteinen und Fetten, Entzündungshemmung	S
	Mineralocorticoide (Aldosteron u. a.)	Niere	Na^+- (und damit H_2O-)Reabsorption aus distalen Nierenkanälchen	S
Hoden	Testosteron	meiste Gewebe	Spermiogenese, Entwicklung der akzessorischen Drüsen des Genitaltrakts und der sekundären Geschlechtsmerkmale (inkl. Verhalten)	S
Ovar	Östrogene (Östradiol u. a.)	meiste Gewebe	Östrus, Proliferation der Uterusschleimhaut; Entwicklung der akzessorischen Drüsen des Genitaltrakts und der sekundären Geschlechtsmerkmale (inkl. Verhalten)	S
	Gestagene (v. a. Progesteron)	Uterus, Milchdrüse	Vorbereitung der Uterusschleimhaut zur Einnistung des befruchteten Eies (Sekretionsphase), Aufrechterhaltung der Schwangerschaft	S

Tab. 5.1 (Fortsetzung)

Bildungsort	Hormon	Wirkungsort	Wirkung	chemische Struktur
Zirbeldrüse (Epiphyse, Pinealorgan)	Melatonin	Pigmentzellen (Melanocyten)	Konzentration der Pigmentgranula in der Zelle (Aufhellung der Haut bei Fischen, Amphibien, Reptilien), Kontrolle der circadianen Rhythmik, Steuerung der Gonadotropin-(FSH-, LH-)Sekretion aus Adenohypophyse via Hypothalamus	A
Niere	Erythropoietin	Knochenmark	Erythrocytenbildung	GP
	Renin	Nebennierenrinde	Synthese von Angiotensin [P (8)], das Aldosteronsynthese stimuliert	GP
Magen (Pylorusregion)	Gastrin	Magen	Sekretion von Pepsin und HCl aus Drüsenzellen der Magenschleimhaut	P (17)
Zwölffingerdarm (Duodenum)	Sekretin	Pankreas, Magen	Ausschüttung der Verdauungsenzyme des Pankreas, Hemmung der HCl-Produktion im Magen	P (27)
	Cholecystokinin	Gallenblase	Kontraktion der Gallenblase	P (33)
Placenta	Choriogonadotropin	Ovar	wie Luteinisierungshormon (LH)	GP
alle Gewebe	Prostaglandine	meistens lokal	vielfältige Wirkungen auf glatte Muskulatur (Blutdruckregulation), Entzündungsprozesse, Fettsäurestoffwechsel u. a.	F

[1] bei Säugern in Schilddrüse eingelagert

stimuliert bei Säugern die Milchproduktion, bei Tauben die Kropfmilchsekretion, bei Hühnern das Füttern der Küken, bei Molchen das Aufsuchen der Laichgewässer, bei Fischen die Vermehrung der Schleimzellen in der Haut, Brutpflegefächeln, aber auch osmoregulatorische Prozesse – recht verschiedenartige Wirkungen, die jedoch vorwiegend im Funktionskreis der Fortpflanzung stehen.

Hormone wirken *nicht streng artspezifisch:* die Sexualhormone aus Säugergonaden z. B. auch bei Amphibien (Schwangerschaftstest!). Selbst die eben erwähnten vielfältigen Prolactinwirkungen können bei den betreffenden Wirbeltierarten alle durch Säugerprolactin ausgelöst werden. Allerdings zeigen gerade die Peptidhormone der Hypophyse oft artspezifische Aminosäuresequenzen und damit auch abgestufte Wirksamkeiten: Gegen hypophysären Zwergwuchs des Menschen kann nur das arteigene Wachstumshormon (STH) helfen.

Bildung, Sekretion und **Transport** von Hormonen lassen sich am besten dadurch charakterisieren, daß man sie den entsprechenden Prozessen bei exokrinen Drüsen gegenüberstellt. Letztere entleeren ihre Sekrete in Drüsengänge (die z. B. in den Gastrointestinaltrakt münden), während endokrine Drüsen ihre Inkrete in die Blutbahn abgeben. *Synthese,* Verpackung in sekretorische Vesikel und exocytotische *Ausschleusung* des Sekrets entsprechen jedoch zumindest bei den Peptidhormonen so weitgehend den Verhältnissen bei exokrinen Drüsen, daß Abb. **4.7** *C* (S. 272) auch eine endokrine Zelle darstellen könnte. Nur die lipophilen Steroidhormone diffundieren frei, ohne in Vesikel verpackt zu werden, durch die Zellmembran. *Speicherung* von Hormonen erfolgt in der Regel intrazellulär (vgl. Neurohämalorgane, S. 325), nur im Falle der Schilddrüse auch extrazellulär. Hier wird das Inkret in speziellen Drüsenfollikeln oft monatelang akkumuliert. Am *Transport* der Hormone im Blut sind vielfach Trägerproteine beteiligt.

Wirkungsvolle **Regulationsprozesse** halten den *Hormontiter* im Blut auf äußerst niedrigen Werten (ca. 10^{-12} mol · l^{-1}). Niedrige Konzentrationen haben einerseits den Vorteil, daß sie sich bei Bedarf leicht regulieren lassen, indem kleine Absolutänderungen große Relativänderungen zur Folge haben. Andererseits werden sie durch kaskadenartige Kettenreaktionen in ihrer Wirkung verstärkt. So hat die Ausschüttung von 0,1 µg Corticotropin-Releasing-Hormon im Hypothalamus zur Folge, daß im Hypophysen-Vorderlappen 1 µg ACTH und daraufhin in der Nebennierenrinde 50 µg Corticosteroide freigesetzt werden (Verstärkungsfaktor 500). In der Zielzelle kann das Endhormon dann weitere Enzymkaskaden mit Verstärkungsfaktoren von bis zu 10^8 in Gang setzen (Abb. **5.2** A_1). Dieses Mehrschritt-Verstärkungsprinzip bietet den Vorteil, Rückkoppelungskontrollen auf mehreren Stufen auszubilden und damit eine subtile Regulation der Hormonwirkung zu ermöglichen.

5.2 Molekulare Wirkungsmechanismen

Hormone entfalten ihre Primärwirkung auf die Zielzelle entweder *indirekt,* indem sie nach Bindung an Rezeptoren der Zellmembran die Synthese eines intrazellulären „second messengers“ induzieren, der dann seinerseits erst den physiologischen Hormoneffekt bewirkt (Peptidhormone, Aminosäurederivate), oder *direkt* durch Eindringen in die Zelle, Bindung an einen spezifischen Rezeptor und Aktivierung von Genen im Zellkern (Steroidhormone). Vom Zeitverhalten her handelt es sich im ersten Fall durchwegs um relativ schnelle und kurzfristige, im zweiten um langsamere und länger anhaltende Antworten.

a) Second-messenger-Prinzip

Als Beispiel diene der durch *Adrenalin* und *Glucagon* induzierte Abbau von Glykogen zu Glucose, wie er in Leber- und Muskelzellen erfolgt (Abb. **5.2***A*). Zunächst bewirkt die Bindung des Hormons an ein spezifisches Rezeptorprotein, daß ein nachgeschaltetes Transducer-Molekül (G-Protein) eine Konformationsänderung erfährt, GTP bindet und auf Grund einer dadurch hervorgerufenen erneuten Konformationsänderung eine Adenylat-Zyklase an der Innenseite der Membran aktiviert. Letztere synthetisiert aus ATP zyklisches 3′5′-Adenosin-mono-phosphat (cAMP), wobei sie eine 10^2fache Verstärkung erzielt. Generell induziert also ein externes Signal, der *first messenger* (Hormon), über die Zellmembran hinweg ein internes Signal, den *second messenger* (cAMP).

Je nach Art der Zielzelle setzt der *second messenger* ganz unterschiedliche Enzymreaktionen in Gang. Doch beginnen diese Reaktionen fast stets damit, daß cAMP eine *Proteinkinase* aktiviert, indem es sich an die regulatorische (meistens inhibitorische) Molekülkomponente der Kinase anlagert und auf diese Weise eine katalytische Komponente freisetzt. Im Falle der adrenalinstimulierten Leberzelle startet letztere eine Enzymkaskade, an deren Ende Glykogen zu Glucose gespalten wird (Abb. **5.2**A_1).

Neben cAMP wirken in vielen Zelltypen *Ca^{2+}-Ionen* als *second messenger.* Möglicherweise stellen sie sogar den am weitesten verbreiteten Typ eines internen chemischen Signals dar. Da die intrazellulären Konzentrationen an freiem Ca^{2+} normalerweise nur sehr gering sind, mit 10^{-7} mol · l^{-1} sogar niedriger liegen als die Ca^{2+}-Verunreinigungen von destilliertem Wasser, führen bereits kleine *Absolutänderungen* zu großen *Prozentänderungen* von freiem Ca^{2+} in der Zelle. Ihre Wirkung entfalten Ca^{2+}-Ionen über die Aktivierung Ca^{2+}-bindender Proteine, von denen *Calmodulin* in jeder Eukaryotenzelle vorkommt. Der Ca^{2+}-Calmodulin-Komplex setzt dann weitere Enzymreaktionen in Gang. In der Muskelzelle steuert ein dem Calmodulin verwandtes Ca^{2+}-bindendes Protein, das Troponin C, den Kontraktionsprozeß (S. 428).

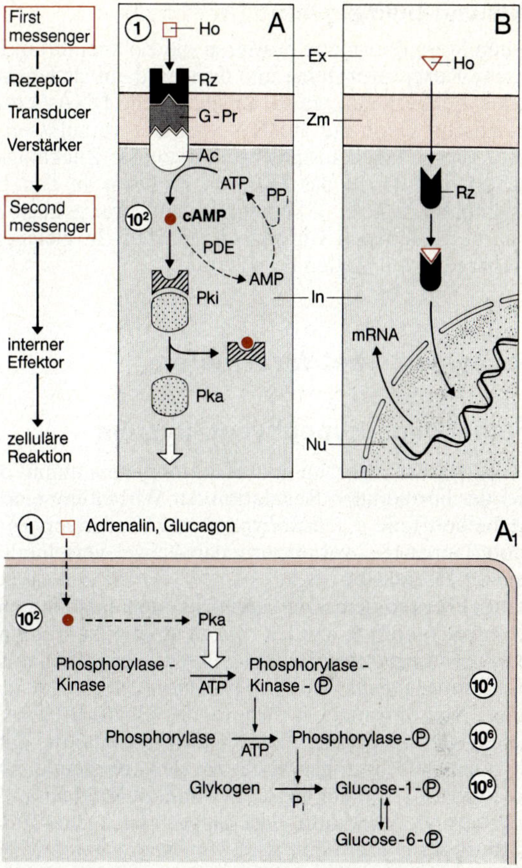

Abb. 5.2 Molekulare Mechanismen der Hormonwirkung. [A] Second-messenger-Prinzip (cAMP als *second messenger*). A_1 Beispiel: Mobilisierung der Glucose aus Glykogen durch Adrenalin und Glucagon. [B] Genaktivierungsprinzip (zum molekularen Mechanismus s. Abb. **2.46**). – *Ac* Adenylat-Zyklase, *Ex* Extrazellulärraum, *G-Pr* G-Protein, *Ho* Hormon, *In* Intrazellulärraum, *Nu* Nucleus, *PDE* Phospho-di-esterase, P_i, PP_i anorganisches Phosphat und Pyrophosphat, *Pka, Pki* aktivierte und inaktivierte Proteinkinase, *Rz* Rezeptor, *Zm* Zellmembran. Die *Zahlen* in *A* und A_1 geben Verstärkungsfaktoren an.

b) Genaktivierungsprinzip

Die fettlöslichen Steroidhormone passieren die Zellmembran, binden sich an cytoplasmatische Rezeptorproteine und dringen dann als Hormon-Rezeptor-Komplex in den Zellkern ein, wo sie an spezifische DNA-Sequenzen binden und dort spezifische Gene zur mRNA-Synthese veranlassen (Abb. **5.2** *B*). Erstmals wurde dieser Mechanismus bei Larven der Zuckmücken *(Chironomus)* beobachtet, bei denen das Hormon Ecdyson an den Chromosomen lichtoptisch sichtbare *Puffs* (S. 35) erzeugt – und zwar je nach Zeitpunkt und Gewebetyp an verschiedenen Chromosomenorten. In gleicher Weise wirkt bei Säugern Östradiol auf Zellen des Uterus.

5.3 Hormonsysteme bei Wirbeltieren

5.3.1 Hypothalamus-Hypophysen-System

Als Schnittstelle zwischen Nerven- und Hormonsystem nimmt die Hypophyse (Abb. **5.3**) bei der hormonalen Regulation der Wirbeltiere eine Schlüsselstellung ein. Ihre beiden Teile – *Adenohypophyse* (Vorderlappen) und *Neurohypophyse* (Hinterlappen) – verkörpern dabei zwei verschiedene Prinzipien neurohormonaler Interaktion:

Bei der ontogenetisch dem Zwischenhirnboden entstammenden neuroektodermalen **Neurohypophyse** handelt es sich um ein Neurohämalorgan. Hier enden die Axone neurosekretorischer Zellen aus hypothalamischen Kerngebieten *(Nucleus supraopticus* und *N. paraventricularis)*. Die in die Blutbahn ausgeschütteten Neurohormone (Vasopressin, Ocytocin) wirken direkt auf ihre Zielorgane (Nierenkanälchen bzw. Uterusmuskulatur; Tab. **5.1**, S. 327). Die **Adenohypophyse** – ontogenetisch wie der anliegende Zwischenlappen *(Pars intermedia)* eine Ausstülpung der Mundhöhle (*Rathke-Tasche;* S. 208) und daher entodermaler Herkunft – ist dagegen eine echte endokrine Drüse. Die Ausschüttung ihrer Hormone wird von Neurosekreten *(Releasing-* und *Inhibiting-Hormone)* kontrolliert, die im *Hypothalamus* gebildet, in dessen ventralem Teil *(Eminentia mediana)* an die Blutkapillaren eines Pfortadersystems abgegeben und von diesen zur Adenohypophyse transportiert werden. Dort stimulieren oder hemmen sie die Freisetzung der Adenohypophysenhormone. Letztere wirken entweder direkt auf das Zielorgan oder regulieren als *glandotrope Hormone* die Hormonausschüttung anderer endokriner Drüsen.

Dieses in Abb. **5.4** skizzierte hierarchische System der Hormonkontrolle bietet den Vorteil, auf verschiedenen Ebenen *Rückkoppelungs-(Feedback-) Mechanismen* einzuführen. Illustriert sei das am Beispiel des **Sexualzyklus weiblicher Säugetiere** (Abb. **5.5**; Tab. **5.1**; zur hormonalen Steuerung des Sexualverhaltens von Wirbeltieren s. S. 463). Zunächst führen in der Adenohypophyse hypothalamische Releasing-Hormone *(RH)* zur Ausschüttung der

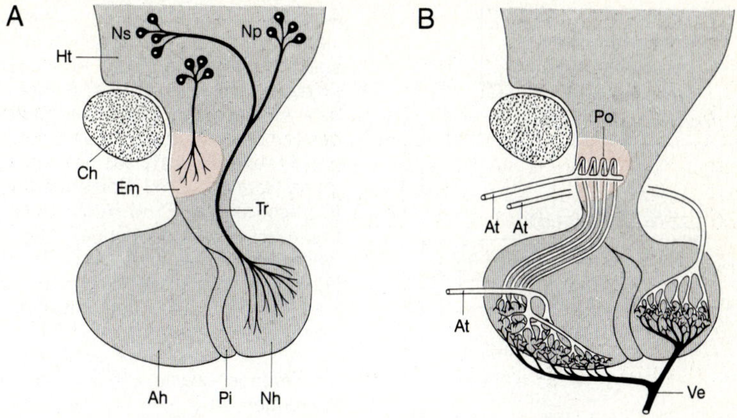

Abb. 5.3 Hypothalamo-hypophysäres System der Säugetiere. A Neurosekretorische Zellen, B Blutgefäßsystem. – *Ah* Adenohypophyse, *At* Hypophysenarterien (von Arteria carotis interna gespeist), *Ch* Chiasma opticum, *Em* Eminentia mediana, *Ht* Hypothalamus, *Nh* Neurohypophyse, *Np, Ns* suprachiasmatische (über dem Chiasma gelegene) Kerngebiete: Nucleus paraventricularis und N. supraopticus, *Pi* Pars intermedia, *Po* hypophysäres Portalsystem, *Tr* Tractus hypothalamo-hypophyseus (neurosekretorische Axone), *Ve* Hypophysenvene (nach Jenkin; Oksche).

Gonadotropine FSH (follikelstimulierendes Hormon) und *LH* (Luteinisierungshormon). Im Ovar induziert *FSH* die Reifung der Follikel (von denen jeder eine Oocyte enthält) und *LH* die Synthese von Östrogenen. Da während dieser *Follikelphase* Östrogen stimulierend auf die FSH/LH-RH-sezernierenden Zellen im Hypothalamus zurückwirkt (positive Rückkoppelung), kommt es zu einem raschen Anstieg der FSH-, LH- und Östrogenkonzentrationen. Beim LH-Maximum wird die Ovulation eingeleitet: Der Follikel platzt, das Ei tritt aus und wandert den bewimperten Eileiter hinab. In der jetzt folgenden *Sekretionsphase* wandelt sich der Follikel unter LH-Einfluß in den Progesteron sezernierenden Gelbkörper *(Corpus luteum)* um. Progesteron präpariert die Uterusschleimhaut *(Endometrium)* für die Aufnahme des Eies. Neben Progesteron wird vom Gelbkörper auch Östrogen sezerniert. Beide Sexualhormone wirken in dieser Phase auf die hypothalamischen RH-Zellen hemmend, so daß die Gonadotropinsekretion sinkt (negative Rückkoppelung).

Wird das Ei befruchtet, nistet es sich unter Ausbildung einer *Placenta* im Endometrium ein *(Nidation)*. Die Placenta sezerniert ein LH-ähnliches Hormon, das Choriogonadotropin *(CG)*, das die weitere Entwicklung des Corpus luteum zum *Corpus luteum graviditatis* und damit die weitere Sekretion von Östrogen und Progesteron stimuliert. *CG* übernimmt jetzt also die Funktion

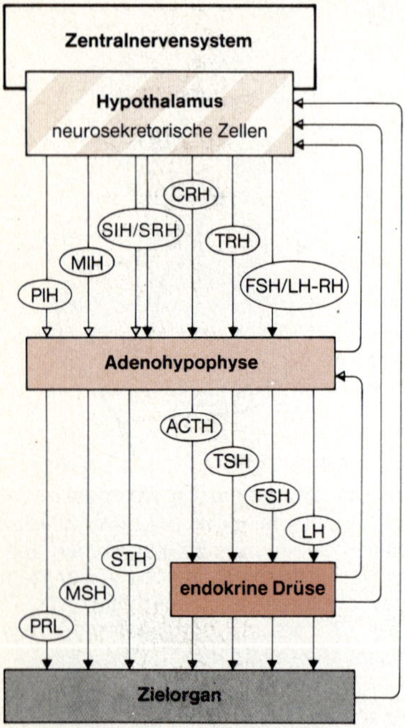

Abb. 5.4 Hierarchie der Hormonsysteme: Hypothalamo-hypophysäres System. Zur Abkürzung der Adenohypophysenhormone s. Tab. **5.1**, S. 327. Bei den Abkürzungen der Neurohormone des Hypothalamus stehen die Endigungen *RH* und *IH* für Releasing- und Inhibiting-Hormon: *CRH* Corticotropin-RH (Corticoliberin), *FSH/LH-RH* Gonadotropin-RHe (Gonadoliberine), *MIH* Melanotropin-IH (Melanostatin), *PIH* Prolactin-IH (Prolactostatin), *SIH/SRH* Somatotropin-IH, -RH (Somatostatin, -liberin), *TRH* Thyreotropin-RH (Thyreoliberin). *Schwarze Pfeile* symbolisieren aktivierende, *weiße Pfeile* hemmende Wirkungen.

der Gonadotropine, deren Produktion während der Schwangerschaft blokkiert ist.

Wenn keine Befruchtung des Eies stattgefunden hat, degeneriert der Gelbkörper. Als Folge davon sinkt der Östrogen- und Progesteronspiegel, was über die oben erwähnte negative Rückkoppelung zu einem erneuten Anstieg der FSH/LH-RH-Sekretion führt: Teile des Endometriums werden abgestoßen (Menstruationsblutung = *Menses*), und ein neuer Sexualzyklus beginnt.

5.3.2 Metabolische Homoiostase

Die homoiostatische Funktion des Hormonsystems läßt sich an der **Regulation des Blutzuckerspiegels** besonders eindrücklich demonstrieren. Obwohl Glucose schubweise mit der Nahrung aufgenommen und bei motorischer Aktivität auch schubweise verbraucht wird, liegt die Konzentration im Blut konstant bei $0{,}8-1{,}2\ g \cdot l^{-1}$. Diese Konstanzleistung beruht auf dem Zusammenspiel mehrerer Hormone, die als blutzuckersenkende bzw. -steigernde Faktoren auf verschiedene Stoffwechselprozesse einwirken (Abb. **5.6**). Gesamthaft bilden sie ein differenziertes Regelkreissystem. In diesem System

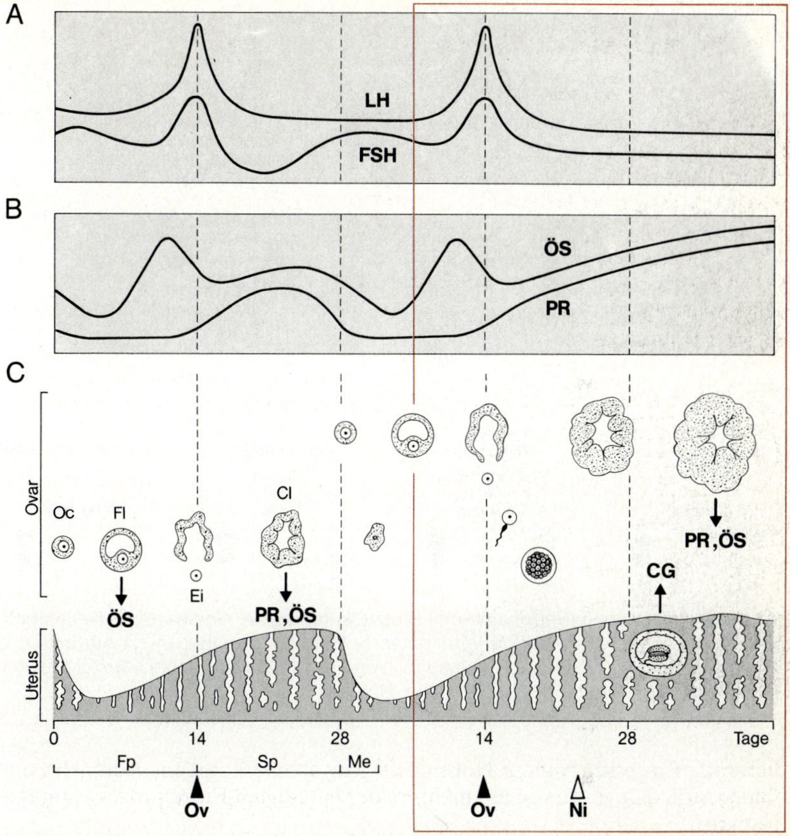

Abb. 5.5 Menstruationszyklus der Primaten (Beispiel *Homo*): Konzentrationsänderungen von [A] Gonadotropinen und [B] Hormonen des Ovars. [C] Vorgänge in Ovar und Uterusschleimhaut: *links* ohne Befruchtung, *rechts* mit Befruchtung *(farbig umrandet)*. – *CG* Choriogonadotropin, *Cl* Corpus luteum, *Fl* Follikel, *Fp* Follikelphase, *FSH* follikelstimulierendes Hormon, *LH* Luteinisierungshormon, *Me* Menses, *Ni* Nidation, *Oc* Oocyte, *ÖS* Östrogen, *Ov* Ovulation, *PR* Progesteron, *Sp* Sekretions-(Gelbkörper-)Phase (nach McNaught, Callander).

nimmt *Insulin* als einziges blutzuckersenkendes Hormon eine zentrale Stellung ein. In den *Langerhans-Inseln* des Pankreas (bei Neunaugenlarven auch in der Darmschleimhaut) gebildet, entfaltet es seine Wirkung auf dreifache Weise: Es erhöht vor allem in Muskel- und Leberzellen die Aufnahme von Glucose aus dem Blut, stimuliert glucoseverbrauchende und hemmt glucose-

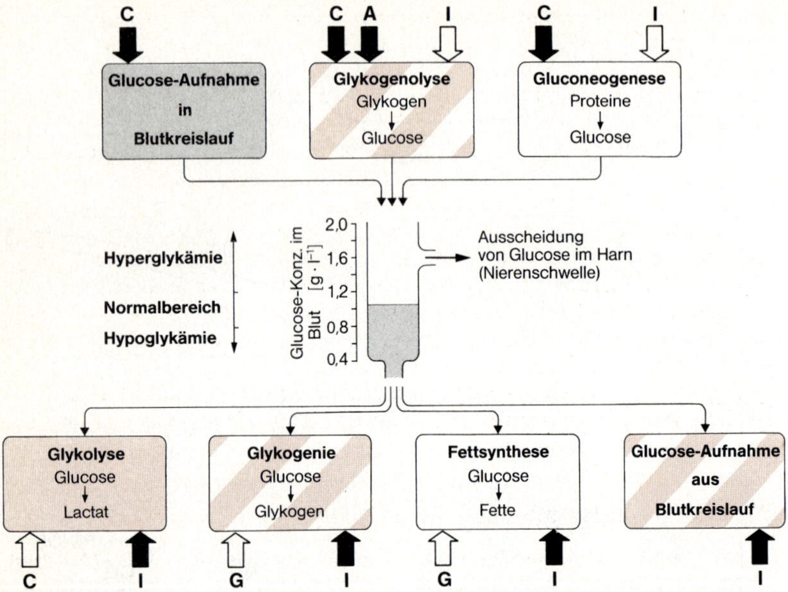

Abb. 5.6 Hormonale Regulation des Blutzuckerspiegels. *Schwarze Pfeile* symbolisieren aktivierende, *weiße Pfeile* hemmende Hormonwirkungen. – *A* Adrenalin, *C* Glucocorticoide, *G* Glucagon, *I* Insulin. Wirkungsorte: *weiß* Leber, *farbig* Muskel, *grau* Dünndarm (nach Drischel; Penzlin; Bröck).

liefernde Prozesse. Andere Hormone – vor allem Glucagon, Adrenalin und Glucocorticoide – wirken auf mehrere der beteiligten Einzelprozesse antagonistisch.

Einer der Antagonisten, das **Adrenalin** des Nebennierenmarks, sei in diesem Zusammenhang noch gesondert hervorgehoben. In Zuständen von Erregung und Streß, in Notfallsituationen wie Unterkühlung, Verbrennung oder Hypoglykämie wird Adrenalin vermehrt ausgeschüttet. Seine vielfältigen Wirkungen (z. B. Mobilisierung von Glucose in Leber und Muskel, erhöhte O_2-Zufuhr durch Steigerung der Herzschlagfrequenz und vermehrte Freisetzung von Erythrocyten aus der Milz, Verminderung von Darmperistaltik und -durchblutung) sind alle so aufeinander abgestimmt, daß sie den Körper in erhöhte Alarm- und Arbeitsbereitschaft versetzen („ergotrope" Reaktion, *Fight-or-flight-response*). Das *sympathische Nervensystem* (Abb. **6.16**), das synergistisch auf die gleichen Endorgane wirkt und an seinen postganglionären Neuronen als Transmitter Noradrenalin freisetzt, wird unter den gleichen Bedingungen aktiviert: ein weiteres Beispiel neurohormonaler Kooperation (**Sympathicus-Nebennierenmark-System**, *Cannon-Streßsyndrom*).

Zur Aktivierung dieses Systems kommt es auch bei Tierarten, die in sozialen Gruppen mit fester Rangordnungsstruktur leben – und zwar bei jenen Individuen, die bei Rangordnungsauseinandersetzungen unterliegen. Wie Untersuchungen an den südostasiatischen Tupajas *(Tupaia belangeri)* zeigen, ist bei unterlegenen Tieren, die sich aktiv durch Flucht oder direkte körperliche Konfrontation mit ihrer subdominanten Situation auseinandersetzen, die Sympathicus-Nebennierenmark-Aktivität erhöht. Langfristig führt diese erhöhte Aktivität zu kardiovaskulären Schäden. Bei Tieren, die sich passiv ihrer rangtiefen Situation ergeben (sich z. B. ständig in eine Ecke ihres Käfigs verkriechen), beobachtet man dieses Syndrom nicht. Bei ihnen erfolgt dagegen eine Aktivierung des **Hypophysen-Nebennierenrinden-Systems** *(Selye-Streßsyndrom)*: Die vermehrte Ausschüttung von ACTH und in dessen Folge von Cortisol und Corticosteron äußert sich in einer deutlichen Größenzunahme der Nebennierenrinde und führt zu einem starken Abbau von Muskulatur und Fettgewebe. Gleichzeitig schwächt ein Rückgang der Lymphocytenzahl das Immunsystem der Tiere, die bei chronisch anhaltendem sozialen Streß nach 1–2 Wochen sterben.

5.3.3 Entwicklungssteuerung

Ähnlich wie Adrenalin führt auch das Schilddrüsenhormon *Thyroxin* zu einer allgemeinen Steigerung des oxidativen Stoffwechsels; doch im Gegensatz zu Adrenalin erfolgt seine Wirkung langsam und langanhaltend (im Zeitraum von Tagen). Unentbehrlich ist Thyroxin jedoch für Wachstum und Entwicklung. Wird die Schilddrüse im Jugendstadium operativ entfernt, resultiert bei Säugern Zwergwuchs und Kretinismus, bei **Amphibien** unterbleibt die **Metamorphose.** Führt man andererseits jungen Kaulquappen Schilddrüsenextrakte beliebiger Wirbeltiere zu oder versetzt das Zuchtwasser mit Spuren von Thyroxin, reagieren sie mit verfrühter Metamorphose und gehen als Zwergfrösche an Land. Während der Metamorphose stimuliert Thyroxin über differentielle Genaktivierung so verschiedenartige Prozesse wie Einschmelzen der Schwanzmuskulatur oder Bildung eines neuen Land-Hämoglobins und Land-Sehfarbstoffs (S. 415). Bei einigen Urodelen, so beim Axolotl *(Ambystoma mexicanum)*, besteht ein erbbedingter Metamorphoseblock, indem das Thyrotropin der Adenohypophyse (Tab. **5.1**, S. 327) ausfällt. Solche Arten werden als Larven geschlechtsreif *(Neotenie)*. Eine dem Thyroxin vergleichbare Bedeutung für die Adultentwicklung kommt bei *Insekten* dem Ecdysteron zu.

5.4 Hormonsysteme bei Wirbellosen

Noch stärker als bei Wirbeltieren wird bei Wirbellosen das Hormonsystem vom Nervensystem dominiert. Nahezu alle Hormone der Wirbellosen sind Neurohormone. Von den wenigen Ausnahmen seien das Gonadotropin der Cephalopoden und das Häutungshormon (Ecdyson) der Insekten genannt.

Besonders ausgeprägt ist die formale Ähnlichkeit mit dem Hypothalamo-Hypophysen-System der Wirbeltiere beim Hormonsystem der **Insektenentwicklung** (Abb. **5.7**). Neurosekretorische Zellen des Gehirns bilden ein Neurohormon (prothorakotropes Hormon, *PTTH*), das in den Axonen dieser Zellen zu paarigen Gehirnanhangsorganen *(Corpora cardiaca)* wandert und dort gespeichert wird. Die Corpora cardiaca sind also wie die Neurohypophyse Neurohämalorgane. Von ihnen tritt das PTTH in die Hämolymphe über und stimuliert die *Prothorakaldrüse* zur Ausschüttung des Steroidhormons *Ecdyson,* eines Prohormons, das im Zielorgan (Epidermiszelle) zum aktiven *Ecdysteron* (20-OH-Ecdyson) umgewandelt und als „Häutungshormon" bezeichnet wird.

Während Ecdysonsekretion am Anfang jeder Häutung auftritt, bestimmen die von den *Corpora allata* gebildeten *Juvenilhormone* (*JH*, Terpenoid), ob es sich um eine Larvalhäutung (hohe JH-Konzentration) oder um eine Imaginalhäutung (niedrige JH-Konzentration) handelt. In letzterem Fall metamorphosiert dann die Larve – bei *holometabolen* Insekten über ein Puppenstadium – zum geschlechtsreifen Insekt (Imago). Entfernt man einer jungen Schmetterlingsraupe die Corpora allata, setzt die Metamorphose verfrüht ein. Es entstehen Zwergschmetterlinge. Werden dagegen einer Larve des letzten Stadiums Corpora allata implantiert, führt die nächste Häutung zu einem zusätzlichen Larvenstadium, das sich später in eine Riesenimago umwandelt.

Nach der Metamorphose stellen die *Prothorakaldrüsen* ihre sekretorische Funktion ein und werden zurückgebildet. Trotzdem ist die Imago zur Sekretion von Ecdyson fähig, was bei vielen Insekten zur Regulation der Fortpflanzung nötig ist. Ebenso beginnen die *Corpora allata* erneut Juvenilhormone zu sezernieren, die ebenfalls eine gonadotrope Wirkung entfalten, indem sie bei den Weibchen vieler Arten die Synthese des Dotterproteins (Vitellogenin) und/oder dessen Absorption durch die reifenden Oocyten bewirken (Juvenilhormon als *gonadotropes Hormon*).

Dieses allgemeine Bild der Entwicklungshormone bei Insekten bedarf indessen einiger **Ergänzungen**. Obwohl Ecdysteron als „Häutungshormon" bekannt geworden ist, wird der eigentliche Häutungsvorgang, das Ausschlüpfen *(Ecdysis)* aus der alten Exocuticula (Exuvie), von einem Neurohormon, dem *Eclosionshormon,* induziert. Während das Eclosionshormon das motorische Verhaltensprogramm des Häutungsakts „auslöst", stimuliert das Ecdysteron den Abbau der alten Endocuticula *(Apolysis)* und die Synthese neuer Cuticula durch die Epidermiszellen. (Statt von Ecdyson könnte man daher eher von „Apolyson" sprechen). Nach der Häutung wird ein weiteres Neurohormon, das *Bursicon,* sezerniert, das die Sklerotisierung und allenfalls Ausfärbung der Exocuticula kontrolliert.

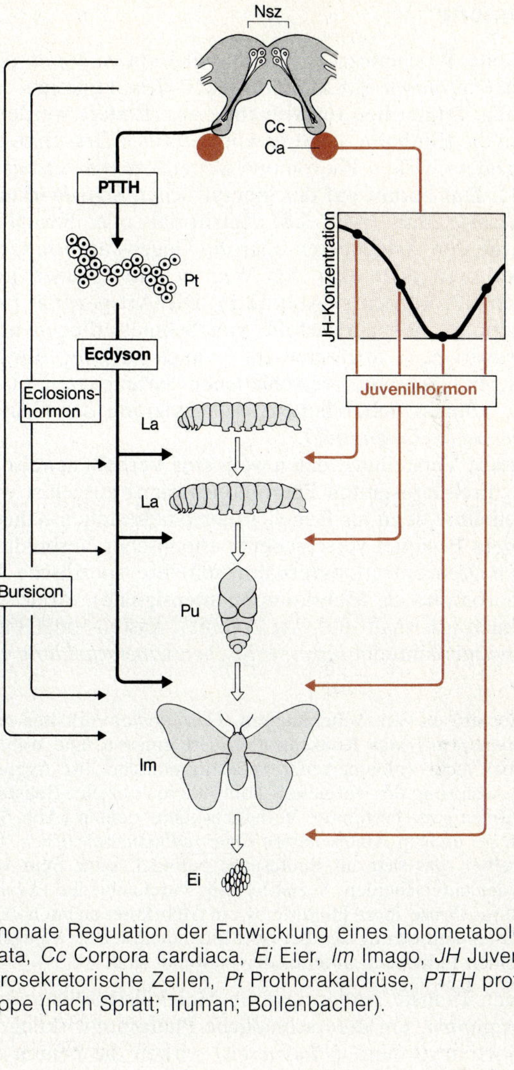

Abb. 5.7 Hormonale Regulation der Entwicklung eines holometabolen Insekts. – *Ca* Corpora allata, *Cc* Corpora cardiaca, *Ei* Eier, *Im* Imago, *JH* Juvenilhormon, *La* Larve, *Nsz* neurosekretorische Zellen, *Pt* Prothorakaldrüse, *PTTH* prothorakotropes Hormon, *Pu* Puppe (nach Spratt; Truman; Bollenbacher).

5.5 Pheromone

So wie Hormone der chemischen Kommunikation *innerhalb* des Organismus dienen, üben *Pheromone* („Ektohormone") diese Funktion *zwischen* Organismen – i. allg. artgleichen Individuen – aus. Erstere werden von *endokrinen* Drüsen in die Blutbahn, letztere von *exokrinen* Drüsen in die Umgebung freigesetzt. Zudem wirken Pheromone weitaus *stärker artspezifisch* als Hormone (S. 331). Das beruht auf der innerartlichen **Signalwirkung**, die Pheromone als Alarm-, Spur- (Abb. **5.8**), Territorial- oder Sexuallockstoffe ausüben, indem sie den Artgenossen über die Gegenwart von Geschlechtspartnern, Kompetitoren oder über den Weg zu Futterplätzen und Territorien informieren (für Protozoen s. Abb. **12.1**). Die Artspezifität ist freilich nicht absolut ausgeprägt. Sexuallockstoffe von Schmetterlingen oder Spurstoffe von Ameisen wirken – abgeschwächt – auch auf Angehörige verwandter Arten. Kreuztests zwischen verschiedenen Artenpaaren einer Verwandtschaftsgruppe können daher helfen, die Evolution der Gruppe zu rekonstruieren *(chemische Taxonomie)*.

Die klassische Vorstellung, daß jeweils *eine* Verhaltensweise von *einer* einzigen, artspezifisch konstanten Pheromonsubstanz ausgelöst wird, gilt heute mehr als Ausnahme denn als Regel. Einerseits bestehen nahezu alle Pheromone aus einem Bouquet verschiedener chemischer Verbindungen, die erst in bestimmten Konzentrationsverhältnissen ihre spezifische Signalwirkung entfalten (Pheromone als **Mehrkomponentensignale**). Andererseits können Pheromone auch innerhalb der Art kolonie-, kasten- oder individuenspezifisch variieren und damit der *intraspezifischen Unterscheidung* von Individuen dienen.

Die Mandibeldrüsen von Weberameisen *(Oecophylla)* enthalten mehr als 30 Substanzen in *koloniespezifischen* Konzentrationsverhältnissen. Die Wahrnehmung koloniefremder, aber nicht kolonieeigener Substanzgemische löst Aggressionsverhalten aus. Nach der Auslösung des Verhaltens kontrollieren einzelne Substanzen oder Substanzkombinationen ganz bestimmte Verhaltenskomponenten (Abb. **5.8**). Spurpheromone variieren bei einigen Ameisenarten sogar *individuenspezifisch.* In diesen Fällen kann ein Einzeltier, das sich auf Beutesuche befindet, seine Spur von der anderer Koloniemitglieder unterscheiden. Sozial lebende Furchenbienen *(Evylaeus)* produzieren in der Dufour-Drüse ihres Hinterleibs ein Mehrkomponentenpheromon, dessen quantitative Zusammensetzung sich bei zwei Individuen um so weniger unterscheidet, je näher die beiden Individuen miteinander verwandt sind.

Oft genügen kleinste Änderungen in **Molekülstruktur** und *relativen Substanzkonzentrationen,* um unterschiedliche Pheromonwirkungen auszulösen. Bei Meeresborstenwürmern *(Platynereis)* wirken die beiden optischen Isomere des 5-Methyl-3-Heptanons als Sexuallockstoffe: Das R-Isomer bildet das weibliche, das S-Isomer das männliche Pheromon; ersteres wirkt nur auf Männchen, letzteres nur auf Weibchen stimulierend. Interessanterweise treten die optischen Isomere von Methyl-Heptanonen auch bei Insekten als Pheromone auf (S. 420). Oft ist in solchen Fällen die verhaltensauslösende Wirkung an ein bestimmtes Verhältnis von R- und S-Isomeren gebunden.

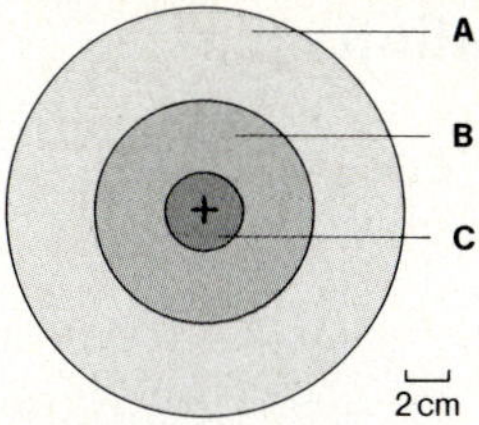

Abb. 5.8 Verhaltenskontrollierende Wirkung von 3 Substanzen des Mandibeldrüsensekrets afrikanischer Weberameisen *(Oecophylla longinoda)*. Die verschieden flüchtigen Substanzen (Flüchtigkeit von A → C abnehmend) lösen die in *Farbschrift* angegebenen Verhaltenskomponenten aus. 20 s nach Applikation der einzelnen Substanzen im Zentrum (+) zeigen die Ameisen die verschiedenen Komponenten des Aggressionsverhaltens in den durch die Kreisflächen angegebenen Bereichen (nach Bradshaw, Baker, Howse).

Die Signalwirkung der Pheromone hat zu einem Kompromiß in der **Molekülgröße** geführt. Einerseits sollten Pheromonmoleküle groß genug sein, um über genügend signalspezifische Variationsmöglichkeiten zu verfügen, andererseits aber auch klein und flüchtig genug, um im Medium schnell über größere Distanzen verfrachtet zu werden. In der Tat sind die meisten Sexualpheromone, die weibliche Insekten zur Anlockung der Männchen aussenden, Kohlenwasserstoffe mittlerer Kettenlänge (10–20 C-Atome). Das gilt für das *Bombykol* des Seidenspinners (C_{16}-Molekül: Hexadeka-4,6-dien-16-ol) ebenso wie für die Königinnensubstanz der Biene (C_{10}-Molekül: 9-Oxo-2-Decensäure). Letztere wird von der Königin in der Mandibeldrüse gebildet und sowohl beim Paarungsflug (zur Anlockung der Drohnen) als auch im Stock (zur Information der Arbeiterinnen über die Präsenz der Königin) eingesetzt. Nehmen Arbeiterinnen dieses Königinpheromon nicht mehr wahr, ziehen sie Ersatzköniginnen heran und entwickeln ihre normalerweise reduzierten Ovarien zu funktionsfähiger Größe.

Wie dieses letzte Beispiel zeigt, können Pheromone beim Empfänger neben kurzfristigen Signaleffekten auch länger anhaltende **Primer-Wirkungen** entfalten, d. h. zu morphologischen und physiologischen Umstellungen führen. Bei Termiten (*Kalotermes,* Abb. **9.19**) entwickeln sich isolierte Larven stets zu Ersatzgeschlechtstieren. Funktionelle Geschlechtstiere geben mit dem Kot ein Pheromon ab, das – oral aufgenommen – diese Entwicklung hemmt (S. 491). Es zirkuliert in der Kolonie so rasch, daß schon nach 24 Stunden ohne Königspaar die ersten Larven zu Ersatzgeschlechtstieren determiniert sind.

6 Neuronale Koordination

Im Gegensatz zu Pflanzen besitzen Tiere nicht nur ein *hormonales,* sondern auch ein *neuronales* Kontrollsystem. Während Pflanzen meistens *sessil* sind und sich am Ort *autotroph* ernähren, müssen sich Tiere als Folge ihrer *heterotrophen* Ernährungsweise aktiv im Raum bewegen. Diese **Mobilität** erfordert schnelle Reaktionen, die oft im Bereich von Millisekunden liegen und für deren Kontrolle die relativ langsamen Hormonsysteme nicht mehr ausreichen. *Muskelzellen,* die solche schnellen Reaktionen ausführen, und *Nervenzellen (Neuronen)*, die diese Reaktionen steuern, bilden daher ein Charakteristikum tierischer Organismen.

Wenn *Pflanzen* Bewegungen ausführen, verlaufen diese Bewegungsvorgänge sehr viel langsamer als bei Tieren. Sie werden nicht wie dort durch Muskelsysteme, sondern durch Veränderungen der Wachstumsrate oder der Turgeszenz hervorgerufen und hormonal gesteuert. Folglich setzen die Bewegungen erst nach *Latenzzeiten* von mehreren Sekunden oder Minuten ein. Auch Tiere bedienen sich dort der hormonalen Bewegungskontrolle, wo keine schnellen Reaktionen nötig sind: bei der Koordination von Wachstums-, Stoffwechsel- oder osmotischen Prozessen, also bei Leistungen, die der Konstanz des inneren Milieus dienen (Homoiostase, S. 304, 336).

Als oberstes Koordinationsorgan erreicht das Nervensystem einen **Komplexitätsgrad**, der weit über dem aller übrigen Organsysteme liegt. Die Komplexität beruht dabei auf der ungeheuren Verschaltungsvielfalt der einzelnen Bausteine, der Nervenzellen. Sie kommt auch darin zum Ausdruck, daß im Gehirn zu jedem Zeitpunkt mehr Gene exprimiert und mehr mRNA-Typen synthetisiert werden als in jedem anderen Organ des Körpers.

Auch im **Energiebedarf** übertrifft das Nervensystem alle anderen Organe. Obwohl das menschliche Gehirn nur 2% des Körpergewichts ausmacht, verbraucht es mit 50 ml · min^{-1} ein Fünftel des ganzen pro Zeiteinheit aufgenommenen Sauerstoffs. Dem entspricht das äußerst dichte Kapillarnetz des Gehirns: Keine Nervenzelle liegt mehr als 50 µm von der nächsten Kapillare entfernt, so daß O_2, CO_2 und Metabolite über kurze Diffusionswege verfügen. Im Gegensatz zu anderen Organen (selbst Muskeln), die zumindest kurzfristig auf anaeroben Stoffwechsel umstellen und neben Glucose auch alternative Energiequellen wie verschiedene Zucker, Fette und Aminosäuren verwerten können, sind Nervensysteme ausschließlich auf den *oxidativen* Metabolismus von Glucose angewiesen. Wird beim Mensch die O_2-Zufuhr zum Gehirn unterbunden, treten schon nach 10 s Bewußtlosigkeit und nach 10 min irreversible Gehirnschäden auf.

Im Laufe der **Evolution** haben Nervensysteme unter allen tierischen Organsystemen die größte Entwicklungssteigerung erfahren. Da sie eines der evolutiv plastischsten tierischen Merkmale – nämlich Verhalten – steuern, müssen adaptive Änderungen im Schaltplan von Nervensystemen als wesentliche Schrittmacher der Evolution tierischer Organismen gelten.

6.1 Bausteine des Nervensystems

6.1.1 Nervenzellen

a) Äußere Form

Einerseits ist das Gehirn als Ganzes noch immer das am wenigsten verstandene Organ des Körpers; andererseits kennen wir heute kaum einen Zelltyp funktionell so genau wie die Bausteine des Gehirns, die Nervenzellen (*Neuronen,* Abb. **6.1**, **6.2**). In ihrer äußeren Form sind sie ganz außergewöhnliche Zellen: Kein anderer Zelltyp wird mehr als 10 m lang (wie manche motorischen Nervenzellen der Wale), und kein anderer Zelltyp knüpft wie die Neuronen mit 10^4 bis 10^5 anderen Zellen Kontakte. Diese morphologischen Besonderheiten sind Ausdruck der Grundfunktion von Nervenzellen als Einheiten der Informationsaufnahme, -verarbeitung und -weiterleitung. Da jeder Neuronentyp eine ganz bestimmte Rolle als Informationsverteiler spielt, wird verständlich, daß der Formenreichtum der Neuronen denjenigen aller anderen Zelltypen übertrifft.

Dennoch läßt sich folgender *Grundbauplan* erkennen: Beim Wirbeltierneuron (Abb. **6.1**) entspringen vom Zellkörper (**Soma** = *Perikaryon*), dem biosynthetischen Zentrum der Zelle, das auch den Zellkern enthält, feine Zellverzweigungen (**Dendriten**). Da die meisten Signaleingänge von anderen Neuronen über diese „Antennen“ erfolgen, kann man den Dendritenbaum als die Rezeptorregion des Neurons bezeichnen. Ein langer Zellfortsatz (**Axon**), der am *Axonhügel* des Somas entspringt, dient der elektrischen Erregungsleitung zur *terminalen Verzweigungsregion* der Nervenzelle, wo **Synapsen** die vom Axon einlaufenden Erregungen mit Hilfe von Neurotransmittern auf Folgezellen (Nerven-, Muskel- oder Drüsenzellen) übertragen. Über Seitenäste von Axonen *(Kollateralen)*, die wiederum eigene Verzweigungsbäume besitzen, kann die Information einer Nervenzelle im Nervensystem weit gestreut werden. In Form von Mikroschaltkreisen können Dendriten aber auch direkt auf Dendriten *(dendro-dendritische Synapsen)* oder auf Axone *(dendro-axonische Synapsen)* projizieren. Invertebraten besitzen meistens „nackte“ Zellkörper. Die dendritische Eingangsregion ist hier nicht mit dem Soma verbunden, das damit für die Informationsaufnahme und -verarbeitung „im Nebenschluß“ liegt (Box **6.2**, Bild *D,* S. 368; Abb. **6.17** *B*).

Funktionell unterscheidet man folgende Neuronentypen: *Sensorische Neuronen* (Sinneszellen, **Rezeptoren**; S. 387) empfangen Informationen über

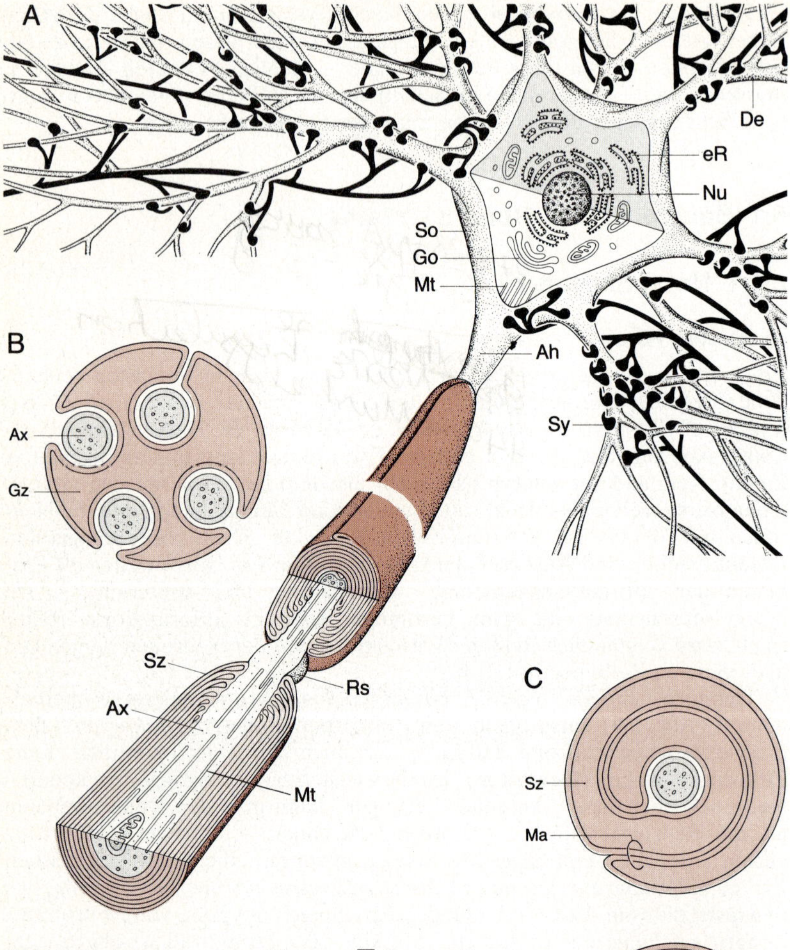

Abb. 6.1 Anatomie eines Neurons. [A] Soma mit myelinisiertem Axon. Gliazellen *in Farbe.* [B] [C] Querschnitte durch Axone ohne *(B)* und mit *(C)* Myelinscheide: in *C oben* frühes, *unten* spätes Entwicklungsstadium. – *Ah* Axonhügel, *Ax* Axon, *De* Dendrit, *eR* endoplasmatisches Reticulum, *Go* Golgi-Apparat, *Gz* Gliazelle, *Ma* Mesaxon, *Ms* Myelinscheide, *Mt* Mikrotubulus, *Nu* Nucleus, *Rs* Ranvier-Schnürring, *So* Soma, *Sy* synaptische Endigung, *Sz* Schwann-Zelle (nach Akert; Morell; Norton).

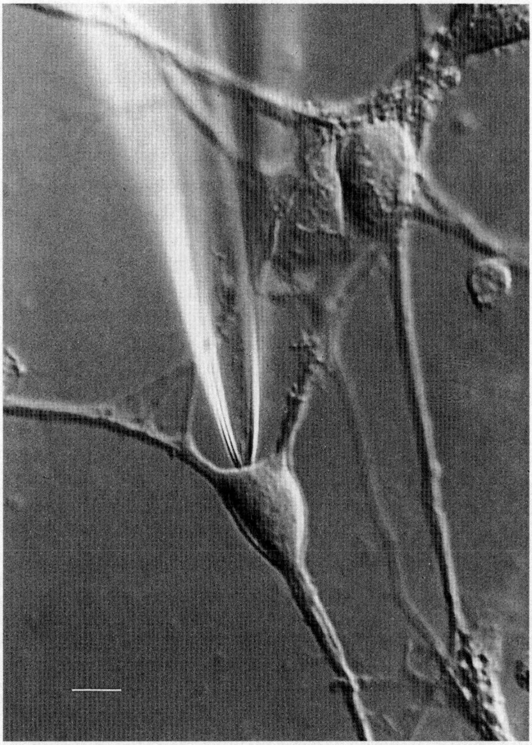

Abb. 6.2 Neuronen in Zellkultur. Der Zellkörper des unteren Neurons steht für Patch-clamp-Messungen (S. 357) mit einer Glasmikropipette in Kontakt. Maßstabsmarke: 10 µm (LM-Aufnahme: Neher/Max-Planck-Gesellschaft).

optische, chemische, mechanische u. a. Reize und übermitteln diese Informationen – nach Transformation in elektrische Signale – an Folgeneuronen (sensoneuronale Informationsübertragung). *Motorische Neuronen* (**Motoneuronen**) senden motorische Kommandos an Muskelzellen und dienen damit der neuromotorischen Übertragung. **Interneuronen** sind zwischen mehrere Neuronen eingeschaltet (interneuronale Informationsübertragung). Sie stellen die überwältigende Mehrheit aller Nervenzellen.

b) Innere Struktur und Dynamik

Nervenzellfortsätze, vor allem Axone, sind äußerst dünne und lange Gebilde, oft 10^5-10^6mal länger als breit. Sie müssen daher mechanisch versteift werden. Da zudem der gesamte Materialtransport durch die Axone erfolgt, reine Diffusion aber viel zu langsam wäre, sind Leit- und Transportmechanismen nötig. Beide Funktionen erfüllt das axonale **Cytoskelett**, das aus *Mikrotubuli* (Durchmesser 24 nm), *Neurofilamenten* (Intermediärfilamente, Durchmesser 7–11 nm) und *Actinfilamenten* (Mikrofilamente, Durchmesser 6 nm) besteht. Mit Hilfe der Hochspannungs-Elektronenmikroskopie kann man relativ dicke Gewebsschnitte durchstrahlen und das System an Tubuli und Filamenten sichtbar machen (Abb. **6.3***A*).

Auch beim **Auswachsen** eines Axons kommt dem Cytoskelett entscheidende Bedeutung zu. In Zellkulturen embryonaler Nervenzellen führt Cytochalasin B, das die Actinfilamente desaggregiert, zum Stopp des Axonwachstums. Das bereits gebildete Axon bleibt jedoch erhalten. Dagegen zieht es sich nach Zugabe von Colchicin, das die Mikrotubuli zerstört, zum Zellkörper zurück. Die Mikrotubuli scheinen das Axon also zu versteifen.

Gleichzeitig dienen die Mikrotubuli als Leitstrukturen beim **Stofftransport**. Wie erwähnt, finden nahezu alle Biosyntheseleistungen des Neurons im Soma statt, das ein stark ausgebildetes endoplasmatisches Reticulum besitzt (nach klassischen neurohistologischen Färbemethoden als Nissl-Substanz oder Tigroidschollen bezeichnet). Über den Golgi-Apparat, der am Axonursprung in Nähe des Kerns liegt (Abb. **6.1***A*, **6.3***B, C*), werden die Syntheseprodukte dann in den *axoplasmatischen Fluß* eingeschleust. Bei ihm lassen sich, wie Experimente mit markierten Transportmolekülen zeigen, nach Geschwindigkeit und Mechanismus zwei Komponenten unterscheiden: In einer *langsamen* Massenströmung ($1-5\ \mathrm{mm \cdot d^{-1}}$) bewegen sich Filamentproteine und Enzyme des Cytosols vom Soma in Richtung auf die Synapsenregion. Enzyme zur Transmittersynthese oder bereits in synaptische Vesikel verpackte Transmitter folgen ebenso wie die Membranproteine einem *schnellen Transportmechanismus* ($200-400\ \mathrm{mm \cdot d^{-1}}$, Abb. **6.3***B, C*). In diesem Fall wandern die einzelnen Partikel längs der Mikrotubuli. *Colchicin* unterbindet den ATP-abhängigen schnellen Transport. Neben diesen *anterograden* (synapsenwärts gerichteten) Transportvorgängen existiert auch ein *retrograder* Schnelltransport, der zum Ab- und Umbau bestimmtes Membranmaterial somawärts befördert (Abb. **6.3***C*). Verschiedene Viren (z.B. Herpes- und Tollwutviren) können auf diese Weise über die Synapsen, wo sie endocytotisch aufgenommen werden, ins Soma einer Nervenzelle gelangen.

6.1.2 Gliazellen

Nervenzellen werden stets von Gliazellen umhüllt. Diese Satellitenzellen erfüllen im Nervensystem die Aufgabe des *Bindegewebes*. Sie dienen der mechanischen Stabilisierung der Neuronen, dem Auf- und Abbau neuronal wichtiger Verbindungen, dem Stoffaustausch, aber auch der elektrischen Isolierung der „Axonkabel". Während der Entwicklung bilden sie vielfach *Leitstrukturen* für auswachsende Axone. Im Gegensatz zu Neuronen behalten sie ihre Teilungsfähigkeit zeitlebens bei. Die meisten Gehirntumoren sind Gliatumoren.

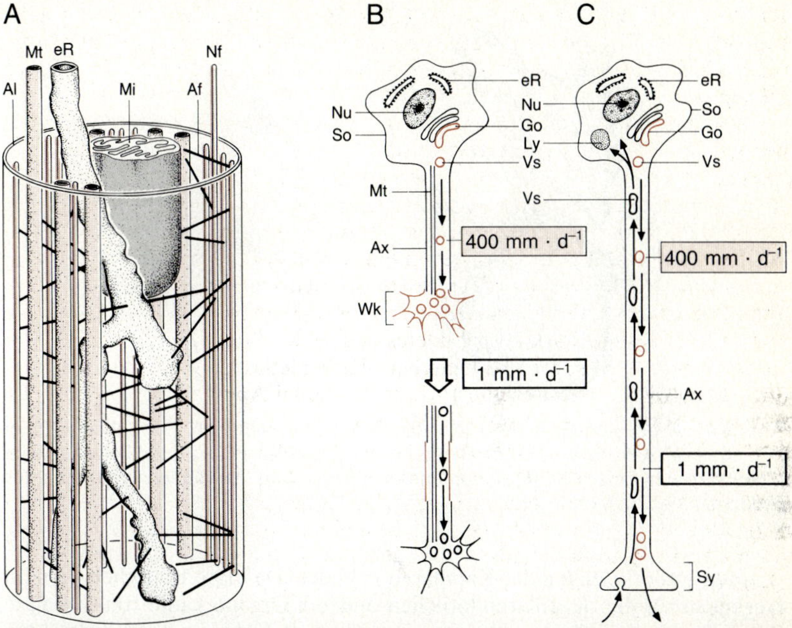

Abb. 6.3 [A] Cytoskelett des Axons einer Nervenzelle (halbschematisch). [B] Auswachsen eines Axons. Die zu einem bestimmten Zeitpunkt *(oben)* angelegte Membran des Wachstumskegels *(Wk)* findet sich später *(unten)* proximal von *Wk*. Hat das auswachsende Axon seine Zielzelle erreicht, differenziert sich *Wk* zur Synapse. [C] Axoplasmatischer Fluß in einer ausdifferenzierten Nervenzelle: anterograder und retrograder Transport. – *Af* Actin-(Mikro-)Filament, *Al* Axolemm, *Ax* Axon, *eR* endoplasmatisches Retikulum, *Go* Golgi-Apparat, *Ly* Lysosom, *Mi* Mitochondrium, *Mt* Mikrotubulus, *Nf* Neurofilament, *Nu* Nucleus, *So* Soma, *Sy* synaptische Endigung, *Vs* Vesikel, *Wk* Wachstumskegel (nach Schwartz; Bray; Johnston).

a) Stoffaustausch

Auch wenn die Gliazellen alle Oberflächen der Neuronen – mit Ausnahme der Synapsen – nahezu lückenlos bedecken, bestehen zwischen beiden Zelltypen keinerlei Zellkontakte. Vielmehr verläuft zwischen ihnen ein durchgehendes System schmaler, maximal 20 nm breiter extrazellulärer Spalträume, das *Interstitium*, das sich an manchen Stellen des Nervensystems zu größeren, mit Cerebrospinalflüssigkeit (= interstitieller Flüssigkeit) gefüllten *Ventrikeln* erweitert.

Bei Wirbeltieren mit ihrem geschlossenen Blutgefäßsystem umhüllen sternförmige Gliazellen *(Astrocyten)* Neuronen und Blutkapillaren (Abb. **6.4**). Die Blut-Hirn-Schranke wird jedoch nicht von den Gliazellen, sondern

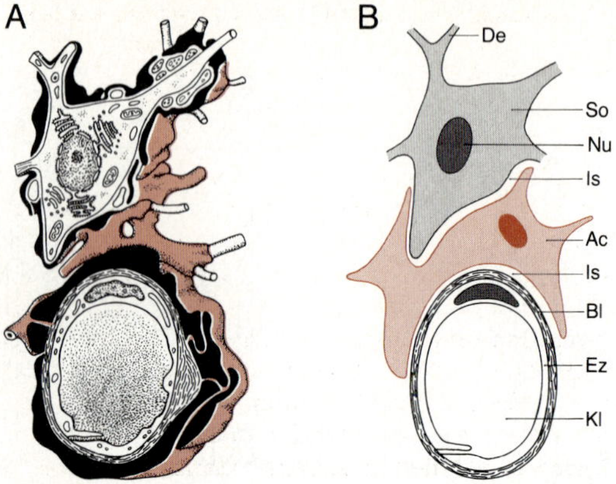

Abb. 6.4 Astrocyten-Gliazelle. A Räumliche Darstellung. B Schematischer Schnitt. – *Ac* Astrocyt *(in Farbe), Bl* Basallamina, *De* Dendrit, *Ez* Endothelzelle, *Is* Interzellularraum (Interstitium), *Kl* Lumen der Blutkapillare, *Nu* Nucleus, *So* Soma des Neurons (*A* nach Wurtz).

von den Endothelzellen der Kapillaren gebildet. Da diese Endothelzellen im Gegensatz zu den Kapillarendothelien anderer Organe kaum transzelluläre Poren besitzen (S. 295) und untereinander mit *Tight junctions* verbunden sind, schotten sie das Kapillarlumen gegen das Interstitium des Gehirns ab. Nur lipidlösliche Substanzen wie Äthanol, Nicotin oder Heroin können durch die Endothelschranke diffundieren. Metabolite wie Glucose und manche Aminosäuren werden dagegen von Transportproteinen in der inneren und äußeren Endothelzellmembran durch diese **Blut-Hirn-Schranke** geschleust. Selektivität der Passage kann auch dadurch erreicht werden, daß Substanzen (wie die Aminosäure L-Dopa, eine Vorstufe der Neurotransmitter Dopamin und Noradrenalin) vom Blut in die Endothelzelle eintreten, dort aber enzymatisch inaktiviert werden (*metabolische* Blut-Hirn-Schranke).

Bei jenen wirbellosen Tieren, die ein *offenes Blutgefäßsystem* besitzen (z. B. Arthropoden), verhindern Gliazellen einen direkten Kontakt der Nervenzellen mit der Hämolymphe des Körpers. Die Blut-Hirn-Schranke wird hier von *Tight junctions* gebildet, die alle Interzellularräume zwischen den Gliazellen gegen den Hämolymphraum abdichten. Über diese passive Schrankenwirkung hinaus können Gliazellen durch aktiven Membrantransport die Zusammensetzung der interstitiellen Flüssigkeit und damit des Außenmediums der Neuronen beeinflussen.

Pflanzenfressende Insekten nehmen mit ihrer Nahrung große Mengen an K^+-Ionen auf, deren Auftreten im extrazellulären Medium das elektrische Membranpotential der Nervenzellen zusammenbrechen lassen müßte (S. 354). Die Gliazellscheiden bewirken jedoch durch aktiven Membrantransport, daß das Interstitium des Nervensystems eine weit geringere K^+-Konzentration als die Hämolymphe des Insekts aufweist und sich daher über der Nervenzellmembran der für das Membranpotential notwendige K^+-Konzentrationsgradient aufbauen kann.

b) Elektrische Isolierung

Die Axone der Nervenzellen enthalten besondere Gliascheiden: *Schwann-Zellen* im peripheren und *Oligodendrocyten* im zentralen Nervensystem der Wirbeltiere. Eine wirksame elektrische Isolierung bilden diese Gliazellen dann, wenn sie *myelinisiert* („markhaltig") sind. Die Myelinisierung entsteht dadurch, daß sich die plattenförmigen Gliazellen im Laufe der Entwicklung des Nervensystems spiralig um das Axon winden (Abb. **6.1** *C*). Dabei verschmelzen die benachbarten Zellmembranen mit der extrazellulären Matrix und unter Reduktion der intrazellulären „Zwischenräume" zu einem geschlossenen Membrankomplex alternierender Protein- und Lipidlagen, der *Myelin-(Mark-)Scheide.* Jede Hüllzelle umscheidet nur einen 1–2 mm langen Teil des Axons. Dazwischen liegen die „nackten" *Ranvier-Schnürringe.* Nur hier können elektrische Impulse gezündet werden.

Die Hypothese, daß es sich bei der Myelinscheide von Axonen um einen elektrischen Isolator handeln könnte, wurde erstmals 1878 von dem französischen Pathologen Ranvier geäußert. Ranvier diskutierte die Myelinscheide in Analogie zur Isolation der Unterwasserkabel, von denen das erste etwa 10 Jahre zuvor quer durch den Atlantik verlegt worden war. Die regelmäßige Anordnung von Lipidmolekülen innerhalb der Myelinscheide schloß Göhlen 1913 aus optischen Eigenschaften (Dichroismus) des Myelins. Nach Alkoholextraktion der Lipide verschwand der Dichroismus.

Wie chemische Analysen des Myelins inzwischen gezeigt haben, besitzen die Zellmembranen, die den Myelinmembrankomplex aufbauen, ein höheres Lipid/Protein-Verhältnis (4 : 1) als alle anderen Zellmembranen. Die Hauptkomponente, das Glykolipid *Cerebrosid,* kommt außer in Myelinscheiden nirgends im Zentralnervensystem vor. Die hydrophoben Lipide verhindern, daß Wasser und mit ihm Elektrolyte die Myelinscheide durchdringen, und führen damit zur elektrischen Isolation des Axons. Unter den Proteinen der Hüllzellmembranen fehlen zudem die typischen Kanalproteine, die in Nervenzellen die Ionenkanäle der Zellmembran auskleiden.

6.2 Elektrische Signale

Elektrische Impulse im Millisekundenbereich – sog. *Nervenimpulse* – sind die stereotypen Morsezeichen des Nervensystems. In ihrer Frequenz liegt alle Information über die Stärke einer Erregung verschlüsselt. Wie sie entstehen, wie sie verlustfrei über größere Entfernungen geleitet werden und schließlich die Synapsen „überspringen", läßt sich heute anhand von Untersuchungen individueller Nervenzellen (s. Abb. **6.5**) recht gut beschreiben und bildet das Thema dieses Kapitels (Kap. 6.2). Wie mit einer derart monotonen Impulssprache die qualitative Vielfalt sensorischer und motorischer Informationen im Nervensystem verschlüsselt wird, soll anschließend diskutiert werden (Kap. 6.3).

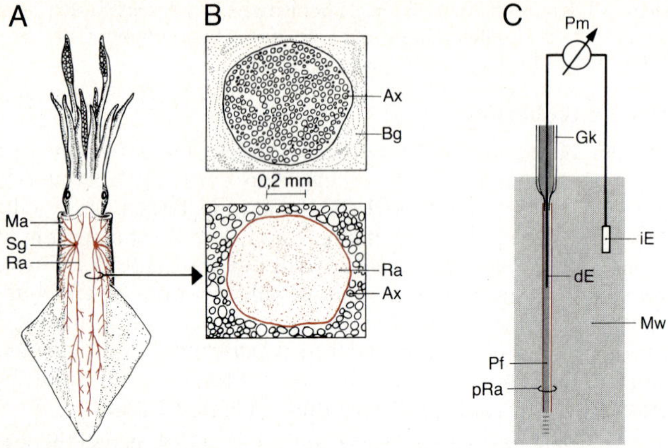

Abb. 6.5 Riesenaxone. [A] Riesenfasersystem von Cephalopoden (Kalmar *Loligo*). Die vom Stellarganglion *(Sg)* ausgehenden Riesenaxone *(Ra)* innervieren die Muskeln des Mantels *(Ma)*. Rasche Kontraktion dieser Muskeln führt zu Ausstoß von Wasser aus der Mantelhöhle und Rückstoßschwimmen. [B] Querschnitt durch den Nerv einer Ratte *(oben)* und – im gleichen Maßstab – durch ein Riesenaxon von *Loligo (unten)*. [C] Perfundiertes Axon *(pRa)*. – *Ax* Axon, *Bg* Bindegewebe, *dE, iE* differente und indifferente Elektrode, *Gk* Glaskanüle, *Mw* Meerwasser, *Pf* Perfusionslösung, *Pm* Voltmeter, *Ra* Riesenaxon (nach Keynes; v. Muralt; Hodgkin).

6.2.1 Ruhepotential

Führt man eine Meßelektrode – eine elektrolytgefüllte dünne Glaskapillare (Spitzendurchmesser 0,1 μm) – in eine Nervenzelle ein, mißt man über der Membran der Nervenzelle ein Ruhepotential von ca. −70 mV (Abb. **6.6***A*). Die Nervenzellmembran ist also an ihrer Innenseite mit negativen, an ihrer Außenseite mit positiven Ladungen (Ionen) besetzt; sie verhält sich wie ein Kondensator. Die nur 7 nm dicke Lipidschicht der Membran wirkt dabei als Dielektrikum mit wahrhaft phantastischen Isolationseigenschaften: Ein Potential von 70 mV über eine Distanz von 7 nm entspricht einer Spannung von 10^5 V · cm^{-1}.

Um das Zustandekommen dieses Ruhepotentials zu verstehen, betrachten wir zunächst ein **vereinfachtes Neuronenmodell** (Abb. **6.6***B*). In diesem Modell sollen Neuron und Extrazellulärraum nur K^+-Ionen und organische Anionen (A^-) enthalten. Die Anionen können aufgrund ihrer Größe im Gegensatz zu den K^+-Ionen nicht durch die Membran diffundieren. Stimmen – im Gegensatz zu Abb. **6.6***B* – die K^+- und A^--Konzentrationen im Intra- und Extrazellulärraum überein, werden pro Zeiteinheit gleich viele K^+-Ionen in beiden Richtungen die Membran passieren und sich innen und außen stets gleich viele positive und negative Ladungen befinden. Liegen innen und

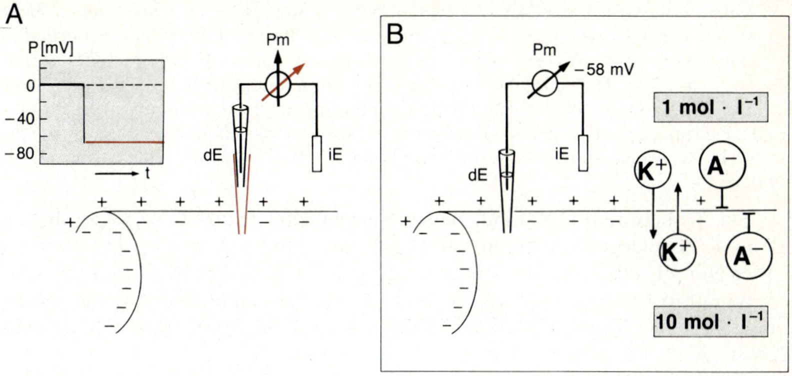

Abb. 6.6 [A] Messung des Ruhepotentials *(in Farbe)* am Axon einer Nervenzelle. [B] Modellneuron: Entstehung eines Membranpotentials (K^+-Gleichgewichtspotential). – A^- organisches Anion, *dE, iE* differente und indifferente Elektrode, K^+ K^+-Ionen, *P* Spannung, *Pm* Voltmeter.

außen jedoch unterschiedliche K^+- und A^--Konzentrationen vor, innen z. B. eine 10mal höhere Konzentration (Abb. **6.6** *B*), erfolgt ein Netto-K^+-Strom nach außen. Da die A^--Ionen von der für sie undurchlässigen Membran im Zellinneren zurückgehalten werden, führt der K^+-Ausstrom an der Außenseite der Membran zu einem wachsenden Überschuß an positiven Ladungen, der einen weiteren K^+-Ausstrom zunehmend hemmt und damit verhindert, daß K^+-Ionen bis zum Konzentrationsausgleich nach außen wandern. Vielmehr tritt vorher ein *Gleichgewichtszustand* ein, bei dem der Netto-K^+-Strom zum Erliegen kommt (in beiden Richtungen also gleich viele K^+-Ionen durch die Membran treten). Das ist dann der Fall, wenn die *osmotische Energie* E_{osm}, die beim K^+-Ausstrom längs des Konzentrationsgradienten frei wird, gleich der *elektrischen Arbeit* E_{el} ist, die zum K^+-Ausstrom gegen einen sich aufbauenden elektrischen Gradienten geleistet werden muß.

$$E_{osm} = R \cdot T \cdot \ln \frac{[K^+]_a}{[K^+]_i}; \quad E_{el} = n \cdot F \cdot P_{K^+} \qquad (6.1\ a,b)$$

R (allgemeine Gaskonstante) = 8,3 $J \cdot mol^{-1} \cdot K^{-1}$; F (Faraday-Konstante) = 96500 $C \cdot mol^{-1}$; T (absolute Temperatur) = 293 K (= 20 °C); n (Ionenwertigkeit) = +1 (für K^+); $[K^+]_{i,a}$ = Innen- und Außenkonzentration von K^+.

Das im Gleichgewichtszustand vorliegende Membranpotential P_{K^+} wird K^+-*Gleichgewichtspotential* genannt. Es läßt sich nach $E_{osm} = E_{el}$ für jede Ionenart wie folgt berechnen *(Nernst-Gleichung)*:

$$P_{K^+} = 58 \log \frac{[K^+]_a}{[K^+]_i}\ [mV] \qquad (6.2)$$

Im gewählten Beispiel der Abb. **6.6** *B* beträgt $P_{K^+} = -58$ mV.

Hier ist freilich eine Zusatzbemerkung nötig. Ladungsunterschiede können nicht innerhalb von Flüssigkeiten, sondern nur über Membranen hinweg aufrechterhalten werden. *Makroskopisch* herrscht daher sowohl im Intra- als auch im Extrazellulärraum *Elektroneutralität.* Die zum Aufbau des Membranpotentials führenden Ladungsverschiebungen sind auf den engsten Bereich unmittelbar um die Membran beschränkt und so gering (etwa 10^{-7} der K^+-Innenkonzentration), daß sich dadurch die ursprünglichen K^+-Konzentrationen innerhalb und außerhalb des Neurons nicht merklich ändern.

Das Ruhepotential P_0 einer **realen Nervenzelle** entspricht im wesentlichen dem K^+-Gleichgewichtspotential (P_{K^+}) des Modellneurons. Als Beispiel einer Nervenzelle seien die Riesenneuronen des Tintenfischs *Loligo* gewählt. Wegen ihrer für Axone geradezu gigantischen Ausmaße (Durchmesser bis zu 1 mm, Abb. **6.5**) hielt man sie ursprünglich sogar für Blutgefäße. Heute zählen sie zu den Paradeobjekten der Neurophysiologie.

Wie bei nahezu allen Neuronen liegt im *Loligo*-Riesenaxon innen eine etwa 20mal höhere K^+-Konzentration als außen vor. Dieser Konzentrationsunterschied bedingt ein K^+-Gleichgewichtspotential von −76 mV (Tab. **6.1**) – ein Wert, der dem elektrophysiologisch bestimmten Ruhepotential des Neurons von −75 mV außerordentlich nahekommt. Zwar treten im Unterschied zum einleitend betrachteten Modellneuron außerhalb des Axons noch Na^+- und Cl^--Ionen in hohen Konzentrationen auf („physiologische Kochsalzlösung" als extrazelluläres Medium; Tab. **6.1**), doch ist die Membran im Ruhezustand für *Na^+-Ionen* nahezu impermeabel, so daß die Na^+-Ionen trotz ihres vom Ruhepotential stark abweichenden Gleichgewichtspotentials (P_{Na^+} = +55 mV; Tab. **6.1**) das Ruhepotential kaum beeinflussen. Die Konzentrationen der Cl^--Ionen stellen sich passiv nach dem K^+-Gleichgewichtspotential ein. Wegen der zu K^+ angenähert reziproken Konzentrationsverhältnisse und des umgekehrten Ladungsvorzeichens zeigt P_{Cl^-} nahezu den gleichen Wert wie P_{K^+}. Das Ruhepotential einer Nervenzelle wird daher fast vollständig vom K^+-Gleichgewichtspotential bestimmt.

Bei einem isolierten Stück des *Loligo*-Riesenaxons lassen sich diese Verhältnisse elegant demonstrieren. Wegen der Dicke des Axons ist es mikrochirurgisch möglich, den Cytoplasmazylinder auszuquetschen und das dann hohle Faserstück mit Ionenlösungen bekannter Zusammensetzung zu durchströmen. An einem solchen *perfundierten Axon* (Abb. **6.5***C*) kann man das Ruhepotential durch Variation der K^+-Innen- und -Außenkonzentrationen beliebig (und nach dem K^+-Gleichgewichtspotential voraussagbar) verändern. Experimentelle Variation der Na^+- und Cl^--Konzentrationen haben dagegen keinen Effekt auf das Ruhepotential.

Die *Na^+-Permeabilität* der Membran ist im Ruhezustand zwar gering, aber nicht gleich Null. Das führt zu einem geringen Leckeinstrom von Na^+, so daß das Ruhepotential bei etwas positiveren Werten als das K^+-Gleichgewichtspotential liegt. Eine in der Zellmembran lokalisierte *Na^+/K^+-Pumpe* transportiert ständig das passiv in die Zelle diffundierte Na^+ im Austausch gegen K^+ wieder nach außen (S. 309). Auf diese Weise verhindert sie den allmäh-

Tab. 6.1 Ionenkonzentration (*K*: *i* intrazellulär, *a* extrazellulär), Gleichgewichtspotentiale *(P)* und Ionenpermeabilitäten (*G*, relative Einheiten) in Nerven- und Muskelfasern von Tintenfischen *(Loligo)* und Fröschen *(Rana)*. Zum Vergleich sind in der letzten Spalte die Ionenkonzentrationen von Meerwasser angegeben.

	Axon *(Loligo)*					Muskelfaser *(Rana)*					Meerwasser
	K_i [mmol · l^{-1}]	K_a	K_i/K_a	P [mV]	G	K_i [mmol · l^{-1}]	K_a	K_i/K_a	P [mV]	G	K [mmol · l^{-1}]
K^+	410	20	20	−76	1	140	5	28	−84	1	10
Na^+	50	440	0,1	+55	0,04	10	120	0,1	+63	0,01	460
Cl^-	40	560	0,1	−66	0,2	3	120	0,03	−93	2,5	540

lichen Zusammenbruch des Membranpotentials, der für die Zelle fatale Folgen hätte: Anstieg der internen Ionenkonzentrationen, osmotisches Anschwellen und schließlich irreversible Schädigung der Zelle. Die Na^+/K^+-Pumpe wird von ATP getrieben und durch Unterkühlung oder durch Entkoppelung der Atmungskette über Dinitrophenol (DNP) inaktiviert. Auch das dem *Digitalis*-Toxin verwandte Herzglykosid *Ouabain* (G-Strophantin) blokkiert die Pumpe. Das Membranpotential bricht dann zusammen.

Für das Zustandekommen des Ruhepotentials lassen sich also drei Faktoren verantwortlich machen: **1.** unterschiedliche *Ionenkonzentrationen* innerhalb und außerhalb der Zelle (vor allem hohe K^+-Innenkonzentrationen), letztlich bedingt durch die hohe Innenkonzentration von Protein-Anionen, für die die Zellmembran impermeabel ist; **2.** unterschiedliche *Membranpermeabilitäten* für K^+- und Na^+-Ionen und **3.** die *Na^+/K^+-Pumpe*, die den Leckeinstrom von Na^+ kompensiert.

6.2.2 Nervenimpulse

a) Entstehung

Das Membranpotential kann man künstlich verändern, indem man der Nervenzelle mit einer Reizelektrode elektrische Ladungen zuführt: Zufuhr positiver Ladungen bedingt eine **Depolarisation**, Zufuhr negativer Ladungen eine **Hyperpolarisation** der Zelle (Abb. **6.7***A*). Im ersten Fall wird die elektrische Polarisierung der Membran vermindert *(De-)*, im zweiten erhöht *(Hyper-)*. Das Ausmaß der De- und Hyperpolarisation variiert mit der Reizstärke, also der Menge zugeführter Ladungen: Die Antworten erfolgen graduiert. Erreicht die Depolarisation einen bestimmten Schwellenwert, die *Impulsschwelle* (ca. −40 mV), kommt es zu einer schlagartigen elektrischen Umpolung der Membran, zum **Nervenimpuls** (Aktionspotential, *spike;* Abb. **6.7***A, B*).

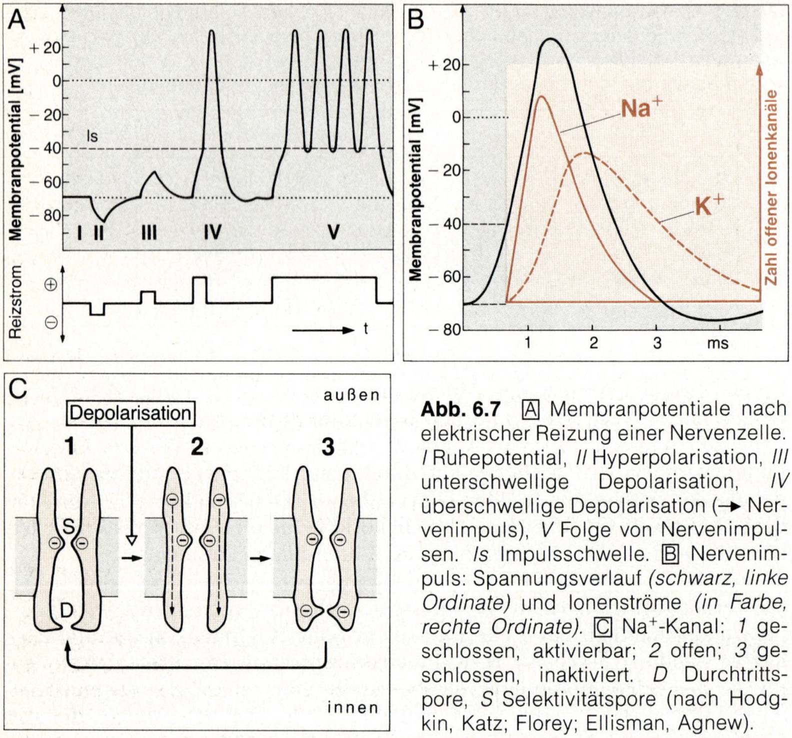

Abb. 6.7 [A] Membranpotentiale nach elektrischer Reizung einer Nervenzelle. *I* Ruhepotential, *II* Hyperpolarisation, *III* unterschwellige Depolarisation, *IV* überschwellige Depolarisation (→ Nervenimpuls), *V* Folge von Nervenimpulsen. *Is* Impulsschwelle. [B] Nervenimpuls: Spannungsverlauf *(schwarz, linke Ordinate)* und Ionenströme *(in Farbe, rechte Ordinate).* [C] Na^+-Kanal: *1* geschlossen, aktivierbar; *2* offen; *3* geschlossen, inaktiviert. *D* Durchtrittspore, *S* Selektivitätspore (nach Hodgkin, Katz; Florey; Ellisman, Agnew).

Der Nervenimpuls beruht darauf, daß sich bei einem bestimmten Depolarisationswert (Impulsschwelle) die **Na^+-Kanäle** öffnen. Bei den Na^+-Kanälen handelt es sich also um *spannungsabhängige* (spannungsaktivierte) *Kanäle* (S. 310). In welcher Richtung sich daraufhin die Na^+-Ionen durch die geöffneten Na^+-Kanäle bewegen, hängt vom Na^+-Gleichgewichtspotential ab; denn wie alle Ionen werden die Na^+-Ionen so wandern, daß sich das Membranpotential in Richtung auf ihr Gleichgewichtspotential verschiebt. Für Na^+ liegt dieses Gleichgewichtspotential aufgrund der extra- und intrazellulären Na^+-Konzentrationen bei stark positiven Werten (P_{Na^+} = +55 mV, Tab. **6.1**, S. 355). Na^+-Ionen treten also ins Innere der Zelle ein. Das verstärkt die Depolarisation, was weitere Na^+-Kanäle öffnet, zu weiterem Na^+-Einstrom führt usw. Dieser positive Rückkoppelungseffekt hat zur Folge, daß der Na^+-Einstrom, einmal angestoßen, lawinenartig nach dem *Alles-oder-Nichts-Prinzip* bis zur Umpolung der Membran abläuft.

Bereits nach 1 ms kommt die elektrische Umpolung, der Nervenimpuls, wieder zum Erliegen *(Repolarisation)*. Dafür zeichnen zwei Gründe verantwortlich: Erstens beginnen sich die Na^+-Kanäle schon kurz nach ihrer Öffnung wieder zu schließen. Zweitens öffnen sich nach überschwelliger Depolarisation – zeitlich verzögert – *spannungsabhängige* **K^+-Kanäle**, was zum K^+-Ausstrom führt. (Man beachte, daß während des Nervenimpulses das Membranpotential weit oberhalb des K^+-Gleichgewichtspotentials liegt, das sich also nur durch einen Ausstrom von K^+ wieder einstellen kann.) Beide Effekte bewirken, daß der Nervenimpuls bereits nach 1 ms wieder auf den Wert des Ruhepotentials repolarisiert wird. Nach ihrer Schließung sind die Na^+-Kanäle noch für eine weitere Millisekunde *inaktiviert*. Während dieser *Refraktärzeit* kann auch durch überschwellige Depolarisation kein weiterer Nervenimpuls ausgelöst werden. Die maximale Impulsfrequenz liegt daher bei 500 s^{-1} (Dauer von Nervenimpuls und Refraktärzeit je 1 ms).

Der **Na^+-Kanal** (Abb. **6.7** *C*) besitzt eine *Selektivitätspore*, die Na^+, aber nicht K^+ passieren läßt, und eine *Durchtrittspore*, die den Öffnungszustand des Kanals definiert. Die Konformationsänderung des Kanalproteins (S. 310), die zur Öffnung des Kanals führt, beruht auf intramolekularen Ladungsverschiebungen als Folge der Membrandepolarisation (spannungsaktivierter Kanal). Die Molekülregion um die Durchtrittspore wirkt dabei als Potentialsensor, der die Depolarisation der Membran mißt. Nach selektiver Blockierung der Na^+-Kanäle durch *Tetrodotoxin (TTX)*, das Gift des ostasiatischen Fugufisches *Tetrododon*, oder der K^+-Kanäle durch *Tetra-äthyl-ammonium (TEA)* lassen sich die Na^+- und K^+-Ströme (Abb. **6.7** *B*) getrennt erfassen.

Die während der Öffnung durch einen einzigen Na^+-Kanal fließende Strommenge läßt sich nach der **Patch-clamp-***Methode* bestimmen (s. Abb. **6.2**). Dabei wird eine feine Glasmikropipette mit speziell polierter Spitze so auf die Membran einer Nerven-, Muskel- oder anderen Zelle aufgesetzt, daß ein Membranstück *(patch)* mit bestenfalls nur einem Ionenkanal herausgetrennt – gewissermaßen in die Spitzenöffnung der Pipette „eingeklemmt" *(clamp)* – wird. Da die Abdichtung zwischen Pipettenrand und Membran bei geeigneter Präparation der Pipettenspitze elektrische Widerstände von mehr als 10 Giga-Ohm erreicht (1 GΩ = 10^9 Ω), kann man den durch den isolierten Ionenkanal fließenden Strom direkt messen. Er beträgt etwa 1,5 pA. Als Öffnungszeit des Kanals ergeben die Patch-clamp-Messungen 0,7 ms. Da sich bei einem Nervenimpuls nicht alle Na^+-Kanäle gleichzeitig öffnen, sondern die Zahl der geöffneten Kanäle mit zunehmender Depolarisation steigt, zeigt der Gesamt-Na^+-Strom während eines Nervenimpulses einen langsameren Zeitverlauf als der Na^+-Strom durch einen einzelnen Na^+-Kanal.

Die **Menge** der während eines Nervenimpulses ins Zellinnere strömenden **Na^+-Ionen** ist so gering (etwa 10^{-6} der Na^+-Innenkonzentration), daß die Konzentrationsverhältnisse dadurch nicht nennenswert beeinflußt werden und auch bei Blockierung der Na^+/K^+-Pumpe noch Tausende von Impulsen in voller Stärke ausgelöst werden können. Dem entspricht, daß die **Dichte der Na^+-Kanäle** in der Membran der Riesenaxone von *Loligo* äußerst gering ist (10–100 Kanäle μm^{-2}): Nur alle 150 nm durchzieht einer der 0,5 nm weiten Kanäle die Membran. Durch eine besonders hohe Kanaldichte (10^4 Kanäle μm^{-2}) sind dagegen die Ranvier-Schnürringe der myelinisierten Wirbeltieraxone ausgezeichnet.

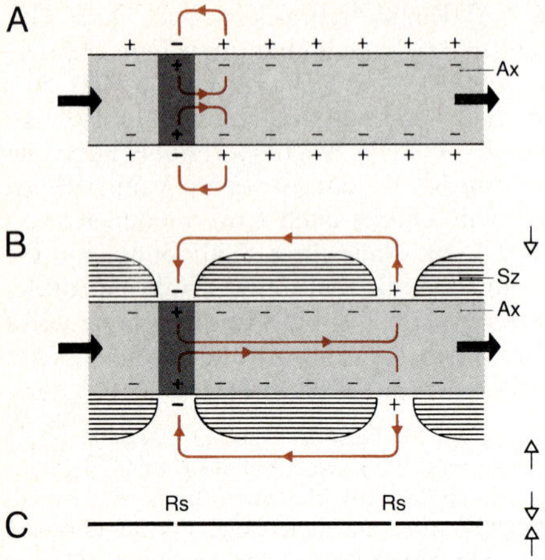

Abb. 6.8 Erregungsleitung am [A] unmyelinisierten und [B] [C] myelinisierten Axon. Der Nervenimpuls (umgepoltes Membranpotential) liegt auf Höhe des *dunkelgrau* angelegten Axonbereichs. Die Ausgleichsstromschleifen sind *in Farbe* gezeichnet. *Schwarze Pfeile:* Ausbreitungsrichtung des Nervenimpulses. *C* gibt die wahren Größenverhältnisse von *B* wieder. Die *weißen Doppelpfeile* markieren die relative Dicke des umhüllten Axons. – *Ax* Axon, *Rs* Ranvier-Schnürring, *Sz* Schwann-Zelle.

b) Leitung

Nervenimpulse werden ohne Abschwächung ihrer Amplitude *(dekrementfrei)* weitergeleitet. Da in Längsrichtung des Axons zwischen einem erregten und einem unerregten Membranbezirk Ausgleichsströme fließen (Abb. **6.8** *A*), wird die Membran in Nachbarschaft einer erregten Stelle zunehmend depolarisiert, bis es nach Erreichen der Impulsschwelle zur „Zündung" eines neuen Nervenimpulses kommt (*aktive* Fortleitung des Impulses). Ein Rückschlagen der Erregung wird dadurch verhindert, daß der jeweils kurz zuvor erregte Axonbereich der Refraktärperiode unterliegt (*unidirektionale Ausbreitung* des Impulses). Membranen, die auf diese Weise zur Erzeugung und Weiterleitung sich selbst regenerierender Nervenimpulse befähigt sind, nennt man *elektrisch erregbar*. Elektrisch unerregbare Membranen können Potentialänderungen nur *passiv* unter Abschwächung der Amplitude (mit Dekrement) weiterleiten.

Die Leitungsgeschwindigkeit steigt mit zunehmendem Axondurchmesser (Box **6.1**). Bei myelinisierten Axonen kommt hinzu, daß die erregbaren Membranstellen (Ranvier-Schnürringe) durch die etwa 1 mm langen Schwann-Gliascheiden voneinander getrennt sind. Da diese Schwann-Scheiden „Kurzschlüsse" verhindern, springen die Nervenimpulse von einem Schnürring zum anderen (Abb. **6.8** *B*). Dieser *saltatorische* Mechanismus der Impulsleitung erhöht die Leitungsgeschwindigkeit derart, daß ein nur 5 µm dickes Säugeraxon mit Myelinscheide die gleiche Leitungsgeschwindigkeit (25 $m \cdot s^{-1}$) erreicht wie das mehr als 150mal so dicke, aber unmyelinisierte Riesenaxon eines Tintenfisches.

Box 6.1 Nervenfasern und metallische Leiter: ein Vergleich

In metallischen Leitern fließen Elektronen, in Nervenfasern dagegen Ionen. Da Ionen im Axoplasma in weit geringerer Konzentration vorliegen und außerdem weniger beweglich sind als Elektronen in Metallen, besitzt ein Axon eine wesentlich (etwa 10^7mal) geringere elektrische Leitfähigkeit als ein Metalldraht. Hinzu kommt, daß Axone schlechter als metallische Leiter isoliert sind, also einen geringeren Querwiderstand aufweisen, da nicht nur ihr Innen-, sondern auch ihr Außenmedium aus einer Elektrolytlösung besteht und die trennende Zellmembran für Ionen keine unüberwindliche Schranke bedeutet. Schließlich sind Nervenfasern außerordentlich dünn (Durchmesser meistens 0,1–10 µm), was die Ausbreitungsgeschwindigkeit elektrischer Signale ebenfalls herabsetzt. Im einzelnen gilt:

$$v \propto \sqrt{\frac{d \cdot R_m}{R_i + R_a}}$$

v = Ausbreitungsgeschwindigkeit elektrischer Signale, d = Durchmesser des Axons, R_m = Membranwiderstand (Querwiderstand), R_i und R_a = spezifischer Innen- und Außenwiderstand (Längswiderstand).

Während sich elektrische Felder in metallischen Leitern praktisch mit Lichtgeschwindigkeit ($3 \cdot 10^8$ m $\cdot$ s^{-1}) ausbreiten, erreicht die Erregungsleitung in Nervenfasern Maximalgeschwindigkeiten von etwa 10^2 m $\cdot$ s^{-1}.

6.2.3 Synaptische Übertragung

Da das Nervensystem nicht – wie man noch im letzten Jahrhundert annahm – aus ununterbrochenen Bahnen, sondern aus distinkten Nervenzellen besteht, müssen elektrische Erregungen von einer Zelle zur andern „überspringen". Dieses Überspringen der Erregung erfolgt an spezialisierten Zellbezirken, den *Synapsen.*

a) Elektrische Synapsen

Zu einer besonders schnellen Erregungsübertragung kommt es immer dann, wenn die Synapse einen direkten cytoplasmatischen Kontakt zwischen den benachbarten Nervenzellen herstellt. Das ist bei den **Gap junctions** der Fall, bei denen Proteinkanäle *(Connexone)* einen 2–4 nm schmalen Interzellularspalt überbrücken (Abb. **6.9***A, B*). Durch die 2 nm weiten Kanäle können Moleküle bis zu einer Größe von 1,5 kD hindurchtreten, also neben Zukkern, Aminosäuren und Nucleotiden auch anorganische Ionen, die als Träger elektrischer Ladungen dienen. Folglich laufen Nervenimpulse ohne nennenswerte Verzögerung (< 0,1 ms) über eine *Gap junction* hinweg, die damit als elektrische Synapse wirkt. Solche elektrischen Synapsen treten überall dort auf, wo schnelle Erregungsleitung gefordert wird, z. B. bei den schnellen Leitungssystemen der Riesenfasern vieler Anneliden, Tintenfische, Krebse und Insekten, aber auch bei Wirbeltieren (z. B. Mauthner-Riesenneuronen im Hirnstamm der Fische).

b) Chemische Synapsen

Bei den meisten Synapsen im Nervensystem und bei allen Synapsen zwischen Nerven- und Muskelzellen (neuromuskuläre Synapsen) erfolgt die Erregungsübertragung *indirekt* über einen Überträgerstoff (*Neurotransmitter*, Tab. **6.2**), der von den präsynaptischen Nervenendigungen freigesetzt wird (Abb. **6.9** *C*). Diese Endigungen sind dicht mit transmitterhaltigen *Vesikeln* gefüllt. Die **Transmitterausschüttung** erfolgt nach vorherrschender Meinung dadurch, daß sich die Vesikel in einem Ca^{2+}-abhängigen Prozeß exocytotisch in den synaptischen Spalt entleeren. Nach Diffusion durch diesen 20–40 nm breiten Spalt bindet sich der Transmitter an die Rezeptorregion von Ionenkanälen, die in die *subsynaptische Membran* der postsynaptischen Zelle eingelagert sind (Abb. **6.9** *C, D*). Darauf öffnen sich die Ionenkanäle, geben einen Ionenstrom frei und lösen damit ein **postsynaptisches Potential** aus. Nach einer Wirkungszeit von 1–2 ms wird der Transmitter enzymatisch inaktiviert (Abb. **6.10** *A*). Überschreitet die Amplitude des postsynaptischen Potentials außerhalb der unmittelbaren Synapsenregion (außerhalb der subsynaptischen Membran, *ssM,* in Abb. **6.10** *A*) die Impulsschwelle, werden Nervenimpulse ausgelöst. Damit ist die Erregung endgültig von der prä- auf die postsynaptische Zelle übergesprungen.

Die Wirkung des Transmitters besteht also in der Öffnung eines postsynaptischen Ionenkanals. Im Gegensatz zu den *spannungsabhängigen* Ionenkanälen, deren Öffnung auf der Depolarisation der Membran beruht, öffnen sich solche *ligandenabhängigen* Kanäle nach Bindung eines spezifischen Liganden, hier eines Transmittermoleküls. Wieviele dieser Ionenkanäle geöffnet werden, d. h. welche Amplitude Ionenstrom und resultierendes postsynaptisches Potential erreichen, hängt von der ausgeschütteten Transmittermenge ab. Folglich sind postsynaptische Potentiale in ihrer Amplitude graduierbar, also nicht überschießende Alles-oder-Nichts-Antworten wie die Nervenimpulse, die nach Öffnung spannungsabhängiger Ionenkanäle entstehen.

Bei **erregenden Synapsen** öffnet der Transmitter z. B. Ionenkanäle, die Na^+- und K^+-Ionen unterschiedslos passieren lassen (Abb. **6.9** *D*). Das ist bei den neuromuskulären Synapsen (motorischen Endplatten) der Wirbeltiermuskeln der Fall. Nach Bindung des Transmitters Acetylcholin öffnen sich hier in der subsynaptischen Muskelzellmembran Na^+/K^+-Kanäle, die sog. Acetylcholinrezeptoren (S. 310). Wegen der relativen Lage der Na^+- und K^+-Gleichgewichtspotentiale zum Ruhepotential der Membran kommt es dabei zu einem starken Na^+-Einstrom und einem schwachen K^+-Ausstrom:

Tab. 6.2 Niedermolekulare Neurotransmitter. *InVe* Invertebraten, *Ve* Vertebraten, *VNS* vegetatives Nervensystem, *ZNS* Zentralnervensystem.

Struktur		Transmitter		Vorkommen
Derivat der Essigsäure: 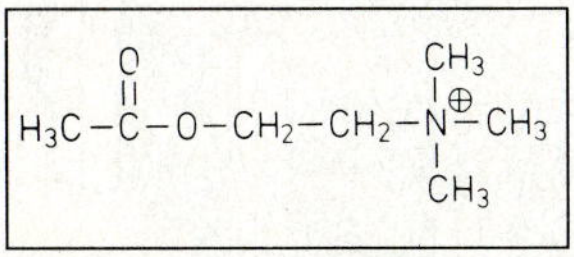		**Acetylcholin**		Neuromuskuläre Synapsen von *Ve*, VNS (Parasympathicus) von *Ve*, ZNS von *InVe* und *Ve*
Derivate der Aminosäuren: 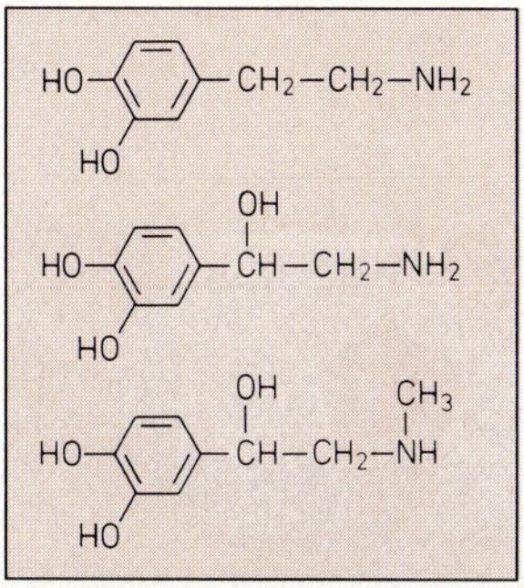	**Tyr**	**Dopamin** **Noradrenalin** **Adrenalin**	Catecholamine; Monamine	ZNS und VNS von *InVe* und *Ve*, Noradrenalin z. B. im VNS (Sympathicus) von *Ve*
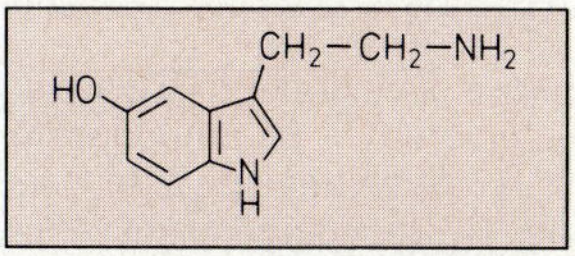	**Trp**	**Serotonin (5-OH-Tryptamin)**	Monamine	ZNS von *InVe* und *Ve*
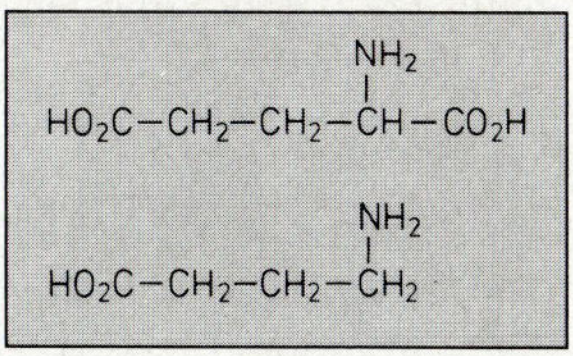	**Glu**	**Glutaminsäure**		Erregende Synapsen im ZNS von *Ve*, neuromuskuläre Synapsen von *Arthropoden*
		γ-Amino-Buttersäure (GABA)		Hemmende Synapsen im ZNS von *InVe* und *Ve*
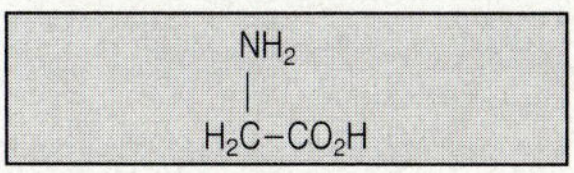	**Gly**	**Glycin**		Hemmende Synapsen im ZNS von *Ve*

Die subsynaptische Membran wird depolarisiert (exzitatorisches postsynaptisches Potential, *EPSP*). Bei **hemmenden Synapsen** öffnet der Transmitter Cl^-- oder K^+-Kanäle, was zu einer Hyperpolarisation der Membran führt, da das Gleichgewichtspotential dieser Ionen niedriger als das Ruhepotential liegt: Es entsteht ein inhibitorisches postsynaptisches Potential *(IPSP)*, das

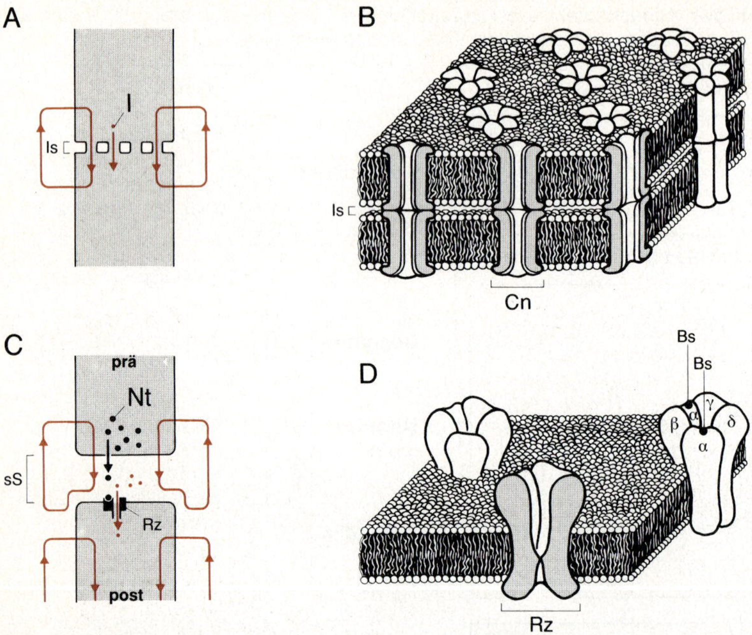

Abb. 6.9 [A] [B] Elektrische und [C] [D] chemische Synapse. Detailbilder: [B] Gap junction, [D] subsynaptische Membran mit Acetylcholinrezeptoren. – *Bs* Bindungsstelle für Acetylcholin, *Cn* Konnexon, *I* anorganisches Ion, *Is* Interzellularspalt, *Nt* Neurotransmitter, *prä, post* prä- und postsynaptische Zelle, *Rz* Rezeptormolekül: Acetylcholinrezeptor, aus 5 Untereinheiten bestehend (2α, 1β, 1γ, 1δ), *sS* synaptischer Spalt (*B, D* nach Makowski, Caspar; Lindstrom).

Depolarisationen entgegenwirkt und damit die synaptische Übertragung erschwert oder ganz hemmt.

Ob eine Synapse *erregend* oder *hemmend* wirkt, wird nicht vom Transmitter der präsynaptischen Zelle, sondern von der postsynaptischen Membran bzw. den in ihr vorhandenen Ionenkanälen bestimmt. Derselbe Transmitter kann bei einem Synapsentyp auf die postsynaptische Zelle erregend, bei einem anderen hemmend wirken. Zum Beispiel führt der von parasympathischen Nervenzellen (S. 376) ausgeschüttete Transmitter Acetylcholin an den postsynaptischen Muskelzellen des Darms zu EPSPs (Erhöhungen der Kontraktionsfrequenz), an der Herzmuskulatur dagegen zu IPSPs (Erniedrigungen der Herzschlagfrequenz; vgl. Abb. **6.16** *B*).

Statt Ionenkanäle zu öffnen (Abb. **6.9** *C, D;* **6.10** *A*), können Neurotransmitter ihre Primärwirkung auch über die Synthese interner Messenger entfalten (Abb. **6.10** *B*).

Im Gegensatz zur zwar einfachen und schnellen, dafür aber weitgehend starren elektrischen Übertragung kann bei der chemischen Synapse die Reak-

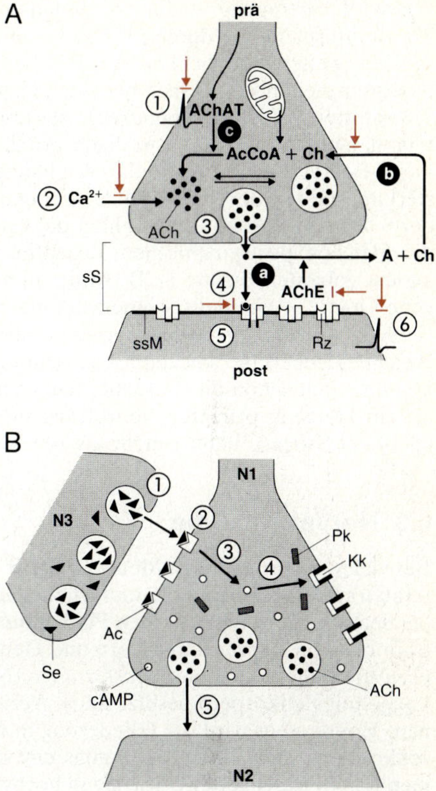

Abb. 6.10 [A] Funktion einer Synapse (Transmitter: Acetylcholin, *ACh*). *Kursiv* sind im folgenden *[in Klammern]* einige Möglichkeiten pharmakologischer Hemmung einzelner Funktionsschritte angegeben (s. *Farbsignatur* im Bild). ① Vom Axon einlaufender Nervenimpuls *[Tetrodotoxin, TTX]*. ② Öffnung von Ca^{2+}-Kanälen, Ca^{2+}-Einstrom *[Mg^{2+}; Botulinustoxin]*. ③ Freisetzung von ACh in den synaptischen Spalt *(sS)*. ④ Bindung von ACh an die ACh-Rezeptoren *(Rz)* der subsynaptischen Membran *(ssM) [kompetitive Verdrängung des ACh von seinen Rezeptoren durch das Lianen-Pfeilgift d-Tubocurarin und das Schlangengift α-Bungarotoxin]*. ⑤ Öffnung der Na^+/K^+-Kanäle, Nettoeinstrom von Kationen und Bildung des synaptischen Potentials. ⑥ Auslösung eines Nervenimpulses außerhalb von ssM. ⓐ Spaltung von unverbrauchtem ACh durch ACh-Esterase *(AChE)* in Acetat *(A)* und Cholin *(Ch) [Hemmung von AChE durch Physostigmin und Organophosphate, z. B. E 605]*. ⓑ Aufnahme von Ch in die präsynaptische Endigung *[Hemicholinium]*. ⓒ Resynthese von ACh aus Ch und Acetyl-Coenzym A *(AcCoA)*. Als Enzym wirkt ACh-Acetylase *(AChAT)*.
[B] Präsynaptische Bahnung: Die Synapse N3 → N1 (Transmitter Serotonin) bahnt die Synapse N1 → N2 (Transmitter Acetylcholin, *ACh*). ① Ausschüttung von Serotonin *(Se)* nach Erregung der Nervenzellen N3. ② Bindung von Serotonin an Adenylat-Zyklase *(Ac)*. ③ cAMP-Synthese. ④ Blockierung der K^+-Kanäle *(Kk)* durch cAMP-aktivierte Proteinkinase *(Pk)*; verlängerte Dauer der Nervenimpulse wegen verzögerter Repolarisation; längere Öffnung der Ca^{2+}-Kanäle und verstärkter Ca^{2+}-Einstrom. ⑤ Vermehrte Ausschüttung des Transmitters ACh.

tionskette von der Transmittersynthese bis zum postsynaptischen Potential auf verschiedenen Stufen physiologisch moduliert und damit auch erfahrungsabhängig modifiziert werden: **Synapsenmodulation**. Einige Möglichkeiten des *pharmakologischen* Eingriffs sind in Abb. **6.10** *A* geschildert. Ein Beispiel *physiologischer* Synapsenmodulation, das als einfaches *molekulares Lernmodell* dienen kann, zeigt Abb. **6.10** *B*. Hier wird der Verstärkungsfaktor der Übertragung – die pro einlaufenden Nervenimpuls ausgeschüttete Transmittermenge – durch *präsynaptische Bahnung* erhöht.

Eine weitere Möglichkeit synaptischer Modulation besteht darin, daß an Synapsen neben den bisher besprochenen primären Transmittern noch Co-Transmitter *(Neuromodulatoren)* ausgeschüttet werden, deren Synthese unabhängig von der des jeweiligen primären Transmitters gesteuert werden kann. Bei diesen Neuromodulatoren handelt es sich um Peptide, die den Verstärkungsfaktor der primären Übertragung kurz- oder längerfristig verändern. Zu den bekanntesten zählen die *Endorphine* und *Enkephaline,* die an die gleichen postsynaptischen Rezeptoren binden wie die chemisch ganz anders gebauten Opiate (z. B. Morphium) und – gewissermaßen als endogene Opiate – ebenfalls schmerzstillend wirken.

Synapsen sind also keine starren, sondern *plastische* Übertragungsglieder. Welche Bedeutung solchen Synapsenmodulationen im Nervensystem zukommt, zeigt schon die Tatsache, daß es im gesamten Tierreich nur weniger als ein Dutzend primärer Neurotransmitter gibt (Tab. **6.2**, S. 361), dagegen allein bei Säugern bereits mehr als 100 Neuropeptide isoliert worden sind.

6.3 Nervensysteme

Bei vielen ursprünglichen Metazoen (z. B. den radiärsymmetrischen Coelenteraten) treten Neuronen zu einfachen **Nervennetzen** zusammen. Doch schon bei den bilateralsymmetrischen Plathelminthen kommt es zu lokalen Konzentrationen von Nervenzellkörpern und Dendriten in Form kopfständiger *Ganglien* und längsgerichteter *Markstränge* (Nervenstränge, die über ihre ganze Länge mit Zellkörpern besetzt sind). *Nerven* bestehen dagegen nur aus Axonen. Konsequent wird die Gliederung in Ganglien (Anhäufung von Nervenzellkörpern) und Nerven allerdings erst in den **zentralisierten Nervensystemen** *(ZNS)* durchgeführt, wie sie in höchstentwickelter Form bei Cephalopoden, Arthropoden und Vertebraten auftreten (Abb. **6.11** *unten*). Stets führt dabei die Verschmelzung von Ganglien am Bewegungsvorderpol (Kopfabschnitt) des Tieres zur Bildung von *Gehirnen,* deren Bau bei den genannten Tierstämmen allerdings ganz unterschiedlichen Strukturplänen folgt (Abb. **6.14**, **6.17**).

Der Gliederung des peripheren Nervensystems in *Ganglien* und *Nerven* entspricht im zentralen Nervensystem die Gliederung in *Kerngebiete (Nuclei,* Einzahl: *Nucleus)*, die Zellkörper und Dendriten enthalten *(graue Substanz),* und *Trakte* (Axonbahnen). In peripheren Nerven und zentralen Trakten sind alle Axone von eigenen Gliascheiden umhüllt, so daß sie ihre Erregungen wie in einem Telefonkabel (S. 351) völlig unabhängig voneinander leiten. Wegen der lichtreflektierenden Gliascheiden erscheinen die Trakte im ZNS als *weiße Substanz.*

Bei den Neuronen der *Invertebraten* sind die Zellkörper an der Erregungsleitung meistens nicht direkt beteiligt (S. 345). Dem entspricht, daß sie in den Ganglien und

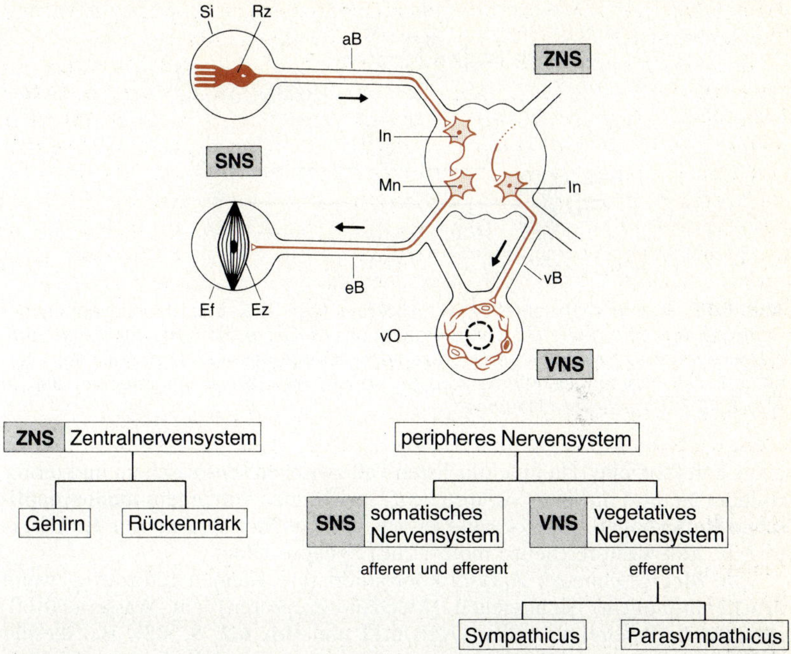

Abb. 6.11 Zentralisierte Nervensysteme. *Oben* Grundplan, *unten* Teilsysteme bei Wirbeltieren. – *aB* afferente Bahn, *eB* efferente Bahn, *Ef* Effektorgan, *Ez* Effektorzelle (z. B. Muskelzelle), *In* Interneuron, *Mn* Motoneuron, *Rz* Rezeptorzelle (sensorisches Neuron), *Si* Sinnesorgan, *vB* vegetative Bahn, *vO* vegetatives Organ (z. B. Darm).

Kerngebieten des ZNS auch räumlich von den axonständigen Dendritenbäumen getrennt liegen: Als periphere *Somazone* umgeben sie ein zentrales Fasergeflecht, das *Neuropil,* in dem die synaptischen Übertragungen stattfinden (Abb. **6.17** *B*). Bei Wirbeltieren mit ihren somaständigen Dendritenbäumen (Abb. **6.1** *A*) tritt eine Unterteilung der grauen Substanz in Soma- und Neuropil-Zone natürlich nicht auf.

6.3.1 Einfache Schaltkreise

Außerhalb der Einzeller gibt es nur wenige Fälle, bei denen sensorische und motorische Funktionen von derselben Zelle erfüllt werden. Als Beispiel seien die *Nesselzellen* der Coelenteraten genannt. Sie entladen sich auf Reizung auch dann, wenn sie isoliert außerhalb des normalen Gewebeverbandes liegen. In der Regel erfolgen jedoch bei Metazoen *Reizaufnahme, Erregungsleitung* und *Reaktion* innerhalb von Schaltkreisen, die aus mindestens drei Zellen bestehen: einem sensorischen Neuron, einem motorischen Neuron und

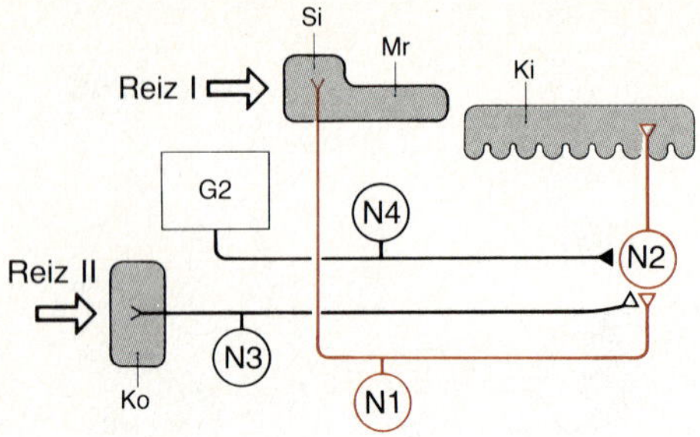

Abb. 6.12 Kiemenrückziehreflex von *Aplysia* (vgl. Box **6.2**). Monosynaptischer Reflexbogen *in Farbe.* – *G2* Cerebralganglion, *Ki* Kieme, *Ko* Kopf, *Mr* Mantelrand, *N1* sensorisches Neuron (Mechanorezeptor), *N2* Motoneuron, *N3* bahnendes Interneuron, *N4* hemmendes Interneuron, *Si* Siphon. *N1, N2, N3* entsprechen den in Abb. **6.10** *B* dargestellten Neuronen.

einer Effektorzelle. Da im einfachsten Fall zwischen sensorischem und motorischem Neuron nur eine Synapse liegt, spricht man von einem **monosynaptischen Reflexbogen**. Man beachte jedoch, daß das Motoneuron mit der Effektorzelle eine weitere (neuro-motorische) Synapse bildet.

Die Meeresschnecke *Aplysia* kontrahiert ihre Kiemen reflexartig, wenn druckempfindliche Sinneszellen (Mechanorezeptoren) am Wasserausstoßrohr (Siphon) gereizt werden (Abb. **6.12** und Box **6.2**, S. 368). Bei diesem Reflexbogen sind die Rezeptoren mit ihren Axonen *(N1)* direkt auf Motoneuronen *(N2)* der Kiemenmuskulatur geschaltet. Auch bei *Wirbeltieren* bilden Mechanorezeptoren der Muskelspindeln mit den die Skelettmuskulatur innervierenden Motoneuronen monosynaptische Reflexbögen (Abb. **6.13**). Die Muskelspindeln enthalten dünne, modifizierte Muskelfasern, sog. Spindelfasern, die von je einem Mechano-(Dehnungs-)Rezeptor *(S)* spiralig umwunden werden. Bei Dehnung des Muskels erhöht sich die Aktivität von *S*, worauf sich der Muskel über den Reflexbogen $S \rightarrow M\alpha$ so lange kontrahiert, bis die Spindelerregung wieder ihren Ruhewert (S_o) erreicht hat. Das ist bei der Ruhelänge des Muskels (l_o) der Fall.

Durch Einschaltung zusätzlicher Neuronen lassen sich reflexartige Antworten zunehmend modifizieren: **Reflexmodulationen**. Schon beim einfachen *Kiemenrückziehreflex* von *Aplysia* sind dem Reflexbogen mindestens zwei weitere Nervenbahnen aufgeschaltet (Abb. **6.12**). Die eine kann von höheren Zentren her (über das Interneuron *N4*) das Motoneuron hemmen und damit die reflexartige Kiemenkontraktion weitgehend drosseln. Die andere empfängt (über das Interneuron *N3*) Eingänge von Mechanorezeptoren der Kopfregion. *N3* verstärkt die synaptische Übertragung $N1 \rightarrow N2$, so daß der Kiemenkontraktionsreflex bei gleichzeitiger mechanischer Reizung des Kopfes verstärkt wird (*Bahnung:* zum molekularen Mechanismus s. Abb. **6.10** *B*).

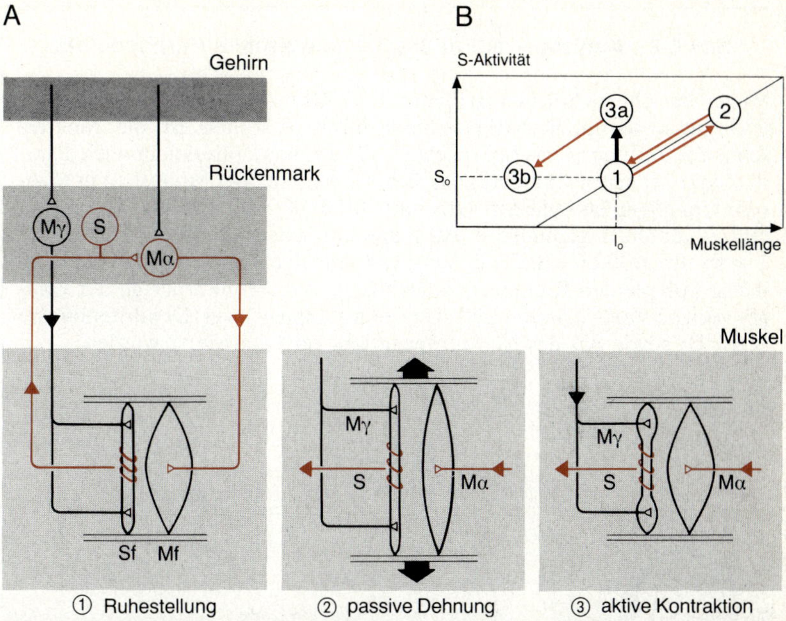

Abb. 6.13 Muskelspindel-Reflexbogen der Wirbeltiere. A Struktur. Monosynaptischer Reflexbogen *in Farbe.* B Funktionsdiagramm. ①–③ entsprechen den in *A* dargestellten Zuständen. – *Mα, Mγ* Motoneuronen, *Mf* Muskelfaser, *S* sensorisches Neuron (Dehnungsrezeptor), *Sf* Spindelfaser.

Auch am bereits erwähnten *Muskelspindel-Reflexbogen* der Wirbeltiere sind weitere Neuronen beteiligt, indem die Spindelfasern nicht nur afferent (Spindelafferenz *S*), sondern von den γ-Motoneuronen auch noch efferent innerviert werden (Abb. **6.13**). Diese Aufschaltung der Spindelefferenz Mγ bewirkt, daß der oben geschilderte Regelkreis auch dann funktioniert, wenn die Muskellänge aktiv verstellt wird. Aktive Kontraktionen beginnen nämlich mit der zentralnervösen Aktivierung von Mγ, worauf sich die Endabschnitte der Spindelfasern kontrahieren und den im Mittelstück liegenden Rezeptor *S* dehnen. Das hat zur Folge, daß sich über den Reflexbogen $S \rightarrow M\alpha$ der Muskel auf denjenigen Wert $l < l_o$ verkürzt, bei dem die Spindelafferenz wieder ihren Ruhewert S_o erreicht hat. Da aktive Kontraktionen also über den Servomechanismus der „γ-Schleife" erfolgen, arbeitet der Dehnungsrezeptor unabhängig von der jeweiligen Muskellänge immer in seinem empfindlichsten Meßbereich (bei S_o), verhält sich also wie ein Instrument mit Meßbereichsverstellung. Allerdings wird Mα nicht nur über die γ-Schleife, sondern gleichzeitig auch direkt erregt (α-γ-Koaktivierung).

Box 6.2 Aplysia – ein neurophysiologisches Paradeobjekt

Wegen des übersichtlichen Bauplans ihres ZNS sowie der enormen Größe und guten Identifizierbarkeit vieler ihrer Neuronen ist die Meeresschnecke *Aplysia* (Opisthobranchia; *A*) zum neurophysiologischen Paradeobjekt avanciert. Ihr ZNS, das sich wie generell bei Mollusken in mehrere Ganglienpaare gliedert *(B)*, enthält 20000 Nervenzellen, von denen einige geradezu gigantische Ausmaße erreichen (Durchmesser bis zu 1 mm). Im größten Ganglion, dem Abdominalganglion *(C)*, sind über 100 dieser polyploiden Riesenzellen nach Lage ihrer Zellkörper an der Ganglienoberfläche, Struktur und Verschaltungsplan ihrer Dendritenbäume (z. B. *D*) sowie Art des Neurotransmitters „inventarisiert" worden.

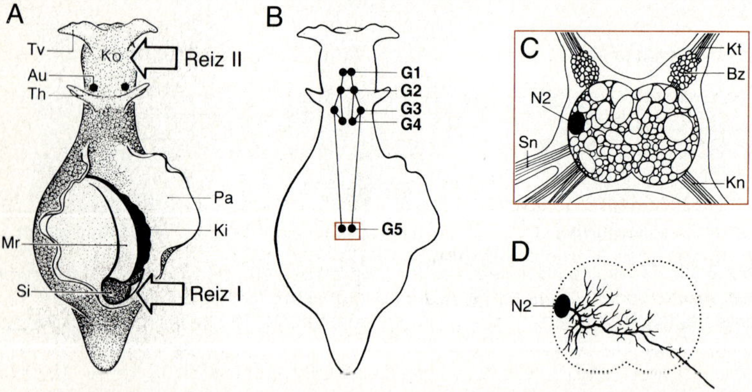

Die Rolle, die diese Nervenzellen bei der Steuerung des Verhaltens spielen, ist in einigen Fällen recht genau bekannt. Berührt man z. B. den Siphon *(Si)*, durch den die Schnecke das Atemwasser aus der Mantelhöhle ausstößt *(Reiz I)*, wird die Kieme *(Ki)* unter Vermittlung eines monosynaptischen Reflexbogens (*N1* → *N2* in Abb. **6.12**) zurückgezogen. Dieser Rückziehreflex kann vom Cerebralganglion (G2) gehemmt, nach Reizung von Mechanorezeptoren des Kopfes *(Reiz II)* verstärkt werden. *D* zeigt die Struktur eines der beteiligten 6 Motoneuronen (in Abb. **6.12** ist nur eines, *N2*, angegeben).

Die vorn am Abdominalganglion sitzenden Beutelzellen *(Bz* in *C)* produzieren Neurosekrete (Peptide), die verschiedene Verhaltensweisen des Fortpflanzungsverhaltens steuern. Alle diese Neurosekrete (z. B. das aus 36 Aminosäuren bestehende Eilegehormon) gehen durch Spaltung aus einem Vorläuferprotein (271 Aminosäuregruppen) hervor, das von einem einzigen Gen codiert wird.

Au Auge, *Bz* Beutelzellen, *G 1–5* Buccal-, Cerebral-, Pleural-, Pedal-, Abdominalganglion, *Ki* Kieme, *Kn* Kiemennerv, *Ko* Kopf, *Kt* Konnektiv, *Mr* Mantelrand, *N2* Motoneuron, *Pa* Parapodium (Schwimmorgan), *Si* Siphon, *Sn* Siphonnerv, *Tv*, *Th* vordere und hintere Tentakel.

6.3.2 Zentralnervensysteme

Die Aufschaltung übergeordneter Kontrollsysteme auf basale Schaltkreise, wie wir sie soeben am Beispiel von zwei einfachen monosynaptischen Reflexbögen geschildert haben, kennzeichnet ein generelles *Konstruktionsprinzip* zentralisierter Nervensysteme. Selbst komplexe Verhaltensweisen, die von hochorganisierten Nervensystemen gesteuert werden, laufen oft stereotyp auf jeden adäquaten Außenreiz oder sogar spontan ab, wenn die kontrollierenden Einflüsse höherer Zentren entfallen (S. 373, 454).

a) Wirbeltiere

Embryonal entsteht das ZNS der Wirbeltiere durch Einfaltung eines dorsal gelegenen *Neuralrohrs.* Der größte Teil dieses Neuralrohrs differenziert sich zum Rückenmark, sein vorderer Abschnitt unter Anschwellung, Auffaltung und Untergliederung in fünf Hauptabschnitte zum *Gehirn* (Abb. **6.14**). Die fünf Hauptabschnitte erfüllen von den Fischen bis zu den Säugetieren selbständige Grundfunktionen, die jedoch in der aufsteigenden Wirbeltierreihe zunehmend den Vorderhirnfunktionen hierarchisch unterstellt wurden.

● **Funktionelle Gliederung des Wirbeltiergehirns** (Abb. **6.14**):

Hirnstamm (*Tegmentum,* ventraler Teil der letzten 3 Gehirnabschnitte): Dieser ursprünglichste Teil des Gehirns ist bei allen Wirbeltieren weitgehend gleichförmig ausgebildet. Er enthält Zentren für zahlreiche *vegetative* Funktionen (Steuerung von Atmung, Herzschlag, Stoffwechsel, Schlaf) und *motorische* Zentren für die reflektorische Kontrolle der Körperstellung im Raum. Im Bereich des Nachhirns besteht das Hirndach nur aus einer stark mit Gefäßen versorgten Aderhaut *(Tela chorioidea).*

Erstmals bei den Reptilien tritt im Hirnstamm ein netzartiges Neuronenschaltwerk auf: die *Formatio reticularis (Fr).* Alle zum Vorderhirn aufsteigenden sensorischen und alle von dort absteigenden motorischen Bahnen projizieren über Kollateralen in die *Fr.* Die einzelnen Neuronen der *Fr* enthalten also Informationen von mehreren Sinnes- und Effektorganen *(multimodale Neuronen).* Als unspezifisches System ist die *Fr* an der Regulation des Wach/Schlaf-Rhythmus beteiligt. Das macht sie zum Angriffspunkt vieler Schlafmittel, Narkotika und Psychopharmaka. Außerdem reguliert sie den Aufmerksamkeitsgrad des Individuums („*arousal*"-Funktion). Zerstörung der *Fr* führt zu permanentem Koma.

Alle **Gehirnnerven** (Tab. **12.7**, S. 733) außer dem Riech- (Nervus olfactorius; I) und Sehnerven (N. opticus; II) entspringen im Hirnstamm. Viele dieser Gehirnnerven, die sog. *Branchialnerven,* sind bei den ursprünglich wasserlebenden Wirbeltieren den Kiemenspalten zugeordnet und damit primär segmental angeordnet (*Branchiomerie,* S. 710).

Kleinhirn (*Cerebellum,* dorsaler Teil des *Metencephalons*): Das Kleinhirn, das sensorischen Zufluß von den Dehnungsrezeptoren der Muskelspindeln (S. 366) und den

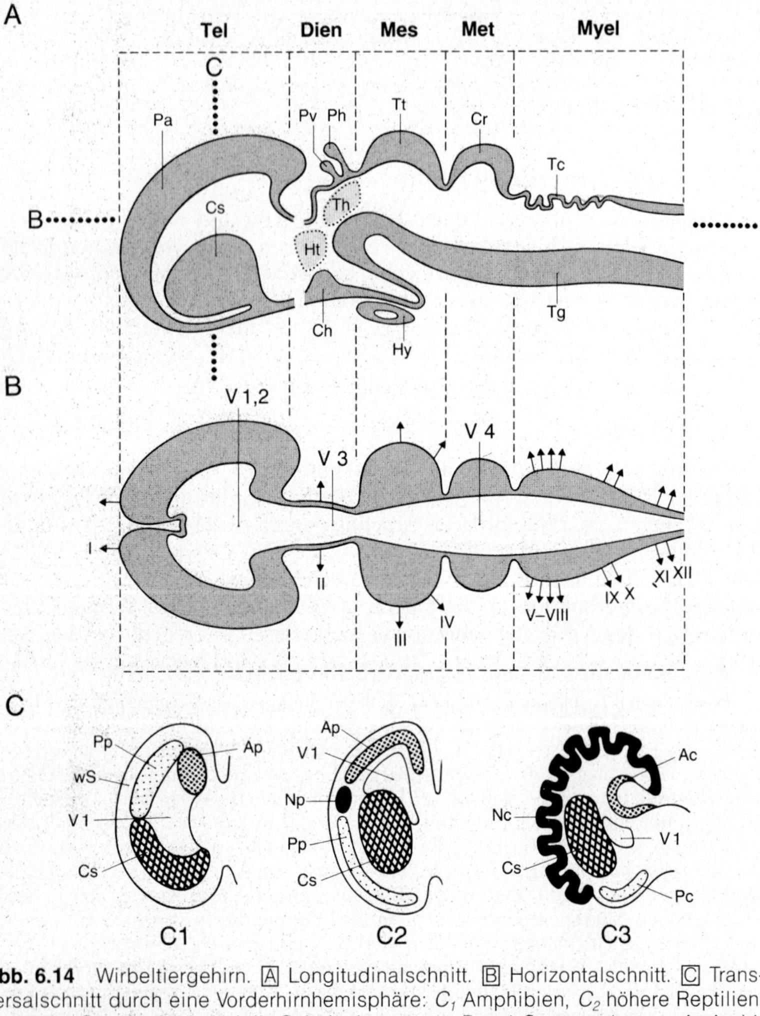

Abb. 6.14 Wirbeltiergehirn. [A] Longitudinalschnitt. [B] Horizontalschnitt. [C] Transversalschnitt durch eine Vorderhirnhemisphäre: C_1 Amphibien, C_2 höhere Reptilien, C_3 höhere Säuger. In *A* sind die Schnittebenen von *B* und *C* angegeben. – *Ac* Archicortex, *Ap* Archipallium, *Ch* Chiasma opticum, *Cr* Cerebellum (Kleinhirn), *Cs* Corpus striatum (Basalkörper), *Dien* Diencephalon (Zwischenhirn), *Ht* Hypothalamus, *Hy* Hypophyse, *Mes* Mesencephalon (Mittelhirn), *Met* Metencephalon (Hinterhirn), *Myel* Myelencephalon (Nachhirn), *Nc* Neocortex, *Np* Neopallium, *Pa* Pallium (Hirnrinde), *Pc* Palaeocortex, *Ph* hinteres Pinealorgan (→ Epiphyse), *Pp* Palaeopallium, *Pv* vorderes Pinealorgan (→ Parietalauge der Reptilien), *Tc* Tela chorioidea, *Tel* Telencephalon (Vorderhirn), *Tg* Tegmentum (Hirnstamm), *Th* Thalamus, *Tt* Tectum, *V 1,2* Lateralventrikel (1. und 2. Ventrikel), *V 3,4* 3. und 4. Ventrikel, *wS* weiße Substanz, *I–XII* Austrittsstellen der 12 Gehirnnerven.

Gleichgewichtsorganen (S. 401) empfängt, bildet ein Zentrum für Haltungs- und Bewegungskoordination. Besonders ausgeprägt ist es bei den Tieren (Fischen, Vögeln, Säugern), die rasche Körperbewegungen ausführen, sich auch in der dritten Dimension schwimmend, fliegend oder springend fortbewegen und damit den hohen Anforderungen an gut ausbalancierte Körperhaltungen genügen müssen. Pathologischer Ausfall führt beim Menschen zu unkoordinierten Muskelkontraktionen (Bewegungsdesynchronisation). Rasch aufeinanderfolgende Bewegungen sind dann nicht mehr möglich. Die Feinstruktur der neuronalen Netzwerke ist bei der Kleinhirnrinde besser als bei allen anderen Hirnstrukturen bekannt (Abb. **6.18**).

Mittelhirndach (*Tectum,* dorsaler Teil der *Mesencephalons*): Bei den niederen Wirbeltieren bildet das Mittelhirndach die *Hauptschaltstelle* der von den Fernsinnesorganen (Auge, Ohr) einlaufenden sensorischen Meldungen auf motorische Zentren. Noch bei den Amphibien endet der *Nervus opticus* im Mittelhirndach *(Tectum opticum)*, auf das die visuelle Umwelt Punkt für Punkt abgebildet wird (Abb. **6.19**). Mit den Reptilien beginnend, werden die Sehnervenfasern zunehmend im Zwischenhirn (Abb. **6.14**, *Dien*) verschaltet und enden schließlich bei den Säugern noch weiter vorn im visuellen Cortex des Vorderhirns *(Tel)*. Im ehemaligen Tectum opticum, bei Säugern als *Vierhügelregion* ausgebildet, enthalten jetzt nur noch die beiden „vorderen Hügel" *(Colliculi superiores)* in geringem Umfang visuelle Eingänge. Als sekundäre visuelle Bahn liegen sie in Parallelschaltung zur primären visuellen Bahn (→ Cortex). Sie dienen der *Lokalisation* visueller Objekte im Raum. Die *Identifikation* der Objekte wird bei Säugern dagegen vom visuellen Cortex geleistet.

Eine ähnliche Aufgabentrennung kennzeichnet auch das akustische System. Bei *Eulen,* die ihre Beute im Dunkeln akustisch lokalisieren, ist im Tectum die ganze Umwelt als „akustisches Raumbild" repräsentiert. Interessanterweise sind akustisches und optisches Bild so angeordnet, daß entsprechende Raumpunkte beider Bilder genau übereinanderliegen. Bei *elektrischen Fischen,* die Gegenstände anhand selbsterzeugter elektrischer Felder orten (S. 444), kommt noch ein räumlich kongruentes elektrisches Tectumbild hinzu. Bei Säugern zeugen nur noch die beiden „hinteren Hügel" *(Colliculi inferiores)* von der ursprünglichen Hörfunktion.

Zwischenhirn (*Diencephalon;* dorsal: Thalamus, ventral: Hypothalamus): Im *Thalamus* liegen bei Säugern die Hauptumschaltstationen von sensorischen Bahnen auf Vorderhirnbahnen. Als Relaisstationen der optischen Bahn dient der seitliche Kniehöcker *(Corpus geniculatum laterale)*, als Relaisstation der akustischen Bahn der mittlere Kniehöcker *(Corpus geniculatum mediale)*.

Der *Hypothalamus* ist das Zentrum aller *vegetativen* Prozesse im Körper. Insbesondere erfüllt er *homoiostatische* Funktionen (Konstanthaltung von Temperatur, Ionenkonzentrationen, Flüssigkeitsvolumen, Blutzuckerspiegel u. a.), die den Organismus von Änderungen in der Umwelt relativ unabhängig machen. Zweitens steuert der Hypothalamus eine Reihe lebenswichtiger Verhaltensweisen wie Freß-, Abwehr- und Sexualverhalten. Drittens steht er in engem (übergeordneten) Kontakt mit der Hypophyse und nimmt damit auf das gesamte endokrine System Einfluß. Im Hypothalamus werden z. B. die *releasing factors* (Releasing-Hormone, S. 334) gebildet, die zur Ausschüttung der Hypophysenvorderlappen-Hormone führen.

Vorderhirn (Großhirn, *Telencephalon;* Tab. **6.3**): Das Vorderhirn ist in Form paariger *Hemisphären* angeordnet. Bei Fischen strahlt der I. Gehirnnerv (N. olfactorius) großflächig in diese Hemisphären ein, so daß im Vorderhirn ursprünglich die olfaktorische Funktion dominiert haben dürfte. In der aufsteigenden Wirbeltierreihe werden einerseits die olfaktorischen Einzugsbereiche stark verkleinert (bei Säugern bleiben sie auf den *Palaeocortex* beschränkt) und andererseits die Endstationen der übrigen Sin-

Tab. 6.3 Gliederung der Großhirnhemisphären bei Säugetieren.

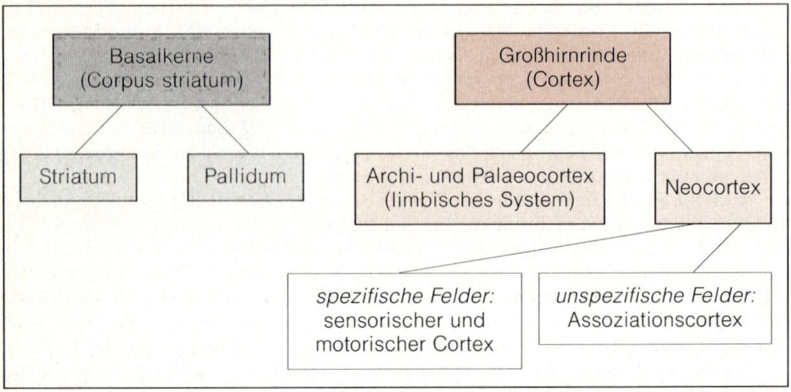

nesbahnen zunehmend vom Tectum ins Vorderhirn verlagert. Das Vorderhirn übernimmt damit die Funktion eines übergeordneten Integrationszentrums sensorischer und schließlich auch motorischer Informationen.

Dieser Funktion entsprechen sowohl die Größenzunahme als auch die damit verbundene histologische Differenzierung der Hemisphärenwand. Die ursprünglich ventrikelnahe graue Substanz unterteilt sich zunächst in die ventralen (später zentralen) *Basalkerne,* die bei allen Wirbeltieren rein motorische Funktionen erfüllen, und die dorsale (später periphere) Hirnrinde, das *Pallium.* Im Laufe der Evolution verlagert sich letzteres mehr und mehr an die Hemisphärenoberfläche, so daß die ursprünglich wie beim Rückenmark außen gelegene weiße Substanz schließlich innen zu liegen kommt. Gleichzeitig verteilen sich die Nervenzellkörper auf mehrere (bis zu 6) oberflächenparallele Horizonte: Es entsteht die typische Cortex-(Rinden-)Struktur. (*Cortex* ist ein histologischer, *Pallium* der zutreffende anatomische Begriff; doch wird das oberflächenständige Pallium allgemein – zumindest bei Säugetieren – Cortex genannt.) Der bei Reptilien noch kleine *Neocortex*-Bereich entwickelt sich bei Säugern zum funktionell wie morphologisch dominierenden Teil der Großhirnrinde (Abb. **6.14** *C2, C3*).

Die zunehmende Dominanz des Neocortex spiegelt sich auch in der Art und Weise wider, wie dieser Hirnteil über absteigende Bahnen auf untergeordnete Zentren Einfluß gewinnt. Bei den Amphibien ist das Vorderhirn unmittelbar nur mit dem Zwischenhirn verbunden, bei den Reptilien wird bereits das Mittelhirn erreicht, und bei Säugern verlaufen absteigende Bahnen zu allen Hirnteilen. Die motorische *Pyramidenbahn* zieht ohne synaptische Umschaltung vom motorischen Cortex sogar bis ins Rückenmark. In einer speziellen Struktur des Hirnstamms, der sog. Pyramide, kreuzt sie zur gegenüberliegenden Seite.

● **Hierarchie der Gehirnfunktionen:** Zahlreiche motorische Programme werden in subcorticalen Zentren – also ohne Mitwirkung des Neocortex – festgelegt und erst bei höheren Wirbeltieren zunehmend der Kontrolle des Neocortex unterstellt. Ein Frosch, dessen gesamter Neocortex operativ entfernt wurde *(decortiziertes Tier)*, zeigt kaum Änderungen seines Verhaltens.

Auch eine decortizierte Katze läuft und springt ganz normal; doch fehlt jede Art von Spontanbewegung. Wie ein Automat reagiert sie auf bestimmte Außenreize mit ganz bestimmten stereotypen Bewegungen. Primaten und Menschen sind dagegen vollständig paralysiert, wenn der Neocortex pathologisch ausfällt.

Diese Beobachtungen zeigen, daß die motorischen Zentren im Hirnstamm, im Kleinhirn und in den Basalkernen zum koordinierten Ablauf der meisten Bewegungen ausreichen. Bis zu den Reptilien bleiben die *Basalkerne* auch die Kontrollinstanz für den situationsgerechten Einsatz dieser Bewegungsprogramme. Bei den ursprünglichen Säugern wird die *Althirnrinde* (Archi- und Palaeocortex) den Basalkernen vorgeschaltet und übernimmt die oberste Kontrollfunktion. Ihr gelingt es in stärkerem Maße, die genetisch fixierten, artspezifischen Verhaltensrepertoirs in Anpassung an Umweltsituationen zu modifizieren. Bei den höheren Säugern kommt es erneut zur Aufschaltung einer Kontrollinstanz, der *Neuhirnrinde* (Neocortex), die jetzt „in letzter Instanz" die Handlungsstrategien entwirft. Das geschieht auf der Basis von Informationen, die eine detaillierte raum-zeitliche Abbildung der Außenwelt auf einzelne Neocortexareale liefert. Die Althirnrinde wird in die Tiefe des Gehirns verlagert, wo sie als *limbisches System* eine ringförmige Anordnung (limbus = *lat.* Ring) mehrerer corticaler Strukturen bildet (z. B. Hippocampus, Nucleus amygdala) und mächtige reziproke Faserverbindungen mit Hypothalamus und Hirnstamm eingeht. Generell als neuronales Substrat für *artspezifisches Verhalten* interpretiert, wird das limbische System bei höheren Primaten und beim Menschen als Sitz „emotionellen, affektiven Verhaltens" angesehen.

Dieser dominierenden Funktion entspricht die Struktur des Neocortex. Beim Menschen werden etwa 20% der Neuhirnrinde von *spezifischen sensorischen* und *motorischen* Feldern eingenommen. Punkt für Punkt bildet sich die gesamte Umwelt sensorisch und motorisch auf diese Felder ab. So löst ein Lichtblitz, der in einer bestimmten Sehfeldregion geboten wird, an einer ganz bestimmten Stelle des visuellen Cortex Nervenimpulse aus; elektrische Stimulation einer definierten Region des motorischen Cortex führt zur Kontraktion ganz bestimmter Muskeln. Für die *unspezifischen* Areale des *Assoziationscortex* (beim Menschen 80%, bei der Ratte weniger als 10% des gesamten Neocortex) gilt keine derart strenge topographische Zuordnung zur Außenwelt. Hier werden Informationen von mehreren Sinnesgebieten verarbeitet und in Befehle an die subcorticalen motorischen Zentren umgesetzt. Bei diesen Handlungsentwürfen spielen nicht nur unmittelbar vorausgegangene, sondern auch frühere Ereignisse eine Rolle. Die nötigen Gedächtnisinformationen sind in *Langzeitspeichern* niedergelegt, deren neuronales Substrat ebenfalls im Assoziationscortex zu suchen ist (Box **6.3**).

Doch auch viele solcher höheren Funktionen – wie Spracherkennung und -produktion – lassen sich in bestimmten Cortexarealen lokalisieren (Abb. **6.15** *A*). So können Patienten, bei denen das relativ kleinräumige *Broca-Areal* geschädigt ist, keine grammatikalisch korrekten Sätze mehr bilden.

Box 6.3 Erinnerungsfilme

Als der Neurochirurg PENFIELD (Montreal) bei Gehirnoperationen epileptisch erkrankter Patienten bestimmte Teile des temporalen Assoziationscortex mit schwachen elektrischen Impulsen reizte, wurden bei den Patienten oft jahrelang zurückliegende Erinnerungen bis ins kleinste Detail wachgerufen. Eine Patientin sah ihren kleinen Sohn im Garten spielen, hörte Hunde bellen, Autos vorbeifahren und bemerkte kleinste Einzelheiten in der Umgebung ihres früheren Hauses, das sie vor zehn Jahren für immer verlassen hatte. Der Strom der Ereignisse erschien nicht gerafft, sondern floß mit der Geschwindigkeit dahin, mit der sich die Ereignisse auch früher zugetragen hatten. Wenn Penfield die Stimulation des Assoziationscortex kurzfristig unterbrach, wurde der Erinnerungsfilm gewissermaßen zurückgespult und setzte nach erneuter Reizung zu Beginn – nicht an der unterbrochenen Stelle – wieder ein. Doch niemals hatte die Patientin selbst das Gefühl, einen Film über ihre Vergangenheit zu sehen. Ihr war alles unmittelbar gegenwärtig; sie empfand jedes Ereignis als Wirklichkeit.

Konjunktionen und Artikel werden ausgelassen, Subjekt und Prädikat nicht mehr aufeinander abgestimmt und im schlimmsten Fall nur noch Substantive und Verben aneinander gereiht. In allen Fällen besteht jedoch kein Zweifel darüber, was der Patient ausdrücken möchte. Ist dagegen das *Wernicke-Areal* betroffen, reden die Patienten flüssig und grammatikalisch einwandfrei, aber ohne jeden Sinnzusammenhang. Das Wernicke-Areal scheint also für die Übersetzung von Ideen in Sprache, das Broca-Areal für grammatikalische Ausformung zuständig zu sein. Mit den zunehmenden Fortschritten der Hirnforschung werden sich wahrscheinlich auch weiteren „unspezifischen" Arealen des Assoziationscortex mehr und mehr definierte Funktionen zuweisen lassen, so daß diese Areale mit der Zeit wie die weißen Flecken alter Landkarten von der Hirnoberfläche verschwinden dürften.

Das Großhirn besteht aus einer linken und einer rechten Hemisphäre. Beim Menschen erlaubt die *Lateralisierung* bestimmter Großhirnfunktionen auf eine der beiden Hemisphären eine Verfeinerung des Hierarchieprinzips. Generell versorgt die linke Hemisphäre sensorisch wie motorisch die rechte Körperhälfte – und umgekehrt. Über ein mächtiges medianes Nervenfaserbündel, den *Balken (Corpus callosum)*, tauschen jedoch beide Hemisphären ihre Informationen gegenseitig aus.

Durchtrennt man bei klinisch notwendigen Hirnoperationen den Balken, werden beide Hemisphären funktionell isoliert *(Split-brain-Patienten)*. Im wahrsten Sinne des Wortes sieht dann die rechte Hemisphäre nicht mehr, was die linke tut. Trotzdem unterscheiden sich solche Split-brain-Patienten im

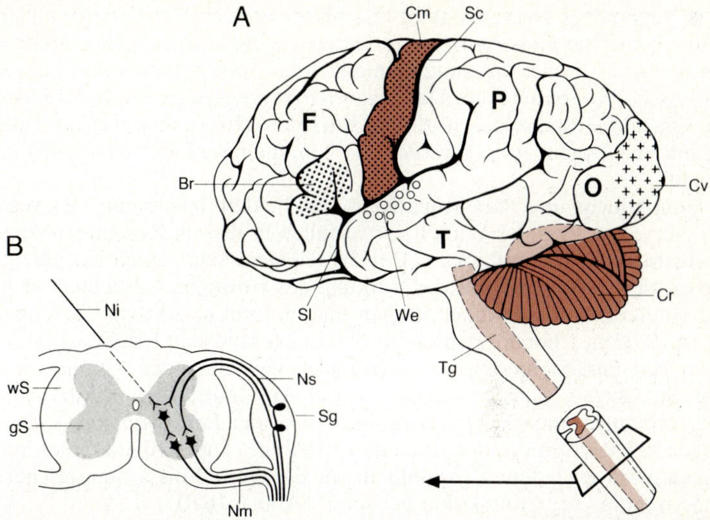

Abb. 6.15 [A] Primatengehirn, Seitenansicht von links (motorische Zentren *in Farbe* angelegt). [B] Querschnitt durch Rückenmark. – *Br* Broca-Region, *Cm* motorischer Cortex, *Cr* Cerebellum, *Cv* visueller Cortex, *F* Frontalcortex, *gS* graue Substanz, *Ni* vom Gehirn absteigendes Interneuron, *Nm* Motoneuron, *Ns* sensorisches Neuron, *O* Occipitalcortex, *P* Parietalcortex, *Sc* Sulcus centralis, *Sg* Spinalganglion, *Sl* Sulcus lateralis, *T* Temporalcortex, *Tg* Tegmentum, *We* Wernicke-Region, *wS* weiße Substanz.

Alltag kaum von Normalpersonen. Dagegen haben genauere Untersuchungen ihres Verhaltens zu deutlichen Funktionsunterschieden der beiden Hemisphären geführt. Ergreift ein Split-brain-Patient z. B. einen Gegenstand mit der linken Hand oder projiziert man ihm ein Bild jenes Gegenstandes ins linke Sehfeld (nimmt er den Gegenstand also mit der rechten Hemisphäre wahr), kann er ihn nicht benennen. Dagegen bereitet es ihm keine Mühe, ihn mit der linken Hand aus zahlreichen anderen Gegenständen taktil herauszusuchen. Wie diese und ähnliche Experimente zeigen, ist die *Sprachfunktion* auf die *linke Hemisphäre* beschränkt. Als verbale Hemisphäre scheint sie zudem das neuronale Substrat für *bewußtes* Erleben darzustellen und die nichtsprachbegabte rechte Hemisphäre zu dominieren. Letztere ist auf andere Funktionen (z. B. räumliches Vorstellungsvermögen) spezialisiert.

Verliert ein Kind unter 10 Jahren wegen Krankheit seine in der linken Hemisphäre lokalisierte Sprachregion, überträgt sich die Sprachfunktion im Laufe eines Jahres auf die normalerweise nicht sprachbegabte rechte Hemisphäre. In dieser Übertragung der Sprachdominanz von einer Hirnhälfte auf die andere äußert sich eine erstaunliche *Plastizität* (S. 364) selbst der hierarchisch höchsten Gehirnstrukturen.

● **Vegetatives Nervensystem:** Das bisher betrachtete *somatische* Nervensystem ist für die Steuerung des Verhaltens verantwortlich. Es verarbeitet die von den sensorischen Systemen einlaufenden Informationen und setzt sie in motorische Programme um. Das *vegetative* Nervensystem (Abb. **6.16** *A*) reguliert dagegen Prozesse des Stoff- und Energiewechsels, indem es die Tätigkeit der inneren Organe *synergetisch* (S. 249) an die jeweilige Verhaltenssituation anpaßt.

Sympathicus und Parasympathicus, die beiden Teilsysteme des vegetativen Nervensystems der Wirbeltiere, erfüllen in diesem Zusammenhang antagonistische Grundfunktionen. Der *Sympathicus* führt einen Körperzustand herbei, der im allgemeinen der Wirkung des Hormons Adrenalin entspricht und durch erhöhte Alarmbereitschaft und motorische Aktivität gekennzeichnet ist (S. 338). Charakteristisch für diesen Zustand sind Erhöhung der Herzschlagfrequenz, Steigerung des Blutdrucks, Vertiefung der Atmung, Drosselung der Magen- und Darmtätigkeit und Ausschüttung von Adrenalin aus dem Nebennierenmark. Demgegenüber dient der *Parasympathicus* den Vorgängen der Restitution, der Ruhe und Erholung. Die Aktivität eines inneren Organs wird zu jedem Zeitpunkt durch das Verhältnis sympathischer und parasympathischer Stimulation bestimmt (Abb. **6.16** *B*).

Über das ZNS steht das vegetative Nervensystem in engem wechselseitigem Kontakt mit dem somatischen Nervensystem. Es arbeitet also keineswegs selbständig und isoliert vom ZNS, wie das die irreführende Bezeichnung „autonomes" Nervensystem suggerieren könnte.

b) Insekten

Bei Insekten liegt das zentrale Nervensystem wie bei den meisten Invertebraten auf der Ventralseite des Tieres. Es entsteht nicht wie bei den Wirbeltieren durch Einfaltung eines Neuralrohrs, sondern durch Proliferation von Neuroblastengruppen, die in jedem Segment paarig angelegt sind. Das für diese Strickleiternervensysteme typische Schema „ein Segment – ein Ganglienpaar" ist jedoch im Adultzustand nur selten verwirklicht. Im Kopfbereich, dem embryonal mindestens 5 Segmente entsprechen, kommt es stets zur Bildung eines *Gehirns,* im übrigen ZNS meistens zu Konzentrationen von Ganglien in den vorderen Abdominal- und Thorakalsegmenten. Das 6.–11. Abdominalsegment bildet fast immer ein gemeinsames Ganglion; manchmal – wie bei vielen Fliegen – sind alle Abdominal- und Thorakalganglien zu einer zentralen Ganglienmasse verschmolzen. Stets behalten jedoch die von solchen *Verbundganglien* ausgehenden Axone das Innervationsgebiet in ihren ursprünglichen Segmenten bei.

Trotz der genannten Ganglienverlagerungen und -verschmelzungen bleibt das ZNS der Insekten in weit stärkerem Maße *dezentralisiert* als das der Wirbeltiere. Vor allem die Thorakalganglien führen weitgehend selbständig eine Reihe neuronaler Operationen aus (S. 454), die bei Wirbeltieren vom Gehirn übernommen werden. Das mag zwei Gründe haben. Zum einen trägt der

Abb. 6.16 Vegetatives Nervensystem der Wirbeltiere. Symphaticus *(Sy, in Farbe)* und Parasymphaticus *(Pa, schwarz). Ausgezogene Bahnen:* cholinerg (Transmitter Acetylcholin), *unterbrochene Bahnen:* adrenerg (Transmitter Adrenalin).

[A] Übersicht. Die Motoneuronen, die die glatte Muskulatur der vegetativen Organe versorgen, liegen beim Sympathicus im Grenzstrang *(Gs)* oder in den Bauchganglien (Ganglion coeliacum = Sonnengeflecht *[Gc],* Ganglion mesentericum *[Gm]*), beim Parasympathicus nahe am Endorgan. Jede vegetative Bahn enthält daher prä- und postganglionäre Neuronen *(prä, post).*

[B] Antagonistische Wirkung von Sympathicus *(Sy)* und Parasympathicus *(Pa)* am Froschherz. Eine Blutersatzlösung *(Bl)* durchströmt zunächst Herz I, dann Herz II. Der durch elektrische Reizung *(R)* von *Sy* bzw. *Pa* am Herz I freigesetzte Transmitter gelangt auf diese Weise auch ins elektrisch nicht gereizte Herz II und wirkt hier wie im Herz I fördernd (bei *Sy*) oder hemmend (bei *Pa*) auf die Herzkontraktionen *(Hk).* Mit diesem Versuch hat LOEWI 1921 erstmals gezeigt, daß bei der Erregung eines Nervs an dessen Synapse ein chemischer Stoff freigesetzt wird.

A

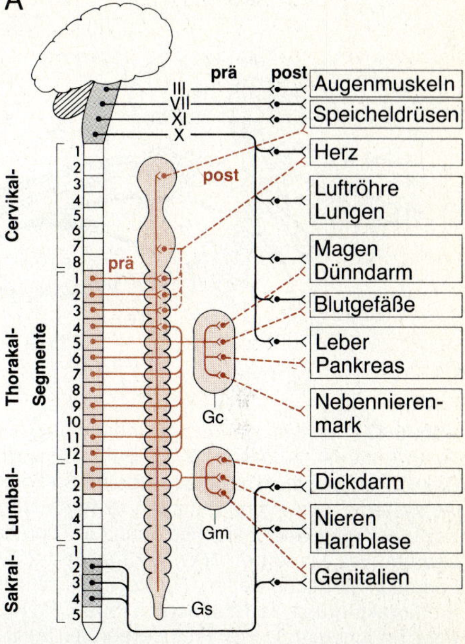

B

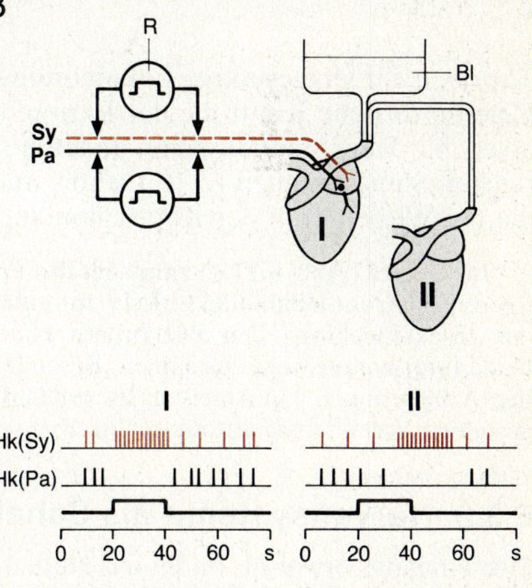

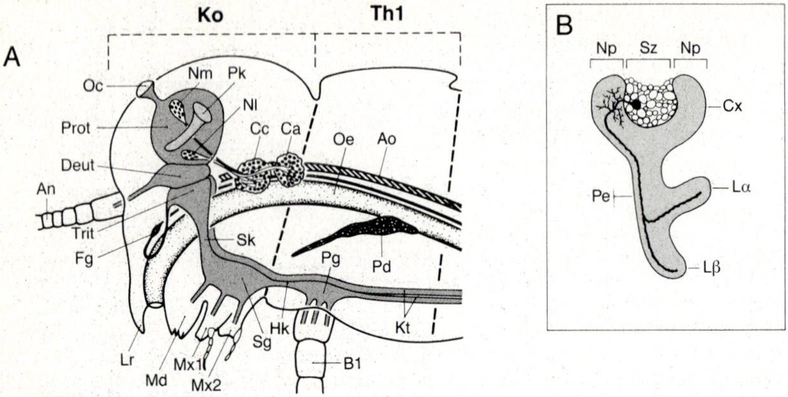

Abb. 6.17 Insektengehirn: [A] Übersicht. [B] Pilzkörper (ein Neuron eingezeichnet). – *An* Antenne, *Ao* Aorta, *B1* 1. Bein, *Ca* Corpora allata, *Cc* Corpora cardiaca, *Cx* Calyx (Kelch), *Deut* Deuterocerebrum, *Fg* Frontalganglion (Teil des vegetativen Nervensystems; von *Fg* nach hinten laufend: Nervus recurrens), *Hk* Halskonnektiv, *Ko* Kopf, *Kt* Konnektive zwischen 1. und 2. Thorakalganglion, *Lα*, *Lβ* α- und β-Lobus, *Lr* Labrum, *Md* Mandibel, *Mx1, Mx2* 1. und 2. Maxille, *Nl, Nm* laterale und mediane neurosekretorische Zellen, *Np* Neuropil, *Oc* medianer Ocellus, *Oe* Oesophagus, *Pd* Prothorakaldrüse, *Pe* Pedunculus (Stiel), *Pg* Prothorakalganglion, *Pk* Pilzkörper (Corpora pedunculata), *Prot* Protocerebrum, *Sg* Suboesophagealganglion, *Sk* Schlundkonnektiv, *Sz* Somazone, *Th1* Prothorax, *Trit* Tritocerebrum.

Thorax recht vielgestaltige Lokomotionsorgane (3 Bein- und 2 Flügelpaare). Eine motorische Kontrolle der Extremitäten durch segmenteigene Ganglien erscheint daher sinnvoll. Zum anderen sind Beinpaare und Thorax mit zahlreichen Sinnesorganen (z. B. Gehör- und Geschmacksorganen) ausgestattet, die bei Wirbeltieren der Kopfregion angehören.

Im Gehirn (Abb. **6.17** *A*) empfängt das *Protocerebrum* vor allem visuelle, das *Deuterocerebrum* vor allem olfaktorische Informationen. Im höchsten Integrationszentrum des Insektengehirns, den Pilzkörpern (*Corpora pedunculata,* Abb. **6.17** *B*), laufen beide Informationswege zusammen. Besonders stark entwickelt sind die Pilzkörper bei den Arbeiterinnen von Ameisen, Bienen und anderen sozialen Insekten, die über vielgestaltige Verhaltensrepertoirs verfügen.

6.3.3 Nervensysteme als Schaltpläne

Wie eingangs erwähnt, bildet das Nervensystem das komplexeste Organ tierischer Organismen. Mögen die Grundstrukturen (Neuronen) und Grundfunktionen (synaptische Potentiale, Nervenimpulse) auch relativ monotone und repetitive Elemente sein, die ungeheure Vielfalt der Interaktionsmöglichkeiten zwischen diesen Elementen läßt Schaltpläne beliebig hoher Komplexität – und damit artspezifischer Individualität – entstehen. Wie starr werden diese Pläne innerhalb einer Art eingehalten? Wie stellen sich bei der Milliardenzahl von Schaltungen die jeweils richtigen synaptischen Kontakte her? Trotz eines reichen Arsenals an modernen zellbiologischen Techniken lassen sich viele dieser Fragen heute erst in Ansätzen beantworten.

a) Schaltpläne

Zunächst seien einige Beispiele relativ übersichtlicher Nervenschaltpläne genannt. Als GOLDSCHMIDT 1912 die Nervenzellen in den einzelnen Kopfganglien des Spulwurms *Ascaris* zählte, fand er bei jedem Tier pro Ganglion genau 162 Zellen. Jede Zelle nahm innerhalb des Ganglions eine ganz bestimmte Position ein und schien, so vermutete Goldschmidt, auch nur mit ganz bestimmten anderen Zellen Kontakt aufzunehmen. Inzwischen hat sich diese Vermutung unter Anwendung moderner Zellmarkierungsmethoden (Injektion von Fluoreszenzfarbstoffen, radioaktiv markierten Aminosäuren, elektronendichten Schwermetallionen u. a.) bei einer Reihe von Invertebraten mit besonders großen und daher leicht identifizierbaren Neuronen bestätigt (vgl. *Aplysia,* Box **6.2**, S. 368). Der kleine Nematodenwurm *Caenorhabditis elegans* besitzt 302 Neuronen, die in jedem Individuum nach genau dem gleichen Plan geschaltet sind.

Im Gehirn der *Wirbeltiere* zeichnet sich die *Kleinhirnrinde* durch einen relativ einfachen, äußerst stereotypen Schaltplan aus (Abb. **6.18**). Zwei Eingängen (Kletter- und Moosfasern) steht nur ein Ausgang (Purkinje-Zellen) gegenüber. Eine geringe Zahl gut charakterisierter Neuronentypen vermittelt zwischen Ein- und Ausgang. Doch läßt sich trotz dieses gut bekannten Schaltplans noch nicht angeben, wie das Kleinhirn seine Hauptfunktionen ausführt – die Kontrolle und Koordination rascher Bewegungsabläufe, deren Einzelkomponenten in anderen Hirnteilen (z. B. Basalkernen, S. 372) programmiert werden.

Mit zunehmender Zahl der Nervenzellen und Nervenzelltypen steigen die Möglichkeiten neuronaler Verschaltungen enorm. Damit stellen sich natürlich Probleme für die Programmierung der Entwicklung solcher Schaltpläne.

b) Entwicklung

Folgende Zahlenangaben mögen zunächst das Problem illustrieren: Ein Insektengehirn besitzt – größenordnungsmäßig – 10^6, das menschliche Gehirn etwa 10^{12} Neuronen. Jedes Neuron kann mit 10^3–10^4 anderen Neuronen in synaptischen Kontakt treten, so daß ein menschliches Gehirn über mehr als 10^{15} Synapsen verfügen dürfte. Selbst wenn sämtliche der höchstens 10^5 Gene des menschlichen Genoms – jedes isoliert – zur Programmierung spezifischer synaptischer Verschaltungen im menschlichen Gehirn eingesetzt würden, entfielen auf ein Gen noch immer 10^{10} Synapsen. Wie schon dieses einfache Zahlenbeispiel zeigt, kann die Komplexität neuronaler Schaltsysteme nicht durch einfache Ein-Gen-eine-Synapse-Beziehungen zustande kommen. Vielmehr wird sie durch die kombinatorische Expression einer begrenzten Anzahl von Genen erreicht – ähnlich wie auch die Komplexität des Gehirns auf den kombinatorischen Möglichkeiten der Verschaltung relativ weniger Zell- und Synapsentypen beruht.

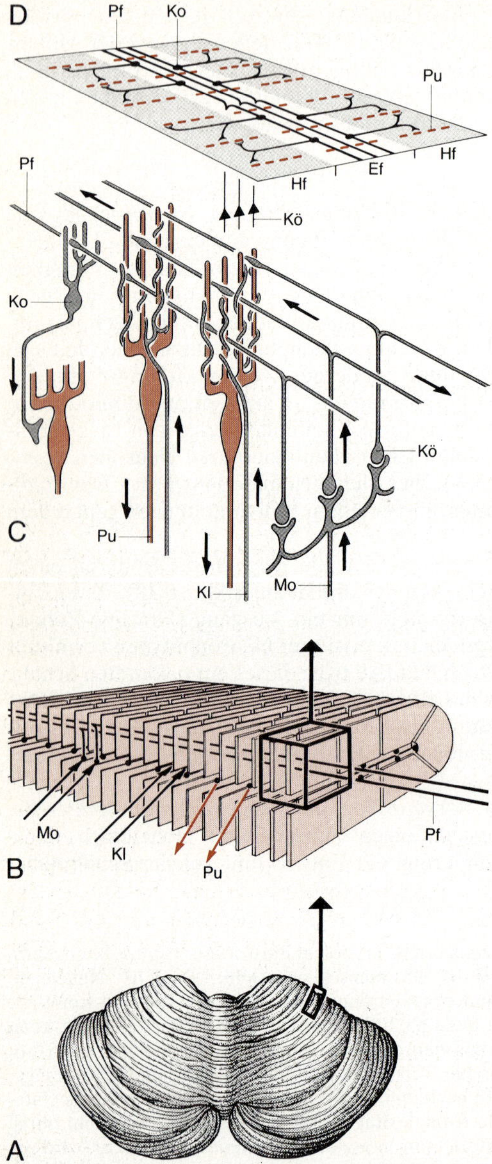

Abb. 6.18 Kleinhirnrinde.
[A] Dorsalansicht des menschlichen Kleinhirns.
[B] Einzelfalte der Kleinhirnrinde. Die Dendritenbäume der Purkinje-Zellen *(Pu, in Farbe)* sind als Platten, die Zellkörper als Kugeln gezeichnet.
[C] Schaltschema. Die *Pu* werden von den Kletterfasern *(Kl)* direkt (1:1), von den Moosfasern *(Mo)* über die Körnerzellen *(Kö)* indirekt innerviert. Eine *Mo* tritt mit 10^3 *Kö* in Kontakt. Die aufsteigenden Axone der *Kö* gabeln sich in je 2 Parallelfasern *(Pf)* von 1,5 mm Länge, die senkrecht zu den kandelaberartigen Dendritenbäumen der *Pu* verlaufen. Gleichzeitig versorgen die *Pf* die Korbzellen *(Ko)*, die hemmend auf die jeweils benachbarten *Pu* wirken.
[D] Erregungs- *(Ef)* und Hemmfelder *(Hf)*. Die Aktivität einer *Mo* erregt über die *Kö* in einem 3 mm langen Streifen der Kleinhirnrinde alle *Pu* und hemmt gleichzeitig über die *Ko* eine 2 mm breite Zone beiderseits des erregten Streifens (laterale Inhibition, s. auch S. 414). Ein weiterer, hier nicht gezeichneter Zelltyp (Golgi-Zellen) erhält wie die *Ko* erregenden Input von den *Pf* und hemmt rückwirkend die *Kö* (Rückwärts-Inhibition). (nach Spalteholz; Braitenberg; Szentagothai; Llinas).

Entwicklungsbiologisch betrachtet, sind Nervenschaltpläne eigentlich nichts anderes als die „eingefrorenen" Richtungswahlen und Zielfindungsentscheidungen wandernder Neuroblasten und auswachsender Axone. Drei Prozesse tragen zu dieser Entwicklung zum festverdrahteten Schaltplan bei: die Migration der Zellkörper, das Auswachsen der Axone und schließlich die Knüpfung der definitiven Zellverbindungen.

In der frühen Embryogenese wird durch die gerichtete Wanderung **(Migration)** von Neuroblasten – Nervenzellvorläufern – zunächst einmal sichergestellt, daß die Neuronen im sich entwickelnden Organismus ihre richtige Position einnehmen. Durch die Kleinheit des Embryos sind die Wanderwege im allgemeinen kurz, können jedoch – etwa bei den aus der Neuralleiste auswandernden Zellen (S. 205) – recht beachtliche Dimensionen erreichen. Wie die Neuralleistenzellen durch andere embryonale Gewebebereiche hindurch in ihre angestammten Zielgebiete navigieren, ist im einzelnen noch nicht bekannt. Doch weiß man, daß in verschiedenen Teilen des Zentralnervensystems spezielle Stützgliazellen (die später wieder zurückgebildet werden) und die extrazelluläre Matrix als Leitstrukturen dienen können.

Der Ablauf der Zellwanderungen folgt geregelten zeitlichen Differenzierungs- und Migrationsmustern, auf denen die spätere räumliche Ordnung eines Nervenzellverbandes beruht. Im oben geschilderten Schaltplan des Cerebellums (Abb. **6.18**) werden zunächst die großen Purkinjezellen angelegt; dann wandern in einer zweiten Welle kleine Neuroblasten vom Ventrikelepithel im Inneren des Cerebellums durch die Schicht der Purkinjezellen hindurch nach außen, wo sie sich in der äußersten Zone des Cerebellums weiter teilen und schließlich in Korb-, Moos- und Körnerzellen differenzieren. Letztere bilden anschließend ihre beiden oberflächenparallelen Fortsätze (Parallelfasern) aus; erst später folgt ein dritter Fortsatz, der senkrecht zu den beiden übrigen in die Tiefe des Cerebellums zurückwächst. Längs dieses vertikalen Fortsatzes wandert dann der Zellkörper jeder Körnerzelle an seinen definitiven Bestimmungsort (Körnerschicht).

Haben die Neuroblasten ihr Zielgebiet erreicht, setzt mit dem **Auswachsen der Axone** der nächste zelluläre Navigationsprozeß ein. Mit ihren amöboid beweglichen Wachstumskegeln (Abb. **6.3**), die feine fühlerartige Filopodien tragen, tasten sich die Axone in Richtung auf ihr jeweiliges Zielgebiet vor. Dabei zeigen sie besondere Präferenzen für bestimmte Substrat-Adhäsionsmoleküle der extrazellulären Matrix (z. B. *Laminin, Fibronectin,* S. 25), die sie mit membranständigen Rezeptormolekülen (sog. *Integrinen*) erkennen. Auch zellgebundene Adhäsionsmoleküle, bei denen es sich um integrale Membranglykoproteine handelt *(CAMs = Cell Adhesion Molecules),* dienen auswachsenden Axonen als Leitstruktur. Unter letzteren sind vor allem die *N-CAMs (Neural CAMs)* als eine Art „neuronaler Klebstoff" am Zusammenhalt auswachsender Axone beteiligt. Beim Adhäsionsvorgang binden sich die N-CAMs einer Nervenzelle an diejenigen einer anderen.

Interessanterweise ähneln die CAMs den Immunoglobulinen (S. 303). Diese molekulare Ähnlichkeit dürfte auf eine evolutiv ursprüngliche Rolle der Antikörper des Immunsystems bei Prozessen des Zellkontakts und der Zellerkennung hinweisen.

Da die N-CAMs im ganzen Embryo vorkommen, spielen sie offenbar nur in sehr grobem Rahmen die Rolle von „Erkennungsmolekülen", die Leitbahnen spezifisch markieren. Eher könnte man diese Funktion einer anderen Gruppe membranständiger Glykoproteine zuschreiben, den *Fasciclinen* im embryonalen Nervensystem der Insekten. Hier erkennen auswachsende Axone anhand spezifischer Expressionsmuster solcher Membranproteine „ihre" Leitneuronen gezielt aus Populationen von über hundert anderen Axonen. Natürlich müssen die Nervenfasern, um ihr Zielgebiet zu erreichen, ihre Wachstumsrichtung mehrfach ändern, also immer wieder anderen axonalen Leitbahnen folgen. Möglicherweise ist dieses vorprogrammierte Überwechseln von einem Axon zum anderen dadurch bedingt, daß sich die Affinität des Wachstumskegels für bestimmte „Erkennungsmoleküle" im Verlauf der Entwicklung sequentiell ändert. Auch bei Wirbeltieren kommen solche zellspezifischen Erkennungsleistungen vor (z. B. bei der Innervation der Extremitätenmuskulatur durch Motoneuronen). Allgemein entsprechen sie der von SPERRY 1963 formulierten, klassischen *Chemoaffinitäts-Hypothese,* nach der embryonal jedes Axon seine eigene Zielzelle aufgrund individueller Marker sucht, für sie gewissermaßen chemisch vorbestimmt ist.

Eines der zuerst entdeckten Signalproteine des sich entwickelnden Nervensystems, das Protein *NGF (Nerve Growth Factor),* diffundiert in den Extrazellulärraum und ist damit über größere Entfernungen wirksam. NGF dient freilich nicht als spezifisches Erkennungsmolekül, sondern ist generell für Wachstum und Differenzierung bestimmter Neuronentypen (vor allem jener des sympathischen und sensorischen Nervensystems) zuständig, erfüllt also *trophische Funktionen*.

Bei der Verknüpfung ausgedehnter Neuronenpopulationen kommt es nicht zu hochpräzisen Zell-Zell-Erkennungsleistungen im Sinne der strengen Chemoaffinitäts-Hypothese. Hier dürfte eine Deutung nach der *Gradienten-Hypothese* naheliegen. Wenn z. B. die Sehnervfasern aus der Retina des Frosches in Richtung auf ihre Folgezellen im Tectum auswachsen (Abb. **6.19**), finden sie dort großräumige Gradienten von chemischen Markern vor, die die richtige Polarität der Projektion (oben-unten, innen-außen) sicherstellen. Aufgrund solcher polaritätsbestimmenden Gradienten im Ausgangs- (Retina) und Zielgebiet (Tectum) projizieren die Sehnervfasern der unteren Retina zum lateralen Tectum, die der oberen Retina zum medianen Tectum. Werden die Augen embryonal – lange bevor die Axone auszuwachsen beginnen – operativ um 180° verdreht, projizieren später die Axone der ursprünglich unteren (jetzt aber oberen) Retina immer noch ins angestammte Zielgebiet, also ins laterale Tectum. Die erwachsenen Frösche können diese inverse Verdrahtung nicht mehr korrigieren und schnappen daher in die falsche Richtung: z. B. nach unten, wenn sich eine Fliege oben durchs Sehfeld bewegt.

Haben die Wachstumskegel der Axone ihre Zielposition erreicht, differenzieren sie sich zu Synapsen, die den Kontakt mit der Zielzelle herstellen: **Synaptogenese**. Bevor es jedoch zur definitiven Verknüpfung kommt, müssen die Nervenzellfortsätze im Zielgebiet noch ihre richtige Zielzelle auswählen. Beim Zustandekommen der *Feinlokalisation* innerhalb der Schaltpläne

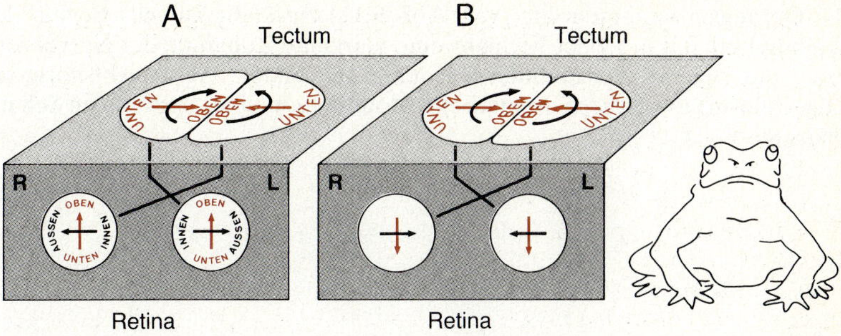

Abb. 6.19 Retina-Tectum-Projektion bei Amphibien. [A] Normalentwicklung. [B] Entwicklung nach operativer Rotation der Augen um 180° (vor Auswachsen des Sehnervs, doch nach Abschluß einer Entwicklungsphase, in der die Polarität der Ganglienzellschicht in der Retina festgelegt wird).

spielen Nachbarschaftsverhältnisse eine wichtige Rolle. Benachbarte Ganglienzellen der Retina innervieren auch benachbarte Tectumzellen. Diese einfache Regel erscheint sinnvoll; denn benachbarte Bildpunkte in der Retina müssen auch im Tectum wieder nebeneinander zu liegen kommen, damit ein zusammenhängendes Bild entsteht. Allerdings bilden die auswachsenden Axone zunächst mit sehr viel mehr benachbarten Tectumzellen synaptische Kontakte aus, als für die korrekte Punkt-zu-Punkt-Zuordnung nötig sind. Erst durch visuelle Erfahrung, durch wiederholte Abbildung des Retinabildes auf das Tectum, werden später die „falschen" Synapsen wieder zurückgebildet. Im allgemeinen behalten nur solche Zellen ihre Synapsen mit einem bestimmten Zielneuron bei, die auch zur gleichen Zeit erregt werden *(assoziative Synaptogenese)*. Eine solche erfahrungsbedingte Feinjustierung von neuronalen Schaltplänen unter Rückbildung überzähliger embryonaler Schaltungen scheint ein generelles Organisationsprinzip von Nervensystemen zu sein und mit dazu beizutragen, neuronale Schaltpläne sinnvoll an die Außenwelt anzupassen.

Mit dem Ende der Embryonalzeit ist die Entwicklung des Nervensystems keineswegs abgeschlossen. In mehr oder weniger starkem Maße erstreckt sie sich bis weit ins postnatale Leben hinein. Im Kleinhirn der Primaten (S. 379) können z. B. die Körnerzellen bis ins zweite Lebensjahr des Tieres proliferieren, Parallelfasern ausbilden und Synapsen knüpfen. Auch in späteren **Adultstadien** schließt die feste Verdrahtung der Schaltpläne **Plastizität** der Erregungsübertragung nicht aus. Wie bereits erwähnt (S. 363), können die Übertragungseigenschaften einer Synapse moduliert, d. h. verstärkt oder abgeschwächt werden. Auch die Struktur ganzer Dendritenbäume ändert sich mit dem Grad des Gebrauchs und Nichtgebrauchs der betreffenden Neuronen. Darüber hinaus zeigt bei einigen Singvögeln jener Vorderhirnbereich, der für die Gesangsprogrammierung (vgl. Abb. **9.11**) zuständig ist, mit Beginn der Gesangsaktivität in jedem Frühjahr eine markante Zunahme der Nervenzellzahl, die sich im Spätsommer wieder zurückbildet. Geschlechtshormone (Testosteron) lösen diese dramatische Modifikation eines neuronalen Schaltplans aus.

7 Sinnesleistungen

Sinnesorgane sind „Antennen", mit denen Organismen Informationen aus der Außenwelt empfangen. Da jede Tierart in dieser Außenwelt eine ganz bestimmte ökologische Nische (S. 515) besetzt, müssen ihre Sinnesorgane auf den selektiven Empfang nischen-, d. h. artspezifischer Informationen abgestimmt sein.

Diese Feinabstimmung *(tuning)* der Sinnesorgane sei anhand einiger Beispiele illustriert. Wasserwanzen *(Notonecta)* orten ihre Beuteobjekte anhand der Wasserwellen, die ein auf der Wasseroberfläche zappelndes Insekt auslöst. Dabei sind die Vibrationsrezeptoren in ihren Beinen genau auf das Frequenzspektrum der zappelnden Beute (30–150 s^{-1}) abgestimmt. Über einen noch engeren Frequenzfilter verfügen Stechmücken-♂♂ *(Culicidae)*, die ihre ♀♀ anhand des Flugtons erkennen. Bei der Fiebermücke *Anopheles subpictus* liegt der weibliche Flugton bei 380 s^{-1}, der männliche bei 510 s^{-1}. Die Hörorgane der ♂♂ werden samt ihren Trägern, den stark beborsteten Antennen, durch Frequenzen von 380 s^{-1} in Resonanzschwingung versetzt. Sie melden dem Gehirn also nur die Anwesenheit des Geschlechtspartners. Für andere Lautsignale sind sie taub.

Selbst mit einem reichhaltigen Arsenal an Sinnesorganen steht einer Tierart nur jene Welt offen, auf die sie mit den **Antenneneigenschaften** ihres Sinnes- und Nervensystems evolutiv angelegt ist. Von der Wahrnehmungswelt des Menschen können diese artspezifischen Welten sehr verschieden sein. Viele Insekten, aber auch Fische und Vögel, sehen *ultraviolettes Licht*. Darüber hinaus sind die Komplexaugen der Insekten für *polarisiertes Licht* empfindlich. Polarisiertes Licht entsteht global durch die Streuung des Sonnenlichtes in der Atmosphäre. Das ausgeprägte Polarisationsmuster, das das gestreute Sonnenlicht am Himmel bildet, dient den Insekten als Kompaß. Mit hochempfindlichen „Wärmeaugen" nehmen Klapperschlangen und Boas *Infrarotstrahlen* wahr. Auf diese Weise können sie auch bei völliger Dunkelheit ihre warmblütige Beute erkennen. Fledermäuse, Delphine und einige höhlenlebende Vogelarten erzeugen *Ultraschallaute,* mit denen sie Gegenstände ihrer Umgebung nach dem Sonarprinzip orten. Nach dem gleichen Prinzip aktiver Orientierung (Orientierung mit Hilfe selbsterzeugter Signale) tasten manche Fische mit *elektrischen Feldern* ihre Umgebung ab. Von einigen Vogelarten, aber auch manchen Insekten weiß man inzwischen mit Sicherheit, daß sie das *Erdmagnetfeld* wahrnehmen. Vögel benutzen es auf dem Zug als Kompaß. Der australischen Kompaßtermite *(Amitermes)* dient es zur thermoregulatorisch günstigen Ausrichtung ihrer meterhohen brettförmigen Nester. Diese Nester sind mit ihrer Längsachse angenähert in Nord-Süd-Richtung angeordnet, werden also morgens und abends maximal, mittags minimal besonnt. Die Nestlängsachsen sind jedoch nicht auf den geographischen, sondern auf den magnetischen Nordpol ausgerichtet. Thermoregulatorisch fällt dieser Unterschied nicht ins Gewicht. Sinnesphysiologisch scheint das Erdmagnetfeld den blinden Termiten jedoch verläßlichere Richtungsinformationen zu liefern als der Tagesgang der Wärmeeinstrahlung.

Über diese artspezifischen Spezialleistungen hinaus begünstigt auch ganz allgemein jedes Medium besondere Sinneskanäle: Luft den optischen und Wasser den akustischen Kanal (Abb. **7.1**).

7.1 Reiz-Erregungs-Transformation

Jedes Sinnesorgan empfängt Reize einer ganz bestimmten Energieform aus der Außenwelt: Sehorgane sind auf Lichtquanten spezialisiert, Riechorgane auf Moleküle und Gehörorgane auf mechanische Druckschwankungen in Form von Luft-, Flüssigkeits- oder Substratschall. Diese für jedes Sinnesorgan *adäquaten Reize* lösen in den Sinneszellen (Rezeptoren) elektrische Erregungen aus *(Reiz-Erregungs-Transformation)*. Funktionell läßt sich ein Sinnesorgan daher mit einem Mikrophon vergleichen, das nichtelektrische Signale (in diesem Fall mechanische Druckschwankungen) in elektrische Signale übersetzt.

7.1.1 Reizleitende Apparate

Bevor die Reize die Sinneszellen treffen, durchlaufen sie zunächst den *reizleitenden Apparat (RLA)*. Bereits hier werden sie mannigfachen Umformungen (Filterung, Abschwächung oder Verstärkung) unterworfen. In der *Linse* der Primaten verhindert ein gelbes Pigment (ein Kynurenin-Glucosid), daß ultraviolettes Licht ($\lambda < 400$ nm) die Sehzellen erreicht. Im Gehörorgan der Säugetiere verstärkt die Kette der *Mittelohrknöchelchen* den auf das Trommelfell auftreffenden Schalldruck auf das 20fache (S. 403). Über einen außerordentlich komplizierten RLA verfügt das Gehörorgan einiger *Fische*. Der Schallreiz wird hier – in der Schwimmblase – von Flüssigkeits- zu Luftschall, dann – in einer Kette von Gehörknöchelchen – zu Substrat- und schließlich – in Peri- und Endolymphschläuchen – wieder zu Flüssigkeitsschall transformiert, bevor er die Hörsinneszellen im Innenohr erregt. Häufig verändert der RLA auch die *zeitliche Struktur* des Reizes. Die hochelastischen Lamellenstapel einiger Tastsinnesorgane (z. B. der Lamellenkörper in der Wirbeltierhaut) dämpfen einen anhaltenden mechanischen Reiz so stark, daß am Rezeptor nur der Reizbeginn wirksam wird (*phasischer* Rezeptor). Der **Nutzreiz,** der schließlich die Sinneszellen erreicht, kann in seinen physikalischen Parametern also stark vom **Eingangsreiz** abweichen, der außen auf das Sinnesorgan trifft.

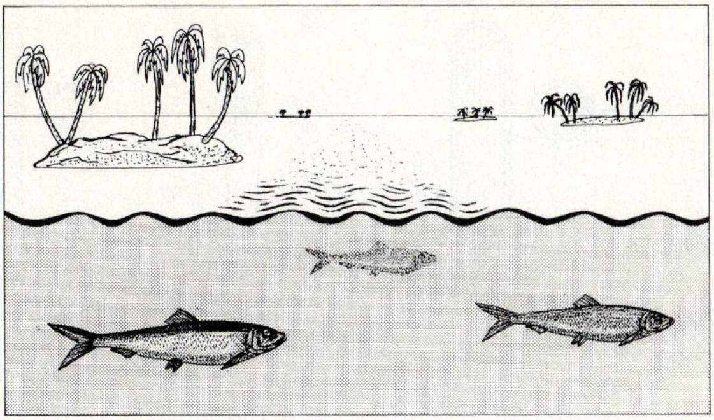

Abb. 7.1 Unterschiedliche Reichweite optischer und akustischer Sinnesorgane in Luft und Wasser. Licht wird im Wasser stärker als in Luft absorbiert; bei Schall liegen die Verhältnisse genau umgekehrt. Die kleinen Inseln am Horizont sind gut sichtbar, doch können wir von dort keine Geräusche empfangen. Unter Wasser ist zwar das Tuckern eines fernen Motorbootes zu hören, das Boot selber aber nicht zu sehen. Schon im optischen Nahfeld bereitet es Schwierigkeiten, den hintersten der drei Fische zu erkennen (nach Fleischer).

7.1.2 Sinneszellen

a) Transduktion

In Sinneszellen wird die aufgenommene externe Reizenergie in elektrische Energie verwandelt. Diese Energieumwandlung *(Transduktion)* geschieht stets dadurch, daß die Reizenergie die Leitfähigkeit der Rezeptormembran für bestimmte Ionen verändert. Der ausgelöste Ionenstrom führt zu einem *Rezeptorpotential.* Die Amplitude dieses Rezeptorpotentials variiert – analog zu den Verhältnissen bei postsynaptischen Potentialen (S. 360) – mit der Reizintensität. Diese Analogie erstaunt nicht, wenn man bedenkt, daß eine postsynaptische Zelle im Grunde nichts anderes ist als ein Chemorezeptor für den von der präsynaptischen Zelle ausgeschütteten Neurotransmitter.

Sinneszellen sind jedoch nicht nur Energiewandler, sondern auch *Verstärker:* Stets übertrifft die Energie der Rezeptorantwort die einlaufende Reizenergie um ein Vielfaches. Dem Reiz kommt also weniger eine energieliefernde als eine Auslöser-*(Trigger-)*Funktion zu. In vielen Sehzellen führt bereits die Absorption eines einzigen Lichtquants zur Bildung eines überschwelligen Rezeptorpotentials. Die Energie eines Lichtquants beträgt im Grünbereich (λ = 500 nm) $4 \cdot 10^{-19}$ J, die eines ausgelösten Nervenimpulses mindestens $5 \cdot 10^{-11}$ J – ein Energiebetrag, der bereits benötigt wird, um das während eines Nervenimpulses eingeströmte Na^+ wieder nach außen zu transportieren. Die Rezeptorantwort ist also um mehr als das Millionenfache

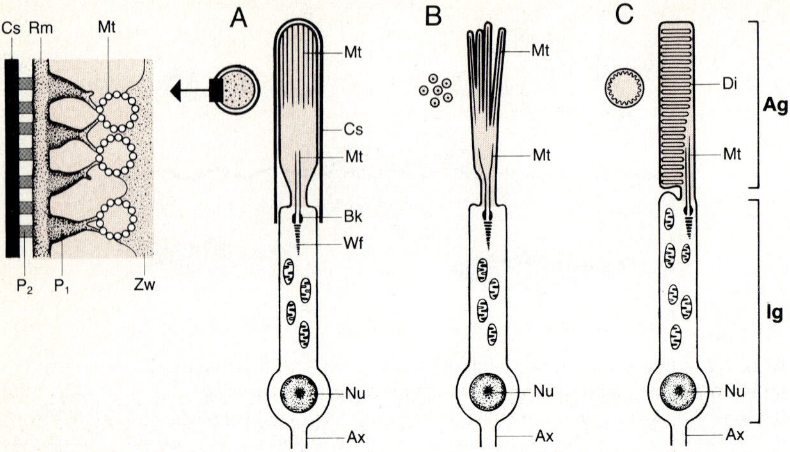

Abb. 7.2 Rezeptortypen. [A] Mechanorezeptor (Druckrezeptor der Insektencuticula). [B] Chemorezeptor (Riechzelle der Insektenantenne). [C] Photorezeptor (Stäbchen des Wirbeltierauges). – *Ag* Außenglied, *Ax* Axon, *Bk* Basalkörper, *Cs* Cuticularscheide, *Di* Disk (Photorezeptormembran), *Ig* Innenglied, *Mt* Mikrotubulus, *Nu* Nucleus, $P_{1,2}$ Membranproteine, *Rm* Rezeptormembran, *Wf* Wurzelfasern, *Zw* Zwischensubstanz (nach Thurm; Voelker).

energiereicher als der zugeführte Reiz. Damit unterscheidet sich die Lichtreaktion eines Photorezeptors z. B. grundlegend von der Lichtreaktion der Photosynthese, bei der sich im Chloroplast Lichtenergie stöchiometrisch in chemische Energie umsetzt.

Die eigentlichen „Antennen" der Sinneszellen sind ihre *Außenglieder,* die sich strukturell in vielen Fällen von Cilien ableiten lassen. An ihnen spielen sich die Transduktionsprozesse ab. Folglich sind die Außenglieder je nach der perzipierten Energieform unterschiedlich ausgebildet (Abb. **7.2**). Das mitochondrienreiche *Innenglied* stimmt in seiner Struktur dagegen bei allen Sinneszellen weitgehend überein. Es dient als Batterie, mit der die Sinneszelle die nötige Energie für die Verstärkerwirkung bei der Energieumwandlung bereitstellt. Im folgenden sei der Transduktionsprozeß an drei Beispielen illustriert.

● **Mechanotransduktion:** Als reizaufnehmende Strukturen dienen bei mechanorezeptorischen Sinneszellen (Mechanorezeptoren) feine Zellfortsätze (modifizierte Cilien oder Mikrovilli). Die mechanische Verformung dieser Zellfortsätze führt mehr oder weniger direkt zur Öffnung von Ionenkanälen in der Rezeptormembran. Die äußerst kurzen Latenzzeiten zwischen Reizbeginn und Kanalöffnung (10^{-5} s; Abb. **7.3**) entsprechen jedenfalls der Dauer intramolekularer Umlagerungsvorgänge.

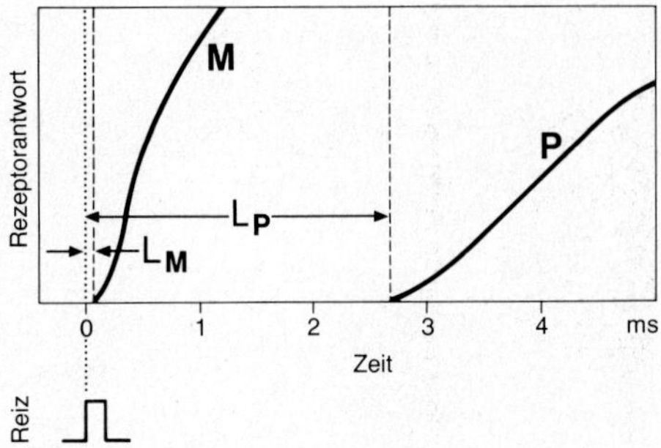

Abb. 7.3 Vergleich der Latenzzeit *(L_M)* eines Mechanorezeptors *(M)* und der Latenzzeit *(L_P)* eines Photorezeptors *(P)* der Fliege *Calliphora* (Daten von Thurm; Kirschfeld).

Bei vielen *Mechanorezeptoren der Insekten* steht ein Tubulärkörper im Außenglied der Sinneszelle über dehnbare Filamente mit Proteinen der Zellmembran in Verbindung (Abb. **7.2***A*), die die mechanische Energie absorbieren und mit je einem Ionenkanal assoziiert sind. Die *Haarzellen* (Abb. **7.4, 7.5***A*), die in allen Labyrinthsinnesorganen der Wirbeltiere auftreten (Abb. **7.10**), tragen neben einer Cilie 30–150 große spezialisierte Mikrovilli, sog. *Stereovilli,* die von einem Actinfilamentgerüst durchzogen und an ihren Spitzen über Proteinbrücken miteinander verbunden sind. Wird das derart versteifte Stereovillibündel in Richtung auf die Cilie (das sog. *Kinocilium*) abgebogen, treten an den Stereovillispitzen Zugspannungen auf, die Kationen-(K^+/Na^+-)Kanäle in der Stereovillimembran öffnen: Kationen – vor allem die im umgebenden Endolymphraum hochkonzentrierten K^+-Ionen – strömen ein und führen zur Depolarisation der Sinneszelle. Im Innenohr des Frosches ist es gelungen, das Stereovillibündel mit Mikromanipulatoren experimentell abzubiegen und gleichzeitig über eine intrazelluläre Elektrode das entstehende Rezeptorpotential zu messen.

Die *Cilie* der Haarzelle ist am ganzen Transduktionsprozeß nicht beteiligt. Bei Säugetieren fehlt sie sogar. Wird sie bei Amphibien experimentell entfernt, ändert sich das Rezeptorpotential nicht im geringsten.

● **Phototransduktion:** Photorezeptoren reagieren auf Reizung wesentlich langsamer als Mechanorezeptoren (Abb. **7.3**). Das hängt damit zusammen, daß der Phototransduktionsprozeß über mehrere Zwischenstufen verläuft. Der erste Schritt besteht in der Absorption von Lichtquanten durch spezielle Sehpigmentmoleküle *(Rhodopsine)*, der letzte im Öffnen (Invertebraten) oder Schließen (Vertebraten) von Ionenkanälen. In der Sehzellmembran der Vertebraten sind Na^+-Kanäle im Dunkeln geöffnet, so daß ein Na^+-Dunkelstrom und damit eine Dauerdepolarisation resultiert. Bei Belichtung werden die Kanäle geschlossen: Es entsteht ein hyperpolarisierendes Rezeptorpotential (Abb. **7.5***B*). Man beachte, daß es sich bei den Na^+-Kanälen nicht um die spannungsabhängigen Na^+-Kanäle der Nervenzellaxone handelt, sondern um

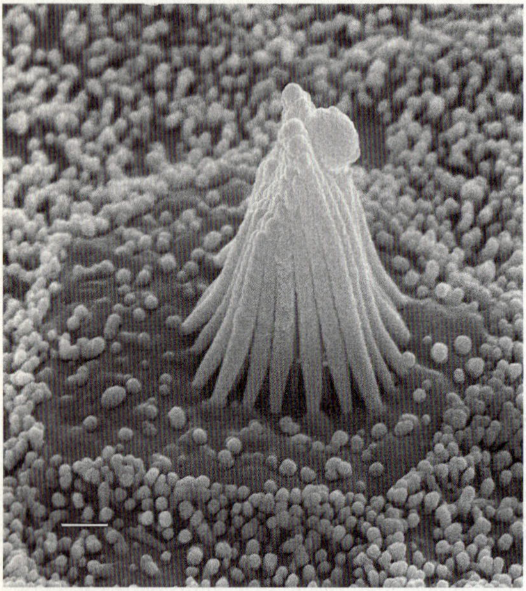

Abb. 7.4 „Haarbündel" einer Haarzelle aus dem Innenohr des Frosches *Rana catesbeiana* (vgl. Abb. **7.5** *A*). Das Bündel besteht aus ca. 50 Stereovilli und einem Kinocilium, dessen Spitze eine kugelförmige Anschwellung trägt. Die Haarzelle wird allseitig von Stützzellen umgeben, die an ihrer Oberfläche von zahlreichen kurzen Mikrovilli bedeckt sind. Maßstabsmarke: 1 μm (REM-Aufnahme: Jacobs, Hudspeth).

ligandenabhängige Kanäle (S. 310), deren Öffnungszustand von einem zellinternen Messenger kontrolliert wird.

Am Beispiel des häufigsten Sehzelltyps der Wirbeltiere, der Stäbchen, seien die Verhältnisse näher diskutiert (Abb. **7.6**, **7.7**). Im Außenglied der Stäbchen sind die Photorezeptormembranen in Form abgeplatteter Membranscheiben *(Disks)* geldrollenartig übereinander angeordnet. Da jedes Stäbchen 10^3 Disks und jede Disk 10^6 Rhodopsinmoleküle enthält, ist eine hohe Quantenabsorptionswahrscheinlichkeit und damit hohe Lichtempfindlichkeit der Sehzelle gewährleistet. Die Disks entstehen durch Einfaltung und Abschnürung der Sehzellmembran am basalen Ende des Außenglieds.

Das Sehpigment *(Rhodopsin, Rh)* ist als integrales Membranprotein (41 kD) in die Disk-Membranen eingelagert. Mit 7 parallelen α-Helices durchzieht es die gesamte Dicke der Membran (Abb. **7.7** *B*). Als chromophore Gruppe trägt es, kovalent gebunden, *11-cis-Retinal,* das Aldehyd des Vitamins A (Abb. **7.7** *C*). Das Rhodopsin der menschlichen Stäbchen absorbiert maximal im Grünbereich (500 nm), erscheint also rot („Sehpurpur", Abb. **7.21** *C*). Andere Sehzellen – wie die verschiedenen Zapfentypen der Wirbeltiere oder die Sehzellen der Wirbellosen – besitzen Sehfarbstoffe mit jeweils anderen Absorptionsmaxima (Abb. **7.21** *A*), was auf Modifikationen der Proteinkomponente *(Opsin)*, seltener der chromophoren Gruppe beruht. Letztere kann zwei Abwandlungen erfahren: *3-Dehydro-Retinal* bei Süßwas-

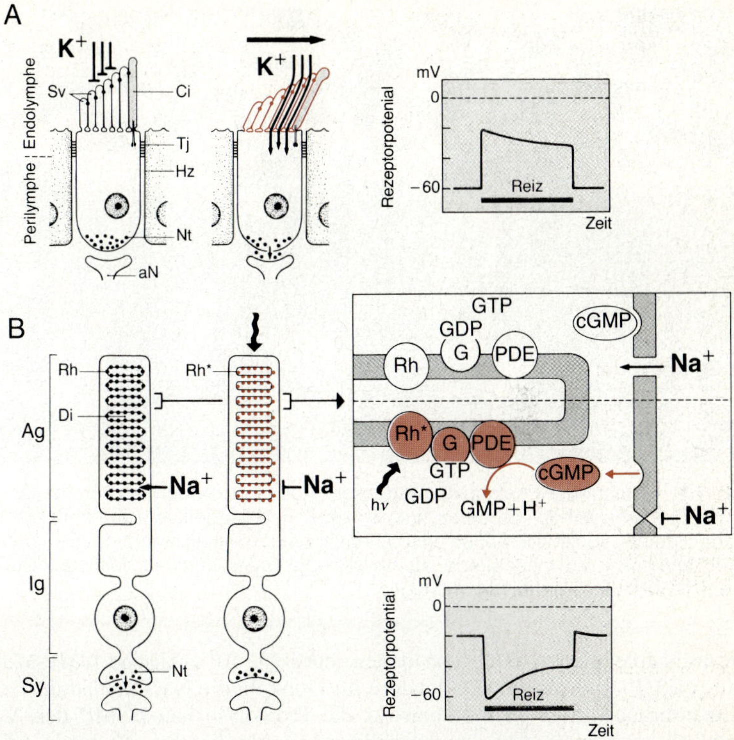

Abb. 7.5 [A] Mechanotransduktion: Haarzelle aus dem Innenohr der Wirbeltiere. [B] Phototransduktion: Stäbchen des Wirbeltierauges. *Farbige Signaturen* markieren den erregten Zustand. – *Ag* Außenglied, *aN* afferente Nervenendigung, *cGMP* zyklisches Guanosin-mono-phosphat, *Ci* Cilie, *Di* Disk, *G* Transducin (wird durch Rh*-induzierte Bindung von GTP aktiviert), *GMP, GDP, GTP* Guanosin-mono-(di-)(tri-)-phosphat, *Hz* Hüllzelle, *hν* Lichtquant, *Ig* Innenglied, *Nt* Neurotransmitter, *PDE* Phospho-di-esterase (durch G-GTP aktiviert), *Rh* Rhodopsin, *Rh** lichtaktiviertes Rh, *Sv* Stereovilli, *Sy* Synapsenregion, *Tj* Tight junction.

serfischen und -amphibien (S. 415), *3-OH-Retinal* bei einigen Insekten (Dipteren, Lepidopteren).

Die Lichtaktivierung des Rhodopsins (Abb. **7.7** *D*: Rh → Rh*), bei der *11-cis-Retinal* in *all-trans-Retinal* isomerisiert wird, zunächst jedoch noch kovalent an Opsin gebunden bleibt, startet eine *Enzymkaskade* (Abb. **7.5** *B*). Ein Rh*-Molekül führt dabei über membrangebundene Proteine (Transducin *T*, vgl. G-Protein in Abb. **5.2**) zur Aktivierung von ca. 10^2 Phospho-di-

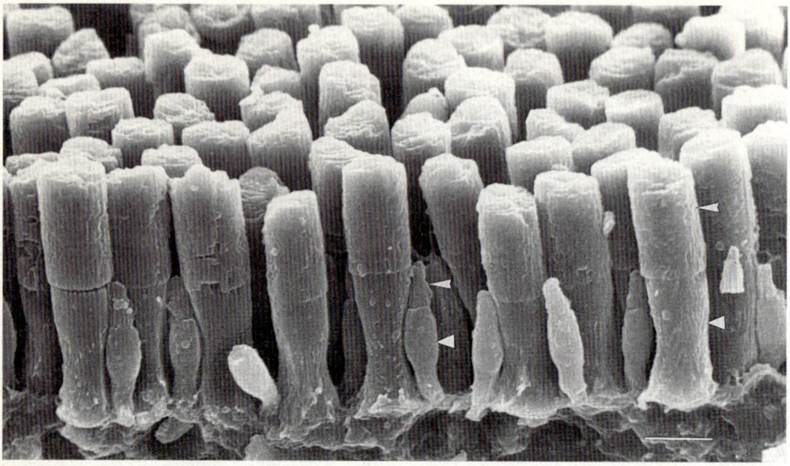

Abb. 7.6 Schicht der Photorezeptoren in der Retina eines Schwanzlurchs *(Ambystoma tigrinum)*. Bei den großen zylindrischen Zellen handelt es sich um Stäbchen, bei den kleinen konischen Zellen um Zapfen. In beiden Fällen sind die Außenglieder durch *schlanke*, die Innenglieder durch *stumpfe Pfeile* markiert. Maßstabsmarke: 10 μm (REM-Aufnahme: Mittman, Maglio).

esterase-Molekülen *(PDE)*, von denen jedes ca. 10^3 zyklische GMP-Moleküle *(cGMP)* hydrolisiert. Da letztere im Dunkeln die Na^+-Kanäle der Sehzellmembranen offen halten, bewirkt die Hydrolyse von cGMP den Verschluß dieser Kanäle. Mit dem geschilderten *multiplikativen Verstärkereffekt* ähnelt die Phototransduktion dem Primärprozeß bei der Hormonwirkung (S. 332). Noch verblüffender ist diese Ähnlichkeit bei der nachstehend beschriebenen Chemotransduktion.

Der Lichtaktivierung folgen mehrere Konformationsänderungen des Opsins (unterbrochener Pfeil in Abb. **7.7** *D*), bis sich schließlich das Retinal vom Opsin abspaltet. In diesem Zustand absorbieren die Photorezeptoren nicht mehr im sichtbaren, sondern im UV-Bereich, erscheinen also farblos („gebleicht").

Die *Resynthese von Rh* erfolgt bei *Wirbeltieren* in einer Reihe von Dunkelreaktionen, die im benachbarten Pigmentepithel mit einer Halbwertszeit von mehreren Minuten ablaufen. Isoliert man die Retina vom Pigmentepithel, wird Rh nach Belichtung zwar abgebaut, aber nicht mehr regeneriert.

Insekten und viele andere Invertebraten können Rh über eine Lichtreaktion (Halbwertszeit < 10 ms) direkt aus Rh* zurückgewinnen: *Photoreisomerisation*. Auf diese Weise wird z. B. der UV-Sehfarbstoff der Insekten (λ_{max} von Rh: 350 nm) durch blaues Licht ständig regeneriert (λ_{max} von Rh*: 480 nm), so daß unter den normalen Umgebungslichtbedingungen des blauen

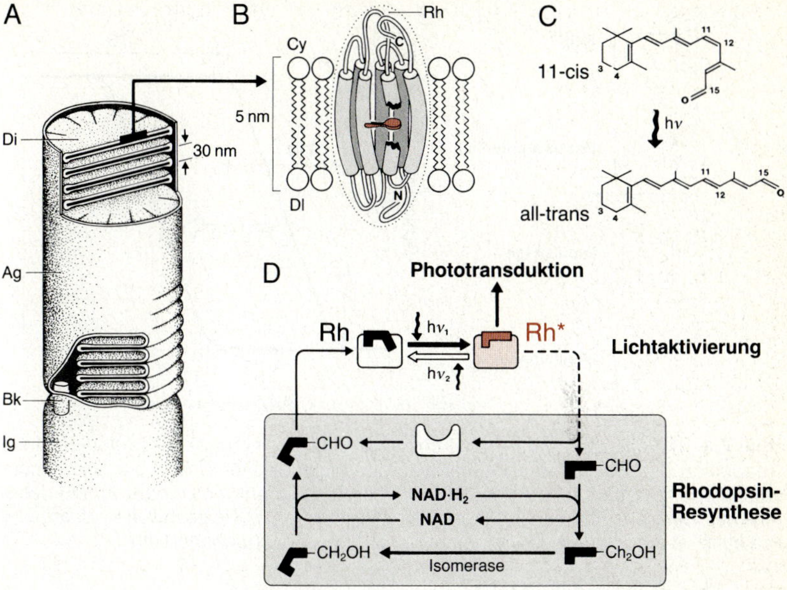

Abb. 7.7 Photorezeptoren. [A] Wirbeltierstäbchen. [B] Rhodopsinmolekül als integrales Membranprotein. Retinal *in Farbe* [C] Retinal. [D] Lichtaktivierung von Rhodopsin und Folgeprozesse. – *Ag* Außenglied, *Bk* Basalkörper, *Cy* Cytoplasma, *Di* Disk, *Dl* Disklumen, *hν* Lichtquant, *Ig* Innenglied, *Rh* Rhodopsin (*Rh** lichtaktiviertes Rh).

Himmelslichts die Rh-Konzentration der Sehzellen – im Gegensatz zu den Verhältnissen bei Wirbeltieren – nie auf Null sinken kann.

• **Chemotransduktion:** Die Absorption von Duftmolekülen an spezialisierten Rezeptorproteinen der Riechzellmembran bewirkt über ein Transducin-ähnliches Protein die Aktivierung einer Adenylat-Zyklase. Der daraufhin synthetisierte interne Messenger cAMP führt zur Öffnung ligandenabhängiger Kationenkanäle und damit zu einem depolarisierenden Rezeptorpotential. Bei Sinnes-, Hormon- (Abb. **5.2**) und Nervenzellen (Abb. **6.10** *B*) wird also durch die Aktivierung jeweils verschiedener Rezeptorproteine die gleiche Enzymendstrecke angesteuert.

b) Codierung

Das Rezeptorpotential wird entweder in der Sinneszelle selbst oder in einer nachgeschalteten Nervenzelle in eine Folge aktiv fortgeleiteter Nervenimpulse umcodiert (Abb. **7.8** *A*). In den meisten Fällen ist dabei die Frequenz der Nervenimpulse – wie die Amplitude des Rezeptorpotentials – dem

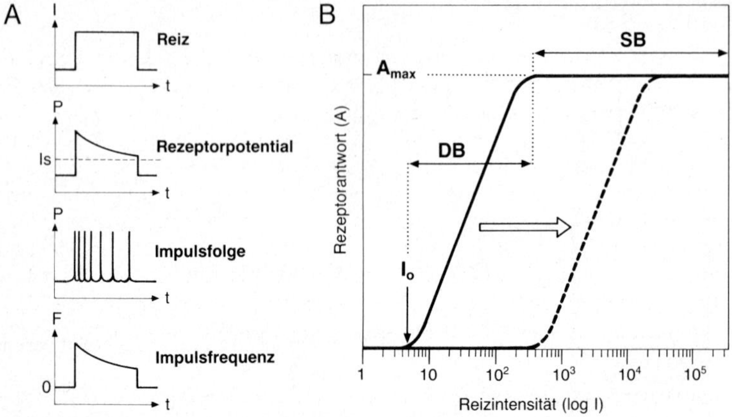

Abb. 7.8 [A] Reiz-Erregungs-Transformation. [B] Logarithmische Rezeptorkennlinie. Adaptation des Rezeptors an höhere Umgebungsintensitäten führt zur Kennlinienverschiebung nach rechts *(weißer Pfeil)*. – *A* Rezeptorantwort (*P* oder *F*), *DB* dynamischer Bereich, *F* Impulsfrequenz, *I* Reizintensität, I_o Reizschwelle, *Is* Impulsschwelle, *P* Amplitude des Rezeptorpotentials, *SB* Sättigungsbereich.

Logarithmus der Reizintensität proportional. Man sagt, der Rezeptor habe eine logarithmische *Kennlinie.* Wie Abb. **7.8** *B* zeigt, überstreicht diese Kennlinie nur einen beschränkten Bereich der Reizskala, den *Arbeitsbereich (dynamischen Bereich)* des Rezeptors. Nur in diesem Bereich werden Änderungen der Reizintensität mit Änderungen des Rezeptorpotentials beantwortet.

Warum arbeiten die meisten Rezeptoren nicht mit *linearen,* sondern mit *logarithmischen* Kennlinien? Im ersten Fall ($A = k \cdot I$) würden gleiche *Intensitätsdifferenzen* ($\Delta I = I_2 - I_1 =$ konst.) immer zu gleichen Rezeptorantworten (ΔA) führen. Bei logarithmischer Übersetzung ($A = k \cdot \log I$) beruhen konstante Rezeptorantworten dagegen auf konstanten *Intensitätsverhältnissen* ($\Delta I = \log I_2 - \log I_1 = \log I_2/I_1 =$ konst.). Für die Unterscheidung zweier Objekte ist es wichtiger, auf das Intensitätsverhältnis der Objekte (*relativer* Reizunterschied) als auf die Intensitätsdifferenz (*absoluter* Reizunterschied) zu achten; denn nur ersteres spiegelt Eigenschaften der Objekte selbst wider. Unabhängig von den Beleuchtungsbedingungen reflektiert ein gegebenes Stück Papier nämlich immer den gleichen *Prozentsatz* einfallenden Lichts, und unserer Wahrnehmung erscheint es auch immer gleich hell, obwohl die *Intensitätsdifferenz* zwischen Objekt und Umgebung mit der Belichtung stark variiert. Offenbar ist es schon die logarithmische Kennlinie der Rezeptoren, die diese *Konstanzleistung* (Helligkeitskonstanz) ermöglicht.

c) Adaptation

Ein Rezeptor kann um so feinere Reizunterschiede auflösen, je steiler seine Kennlinie verläuft. Um so kleiner ist dann aber auch der Bereich der Reizskala, den der Rezeptor erfaßt. Eine Sehzelle „überblickt" nur einen kleinen Teil der Skala an Lichtintensitäten, die auf der Erdoberfläche herrschen (S. 504); doch kann sie ihre Empfindlichkeit den jeweiligen Lichtbedingungen anpassen, d.h. ihre Kennlinie längs der Reizskala verschieben *(Adaptation)*. In Abb. **7.8***B* entspricht die linke Kurve der Kennlinie einer dunkeladaptierten Sehzelle. Bei höheren Lichtintensitäten wird die Kennlinie (durch Verringerung des Verstärkungsfaktors bei der Transduktion) nach rechts verschoben. Um eine bestimmte Rezeptorantwort auszulösen, ist jetzt eine höhere Reizintensität erforderlich. Die Zelle ist unempfindlicher geworden.

Empfindlichkeitsänderungen (= Adaptationen) können nicht nur an Rezeptoren, sondern auch weiter *zentral* erfolgen (durch Modulation der synaptischen Übertragung). Andererseits regeln die reizleitenden Apparate schon *peripher* den Reizfluß zu den Rezeptoren *(Reizkontrolle)*. So verengt sich die Pupille bei Erhöhung der Lichtintensität. Auch dieser Prozeß wird – zumindest bei allen höheren Wirbeltieren – zentral gesteuert: Bei Belichtung eines Auges verkleinern sich beide Pupillen synchron.

d) Empfindlichkeit

Ein Maß für die Empfindlichkeit eines Rezeptors ist seine *Reizschwelle*. Sie bezeichnet jene Reizenergie, die bei maximaler Empfindlichkeit des Rezeptors (linke Kennlinie in Abb. **7.8***B*) eine gerade registrierbare Erregung auslöst. Dabei muß man zwischen dem Schwellenreiz des Rezeptors und dem der gesamten Sinnesbahn unterscheiden. Für die Erregung einer *Sehzelle* genügt 1 Lichtquant, doch müssen gleichzeitig 8–10 benachbarte Sehzellen der menschlichen Retina von je 1 Quant getroffen werden, damit eine Lichtempfindung resultiert. Die *Riechsinneszellen* der Seidenspinner-♂♂, die auf den Sexuallockstoff der ♀♀ (S. 343) spezialisiert sind, werden durch je 1 Duftmolekül überschwellig erregt. Doch beginnen die ♂♂ erst dann zu reagieren, wenn mindestens 200 Duftmoleküle auf 200 (der über 10^4) Lockstoffrezeptoren ihrer Antennen fallen. Grillen und Schaben verfügen in ihren Beingelenken über *Vibrationsrezeptoren*, die Bodenerschütterungen aufnehmen und damit das Insekt über einen sich nähernden Feind informieren. Die Erregungsschwellen dieser Rezeptoren liegen bei Beinauslenkungen von 0,1 nm, also in der Größenordnung des Durchmessers eines H-Atoms. Doch werden die Rezeptoren erst erregt, wenn diese minimalen Auslenkungen periodisch mit einer Frequenz von 1000–2000 s^{-1} erfolgen. Unsere *Hörsinneszellen* reagieren auf minimale Schalldrucke von $10^{-5}\ N \cdot m^{-2}$. Wären wir um eine Zehnerpotenz empfindlicher, würden wir das Rauschen der Brownschen Molekularbewegung hören.

Wie alle diese Beispiele belegen, hat die Empfindlichkeit verschiedener Rezeptortypen die Grenze des physikalisch überhaupt Möglichen erreicht.

Damit jedoch der Organismus bei dieser extremen Rezeptorempfindlichkeit nicht auf zufällige Rezeptorentladungen *(Rauschereignisse)* anspricht, müssen jeweils mehrere Rezeptoren gleichzeitig gereizt werden (Licht- und Riechsinneszellen) oder periodische Signale empfangen (Vibrations- und Hörsinneszellen), damit die Meldungen von den höheren Zentren als verläßlich taxiert werden.

e) Spezifität der Sinnesbahnen

Bisher war stets von Intensitäten, nie von Qualitäten der Reize die Rede. Aber wie unterscheiden sich die Signale, die z. B. Seh- und Hörnerven zum Gehirn senden? Generell gesagt: nicht im geringsten! Der Unterschied liegt nicht in der gesendeten Information, sondern im Bestimmungsort, den die entsprechenden Informationen erreichen, letztlich also im Verschaltungsschema des Nervensystems. In der Hirnrinde der Säugetiere ist jede *Sinnesmodalität* (Sehen, Riechen, Hören usw.) durch ein ihr zugeordnetes Areal vertreten (z. B. visueller Cortex in Abb. **6.15***A*). Jede Erregung, die in ein solches Areal einläuft, wird unabhängig von ihrem Herkunftsort nur im Hinblick auf eine ganz bestimmte Sinnesmodalität interpretiert. Aufgrund der phylogenetischen und ontogenetischen Entwicklung des Gehirns projiziert die Sehbahn immer zum visuellen Cortex, die Hörbahn immer zum auditiven Cortex usw. Falschmeldungen sind also ausgeschlossen. Vertauschte man (im Gedankenexperiment) Seh- und Hörbahn an ihren Endstationen im Cortex, würden wir den Blitz hören und den Donner sehen.

7.2 Sinnessysteme

Eine einzelne Sehzelle kann keine Farben, eine einzelne Hörzelle keine Töne unterscheiden. Beide messen nur *Reizintensitäten.* Um Informationen über *Reizqualitäten* wie Farbe und Tonhöhe zu erhalten, muß das Nervensystem jeweils Eingänge von verschiedenen Rezeptortypen mit unterschiedlichen Antenneneigenschaften miteinander verrechnen. Wenn z. B. einige Sehzellen auf langwelliges, andere auf kurzwelliges, wenn einige Hörzellen auf hohe, andere auf tiefe Schallfrequenzen ansprechen, lassen sich später aus der Verrechnung der entsprechenden Rezeptorerregungen Informationen über Farbe bzw. Tonhöhe gewinnen.

7.2.1 Mechanoperzeption

Mechanische Sinnesorgane nehmen *mechanische Deformationen* wie Druck, Dehnung, Vibrationen, Schall usw. auf und leiten sie über die vielgestaltigsten Hilfseinrichtungen (reizleitende Apparate) den Sinneszellen zu. Wie im folgenden für Arthropoden und Vertebraten gezeigt, dient dabei oft ein und dasselbe Bauelement unter Anpassung an die jeweiligen funktionellen Bedürfnisse ganz verschiedenen mechanischen Sinnesleistungen.

Abb. 7.9 Cuticularsensillen bei Insekten: [A] Cuticularborste (Sensillum trichodeum). [B] Spaltsinnesorgan (Sensillum campaniforme). [C] Scolopidium im Tympanalorgan. *Weiße Pfeile:* adäquate Reizrichtung. – *Ag* Rezeptoraußenglied, *Af* Aufhängefasern, *Cp* Cuticularspange (intrazellulär), *Cs* Cuticularscheide (extrazellulär), *Cu* Cuticula, *Ep* Epidermis, *Gm* Gelenkmembran, *Gz* Gliazelle, *Ig* Rezeptorinnenglied, *Kp* Kappe (von Kappenzelle *Tr* sezerniert), *Rl* Rezeptorlymphraum, *Se* Seta, *Th* thecogene Zelle, *Tj* Tight junction, *Tk* Tubulärkörper, *Tm* Tympanalmembran, *To* tormogene Zelle, *Tr* trichogene Zelle (nach Thurm; Gray; Schmidt; Michel).

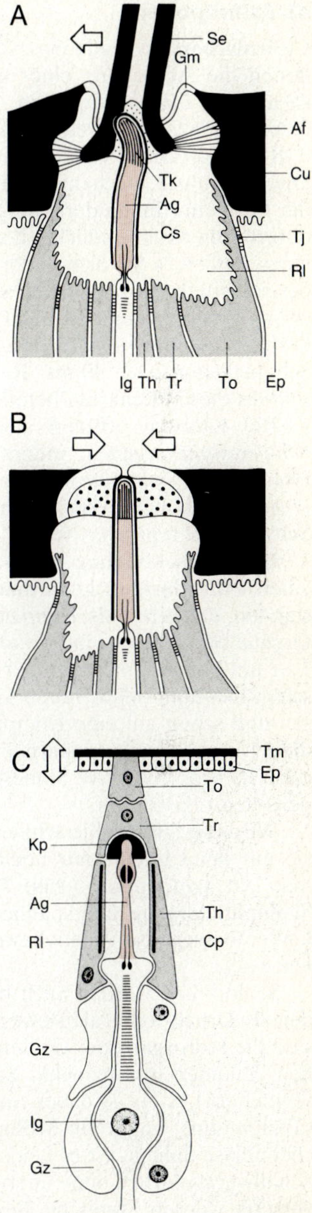

a) Arthropoden

Cuticularborsten (Fadenhaarsensillen; Abb. **7.9** *A*) sind Tastsinnesorgane, bei denen die Abbiegung einer gelenkig in die Cuticula eingelassenen Borste *(Seta)* den *Tubulärkörper* im Außenglied einer Sinneszelle (Abb. **7.2** *A*) verformt. Bereits Kompressionen von 0,1 nm, die einer Borstenauslenkung von 0,01° entsprechen, werden mit meßbaren Rezeptorpotentialen beantwortet. Die zugeführte mechanische Reizenergie beträgt dabei 10^{-19} J, liegt also in der Größenordnung der Energie eines Lichtquants (S. 387). Fadenhaare von derart hoher Empfindlichkeit sitzen bei Schaben und Grillen auf den Analanhängen (Cerci). Sie dienen dort als Schallbewegungsempfänger (Box **7.1**), die bereits auf Luftströmungen ansprechen, wie sie eine sich nähernde Kröte beim Atmen erzeugt. Erreicht ein Luftstrom mit Beschleunigungen von mindestens 600 $mm \cdot s^{-2}$ die Fadenhaare, beginnt die Fluchtreaktion einer Schabe schon nach 40 ms. Riesenfasern mit hoher Leitungsgeschwindigkeit sind an dieser Reaktion beteiligt (S. 358).

Bei Krebsen erfüllen hakenförmige Fadenhaare auch die Rolle von *Schweresinnesorganen,* indem sie die Wandung eines flüssigkeitsgefüllten Hohlraums *(Statocyste)* auskleiden. Die Statocyste enthält einen Einschlußkörper von höherem spezifischem Gewicht *(Statolith)*, dessen Verlagerung im Schwerefeld registriert wird.

Unter Rückbildung der Borste und Einlagerung der Sinneszellspitze in einen Cuticularspalt kann man sich die **Spaltsinnesorgane** (Abb. **7.9** *B*) entstanden denken. Als *campaniforme Sensillen* bei Insekten und *lyriforme Organe* bei Spinnen sind sie oft gruppenweise in Form parallelständiger, nur 1–2 µm breiter Spalten in der Cuticula angeordnet, wo sie analog zu technischen Dehnungsmeßstreifen kleinste Verformungen des Außenskeletts messen und schon auf eine Kompression des Spalts um 5–10 nm reagieren. Sie dienen der Vibrationswahrnehmung beim Beutefang (z. B. bei Netzspinnen) oder als propriozeptive Sinnesorgane, die die gegenseitige Stellung von Körperteilen registrieren.

Wird die Sinneszelle schließlich noch weiter in die Tiefe verlagert, so daß sie mit der Cuticula nur noch über Hilfszellen in Verbindung steht, erhält man ein *Scolopidium* (Abb. **7.9** *C*). Aus mehreren Scolopidien bestehende **Scolopidialorgane** überspannen bei Insekten Segmentgrenzen und Beingelenke, messen also Relativbewegungen zwischen den betreffenden Körperteilen.

Scolopidien werden auch bei der *Schallwahrnehmung* eingesetzt: entweder als Druck- oder als Bewegungsempfänger. *Druckempfänger* (Box **7.1** *C*) sind die Hörorgane der Grillen (in den Tibien der Vorderbeine), Heuschrekken, Zikaden und mancher Schmetterlinge (in Thorakal- oder Abdominalsegmenten). Stets ist dabei eine verdünnte Cuticularregion, das Trommelfell (Tympanum), innen mit Scolopidien besetzt. Da dem Trommelfell eine Tracheenblase anliegt, ist es beidseitig von Luft begrenzt und kann daher durch Schallwechseldruck ohne übermäßige Energieverluste (S. 403) in Schwingung versetzt werden. Typische *Bewegungsempfänger* (Box **7.1** *D*) sind die Hör-

Box 7.1 Schallwellen: Druck- und Bewegungsempfänger

Im Gegensatz zu Lichtwellen, die sich als elektromagnetische Wellen auch im Vakuum ausbreiten, sind Schallwellen an ein elastisches Trägermedium gebunden, das in mechanische Schwingungen versetzt werden kann. Gemäß der Natur dieses Trägermediums spricht man von Substrat-, Flüssigkeits- oder Luftschall. Hier sei nur von letzterem die Rede.

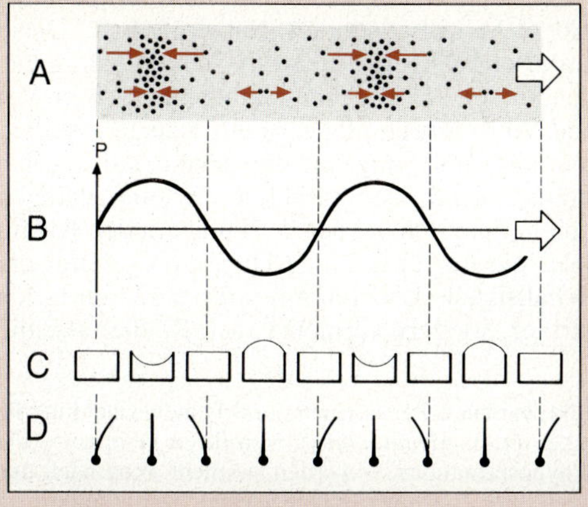

Wäre es möglich, die Luftmoleküle während der Ausbreitung einer Schallwelle zu photographieren, erhielte man Bild [A]: In Ausbreitungsrichtung der Schallwelle *(offener Pfeil)* erscheinen Maxima und Minima der Teilchenkonzentration, denen in [B] Maxima und Minima des Schalldrucks *P* entsprechen. Wie für die technischen Mikrophone stellt auch für die meisten Hörorgane im Tierreich dieser Schallwechseldruck den adäquaten Reiz dar: [C] **Druckempfänger**. Bei der Ausbreitung der Druckwelle werden die einzelnen Luftmoleküle allerdings nicht in Ausbreitungsrichtung des Schalls verlagert, sondern schwingen um stationäre Gleichgewichtslagen *(farbige Pfeile in A)*. Maximale Schwingungsamplituden treten zwischen den Druckmaxima und -minima auf. Haarförmige Organe können von dieser Teilchenbewegung „wie Halme im Winde" mitgenommen werden und damit als [D] **Bewegungsempfänger** dienen. Die Gehörorgane einiger Insekten arbeiten nach diesem Prinzip.

organe der Mücken (S. 385). Hier wird die vom Körper abstehende, leicht bewegliche Antennengeißel von den Bewegungen der Luftmoleküle mitgenommen. Die Geißelschwingung überträgt sich den Scolopidien, die als Johnston-Organ das Gelenk zwischen der Geißel (Flagellum) und dem angrenzenden 2. Antennenglied (Pedicellus) überspannen.

Im Gegensatz zu Lichtsinnesorganen, die in allen Tierstämmen auftreten, sind Hörorgane auf Vertebraten und Arthropoden – und hier vor allem auf wenige Insektengruppen – beschränkt. In der Regel finden wir sie nur bei solchen Tieren, die selbst Laute erzeugen. Die Hauptfunktion des akustischen Systems liegt demnach in der innerartlichen Kommunikation (S. 454). Dem entspricht, daß die meisten Gehörorgane der Insekten mit ihrer Resonanzfrequenz auf die Stridulationsfrequenz der Lauterzeugungsapparate (bei Mücken auf die Flügelschlagfrequenz) des Partners abgestimmt sind. Darüber hinaus können Gehörorgane auch der Feinderkennung dienen, bei manchen Nachtfaltern z. B. der Wahrnehmung von Ultraschallauten der Fledermäuse.

Viele Arthropoden (z. B. Wolfsspinnen, Winkerkrabben, Steinfliegen) trommeln zur innerartlichen Kommunikation mit bestimmten Körperteilen auf den Boden, erzeugen also nicht Luft-, sondern Substratschall. Dieser Substratschall wird mit Vibrationsempfängern (meistens Scolopidialorganen in den Beingelenken) wahrgenommen. Daß gegenüber dieser weiten Verbreitung von Klopfsignalen und Vibrationsempfängern nur wenige Insektengruppen über Luftschall kommunizieren, mag mit der engen ökologischen Einnischung und hohen Siedlungsdichte der Insekten zusammenhängen. Unter diesen Bedingungen bedient man sich bei der Werbung um den Partner vorteilhaft intimer Klopfsignale, die nur über kurze Distanzen geleitet und dann weggedämpft werden. Schallsignale könnten mit ihrer größeren Reichweite nicht nur Geschlechtspartner, sondern vermehrt auch Räuber alarmieren.

Ein Beispiel für diesen Konflikt zwischen Partnersuche und Feindvermeidung liefern neotropische Laubheuschrecken (z. B. *Melanonotus*). Von ihren Feinden – Fledermäusen aus der Familie der Phyllostomatiden – werden sie nicht aktiv nach dem Sonarprinzip, sondern passiv anhand ihrer Paarungsgesänge geortet. Der resultierende Gesangskonflikt hat bei den Heuschrecken zu einem Musterbeispiel eines über Verhaltensänderungen ablaufenden Evolutionsprozesses geführt. Bei denjenigen Arten, die in den von Fledermäusen bewohnten Wäldern leben, produzieren die Männchen nur kurze Gesänge mit weit auseinanderliegenden Impulsen relativ reiner, hochfrequenter Töne, die von den Fledermäusen schwer zu orten sind. Ihren Geschlechtspartner informieren sie zusätzlich über Vibrationssignale. Nahverwandte Arten außerhalb der Wälder, wo keine Fledermäuse vorkommen, signalisieren dem Partner ihren Standort dagegen mit den für die ganze Gruppe typischen langen Gesängen dicht aufeinanderfolgender Impulse. In den Wald versetzt, werden die Männchen dieser Arten rasch von Fledermäusen geortet.

b) Vertebraten

Mit verschiedenen reizleitenden Apparaten gekoppelt, bilden die bereits besprochenen Haarzellen (S. 389) die Rezeptoren für eine Vielzahl mechanorezeptorischer Sinnesorgane: Strömungs-, Schwere-, Dreh- und Gehörsinnesorgane (Abb. **7.10**). Fische und wasserlebende Amphibien nehmen mit **Seitenlinienorganen** Wasserströmungen wahr, die von bewegten Objekten bzw. der Eigenbewegung des Tieres ausgelöst werden. Die Organe dieses Ferntastsinns bestehen aus Gruppen von *Haarzellen,* deren Stereovilli in eine abbiegbare Gallertkappe *(Cupula)* ragen. Sie können frei an der Körperoberfläche stehen oder in einen Epidermiskanal – die durch Öffnungen mit dem Außenmedium kommunizierende „Seitenlinie" – eingeschlossen sein.

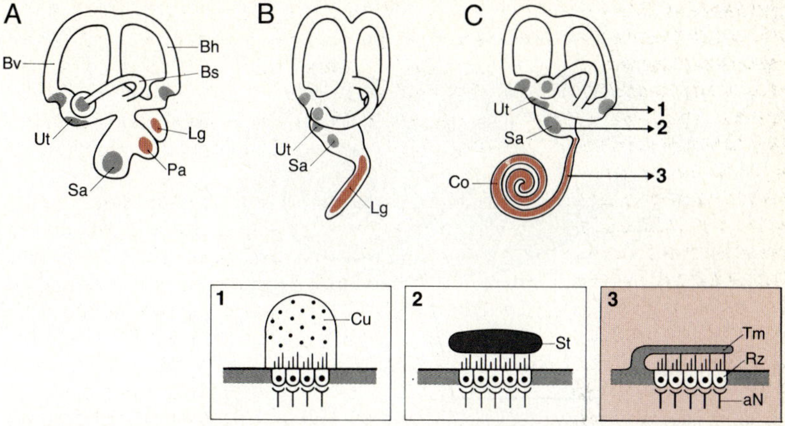

Abb. 7.10 Labyrinth der Wirbeltiere. [A] Amphibien. [B] Vögel. [C] Säuger. Bau der *1* Drehsinnesorgane (Crista), *2* Schweresinnesorgane (Macula) und *3* Hörsinnesorgane (Papilla). Die Hörsinnesorgane sind *in Farbe* angelegt. – *aN* afferente Nervenfasern, *Bv, Bh, Bs* vorderer vertikaler, hinterer vertikaler und seitlicher (horizontaler) Bogengang, *Co* Cochlea, *Cu* Cupula, *Lg* Lagena, *Pa* Papilla amphibiorum, *Rz* Rezeptoren (Haarzellen), *Sa* Sacculus, *St* Statolith, *Tm* Tektorialmembran, *Ut* Utriculus (*A–C* nach Giersberg; Rietschel; Wersaell).

Aus einem in die Tiefe verlagerten Teil des Seitenliniensystems entsteht, evolutiv betrachtet, das *Labyrinth,* dem die Dreh-, Schwere- und Schallsinnesorgane angehören. Je nach dem Bau des reizleitenden Apparats spricht man in diesen drei Fällen vom Sinnesorgantyp *Crista, Macula* und *Papilla* (Abb. **7.10**). Dem Seitenliniensystem noch am ähnlichsten arbeiten **Drehsinnesorgane,** die auf Drehbeschleunigungen ansprechen: drei (bei Agnathen nur zwei) senkrecht aufeinanderstehende Bogengänge tragen seitlich je eine kugelförmige Auswölbung. Diese *Ampulle* enthält das eigentliche Sinnesorgan, die *Crista* (Haarzellgruppe mit Cupula). Bei Rotationen in einer Bogengangsebene bleibt die Kanalflüssigkeit *(Endolymphe)* in dem betreffenden Bogengang aufgrund ihrer Massenträgheit relativ zur Kanalwandung zurück. Die Relativbewegung, die nur in der Beschleunigungsphase der Rotation auftritt, führt zur Abbiegung der Cupula.

Auch bei den **Schweresinnesorganen** (oben *Utriculus* und unten *Sacculus*), bei denen ein Kalkstatolith einem Haarzellenpolster aufliegt *(Macula)*, besteht der adäquate Nutzreiz in der Abbiegungs-(Horizontal-)Komponente, nicht in der Druck-(Vertikal-)Komponente, die die Stereovilli bei Verlagerung des Statolithen erfahren. Als Eingangsreiz wirken Linearbeschleunigungen, wie sie bei der Einwirkung von Gravitations- und Zentrifugalkräften auftreten.

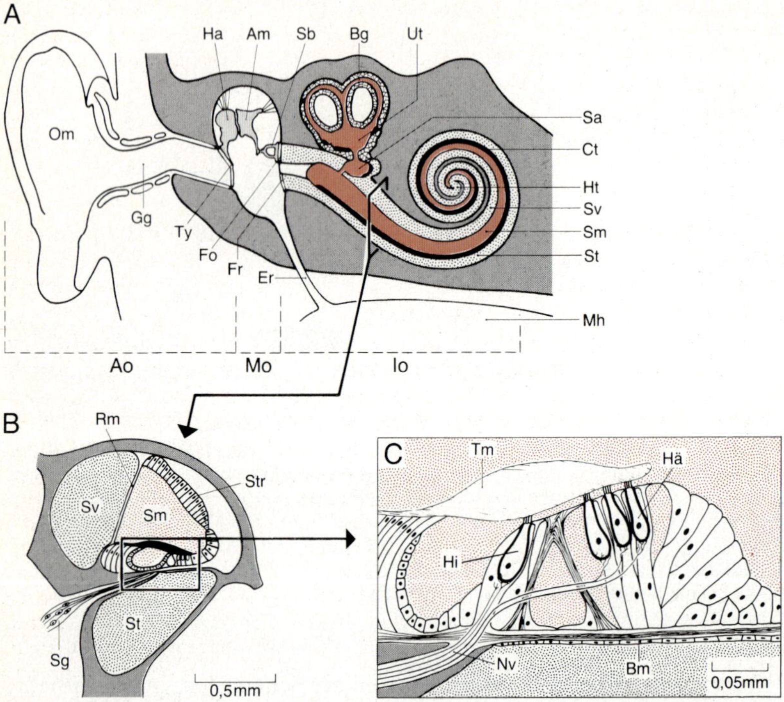

Abb. 7.11 Gehörorgan der Säugetiere. [A] Längsschnitt. [B] [C] Querschnitte durch Cochlea *(B)* und Corti-Organ *(C)*. Knochen *grau,* Endolymphe mit *farbigem* und Perilymphe mit *schwarzem Punktraster* markiert. – *Am* Amboß (Incus), *Ao* Außenohr, *Bg* Bogengang, *Bm* Basilarmembran, *Ct* Corti-Organ, *Er* Eustachische Röhre, *Fo, Fr* ovales und rundes Fenster, *Gg* äußerer Gehörgang, *Ha* Hammer (Malleus), *Hä, Hi* äußere und innere Haarzellen (Rezeptoren), *Ht* Helikotrema, *Io* Innenohr, *Mh* Mundhöhle, *Mo* Mittelohr, *Nv* Hörnerv, *Om* Ohrmuschel (Pinna), *Rm* Reißner-Membran, *Sa* Sacculus, *Sb* Steigbügel (Stapes), *Sg* Spiralganglion (1. Schaltstation der Hörbahn), *Sm* Scala media, *St* Scala tympani (Paukengang), *Str* Stria vascularis, *Sv* Scala vestibuli (Vorhofgang), *Tm* Tektorialmembran, *Ty* Trommelfell (Tympanum), *Ut* Utriculus (nach Ades, Engstroem; Yost, Nielson; Wersaell, Rasmussen).

Bei Fischen übernimmt der prägnant ausgebildete Sacculus auch akustische Sinnesfunktionen. Zum **Schallsinnesorgan** der Landwirbeltiere entwickelt sich jedoch eine ventrale Aussackung des Labyrinths, die *Lagena,* die sich bei Säugern zur Schnecke *(Cochlea)* aufwindet (Abb. **7.11**). Die Cochlea gliedert sich ihrer Länge nach in zwei Perilymphkanäle (die obere *Scala vestibuli* und die untere *Scala tympani*), die an der Spitze über das *Helikotrema* miteinander in Verbindung stehen, und einen dazwischenliegenden Endolymphkanal *(Scala media)* mit dem Sinnesepithel (*Papilla;* bei Säugern als *Corti-Organ* bezeichnet). Im Corti-Organ werden die der *Basilarmembran* aufsitzenden Sinneszellen mit ihren Stereovilli von einer *Tektorialmembran* überdeckt. Basilar- und Tektorialmembran sind so eingelenkt, daß sich die bei Beschallung auftretende Auf-Ab-Schwingung des Corti-Organs in eine Horizontalverschiebung beider Membranen übersetzt und damit auch bei den Hörzellen der adäquate Reiz in einer Abbiegung (Scherung) der Stereovilli besteht (Abb. **7.12** *D*).

Schallübertritt Luft → Flüssigkeit: Da die Sinneszellen in einem flüssigkeitsgefüllten Schlauch liegen, muß der auf das Außenohr auftretende Luftschall zunächst in Flüssigkeitsschall transformiert werden. Dieser Transformation dient das *Mittelohr*. Beim Auftreten auf die schwerer komprimierbare (akustisch dichtere) Flüssigkeitssäule würde nämlich der allergrößte Teil der Schallenergie (> 98%) reflektiert werden. Der schalleitende Apparat der Mittelohrknochen (Hammer, Amboß, Steigbügel) verbessert jedoch den Schallübertritt, indem er den auftreffenden Schall vom relativ großen Trommelfell (beim Menschen 55 mm^2) auf das viel kleinere ovale Fenster (3,2 mm^2) fokussiert. Aufgrund der Beziehung Druck = Kraft/Fläche entspricht das einer 17fachen Zunahme des Schalldrucks. Diese Druckverstärkung geht allerdings zu Lasten der Schwingungsamplitude, die am ovalen Fenster nur noch 10^{-9} mm beträgt.

Einfacher sollte sich die Schallaufnahme bei *Wassertieren* gestalten, da hier die Übertragung zwischen wäßrigen Medien (Außenwelt und Innenohr) erfolgt. Dennoch ist bei *Knochenfischen* an der Schallaufnahme stets ein gasförmiges Kompartiment beteiligt: die Schwimmblase, die zudem noch weit vom Innenohr entfernt liegt. Die Verbindung zum Innenohr erfolgt entweder über schlauchförmige Fortsätze der Schwimmblase (bei Heringen) oder über eine Kette von Gehörknöchelchen (bei Karpfenfischen). Im letzteren Fall handelt es sich um umgewandelte Wirbelfortsätze (Weber-Apparat), die eine ähnliche Funktion wie die Mittelohrknochen der Landwirbeltiere erfüllen.

Frequenzabbildung im Innenohr: Die Schwingungen des letzten Mittelohrknochens (Stapes) übertragen sich via ovales Fenster auf die obere, dann untere Perilymphsäule (wobei das runde Fenster dem Druckausgleich dient) und setzen auf diese Weise den Endolymphschlauch der Scala media in Schwingung: *Wanderwellen* laufen im Rhythmus der Stapesschwingungen über den Endolymphschlauch. Je nach ihrer Frequenz erreichen sie an einer bestimmten Stelle ihre maximale Amplitude und werden kurz darauf weggedämpft (Abb. **7.12** *A, B*). Zur Erregung kommen jeweils nur jene Hörzellen, die im Bereich des Amplitudenmaximums liegen. Das ist für hohe Frequenzen an der Basis, für tiefe an der Spitze der Basilarmembran der Fall (Abb. **7.12** *C*). Jede Frequenz wird damit auf einen anderen Ort abgebildet *(Frequenz-Orts-Transformation)*.

Die *feinmechanischen Eigenschaften* des Corti-Organs sind für diese Frequenzabbildung verantwortlich. Die Basilarmembran nimmt von der Basis zur Spitze an Breite zu

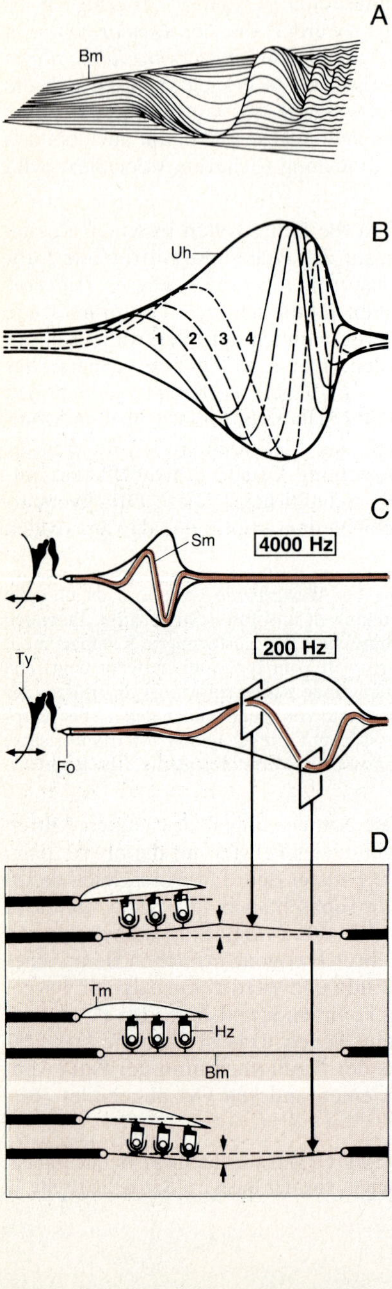

Abb. 7.12 Ausbreitung der Wanderwellen im Innenohr. [A] Momentaufnahme einer Wanderwelle. [B] 4 aufeinanderfolgende Momentaufnahmen und Umhüllende *(Uh)* einer Wanderwelle. [C] Amplitudenmaxima von Wanderwellen bei hohen und tiefen Frequenzen. [D] Abbiegung der Stereovilli der Haarzellen *(Hz)* beim Auf- und Abschwingen der Scala media. – *Bm* Basilarmembran, *Fo* ovales Fenster, *Hz* Haarzelle (Rezeptor), *Sm* Scala media, *Tm* Tektorialmembran, *Ty* Tympanum (Trommelfell), *Uh* Umhüllende konstantfrequenter Wanderwellen (nach Ranke; Tonndorf; Klinke; Zemlin).

Abb. 7.13 Hörschwelle *(Hs)* und Hörbereich *(Hb)* von [A] Mensch und [B] Fledermaus *(Rhinolophus ferrumequinum);* nach Verhaltensmessungen. Die minimale Schwellenlautstärke liegt in beiden Fällen bei 10^{-5} N · m^{-2}, beide Hörsysteme verfügen also über die gleiche Absolutempfindlichkeit (nach Fletcher; Neuweiler).

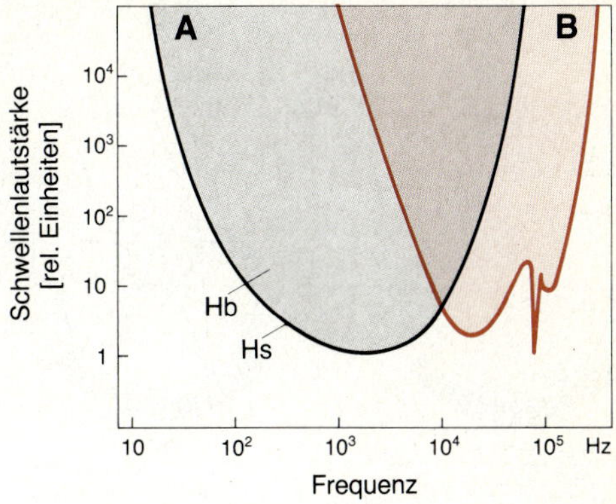

(Abb. **7.12***A*) und an Steifheit ab. Abnehmende Steifheit bedingt, daß eine Wanderwelle längs der Basilarmembran ihre Amplitude erhöht und ihre Fortpflanzungsgeschwindigkeit v verringert. Bei abnehmendem v und konstanter Frequenz f (die Stapesschwingung bleibt konstant!) muß sich auch die Wellenlänge λ verringern $f = v \cdot \lambda^{-1}$. Unterschreitet λ ein Minimum, wird die Wanderwelle weggedämpft. Bei hohen Tönen ist λ von Anfang an klein. Folglich kommt es auch eher (näher am Stapes) zur Wegdämpfung.

Die Hörzellen werden nicht nur von afferenten Nervenfasern abgegriffen (Abb. **7.5***A*), sondern auch *efferent* innerviert. Besonders stark ist dieser efferente Input bei den äußeren Haarsinneszellen ausgebildet, die bei der Reizaufnahme kaum eine Rolle spielen. Man vermutet, daß efferente Erregungen zu Formveränderungen der äußeren Haarsinneszellen führen und damit die *Mikromechanik* der Cochlea verändern. Auf diese Weise könnte die Erregungsstärke der inneren Haarsinneszellen durch *efferente Kontrolle* beeinflußt werden.

Frequenzspektrum: Der Hörbereich des *Menschen* umspannt Frequenzen von $2 \cdot 10$ bis $2 \cdot 10^4\ s^{-1}$. *Fledermäuse,* aber auch *Nagetiere* und *Delphine,* selbst *Vögel* und manche *Insekten* hören bis in den Ultraschallbereich hinein (bis $2 \cdot 10^5\ s^{-1}$; Abb. **7.13**). Hohe Frequenzen, wie sie z. B. Fledermäuse zur Echoortung einsetzen, haben zwar wegen ihrer höheren Absorption im Medium geringere Reichweite, erlauben aber präzisere Lokalisationsleistungen: je kleiner die Wellenlänge, desto höher die Genauigkeit der Echoortung. Da Schall konstanter Frequenz in Wasser wegen der dort höheren Fortpflanzungsgeschwindigkeit auch eine größere Wellenlänge als in Luft aufweist ($f = v \cdot \lambda^{-1}$, s. oben), sollten Wassertiere für gleiche Ortungsgüte höherfrequente Lautsignale als Landtiere verwenden. In der Tat liegen die Lautfrequenzen der meisten Fledermäuse bei 15–60 kHz, die der Zahnwale bei 120–180 kHz.

Äußerst beschränkt ist das Frequenzspektrum bei *Fischen.* Keineswegs stumm, erzeugen sie mit Trommelmuskeln, die die Schwimmblase umspannen, oder mit umgebildeten Flossenteilen, Kiefern und Schlundzähnen – also nach dem Schlagzeugprinzip und nicht wie die Landwirbeltiere mit

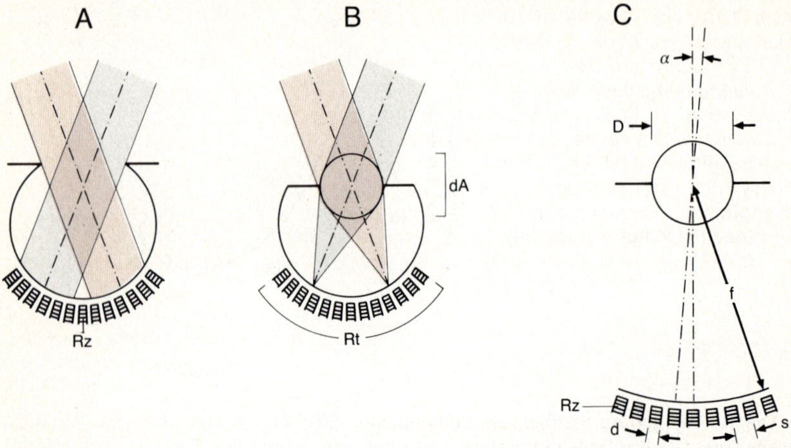

Abb. 7.14 Optik verschiedener Augentypen. [A] Becherauge. [B] [C] Einzellinsenaugen. [D]–[F] Komplexaugen ([D] [E] Appositions-, [F] Superpositionsauge). – α optischer Abstandswinkel, *D* Linsendurchmesser, *d* Rezeptordurchmesser, *dA* dioptrischer Apparat, *f* Brennweite, *r* Augenradius, *Rt* Retina, *Rz* Rezeptor (Sehzelle), *s* Rezeptorabstand. Anhand von *C* und *D* lassen sich Lichtempfindlichkeit *S* und Auflösungsvermögen *R* (siehe nebenstehende Formeln) berechnen.

Windblasinstrumenten – recht konstantfrequente Töne. Akustische Information wird vor allem in der rhythmischen Gliederung der Laute verschlüsselt; denn Fischen fehlt ein frequenzanalysierendes Sinnesorgan. Die Hörzellen liegen in der engen Kammer des Sacculus und nicht wie bei Reptilien, Vögeln und Säugern auf einer langgestreckten Basilarmembran frequenzspezifisch aufgereiht.

7.2.2 Photoperzeption

Von allen Sinnesorganen liefert das Auge die detailreichsten „Bilder" der Außenwelt: Es ist das räumlich am höchsten auflösende Sinnessystem. Während unser Hörsystem die räumliche Position des Reizes erst über einen Vergleich der Erregungen vom linken und rechten Hörorgan errechnen muß (da sich auf dem Sinnesepithel selbst nicht der Ort, sondern eine Eigenschaft des Reizes – seine Frequenz – abbildet), wird im Auge das Bild der Außenwelt unmittelbar auf das Sinnesepithel, die *Retina,* projiziert. Welche Faktoren bestimmen die Güte dieses retinalen Bildes?

a) Bildsehen

● **Lichtempfindlichkeit** und **Auflösungsvermögen:** Wie gute photographische, so sollten auch gute neuronale Bilder hell und feinkörnig sein. *Licht-*

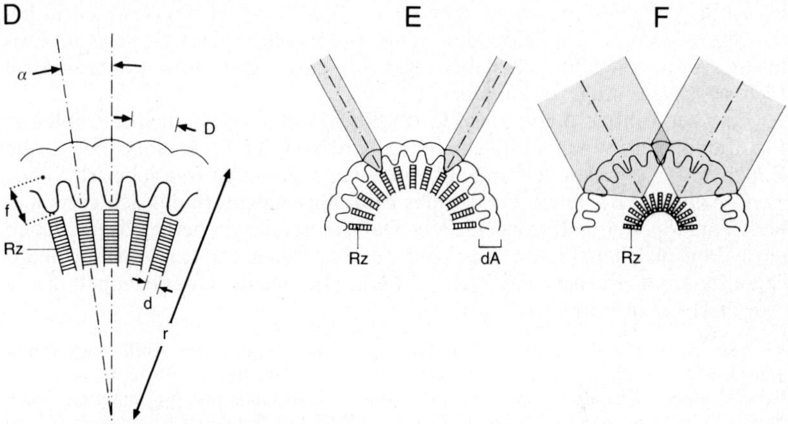

Lichtempfindlichkeit: $\mathbf{S} \sim D^2 \cdot d^2 \cdot f^{-2}$

Auflösungsvermögen: $\mathbf{R} \sim \alpha^{-1}$, d. h. C $R \sim f \cdot s^{-1} \approx f \cdot d^{-1}$

D $R \sim r \cdot D^{-1}$

empfindlichkeit und *Auflösungsvermögen* sind also zwei Grundleistungen, an denen sich die Güte eines Sehsystems messen läßt. Die Unterschiede zwischen verschiedenen Tiergruppen liegen dabei weniger in Struktur und Funktion der einzelnen Sehzellen (S. 389) als in der Dichte der Sehzellen in der Netzhaut *(Retina)*, d. h. in der „Feinkörnigkeit des Films", und in den optischen Eigenschaften des vorgeschalteten *lichtbrechenden (dioptrischen) Apparats,* d. h. in der „Güte der Optik".

An Optik und Retina stellen Lichtempfindlichkeit und Auflösungsvermögen jedoch konkurrierende Anforderungen. Beide Parameter lassen sich daher nicht gleichzeitig maximieren: Höchstes Auflösungsvermögen wird immer nur dann erreicht, wenn die Lichtempfindlichkeit nicht begrenzend wirkt, also am hellichten Tage. Wenn es jedoch darauf ankommt, jedes verfügbare Quant einzufangen – während der Dämmerung oder in den Tiefen der Ozeane (vgl. Abb. **10.1** *B*) –, muß das Auflösungsvermögen und damit der Reichtum an räumlichen Details im Bild zurücktreten.

Bei den linsenlosen **Becheraugen,** einem bei wasserlebenden Invertebraten (z. B. Turbellarien) weit verbreiteten Augentyp, wird durch eine große Augenöffnung (Pupille) sichergestellt, daß selbst bei den ungünstigen Lichtbedingungen unter Wasser noch genügend Quanten auf die Retina gelangen (vgl. die breiten Strahlenbündel in Abb. **7.14** *A*). Die Richtung, aus der ein einzelner Rezeptor Licht empfängt, wird bei diesen Augen durch den Schatteneffekt des pigmentumhüllten Bechers bestimmt und ist daher nur in recht groben Grenzen festgelegt. Natürlich kann man die Blickrichtung der einzelnen Rezeptoren einengen, indem man die Öffnung des Bechers verkleinert, bis schließlich der Typus des *Lochkamera-Auges* erreicht ist (verwirklicht bei der altertümlichen Cephalopodenreliktform *Nautilus*). Der Gewinn an Auflösungsvermögen läßt sich dabei aber nur durch eine drastisch reduzierte Lichtstärke des Auges erkaufen.

Erst der Einbau einer Linse in die Becheröffnung löst beide Probleme: Licht einer gegebenen Einfallsrichtung wird von der Linse über eine große Eintrittspupille gesammelt und auf einen eng begrenzten Retinabezirk fokussiert (Abb. **7.14** *B*). Diese Lösung des **Einzellinsenauges** findet sich vor allem bei Cephalopoden und Wirbeltieren. Daß sie bei diesen beiden Tiergruppen nach dem gleichen Funktionsprinzip aus ontogenetisch ganz unterschiedlichem Material realisiert wird (Abb. **7.15** *A, B*), mag die Überlegenheit dieses Augentyps demonstrieren.

Betrachten wir die optischen Verhältnisse etwas genauer. Das **Auflösungsvermögen** (Resolution *R*) des Auges wird um so größer, je dichter die Rezeptoren in der Retina stehen, d.h. je kleinere Werte ihr optischer Abstandswinkel α annimmt. Nach den in Abb. **7.14** genannten Beziehungen steigt *R* mit zunehmender Brennweite *(f)* und abnehmendem Rezeptordurchmesser *(d)*. Große Raubvögel erzielen eine höhere Sehschärfe als der Mensch schon dadurch, daß ihre Augen bei annähernd gleichem Rezeptordurchmesser und -abstand (ca. 2 µm) eine längere Brennweite aufweisen ($f = 23$ mm beim Adler *Aquila audax*) als das menschliche Auge ($f = 17$ mm). Umgekehrte Abhängigkeiten bezüglich *f* und *d* bestehen für die **Lichtempfindlichkeit** (Sensitivität *S*). Sie hängt letztlich davon ab, wieviele Quanten auf einen Rezeptor fallen und von ihm absorbiert werden. Bei konstantem *R* läßt sich *S* nur dann erhöhen, wenn der Linsendurchmesser *D* – und damit die Größe des Auges – zunimmt (Abb. **7.14** *C*); doch sind natürlich auch der Augengröße artspezifische obere Grenzen gesetzt.

Lichtempfindlichkeit und Auflösungsvermögen werden jedoch nicht allein von optischen Parametern bestimmt, sondern durch neuronale *Eigenschaften* wie Rezeptortypen und Verschaltungsmuster entscheidend modifiziert. Das Konkurrenzverhältnis von Lichtempfindlichkeit und Auflösungsvermögen hat z.B. zur Folge, daß in der Retina des Wirbeltierauges getrennte Rezeptorsysteme für die eine oder andere Leistung zuständig sind: Das *skotopische* (Stäbchen-)System leistet das farbenblinde Dämmerungssehen, das *photopische* (Zapfen-)System das farbentüchtige Tagessehen. Dämmerungstiere wie Fledermäuse, Igel, Mäuse oder Geckos besitzen nur oder nahezu ausschließlich Stäbchen, während in der Retina von Tagtieren (Eidechsen, viele Vögel, Erdhörnchen) die Zapfen dominieren.

Beim Menschen sind die Zapfen im wesentlichen auf die *Fovea* beschränkt. Dieser Bereich schärfsten Sehens (mit einem minimalen Rezeptorabstandswinkel von $\alpha = 20$ Bogensekunden) besitzt zwar nur einen Durchmesser von 0,5°, wird jedoch durch ständige *Blickbewegungen (Sakkaden)* der Augen immer auf das jeweils interessierende Objekt gerichtet. Das hohe foveale Auflösungsvermögen kommt dadurch zustande, daß im Schaltplan der Retina (Abb. **7.15** *D*) die $7 \cdot 10^3$ Zapfen der Fovea über die Bipolaren direkt 1:1 auf die Ganglienzellen projizieren. In der peripheren Retina sind dagegen $1{,}3 \cdot 10^8$ Stäbchen auf nur 10^6 Ganglienzellen geschaltet: Die Konvergenz beträgt also 130:1, beim nachtaktiven Tiger sogar 2500:1. Durch

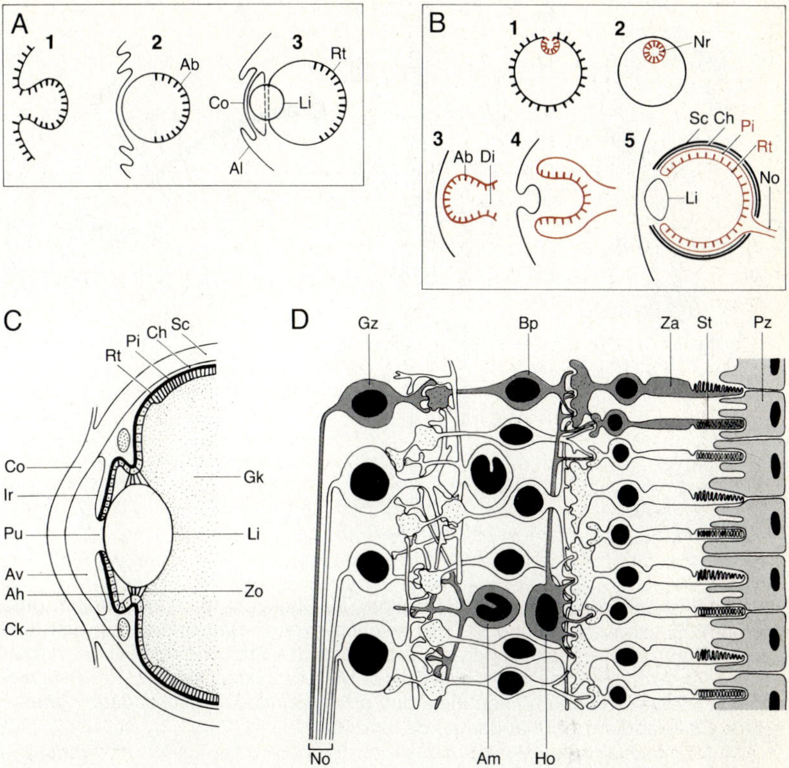

Abb. 7.15 Embryonale Entwicklung des Auges von [A] Cephalopoden und [B] Vertebraten. Derivate des Hautektoderms sind *schwarz,* solche des Neuroektoderms *in Farbe* angelegt. *Sc* und *Ch* (in B_5) sind Derivate der Hirnhäute. Die *Zahnsignaturen* markieren die distalen Enden von Ektodermzellen bzw. Sehzellen: Bei Cephalopoden sind die Sehzellen dem Lichteinfall zugewandt (*everse* Retina), bei Wirbeltieren entgegengesetzt orientiert (Außenglieder vom Licht abgewandt: *inverse* Retina). [C] Dioptrischer Apparat und [D] Retina des Vertebratenauges. – *Ab* Augenblase, *Ah, Av* hintere und vordere Augenkammer, *Al* Augenlid, *Am* Amakrine, *Bp* Bipolare, *Ch* Chorioidea (Aderhaut), *Ck* Ciliarkörper, *Co* Cornea, *Di* Diencephalon, *Gk* Glaskörper, *Gz* Ganglienzelle, *Ho* Horizontale, *Ir* Iris, *Li* Linse, *No* Nervus opticus (Sehnerv), *Nr* Neuralrohr, *Pi* (Schirm-)Pigmentepithel, *Pu* Pupille, *Pz* Pigmentzelle (mit Melaningranula), *Rt* Retina (Netzhaut), *Sc* Sclera (Lederhaut), *St* Stäbchen, *Za* Zapfen, *Zo* Zonulafasern (*C, D,* nach Rietschel; Dowling; Boycott).

diese konvergente (additive) Verschaltung der Stäbchen, die selbst schon 10^3mal empfindlicher sind als die Zapfen, wird die Lichtempfindlichkeit des skotopischen Systems nochmals gesteigert.

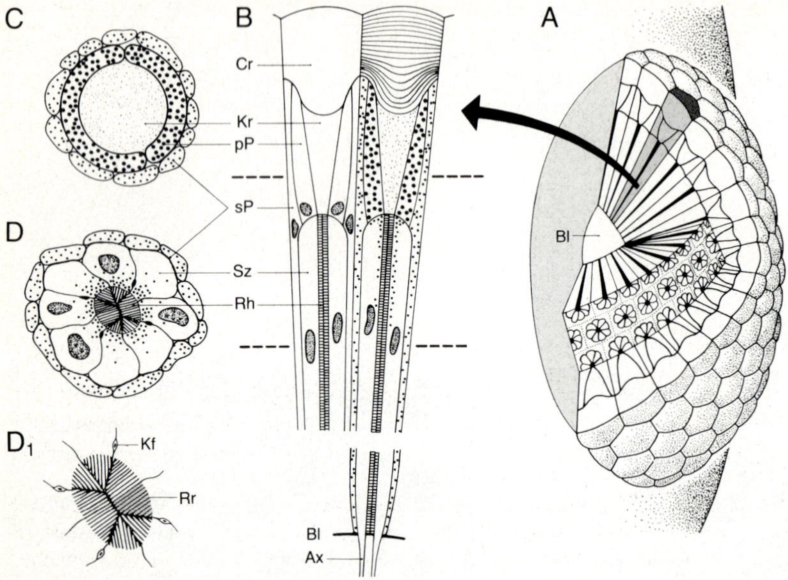

Abb. 7.16 Komplexauge (Appositionsauge). [A] Übersicht (ein Ommatidium grau markiert). [B] Längsschnitt und [C] [D] Querschnitte durch Ommatidien auf den in *B* durch *unterbrochene Linien* angegebenen Niveaus (D_1 Rhabdomquerschnitt vergrößert). – *Ax* Axon, *Bl* Basallamina, *Cr* Cornea, *Kf* Kristallkegelfortsatz, *Kr* Kristallkegel, von 4 Zellen (Semper-Zellen) gebildet, *pP*, *sP* primäre und sekundäre Pigmentzellen, *Rh* Rhabdom, *Rr* Rhabdomer, *Sz* Sehzelle.

Der tagesperiodische Wechsel zwischen der Tätigkeit von Stäbchen und Zapfen ist besonders augenfällig bei Fischen, bei denen die Sehzellen durch Streckung und Kontraktion des Innenglieds den Ort ihres lichtempfindlichen Außenglieds in der Retina verändern *(Retinomotorik)*. Während des Tages ist das Schirmpigment (dunkle Melaningranula) in den Fortsätzen der Pigmentepithelzellen (Abb. **7.15** *D*) glaskörperwärts (zum Lichteinfall hin) vorgerückt. Die Stäbchen sind gestreckt und vom Pigment umhüllt, die Zapfen kontrahiert und auf die Bildebene des Auges eingestellt. Bei Dämmerung zieht sich das Schirmpigment zurück, die Stäbchen kontrahieren sich und rükken in die Bildebene; die Zapfen treten zurück.

In besonders gravierendem Maße stellt sich das Problem, hohe Lichtempfindlichkeit und hohes Auflösungsvermögen zu erzielen, den **Komplexaugen** der Krebse und Insekten (Abb. **7.14** *D–F*, **7.16**, **7.17**). Diese „Facettenaugen", die schon bei den Trilobiten des Kambriums (Abb. **12.44**) in prächtiger Vollkommenheit ausgebildet waren, fokussieren das Licht durch viele (bei Libellen bis zu 30000) Linsensysteme auf eine konvex vorgewölbte Retina. Die Retina ist ihrerseits in Untereinheiten *(Retinulae)* gegliedert, die

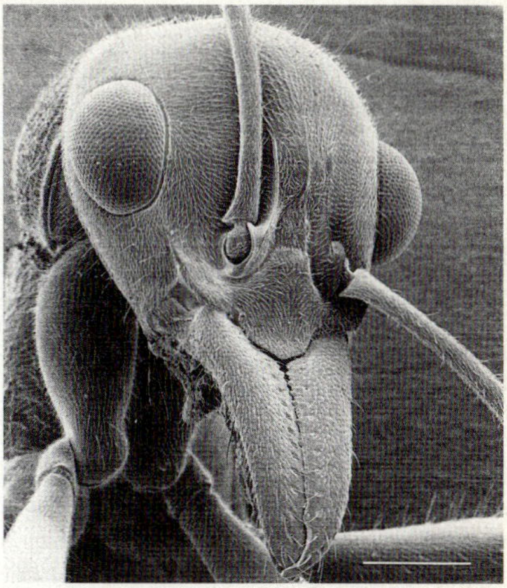

Abb. 7.17 Komplexaugen der Ameise *Nothomyrmecia macrops*. Maßstabsmarke: 0,5 mm (REM-Aufnahme: Meyer).

aus meistens 8–9 Sehzellen bestehen und durch Schirmpigmentzellen optisch gegeneinander isoliert sind. Jedes Linsensystem bildet mit seiner nachgeschalteten Retinula ein „Einzelauge" *(Ommatidium)*. Die lichtempfindlichen Teile *(Rhabdomere)* der Sehzellen jedes Ommatidiums sind in der Regel miteinander zu einem gemeinsamen *Rhabdom* verschmolzen. Da damit jedes Ommatidium nur einen Punkt der Umwelt wahrnimmt, kann man es als die optische Einheit eines Komplexauges bezeichnen.

Will man das **Auflösungsvermögen** R eines Komplexauges vergrößern, sollte man (bei konstantem Augenradius) den Linsendurchmesser D möglichst klein halten (Abb. **7.14** *D*). Das vermindert jedoch die Lichtempfindlichkeit. Bei der Kleinheit der Linsen von Komplexaugen schafft es zudem Beugungsprobleme. Beides führt dazu, daß der Linsendurchmesser bei Komplexaugen eine Mindestgröße (ca. 10 μm) nicht unterschreitet. Erhöhtes Auflösungsvermögen läßt sich daher nur über einen größeren Augenradius r erzielen, aber auch hier wird wegen der Kleinheit der Insekten recht bald eine obere Grenze erreicht: Insektenaugen können sich kleinere α-Werte als 1–2° nicht leisten.

In den besten Einzellinsenaugen (z. B. beim Menschen) beträgt der Rezeptorabstand α weniger als 1 Bogenminute. Hinsichtlich seines räumlichen Auflösungsvermögens (α^{-1}) ist das Auge der Insekten dem menschlichen also 100fach unterlegen. Wie „scharf" ein Insekt wirklich sieht, hängt allerdings nicht allein von α ab. Einerseits verfügen Komplexaugen über ein hohes *zeitliches Auflösungsvermögen*. Wirbeltiere können maximal 50 Reize $\cdot$ s^{-1}, schnell fliegende Insekten wie Bienen und Fliegen bis zu 250 Reize $\cdot$ s^{-1} getrennt wahrnehmen. Über ein zeitliches Abtasten der gesehenen Objekte läßt sich zusätzliche räumliche Information gewinnen. Andererseits macht der geringe *optische Arbeitsabstand*, den Insekten bei der Objekterkennung einhalten, die relativ großen α-Werte ihrer Augen teilweise wieder wett.

Auch die **Lichtempfindlichkeit** S eines Komplexauges wird durch die Kleinheit der Linsen eingeschränkt. Dämmerungsaktive Insekten (Nachtschmetterlinge, viele Käfer)

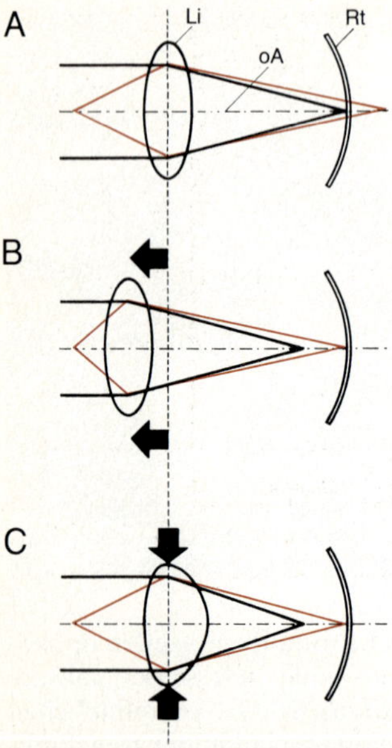

Abb. 7.18 Akkommodation des Wirbeltierauges von [A] Ruhe-(Fern-)Einstellung auf [B][C] Naheinstellung: entweder durch Vorziehen der Linse (*B;* bei Knorpelfischen, Amphibien, Schlangen) oder Abkugelung der Linse (*C;* bei den meisten Reptilien, bei Vögeln und Säugern). Die Linsenverformung erfolgt bei Reptilien und Vögeln durch direkten Druck des Ciliarmuskels, bei Säugern auf indirektem Wege: Die Linse ist mit Hilfe von Zonulafasern in der Öffnung des ringförmigen Ciliarmuskels aufgehängt und wird durch den Zug dieser Fasern gespannt (abgeflacht). Bei Nahakkommodation kontrahiert sich der Ciliarmuskel und entspannt damit die Zonulafasern, so daß sich die Linse aufgrund ihrer eigenen Elastizität abkugelt. – *Li* Linse, *oA* optische Achse, *Rt* Retina. Der Strahlengang für einen unendlich weit entfernten Gegenstand ist durch *ausgezogene schwarze Linien,* der für einen nahen Gegenstand durch *farbige Linien* gekennzeichnet.

haben daher einen speziellen Augentyp mit erweitertem Lichteinzugsbereich entwickelt: Mehrere Linsen wirken optisch zusammen (optisches *Superpositionsauge*). Hierbei empfängt jede Retinula nicht wie im oben beschriebenen klassischen *Appositionsauge* (Abb. **7.14** *D, E,* **7.16**) Licht nur aus dem ihm direkt zugeordneten Linsensystem, sondern aus den Linsensystemen mehrerer benachbarter Ommatidien (Abb. **7.14** *F*). Bei der Berechnung von *S* ist für *D* daher die Summe der Durchmesser aller an der Superposition beteiligten Linsen einzusetzen. Mit diesem Mechanismus übertrifft die Lichtempfindlichkeit *S* bei einigen dämmerungsaktiven Insekten und marinen Krebsen sogar die des menschlichen Auges.

Neben speziell gebauten Linsensystemen benötigt das Superpositionsauge natürlich eine *optisch klare Zone* zwischen den Linsen und den Retinulae, so daß Licht quer zu den Ommatidienachsen verlaufen kann. Darüber hinaus sind einige Insekten in der Lage, bei vollem Tageslicht ihr Superpositionsauge funktionell in ein Appositionsauge umzuwandeln: Entlang der Ommatidiengrenzen wandert Schirmpigment innerhalb der sekundären Pigmentzellen in die klare Zone ein und isoliert auf diese Weise die einzelnen Ommatidien optisch gegeneinander. Licht aus einer Linse fällt dann nur noch auf eine Retinula.

● **Fokussieren:** Jedem Photographen ist bekannt, daß sich die *Tiefenschärfe* eines Linsensystems mit abnehmender Brennweite *f* erhöht. Bei den extrem kleinen Linsen der Komplexaugen ($f < 0{,}1$ mm) sind daher spezielle Fokussiereinrichtungen gar nicht nötig, da hier die von der Linse entworfenen Bilder über alle Objektentfernungen hinweg stets „im Fokus“, d. h. in der Brennebene (Retina) liegen. Anders verhält es sich bei den langbrennweitigen Linsen der Wirbeltiere und Cephalopoden. Diese Tiere müssen auf

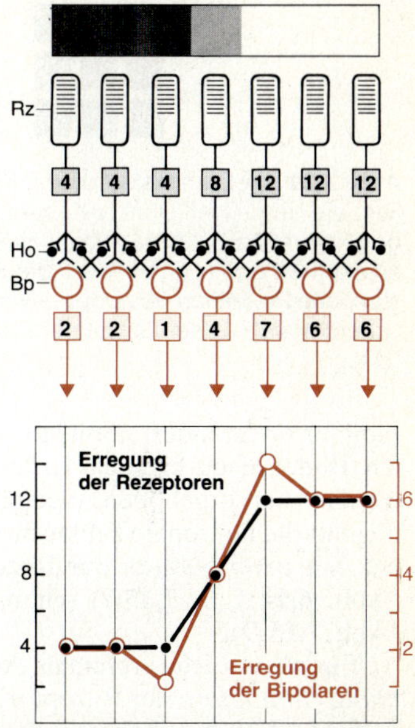

Abb. 7.19 Kontrastverschärfung durch laterale Inhibition in der Retina. Die Erregungswerte der Stäbchen (Rezeptoren, *Rz*) sind in den *schwarzen Kästen* angegeben. Über die inhibitorischen Horizontalzellen *(Ho)* hemmt jedes Stäbchen seinen nächsten Nachbarn. Der Hemmfaktor beträgt im gewählten Beispiel 0,25, d.h. 25% der Erregung eines Stäbchens werden von der des benachbarten subtrahiert. Die Erregungsverteilung der Bipolaren *(Bp, in Farbe)* überhöht den Helligkeitssprung: In der Nähe einer Hell/Dunkel-Kante erscheint Hell heller und Dunkel dunkler als fern der Kante.

die jeweilige Objektentfernung fokussieren (*akkommodieren;* Abb. **7.18**). Meistens sind ihre Linsen in Ruhe auf Ferne eingestellt (Abb. **7.18** *A*) und akkommodieren auf nahe Objekte: entweder wie bei einem Kameraobjektiv durch Vorverschieben einer starren Linse (Abb. **7.18** *B*) oder – bei den höheren Wirbeltieren – durch Erhöhung der Brechkraft der Linse, d.h. durch Verringerung ihrer Brennweite (Abb. **7.18** *C*): Die Brechkraft (in *Dioptrien*) entspricht dem reziproken Wert der Brennweite (in *Metern*).

Lediglich die *Knochenfische* sind in Ruhe auf Nähe eingestellt. Auf Ferne müssen sie akkommodieren, indem ein *Musculus retractor lentis* die Linse nach hinten zieht. Wegen der hohen Lichtabsorption in Wasser (Abb. **7.1**) ist hier das Nahsehen begünstigt und bildet offenbar deshalb den Ruhezustand. Auch *Schlangen* fallen aus der Reihe, indem sie nicht wie die übrigen Reptilien akkommodieren. Bei ihren grabenden Vorfahren, bei denen das Sehvermögen stark reduziert war, ging die Fähigkeit zur Akkommodation verloren. Die Rückkehr zur oberirdischen Lebensweise führte dann zur Verwirklichung eines neuen und andersartigen (amphibienähnlichen) Akkommodationsprinzips.

● **Neuronale Bildauswertung:** Der bisherige Vergleich von Kamera und Auge war nützlich, um die Abbildung der Umwelt auf die Schicht der Rezeptoren zu verstehen. Doch was wir *sehen,* sind nicht einfach diese Kamerabilder. Nirgendwo im Gehirn befindet sich ein Schirm, auf den sich diese Kame-

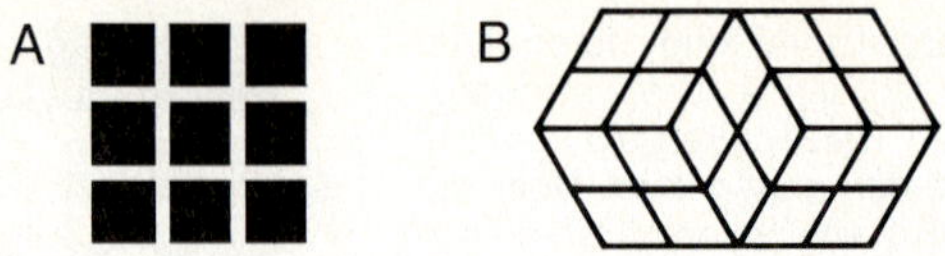

Abb. 7.20 A Demonstration der Kontrastverschärfung (Abb. **7.19**). Nur an den Straßen, die durch Hell/Dunkel-Kanten getrennt werden, nicht dagegen an den Kreuzungen kommt es zur Kontrastverschärfung durch laterale Hemmung. Die Kreuzungen erscheinen daher dunkler als die Straßen. B Doppeldeutige Bildinterpretation. Die sterische Projektion des Doppelwürfels läßt zwei Interpretationen zu: Das Gehirn entscheidet sich – bei konstantem Retinabild! – wahlweise für die eine oder andere Lösung.

rabilder unverändert abbilden. Vielmehr interpretiert das Gehirn die retinalen Bilder nach eigenen Kriterien. Bestimmte Aspekte des Kamerabildes werden hervorgehoben, verstärkt, andere unterdrückt. Bei Wirbeltieren beginnt die neuronale Bildauswertung bereits in der Retina, die hier nicht wie bei den Invertebraten nur Rezeptoren, sondern als Teil des Zwischenhirns (Abb. **6.14** *A, B*, **7.15** *B*) schon mehrere Typen von Folgeneuronen enthält (Abb. **7.15** *D*).

Ein wesentliches retinales Auswertprinzip, die gegenseitige *laterale Hemmung (Inhibition)* der Rezeptoren, hebt Konturen im Bild hervor (Abb. **7.19**, **7.20** *A*). Auf den höheren Stationen der optischen Bahn werden weitere Akzentuierungen vorgenommen. Die Nervenzellen im visuellen Cortex reagieren z. B. nur auf streifenförmige Reize, die in einer bestimmten Raumrichtung verlaufen, verhalten sich also wie richtungsspezifische *Liniendetektoren*. Doch das ist nur eines der Merkmale, die der Cortex aus dem retinalen Bild isoliert. Großflächig bildet sich zwar die gesamte visuelle Umwelt Punkt für Punkt auf dem visuellen Cortex ab (topische *Repräsentation,* s. auch Abb. **6.19** für die Retina-Tectum-Projektion der Amphibien). Doch innerhalb eines kleinen Cortexareals, eines sog. *Moduls,* befassen sich nebeneinanderliegende Neuronen nicht mit nebeneinanderliegenden Bildpunkten, sondern mit verschiedenen Aspekten desselben Bildpunktes. Jeder kleine Bildbezirk wird von einem Cortexmodul auf ganz bestimmte Eigenschaften abgefragt: ob er eine lineare Kontur enthält, ob die Kontur vom linken oder rechten Auge betrachtet wird (was für die spätere binokulare Entfernungsmessung wichtig ist), in welcher Richtung die Kontur durch das Bild verläuft, welche Farbe sie besitzt usw. Die erhaltenen Informationen werden dann von höheren Zentren des Cortex auf bisher nur in Ansätzen bekannte Weise weiterverarbeitet, bis die Auswertung schließlich zu jenem Resultat führt, das wir als das Bild unserer Umwelt wahrnehmen. Daß dieses corticale Bild nicht einfach eine Kopie, sondern eine Interpretation des retinalen Bildes darstellt, demonstriert Abb. **7.20** auf eindrückliche Weise.

b) Farbensehen

Die meisten Wirbeltiere (unter den Säugern vor allem die Primaten) und viele Insekten sehen ihre Welt farbig. Ein Gegenstand, der z. B. Licht der Wellenlänge 500 nm reflektiert, erscheint ihnen nicht einfach heller oder dunkler als seine Umgebung, sondern „grün", zeichnet sich also unabhängig von der Helligkeit durch eine besondere *Sinnesqualität* – eben seine *Farbe* – aus. Um diese Leistung zu erbringen, benötigt das Sehsystem mindestens zwei Rezeptortypen, die sich in ihrer spektralen Empfindlichkeit unterscheiden. Zwar besitzt schon eine einzelne Sehzelle aufgrund der Absorptionseigenschaften ihres Sehpigments für verschiedene Wellenlängen unterschiedliche Empfindlichkeiten, doch kann sie nicht unterscheiden, ob sie z. B. 1 Quant der Wellenlänge *x* oder 2 Quanten der nur halb so wirksamen Wellenlänge *y* absorbiert hat. Das nur aus einem Rezeptortyp bestehende **Stäbchensystem** (*skotopisches System,* S. 408) ist daher farbenblind.

Mit dem spektralen Absorptionsgang seines *Rhodopsins* ist das Stäbchensystem bestens an die mittleren Farbverhältnisse in seiner Umwelt (Meerwasser, Landbiotope) angepaßt. Fische und Amphibien, die im Süßwasser leben und dort einem höheren Anteil an längerwelligem Licht ausgesetzt sind, besitzen in ihren Stäbchen ein Sehpigment, dessen Absorptionsmaximum gegenüber dem Rhodopsin (λ_{max} = 500 nm, *St1* in Abb. **7.21** *C*) in den langwelligen Bereich verschoben ist (λ_{max} = 520 nm, *St2*). Dieses *Porphyropsin,* eine exklusive Erfindung der Wirbeltiere, enthält als chromophore Gruppe 3-Dehydro-Retinal, das gegenüber Retinal (Abb. **7.7** *C*) eine zusätzliche Doppelbindung aufweist und deshalb durch längerwelliges (energieärmeres) Licht leichter als Rhodopsin erregt wird. Jene Fische, die wie Aale und Lachse den einen Teil ihres Lebens im Süßwasser, den anderen im Meer verbringen, bauen beim Wechsel des Biotops ihr Sehpigment entsprechend um: im Süßwasser besitzen sie Porphyropsin, im Meerwasser Rhodopsin. Als Süßwasserform verfügen auch die Kaulquappen der Frösche über Porphyropsin. Während der Metamorphose zum landlebenden adulten Frosch wird auf Rhodopsin umgestellt.

Das zum Farbensehen befähigte **Zapfensystem** *(photopisches System)* besteht beim Menschen aus Blau-, Grün- und Rotzapfen, d. h. aus Rezeptoren, die bei 440, 535 und 570 nm maximal absorbieren (Abb. **7.21** *A*). In einem solchen *trichromatischen* System ist jede Farbe eindeutig definiert; denn jeder Wellenlänge entspricht ein ganz bestimmtes Erregungsverhältnis der drei Zapfentypen.

Die **chemische Struktur der Zapfensehpigmente** des Menschen ist bekannt. Als chromophore Gruppe figuriert wie bei den Stäbchen Retinal. Die Aminosäuresequenz der zugehörigen Opsine wurde über die Nucleotidsequenz der entsprechenden Opsin-codierenden Gene aufgeklärt. Danach unterscheiden sich Rot- und Grün-Opsin in nur 2% aller Aminosäuren, beide jedoch stark vom Blau-Opsin – etwa gleich stark wie vom Stäbchen-Opsin (60% aller Aminosäuren verschieden). Die weitgehende Homologie zwischen Stäbchen- und Zapfen-Opsinen legt nahe, daß alle vier Gene von einem gemeinsamen ancestralen Gen abstammen. Der jüngste Evolutionsschritt bestand dabei in einer Genduplikation, die zu den beiden Genen für

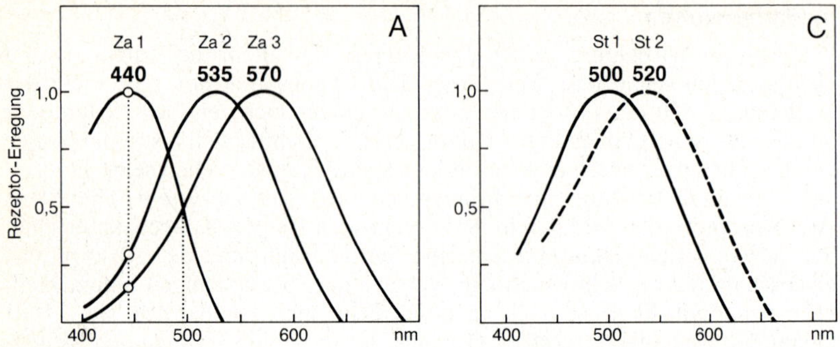

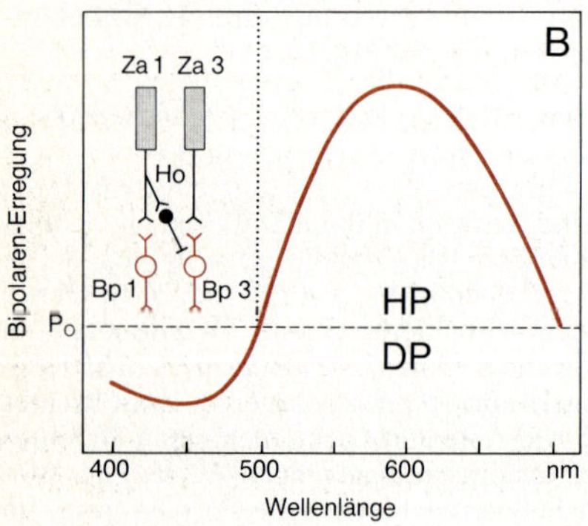

Abb. 7.21 [A] Spektrale Empfindlichkeitskurven der 3 Zapfentypen des Menschen: Blau- *(Za 1)*, Grün- *(Za 2)* und Rotrezeptoren *(Za 3)*. Jede Wellenlänge ist durch ein bestimmtes Erregungsverhältnis der 3 Zapfentypen charakterisiert (hier für 440 nm gezeigt). [B] Spektrale Antwortkurve eines Gegenfarbenneurons (Bipolare *Bp 3*), das erregenden (additiven) Input von *Za 3* und hemmenden (subtraktiven) Input von *Za 1* erhält. [C] Spektrale Empfindlichkeit der Stäbchen mit Rhodopsin *(St 1)* oder Porphyropsin *(St 2)* als Sehpigment. – *DP* Depolarisation, *Ho* Horizontalzelle (inhibitorisch), *HP* Hyperpolarisation, P_o Ruhepotential.

das Rot- und Grün-Opsin führte. Er muß im frühen Tertiär erfolgt sein, als sich Südamerika vollständig von Afrika getrennt (Abb. **11.11** *C*) und die Neu- und Altweltaffen (Abb. **12.111**) eigene Evolutionslinien etabliert hatten. Die Neuweltaffen besitzen nämlich nur einen Zapfentyp, der den gesamten langwelligen Spektralbereich abdeckt. Die Altweltaffen verfügen dagegen über getrennte Rot- und Grünzapfen.

Die Gene für Rot- und Grün-Opsin liegen eng benachbart auf dem X-Chromosom (S. 150); das Blau-Opsin-Gen ist dagegen auf dem autosomalen Chromosom 7 lokalisiert. Bei der geschlechtsgekoppelt rezessiven **Rot-Grün-Blindheit** (Rot-Grün-*Anopie*) fehlt entweder das Rot- *(Protanopie)* oder das Grün-Opsin-Gen *(Deuteranopie)*. Damit verfügen die Betroffenen, die 8% der männlichen und 0,6% der weiblichen Westeuropäer ausmachen, neben dem Blau- nur noch über Grün- oder Rotzapfen, sind also Dichromaten, die im Rot-Grün-Bereich keine Farbtöne unterscheiden können.

Kommt es zwischen den Rot- und Grün-Opsin-Genen zu ungleicher Rekombination (S. 115), werden Sehpigmente gebildet, deren spektrale Empfindlichkeiten zwischen denen der normalen Rot- und Grünpigmente liegen. Das führt zu *gestörten Farbtonunterscheidungen* im Rot-Grün-Bereich (Rot-Grün-*Anomalie*).

Der erste Verarbeitungsschritt beim Farbensehen besteht darin, daß jeweils zwei Zapfentypen antagonistisch miteinander verschaltet sind, d. h. die Antwort des einen Zapfentyps von der des anderen subtrahiert wird. Da die Rezeptorerregungen dem Logarithmus der Reizintensität (absorbierte Quantenzahl Q) proportional ist (S. 394), führt die Subtraktion im Beispiel der Abb. **7.21** *B* zu $(\log Q_3 - \log Q_1) = \log Q_3/Q_1$. Letzteres Verhältnis ist von Änderungen der Reizintensität (um den Faktor x) unabhängig: $xQ_3/xQ_1 = \text{konst.}$ Damit wird ein wesentliches Kriterium des Farbensehens – Intensitätsinvarianz – bereits im ersten Verschaltungsschritt erreicht.

Das besonders bei Bienen gut untersuchte Farbsehsystem der *Insekten* arbeitet nach ähnlichen neuronalen Prinzipien. Doch ist der wahrgenommene Spektralbereich zu kürzeren Wellenlängen verschoben. Das trichromatische Farbsystem der Biene weist neben Blau- und Grünrezeptoren nicht Rot-, sondern Ultraviolettrezeptoren (λ_{max} = 350 nm) auf. In jedem Ommatidium kommen alle drei Rezeptortypen vor, so daß jeder einzelne Bildpunkt farbig gesehen werden kann. Die UV-Rezeptoren erlauben es dem Insekt, Blütenmuster, die aus UV-reflektierenden und UV-absorbierenden Komponenten bestehen, als Futtersignale zu erkennen und UV-Gradienten des Himmelslichts zur Navigation zu verwenden. Viele Tagfalter besitzen neben den drei genannten Rezeptortypen zusätzlich noch Rotrezeptoren; doch ist damit natürlich nicht gesagt, daß sie alle vier Rezeptortypen auch für ein tetrachromatisches Farbensehen einsetzen.

7.2.3 Chemoperzeption

Nahezu alle Zellen ein- und mehrzelliger Organismen sind befähigt, zwischen verschiedenen chemischen Substanzen zu unterscheiden. Beim Zellstoffwechsel, bei Hormon- und Transmitterwirkungen, Immunreaktionen und Entwicklungsvorgängen reagieren Zellen selektiv auf bestimmte Moleküle oder Ionen. *Chemische Reizbarkeit* ist daher die am weitesten verbreitete und ursprünglichste Sinnesleistung von Tieren (vgl. Abb. **12.1**). Hier sei jedoch nur von spezialisierten chemischen Sinnesorganen die Rede, die zum Erkennen und Orten von Beuteobjekten, Artgenossen, Wirtspflanzen und anderen Objekten der Umwelt dienen. Sie lassen sich in Geruchs- und Geschmacksorgane unterteilen. Der hoch empfindliche **Geruchssinn** *(olfaktorischer Sinn, Osmochemoperzeption)* wirkt als Fernsinn, bei dem die Duftmoleküle über Luft- oder Wasserströmungen, also mechanische Trägermedien, das Sinnesorgan erreichen. Der viel weniger empfindliche **Geschmackssinn** dient als Nahsinn *(Kontaktchemoperzeption)*, bei dem Diffusion als Transportmechanismus der Moleküle ausreicht. Er wird beim Prüfen der Nahrung eingesetzt.

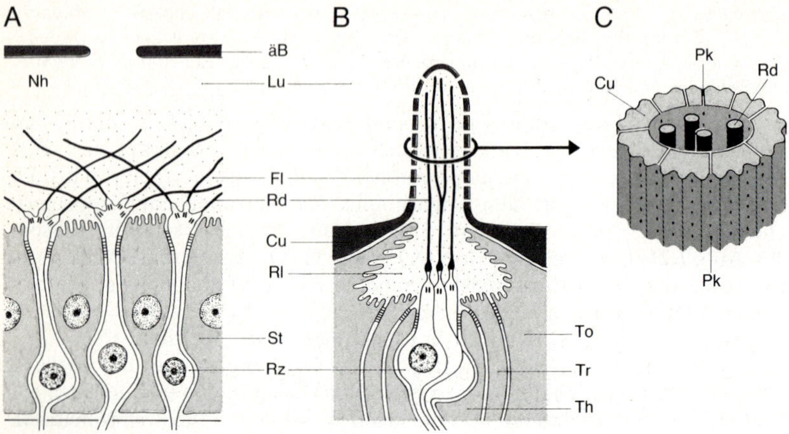

Abb. 7.22 Olfaktorische (Geruchs-)Sinnesorgane bei A Vertebraten und B C Insekten. – *äB* äußere Begrenzung der Nasenhöhle, *Cu* Cuticula, *Fl* Extrazellulärflüssigkeit, *Lu* Luft, *Nh* Nasenhöhle, *Pk* Porenkanal, *Rd* Rezeptordendriten, *Rl* Rezeptorlymphraum, *Rz* Rezeptor (Riechzelle), *St* Stützzelle, *Th* thecogene Zelle, *To* tormogene Zelle, *Tr* trichogene Zelle (nach Andres; Altner).

a) Wirbeltiere

Als **Geruchssinnesorgane** besitzen die meisten Fische paarige Riechgruben, in denen das Wasser über ein stark gefaltetes Riechepithel strömt. Bei Landwirbeltieren stehen die Riechorgane dagegen stets über innere Nasenöffnungen (Choanen) mit den Atemwegen (Mundhöhle) in Verbindung, so daß die Reizstoffe mit der Atemluft zu den Riechepithelien gelangen. In beiden Fällen bilden die Axone der Riechsinneszellen (Abb. **7.22** *A*) den I. Hirnnerv *(Nervus olfactorius)*. Der Geruchssinn ist bei den *Makrosmaten* (die meisten Säugetiere) hoch, bei den *Mikrosmaten* (Vögel, Primaten) nur gering entwickelt. Zum Beispiel beträgt die Schwellenkonzentration für Buttersäure beim Hund 10^4 Moleküle ml^{-1} Luft, beim Menschen 10^{10} Moleküle ml^{-1} Luft. Solche Unterschiede sind weniger auf entsprechende Empfindlichkeitsdifferenzen der einzelnen Riechzellen als auf die unterschiedliche Anzahl der Riechzellen pro Riechorgan zurückzuführen. Sie spiegeln sich auch in der Ausprägung der olfaktorischen Zentren im Vorderhirn wider. Dem bei Huftieren, Nagetieren und Raubtieren mächtig entwickelten *Bulbus olfactorius* des Vorderhirns (S. 371) entspricht bei Primaten ein winziger Fortsatz.

Auch viele Fische zählen zu den Makrosmaten. Lachse können die spezifischen Duftkomponenten ihrer Heimatgewässer wahrnehmen und erlernen und sich nach mehrjährigem Aufenthalt im Meer mit Hilfe dieser Information stromaufwärts bis zu den Laichplätzen in ihren Heimatbächen zurückorientieren. In einem Großexperiment, das sich über mehrere Jahre erstreckte, wurden 30000 nordamerikanische Jung-

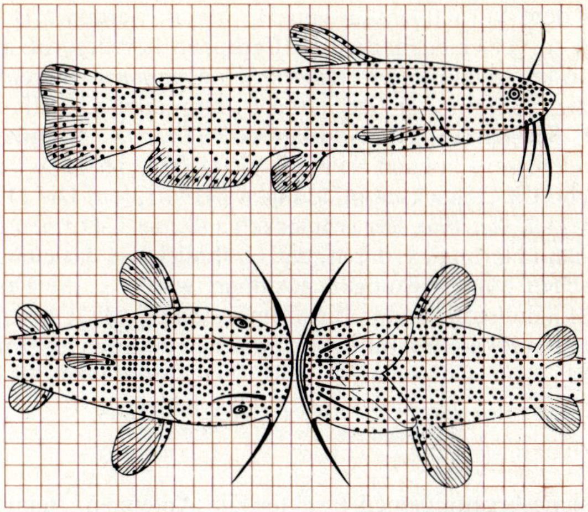

Abb. 7.23 Verteilung der Geschmacksknospen auf der Körperoberfläche des Welses *Ictalurus natalis*. Seitenansicht *(oben)*, Dorsal- und Ventralansicht *(unten)*. Jeder *schwarze Punkt* symbolisiert 100 Geschmacksknospen. Die Maschenweite des Koordinatennetzes *(in Farbe)* beträgt 1 cm (nach Atema).

lachse *(Oncorhynchus)* in Aquarien aufgezogen, im entscheidenden Alter (12–18 Monate) sechs Wochen lang auf eine in natürlichen Gewässern nicht vorkommende organische Substanz *geprägt* (S. 470) und dann im Michigan-See ausgesetzt. Die **Prägung** erfolgte bei der einen Hälfte der Tiere auf Morpholin *(M)*, bei der anderen auf Phenyläthanol *(P)*. Anderthalb Jahre später, zur Laichzeit der Lachse, erhielt einer der in den Michigan-See mündenden Flüsse die Substanz *M*, ein anderer die Substanz *P* zugesetzt. Mit hoher Signifikanz wählten die auf *M* geprägten Fische den *M*-Fluß, die auf *P* geprägten den *P*-Fluß, während sich die ungeprägten Kontrollfische gleichmäßig auf beide Flüsse verteilten.

Die **Geschmackssinnesorgane** (Geschmacksknospen, -papillen) liegen bei Landwirbeltieren ausschließlich in der Mundhöhle, bei einigen Fischen dagegen zusätzlich noch auf der äußeren Körperoberfläche (Abb. **7.23**). Die in den Papillen vereinten Sinneszellen besitzen kein Axon *(sekundäre Sinneszellen = Paraneuronen)*, sondern werden wie die Hörsinneszellen (Abb. **7.5** *A*) von afferenten Nervenendigungen abgegriffen, die in diesem Fall vor allem dem *N. glossopharyngeus* (IX. Hirnnerv; Tab. **12.7**, S. 733) angehören.

Beim *Menschen* unterscheidet man allgemein die vier Geschmacksqualitäten *süß, sauer, salzig* und *bitter*, auch wenn hin und wieder *alkalisch* oder neuerdings von Japanern *umami* (köstlich schmeckend) als weitere Qualitäten hinzugefügt werden. Solche Unsicherheiten der Abgrenzung sind unter anderem darauf zurückzuführen, daß klare Korrelationen zwischen den chemischen Eigenschaften einer Substanz und der von ihr ausgelösten Geschmacksempfindung bisher kaum vorliegen. Beruht der *saure Geschmack* wohl ausnahmslos auf dem Vorhandensein von H^+-Ionen, werden z. B. *Süßempfindungen* durch so verschiedenartige Stoffgruppen hervorgerufen wie Mono- und Disaccharide, Aminosäuren, Dipeptide *(Aspartam)*, Proteine (*Thaumatin* mit 10^5facher Süßkraft von Saccharose!), Nitroaneline, Sulfamate *(Cyclamat)*, Oxime, Saccharine, Harnstoffderivate *(Dulcin)*, Sesquiterpene oder Saponine. Andererseits können chemisch weitgehend ähnliche Verbindungen unterschiedliche Geschmacksempfindungen hervorrufen: Die D-Formen der Aminosäuren *Leu, Ile, Phe, Tyr* schmecken süß, die L-Formen dagegen bitter. Dachte man ursprünglich daran, daß – ähnlich wie das eine Zeitlang für die olfaktorischen Sinnesleistungen postuliert wurde – die globale dreidimensionale Molekülstruktur für die Empfindungsqualität bestimmend sei, werden heute eher lokale Interaktionen zwischen bestimmten Seitengruppenkonfigurationen von Geschmacks- und Rezeptormolekül diskutiert, die natürlich ebenfalls von der Molekülstruktur abhängen.

b) Insekten

Als **Geruchssinnesorgane** dienen Insekten die Antennen. Beim Seidenspinner-♂ *(Bombyx mori)* wirken sie wie ein riesiges Molekülsieb, das den vom ♀ ausgesendeten Sexuallockstoff Bombykol – ein Pheromon (S. 343) – mit einem dichten Besatz von Riechhaaren (Riechsensillen, Abb. **7.22** *B, C*) aus dem Luftstrom fischt. Die Cuticula jedes Riechhaares wird von mehr als 10000 winzigen Porenkanälen (Durchmesser 10 nm) durchbrochen. Die Duftmoleküle treffen zunächst auf die äußere lipidhaltige Epicuticula, diffundieren in ihr zu den Porenkanälen, dringen durch die Porenkanäle ins Haaresinnere ein und erreichen auf diese Weise die dendritischen Ausläufer der Riechsinneszellen. Ein einziges Bombykolmolekül kann eine Riechsinneszelle des ♂ überschwellig erregen (S. 395).

Pheromonrezeptoren zählen zu den *Spezialisten* unter den Geruchsrezeptoren, die das artspezifische Pheromonmolekül von chemisch verwandten Molekülen – auch von geometrischen und in einigen Fällen sogar optischen Isomeren desselben Moleküls – unterscheiden. Blattschneiderameisen *(Atta texana)* reagieren z. B. nur auf das R-Isomer von 4-Methyl-3-heptanon, d. h. auf die Form des Moleküls, die in den Mandibeldrüsen von *Atta* auch synthetisiert und als Alarmpheromon abgegeben wird. Neben solchen Spezialisten findet man auf der Antenne von Insekten auch zahlreiche *Generalisten,* die auf ein breites, aber für jeden Rezeptortyp definiertes Duftspektrum ansprechen und vor allem bei der Nahrungswahl zum Einsatz kommen (z. B. bei Pflanzen- und Aasfressern).

Die **Geschmackssinnesorgane** der Insekten sind besonders intensiv bei Fliegen untersucht worden, wo sie in Form von *Schmeckborsten* auf dem *Labellum* (Unterlippe) und an den *Tarsen* der Beine sitzen (Abb. **7.24**). An der Spitze der Borste liegt eine Pore. Durch diese Pore diffundieren die Geschmacksstoffe ins Innere der Borste, in das die ciliären Außenglieder von vier chemorezeptorischen Sinneszellen – einem Wasser-, einem Zucker-, einem Anionen- und einem Kationenrezeptor – hineinragen. In einer reinen

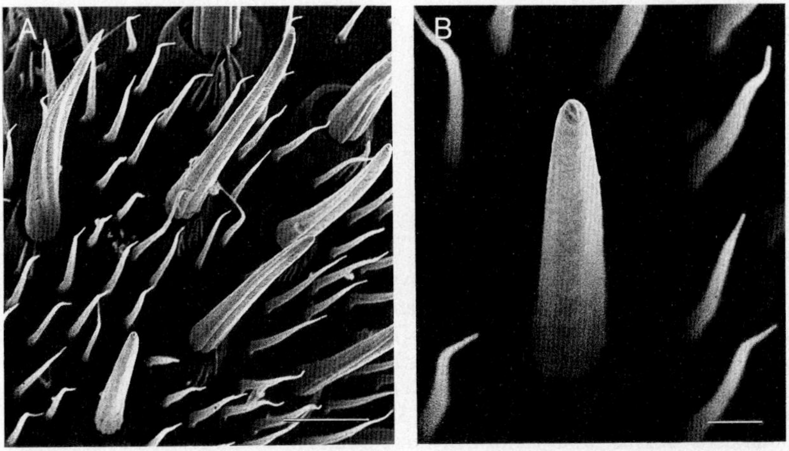

Abb. 7.24 Schmeckborsten am Vorderbeintarsus der Stubenfliege *(Musca domestica)*. In B ist eine Schmeckborste von A vergrößert dargestellt. Maßstabsmarke: 10 µm *(A)*, 2 µm *(B)* (REM-Aufnahme: Altner).

Zuckerlösung wird der Zuckerrezeptor voll erregt; Zusatz von Kationen und/oder Anionen führt zu einer verminderten Antwort des Zuckerrezeptors. Das könnte auf Interaktionen zwischen den Rezeptoren oder auf dem Auftreten mehr als eines Typs von Rezeptormolekülen in der Membran des Zuckerrezeptors beruhen. Jedenfalls sind Fliegen imstande, mit nur vier Typen von Geschmacksrezeptoren zahlreiche natürliche Substanzgemische zu unterscheiden.

An der Basis jeder Schmeckborste endet eine *mechanorezeptorische* Sinneszelle mit ihrem Außenglied. Dieser Mechanorezeptor übermittelt der Fliege Informationen über die Stellung der Schmeckborste im Raum. Die Schmeckborste orientiert die Fliege also nicht nur über die chemische Qualität eines Stoffes, sondern auch über dessen räumliche Lokalisation.

8 Bewegung

„Muskeln“, so hat der englische Physiologe HILL einmal formuliert, „sind Maschinen, die bei konstanter Temperatur chemische in mechanische Energie verwandeln“. Durch das gesamte Tierreich hindurch verwenden sie dazu die gleiche molekulare Maschinerie: Systeme von Filamenten, die sich aktiv gegeneinander verschieben. Indem diese *molekulare Einheitsmaschinerie* in jeweils spezifischer Weise in *Muskel-Skelett-Systeme* eingebaut, mit den passenden *chemischen Energieformen* versorgt und *neuronal gesteuert* wird, kann sie verschiedene Formen tierischer Bewegung erzeugen. Wenn immer ein Tier läuft, schwimmt, fliegt, gräbt oder bohrt, Beute jagt und ergreift, zerlegt und zerbeißt, kaut und schluckt, Flüssigkeiten pumpt und strudelt, mit Artgenossen kommuniziert, dabei striduliert und gestikuliert, sind Muskeln im Spiel. So augenfällig ist die Vielfalt der Muskelbewegungen, so schlagend ihre Präsenz als Charakteristikum tierischer Lebensäußerungen, daß die experimentelle zoologische Forschung zu Beginn des 17. Jahrhunderts mit Arbeiten zur Muskelleistung einsetzte.

Der Lokomotion – einem Charakteristikum tierischer Organismen – dienen freilich nicht nur *Muskeln* (Kap. 8.1). Auch *Cilien* und *Flagellen* (Kap. 8.2) sowie *amöboid bewegliche Zellen* (Kap. 8.3) verwandeln chemische in mechanische Energie. Sie alle sind **Effektoren,** die es dem Organismus erlauben, auf sensorisch übermittelte und zentralnervös verarbeitete Informationen situationsgerecht zu reagieren. Die *elektrischen Organe,* die bei einzelnen Vertretern verschiedener Knorpel- und Knochenfischfamilien auftreten und sich evolutiv von modifizierten Muskelfasern ableiten (Kap. 8.4), sind ebenfalls Effektoren. Stets können Effektoren auch als **Informationssender** dienen, denen bei Orientierungsleistungen, bei der Feindvermeidung oder als Signalgeber bei der innerartlichen Kommunikation entscheidende Bedeutung zukommt. Ähnliche Funktionen als Informationssender erfüllen *Farbwechsel* und *Biolumineszenz* (Kap. 8.5) – letztere eine Effektorleistung, bei der chemische Energie in Lichtenergie verwandelt wird – sowie die Aussendung chemischer Signale (*Pheromone,* S. 342).

8.1 Muskelbewegung

8.1.1 Elementarvorgänge

a) Struktur

● **Fasern, Fibrillen und Filamente:** Muskeln bestehen aus **Muskelfasern** – langgestreckten, auf Kontraktion spezialisierten Zellen oder Zellaggregaten (Abb. **8.1**). Embryonal entstehen sie aus *Myoblasten,* die sich bei der quergestreiften Skelettmuskulatur reihenförmig hintereinander anordnen, dann miteinander verschmelzen und so vielkernige, syncytiale Zellverbände bilden. Die glatte Eingeweidemuskulatur besteht dagegen aus schlanken, spindelförmigen Einzelzellen.

Nach außen wird jede Muskelfaser von einer Einheitsmembran *(Sarkolemm)* begrenzt. Im Inneren, d. h. im mitochondrienreichen *Sarkoplasma,* enthält sie als kontraktile Elemente die **Myofibrillen**, Bündel dicht gepackter **Myofilamente**, die in zwei Typen auftreten: als dünne *Actin-* und dicke *Myosin*-Filamente. Die quergestreiften Muskelfasern zeigen im Polarisationsmikroskop eine deutliche Bänderung mit doppelbrechenden (anisotropen) *A-Banden* und einfach brechenden (isotropen) *I-Banden.* Darauf beruht ihr Name. Die Ursache dieser Bänderung enthüllt das Elektronenmikroskop: In den A-Banden überlappen sich Actin- und Myosinfilamente in Form eines hexagonalen Molekülgitters, während in den I-Banden nur Actinfilamente auftreten (Abb. **8.2** *A*). Innerhalb jeder I-Bande liegt eine *Z-Scheibe,* in der die Actinfilamente über Strukturproteinmoleküle (α-Actinin) verankert sind. Jede A-Bande enthält im Zentrum eine actinfreie *H-Zone,* in deren Mitte sich bei „schnellen" Muskelfasern (S. 429) eine *M-Linie* findet (Abb. **8.3**). Sie besteht aus feinen, fadenartigen Querverbindungen zwischen den einzelnen Myosinfilamenten. Damit gewährleistet sie sowohl die streng hexagonale Anordnung der Myosinfilamente in der Quer- als auch deren Nichtverschiebbarkeit in der Längsrichtung. Der Bereich zwischen zwei Z-Scheiben bildet als *Sarkomer* die Grundeinheit einer Myofibrille.

● **Molekularer Feinbau der Myofibrillen:** Ein **Myosinmolekül** (Abb. **8.2** *C*) besteht aus zwei langen Polypeptidketten (*myosin heavy chains, MHC;* 200 kD), die im *Myosinschaft* (leichtes [light] Meromyosin = *LMM*) zwei spiralig umeinander gewundene α-Helix-Stränge bilden (*coiled-coil* Struktur). Über einen *Myosinarm* (*S2*-Segment) laufen sie in je einen beweglichen *Myosinkopf* (*S1*-Segment) aus. S1- und S2-Segment werden zusammen als schweres [heavy] Meromyosin *(HMM)* bezeichnet. Ein MHC-Molekül besteht also aus einem LMM- und einem HMM-Anteil. Jeder Myosinkopf trägt zwei weitere Proteinuntereinheiten, die *myosin light chains (MLC;* 20 und 25 kD).

In einem **Myosinfilament** sind etwa 150 Myosinmoleküle in zwei Gruppen entgegengesetzter Polarität so zueinander angeordnet, daß sich im Zentrum

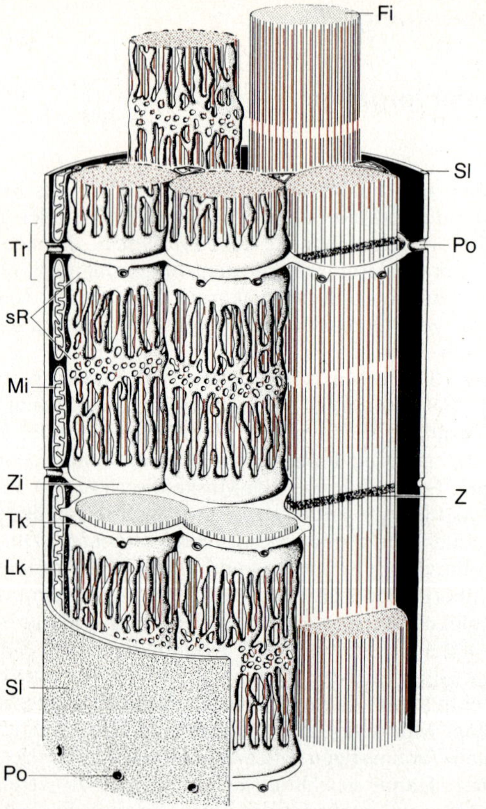

Abb. 8.1 Muskelfaser der quergestreiften Wirbeltier-Skelettmuskulatur. – *Fi* Myofibrille, *Lk* Longitudinalkanal des sarkoplasmatischen Reticulums, *Mi* Mitochondrium, *Po* Pore, mit der ein Transversalkanal nach außen mündet, *Sl* Sarkolemm, *sR* sarkoplasmatisches Reticulum (Lk und Zi), *Tk* Transversalkanal, *Tr* Triade, *Z* Z-Scheibe, *Zi* Zisterne des sarkoplasmatischen Reticulums (nach Porter; Reachey; Kristic).

des Filaments (Zentrum der A-Bande) die „nackten" Schäfte überlappen und an den beiden Enden die Köpfe seitlich vom Filament abstehen.

Jedes **Actinfilament** (Abb. **8.2** *B*) besteht aus globulären *Actinmonomeren* (42 kD, Durchmesser 5 nm), die zu einer langen Doppelhelix polymerisiert sind (Länge ca. 1 µm). Diese Doppelhelix trägt im Abstand von jeweils 7 Actinmonomeren einen *Troponin*-Molekülkomplex (Troponin I, C und T; Box **8.1**, Bild 2a). Als dritter Molekülkomplex windet sich eine *Tropomyosin*-Doppelhelix so um den Actinstrang, daß sie sich räumlich in die von der Actindoppelhelix gebildete Grube einfügt.

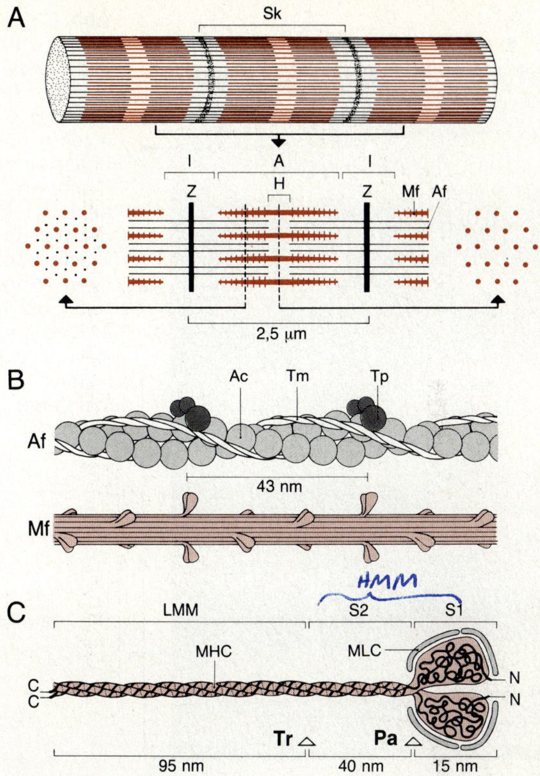

Abb. 8.2 Feinstruktur der quergestreiften Skelettmuskulatur. [A] Myofibrille in Gesamtansicht, Längs- und Querschnitt. [B] Myofilamente (Actin- und Myosinfilament: *Af* und *Mf*). [C] Myosinmolekül. – *A, H, I* bezeichnen die A-, H- und I-Bande, *Ac* Actinmolekül (Monomer), *Af* Actinfilament, *C* C-Ende des Polypeptidstrangs, *LMM* Light Meromyosin, *Mf* Myosinfilament, *MHC* Myosin heavy chain, *MLC* Myosin light chain, *N* N-Ende des Polypeptidstrangs, *Pa* Spaltung S1/S2 durch Papain, *S1* Myosinkopf, *S2* Myosinschaft (S1 und S2, zusammen als Heavy Meromyosin HMM bezeichnet, sind Untereinheiten des MHC-Moleküls), *Sk* Sarkomer, *Tm* Tropomyosin, *Tp* Troponinmolekül, *Tr* Spaltung LMM/S2 durch Trypsin, *Z* Z-Scheibe (nach Huxley; Perry; Whalen).

● **Kanalsysteme:** Jede Myofibrille wird von zwei Kanalsystemen umsponnen: dem intrazellulären **sarkoplasmatischen Reticulum** *(sR)*, das in Längsrichtung der Myofibrille ein System paralleler Tubuli und beidseits einer Z-Scheibe weiträumige Cisternen bildet *(Longitudinalsystem)*, und dem extrazellulären **Transversalsystem** *(T-Kanäle)*, das durch Einfaltung des Sar-

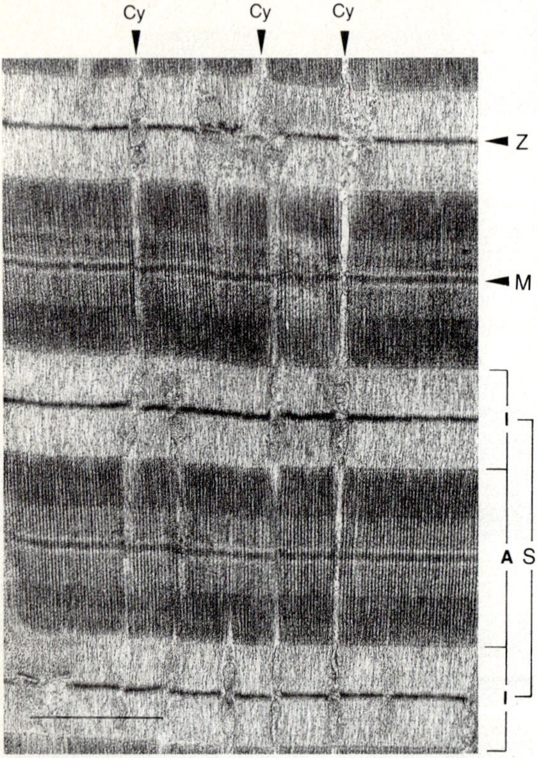

Abb. 8.3 Längsschnitt durch eine quergestreifte Skelettmuskelfaser des Frosches *Rana temporaria*. Die im Bild von oben nach unten verlaufenden Myofibrillen sind durch schmale Cytoplasmastränge *(Cy)* getrennt. Zur Anordnung der *A*- und *I*-Banden, der *Z*-Scheiben und der Sarkomer*(S)*-Abgrenzung vgl. Abb. **8.2** *A* (in der die *M*-Scheiben nicht dargestellt sind). Maßstabsmarke: 1 μm (EM-Aufnahme: Zebe).

kolemms auf Höhe der Z-Scheiben entsteht. Die Membranen beider Kanalsysteme treten im Bereich der Z-Scheibe in engen Kontakt (*Triaden:* Einfügung eines T-Kanals zwischen zwei Cisternen des sarkoplasmatischen Reticulums, Abb. **8.1**), doch bestehen zwischen beiden Kanalsystemen keine kommunizierenden Verbindungen. Wird niedermolekulares Ferritin als Markierungssubstanz in den Extrazellulärraum der Muskelfaser injiziert, läßt es sich später in allen T-Kanälen, aber nicht im sR-System nachweisen.

b) Funktion

Längenänderungen einer Muskelfaser beruhen nicht auf Längenänderungen der Actin- und Myosinfilamente, sondern auf der gegenseitigen Verschiebung dieser Filamente. Bei der Kontraktion – der Verkürzung des Sarkomers – bewegen sich die beiden Actingitter jedes Sarkomers tiefer in das Myosingitter (A-Bande) hinein. Dieser mechanische Vorgang wird von elektrischen Muskelimpulsen ausgelöst: **elektromechanische Koppelung**. Er benötigt ATP als unmittelbare chemische Energiequelle (Abb. **8.4**).

Abb. 8.4 Die Funktionseinheit des Muskels. Das Sarkomer leistet mit chemischer Energie mechanische Arbeit – ein Vorgang, der über die intrazelluläre Ca^{2+}-Konzentration neuronal gesteuert wird. Zur Feinstruktur s. Abb. **8.2.**

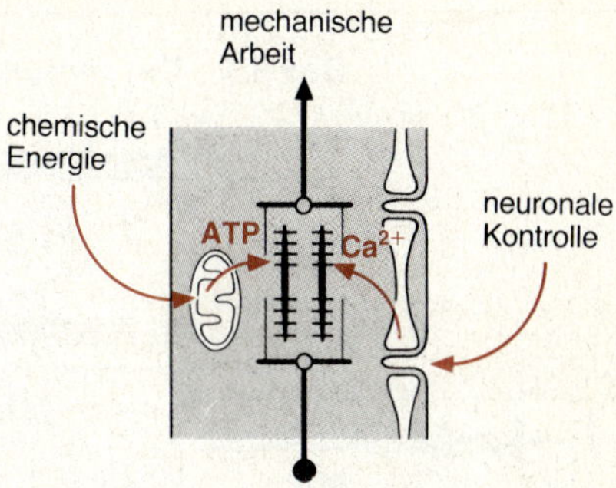

Die Kette der Ereignisse beginnt damit, daß an der *neuromuskulären Synapse* einlaufende Nervenimpulse zur Transmitterausschüttung führen. Daraufhin bildet sich am Sarkolemm ein postsynaptisches Potential (S. 360), das bei überschwelliger Amplitude Muskelimpulse auslöst. Diese Muskelimpulse werden über das gesamte Sarkolemm der Muskelfaser und über die T-Kanäle bis tief in das Innere der Muskelfaser fortgeleitet. Wahrscheinlich über Konformationsänderungen spannungssensitiver T-Membranproteine, die mit Ca^{2+}-Kanälen in den sR-Membranen in Verbindung stehen, kommt es zur Öffnung dieser Ca^{2+}-Kanäle und damit zum *Ca^{2+}-Strom* von den sR-Kanälen ins Cytoplasma. Die Ca^{2+}-Konzentration in der Nachbarschaft der Myofibrillen steigt von 10^{-8} mol · l^{-1} (Ruhewert) auf 10^{-5} mol · l^{-1}. Diese 10^3fache Erhöhung der Ca^{2+}-Konzentration ermöglicht die molekulare Interaktion der Myosin- und Actinmoleküle. Die Myosinköpfe greifen an den Actinfilamenten an (Querbrückenbildung), führen „Ruderschläge" aus (Box **8.1**) und ziehen damit die Actingitter in die Myosingitter hinein: **Gleitfilamentmodell**. Bei jedem Ruderschlag wandern die Actingitter auf jeder Seite des Sarkomers um 14 nm zur Sarkomermitte. Da die Sarkomere 2,5 µm lang sind, verkürzen sie sich – und damit die Muskelfaser – bei jedem Ruderschlagzyklus um ca. 1% ihrer Länge.

Jeder Querbrückenzyklus ist mit der Spaltung von 1 Molekül ATP verbunden, wobei der Myosinkopf als ATPase wirkt. Anlagerung von ATP an den Myosinkopf führt zur Lösung der Querbrücke nach erfolgtem Ruderschlag. In der klassischen Muskelphysiologie sprach man daher von der *Weichmacherwirkung* des ATP. Nach Lösung der Querbrücke kann ein neuer Ruderschlag beginnen – vorausgesetzt, daß die Ca^{2+}-Konzentration noch über 10^{-5} mol · l^{-1} liegt. Wird Ca^{2+} durch eine aktive Ca^{2+}-Pumpe in die sR-Cisternen zurücktransportiert, erschlafft der Muskel (fehlende Interaktion von Actin und Myosin). Sinkt andererseits bei ausreichend hoher Ca^{2+}-Konzentration der ATP-Spiegel der Muskelzelle, können sich die vorher geknüpften Actin-Myosin-Querbrücken nicht mehr lösen: Nach Ausfall der Ca^{2+}-Pumpe und der ATP-bildenden Prozesse in den Mitochondrien tritt Totenstarre *(Rigor mortis)* ein.

Box 8.1 Der molekulare Ruderschlag

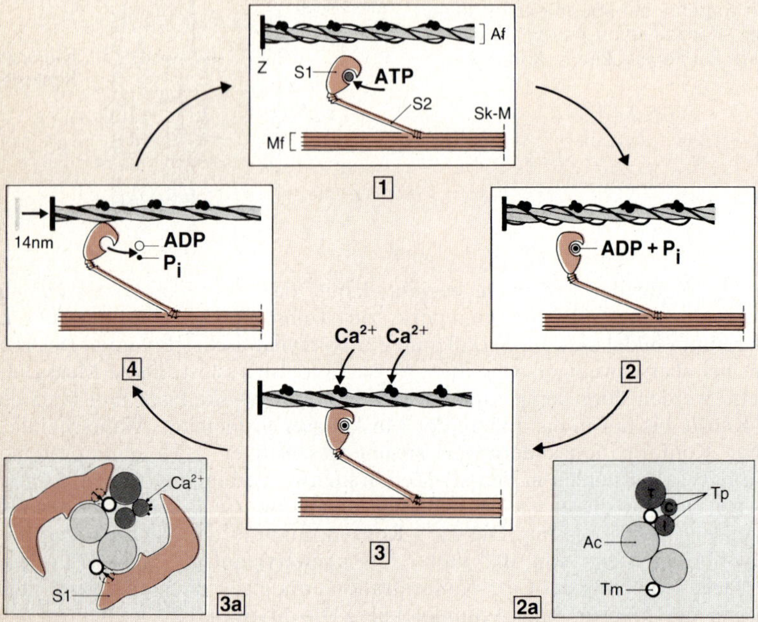

[1] Anlagerung von ATP an die Myosinköpfe *S1* der Myosinfilamente *Mf* führt zur Lösung der vorher geknüpften *Querbrücke* (Actin-Myosin-Bindung).

[2] Während der Hydrolyse von ATP zum intermediären ADP-P_i-Myosin-Komplex klappt der Myosinkopf in die Ausgangsstellung zurück.

[3] Nach Freisetzung von Ca^{2+} aus dem sarkoplasmatischen Reticulum bindet sich Ca^{2+} an den Troponinkomplex *Tp* (4 Ca^{2+}-Moleküle an Troponin C) des Actinfilaments *Af*. Die Ca^{2+}-Besetzung des Troponins bewirkt, daß sich das Tropomyosin *Tm* in die Furche zwischen den beiden Actinsträngen verlagert. Diese sterische Änderung ermöglicht die Anheftung der Myosinköpfe an die Actinfilamente. Der elastische Myosinschaft *S2* wird gedehnt (*2a, 3a* Querschnitte).

[4] Zunächst wird P_i, dann ADP freigesetzt. Der Myosinkopf kippt nach P_i-Freisetzung unter Konformationsänderung in die 45°-Stellung. Dieser krafterzeugende „Ruderschlag“ ist der geschwindigkeitsbestimmende Schritt im Zyklus.

(Zur glatten Muskulatur s. S. 434.)

8.1.2 Muskelphysiologie

Bei allen quergestreiften Muskelfasern der Wirbeltiere (und vielen der Wirbellosen) zeigt das Sarkomer nicht nur immer gleichen Bau, sondern auch konstante Dimensionen. Die Myosinfilamente sind 1,5 µm, die Actinfilamente 1,0 µm und die Sarkomere 2,5 µm lang. Der seitliche Abstand der Myosinfilamente beträgt konstant 40,0 nm, und auch die „Schrittlänge" der Myosinköpfe liegt fest (14 nm). Wie lassen sich mit dieser invarianten molekularen Maschinerie makroskopische Bewegungen erzeugen, die in Kontraktionskraft, -geschwindigkeit und -form variieren?

In einem Sarkomer ist die **Kontraktionskraft** der Zahl aktionsfähiger Querbrücken proportional. Die Kontraktionskraft einer Muskelfaser (oder ihre *Spannung:* Kraft pro Querschnittsflächeneinheit) wird daher von der Dichte der Myofibrillen, d. h. der Dichte parallel geschalteter kontraktiler Elemente bestimmt. In solchen Muskeln, deren Hauptfunktion in der Erzeugung großer Kräfte besteht, sind die Myofibrillen daher besonders dicht gepackt. Bei gleicher Fibrillendichte kann ein dicker Muskel – unabhängig von seiner Länge – größere Lasten heben als ein dünner. Werden Muskeln vorgedehnt, so daß Actin- und Myosingitter nur noch teilweise überlappen und sich damit die Zahl aktionsfähiger Querbrücken verringert, können sie ihre maximalen Kräfte nicht mehr entfalten. Im allgemeinen sind Muskelfasern so in Skelettsysteme eingespannt, daß sie in ihrer Ruhelänge optimalen Überlappungsgrad aufweisen, also maximale Kraftentwicklung ermöglichen (Abb. **8.5**). Die Absolutwerte maximaler Muskelspannung sind bei verschiedenen Muskeltypen recht ähnlich. Sie liegen bei 10–20 $N \cdot cm^{-2}$.

Im Gegensatz zur Muskelspannung variiert die **Kontraktionsgeschwindigkeit** von Muskelfasern in weiten Grenzen (10^{-3}–10 $l \cdot s^{-1}$; l = Muskellänge). Sie hängt in erster Linie von der Geschwindigkeit des Querbrückenzyklus ab. Hier ist die ATP-Spaltung (genauer: die Freisetzung von ADP und P_i vom Myosinkopf; s. Box **8.1**) der geschwindigkeitsbestimmende Schritt. Verschiedene Muskeltypen besitzen verschiedene *Myosin-(MHC-)Isomere,* die verschiedene Umsatzzahlen der ATPase aufweisen. Diese Vielfalt der Myosinmoleküle, die sich bei derselben Tierart in verschiedenen Muskeltypen (schnell, langsam) und im selben Muskeltyp sogar in verschiedenen Entwicklungsstufen (embryonal, neonatal, adult) äußert, steht in scharfem Gegensatz zur konservativen Natur des Actins, des konstantesten aller Muskelproteine. Strukturell sind Muskelfasern, die besonders schnelle Kontraktionen ausführen müssen, durch eine hohe Dichte an T- und sR-Kanälen ausgezeichnet.

Unterschiede in der Kontraktionsgeschwindigkeit sind oft mit solchen der **Energieversorgung** korreliert. Obwohl als unmittelbare Energiequelle in allen Fällen ATP figuriert, ist der stationäre ATP-Gehalt einer Muskelfaser selbst bei sich hochfrequent kontrahierenden Muskeln gering (5 $mmol \cdot l^{-1}$) und muß ständig regeneriert werden. Das geschieht über energiereiche Guanidin-phosphat-Verbindungen (*Phosphagene:* Kreatinphosphat bei Vertebraten, Argininphosphat bei den meisten Invertebraten). Die Phosphagene liegen in Muskelfasern in relativ hohen Konzentrationen vor (30–50 mmol $\cdot$ l^{-1}), bilden also einen Energiespeicher für die Resynthese von ATP.

Reicht für maximale Leistungssteigerungen das O_2-Angebot zur Aufrechterhaltung des Phosphagenspeichers nicht mehr aus, kann auf einen „anaeroben Gang" geschaltet, d.h. ATP über die *Glykolyse* bereitgestellt werden (funktionelle Anaerobiose, S. 259). Zwar erfolgt diese anaerobe ATP-Bildung 2–3mal so schnell wie die durch oxidative Phosphorylierung und dient daher auch für maximale Beschleunigungen des Energiestoffwechsels aus der Ruhelage, doch können solche Leistungssteigerungen nur kurzfristig erbracht werden: Zum einen werden die anaeroben Energiereserven verbraucht, zum anderen häufen sich Metabolite an, die – wie Lactat – den pH-Wert des Blutes verändern *(metabolische Acidose)*. Oxidative Reaktionswege liefern dagegen „saubere" Energie, da die Endprodukte CO_2 und H_2O ungefährlich sind und leicht eliminiert werden können.

Beim Umschalten vom aeroben auf den anaeroben Gang werden oft andere **Typen von Muskelfasern** rekrutiert. Besonders eindrücklich läßt sich das bei Fischen demonstrieren: Muskeln, die sich langsam kontrahieren *(slow-twitch)*, dafür aber lang anhaltend aktiv und daher auf oxidative Energiezufuhr angewiesen sind, erscheinen wegen ihres Gehalts an Myoglobin (S. 292) rot. Dagegen zeigen schnelle, doch rasch ermüdende Muskeln *(fast-twitch)*, die ihre kurzfristigen hohen Kontraktionsleistungen anaerob erbringen, weiße Farbe. Hühnervögel, die sich vor allem laufend fortbewegen, besitzen rote Bein- und weiße Brust-(Flug-)Muskeln. Bei vielen Zugvögeln, vor allem den Langstreckenziehern, liegen die Verhältnisse genau umgekehrt. Hier können die geforderten extremen Dauerleistungen der Flugmuskulatur nur durch aerob tätige Muskelfasern erbracht werden. Gleiches gilt für die Herzmuskeln der Wirbeltiere, die asynchronen Flugmuskeln der Insekten und die Lauterzeugungsmuskeln der oft stundenlang singenden Zikaden. Alle diese auf konstante *Dauerbeanspruchung* angelegten Fasertypen zeichnen sich durch *hohe Mitochondriendichte* aus. Die meisten Skelettmuskeln der Wirbeltiere enthalten ein ausbalanciertes Verhältnis roter und weißer Muskelfasern, das den betreffenden Kontraktionsanforderungen gerecht wird.

Muskeln unterscheiden sich auch in ihrer **Kontraktionsform**. Neben *kontraktilen* Elementen (Myofibrillen) enthalten sie *elastische* Elemente (Abb. **8.5**). Letztere werden vor allem von Bindegewebsfasern (Sehnen) gebildet, die mit den Muskelfasern in Serie geschaltet sind und die Muskelfasern mit Teilen des Skeletts verbinden. Die elastischen Strukturen bedingen, daß Kontraktionen der Muskelfasern nicht notwendig zu entsprechenden Verkürzungen des Gesamtmuskels führen. Treten solche Verkürzungen auf, spricht man von *isotonischen* Kontraktionen. Wegen der gleichzeitigen Dehnung der elastischen Elemente bleibt die Muskelverkürzung jedoch meistens hinter der Verkürzung der Muskelfasern zurück. Im Extremfall ändert sich die Muskellänge überhaupt nicht; nur die Spannung nimmt zu (*isometrische* Kontraktion). Auf der Ebene der Sarkomere sind Kontraktionen immer isotonisch.

Bei *Einzelzuckungen* des Muskels, ausgelöst durch Einzelreizung des zuleitenden Motoneurons, wird niemals die maximale Kontraktionskraft

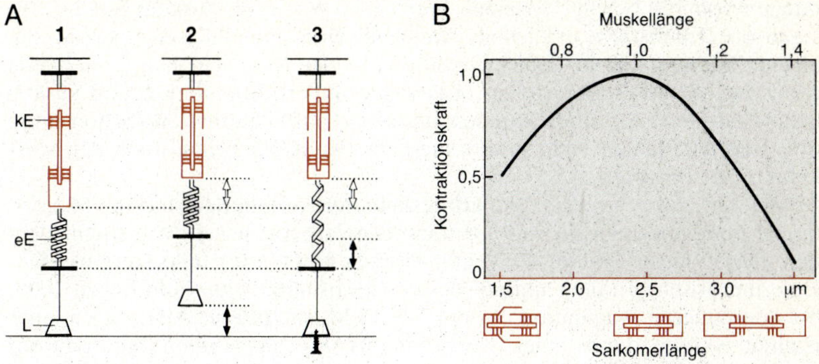

Abb. 8.5 [A] Muskelmodell: Kontraktile Elemente *(kE)* liegen in Serie mit elastischen Elementen *(eE)*. *1* Ruhestellung, *2* isotonische und *3* isometrische Kontraktion. Um den durch den *weißen Doppelpfeil* markierten Kontraktionsbetrag von *kE* wird entweder die Last *(L)* gehoben *(schwarzer Doppelpfeil in 2)* oder *eE* gedehnt, d.h. die Muskelspannung erhöht *(schwarzer Doppelpfeil in 3)*. [B] Kontraktionskraft eines Muskels (maximal 1,0) in Abhängigkeit von seiner Vordehnung (*obere Abszisse:* Muskellänge; Ruhelänge 1,0). Die *untere Abszisse* zeigt die entsprechenden Sarkomerlängen (nach Vander, Sherman; Gorden, Huxley).

erreicht: Einerseits verhindert die Trägheit der elastischen Elemente ein rasches Ansteigen der Kontraktionskraft. Andererseits wird Ca^{2+} nach seiner Ausschüttung aus dem sarkoplasmatischen Reticulum sofort wieder in dieses zurückgepumpt, so daß für ein vollständiges Hineingleiten des Actingitters in das Myosingitter nicht genügend Zeit bleibt. Der Muskel verkürzt sich meistens nur um weniger als 1% seiner Ruhelänge. Erst repetitive Reizung führt zu einem anhaltend hohen Ca^{2+}-Spiegel und damit zur Bildung der maximal möglichen Zahl von Querbrücken pro Zeiteinheit. Diesen Zustand maximaler Kontraktionskraft nennt man *Tetanus*. Diejenige Erregungsfrequenz, oberhalb derer ein vollkommener Tetanus auftritt, heißt *tetanische Verschmelzungsfrequenz*. Sie liegt bei Wirbeltiermuskeln zwischen 20 und 100 Hz. Tetanisch kann sich ein Muskel auf 50% seiner Ruhelänge kontrahieren.

8.1.3 Neuromotorische Kontrolle

Auslösung und Abstufung, Dauer und Stärke der Muskelaktivität unterscheiden sich bei den einzelnen Muskeltypen erheblich. Die Skala reicht von *phasischen* Bewegungs- bis zu *tonischen* Haltemuskeln. Die rasche Kontraktionsfähigkeit der Skelettmuskeln einiger Säugetiere erlaubt Laufgeschwindigkeiten von 100 km $\cdot$ h^{-1} (Gepard); die Flugmuskeln mancher schnell fliegenden Insekten kontrahieren sich bis zu 1000mal in der Sekunde; die extrem langsamen Schalenschließmuskeln vieler Muscheln erzeugen Muskelspannungen von 100 $N \cdot cm^{-2}$ – einen Wert, den Wirbeltiermuskeln nur im Zustand der Totenstarre erreichen. Aufgrund eines molekularen Sperrmechanismus können sich in den Schließmuskeln der Muscheln lang anhaltende (tonische) Kontraktionen ohne zusätzliche äußere Stimulation und zusätzliche Energiekosten über Stunden und Tage aufrechterhalten. Schon diese drei Beispiele lassen recht unterschiedliche Kontrollmechanismen der Muskelaktivität erwarten.

Bei den quergestreiften **Skelettmuskeln der Vertebraten** sind die Muskelfasern zu *motorischen Einheiten* zusammengefaßt, die jeweils von einem eigenen Motoneuron (mit je *einer* motorischen Endplatte) innerviert werden. Eine motorische Einheit umfaßt bei den Extremitätenmuskeln bis zu 1000, bei den äußeren Augenmuskeln nur 10–15 Muskelfasern. Alle Fasern einer Einheit werden durch einen Nervenimpuls des zugehörigen Motoneurons synchron kontrahiert. Eine Abstufung der Muskelkontraktion kann nur durch die Frequenz der Nervenimpulse pro Motoneuron oder die Zahl aktivierter motorischer Einheiten erreicht werden. Als neuromuskulärer Transmitter dient Acetylcholin.

Bei den ebenfalls quergestreiften **Skelettmuskeln der Arthropoden** werden die Muskelfasern *polyneuronal* von mindestens zwei Motoneuronen innerviert (einem erregenden und einem hemmenden Motoneuron; vgl. EPSP und IPSP, S. 361). Die Motoneuronen endigen *multiterminal* mit zahlreichen über die ganze Muskelfaser verteilten Endplatten. Das steht in Einklang mit der Tatsache, daß die Muskelfasern der Arthropoden meistens keine aktiv fortgeleiteten Impulse bilden, Kontraktionen also nur *lokal* durch die Endplattenpotentiale (EPSPs) selbst ausgelöst werden können. Die gleichzeitige Kontraktion aller Sarkomere einer Muskelfaser erfordert damit eine hohe Synapsendichte. Transmittersubstanzen sind Glutamat bei erregenden und GABA bei hemmenden Neuronen (Tab. **6.2**).

Beim **Herzmuskel der Vertebraten**, einem Sonderfall quergestreifter Muskulatur, sind die Muskelzellen zu einem Syncytium verbunden. Nur die verzahnten Querwände der Zellen bleiben zeitlebens als speziell differenzierte *Glanzstreifen* erkennbar. Der syncytiale Verband soll sicherstellen, daß sich alle Muskelzellen synchron kontrahieren. Dieser Aufgabe dient auch eine weitere Besonderheit: Die Muskelimpulse dauern – relativ zur Leitungsgeschwindigkeit – sehr lange (Abb. **4.21**) und werden von einer ebenso langen Refraktärperiode gefolgt.

Als weiterer Sonderfall quergestreifter Muskulatur seien die **Flugmuskeln** schnell fliegender **Insekten** (Hymenopteren, Dipteren, Coleopteren, manche Hemipteren) genannt. Einerseits liegt die Kontraktionsfrequenz dieser Muskeln weit höher, als es nach der Frequenz der einlaufenden Nervenimpulse zu erwarten wäre (auf einen Nervenimpuls folgen 10–20 Muskelzuckungen); andererseits sind die Muskelkontraktionen in ihrem zeitlichen Auftreten nicht mit den Nervenimpulsen korreliert (*asynchrone* Muskulatur). Als unmittelbarer Reiz für die Auslösung einer Kontraktion dient nicht ein Nervenimpuls, sondern eine mechanische Dehnung des Muskels. Die eintreffen-

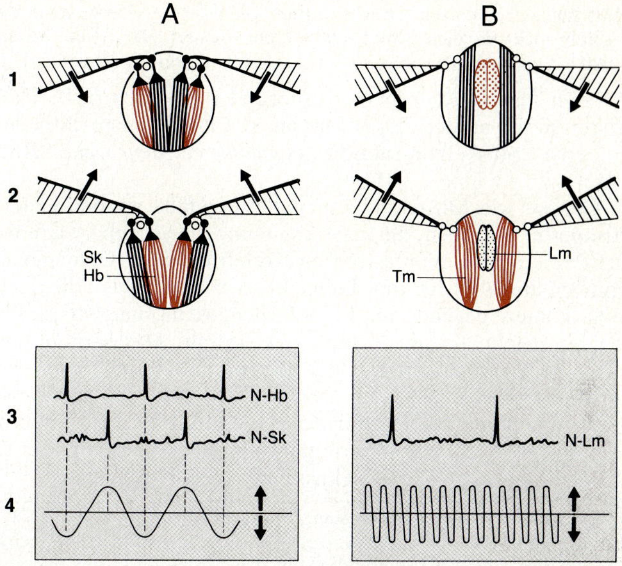

Abb. 8.6 Ⓐ Direkte (synchrone) und Ⓑ indirekte (asynchrone) Flugmuskulatur bei Insekten. Kontrahierte Muskeln sind *in Farbe* angelegt. *1* Abschlag, *2* Aufschlag, *3* Aktivität der Motoneuronen, *4* Muskelkontraktions- und Flügelschlagrhythmus. – *Hb* Heber, *Lm* Longitudinalmuskel (indirekter Senker), *N* Motoneuronenaktivität der betreffenden Muskeln, *Sk* Senker, *Tm* Transversalmuskel (indirekter Heber) (nach Nachtigall; Smith; Rüegg).

den Nervenimpulse halten zwar den cytoplasmatischen Ca^{2+}-Spiegel hoch, doch bilden sich die Actin-Myosin-Querbrücken erst nach einem kurzen Dehnungsreiz aus *(myogene Rhythmik)*. Diese Dehnung wird durch die vorhergehende Kontraktion der antagonistischen Muskeln erreicht.

Im einzelnen liegen folgende Verhältnisse vor: Die asynchronen Flugmuskeln inserieren nicht wie bei langsam fliegenden Insekten direkt an der Flügelbasis (Abb. **8.6** *A*), sondern am Thoraxskelett (*indirekte* Flugmuskulatur; Abb. **8.6** *B*). Die rhythmischen Verformungen des Thorax übertragen sich über einen raffinierten Gelenkmechanismus sekundär auf die Flügel. Dabei führen Kontraktionen der dorsoventralen Muskeln zur Abflachung des Thorax und zum Aufschlag der Flügel, Kontraktionen der Longitudinalmuskeln zur Aufwölbung des Thorax und zum Abschlag der Flügel. Da die Kontraktion eines Muskeltyps die Dehnung des Antagonisten und damit wiederum dessen Kontraktion zur Folge hat, klappt das System mit der Resonanzfrequenz des Thorax ständig zwischen seinen zwei stabilen Zuständen – Aufwölbung und Abflachung – hin und her *(Klickmechanismus)*. Flügelschlagfrequenz und Thoraxresonanzfrequenz sind in diesem oszillierenden System identisch. Auf diese Weise können über die hochfrequent *schwingende Last* des Thorax und die *Dehnungsaktivierung* der indirekten Flugmuskeln Flügelschlagfrequenzen erreicht werden, die bei neurogen gesteuerten, direkten Flugmuskeln nicht möglich wären: 200 s^{-1} bei Fliegen, 500 s^{-1} bei Stechmücken und über 1000 s^{-1} bei den oft weniger als 1 mm großen Gnitzen (Heleidae).

Die *direkten Flugmuskeln* langsam fliegender Insekten (z. B. Odonaten; 20 s^{-1}) greifen direkt an der Flügelbasis an. Bei ihnen entspricht jedem Nervenimpuls eine Muskelkontraktion (*synchrone, neurogene* Rhythmik; Abb. **8.6** *A*).

Innere Organe wie Magen, Darm und Blutgefäße werden generell von **glatter Muskulatur** umgeben, die langsamere und länger anhaltende Kontraktionen ausführen als die quergestreiften Skelettmuskeln. Den spindelförmigen Zellen (Durchmesser 100 µm, Länge bis zu 5 mm) fehlen die quergebänderten, in Sarkomere gegliederten Myofibrillen. Actin- und Myosinfilamente liegen weniger regelmäßig im Cytoplasma verteilt. Das sarkoplasmatische Reticulum (sR) ist schwach ausgebildet oder überhaupt nicht vorhanden, da das Sarkolemm wegen des großen Oberflächen/Volumen-Verhältnisses der Zelle die Ca^{2+}-regulierende Funktion der sR-Membranen selbst übernehmen kann. Einzelne Muskelzellen sind gruppenweise über *Gap junctions* zu funktionellen Einheiten verbunden („elektrisches Syncytium").

Kontraktionen werden wie bei der quergestreiften Muskulatur durch Ca^{2+} ausgelöst, doch bedienen sich glatte Muskelzellen dazu eines anderen Mechanismus. Zunächst bindet sich Ca^{2+} an Calmodulin, ein dem Troponin C der quergestreiften Muskeln sehr ähnliches Ca^{2+}-bindendes Protein. Ca^{2+}-Calmodulin aktiviert dann eine Kinase, die die MLC-Einheiten des Myosins (S. 423) phosphoryliert. Erst in diesem phosphorylierten Zustand kann das Myosin der glatten Muskelzellen mit Actin interagieren.

8.1.4 Muskel-Skelett-Systeme

Ohne Skelettsysteme könnten Muskeln keine Bewegungen ausführen. Der Körper wäre eine amorphe, bewegungslose Masse. Um als Bewegungsorgane zu funktionieren, benötigen Muskeln daher mechanische Widerlager *(Skelette)*.

Die phylogenetisch älteste Form sind **Hydroskelette**, bei denen ein Hautmuskelschlauch gegen eine (nicht komprimierbare) Flüssigkeitssäule arbeitet: Bewegung durch *Hydraulik*. Bei Fadenwürmern *(Nematoden)* wird die Flüssigkeitssäule von der ungegliederten Leibeshöhle gebildet. Die sie umgebende Muskulatur besteht nur aus Längsmuskeln (Abb. **12.30**). Fadenwürmer können sich daher durch abwechselnde Kontraktion gegenüberliegender Muskelstränge nur schlängelnd fortbewegen. Ringelwürmer *(Anneliden)* besitzen dagegen eine segmental gekammerte Leibeshöhle und einen aus Längs- und Quermuskeln bestehenden Hautmuskelschlauch (Abb. **12.33** *C*). Bewegung erfolgt hier geradlinig durch Peristaltik (abwechselnde Kontraktionen von Ring- und Quermuskeln). Zur gerichteten Fortbewegung kommt es jedoch erst dadurch, daß sich die bei Kontraktion der Ringmuskulatur vorgestreckten Körperabschnitte mit Borsten am Boden verankern und dann

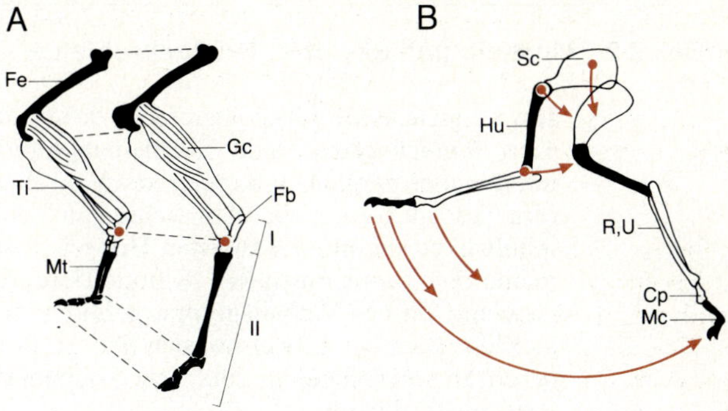

Abb. 8.7 Hebelsysteme der A Hinterextremität von Hund *(links)* und Reh *(rechts)*, B Vorderextremität des Gepards. In *A* sind die Femurknochen *(Fe)* von Hund und Reh auf gleiche Größe gebracht. Drehpunkte und Winkelausschläge sind *in Farbe* angegeben. – *I* Muskelhebelarm, *II* Gliedhebelarm, *Cp* Carpus, *Fb* Fersenbein, *Fe* Femur, *Gc* Wadenmuskel (Musculus gastrocnemius), *Hu* Humerus, *Mc* Metacarpus, *Mt* Metatarsus, *R, U* Radius und Ulna, *Sc* Scapula, *Ti* Tibia (nach Howell; Hildebrand).

durch Kontraktion der Längsmuskulatur die dahinterliegenden Körperabschnitte nachgezogen werden.

Teilweise hydraulisch funktioniert auch die Beinbewegung der *Spinnen*. Da Spinnenbeine an ihren distalen Gelenken nur Beuge-, aber keine Streckmuskeln besitzen, erfolgt die Streckung dadurch, daß Körperflüssigkeit schnell und unter relativ hohem Druck (50 kPa) in die Beine eingespritzt wird. Auch *Echinodermen* laufen auf hydraulischen Füßchen. Bei *Vertebraten* erfolgt der Stofftransport im Darmmuskelschlauch peristaltisch.

Hartsubstanzskelette sind als Innen- (bei Vertebraten) oder Außenskelette (bei Arthropoden) ausgebildet. Muskeln überspannen die Gelenke innen bzw. außen und sind über Sehnen, die als Zugseile dienen, mit den Skelettelementen verbunden. Bewegungen erfolgen stets nach dem *Hebelprinzip* über Paare antagonistisch wirkender Muskeln. Die Art der Hebelkonstruktion ermöglicht daher Anpassungen an mannigfache Bewegungsanforderungen. So bestimmt bei konstanter Muskelleistung das Verhältnis der beiden Hebelarme, mit welcher Geschwindigkeit sich z. B. die Spitze einer Extremität relativ zum umgebenden Medium bewegt (Abb. **8.7** *A*). Die langen Extremitäten schneller Läufer (z. B. Gepard) bilden regelrechte Hebelketten, wobei sich die Winkelausschläge in den hintereinandergeschalteten Gelenken addieren (Abb. **8.7** *B*). In der Stammesgeschichte der Huftiere haben sich mit zunehmender Körpergröße (Abb. **11.14**) die distalen Extremitätenteile überproportional verlängert (Abb. **12.85**). Bei Insekten müssen sich die Flugmuskeln wegen der großen Hebelübersetzung im Flügelgelenk

Box 8.2 Muskeln und Skelette: Größenprobleme

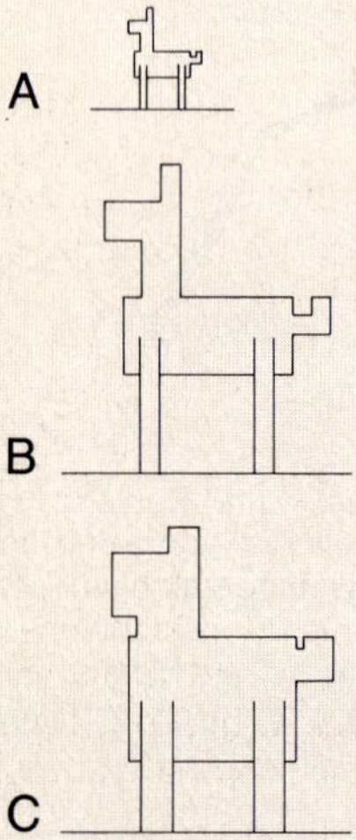

Die vergleichende Physiologie geht davon aus, daß Tiere *ähnlich* gebaut sind und daher physiologisch miteinander verglichen werden können. Häufig liefern jedoch gerade die Abweichungen von dieser Ähnlichkeit die interessantesten Hinweise auf allgemeine Funktionsprinzipien. Schon Tiere, die zur gleichen Verwandtschaftsgruppe gehören, also den gleichen Bauplan aufweisen, sich aber in ihrer *Körpergröße* unterscheiden, sind sich – geometrisch – nicht mehr ähnlich.

Betrachten wir zwei Landsäugetiere: eine 3 g schwere Spitzmaus und einen 3 t schweren Elefant. Selbst wenn wir von allen anatomischen Unterschieden zwischen Spitzmäusen und Elefanten abstrahieren, ist der große Säuger *(C)* kein geometrisch ähnliches Abbild des kleinen *(A)*. Würde man nämlich alle linearen Dimensionen *l* der Spitzmaus 100fach (im Bild nur 3fach) vergrößern *(B)*, erhielte man zwar einen elefantenschweren Säuger, doch wäre dieses Tier nicht lebensfähig. Weder könnte es sich bewegen, noch könnte es aufrecht stehen. Es müßte unter seinem eigenen Gewicht zusammenbrechen.

Der Grund ist einfach: Die Massen *geometrisch ähnlicher* Tiere (*A* und *B*) sind proportional zu l^3, die tragenden Flächen der Extremitäten aber nur zu l^2. Große Tiere benötigen daher für gleiche Leistungen relativ dickere Knochen und Muskeln als kleine Tiere. Das zeigt sich am Modelltier *C*, dessen Dimensionen so gewählt wurden, daß *C* und *A funktionell ähnlich* sind. Daß dem auch in Wirklichkeit so ist, davon kann man sich leicht überzeugen, wenn man die Skelette einer kleinen Pferdeform des Pliozäns *(Neohipparion, D)* und des mammutgroßen *Mastodon (E)* – auf gleiche Größe gebracht – miteinander vergleicht.

D

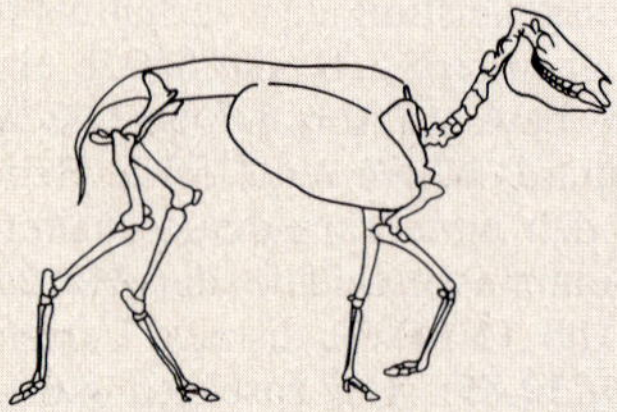

E

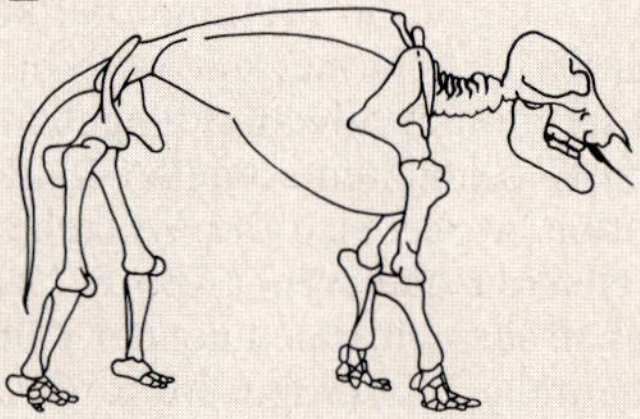

nur um 1–2% ihrer Ruhelänge kontrahieren, um volle Flügelschlagamplituden zu bewirken.

8.2 Cilien- und Flagellenbewegung

Nicht nur Myofilamente, sondern auch Mikrotubuli können durch gegenseitige Verschiebung (Gleiten) Bewegungen verursachen. Der Schlag von *Cilien* (Wimpern) und *Flagellen* (Geißeln) liefert das beste Beispiel. Aber auch beim *axoplasmatischen Transport* (S. 348) oder bei den *Chromosomenbewegungen* während der Kernteilung sind Mikrotubuli beteiligt.

Cilien und Flagellen, gesamthaft oft als *Undulipodien* bezeichnet, gleichen sich in ihrem Feinbau nahezu vollständig. Sie weisen den gleichen **Durchmesser** auf (0,2 μm) und unterscheiden sich allenfalls in ihrer **Länge**: Cilien sind häufig kürzer (5–15 μm) als Flagellen (50–500 μm). Während die Flagellen stets in geringer **Anzahl** vorkommen, treten Cilien zu ausgedehnten Cilienfeldern zusammen und können bei den holotrichen Ciliaten (S. 612) sogar die ganze Zelloberfläche bedecken. Im Mechanismus der **Vortriebserzeugung** besteht insofern ein gewisser Unterschied zwischen beiden Organellentypen, als die resultierenden Kräfte bei Flagellen *parallel,* bei Cilien *quer* zum Basalkörper, d. h. parallel zur Zelloberfläche verlaufen (vgl. Abb. **8.8** *A*).

Bei kleinen Organismen wie Protozoen, Turbellarien, Larvenstadien oder auch Spermien ermöglichen Cilien und Flagellen eine aktive Fortbewegung im flüssigen Medium. Dabei erreichen Protozoen mit einem dichten Cilienkleid eine etwa zehnmal höhere **Schwimmgeschwindigkeit** (1 $mm \cdot s^{-1}$) als mit einzelnen Antriebsgeißeln. Die größten ciliengetriebenen Organismen (z. B. die Planarie *Convoluta*) weisen mit Körperlängen von 2 mm die Größe von Organismen auf, die sich – wiederum zehnmal schneller – mit Muskelkraft fortbewegen (z. B. Wasserfloh *Daphnia*).

Neben der Eigenbewegung des Organismus dienen Cilien in den *Cilienepithelien* vieler Metazoen der *Bewegung des flüssigen Mediums* relativ zum Organismus (Herbeistrudeln von Nahrungsteilchen oder Atmungswasser, Stofftransport in inneren Hohlraumsystemen wie Darm und Nierentubuli).

8.2.1 Elementarvorgänge

a) Struktur

Jede Cilie und Flagelle einer eukaryotischen Zelle entspringt einem *Basalkörper (Kinetosom)*. Er ist dem Centriol homolog und besteht wie dieses aus einem Kranz von 9 peripheren Tubulitripletts (Abb. **8.9** *F*). Der distal an den Basalkörper anschließende Tubulikomplex **(Axonem)** einer Cilie oder Flagelle folgt meistens dem (9+2)-Schema: 9 periphere *Tubulidupletts* gruppieren sich um zwei zentrale *Einzeltubuli* (Abb. **8.9** *E*). Untereinander und mit der Cilienmembran sind sie durch *elastische Elemente* verbunden (Radialspei-

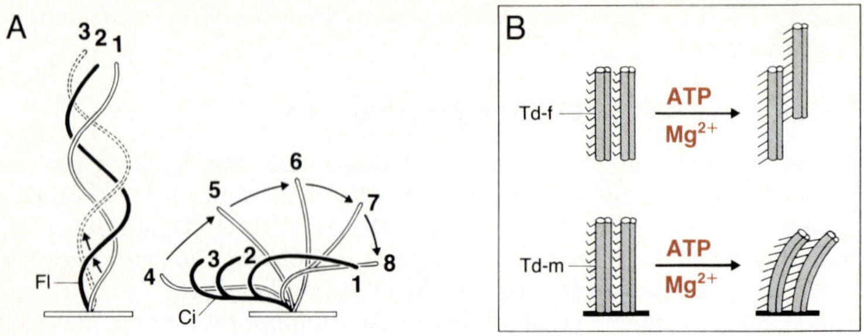

Abb. 8.8 Cilien *(Ci)* und Flagellen *(Fl)*: Bewegungsmodus. A Schlagmuster: dreidimensional (z. B. Flagellen vieler Protozoen) oder zweidimensional (z. B. Cilien der Mollusken). B Relativbewegung freier *(Td-f, oben)* und mechanisch gekoppelter *(Td-m, unten)* Tubulidupletts *(Td)* (vgl. Abb. **8.9**) (nach Warner; Satir; Alberts).

chen, schraubenförmige Zentralscheide und Tangentialbrücken, die aus dem hochmolekularen Strukturprotein *Nexin* bestehen). Bei den Cilien der Mollusken führt die passive Hilfsstruktur der 5-6-Doppelbrücke (Abb. **8.9** *E*) zu zwei- statt dreidimensionalem Schlagmodus (Abb. **8.8** *A*).

Jeder **Tubulus** *(Mikrotubulus)* ist aus 13 *Protofilamenten* (Abb. **8.9** *D*) aufgebaut, wobei der B-Tubulus 3 Filamente mit dem A-Tubulus teilt. Besondere Bedeutung für den Bewegungsmechanismus besitzen die *Dynein*-Arme (Abb. **8.9** *C*), die längs der Mikrotubuli in Abständen von 24 nm paarweise an jedem A-Tubulus entspringen und zum B-Tubulus des benachbarten Dupletts weisen. Bei Dynein handelt es sich um ein großes, aus mehreren Polypeptiden bestehendes Protein.

Der **Feinbau der ciliären Tubuli** entspricht dem der Mikrotubuli aller übrigen Zellen. Jedes der meistens 13 Protofilamente besteht aus reihenförmig angeordneten *Protein-Heterodimeren* (α- und β-Tubulin, je 50 kD), die in benachbarten Protofilamenten so gegeneinander versetzt sind, daß jedes α-Tubulin allseits von β-Tubulin – und vice versa – umgeben ist (Abb. **8.9** *D*). *In vitro* können sich Tubulinmoleküle spontan zu Mikrotubuli anordnen. Als Energiequelle werden dabei 2 GTP-Moleküle pro angelagertes Dimer benötigt. In der Cilie entstehen die Tubulidupletts jedoch nicht spontan, sondern bedürfen des Basalkörpers als Organisationszentrum (S. 21). Im Gegensatz zu den meisten Mikrotubuli des Zellkörpers sind die ciliären Mikrotubuli ziemlich stabile Strukturen. Ihre (+/−)-Polarität äußert sich in den Cilien neben den unterschiedlichen Polymerisationsgeschwindigkeiten an beiden Enden auch in der Schlagrichtung der Dyneinarme.

b) Funktion

Wie die Muskelbewegung erfolgt auch die Bewegung der Cilien und Flagellen nach dem **Gleitfasermodell**. Bei dieser Analogie entsprechen die Tubuli den Actinfilamenten und die Dyneinarme den Myosinköpfen. In der Tat zeigen die globulären Tubulinmonomeren in ihrer Aminosäuresequenz gewisse

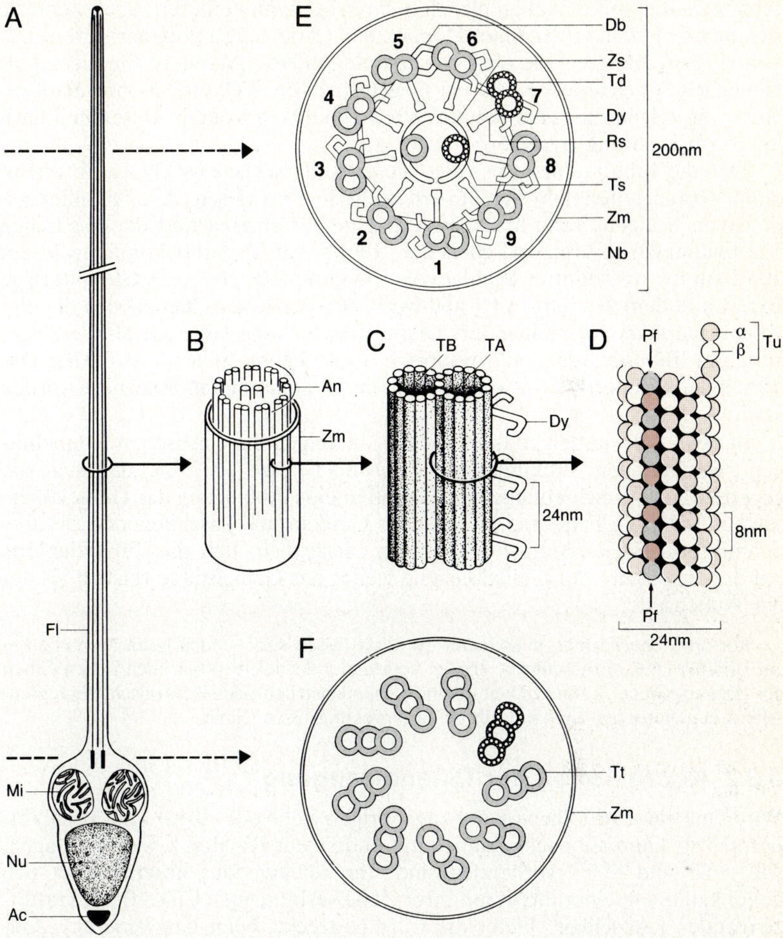

Abb. 8.9 Cilien und Flagellen: Feinstruktur. A Spermium (Coelenteraten). B Axonem. C Tubuliduplett. D Mikrotubulus (vgl. Abb. **1.6** *B*). E Querschnitt durch Cilien-(Flagellen-)Schaft. F Querschnitt durch Basalkörper. – *Ac* Acrosom, *An* Axonem, *Db* Doppelbrücke, *Dy* Dyneinarm, *Fl* Flagellum, *Mi* Mitochondrium, *Nb* Nexinbrücke, *Nu* Nucleus, *Pf* Protofilament (eines der 13 Pf ist durch stärkere Tönung hervorgehoben), *Rs* Radialspeiche, *TA, TB* Tubulus A und B, *Td* Tubuliduplett, *Ts* singulärer Tubulus, *Tt* Tubulitriplett, *Tu* Tubulinheterodimer (α-, β-Monomer), *Zm* Zellmembran, *Zs* Zentralscheide (nach Satir; Goldman; Wessells; Amos; Brokaw).

Ähnlichkeiten mit den ebenfalls globulären Actinmonomeren, auch wenn sie sich nicht wie letztere zu einer Doppelhelix (Abb. **8.2** *B*) polymerisieren. Die Dyneinarme besitzen wie die Myosinköpfe ATPase-Aktivität. Sie dienen als bewegliche Querbrücken, die bei Gegenwart von ATP eine Konformationsänderung zeigen, mit dem benachbarten Tubulus in Kontakt treten und nach unten (in Richtung Basalkörper) schlagen.

Daß die Tubulidupletts als Folge dieser Ruderschläge wirklich aktiv aneinander vorbeigleiten, läßt sich **in vitro** leicht demonstrieren. Aus Spermiengeißeln von Seeigeln kann man die Axoneme extrahieren und die elastischen Verbindungsstrukturen zwischen den Tubuli mit Trypsinbehandlung lösen. Wird ein derart isoliertes Bündel von Tubulidupletts auf einer Glasunterlage fixiert und dem Medium ATP und Mg^{2+} zugesetzt, verschieben sich die einzelnen Dupletts gegeneinander. Diese Verschiebung läßt sich als Verlängerung des Tubulibündels mikroskopisch direkt beobachten (Abb. **8.8** *B*). Das Tubuligleiten unterbleibt, wenn zuvor die Dyneinarme abdissoziiert worden sind.

In vivo, d. h. in der intakten Geißel, bedingen die elastischen Koppelungen zwischen den Tubulidupletts (Abb. **8.9** *E: Nb, Rs, Zs*), daß sich die gegenseitigen Verschiebungen der Tubuli in eine Abbiegung der Geißel übersetzen. Sofortige Fixierung schlagender Geißeln und anschließende elektronenmikroskopische Betrachtung zeigen tatsächlich, daß die Tubulidupletts auf der Innenseite der Geißelbiegung weiter zur Geißelspitze reichen als auf der Außenseite.

Verschiedene Formen männlicher Sterilität lassen sich – auch beim Menschen – auf Ciliendefekte zurückführen: In den Spermien, gleichzeitig aber auch in den Cilien der Atmungswege, können Dyneinarme, Radialspeichen oder Zentralscheide fehlen. Alle drei genetischen Defekte führen zu bewegungslosen Cilien.

8.2.2 Koordination der Cilienbewegung

Wird eine **einzelne Cilie** von der zugehörigen Zelle oder sogar vom Basalkörper gelöst, kann sie noch so lange mit endogener Rhythmik weiterschlagen, wie ATP und Mg^{2+} vorhanden sind. Ihr Schlagmodus unterscheidet sich dabei kaum von einer intakt mit ihrer Zelle verbundenen Cilie. Beim krafterzeugenden „Abschlag" bleibt die Cilie gestreckt, beim langsameren „Aufschlag" wandert eine Biegungswelle von der Cilienbasis zur -spitze und führt die Cilie unter möglichst geringer Kraftübertragung in die Ausgangslage zurück (Prinzip des *flexiblen Ruders*, Abb. **8.8** *A*). Die Schlagfrequenz stimmt bei nahezu allen Cilien überein ($10-20\ s^{-1}$).

Im **Cilienverband** (z. B. auf der Oberfläche von Ciliaten) kommt es zur *Koordination* des Cilienschlags. Bezogen auf die Fortbewegungsrichtung schlagen nebeneinanderstehende Cilien *synchron* (in Phase), hintereinander angeordnete dagegen *metachron* (mit einer bestimmten Phasenverschiebung). Bei der Kleinheit der Cilien genügt schon die Viskosität des umgebenden Mediums, um die benachbarten Cilien rein hydrodynamisch aneinander zu koppeln (Hypothese der *gekoppelten Oszillatoren*). Die *kinetodesmalen Fibrillen* (Abb. **12.10**), die die Basalkörper der Cilien verbinden und durch ihre Fähigkeit, Silberionen zu reduzieren, als „Silberliniensystem" nachgewiesen werden können, sind an der Schlagkoordination jedenfalls nicht beteiligt. Ihre spezifische Funktion ist noch immer unbekannt.

Für die hydrodynamische Koppelung der Cilientätigkeit spricht auch das folgende, recht bizarre Beispiel. Der Flagellat *Mixotricha paradoxa* ist an seiner Oberfläche über und über mit Spirochaeten (Prokaryoten) besetzt, die auf den ersten Blick den Eindruck eines Wimpernkleides vermitteln. Wie Wimpern von Ciliaten „schlagen" auch diese angehefteten Spirochaeten koordiniert in synchronen bzw. metachronen Bewegungswellen und verleihen *Mixotricha* damit eine zehnmal höhere Fortbewegungsgeschwindigkeit, als sie der Flagellat mit seinen vier Geißeln allein erreichen könnte. Von der schnelleren Lokomotion profitieren beide Partner, Flagellat und Spirochaet (Bewegungssymbiose).

Die **Steuerung der Schlagrichtung**, d. h. der Richtung des krafterzeugenden Abschlags, erfolgt durch die intrazelluläre Ca^{2+}-Konzentration. Stößt ein schwimmendes *Paramecium* mit seinem Vorderende an ein Hindernis, werden durch diesen mechanischen Reiz in der Zellmembran lokale Ca^{2+}-Kanäle geöffnet. Der resultierende Ca^{2+}-Einstrom führt zu einer Depolarisation der Zellmembran und zur Schlagumkehr der Cilien. Letztere hat Rückwärtsschwimmen zur Folge. Im Verlauf weniger Sekunden stellt sich in der Zelle durch die Tätigkeit einer Ca^{2+}-Pumpe wieder ein normaler Ca^{2+}-Pegel ein: *Paramecium* geht wieder zum Vorwärtsschwimmen über. Erfolgte zwischen Rückwärts- und anschließender Vorwärtsphase eine (zufällige) Rotationsbewegung, kann *Paramecium* auf diese Weise das Hindernis umschwimmen. Mutanten, denen die Ca^{2+}-Kanäle fehlen, können nur noch vorwärtsschwimmen.

Mechanische Reizung des Hinterendes bewirkt Hyperpolarisation der Zellmembran und beschleunigte Schlagfrequenz in Richtung des Vorwärtsschwimmens. Die Hyperpolarisation kommt durch die Öffnung lokaler K^+-Kanäle und den dadurch bedingten K^+-Ausstrom zustande.

8.3 Amöboide Bewegung

Zellmotilität ist nicht auf muskel- und cilientragende Zellen beschränkt. Protozoen und viele nichtmuskuläre Zelltypen der Metazoen (z. B. Fibroblasten, Makrophagen, Leukocyten) können sich unter Veränderung ihrer Zellform amöboid fortbewegen. Zumindest bei der amöboiden Bewegung von Protozoen scheinen dabei ebenfalls Actin-Myosin-Interaktionen beteiligt zu sein.

Lage und Verlauf der *Actinfilamente* lassen sich fluoreszenzmikroskopisch elegant veranschaulichen. Spaltet man aus dem Myosin eines Säugermuskels mit Hilfe von Trypsin die Myosinköpfe ab, markiert sie mit fluoreszierenden Antikörpern und führt sie in die zu untersuchende Zelle ein, binden sich die Myosinköpfe an die Actinfilamente. Wegen der extrem konservativen Natur des Actinmoleküls gelingt diese Bindung bei fast allen Zelltypen. Wie die Fluoreszenzbilder zeigen, erstrecken sich die

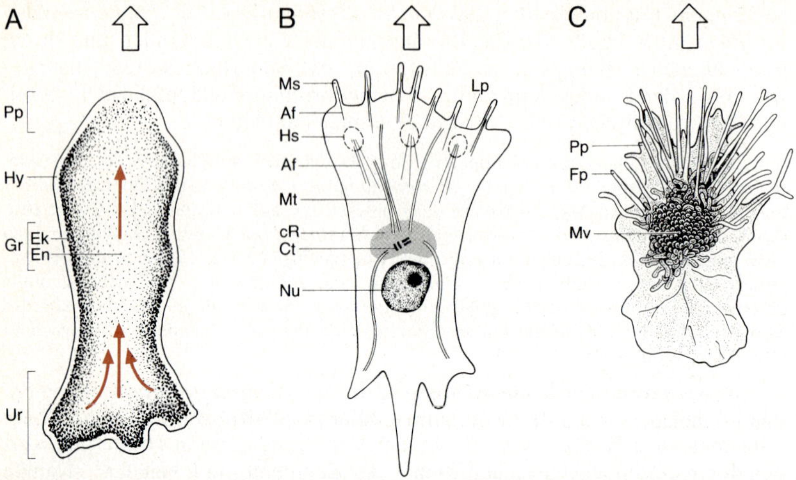

Abb. 8.10 Zellbewegung von [A] Amöben, [B] Fibroblasten und [C] Makrophagen. – *Af* Actinfilament, *cR* centrosomale Region, *Ct* Centriol, *Ek* Ektoplasma (Filamentcortex), *En* Endoplasma, *Fp* Filopodium, *Gr* Granuloplasma, *Hs* Haftstelle, *Hy* Hyaloplasma, *Lp* Lamellipodium, *Ms* Mikrospine, *Mt* Mikrotubulus, *Mv* Mikrovilli, *Nu* Nucleus, *Pp* Pseudopodium, *Ur* Uroid; *weißer Pfeil* Bewegungsrichtung der Zelle, *farbige Pfeile* in *A* Cytosolströmung (nach Stockem; de Brabander; Brunk; Krstic).

Actinfilamente in der Regel parallel zur Fortbewegungsrichtung der jeweiligen Zellregion und sind – wie das zur Erzeugung mechanischer Kräfte nicht anders zu erwarten ist – stets mit einem Ende an anderen Zellkomponenten, meistens an der Zellmembran, verankert (vgl. Z-Scheiben im Muskel). Zudem besitzen sie einen polaren Bau: Wie „Pfeilspitzen“ weisen die angelagerten Myosinköpfe alle in eine Richtung.

Actinfilamente sind wie Mikrotubuli dynamische Zellstrukturen, die einer ständigen Aggregation und Disaggregation unterliegen (Abb. **1.6** *B*). *Cytochalasine,* Metabolite von Schimmelpilzen, hemmen die Aggregation, indem sie sich an ein Ende des Filaments binden und damit die Anlagerung weiterer Actinmonomeren verhindern. Stabilisiert werden die Filamente dagegen von dem hoch toxischen Pilzgift *Phalloidin,* das die Filamente über ihre gesamte Länge besetzt.

Bei **Amöben** (Abb. **8.10** *A*) bildet Actin einen dichten, gelartigen Filamentcortex *(Ektoplasma)*, der das solartige *Endoplasma* umgibt und am Hinterpol der Zelle *(Uroid)* besonders stark ausgeprägt ist. Die Gel-Struktur kommt dadurch zustande, daß Strukturproteine (α-Actinin, Filamin) die Filamente dreidimensional vernetzen. Auch kurze Myosinfilamente sind in dieses Actinnetzwerk eingelagert.

Steigt im Cytoplasma die Ca^{2+}-Konzentration von 10^{-7} auf 10^{-5} $mol \cdot l^{-1}$, passiert zweierlei: Das Actin-Gel wird teilweise in den Sol-Zustand überführt und die Actin-Myosin-Interaktion ausgelöst. Der besonders am Hinterpol

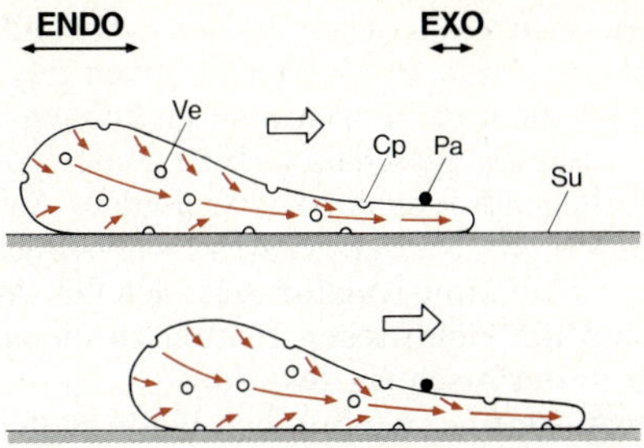

Abb. 8.11 Fibroblastenbewegung nach dem Membranflußmodell. Bewegungsrichtung des Fibroblasten durch *weißen Pfeil*, des cytoplasmatischen Membrantransports durch *farbige Pfeile* angegeben. Die *Doppelpfeile* bezeichnen die Regionen von Endocytose *(ENDO)* und Exocytose *(EXO)*. – *Cp* Coated pit, *Pa* Partikel (markiert einen bestimmten Teil der Zellmembran; wird während der Fortbewegung des Fibroblasten relativ zur Zelle nach hinten transportiert), *Su* Substrat, *Ve* Vesikel (nach Bretscher).

mächtige Filamentcortex kontrahiert sich, flüssiges Endoplasma strömt über dem der Unterlage anliegenden steiferen Ektoplasma nach vorn *(hydraulischer Druckfluß)* und wird dort wieder in Ektoplasma umgewandelt. Die Amöbe bewegt sich also „rollend" ähnlich wie ein Raupenfahrzeug auf seinen Ketten fort. Äußerlich sichtbar, schiebt sie ein *Pseudopodium* vor.

Die Fortbewegung von **Fibroblasten** (Abb. **8.10** *B*) – Zellen, die bei Wirbeltieren die extrazelluläre Matrix des Bindegewebes sezernieren – läßt sich in Gewebekulturen gut beobachten. Da sie jedoch wesentlich langsamer (40 $\mu m \cdot h^{-1}$) als bei Amöben erfolgt, wird sie erst im Zeitrafferfilm sichtbar: Das Vorderende der Zelle bildet bandförmige *Lamellipodien,* die sich mit dünnen *Filopodien* und nadelförmigen *Mikrospines* nach vorne tasten. Die Mikrospines scheinen ähnlich wie bei den Wachstumskegeln auswachsender Axone (Abb. **6.3** *B*) als chemosensorische Fühler zu wirken, die die Anheftungsstellen des Lamellipodiums sondieren. Polarität und generelle Bewegungsrichtung der Zelle werden durch die Anordnung der Mikrotubuli und ihres Organisationszentrums (*centrosomale Region* mit Centriolen und Golgi-Apparat) bestimmt. Die Fortbewegung selbst erfolgt über einen gerichteten *Membrantransferzyklus* (vgl. Abb. **1.3** und S. 271): Am funktionellen Hinterende der Zelle wird Zellmembran endocytotisch ins Zellinnere abgeschnürt, als cytoplasmatische Vesikel zum funktionellen Vorderende transportiert und dort exocytotisch wieder in die Zellmembran eingebaut (Abb. **8.11**).

8.4 Elektrische Organe

Bei manchen Fischen sind Teile der Rumpf-, Schwanz- oder Flossenmuskulatur zu elektrischen Organen umgebildet. Diese Organe bestehen aus **modifi-**

zierten Muskelfasern, den *elektrischen Platten* (Abb. **8.12***B*), die in ihrem vielkernigen Cytoplasma keine funktionell aktiven Myofibrillen enthalten und sich demnach auch nicht mehr kontrahieren können. Sie sind in Serie zu *elektrischen Säulen* zusammengeschaltet. Eine Seite jeder Platte ist innerviert; die gegenüberliegende, papillös ausgebildete Seite tritt mit einem Kapillarnetz in Kontakt. Als Transmitter wirkt wie bei den normalen motorischen Endplatten der Skelettmuskulatur Acetylcholin. Wegen ihres dichten Synapsenbesatzes sind die elektrischen Platten zu einem Paradeobjekt der Synapsen- und Transmitterforschung geworden.

Für die **Funktionsweise** einer elektrischen Platte ist die geschilderte strukturelle Asymmetrie von besonderer Bedeutung. Durch Nervenimpulse wird die glatte Seite der Platte auf +50 mV umgepolt, während die papillöse Seite auf dem Wert des Ruhepotentials (−90 mV) verbleibt. Damit bildet sich zwischen den beiden Seiten einer Platte eine Potentialdifferenz von 140 mV aus. Jede Platte wirkt also wie eine elektrische Batterie. Durch Serienschaltung der Platten zu Säulen werden die Einzelpotentiale summiert. Die aus 6000 Platten bestehenden elektrischen Säulen des Zitteraals können also *Spannungen* von 840 V erzeugen. Die *Stromstärke* der Entladungen wird von der Zahl parallel geschalteter Säulen bestimmt. Sie kann auf maximal 50 A ansteigen (Zitterrochen).

Bei den **Hochspannungsfischen** (Zitteraal *Electrophorus,* Zitterrochen *Torpedo,* Zitterwels *Malapterurus;* 50−900 V) dienen die elektrischen Organe dem Beuteerwerb und der Verteidigung, bei den **Niederspannungsfischen** (z. B. Nilhechte *Mormyridae,* Messerfische *Gymnotidae;* 1−5 V), die nachtaktiv in sinkstoffreichen tropischen Süßgewässern leben, der aktiven Orientierung (Elektroortung) und innerartlichen Kommunikation. Die Niederspannungsfische verfügen zu diesem Zweck über Elektrorezeptoren (umgebildete Seitenlinienorgane), mit denen sie die selbsterzeugten elektrischen Felder und deren Verformung durch Objekte der Umgebung (Abb. **8.12***A*) wahrnehmen. Objekte mit höherer elektrischer Leitfähigkeit als das umgebende Wasser erhöhen, solche mit niederer Leitfähigkeit verringern die lokale Feldliniendichte. Die positionsgerechte Registrierung der verformten elektrischen Felder durch die Elektrorezeptoren, die über die ganze Länge des Fisches verteilt sind, wird dadurch erleichtert, daß Niederspannungsfische mit steifer Körperhaltung schwimmen. Sie führen keine kräftige Körperbewegung aus, sondern werden von den undulierenden Bewegungen eines dorsalen Flossensaums angetrieben.

8.5 Farbwechsel und Biolumineszenz

Beim Farbwechsel wird durch Pigmentwanderung in der Haut die spektrale Zusammensetzung des *reflektierten* Lichts verändert, bei der Biolumineszenz *emittiertes* Licht erzeugt.

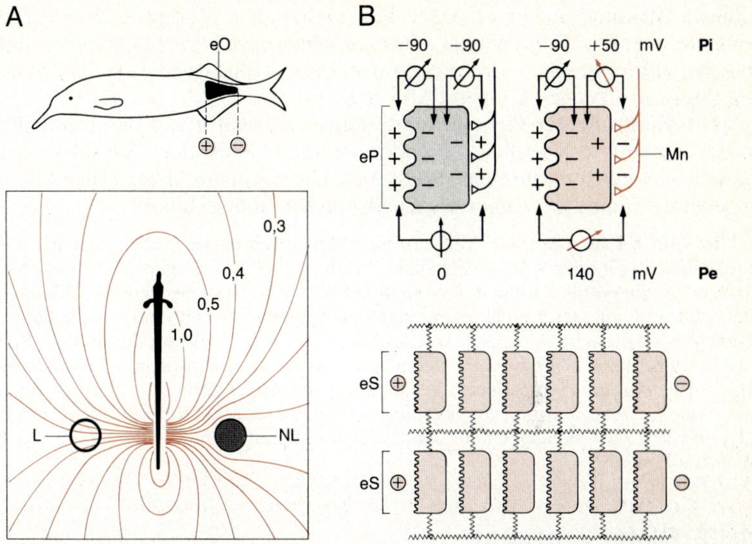

Abb. 8.12 Elektrische Organe. [A] Niederspannungsfisch (Tapirfisch *Gnathonemus*, Mormyridae) mit elektrischem Feld (Isopotentiallinien *in Farbe*, Zahlenangaben in Volt). [B] Potentiale an elektrischen Platten *(oben)* und Säulen *(unten)*: Ruhe- *(grau)* und Erregungszustand *(in Farbe)*. – *eO* elektrisches Organ, *eP* elektrische Platte, *eS* elektrische Säule, *L, NL* elektrischer Leiter und Nichtleiter, *Mn* Motoneuron, *Pe, Pi* extrazellulär und intrazellulär gemessenes Potential (nach Lissmann; Daumer; Keynes).

8.5.1 Farbwechsel

Viele Tiere können im Verlauf von Sekunden oder Minuten ihre Farbe wechseln (**physiologischer** Farbwechsel). Entweder verändern dabei pigmenthaltige Zellen *(Chromatophoren)* durch den Zug radiär ansetzender Muskeln ihre Gestalt (*passive* Pigmentwanderung, z. B. bei Cephalopoden), oder die Zellform bleibt konstant, aber die Pigmentgranula werden im Zellzentrum konzentriert (Aufhellung) bzw. über das gesamte Zellvolumen dispergiert (Verdunkelung). Die letztgenannte, *aktive* Pigmentwanderung tritt bei den meisten Invertebraten und den poikilothermen Vertebraten auf. Sie ist an ein dynamisches Cytoskelett (vgl. Abb. **6.3** *A*) gebunden, wie ihre Hemmung durch Colchicin und Cytochalasine (S. 348) zeigt. Vögel und Säuger besitzen nur einen **morphologischen** Farbwechsel, bei dem sich die Zahl der pigmenthaltigen Zellen langfristig verändert.

Je nach **Art der Pigmente** unterscheidet man bei den Chromatophoren gelbbraune bis schwarze *Melanophoren* (mit Melaninen) und gelbe oder rote *Xantho-* und *Erythrophoren* (mit Carotinoiden und Pteridinen). Mit Stapeln dünner Guaninplättchen erzeugen *Iridophoren* eine silbrige Reflexionsfarbe. Oft sind mehrere Zelltypen zu *Chromatophoreneinheiten* zusammengelagert, die bei differentieller Aktivierung der Einzelzellen ganz verschiedenartige Farbmuster erzeugen können (Abb. **8.13** *A*).

Die **Kontrolle der Pigmentwanderung** erfolgt *hormonal* (Krebse, Amphibien, die meisten Reptilien) und/oder *neuronal* (Teleostier). Sie wird – wenn es sich wie meistens um Anpassungen an Untergrund und herrschende Lichtverhältnisse handelt – über die Lichtsinnesorgane gesteuert.

In Abb. **8.13** *B*, die diese Verhältnisse schematisch darstellt, bedeutet der weiße Pfeil Belichtung, der schwarze Balken Verdunklung der Augen. In ersterem Fall kommt es über Stimulation des sympathischen Nervensystems und/oder Melatonin-Ausschüttung aus der Epiphyse zur Pigment-Aggregation und damit Aufhellung der Haut. Daß Adrenalin den gleichen Effekt zur Folge hat, belegt wiederum (vgl. S. 338) die synergistische Wirkung von Nebennierenmark, dem natürlichen Produktionsort von Adrenalin, und Sympathicus. Verdunklung des Auges aktiviert den Parasympathicus sowie die Ausschüttung von melanocytenstimulierendem Hormon (MSH) aus dem Hypophysen-Zwischenlappen. In den Chromatophoren führen beide Effekte zur Pigment-Dispersion.

8.5.2 Biolumineszenz

Biolumineszenz bezeichnet die aktive Erzeugung von Licht durch Organismen. Daß solche Leuchterscheinungen bei den verschiedensten Organismengruppen auftreten (und sich auch in den betreffenden taxonomischen Bezeichnungen niedergeschlagen haben), mag eine Reihe willkürlich herausgegriffener Beispiele belegen: Der Prokaryot *Photobacterium,* der Flagellat *Noctiluca,* der Cephalopod *Symplectoteuthis luminosa,* der Muschelkrebs *Pyrocypris,* der Käfer *Photuris,* der Tunicat *Pyrosoma* und der Knochenfisch *Photoblepharon* – sie alle lumineszieren.* *Noctiluca* verursacht das Meeresleuchten.

Bei diesen und allen anderen Beispielen von Biolumineszenz wird *chemische Energie* mit hoher Quantenausbeute in *Lichtenergie* verwandelt. In der Regel dient dabei ein **Luciferin** (LF) als Substrat für eine **Luciferase** (LFase), die das Luciferin unter Quantenemission oxidiert:

$$LF \cdot H_2 + 1/2\, O_2 \xrightarrow{Ca^{2+}} LF + H_2O + \mathbf{h}\nu \tag{8.1}$$

$$LF \cdot H_2 + 1/2\, O_2 \xrightarrow{LFase} LF + H_2O + \mathbf{h}\nu \tag{8.2}$$

$$LF \cdot H_2 + 1/2\, O_2 \xrightarrow[ATP,\ Mg^{2+}]{LFase} LF + H_2O + \mathbf{h}\nu \tag{8.3}$$

* *Griech.* phos, *Gen.* photos – Licht; *lat.* lux, *Gen.* lucis – Licht; *lat.* luminosus – lichtvoll; *griech.* pyr, *Gen.* pyros – Feuer; *griech.* blepharon – Auge

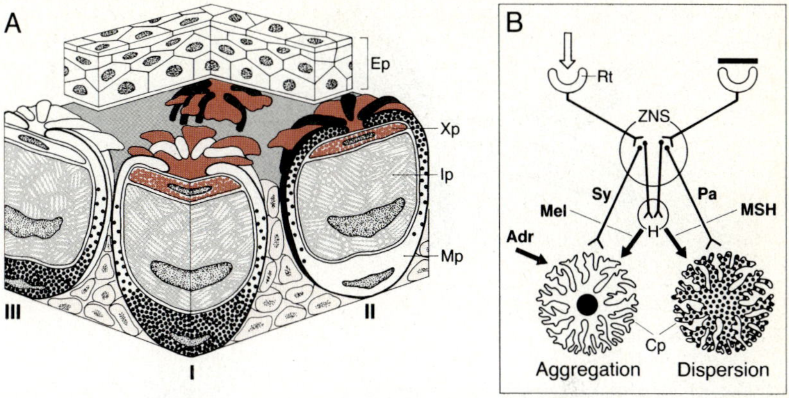

Abb. 8.13 Physiologischer Farbwechsel. A 3 Chromatophoreneinheiten in der Haut (Dermis) von Amphibien. *I* Frosch auf hellem Untergrund: Melaningranula im Zentrum der Melanophoren-Zelle → Hautfärbung gelbgrün (Lichtstreuung an Guaninplättchen vor dunklem Hintergrund liefert Blau, mit dem Gelbfilter der vorgeschalteten Xanthophoren Gelbgrün). *II* Frosch auf dunklem Untergrund: Melanin in Zellfortsätzen der Melanophoren → Hautfärbung braunschwarz. *III* Frosch mit Carotinmangelmutation auf hellem Untergrund → Hautfärbung blau. B Neuronale und hormonale Farbwechselsteuerung bei Fischen und Amphibien. – *Adr* Adrenalin, *Cp* Chromatophore, *Ep* Epidermis, *H* Hormondrüse, *Ip* Iridophore, *Mel* Melatonin, *Mp* Melanophore, *MSH* melanocytenstimulierendes Hormon, *Pa* Parasympathicus, *Rt* Retina, *Sy* Sympathicus, *Xp* Xanthophore, *ZNS* Zentralnervensystem. Weitere Erklärungen s. Text (nach Bagnara, Hadley; Weber).

Reaktionsweg 1, der keine LFase benötigt, kommt bei der Meduse *Aequorea* vor. Das LF dieser Meduse („Aequorin“) reagiert so empfindlich mit Ca^{2+}-Ionen, daß man es als Lumineszenzindikator für Ca^{2+} in biologischen Systemen verwendet. **Reaktionsweg 2** gilt für den Muschelkrebs *Cypridina*, dessen Biolumineszenz nicht wie bei *Aequorea* und den meisten anderen biolumineszierenden Tieren intrazellulär, sondern extrazellulär erfolgt. LF und LFase werden in zwei verschiedenen Zelltypen produziert. Erst nach ihrer Sekretion leuchtet das Substanzgemisch im Meerwasser auf. Leuchtkäfer verfügen über den ATP-abhängigen **Reaktionsweg 3**.

Die Biolumineszenzerscheinungen der verschiedenen taxonomischen Gruppen sind, auch wenn sie den gleichen Reaktionswegen *1, 2,* oder *3* folgen, unabhängig voneinander – polyphyletisch – entstanden. Dem entspricht, daß die einzelnen Gruppen in der Regel über chemisch ganz verschiedene Luciferine verfügen.

Auch im Bau der **Leuchtorgane** findet man eine Fülle gruppenspezifischer Unterschiede und konvergenter Anpassungen. Zunächst einmal kann die Biolumineszenz auf der Aktivität *eigener Zellen* beruhen (primäres Leuchten) oder mit Hilfe *symbiontischer Bakterien* erfolgen (sekundäres Leuchten). Letzteres ist bei manchen Cephalopoden und vielen Fischen der Fall. So beherbergt der nachtaktive Korallenfisch *Photoblepharon* in seinen paarig

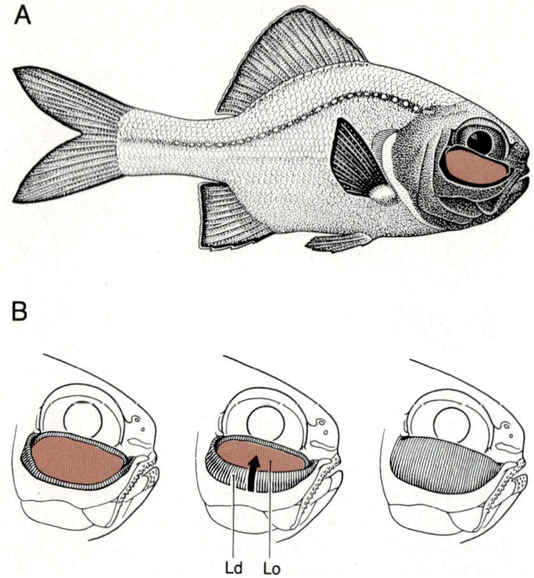

Abb. 8.14 Leuchtorgan von *Photoblepharon.* [A] Gesamtansicht des Fisches mit Lage des Leuchtorgans. [B] Variation der Lichtabstrahlung des Leuchtorgans *(Lo)* durch Bewegung eines ventralen Lids *(Ld)* (nach McCosker).

unter den Augen gelegenen Leuchtorganen (Abb. **8.14***A*) obligat symbiontische Bakterien, die außerhalb des Leuchtorgans nicht überleben können. Die Bakterien lumineszieren ununterbrochen, doch kann der Fisch durch Bewegung eines lichtundurchlässigen „Augenlids" den Lichtfluß nach außen regulieren (Abb. **8.14***B*). Eine Reflektorschicht und eine darunterliegende Pigmentschicht schließen das Auge nach hinten ab. Durch Vorschalten einer Linse kann sowohl bei primär als auch bei sekundär leuchtenden Meerestieren (z. B. bei Crustaceen und Cephalopoden) die Lichtabstrahlwirkung noch verstärkt werden.

Biolumineszenz erfüllt mannigfache **Funktionen**. So dienen die lichtstarken Leuchtorgane des Fischs *Photoblepharon* der Beuteanlockung, der Feindabwehr (durch plötzliches Aufblinken), dem Paarungsverhalten (als Signalgeber) und sogar dem eigenen Sehvorgang (als „Scheinwerfer"). Meistens kommt Leuchtorganen jedoch nur eine dieser Funktionen zu. Bei Leuchtkäfern handelt es sich dabei um die Geschlechterfindung (Abb. **9.8**, **11.23**), bei Anglerfischen (z. B. Seeteufel *Lophius piscatorius*) um Beuteanlockung und bei vielen Cephalopoden, Crustaceen und Teleostiern, die ganze Batterien ventral angeordneter Leuchtorgane besitzen, um Feindvermeidung: jedoch nicht durch „Blinklichtmanöver“ wie bei *Photoblepharon,* sondern dadurch, daß die nach unten strahlenden Leuchtorgane die Körpersilhouette ihres Trägers für einen tiefer schwimmenden, ins helle Oberlicht blickenden Räuber „optisch auflösen“. Dabei kann der Fisch die Intensität des nach unten abgestrahlten Lichts über neuronale Steuerung so genau an die vom Auge gemessene Intensität des Oberlichts anpassen, daß er – von unten gesehen – stets im Oberlicht verschwindet. Als Scheinwerfer dienen die Leuchtorgane des Tiefseefisches *Pachystomias.* Das rote Licht, das sie abstrahlen, entspricht in seinem Emissionsspektrum dem Absorptionsspektrum der rotempfindlichen Photorezeptoren. Da das natürliche Umgebungslicht eines Tiefseefischs nur noch den kurzwelligen Strahlungsanteil enthält (vgl. Abb. **10.1** *B*), wäre das Auftreten von Rotrezeptoren ohne die Scheinwerferfunktion der Leuchtorgane unverständlich.

D. Organismen im Umweltkontext

Bisher sind uns Organismen als physiologische Räderwerke erschienen, die sich einerseits mit einer Vielzahl homoiostatischer Mechanismen eine konstante Innenwelt erhalten und sich andererseits mit ihrem senso-neuro-motorischen Apparat situationsangepaßt in der Außenwelt bewegen. Jetzt betrachten wir diese Organismen als Figuren in einem evolutionsbiologischen Spiel. Galt unser Interesse bisher den **kausalen** Fragen nach dem *Wie,* geht es uns jetzt vor allem um **funktionelle** Fragen nach dem *Warum.* Warum hat sich in der Evolution die physiologische Maschinerie einer bestimmten Species so und nicht anders entwickelt? Die Antwort zielt auf Faktoren, die den Überlebenswert des Organismus beeinflussen und als Selektionsdrucke die evolutive Entwicklung seiner Merkmale steuern.

Solche Selektionsdrucke können von einem Räuber oder Nahrungskonkurrenten ebenso ausgehen wie vom Partner einer Symbiosebeziehung oder vom Geschlechtspartner. Was uns in letzterem Fall – bei Symbiose und Paarungsverhalten – als stabile Harmonie erscheinen mag, ist nur ein latent eingespielter Ausgleich der konkurrierenden Interessen beider Partner. Denn Darwins „struggle for existence" äußert sich nicht in einem gigantischen Kampf, den zwei Konkurrenten auf Leben und Tod miteinander führen, sondern in den tausend kleinen Vorteilen (von besserer Sehschärfe über schnellere Laufleistung bis zu höherem Kopulationserfolg), die ein Teilnehmer im Evolutionsspiel erzielen kann und die dann letztlich als erhöhter Fortpflanzungserfolg – als erhöhte Übertragungsrate von Genen, als erhöhte **Fitneß** – zu Buche schlagen.

Die Umwelt eines Organismus wird neben abiotischen Faktoren vor allem von anderen Organismen gebildet. „Wechselwirkungen zwischen Organismen" heißt daher das Stück, das auf der Bühne „Ökosystem" gespielt und in den folgenden Kapiteln beschrieben wird. Das Stück freilich ist keine konzertierte Aktion. Der Autor fehlt; ebenso der Regisseur oder ein zukunftsweisender Plan. Die Akteure spielen alle für sich selbst. Jeder sucht seine eigene Fitneß zu maximieren; von Augenblick zu Augenblick. Wenn jemand regiert, dann ist es Opportunismus als Prinzip. Einen einzelnen Organismus mag man noch als *Einheit* betrachten, zu dessen Wohle im Selektionsprozeß sich alle seine Räder drehen; für die Lebens-„Gemeinschaft" eines Ökosystems gilt das nicht.

9 Verhalten

Tiere bewegen sich. Aktive Fortbewegung kann geradezu als ein Charakteristikum tierischer (heterotropher) Lebensform gelten. War es doch die Notwendigkeit, sich zur Nahrungssuche und -aufnahme aktiver Fortbewegung zu bedienen, die letztlich zur Evolution von Nerven- und Muskelsystemen geführt hat (S. 344). Im folgenden sei unser Augenmerk allerdings weniger auf die neuromuskuläre Maschinerie (Kap. 6–8) als auf das Resultat ihrer Tätigkeit, auf die „Bewegungen" selbst gerichtet. In ihrer Gesamtheit lassen sich die Bewegungsweisen eines Tieres, seine Körperhaltungen, Lautäußerungen und sonstigen Kommunikationsweisen als *Verhalten* des Tieres beschreiben. Dieses Verhalten zu analysieren, ist Aufgabe der *Verhaltensbiologie (Ethologie)*.

Analysieren kann dabei zweierlei bedeuten. Betrachten wir z. B. die Bewegungen einer Antilope. *Wie* werden die Bewegungen eines Beines von den entsprechenden Muskeln und Skelettelementen ausgeführt, *wie* die Bewegungen aller Beine koordiniert und *wie* wird das gesamte Bewegungsverhalten des Tieres im Raum (auf der Suche nach Futterplätzen, gegenüber Artgenossen, Feinden usw.) vom Sinnes- und Nervensystem gesteuert? Mit solchen *Wie-Fragen* nach den unmittelbaren, aktuell regulierenden Faktoren des Verhaltens – nach den **proximaten Faktoren** – befaßt sich die *Verhaltensphysiologie*. Ihr geht es um *kausale* Erklärungen des Verhaltens. Dabei kann sie sich für verschiedene *Einheiten des* Verhaltens interessieren: für die Bewegungen eines einzelnen Beines, die des gesamten Tieres oder gar einer Gruppe von Tieren. Die Wanderbewegungen einer Antilopenherde anhand der Bewegungen der einzelnen Beinsegmente aller Individuen beschreiben zu wollen, wäre ein unmögliches und wenig sinnvolles Unterfangen. Jedes Komplexitätsniveau des Verhaltens erfordert seine eigene Art des Fragens und Argumentierens, seine eigene Sprache und seine eigenen Begriffssysteme.

Verhaltensanalyse heißt aber mehr als Verhaltensphysiologie. Sie heißt auch verstehen lernen, *warum* sich eine Verhaltensweise im Laufe der Evolution herausgebildet hat, d. h. *welche Funktion* sie für das Tier im ökologischen Kontext erfüllt. Solche *Warum-Fragen* nach den mittelbaren, stammesgeschichtlich selektionierenden Faktoren des Verhaltens – nach den **ultimaten Faktoren** – zu stellen und damit funktionelle Erklärungen zu geben, ist Aufgabe der *Verhaltensökologie*. Warum eine Antilopenherde – um beim gewählten Beispiel zu bleiben – im Jahreszyklus großräumige Wanderungen durchführt, ist durch Nahrungsbedürfnisse, Konkurrenzdruck, Verbreitungsgeschichte und andere ökologische Faktoren bedingt, die diese Migrationsbewegungen langfristig in der Folge von Generationen herausselektioniert haben.

9.1 Verhaltensphysiologie

9.1.1 Motorische Programme

Im Verhaltensrepertoire einer Tierart lassen sich oft relativ formkonstante **Verhaltenselemente** *(Fixed action patterns)* als Grundbausteine komplexer Verhaltensmuster erkennen. Ihre Formkonstanz legt nahe, daß die zugehörigen Steuerprogramme in weitgehend „festverdrahteten" neuronalen Mustergeneratoren *(Pattern generators)* vorliegen und dort auf entsprechende auslösende Reize stereotyp abgespielt werden können.

Ein gut untersuchtes Beispiel liefert das Fluchtschwimmen der Meeresschnecke *Tritonia* (Abb. **9.1**). Schon auf leichte Berührung durch den Arm eines Seesterns, ihres häufigsten Räubers, führt *Tritonia* für etwa 30 s eine Folge stereotyper Schwimmbewegungen aus, die auf alternierenden Kontraktionen der ventralen und dorsalen Rumpfmuskulatur beruhen und von einem offenbar recht einfachen neuronalen Schaltkreis gesteuert werden. Überführt man nämlich ein isoliertes *Tritonia*-Gehirn in eine gut belüftete Ringer-Lösung und mißt elektrophysiologisch die Impulsraten der beteiligten Neuronen, läßt sich nach entsprechender elektrischer Reizung das gesamte „Fluchtschwimmprogramm" auch im völlig isolierten Gehirn abgreifen. Das gelingt, obwohl im untersuchten Präparat gar keine Muskeln vorhanden sind, die das Programm empfangen und ihrerseits sensorische Rückmeldungen über die situationsgerechte Ausführung des Programms erstatten könnten. Die Schwimmbewegung wird also zentral programmiert und nicht etwa im Sinne einer *Reflexkette* gesteuert. Letztere läge z. B. dann vor, wenn nach Kontraktion der Dorsalmuskulatur und der dadurch bedingten Dehnung der ventralen Körperseite Mechanorezeptoren diese Dehnung messen und daraufhin reflektorisch die Kontraktion der Ventralmuskulatur auslösen würden. Dieser Reflex hätte wiederum Dehnung der Dorsalseite, reflektorische Kontraktion der Dorsalmuskulatur usw. zur Folge. Wie der Versuch am isolierten und dennoch „schwimmenden" Nervensystem zeigt, ist sensorische Rückkoppelung *(Feedback)* zur Aufrechterhaltung der rhythmischen Bewegungsfolge nicht erforderlich. Natürlich läßt sich damit nicht ausschließen, daß im intakten Tier solcher Feedback nicht doch modifizierend in den Bewegungsablauf eingreift.

Daß letzteres in der Regel tatsächlich der Fall ist und die *Fixed action patterns* daher nicht so starr sind, wie es ihr Name suggeriert, zeigt das Studium des Insektenflugs. Wie die Schwimmbewegung von *Tritonia* wird auch die

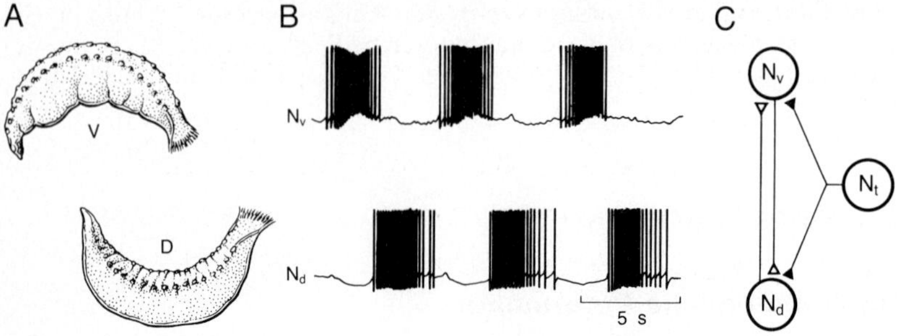

Abb. 9.1 Schwimmrhythmik der Nacktschnecke *Tritonia.* A Zeitlich alternierende Ventral- *(V)* und Dorsalkrümmung *(D)* des Körpers. B Bewegungssynchrone Aktivität zweier Nervenzellen *(N_v, N_d) des Tritonia*-Gehirns. C Schema eines zentralen Mustergenerators, der die alternierende rhythmische Aktivität von N_v und N_d gewährleistet. Exzitatorische Synapsen durch *schwarze,* inhibitorische Synapsen durch *weiße Dreiecke* gekennzeichnet. Neuron N_t liefert tonischen Antrieb (nach Willows; Stent, Friesen).

Flugbewegung der Heuschrecke *Locusta* zentral programmiert – und zwar von Interneuronen der Thorakalganglien. Im Flug schlagen die Flügel eines Segments synchron, Vorder- und Hinterflügel einer Körperseite dagegen phasenverschoben. Das entsprechende Programm der Nervenimpulse läßt sich von den Motoneuronen der direkten Flugmuskeln (S. 434) auch dann im normalen Rhythmus ableiten, wenn die Heuschrecke fixiert ist und im Windkanal „am Ort" fliegt; selbst dann noch, wenn die Flügel festgelegt oder amputiert, die Nerven der Flügelmuskel-Streckrezeptoren durchtrennt und damit alle sensorischen Rückmeldungen eliminiert worden sind. Nach dieser vollständigen Deafferentierung des Flugapparats ist zwar die Frequenz der Impulse verringert; die Phasenbeziehung zwischen den einzelnen Motoneuronen bleibt jedoch unverändert.

Die *Singbewegungen,* die männliche *Grillen* mit den Vorderflügeln ausführen, lassen sich phylogenetisch von Flugbewegungen ableiten. Wie beim neuronalen Flugmotor sind auch bei den verschiedenen Gesangsformen der Grillen (Abb. **9.2**) die Steuerprogramme in den Thorakalganglien niedergelegt. Das Gehirn gibt über entsprechende Kommandoneuronen das eine oder andere Singprogramm frei, entscheidet also vor allem darüber, welcher Gesangstyp im jeweiligen Verhaltenskontext situationsgerecht abgespielt werden soll. Durchtrennt man die Halskonnektive (Abb. **6.17***A*), trägt die neuronal „kopflose" Grille nach einer Latenzperiode von 1–2 Wochen spontan alle Gesangstypen in ungeordneter Folge vor. Andererseits kann man am intakten Tier durch elektrische Reizung nicht nur bestimmter Hirnzentren, sondern auch der Thorakalganglien selbst alle Gesangstypen formkonstant abrufen (Abb. **9.2***A*). Daß schließlich die Sensorik für den Gesangsrhythmus

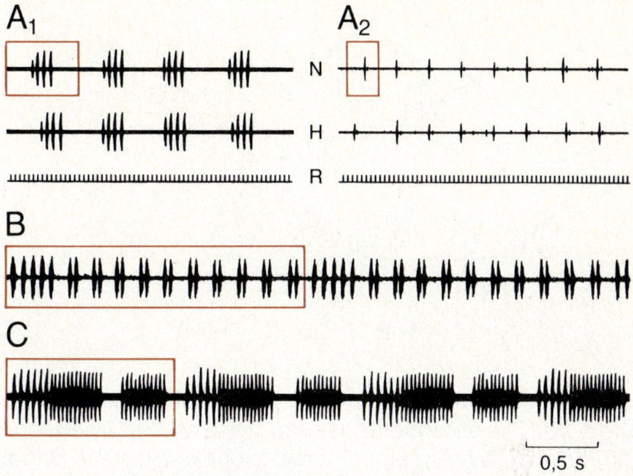

Abb. 9.2 Oszillogramme der Gesänge von 3 Grillenarten: [A] *Gryllus campestris* (A_1 Lock- und A_2 Werbegesang), [B] *Teleogryllus oceanicus* (Lockgesang) und [C] *T. commodus* (Lockgesang). Die Grundeinheiten der Gesänge sind jeweils *farbig umrandet.* Bei *A* werden Lautmuster von normalen *(N)* und hirngereizten Grillen *(H)* verglichen. In letzterem Fall beträgt die Reizfrequenz monoton 80 s^{-1} *(R).* Der Lockgesang *(A_1, B, C),* den paarungswillige ♂♂ oft stundenlang vortragen, dient der Anlockung des ♀. Der Werbegesang *(A_2)* folgt anschließend nach Fühlerkontakt mit dem ♀ und leitet die Paarung ein (nach Huber; Bentley, Hoy).

keine Rolle spielt, läßt sich wiederum dadurch zeigen, daß man den Mustergenerator deafferentiert, d.h. in diesem Fall die Gehörorgane in den Tibien der Vorderbeine ausschaltet.

Schon diese wenigen Beispiele belegen, daß einfache Verhaltenselemente zentralnervös oft in relativ starrer Form vorprogrammiert sind und sich auf entsprechende auslösende Reize – oder elektrische Stimulation der betreffenden neuronalen Zentren – auch ohne sensorische Rückkoppelung recht stereotyp abspielen lassen. Im Normalverhalten intakter Tiere werden *zeitlicher* Einsatz und *räumliche* Orientierung solcher Verhaltenselemente jedoch stets situationsgerecht an die Außensituation angepaßt und zu **Verhaltenssequenzen** koordiniert. Die Fluchtreaktionen, mit denen Schaben sehr empfindlich auf die Atembewegungen von Kröten reagieren (S.398), bestehen z.B. aus zwei Bewegungselementen (Abb. **9.3**): einer Drehbewegung am Ort, die die Schabe in 180°-Stellung zur Kröte bringt und reizrichtungsabhängig stets über den kleineren Drehwinkel erfolgt, und einer anschließenden Vorwärtsbewegung, mit der sich die Schabe der Reichweite der vorschnellenden Krötenzunge entziehen kann. Die Drehbewegung setzt ein, wenn die Windbeschleunigung einen bestimmten Schwellenwert erreicht hat; die Vorwärtsbewegung erst dann, wenn die linken und rechten Winddetektoren symmetrischen Input von hinten melden.

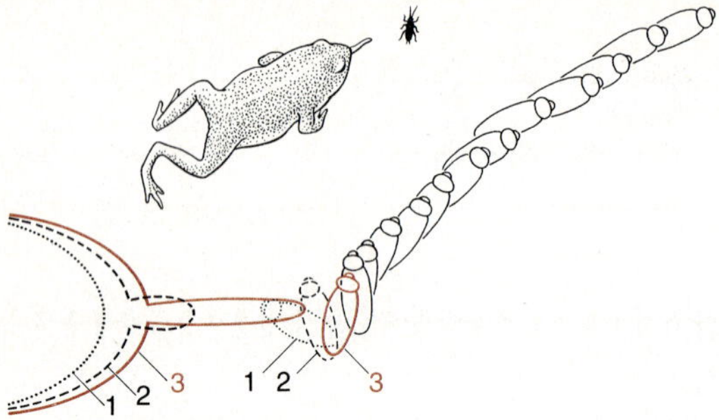

Abb. 9.3 Fluchtreaktion einer Schabe *(Periplaneta americana)* auf den Fangschlag einer Kröte *(Bufo bufo)*. Die Orientierungs- und Translationsbewegungen der Schabe sind anhand von 15 Einzelbildern einer Filmsequenz dargestellt. Bildabstand 16 ms. Die Entfernung zwischen Zungenspitze der Kröte und Schabe erreicht zum Zeitpunkt *3* ein Minimum (nach Camhi).

Vor allem bei komplexeren Bewegungssequenzen stellt sich die Frage, inwieweit Verhalten von seinen eigenen Konsequenzen beeinflußt wird. Eine Kreuzspinne *(Araneus diadematus)* spannt beim Bau ihres Netzes zunächst einen Rahmen, in den die vom Zentrum (Nabe) ausstrahlenden Radialspeichen (Stützfäden) eingefügt werden. Dann legt sie von innen nach außen eine Hilfsspirale, der schließlich – von außen nach innen – die definitive, aus Klebfäden (Abb. **12.47**) bestehende Fangspirale folgt. Bei der Anlage der Fangspirale wird die Hilfsspirale wieder abgebaut. Dieser Ablauf zeigt, daß der Netzbau aus einer festen Sequenz verschiedener Bewegungsakte besteht. Doch wird nach Zerstörung einiger soeben vollendeter Radialspeichen das Verhaltensprogramm nicht einfach stereotyp weitergespielt (was zu einem unvollständigen Netz führen müßte), sondern zunächst die notwendige Reparatur vorgenommen.

Ähnliches gilt für den Bau der komplizierten Hängenester von Webervögeln *(Ploceidae)*. Hier kann bei polygamen Arten ein Männchen sogar gleichzeitig an mehreren Nestern bauen, so daß wohl kaum eine starre Sequenz verschiedener Verhaltensakte vorliegen dürfte. Zerstörungen von Nestteilen werden zudem perfekt repariert. Zur Erklärung dieses „zielgerichteten“ Verhaltens könnte man daran denken, daß der Vogel ein internes Bild des fertigen Nestes besitzt und stets den jeweiligen Nestzustand mit diesem Bild vergleicht – eine schwer zu testende Hypothese. Genaue Verhaltensbeobachtungen führen zu einer einfacheren und überprüfbaren Annahme. Beim Nestbau sitzt der Vogel stets am unteren Nestrand und führt dabei eine Reihe stereotyper Dreh- und Flechtbewegungen aus. Bei Neuanlage ebenso wie bei Reparatur des Nestes könnten diese Baubewegungen – wenn am richtigen Platz und in arttypischer Form ausgeführt – stets zur korrekten Neststruktur

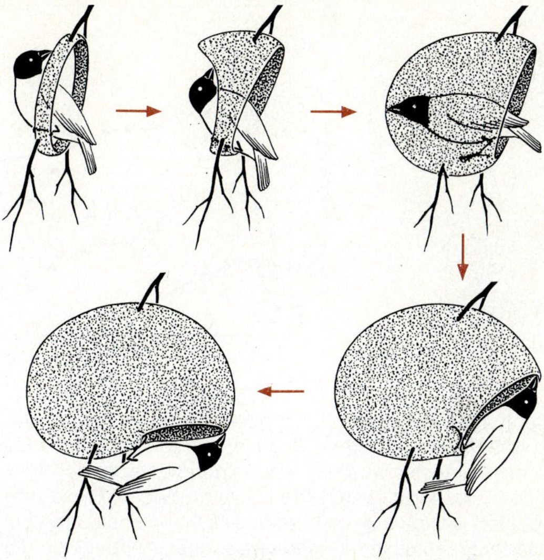

Abb. 9.4 Nestbauverhalten von Webervögeln. Die Männchen der Art *Ploceus cucullatus* sitzen mit ihren Füßen stets in einer konstanten Position am Nestrand und stoßen das Nestmaterial mit dem Schnabel in allen Richtungen so weit wie möglich nach außen. Diese Verhaltensregel führt unmittelbar zu einem Kugelnest artspezifischer Größe und Form (nach Collias).

führen (Abb. **9.4**). Ein komplexes Resultat ließe sich auf diese Weise mit relativ einfachen Verhaltensregeln erreichen.

Alle bisherigen Beispiele handelten von relativ kurzfristigen Verhaltenssequenzen. Ein sehr *langfristiges* Verhaltensprogramm liegt der Steuerung der Wanderbewegungen vieler Zugvögel zugrunde. Gartengrasmücken *(Sylvia borin)* verlassen Mitteleuropa in südwestlicher Richtung und schwenken im westlichen Mittelmeergebiet nach Süden um (Abb. **9.5***A*). Der Rückflug führt sie aus den Wintergebieten im südlichen Afrika direkt nach Norden. Im Labor aufgezogene Jungtiere, die keinerlei Zugerfahrung besitzen, wechseln in Orientierungskäfigen ihre Vorzugsrichtungen im Verlauf von Wochen und Monaten synchron mit den Zugrichtungen ihrer freilebenden Artgenossen, verfügen also über ein angeborenes Zugprogramm, das sie jeweils eine bestimmte Zahl von Nächten in eine bestimmte Richtung ziehen läßt. Nördliche Populationen, die größere Strecken bis ins Wintergebiet zurücklegen müssen als südliche Populationen, zeigen in Registrierkäfigen entsprechend länger anhaltende Zugaktivität (Abb. **9.5***B*). Um dieses Zugprogramm richtungs- und termingerecht zu realisieren, benötigen die Tiere natürlich einen Richtungsgeber (z. B. einen Magnetkompaß oder einen über einen Magnet-

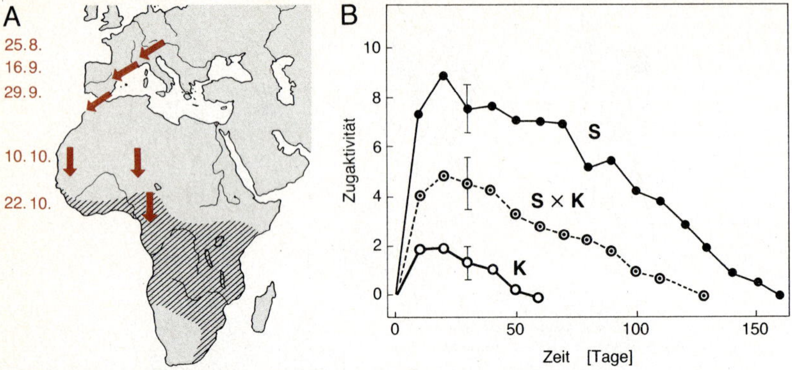

Abb. 9.5 [A] Richtungswahl handaufgezogener Gartengrasmücken *(Sylvia borin)*, die zu verschiedenen Zeiten während des Herbstzugs (Datenangaben *in Farbe*) in Orientierungskäfigen getestet wurden. Alle Experimente fanden im Brutgebiet der Tiere statt (Position des nördlichsten Pfeils). Die übrigen *Pfeile* (mittlere Orientierungsrichtungen) sind jedoch auf jene geographischen Positionen projiziert, die die süddeutschen Gartengrasmücken zu den gegebenen Zeitpunkten des Herbstzuges erreicht haben (nach Ringfunden). *Schraffiert* Überwinterungsgebiet. [B] Stärke und Dauer der Zugaktivität handaufgezogener Mönchsgrasmücken *(Sylvia atricapilla)*. Vergleich süddeutscher *(S)* und kanarischer *(K)* Populationen sowie von Hybriden aus Vertretern beider Populationen *(S × K)*. Als Maß der Zugaktivität diente die Zahl der Zeitintervalle (30 min), in denen die Zugunruhe der Tiere in den Registrierkäfigen die Signifikanzschwelle überschritt (nach Gwinner, Wiltschko; Berthold, Querner).

kompaß „eingenordeten" Sternenkompaß), einen Zeitgeber (eine mit dem Jahreszyklus synchronisierte annuale Periodik, S. 467) und einen Mechanismus, der durchflogene Nächte zählt.

Bei vielen stereotypen Verhaltensweisen wie den besprochenen Schwimm- und Flugbewegungen liefern die neuronalen Programme direkte Befehle an bestimmte Motoneuronen. Komplexere Verhaltenssequenzen können dagegen nicht auf derart starren neuromotorischen Zuordnungen beruhen. Schreibt man z. B. den Buchstaben *A* in verschiedener Größe, mit verschiedener Geschwindigkeit und auf verschieden geneigten Schreibunterlagen, kommen jeweils verschiedene Muskeln zum Einsatz, doch zeigt eine kinematographische Analyse der *Schreibbewegung*, daß dabei die raumzeitlichen Verhältnisse des Bewegungsprogramms „*A*" konstant erhalten bleiben. In diesem Fall kann ein neuronales Programm neuromotorisch also auf verschiedene Weisen realisiert werden.

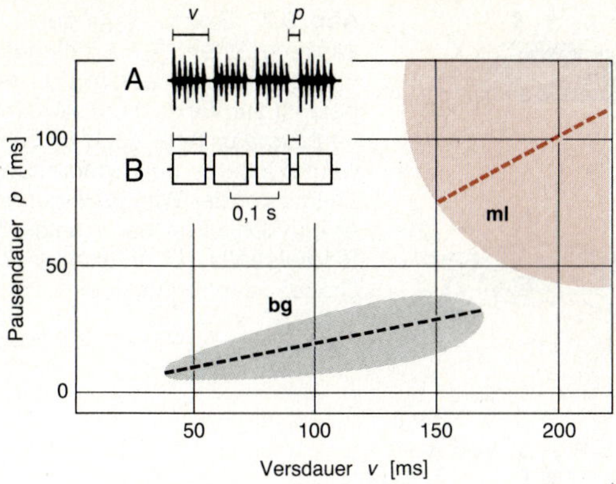

Abb. 9.6 Lautschema der ♀♀ von 2 Heuschreckenarten: *Chorthippus biguttulus (bg)* und *Ch. mollis (ml)*. Die *Einschaltfiguren* zeigen [A] das Lautmuster (Oszillogramm) eines singenden *bg*-♂ (eine Folge von Versen aus je 6 Silben) und [B] ein künstliches Lautmuster mit verrauschter Silbenstruktur. Die *grauen* und *farbigen* Flächen geben diejenigen Verhältnisse von Vers- *(v)* und Pausendauer *(p)* künstlicher Gesänge an, auf die die ♀♀ zu über 50% mit Zulaufen auf den Lautsprecher reagieren. Die *unterbrochenen Geraden* bezeichnen Verhältnisse von v/p = 5 *(bg)* und v/p = 2 *(ml)*. Im Lautschema von *bg* ist das v/p-Verhältnis schärfer definiert als im Lautschema von *ml* (nach v. Helversen; Elsner).

9.1.2 Sensorische Filter

Verhaltensreaktionen können nur dann situationsgerecht erfolgen, wenn das Tier aus der Fülle unablässig auftreffender Außenreize rasch die reaktionsrelevanten herausfiltert. Die Eigenschaften der entsprechenden sensorischen Filter – der *angeborenen auslösenden Mechanismen (AAM)* der klassischen Ethologie – lassen sich anhand optimal passender *Auslöser* oder *Schlüsselreize* experimentell bestimmen.

Schon die Rezeptoren sind mit ihren Filtereigenschaften auf die Aufnahme enger Bereiche der Reizskala eingestellt (S. 385). Doch sollen uns jetzt vor allem die nachgeschalteten sensorischen Filtermechanismen interessieren. Sie sind besonders intensiv bei innerartlichen Kommunikationssystemen untersucht worden. Als Beispiel diene die *akustische Kommunikation* der Grillen und Heuschrecken. Hier entspricht jedem artspezifischen motorischen Programm des Senders (Gesang, *Lautmuster*) eine darauf abgestimmte sensorische Matrize des Empfängers *(Lautschema)*. Bei der Heuschrecke *Chorthippus biguttulus* besteht das Lautmuster aus sechssilbigen Versen (Abb. **9.6***A*). Jede Lautsilbe wird durch eine Auf- oder Abstrichbewegung der Schrilleiste des Hinterbeins gegen die Schrillkante des Hinterflügels erzeugt. Wie man anhand künstlich abgewandelter Lautmuster zeigen kann,

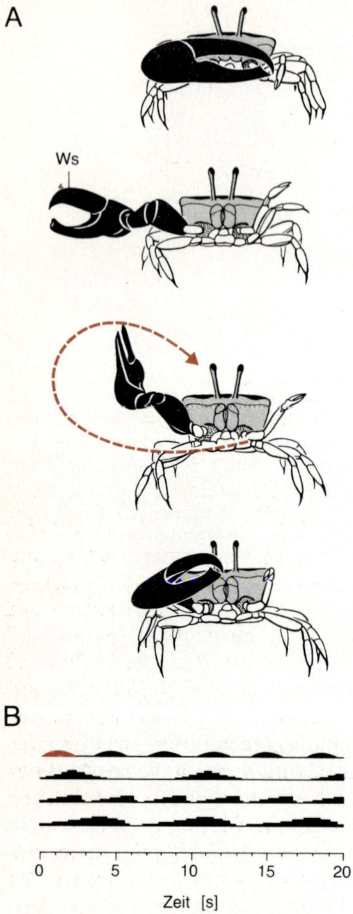

Abb. 9.7 Balzbewegungen männlicher Winkerkrabben. [A] Räumliches Bewegungsmuster bei *Uca lactea*. Das rechte 1. Laufbein ist zur Winkschere *(Ws)* modifiziert. Die *Farbsignatur* (vgl. auch *B*) zeichnet die Bewegungsbahn der Scherenspitze nach. [B] Zeitmuster der Winkbewegungen bei 4 *Uca*-Arten. Von oben nach unten: *U. lactea, U. longisignalis, U. virens, U. mordax* (nach Crane; Salmon, Atsaides).

reagieren die Weibchen jedoch nicht nur auf dieses natürliche Lautmuster, sondern auch auf Variationen der Silben- und Versfolge. Spielt man ihnen nämlich elektronisch synthetisierte Lautmuster vor und variiert dabei alle Parameter wie Silben- und Verslänge, Pausenlänge zwischen Silben und Versen usw. systematisch, ergibt sich für das Lautschema ein verblüffend einfaches Bild: Für die Reaktion des Weibchens auf die Lautattrappen spielt die Anzahl der Silben pro Vers überhaupt keine Rolle. Den Versen darf sogar jegliche Silbenstruktur fehlen (Abb. **9.6** *B*). Ferner sind weder die absoluten Vers- noch die absoluten Pausenlängen von Bedeutung. Es kommt allein auf

Abb. 9.8 Optische Kommunikation bei Leuchtkäfern. Lichtsignale eines ♂ von *Photinus macdermotti (ma, schwarze Impulse)* und Antwort eines ♀ *(farbige Impulse)* [A] der eigenen Art *(ma)* und [B] der Räuberart *Photuris versicolor (ve)*. *Δt* bezeichnet das für die Partnererkennung von *ma* spezifische Zeitintervall zwischen ♂- und ♀-Puls. *Einschaltfigur: ma-♀* (Lage der Leuchtorgane *in Farbe*) (nach Lloyd; Gerhardt).

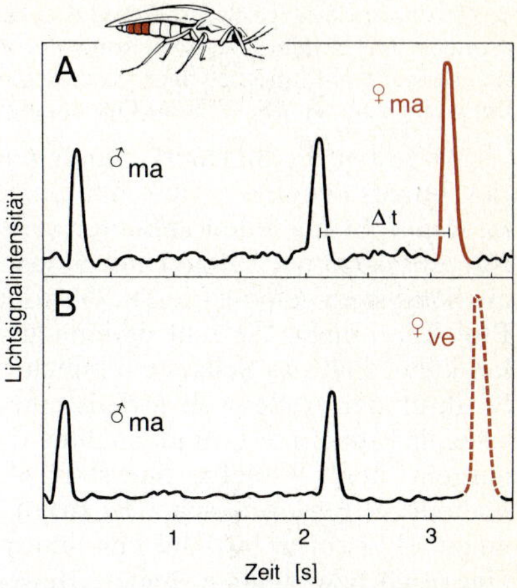

das Verhältnis der beiden letztgenannten Größen an. Dieses Verhältnis variiert bei der Gattung *Chorthippus* artspezifisch (vgl. *bg* und *ml* in Abb. **9.6**).

Wie das Heuschreckenbeispiel zeigt, können künstlich vereinfachte Lautmuster beim Artgenossen den gleichen Effekt auslösen wie natürliche Gesänge. Auch evolutiv haben sich vor allem im Bereich des Paarungs- und agonistischen (Angriffs- und Flucht-) Verhaltens die Signale des Senders und die sensorischen Filter des Empfängers in einer Art Koevolutionsprozeß schrittweise vereinfacht. Bewegungen, die oft anderen Funktionskreisen entstammen, werden mit markant betonten Körperstrukturen formkonstant ausgeführt *(ritualisiert)*. Krebse können ihre Vorderbeine bei Lauf- und Grabbewegungen ganz verschiedenartig einsetzen, doch bewegen Winkerkrabben ihre einseitig überdimensionierten Vorderextremitäten während des Balzverhaltens in starrer, artspezifischer Weise (Abb. **9.7**). Die Bewegungsstruktur bildet dabei ein präzises, unverwechselbares Signal, das wohl mit einem relativ einfachen neuronalen Filter (Bewegungsdetektor) rasch erkannt werden kann.

Auf zeitlichen Signalmustern beruht auch die Partnerfindung von Leuchtkäfern *(Lampyridae)*. Die Männchen der *Photinus*-Arten senden im Flug eine artspezifische rhythmische Folge von Lichtblitzen, auf die die am Boden sitzenden Weibchen ebenfalls artspezifisch antworten: bei *Photinus macdermotti* mit Lichtpulsen, die mit einer Verzögerung von ca. 1 s auf jeden zweiten ♂-Puls folgen (Abb. **9.8** *A*). Nach Erkennung dieses arteigenen Antwortsignals landet das Männchen am Boden, ortet das blinkende Weibchen und kopuliert mit ihm. Der Signalcode ist so stereotyp, daß ihn artfremde Weibchen (z. B. von *Photuris versicolor*) brechen konnten und nun ihrerseits auf die Signale der Männchen von *Photinus macdermotti* mit dem für *macdermotti* typischen weiblichen Blinkmuster antworten (Abb. **9.8** *B*). Die angelockten *macdermotti*-Männchen dienen den *versicolor*-Weibchen freilich nicht als Kopulationspartner, sondern als Beuteobjekt.

Evolutionsbiologisch hat dieses Brechen des Signalcodes eine entscheidende Konsequenz: Unter dem Selektionsdruck der Räuberart mußten Männchen und Weibchen der Beuteart ihre motorischen Programme und sensorischen Filter ständig abändern, um wenigstens vorübergehend fälschungssicher kommunizieren zu können.

Weit über die Signalerkennung und damit den Bereich der Kommunikation hinaus benötigen Tiere neuronale Filter bei jeder Art von *Orientierung im Raum.* Solche Filter enthalten stets ganz bestimmte „Annahmen", die das Nervensystem über seine Umwelt macht. Besonders anschaulich läßt sich das am Sehsystem demonstrieren. Obwohl jedes zweidimensionale Retinabild die Projektion einer Vielzahl dreidimensionaler Objektkonfigurationen darstellen kann, hält das Sehsystem anhand bestimmter Grundannahmen über die Struktur der Außenwelt jeweils eine dieser Konfigurationen für die wahrscheinlichste. Eine Grundannahme, von der unser Sehsystem offenbar stets ausgeht, heißt: Objekte sind starr, d.h. können ihre Form nicht kurzfristig verändern. Bewegen sich z.B. zwei Lichtpunkte in konstantem Abstand auf einem Bildschirm hin und her, interpretiert man die Punkte als die Enden eines sich bewegenden Stabes. Bewegen sich die Punkte auch noch relativ zueinander, sieht man nie einen Stab, der seine Länge verändert, sondern stets einen Stab, der bei konstanter Länge aus der Bildebene heraus nach vorn oder hinten kippt.

9.1.3 Koordination

Keineswegs in allen Fällen, in denen die äußere Reizkonstellation einen neuronalen Filter optimal stimuliert, wird das zugehörige Verhalten auch wirklich ausgelöst. Kröten *(Bufo bufo)* reagieren auf wurmähnliche Attrappen nur dann mit Ausschleudern der Zunge, wenn sie hungrig sind. Bei satten Kröten schweigen die entsprechenden Tectumneuronen (Wurmdetektoren) auch dann, wenn optimale Reizkonfigurationen – horizontal bewegte schwarze Streifen – vorliegen. Florfliegen *(Chrysopa)* reagieren auf Ultraschallaute von Fledermäusen mit einem charakteristischen Fluchtflugmanöver nur nachts, nicht tagsüber. Wie beide Beispiele zeigen, sind neben äußeren auch innere (hier z.B. ernährungsphysiologische oder tagesperiodische) Faktoren an der Verhaltenssteuerung beteiligt.

Bei *kurzfristigen* Verhaltensabläufen dominiert die **neuronale Kontrolle**. Geschwindigkeit und Dauer, mit denen Fliegen *(Phormia)* eine gebotene Zuckerlösung einsaugen, hängen von der Zuckerkonzentration ab: je höher die Konzentration, desto schneller und länger wird gesaugt. Orale Zuckerrezeptoren des Labiums messen die Konzentration. Werden sie nach gewisser Zeit adaptiert, endet die Saugphase. Erst wenn die Rezeptoradaptation abgeklungen ist (Disadaptation), setzt das Saugen wieder ein. Nach mehreren solchen Saugphasen kommt der Trinkvorgang jedoch ganz zum Erliegen, auch wenn die Rezeptoren wieder voll disadaptiert sind. Das ist stets dann der Fall, wenn der Kropf, eine Vorderdarmaussackung, seine maximale Füllung erreicht hat. Streckrezeptoren messen den Spannungszustand der Kropfwand und senden ihre Meldung über den rekurrenten Nerv, eine Bahn des vegetativen Nervensystems (Abb. **6.17***A*), zum Gehirn. Nach Durchschneiden dieses Nervs saugt die Fliege unentwegt, bis sie buchstäblich platzt.

An *längerfristigen* Verhaltenskontrollen sind fast stets auch **hormonale Einflüsse** beteiligt. Das belegt vor allem das Studium des Sexualverhaltens von Wirbeltieren. Bei männlichen Wirbeltieren führt *Kastration* – entweder durch operative Entfernung der Hoden oder reversibel durch chemische Blockierung der Testosteronrezeptoren mit „Antiandrogenen" – fast stets zum Ausfall des gesamten Sexualverhaltens. Umgekehrt läßt sich bei Kastraten oder bei intakten Tieren außerhalb der Fortpflanzungszeit durch *Substitution* von Testosteron Sexualverhalten ganz oder teilweise auslösen. In einigen Fällen gelang es auf diese Weise, Teile des männlichen Sexualverhaltens sogar im weiblichen Geschlecht zu induzieren. Das deutet darauf hin, daß beide Geschlechter primär über beide Verhaltensrepertoires verfügen, daß jedoch unter dem Einfluß der entsprechenden Geschlechtshormone jeweils nur eines der beiden Programme realisiert wird.

Diese ursprüngliche *Bisexualität des Gehirns* offenbart sich besonders eindrücklich bei Eidechsen der Gattung *Cnemidophorus,* bei denen neben bisexuellen Arten (z.B. *C. inornatus*) auch parthenogenetische auftreten (z.B. *C. uniparens*). Obwohl letztere nur aus Weibchen bestehen, zeigen sie – unter Ausführung von Pseudokopulationen (Abb. **9.9**; S. 482) – sowohl weibliches als auch männliches Sexualverhalten. Vor der Ovulation verhalten sich alle (weiblichen) Tiere von *C. uniparens* wie Weibchen, nach der Ovulation wie Männchen. Auch bei der bisexuellen *C. inornatus* sind die Weibchen nur vor der Ovulation (unter dem Einfluß des vom Ovar gebildeten Östradiols) sexuell aktiv und antworten nur dann auf die Balzbewegungen des Männchens mit präkopulatorischem Aufforderungsverhalten. Nach der Ovulation nimmt die Konzentration von Östradiol im Blut stark ab und die von Progesteron (aus dem Gelbkörper) steigt an: bei den bisexuellen ebenso wie bei den unisexuellen Arten. Bei letzteren – also bei Weibchen! – induziert Progesteron männliches Paarungsverhalten, spielt hier also die gleiche Rolle wie Testosteron bei den Männchen der bisexuellen Arten.

Im Zwischenhirn von *C. inornatus* und *C. uniparens* existieren getrennte Regionen, die männliches und weibliches Sexualverhalten steuern (♂-Region: *anterior-präoptischer Hypothalamus,* APH; ♀-Region: *ventromedianer Hypothalamus,* VMH). Bei lokaler Hormonapplikation wirkt Östradiol nur im VMH, Testosteron (und Progesteron bei *C. uniparens*) nur im APH verhaltensauslösend.

Hormone können Verhalten nicht nur kurzfristig auslösen, sondern auch *langfristig* determinieren. Letzteres ist beim Sexualverhalten männlicher Säugetiere der Fall. Während im weiblichen Geschlecht die Determination des Sexualverhaltens wie der Gonaden und sekundären Geschlechtsmerkmale rein genetisch ohne jeden Hormoneinfluß erfolgt, sind dafür im männlichen Geschlecht hormonale (Testosteron-)Impulse notwendig. Bleiben diese Impulse im entsprechenden Ontogenesestadium aus, entwickelt sich das Sexualverhalten auch bei genetisch männlichen Säugetieren in weiblicher Richtung (*Basic femaleness* der Säugetiere). Diese *hormonale Prägung* durch Testosteron ist auf eine bestimmte sensible Phase der Individualentwicklung beschränkt und in ihrer Wirkung später nahezu irreversibel.

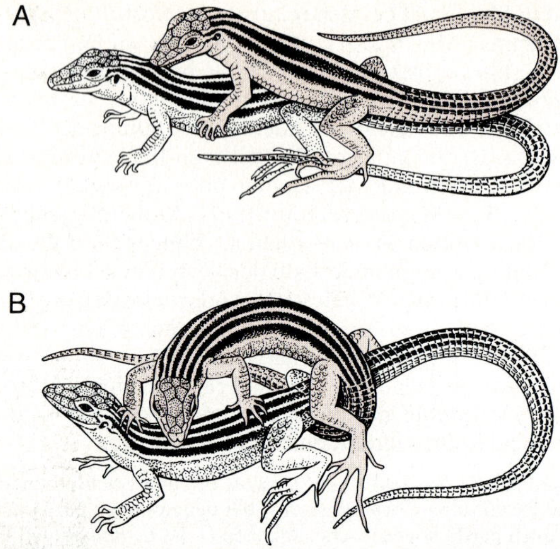

Abb. 9.9 Paarungsverhalten zweier Weibchen der unisexuellen Eidechsenart *Cnemidophorus uniparens*. Das obere Weibchen („M", *farbig* angelegt) zeigt männchenähnliches, das untere („W") weibchenähnliches Verhalten. A „M" besteigt das paarungswillige „W" und ergreift mit seiner Schnauzenspitze die Nackenhaut von „W". B Wenige Minuten später schwingt „M" seinen Schwanz unter „W", und die Pseudokopulation erfolgt. Die Verhaltenssequenz entspricht genau derjenigen nahverwandter bisexueller Arten (nach Crews).

Zu jenen inneren Faktoren, die tierisches Verhalten und nahezu alle physiologischen Vorgänge (Körpertemperatur, Blutdruck, Blutzuckerspiegel usw.) ständig beeinflussen, gehören **endogene Rhythmen**. Dabei tritt die Tagesperiodik *(circadiane Periodik)* mit ihren ausgeprägten Maxima und Minima lokomotorischer Aktivität besonders auffällig in Erscheinung (Abb. **9.10** *A*). Daß ihr ein *endogener* Rhythmus zugrunde liegt, zeigen Experimente, bei denen Tiere konstanten Außenbedingungen ausgesetzt werden. Die Aktivitätsrhythmik bleibt dann fast immer über längere Zeit erhalten, doch setzt die Aktivität des Tieres jeden Tag etwas früher oder später ein. Das führt zu einer kontinuierlichen (positiven oder negativen) Phasenverschiebung zwischen der *freilaufenden* endogenen Rhythmik und dem natürlichen Tag/Nacht-Wechsel (Abb. **9.10** *B*, unterer Teil). Die endogene Periodendauer beträgt also nur ungefähr *(circa-)* einen Tag *(-dian)* und muß durch äußere *Zeitgeber*, z. B. Hell/Dunkel-Wechsel, mit der natürlichen 24 h-Tag/Nacht-Periodik synchronisiert werden. Ortswechsel, die in Gebiete anderer geographischer Länge führen, haben ständige Phasenverschiebungen und damit Neusynchronisationen der „inneren Uhr" zur Folge (vgl. Box **9.1**).

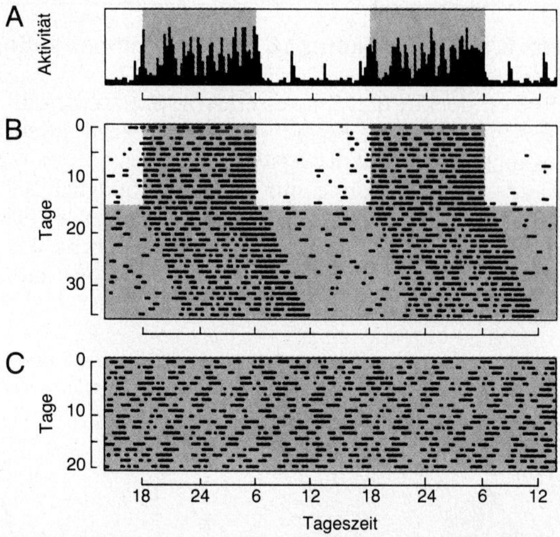

Abb. 9.10 Circadiane Lokomotionsrhythmik bei Ratten. A Einzelaufzeichnung der Laufaktivität während 48 h. B Summendarstellung über einen Zeitraum von 35 Tagen. *Schwarze Balken:* Phasen überschwelliger Aktivität. Tag 1–14: 12/12 h Hell/Dunkel-Wechsel (wie *A*), Tag 15–35: Dauerdunkel. Dunkelphasen *grau*. Zur Verdeutlichung der Rhythmik ist in *B* die Aktivität für den Tag *n+1* jeweils neben und unter der für den Tag *n* dargestellt (s. Tag 2 *in Farbe*). Die freilaufende Rhythmik im Dauerdunkel zeigt, daß bei der getesteten Ratte die endogene Periodenlänge mehr als 24 h beträgt. C Aktivität einer arhythmischen Ratte (nach Zerstörung der suprachiasmatischen Kerne im Hypothalamus) (nach Tobler).

Synchronisationen mit anderen Periodenlängen des Zeitgebers gelingen jedoch nur in engen Grenzen (von ca. 21–26 h). Weicht die Zeitgeberperiode stärker von der endogenen Periode ab, bricht der Aktivitätsrhythmus zusammen. Mäuse sind dann mehr oder weniger gleichmäßig über den ganzen Tag hinweg lokomotorisch aktiv. Bei *Drosophila* treten Mutanten auf *(period)*, die entweder arhythmisch sind oder eine endogene Rhythmik mit abnormaler Periodendauer (19 oder 28 h) aufweisen.

Als neuronale Basis der inneren Uhr hat man *circadiane Schrittmacher-Zentren* lokalisiert, deren Exstirpation zum Verlust der Aktivitätsrhythmik führt (Abb. **9.10** *C*): die *suprachiasmatischen Kerngebiete* im Zwischenhirn der Säuger (Abb. **5.3** *A*), die *Epiphyse* bei Vögeln und die *Medulla* (2. optisches Ganglion) bei Insekten. Allen diesen Zentren ist gemein, daß sie direkt visuellen Input und damit Zeitgeberinformation erhalten. Wird einem Haussperling die Epiphyse, die bei Vögeln noch funktionsfähige Photorezeptoren enthält, lichtdicht abgedeckt, läßt sich seine Rhythmik nicht mehr mit dem Tag/Nacht-Wechsel synchronisieren. Entfernt man einem Tier die Epiphyse und ersetzt sie durch die eines anderen Tieres, zeigt der Empfänger, wenn er

Box 9.1 Sonnenkompaß und Zeitkompensation

Im Jahre 1911 entdeckte der Schweizer Arzt SANTSCHI, daß Tiere – in seinem Falle Ameisen – die Sonne als Kompaß verwenden können. Er glaubte allerdings, daß diese Kompaßleistung wegen der (scheinbaren) täglichen Wanderung der Sonne nur kurzfristig möglich sei. Erst 1949 gelang v. FRISCH und KRAMER unabhängig voneinander der Nachweis, daß sowohl Insekten als auch Vögel die tägliche Wanderung des Sonnenazimuts in Rechnung stellen, d.h. kompensieren können und damit über einen jederzeit brauchbaren Sonnenkompaß verfügen.

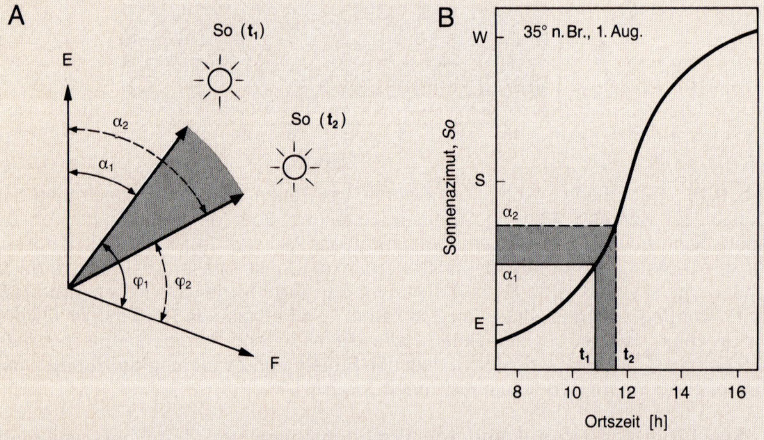

Was bedeutet das im einzelnen? Wenn ein Tier zu verschiedenen Zeiten des Tages (Bild A) eine bestimmte Futterquelle *F* besucht und dabei das Sonnenazimut *So* als Richtungsgeber (Kompaß) verwendet, muß es zum Zeitpunkt t_1 den Winkel φ_1, zum Zeitpunkt t_2 den Winkel φ_2 zu *So* einhalten. Es muß also wissen, daß sich das Sonnenazimut im Zeitintervall t_2-t_1 um den Winkel $\alpha_2-\alpha_1$ verändert hat. Für diese Leistung benötigt es erstens eine innere Uhr (circadiane Rhythmik), die es über die jeweilige Tageszeit (t_1 oder t_2) informiert, zweitens aber auch Kenntnisse über die jeweilige Position des Sonnenazimuts (α_1 oder α_2) innerhalb eines erdfesten Referenzsystems. (Im Bild wird α – rein willkürlich – auf Osten *(E)* bezogen. *S* Süden, *W* Westen.)

Letztere Informationen, d.h. Informationen über das Sonnenazimut, kann das Tier theoretisch der *Sonnenazimutkurve* (Bild B) entnehmen, deren Form sowohl von der Jahreszeit als auch von der geographischen Breite des jeweiligen Punktes auf der Erdoberfläche abhängt. Welche

Parameter dieser Kurve beim Tier genetisch vorprogrammiert sind, welche durch individuelle Erfahrung erworben werden müssen und wie – in letzterem Fall – ein solcher Erwerb vonstatten geht, läßt sich noch bei keiner Tierart abschließend beantworten.

unter Dauerbedingungen gehalten wird, die Phasenlagen der Spenderrhythmik.

Über die Tagesperiodik hinaus wird das Verhalten von Tieren auch von *längerperiodischen Rhythmen* bestimmt, denen ebenfalls endogene Komponenten zugrunde liegen. Bei vielen Tieren der Gezeitenzone sind die Reproduktionsphasen auf Spring- oder Nipptiden abgestimmt. Die Mücke *Clunio marinus* zeigt eine *semilunare* Fortpflanzungsperiodik (Periodenlänge 14,7 Tage), die mit einer Tagesperiode gekoppelt ist: Die Tiere schlüpfen (auch unter konstanten Laborbedingungen) nur zweimal im Monat jeweils zu einer bestimmten Tageszeit, kopulieren und legen die Eier unmittelbar danach bei Springniedrigwasser im trockengefallenen Substrat ab. Bei anderen Invertebraten liegt ein *lunarer* Rhythmus (Periodenlänge 29,5 Tage) und beim Palolowurm *Eunice viridis* sogar eine komplexe Verschränkung von *annualem* (Periodendauer 365 Tage), lunarem und circadianem Rhythmus vor. Die Fortpflanzung dieser Polychaetenart erfolgt nur einmal im Jahr: auf Samoa stets in den Monaten Oktober/November, während des 3. Mondviertels und zwischen 12 Uhr und 2 Uhr nachts.

Durch jahrelange Haltung von Singvögeln (z. B. Grasmücken) unter konstanten Laborbedingungen ließ sich zeigen, daß auch jahresperiodische Phänomene wie Fortpflanzung, Mauser und Zugunruhe auf einer endogenen *(circannualen)* Periodik beruhen. Die endogene Periodendauer kann dabei um 2–3 Monate von der natürlichen (12 Monate) abweichen. Überhaupt scheint die Jahresperiodik stärker als die Tagesperiodik von äußeren Faktoren wie Tag/Nacht-Länge, jahreszeitlichen Klimafaktoren u. a. abzuhängen.

9.2 Verhaltensontogenie

Das Studium der individuellen Entwicklung (Ontogenese) des Verhaltens wird bis in die neueste Zeit hinein von der Alternativfrage dominiert, ob eine Verhaltensweise *angeboren* oder *erworben,* durch „Instinkt“ oder Umwelt bestimmt sei. In dieser Fixierung auf die Erbe-Umwelt-Alternative erscheint die *„Nature-Nurture“*-Kontroverse, die mit ihren gesellschaftspolitisch brisanten Implikationen weit in Psychologie und Soziologie einstrahlt, biologisch allerdings wenig sinnvoll. Keine Verhaltensweise ist rein genetisch, keine rein durch die Umwelt bedingt. Selbst die Gene entfalten ihre Wirkung über Zellen, Organe usw. immer schon in ständiger Interaktion mit ihrer Umgebung. Alle Verhaltensweisen – wie alle Merkmale eines Lebewesens überhaupt – sind das Resultat einer dynamischen Wechselwirkung zwischen genetischen und umweltbedingten Informationen. Erbgut und Umwelt spielen dabei verschiedene, aber komplementäre Rollen: Die Gene liefern ein *Programm,* einen Satz von Informationen, der aufgrund *evolutiver Erfahrung* auf die wahrscheinlichsten Umweltsituationen abgestimmt ist, denen ein Tier im Laufe seines Lebens begegnen wird (Reaktionsnorm). Die Umwelt dagegen stellt Materialien und Informationen zur Verfügung, die zur *Realisation* und *Feinanpassung* des Programms an die speziellen Umweltbedingungen des Individuums führen. Daher ist es sinnlos zu behaupten, eine bestimmte Verhaltensweise sei zu 70% genetisch und zu 30% durch die Umwelt bestimmt. (Bei *Verhaltensunterschieden* zwischen Individuen kann man dagegen den Anteil der genetischen und umweltbedingten *Unterschiede* quantifizieren.)

9.2.1 Programme der Verhaltensentwicklung

Je nachdem, wie stark die Verhaltensentwicklung durch individuelle Erfahrung modifziert werden kann, läßt sich ein ganzes Spektrum von Entwicklungsprogrammen unterscheiden. Es reicht von extrem starren *(geschlossenen)* bis zu relativ flexiblen *(offenen)* Systemen. Auch in letzterem Fall sind jedoch die individuellen Modifikationsmöglichkeiten durch *artspezifische Lerndispositionen* begrenzt und meistens nur für bestimmte Zeitabschnitte der Verhaltensontogenese *eingeplant.* Mit fortschreitender Entwicklung werden sie mehr und mehr eingeschränkt, bleiben aber als Lernverhalten auch im Adultstadium längerfristig erhalten.

Relativ **geschlossene Verhaltensprogramme** sind vor allem von *Arthropoden* bekannt. Grillen und Heuschrecken entwickeln ihre arteigenen Gesänge (S. 454, 459) mit hoher Formkonstanz (Silben- und Versgliederung, Repetitionsrate usw.) auch dann, wenn sie isoliert von anderen Artgenossen aufgezogen werden und zudem keinerlei Möglichkeit zur motorischen Einübung und sensorischen Kontrolle der Singbewegungen erhalten. Bei *Vertebraten* unterliegen die Grundmuster der Lokomotionsbewegung ähnlich starren Programmen. Werden Kaulquappen unter Narkose oder Jungtauben in Tonröhren aufgezogen, sind nachher die Bewegungskoordinationen der Schwimm- bzw. Flugbewegungen von denen normal gehaltener Tiere nicht zu unterscheiden. Natürlich durchlaufen die sensomotorischen Systeme, die diesen Bewegungsabläufen zugrunde liegen, ebenfalls einen ontogenetischen Entwicklungsprozeß. Wie die genannten Beispiele zeigen, können solche Prozesse jedoch auch ohne Übung bis zur vollen Funktionstüchtigkeit ablaufen. Man spricht dann von *Reifung* des betreffenden Verhaltens.

Verhaltensprogramme, deren Realisation **frühontogenetische Erfahrung** einbezieht, sind besonders intensiv bei *Vögeln* studiert worden. Da Vögel eine extrem rasche Individualentwicklung durchlaufen, z. B. ihr Adultgewicht schon in einem Zeitraum von nur 1% ihrer Gesamtlebensdauer erreichen (höhere Primaten benötigen dazu 30% ihrer Lebensdauer), ist bei ihnen die Wirkung verhaltensprägender Erfahrungseinflüsse vielfach auf kurze „Zeitfenster" beschränkt.

Phasenspezifität und selektives Lernen sind für die *Gesangsentwicklung* vieler Vögel charakteristisch. Wenn nordamerikanische Singammern *(Melospiza)* ähnlich wie die zuvor genannten Grillen isoliert von Artgenossen aufgezogen werden, entwickeln sie später nur einen sehr rudimentären Gesang,

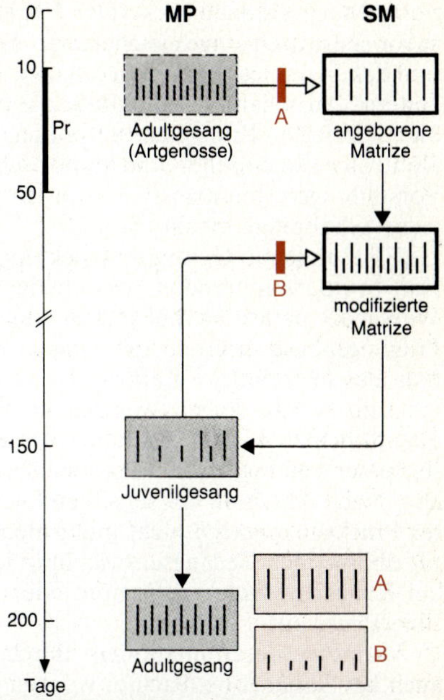

Abb. 9.11 Gesangsentwicklung bei Singammern *(Melospiza)*. *MP* Motorisches Programm *(graue* bzw. *farbige Felder)*, *SM* sensorische Matrize *(weiße Felder)*. Zeitpunkt *0:* Schlüpftermin, *Pr* Prägungsphase. *Weiße Pfeile* bezeichnen akustischen Input vom Artgenossen oder vom eigenen Juvenilgesang. Unterbindung dieses Inputs durch Aufzucht in schallisolierten Räumen *(A)* oder Durchtrennung der Hörnerven *(B)* verhindert die Ausbildung des normalen Adultgesangs (s. *farbige Kästen*). Letzterer ist als stereotype Folge zweier Silben schematisiert (nach Daten von Marler).

der lediglich in seiner allgemeinen artspezifischen Grundstruktur mit dem Normalgesang übereinstimmt. Zur Entwicklung des vollen Normalgesangs kommt es nur, wenn die Tiere in einer sensiblen Phase (10–50 Tage nach dem Schlüpfen), lange bevor sie selbst zu singen beginnen, den Normalgesang eines adulten Artgenossen – meistens den des eigenen Vaters – hören. Erst mehr als 100 Tage nach Abschluß dieser sensiblen Phase beginnen sie dann mit der eigenen Vokalisation. Zunächst tragen sie für kurze Zeit einen recht lautschwachen „Juvenilgesang" *(subsong)* vor. Ihm folgt etwa 2 Monate später der voll ausgebildete, lautstarke Normalgesang.

An diesem Programm der Gesangsentwicklung lassen sich einige generelle Prinzipien der Entwicklung von Nervensystem und Verhalten illustrieren. Wie Abb. **9.11** zeigt, verfügt der Vogel genetisch nur über ein sehr allgemeines motorisches Programm der Gesangsproduktion und einen sehr allgemeinen sensorischen Filter der Gesangserkennung (akustische Matrize). In der sensiblen Phase wird die *genetisch vorprogrammierte Matrize* durch akustische Informationsaufnahme auf den spezifischen Elterngesang geprägt *(erfahrungsmodifizierte Matrize)*. Die Singammern können dabei auch Gesänge anderer Populationen der gleichen Art, nicht aber artfremde Gesänge erlernen. Der zeitlich genau eingeplanten Lerndisposition sind also artspezifische Grenzen gesetzt. Der anschließende Juvenilgesang dient dazu, das motorische Programm über auditiven Feedback an die erfahrungsmodifizierte Matrize anzupassen. Der Vogel lernt jetzt motorisch, was er Monate zuvor sensorisch eingespeichert hat. Tiere, denen der Gehörnerv vor Produktion des Juvenilgesangs ausgeschaltet wird, entwickeln keinen Normalgesang. Spätere Ausschaltung beeinflußt die Normalentwicklung dagegen nicht. Die hier skizzierten Prinzipien der phasenspezifischen und erfahrungsabhängigen Kontrolle sensorischer und motorischer Programme entsprechen ganz den Vorstellungen, die man sich auch zur ontogenetischen Feinjustierung neuronaler Schaltpläne macht (S. 383).

Eine ähnliche Gesangsentwicklung zeigen die bei Prachtfinken *(Estrildidae)* brutparasitierenden Witwenvögel Afrikas (*Viduinae,* Abb. **11.24**). Jede Witwenart parasitiert bei jeweils nur einer Prachtfinkenart. Während einer Prägungsphase erlernen die jungen Witwenvogelmännchen das gesamte – hier also artfremde – Lautrepertoire ihrer Wirtseltern. Auch die Weibchen, die selbst nicht singen, werden in dieser Phase mit ihrem Empfangsfilter (Lautschema, S. 459) auf den entsprechenden Wirtsgesang geprägt, so daß sie später von ihren Männchen stets zum richtigen Wirt gelockt werden können. Nach Abschluß der sensiblen Phase ist Umlernen auf die Gesänge anderer Prachtfinkenarten nicht mehr möglich. Bei einigen Vogelarten bleibt die Flexibilität der Gesangsentwicklung jedoch längerfristig erhalten, z. B. tritt bei Kanarienvögeln zu Beginn jeder Fortpflanzungsperiode eine neue sensible Phase auf.

Verhaltensdeterminationen durch frühontogenetische Erfahrung sind auch bei *Insekten* beobachtet worden. Die Larven vieler pflanzenfressenden Insekten erlernen ihre Wirtspflanzenart anhand chemischer Reize. Als Adulttiere suchen sie später ausschließlich diese Pflanzenart zur Eiablage auf. Manche Ameisen werden in frühen Larvenstadien auf Duftkomponenten ihrer eigenen Kolonie geprägt. Läßt man sie die ersten Larvenstadien in einer artgleichen Fremdkolonie durchlaufen, verhalten sie sich später Angehörigen ihrer eigenen Kolonie gegenüber aggressiv. Bei Insekten kann also larvale Erfahrung auch über die Metamorphose hinweg auf das Adulttier übertragen werden.

In allen solchen Fällen, in denen frühe Erfahrung nur in einer zeitlich eng begrenzten sensiblen Phase wirksam wird und ein stabiles, irreversibles Ergebnis zeitigt, spricht man von **Prägung** *(Imprinting).* Das klassische Beispiel bildet die *Nachlaufprägung,* bei der die Jungen nestflüchtender Vogelarten auf ein Elterntier geprägt werden. Die sensible Phase liegt bei Entenküken in der Zeit von 9–20 h nach dem Schlüpfen. Sie entspricht damit der Zeitspanne, in der die Laufmotorik voll ausgebildet, aber die Fluchtreaktion noch nicht entwickelt ist. Die Eigenschaften des Objekts, auf das die Prägung erfolgt, können zwar in weiten Grenzen variieren, so daß im Experiment Prägung auf mannigfache (auch unbelebte) Attrappen gelingt, doch existieren auch hier artspezifische Präferenzen. Bodenbrütende Entenarten lassen sich nicht auf ausschließlich akustische Reize prägen. Doch ist das bei den Küken der in Baumhöhlen brütenden Arten möglich. Für sie spielen in der Normalentwicklung visuelle Reize bei der Erkennung der Mutter kaum je eine Rolle.

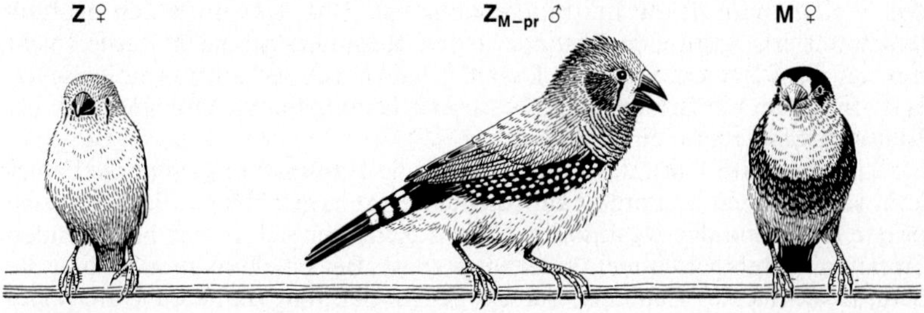

Abb. 9.12 Sexuelle Prägung bei Prachtfinken (Estrildidae). Japanische Mövchen (eine domestizierte Form der südostasiatischen Art *Lonchura striata*) haben als Stiefeltern ein Männchen des australischen Zebrafinken *(Taeniopygia guttata)* aufgezogen. Nach Eintritt der Geschlechtsreife balzt das mövchengeprägte Zebrafinkmännchen *(Z_{M-pr})* die Attrappe des artfremden Mövchenweibchens *(M)* an; die des arteigenen Weibchens *(Z)* läßt es dagegen unbeachtet (nach Immelmann; Güttinger).

Bei der *sexuellen Prägung* erwirbt das Jungtier die Kenntnis derjenigen Merkmale, die ihm später nach Eintreten der Geschlechtsreife zur Erkennung des artspezifischen Geschlechtspartners dienen. Läßt man Zebrafinken *(Taeniopygia guttata)* von Stiefeltern einer nahverwandten Art aufziehen, balzen die fehlgeprägten Männchen später auch in Anwesenheit der Attrappe eines arteigenen Weibchens stets die Weibchenattrappe der Stiefelternart an (Abb. **9.12**). Hormonphysiologisch ließ sich beim Zebrafink mit Hilfe von Radioimmunessays zeigen, daß Beginn und Ende der sensiblen Phase (15.–40. Lebenstag) durch scharfe Maxima des Testosterontiters im Blut gekennzeichnet sind.

9.2.2 Lernen

Im Anschluß an die langfristigen und oft irreversiblen Verhaltensmodifikationen, die sich in der frühen Ontogenese abspielen, sind kurz- und mittelfristige adaptive Verhaltensänderungen auch zeitlebens möglich. Man spricht dann von *Lernvorgängen.*

a) Typen von Lernvorgängen

Wegen der vielfältigen Situationen, in denen Umwelteinflüsse das Verhalten eines Tieres in irgendeiner Form beeinflussen können, fällt es schwer, Lernvorgänge *phänomenologisch* gegen andere Arten von Verhaltensänderungen abzugrenzen und entsprechend zu klassifizieren. Hinzu kommt, daß die biologische Lernforschung jahrzehntelang einseitig von der experimentellen Psychologie dominiert und im Hinblick auf allgemeine, auch für den Menschen gültige Gesetzmäßigkeiten des Lernens betrieben wurde. Im Mittelpunkt standen dabei einfache, standardisierte Laborexperimente – durchgeführt vor allem an einer einzigen Versuchstierart, der Ratte. Obwohl damit weder

der Vielfalt natürlicher Lernsituationen (vgl. Box **9.2**) noch den evolutiv bedingten artspezifischen Besonderheiten Rechnung getragen wurde (nicht nur der Teufel steckt meist im Detail!), haben sich die lernpsychologischen Begriffssysteme in Ermangelung besserer Klassifikationsgrundlagen auch bei Biologen weitgehend eingebürgert.

Als einfachste Form des Lernens kann die **Habituation** gelten: die Fähigkeit, sich an einen wiederholt auftretenden Reiz zu gewöhnen. Sie äußert sich in der Abnahme der Reaktion auf einen Reiz, der sich in der betreffenden Situation als biologisch nicht relevant erweist. Bei Libellenlarven kommt die Schlagreaktion des Labiums, der als Fangmaske umgestalteten Unterlippe, nach mehrmaliger Präsentation optischer Beutereize (Attrappen) zum Erliegen. Nach einem kurzen taktilen Reiz (Berührung des Labiums) läßt sich die Reaktion auf die optischen Reize jedoch sofort wieder in voller Stärke auslösen *(Dishabituation)*. Bei der vorhergehenden Habituation kann es sich also nicht um eine Ermüdung der motorischen Strukturen gehandelt haben. Ganz ähnliche Verhältnisse liegen beim bereits besprochenen Kiemenrückzugsreflex von Meeresschnecken vor (S. 366).

Habituations- und Dishabituationsvorgänge finden sich bereits bei den phylogenetisch ältesten Metazoenstämmen. Viele Hydrozoenpolypen und Seeanemonen krümmen ihre Tentakeln nach mechanischer Reizung zur Reizstelle. Wird der Reiz in konstanten Zeitabständen und mit konstanter Intensität wiederholt, klingen die Krümmungsreaktionen ab, können jedoch nach längerer Reizpause oder bei Verwendung stärkerer Reizintensitäten wieder voll ausgelöst werden.

Höhere Stufen des Lernens liegen dann vor, wenn Assoziationen zwischen bestimmten Reaktionen und solchen Reizen auftreten, die diese Reaktion nicht zwangsläufig, sondern erst nach einer speziellen Lernphase auslösen (Abb. **9.13**). Man unterscheidet zwei Formen dieses *assoziativen Lernens.* Die erste, die **klassische Konditionierung,** wurde 1921 von ihrem Entdecker, dem russischen Physiologen PAWLOW, als (erfahrungs)*bedingter Reflex* bezeichnet und am Speichelflußreflex des Hundes näher untersucht. Bei diesem Reflex lösen chemische Reizung der Mundschleimhaut oder Anblick der Nahrung (*Originalreiz,* „unbedingter Reiz“) Speichelsekretion aus. Den Speichelfluß kann man experimentell über eine in die Ohrspeicheldrüse eingeführte Kanüle messen. Wird gleichzeitig mit dem Originalreiz ein zweiter, ursprünglich neutraler Reiz in Form eines Ton- oder Lichtsignals geboten, genügt nach mehrmaliger Wiederholung allein dieser zweite Reiz (*Signalreiz,* „bedingter“ Reiz) zur Auslösung der Speichelsekretion. In ähnlicher Weise haben sich inzwischen auch zahlreiche andere gastrointestinale Reaktionen, Pupilleneinstellungen, Herzschlag- und Atmungsfrequenzen, Blutgefäßtonus u. a. als bedingte Reflexe mit Signalreizen assoziieren lassen.

Bei der zweiten Form assoziativen Lernens, der **operanten Konditionierung,** wird nicht ein neuer *Reiz* an eine bereits bestehende Reaktion gekoppelt, sondern eine neue *Reaktion* mit einer bestimmten Reizsituation in Verbindung gebracht. Voraussetzung ist dabei stets, daß das Tier mit seinem

Box 9.2 Grabwespen: programmiertes Lernen

Grabwespen *(Sphecidae)* treiben Brutfürsorge. Die Weibchen legen Erdhöhlen an, die sie mit je einem Ei und genügend Proviant (gelähmte Insekten) für die sich entwickelnde Larve versehen. Meistens verschließen sie dann das Nest und überlassen die heranwachsende Larve sich selbst und ihrem Fleischvorrat *(Massen-Verproviantierung)*.

Ammophila pubescens hat die Brutfürsorge jedoch einen Schritt weiter getrieben. Sie versorgt ihre Larven kontinuierlich während deren gesamter Entwicklungszeit bis hin zur Verpuppung *(progressive Verproviantierung)*. Dabei kann sie gleichzeitig 10–15 Nester betreuen: Jeden Morgen unternimmt sie einen Inspektionsflug, bei dem sie alle Nester in konstanter Reihenfolge besucht und sich über den Entwicklungszustand und damit Futterbedarf der verschieden alten Larven orientiert. Kleine Larven benötigen 1–3 Schmetterlingsraupen pro Tag, große 4–7 Raupen, Eier und verpuppungsfähige Larven dagegen überhaupt keine Raupen.

Allein aufgrund der Informationen, die die Wespe auf diesem einen morgendlichen Inspektionsflug gewinnt, trägt sie dann den ganzen Tag über in jedes Nest die richtige Zahl von Raupen ein. Das Tagesprogramm wird dabei durch die einmalige Lernsequenz am Morgen derart starr festgelegt, daß sich die Wespe später experimentellen Änderungen gegenüber (Austausch von jüngeren und älteren Larven) als völlig „blind" erweist und pro Nest unabhängig vom gegenwärtigen Zustand der Larven genauso viele Raupen einträgt, wie es am Morgen richtig gewesen wäre.

Da normalerweise Larven ihre Nester nicht wechseln, scheint es ökologisch sinnvoll, wenn die Grabwespe ihre Lernphase auf die einmaligen Inspektionen zu Beginn der täglichen Verproviantierungsflüge beschränkt. Ein neuerlicher Lernvorgang, der ja auch mit Kosten – zumindest Zeitkosten – verbunden wäre, würde nur redundante Informationen liefern.

Verhaltensrepertoire zunächst spontan eine gegebene Situation exploriert. Sollte sich dabei eine bestimmte Reaktion als erfolgreich erweisen, d. h. im Experiment zur Belohnung führen, wird die damit verbundene Reizsituation rückwirkend eingespeichert. Das vom erlernten Reiz ausgelöste Verhalten dient gewissermaßen als Instrument, mit dem das Tier einen biologisch erfolgreichen Zustand erreicht. Man spricht daher auch von *instrumentellem Lernen, Lernen am Erfolg* oder *Lernen durch Versuch und Irrtum*. Die einzelnen Lernakte, die die Assoziation zwischen Reizsituation und betreffendem Verhalten im Laufe der Dressur zunehmend verstärken, nennt man auch *Verstärkungen (Reinforcements)*.

Die klassische Lernforschung bedient sich zur operanten Konditionierung vor allem der nach dem amerikanischen Psychologen SKINNER benannten

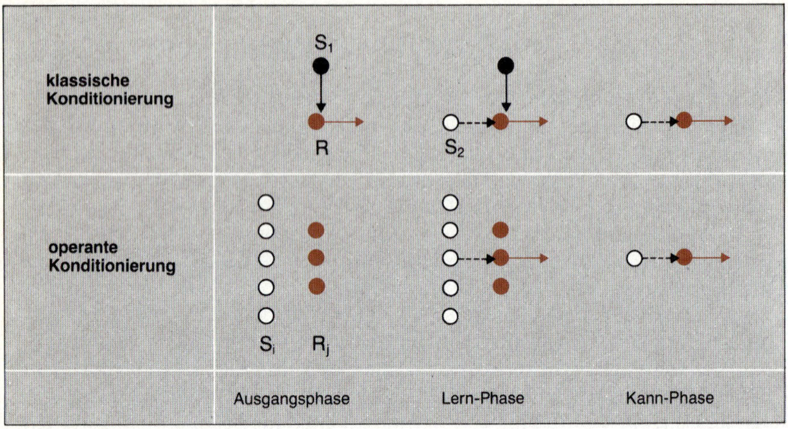

Abb. 9.13 Schema der beiden Formen assoziativen Lernens. Angeborene Reiz-Reaktions-Abläufe sind durch *ausgezogene*, erlernte durch *unterbrochene Linien* dargestellt. *Schwarze und weiße Kreissignaturen* bezeichnen Reize (Stimuli), *rote Kreissignaturen* Reaktionen. – *R* Reaktion, R_j Reaktionsrepertoire, S_1 Originalreiz (unbedingter Reiz), S_2 Signalreiz (bedingter Reiz; beachte: „bedingt" und „unbedingt" sind nicht die Reize, sondern die Reaktionen, doch hat sich seit Pawlow dieser etwas verwirrende Sprachgebrauch eingebürgert), S_i Reizspektrum.

Skinner-Box. In ihr lernen die Tiere (meistens Ratten, Mäuse oder Tauben), bestimmte Reiz-Reaktions-Assoziationen herzustellen: z. B. nach Aufleuchten einer Mattscheibe eine Hebeltaste zu betätigen, die über eine Belohnungseinrichtung eine bestimmte Futtermenge freigibt. Im Freiland kann ein Tier zur Herstellung erfolgreicher Assoziationen natürlich ein weit größeres Verhaltensrepertoire (R_j in Abb. **9.13**) einem weit größeren Reizspektrum gegenüber (S_i in Abb. **9.13**) erproben.

Lange Zeit herrschte die Meinung vor, daß sich praktisch jede Reaktion auf jeden Reiz konditionieren ließe. Doch bestehen auch hier *art- und kontextspezifische Lerndispositionen.* Ratten assoziieren z. B. ein Tonsignal mit der durch einen milden Elektroschock ausgelösten Schmerzempfindung; oder sie assoziieren Geschmacksstoffe in ihrer Trinkflüssigkeit mit Übelkeit (Nausea), wie sie experimentell durch leichte Röntgenbestrahlung ausgelöst werden kann. Niemals assoziieren sie jedoch ein Tonsignal mit Nausea oder Geschmacksreize mit Schmerzempfindungen – beides Reiz-Reaktions-Kombinationen, wie sie im Normalleben einer Ratte auch kaum jemals auftreten dürften.

Nicht nur der *Inhalt,* sondern auch der *Zeitpunkt* des Lernens ist beim adulten Tier innerhalb gewisser Grenzen im Verhaltensprogramm eingeplant: Auch Lernen ist vorprogrammiert. Das zeigt sich vor allem dann, wenn es nicht nur im standardisierten Skinner-Test, sondern während natürlicher Verhaltensabläufe geprüft wird. Auf ihrem Futtersuchflug lernt eine Biene das Farbsignal einer Zuckerwasserquelle nur in einem kurzen Zeitintervall von 2 s unmittelbar vor Saugbeginn (Abb. **9.14** *B*), das Landmarkenpanorama des Futterortes dagegen erst nach Ende des Saugvorgangs während der Abflugphase. Auch die *Lerngeschwindigkeit* hängt stark von der Art der Reize ab (Abb. **9.14** *A*). In diesen Unterschieden dürfte sich die Bedeutung der betreffenden Reize als Blütensignal widerspiegeln. Schließlich werden die zu einer Futtersituation gehörenden Reize wie Tageszeit, Duft, Farbe, Form und geographischer Ort nicht als getrennte Komponenten, sondern als „Lernpakete" *(Sets)* eingespeichert. Eine Biene kann gleichzeitig mehrere solcher *Sets* erwerben. Lernphysiologisch erweisen sie sich als äußerst kompakt; wird nur eine einzige Komponente (z. B. die Tageszeit) verändert, muß die Biene das gesamte „Paket" neu erlernen.

Von vielen Wirbeltieren, insbesondere Primaten, sind hochentwickelte Lernleistungen bekannt, bei denen das Tier eine raum-zeitliche Handlungsfolge nicht schrittweise operant erlernt, sondern „in Gedanken" planend durchspielt und dann beim ersten Ansatz in einem Stück zügig ausführt. Solche **kognitiven Leistungen** setzen beim Tier ein mentales Modell seiner Umwelt voraus, innerhalb dessen es sein späteres Verhalten vorausvollziehen kann („Lernen durch Einsicht", *Insight learning*). Schimpansen, die große Paranüsse dadurch öffnen, daß sie die Nuß auf einen Baumstumpf legen und mit einem großen Stein nach dem Hammer-Amboß-Prinzip bearbeiten, können im Gelände mehrere solcher Hammerplätze besitzen und von einem beliebigen Geländepunkt aus den jeweils nächstgelegenen aufsuchen. Da sich experimentell ausschließen läßt, daß die Tiere zuvor alle möglichen Wege einzeln erlernt haben, müssen sie über eine innere topographische Repräsentation ihres Geländes – eine *kognitive Karte* – verfügen, die alle Hammerplätze in ihrer relativen Lage zueinander enthält. Ein kartenmäßiges Erfassen zwei- und sogar dreidimensionaler Raumsituationen kommt auch in spontanen Umwegleistungen zum Ausdruck, wie sie von vielen Säugetieren, aber auch Reptilien (z. B. Chamäleons) bei der Beutesuche vollbracht werden. Wenn in diesen Fällen dem Tier der direkte Zugang zum Ziel versperrt ist, wählt es den kürzest möglichen Umweg, selbst wenn dieser anfänglich vom Ziel wegführt. Schimpansen können bei der Lösung solcher Raumprobleme auch verschiedene Verhaltensweisen funktionsgerecht kombinieren, z. B. ein direkt nicht zugängliches (an der Decke hängendes) Futterstück durch Ineinanderstecken von Stäben und Aufstapeln von Kisten in einer einzigen zügigen Verhaltensabfolge „auf Anhieb" erreichen.

Besonders auffällig zeigen sich kognitive Leistungen im *kommunikativen Verhalten höherer Primaten.* Bei Versuchen, mit Schimpansen auf nichtverbale Art zu kommunizieren, hat man einzelnen Tieren nicht nur über 100 Zeichen der Taubstummensprache beibringen können, sondern sie auch Sätze bilden und logische Operationen ausführen gelehrt. In letzterem Fall lernten die Tiere, Plastiksymbole verschiedener Farbe und Form, die

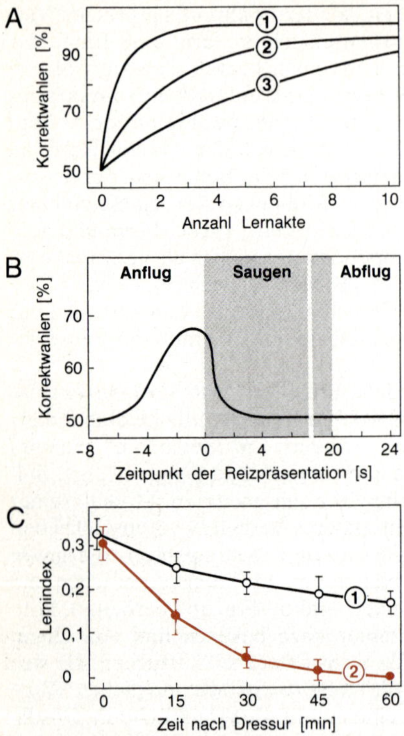

Abb. 9.14 Lernverhalten von Insekten: Bienen *(Apis mellifera; A, B)* und Fliegen *(Drosophila melanogaster; C)*. [A] Lernkurven: *1* Duftreiz (Dressur auf die Blütenduftkomponente Geraniol); *2, 3* optische Reize (*2* Dressur auf Farbe und *3* auf geometrisches Muster). [B] Zeitliche Koppelung von Reizpräsentation und Belohnung. Ein belohnter Lichtreiz (440 nm) wird gegen einen anderen (unbelohnten) Spektralreiz kurzfristig zu verschiedenen Zeiten vor und nach Beginn der Belohnung geboten (Zeitpunkt 0: Saugbeginn). [C] Vergessenskurven: *1* Wildtyp, *2* Mutante *amnesia* (S. 478). Test des Lernniveaus zu verschiedenen Zeiten nach Lernen eines Duftreizes (nach Menzel; Koltermann; Wehner; Quinn, Sziber).

bestimmte Substantive, Adjektive und Verben bedeuteten oder gar Beziehungen wie „gleich“, „verschieden“ oder „wenn–dann“ repräsentierten, in Satzform an eine Magnetwand zu heften. Es gelang den Schimpansen relativ schnell, einfache Sätze der folgenden Form zu bilden: „Mary geben Apfel Sarah“. Schließlich wurden auch kompliziertere syntaktische Regeln, Kausalitätsbeziehungen und sogar getrennte Symbole für Apfel als Objekt und „Apfel“ als Name des Objekts Apfel erlernt.

b) Physiologische Mechanismen

Die neuronale Einspeicherung der Lerninformation ist ein Prozeß, der zeitlich mit dem Ende des Verhaltenslernakts keineswegs abgeschlossen ist, sondern sich bei allen bisher untersuchten Lernvorgängen und Tiergruppen in mindestens *zwei Phasen* noch über mehrere Minuten erstreckt. Zunächst erscheint die während des Lernakts aufgenommene Information in einem **Kurzzeitspeicher**, der an geordnete neuronale Aktivitäten in bestimmten

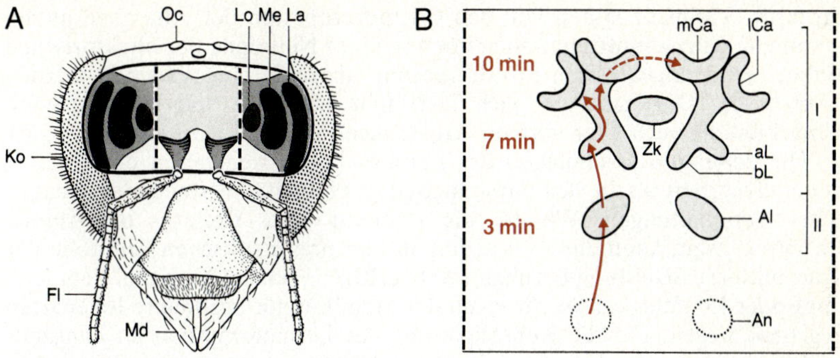

Abb. 9.15 [A] Kopf der Honigbiene *(Apis mellifera)*. Frontal wurde ein Stück Kopfkapsel entfernt, um den Blick auf das Gehirn (Ausschnitt in *B*) freizugeben. [B] Olfaktorische Bahn im Bienengehirn. Informationsfluß durch *farbige Pfeile* markiert. Die *Minutenangaben* bezeichnen jene Zeiten, nach denen die olfaktorische Lerninformation durch Unterkühlung der betreffenden Neuropile nicht mehr gelöscht werden kann. – *Al* Antennenlobus, *aL, bL* α- und β-Lobus der Pilzkörper, *An* Antennenbasis, *Fl* Flagellum der Antenne, *Ko* Komplexauge, *La* Lamina, *lCa, mCa* laterale und mediale Calyx, *Lo* Lobula, *Md* Mandibel, *Me* Medulla, *Oc* Ocellus, *Zk* Zentralkörper, *I* Protocerebrum, *II* Deuterocerebrum (vgl. Abb. **6.17**) (nach Erber, Masuhr, Menzel).

Hirnarealen gebunden ist. Von dort wird sie nach 10–20 min in einen **Langzeitspeicher** überschrieben, der Proteinsynthese erfordert. Längerfristig wird die Information also in biochemischer Form abgespeichert.

Das Kurzzeitgedächtnis kann man durch alle Eingriffe löschen, die die elektrische Aktivität in den betreffenden Hirnarealen beeinträchtigen (Elektroschock, Unterkühlung, extrazelluläre K^+-Applikation [S. 354]). Die einmal eingespeicherte Lerninformation läßt sich zu späteren Zeitpunkten durch die genannten Eingriffe jedoch nicht mehr beeinflussen. Dagegen wird die Überschreibung vom Kurzzeit- in den Langzeitspeicher (*Konsolidierung* der Lerninformation) durch Blockierung der Proteinsynthese unterbunden. Nach einer Gehirnerschütterung und der mit ihr einhergehenden ungeordneten elektrischen Hirnaktivität kann sich der Patient nicht mehr an die Ereignisse unmittelbar (10–20 min) vor dem Unfall, wohl aber an weiter zurückliegende, schon in den Langzeitspeicher übernommene Ereignisse erinnern *(retrograde Amnesie)*.

Als **neuronales Substrat** des Kurzzeitspeichers wird für *Säuger* die Hippocampusregion (S. 373) diskutiert. Genauer läßt sich die „Gedächtnisspur" beim olfaktorischen Lernen der *Insekten* verfolgen. Ob gezielte Unterkühlung einzelner Areale des Bienengehirns die endgültige Einspeicherung der Lerninformation verhindert oder nicht, hängt davon ab, welches Areal zu welchem Zeitpunkt nach Ende des Lernakts unterkühlt wird. Wie die Versuche zeigen, handelt es sich beim Kurzzeitspeicher nicht um eine einheitliche

Struktur. Vielmehr laufen von den Chemorezeptoren der Antennen aufgenommene Kurzzeitinformationen über mehrere Neuropile der olfaktorischen Bahn, bis sie im lateralen Protocerebrum langzeitig eingespeichert werden (Abb. **9.15**). Dort sind sie nach 7–10 min angelangt und können durch Unterkühlung auch aller übrigen Areale nicht mehr gelöscht werden.

Die **zellulären Grundlagen** des Lernens liegen weniger in der Bildung neuer Synapsen als in der physiologischen Plastizität bestehender synaptischer Verschaltungen. Wie für die Bahnung eines Reflexes bei *Aplysia* (S. 366) gezeigt, kann diese Plastizität auf der präsynaptischen Kontrolle der Transmitterausschüttung beruhen (Abb. **6.10** *B*) – einem Vorgang, dem letzten Endes Leitfähigkeitsänderungen der Membran für bestimmte Ionenarten zugrunde liegen. Für die Konsolidierung der Lerninformation im Langzeitspeicher werden Änderungen der Kern-DNA diskutiert. Bei *Drosophila* führt eine Mutation („amnesia"), die ein einziges Gen betrifft, zum rapiden Gedächtnisverlust olfaktorischer Informationen (Abb. **9.14** *C*).

9.3 Verhaltensökologie

Zielten die bisherigen verhaltensphysiologischen Betrachtungen auf *kausale* Erklärungen des Verhaltens, geht es jetzt um *funktionelle* Erklärungen, um die evolutive Bedeutung einer Verhaltensweise (S. 452). Die Verhaltensökologie fragt, warum sich ein Tier in einer gegebenen Situation gerade so und nicht anders verhält, und meint damit letztlich, auf welche Weise die betreffende Verhaltensweise die genetische Eignung des Individuums erhöht. Die **genetische Eignung** *(Fitneß)* eines Individuums bemißt sich dabei an dem Beitrag, den das Individuum zum Genbestand der folgenden Generationen leistet. Um diesen Beitrag möglichst hoch zu halten, muß das Tier seinen Fortpflanzungserfolg und damit das Überleben seiner Gene zu maximieren versuchen.

Dieser verhaltensökologische Ansatz sei zunächst an einem Beispiel illustriert, das zuvor unter verhaltensphysiologischem Aspekt behandelt wurde (S. 468). Singammern lernen während ihrer Jugendentwicklung den speziellen *Gesangsdialekt* der lokalen Population, in der sie aufwachsen. Einer der Gründe, warum der Gesang nicht genetisch bis ins letzte Detail vorprogrammiert ist, liegt zweifellos in der Vielzahl lokaler Dialekte, die eine Singammernart besitzt. Doch warum gibt es überhaupt diese Dialekte und nicht einen einzigen stereotypen Artgesang? Einen Schlüssel zur Antwort liefert zunächst das Verhalten der Weibchen. Sie zeigen jenem Männchen gegenüber die größte Paarungsbereitschaft, dessen Gesang dem Dialekt ihrer eigenen örtlichen Population am nächsten kommt. Der selektive Vorteil dieses Verhaltens besteht wohl darin, daß die Gene eines Männchens der eigenen Population schon „bewiesen" haben, daß sie unter den lokalen ökologischen Bedingungen der Population überleben und in die nächste Generation gelangen können. Der Selektionsdruck zur Dialektbildung sollte daher um so größer sein, je stärker das Verbreitungsgebiet einer Art ökologisch differenziert ist und zur Ausbildung von Populationen mit unterschiedlichen Umweltansprüchen (z. B. Nahrungspräferenzen) geführt hat. Artenvergleiche bei Vögeln bestätigen diese Voraussage (Dialektbildung als *innerartlicher Isolationsmechanismus*).

Mit solchen Argumenten ist der Selektionsvorteil einer Verhaltensweise allerdings nur sehr allgemein umschrieben. Die Verhaltensökologie versucht dagegen, zu konkreten, quantitativen Aussagen zu gelangen, indem sie den evolutiven Nutzen – gewissermaßen die Gewinne *(Benefits)* – gegen die evolutiven Kosten *(Costs)* abwägt, mithin eine **Nutzen/Kosten-Analyse** erstellt. Singammern, die vor Erreichen der Fortpflanzungsperiode ihren Juvenilgesang vortragen, gewinnen dadurch zwar eine bessere Anpassung ihrer Lautproduktion an den zuvor akustisch eingespeicherten ortsüblichen Dialekt, geben sich dadurch aber auch Räubern leichter zu erkennen, müssen also auch Kosten in Kauf nehmen.

Anhand von *Optimalitätsmodellen* lassen sich quantitative Voraussagen darüber machen, welcher Kompromiß zwischen Kosten und Nutzen einer Verhaltensweise den maximalen Nettogewinn für das Individuum ergibt. Mit solchen Modellen soll nicht geprüft werden, *ob* sich ein Tier optimal verhält. Das wird als Folge der ständig wirkenden natürlichen Selektionsprozesse vorausgesetzt. Modell und experimentelle Analyse sollen vielmehr zeigen, welche Nutzen und Kosten beim Verhalten eines optimal angepaßten Tieres zu berücksichtigen sind. Verhalten wird hier als *ökonomischer Entscheidungsprozeß* verstanden. Das soll natürlich keineswegs bedeuten, daß Tiere bewußt rationale Entscheidungen treffen. Auch hier handelt es sich um evolutiv erworbene Verhaltensstrategien, die – und das ist der verhaltensökologische Ansatz – als ökonomische Prozesse gedeutet werden.

Als verbindliche *Währung* solcher Kosten/Nutzen-Analysen figuriert letztlich die genetische Eignung. In der Praxis läßt sich damit allerdings nur schwer operieren, da es kaum je gelingt, direkt zu bestimmen, wie sich eine Verhaltensweise quantitativ auf den Fortpflanzungserfolg des Individuums auswirkt. Meistens bedient man sich daher indirekter Eignungsmaße und versucht, *Energie-* und *Zeitbilanzen* von Verhaltensweisen zu erstellen – ein Vorgehen, das naturgemäß bei Verhaltensweisen der Nahrungssuche am ehesten Erfolg verspricht.

9.3.1 Nahrungssuchverhalten

Nektarsammelnde Honigbienen *(Apis)* müssen auf einem Futterflug mehrere (oft über hundert) Blüten besuchen, um ihren Kropf (Proventrikel, Abb. **4.35***A*) zu füllen. Meistens brechen sie jedoch ihren Futterflug ab, bevor die Maximalfüllung (50 µl) erreicht ist – und zwar um so früher, je größere Distanzen sie zwischen den einzelnen Blüten zurücklegen müssen. Das läßt sich anhand einer einfachen *Energiebilanzrechnung* verstehen. Da das Gewicht des Nektars im Kropf die energetischen Flugkosten der Biene beträchtlich erhöht und die Gesamtflugkosten mit zunehmender Flugzeit

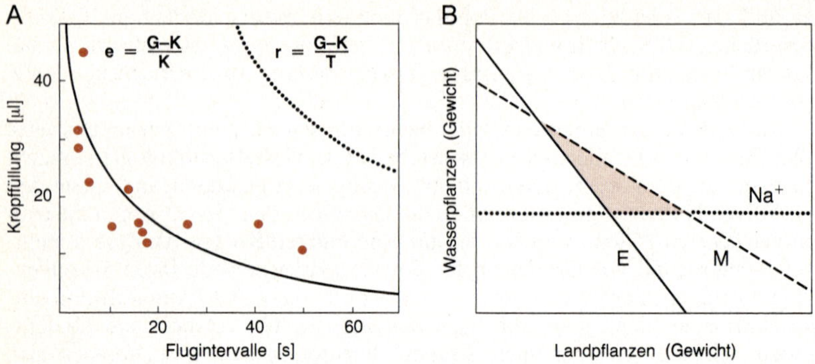

Abb. 9.16 Ökonomische Regeln der Nahrungsaufnahme. A Nektareintrag bei Honigbienen *(Apis).* Abhängigkeit der Kropffüllung von den Flugzeiten zwischen den Besuchen einzelner Blüten *(Flugintervalle). Ausgezogene* und *unterbrochene Kurve:* Erwartungswerte für die Maximierung der Effizienz *(e)* und Energiegewinnrate *(r).* – *G* Energiegewinn [J], *K* Energiekosten [J], *T* Zeit [s]. *Farbige Punkte:* Meßwerte. B Limitierende Faktoren bei der Nahrungswahl des Elchs *(Alces):* Die Geraden bezeichnen die täglichen Minimalwerte an energiereichen Landpflanzen *(E)* und Na^+-reichen Wasserpflanzen *(Na^+)* sowie die maximale Magenkapazität *(M). Farbige Fläche:* beobachtete Nahrungswahl (nach Schmid-Hempel; Belovsky).

ansteigen, kann sich die Biene bei langen Flugzeiten (großen Abständen zwischen den Blüten) nur kleine Kropffüllungen leisten. Unter der Annahme, daß die Biene ihre energetische Effizienz, d. h. das Verhältnis *(Energiegewinn G – Energiekosten K)/Energiekosten K* maximiert, läßt sich nach experimenteller Bestimmung der Energiegewinne und -kosten die Zahl der Blüten berechnen, die die Biene bei verschiedenen Blütenabständen optimal besuchen sollte. Die beobachteten und berechneten Werte stimmen gut überein (Abb. **9.16***A*), lassen sich dagegen nicht mit der Annahme vereinen, daß Bienen statt der energetischen Effizienz die Energiegewinnrate *(G-K)/T* zu maximieren versuchen (*T* = Zeit).

Für die Nahrungswahl sind jedoch nicht allein energetische Faktoren entscheidend. Sammelbienen müssen auch Pollen eintragen, um den Proteinbedarf der Larven zu decken. Doch nicht nur für Bienen, für Pflanzenfresser generell spielt die *qualitative* Zusammensetzung der Nahrung eine eminent wichtige Rolle, da vielen Pflanzen einzelne der für Tiere lebensnotwendigen Nährstoffe fehlen. Elche *(Alces)* müssen täglich ein bestimmtes Verhältnis an energiereichen, aber Na^+-armen Laubblättern und energiearmen, aber Na^+-reichen Wasserpflanzen aufnehmen, also in Laubwäldern und flachen Seen äsen, um sowohl ihren Energie- als auch ihren Na^+-Bedarf zu decken. Welches Verhältnis sie einstellen sollten, geht aus physiologischen Messungen hervor (Abb. **9.16***B*): Die Nahrungszusammensetzung muß oberhalb der

Na^+-Bedarfslinie und rechts der Energiebedarfslinie liegen. Als dritter limitierender Faktor geht die maximale Magen-(Pansen-)Füllung ein. Die Nahrungszusammensetzung muß also auch unterhalb der Pansenfüllungslinie liegen. Wie Studien zum Ernährungsverhalten der Elche in der Tat zeigen, wird die Futterwahl der Tiere im wesentlichen von den drei genannten Faktoren bestimmt: Das Verhältnis der aufgenommenen Mengen an Land- und Wasserpflanzen liegt im Bereich der farbigen Fläche von Abb. **9.16** *B*.

9.3.2 Fortpflanzungsverhalten

Daß sich auch Verhaltensweisen aus dem Funktionskreis der Fortpflanzung als Ergebnis einer Nutzen/Kosten-Analyse verstehen lassen sollen, mag zunächst erstaunen. Ist man doch geneigt, Paarungs- und Brutpflegeverhalten als eine ausgesprochene kooperative Leistung zu betrachten, die beide Geschlechter „zum Wohle der Art" erbringen. Der verhaltensökologische Ansatz zeigt jedoch, daß auch beim Fortpflanzungsverhalten ein Interessenkonflikt zwischen den beteiligten Individuen besteht und ♂♂ wie ♀♀ auf die Maximierung des eigenen Fortpflanzungserfolgs selektioniert sind *(sexueller Konflikt)*.

a) Anisogamie

Dieser Interessenkonflikt wird bereits deutlich, wenn man sich den grundlegenden Unterschied zwischen den beiden Geschlechtern vor Augen führt: die Größe der Gameten *(Anisogamie)*. ♀♀ produzieren wenige große, unbewegliche und nährstoffreiche Gameten (Eier), ♂♂ dagegen eine Vielzahl kleiner, beweglicher Gameten (Spermien).

Die *Entstehung der Anisogamie* aus der Isogamie, der ursprünglichsten Form sexueller Fortpflanzung, bei der zwei gleich große Gameten zur Zygote verschmelzen, ist das evolutiv älteste Beispiel eines sexuellen Konflikts. Auf dem Weg zur Anisogamie dürfte die Selektion zunächst die jeweils größeren Gameten begünstigt haben; denn aus großen Gameten entstehen auch große Zygoten, und große Zygoten besitzen wegen ihres reichen Nährstoffgehalts auch hohe Überlebenschancen. Nimmt jedoch die Häufigkeit großer Gameten zu, wird ein weiterer Selektionsdruck wirksam: sich nämlich einen möglichst großen Partner zu suchen um mit ihm zur Zygote zu verschmelzen. Kleine Gameten können jetzt von großen profitieren, indem sie sich wie Parasiten die guten Überlebenschancen großer Gameten zunutze machen. Damit begann zwischen kleinen und großen Gameten ein **evolutiver Wettlauf**. Beide sollten kleine Gameten als Partner zurückweisen, aber die kleinen standen dabei unter einem weit stärkeren Selektionsdruck als die großen. Letztere konnten mit kleinen Gameten noch zu lebensfähigen Zygoten verschmelzen; Zygoten aus zwei kleinen Gameten besaßen dagegen minimale Überlebenschancen. Den kleinen Gameten kam dabei zugute, daß sie in größerer Zahl und kürzerer Zeit produziert werden konnten und damit höhere Variabilität und Evolutionsrate aufwiesen. Das ermöglichte es ihnen, bei der Entwicklung von Mechanismen zum aktiven Aufsuchen großer Gameten evolutiv erfolgreicher zu sein als die großen Gameten, die ihre aktive Beweglichkeit schließlich vollständig aufgaben. Damit hatten die Mikrogameten den evolutiven Wettlauf gewonnen; den Makrogameten war es nicht gelungen, sie von der Zygotenbildung und damit der Ausbeutung der eigenen (weiblichen) Investitionen auszuschließen. Die mittelgroßen Gameten, die weder den Vorteil der großen Zahl noch den des großen Nährstoffgehalts für sich verbuchen konnten, waren in diesem evolutiven Rennen untergegangen.

b) Paarungsverhalten

Auch im Paarungsverhalten mehrzelliger Tiere kommt dieser sexuelle Konflikt zum Ausdruck. Natürlich liegen viele Elemente dieses Verhaltens durchaus im *Interesse beider Geschlechter,* indem sie der **Arterkennung** dienen und damit biologisch nachteilige (Fitneß-mindernde) Verpaarungen artfremder Partner verhindern (S. 579). Zudem erfüllt das Paarungsverhalten eine wichtige Funktion bei der **Regulation und Synchronisation** reproduktiver physiologischer Vorgänge, z. B. der Ovarienentwicklung. In diesem Sinne wird auch das Auftreten von Paarungsritualen und „Pseudokopulationen" bei parthenogenetischen (unisexuellen) Eidechsenarten verständlich (Abb. **9.9**).

Darüber hinaus spiegeln viele Merkmale des Paarungsverhaltens nur die *Interessen eines Geschlechts* wider. Wegen ihrer relativ geringen Gametenzahl stellen Weibchen eine knappe und zudem sehr wertvolle Ressource dar, da sie über die Versorgung der Eier mit Nährstoffen sowie die Betreuung der Eier und Jungen mehr in die Nachkommenschaft investieren als die Männchen. Die *Männchen* konkurrieren um diese knappe Ressource, d. h. um die Ausbeutung der weiblichen Investitionen, und investieren daher vor allem in Paarungsaktivitäten: in Verhaltensweisen, mit denen sie Weibchen anlocken und andere Männchen von der Besamung ausschließen. Dieser auf den Männchen lastende Selektionsdruck ist so hoch, daß z. B. männliche Frösche während der Paarungszeit bis zu 80% ihres gesamten Energiestoffwechsels in die Produktion von Paarungslauten investieren. Oft erhöhen Männchen ihren Fortpflanzungserfolg dadurch, daß sie bei promiskuitiven Weibchen vor der Kopulation die Spermien des vorausgegangenen Männchens aus dem Genitaltrakt entfernen (z. B. Libellen: *Calopteryx*) oder nach der Kopulation die Genitalöffnung des Weibchens versiegeln (z. B. parasitische Schlauchwürmer: *Moniliformes*). Einige Schmetterlinge *(Heliconius)* versehen das Weibchen nach der Kopulation mit einem Pheromon, das andere Männchen abschreckt, also als „Anti-Aphrodisiakum" wirkt.

Weibchen müssen bei der Partnerwahl wählerischer sein als Männchen, da sie bei Fehlentscheidungen mehr zu verlieren haben. Sie sind daher weniger an Mehrfachpaarungen als an der richtigen Partnerwahl interessiert. Damit üben sie einen hohen Selektionsdruck auf alle jene Männchenmerkmale aus, die ihren Nachkommen entweder direkt (über Futterangebote, Beteiligung an der Brutpflege usw.) oder indirekt (über die Vererbung selektionsgünstiger Gene) zugute kommen: **sexuelle Selektion**. Bei Skorpionsfliegen *(Hylobittacus)* werden nur solche Männchen zur Kopulation zugelassen, die dem Weibchen zuvor ein möglichst großes Beuteinsekt übergeben haben. Das Weibchen frißt dieses „Hochzeitsgeschenk" während der Kopulation (Abb.

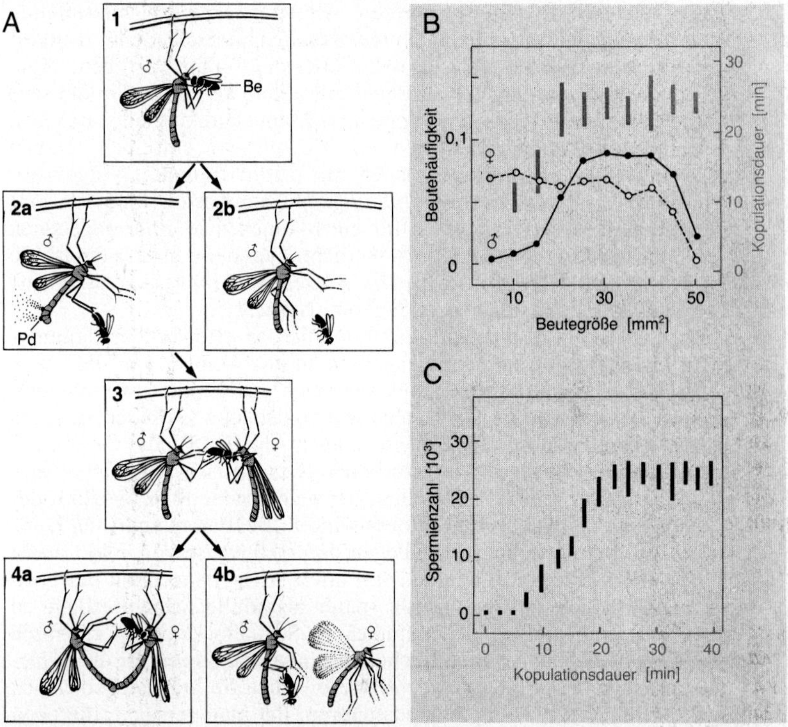

Abb. 9.17 Paarungsverhalten bei Skorpionsfliegen *(Hylobittacus apicalis).* A Verhaltenssequenz: Das ♂ prüft die Größe des erbeuteten Insekts *Be (1).* Ist die Beute zu klein, wird sie verworfen *(2b).* Ein neuer Beuteflug beginnt. Ist die Beute groß genug, entläßt das ♂ aus einer paarigen Pheromondrüse *(Pd)* ein Sexualpheromon *(2a).* Ein angelocktes ♀ prüft die Größe der Beute *(3)* und entfernt sich wieder, wenn ein kritisches Größenmaß nicht erreicht ist *(4b).* Andernfalls erfolgt Kopulation, während der das ♀ die Beute frißt *(4a).* B *Schwarze Signaturen:* Größe der von den ♀♀ (zur eigenen Ernährung) und den ♂♂ (als „Hochzeitsgeschenk") erbeuteten Insekten. Größenangabe als Produkt von Länge und Breite des Beuteinsekts. *Farbige Signaturen:* Kopulationsdauer *(Streuungsbereiche).* C Zahl übertragener Spermien *(Streuungsbereiche)* als Funktion der Kopulationsdauer (nach Thornhill; Prentiss).

9.17 *A*) und investiert die Nährstoffe in seine Eier. Je größer das Beutestück, desto länger dauert die Kopulation und desto mehr Spermien werden übertragen (Abb. **9.17** *B, C*).

Wegen des hohen Konkurrenzdrucks, dem die *Hylobittacus*-Männchen ausgesetzt sind, haben sie evolutiv gleich mehrere Strategien entwickelt, ihren Fortpflanzungserfolg zu maximieren. Als *Strategien* bezeichnet man in der Verhaltensökologie ganz allgemein *individuelle* Unterschiede im Konkurrenzverhalten. Das Individuum muß dabei über die Option verfügen, situationsgerecht die eine oder andere Strategie zu wählen, also eine ökonomische Entscheidung zu treffen (S. 479). *Hylobittacus*-Männchen können statt selbst Beute zu jagen, anderen Männchen ein Beuteinsekt entreißen. Neben „Jagen" und „Stehlen" existiert auch noch eine dritte Strategie: „Vergewaltigen" des Weibchens ohne Beutedarbietung. Nutzen/Kosten-Analysen entscheiden, welche der drei Strategien für ein Männchen in einer gegebenen Situation (z. B. bei einer bestimmten Beutedichte) am ökonomischsten ist. So spart Vergewaltigen zwar die Kosten der Beutesuche, führt aber über eine geringere Besamungsrate auch zu geringerem Nutzen.

Sexuelle Selektion hat nicht nur zur Evolution so offenkundig eignungsfördernder Eigenschaften wie Beuteangebote an das Weibchen geführt, sondern auch Strukturen und Verhaltensweisen des Männchens hervorgebracht, die als Signale wirken und in Merkmalen wie monströsen Gefiederornamenten (z. B. bei Pfauen und Paradiesvögeln, s. auch Abb. **9.18**) oder Geweihbildungen (z. B. beim postglazial ausgestorbenen Riesenhirsch, *Megaceros*) gipfeln. Es fällt dann oft schwer anzugeben, für welche genetische Qualität des Männchens solche Signale als Indikatoren wirken. Bei den männlichen Duftsignalen einiger Schmetterlingsarten liegen dafür Hinweise vor. Die Larven des Bärenspinners *(Utetheisa)* nehmen von ihren Wirtspflanzen mit der Nahrung bestimmte Alkaloide auf, die sie später als adulte Schmetterlinge zu Abwehrstoffen und weiter zu männlichen Sexuallockstoffen chemisch umbauen. Letztere können den Weibchen also als Indikatoren für die Fähigkeit der Männchen dienen, lebenswichtige Abwehrstoffe herzustellen. Auch ohne solche Indikatorfunktionen zu postulieren, hat man versucht, die oben genannten Exzessivbildungen bei Männchen durch eine Art wechselseitiger *Run-away*-Selektion zu erklären, die dann einsetzt, wenn seitens der Weibchen eine Selektion auf überoptimale Signale in Gang kommt.

Bei den polygam lebenden afrikanischen Widavögeln *(Euplectinae)*, einer Unterfamilie der Webervögel, ließ sich experimentell direkt zeigen, daß die Weibchen überoptimale Signale bevorzugen: Männchen mit künstlich verlängerten Schwanzfedern weisen einen wesentlich höheren Paarungserfolg auf als normale Männchen. Entsprechend sinkt der Paarungserfolg, wenn man den Männchen die Schwanzfedern verkürzt (Abb. **9.18**).

c) Brutpflege

Der Interessenkonflikt zwischen den Geschlechtern erstreckt sich auch auf die Brutpflege. Besteht keine ökologische Notwendigkeit, die Jungen unter Mitarbeit beider Eltern aufzuziehen, wie das bei konstant hohem Nahrungsangebot für viele körner- und früchtefressende Vögel gilt, bleibt die Brutpflege einem Elternteil überlassen – aber welchem? Innere Besamung und intra-uterine Frühentwicklung der Jungen (bei Säugern) prädestinieren die

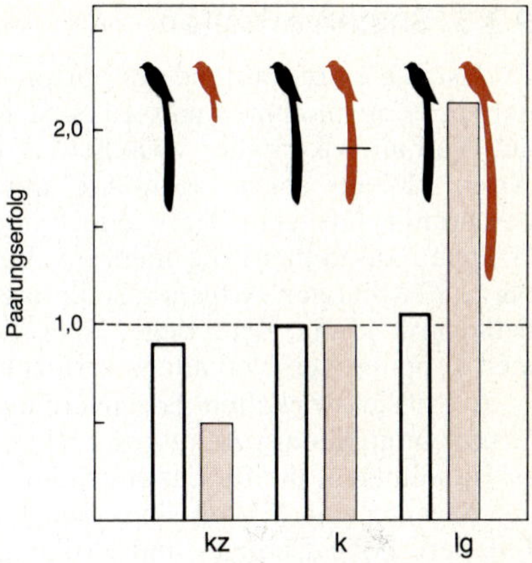

Abb. 9.18 Paarungserfolg männlicher Widavögel *(Euplectes progne)* mit experimentell manipulierter Länge der Schwanzfedern. – *Weiße Säulen:* Paarungserfolg vor Behandlung; *farbige Säulen:* Paarungserfolg derselben ♂♂ nach Behandlung (vgl. *farbige Vogelsymbole): kz* Verkürzung, *lg* Verlängerung der Schwanzfedern, *k* Kontrollen (Abschneiden der Schwanzfedern und Festkleben in gleicher Länge) (nach Andersson).

Weibchen zur Brutpflege. Bei brutpflegenden Knochenfischen mit äußerer Besamung fällt diese Aufgabe dagegen meistens den Männchen zu. Im ersten Fall kann sich das Männchen, im zweiten das Weibchen schneller entfernen und dem anderen die Veranwortung für die Nachkommen überlassen. Im zweiten Fall ist das deshalb möglich, weil das Weibchen seine Gameten, die schwerer sind als die des Männchens und daher weniger leicht verdriften können, zuerst abgibt und damit das Fortpflanzungsgeschäft als erstes beendet.

d) Paarungssysteme

Verhaltensökologische Argumente machen auch die Evolution verschiedener Paarungssysteme verständlich. Generell unterscheidet man zwischen **Monogamie** und **Polygamie**. Im ersten Fall verpaart sich je ein Männchen und je ein Weibchen, im zweiten ein Männchen mit mehreren Weibchen *(Polygynie)*, ein Weibchen mit mehreren Männchen *(Polyandrie)* oder sowohl das Männchen als auch das Weibchen mit mehreren Partnern des anderen Geschlechts *(Promiskuität)*. Da die Männchen im allgemeinen mehr als die Weibchen gewinnen, wenn sie die Anzahl ihrer Paarungen maximieren (S. 482), ist Polygynie im Tierreich viel weiter verbreitet als Polyandrie. Alle ökologischen Faktoren, die einem Männchen gleichzeitig Zugang zu mehreren Weibchen verschaffen, sollten Polygynie begünstigen. Wenn Ressourcen, an denen sich Weibchen einfinden, räumlich oder zeitlich gehäuft auftreten, kann ein Männchen eine solche *Ressourcenkonzentration* okkupieren. Bilden Weibchen leicht zu verteidigende Gruppen, wie z. B. See-Elefanten *(Mirounga)*, bei denen sich die Weibchen zur Fortpflanzung alljährlich an eng begrenzten Küstenplätzen einfinden, kann es zur *Haremsbildung* kommen. Wenige Männchen führen dann den Großteil aller Paarungen aus. Polygynie durch Haremsbildung überwiegt bei Säugern, Polygynie durch Verteidigung von Ressourcen bei Vögeln.

9.3.3 Sozialverhalten

Da fast alle Tiere während der Fortpflanzungszeit mit ihrem Geschlechtspartner zusammenkommen müssen, sind sie alle zumindest zu diesem Zeitpunkt auf Verhaltenskontakte zwischen Artgenossen angewiesen. Bei **solitären** Arten bleiben solche Kontakte kurzfristig auf die Fortpflanzungsphase beschränkt. Oft leben Tiere jedoch in dauerhaften Paaren oder zeitlebens in Gruppen zusammen, die mehrere, bei einigen Treiberameisen *(Dorylinae)* bis zu 20 Millionen Artgenossen umfassen. Solche **sozialen** Arten können bei Feindvermeidung, Brutpflege, Nahrungserwerb usw. über mannigfache Formen kooperativen Verhaltens verfügen.

In hochentwickelten Sozialverbänden führt die Kooperation zwischen Gruppenmitgliedern zu ausgesprochen **altruistischen** Verhaltensweisen, d. h. zu Handlungen, die für das Individuum selbst nachteilig, für den Sozialpartner dagegen von Vorteil sind: Bei der Brutpflege bringen die Alt- für die Jungtiere hohe Energie- und Risikokosten auf; die sterilen Arbeiterkasten sozialer Insekten verzichten sogar auf eigene Nachkommen, vielfach – wie bei der Kolonieverteidigung – selbst auf das eigene Leben (altruistischer Selbstmord).

a) Verwandtenselektion

Selektionstheoretisch erscheint *Altruismus* zunächst paradox; vermindert ein Tier auf diese Weise doch seinen Fortpflanzungserfolg. Bedenkt man jedoch, daß sich alle höheren Formen sozialen Lebens evolutiv aus familiären Brutpflegebeziehungen herleiten, Sozialverbände in der Regel also aus Verwandten bestehen, löst sich das Paradoxon auf; denn Altruisten haben mit ihren Verwandten aufgrund gemeinsamer Abstammung einen Teil ihrer Gene gemeinsam – und letztlich sind es diese über ihre Verwandten in die nächste Generation eingeschleusten Gene, denen ihr altruistisches Verhalten zugute kommt.

Unter diesem Aspekt der *Verwandtenselektion (Kin selection)* müssen wir den auf S. 478 definierten Begriff der genetischen Eignung *(Fitneß)* eines Individuums erweitern. Er soll jetzt nicht nur wie bisher den Beitrag umfassen, den ein Individuum direkt über seine eigenen Nachkommen zum Genpool der nächsten Generation leistet **(direkte genetische Eignung)**, sondern auch den Anteil einschließen, den es über den Fortpflanzungserfolg von Verwandten beisteuert **(indirekte genetische Eignung)**. Beide Komponenten zusammen bilden die **Gesamteignung** *(Inclusive fitness)* eines Individuums. Unter diesem verwandten-, letztlich genselektionistischen Gesichtspunkt kann im Extremfall auch altruistischer Selbstmord sinnvoll sein – dann nämlich, wenn ein Individuum auf diese Weise das Leben von mehr als 2 Kindern, 4 Enkeln oder 8 Cousins rettet (da es bei normalem diploiden Erbgang mit seinen Kindern $1/2$, seinen Enkeln $1/4$ und seinen Cousins $1/8$ aller Gene gemeinsam hat).

Hymenopteren weisen aufgrund ihres Haplo-Diploidie-Mechanismus der

Geschlechtsbestimmung eine besonders günstige genetische Ausgangslage für die Evolution von Altruismus auf (Box **9.3** *A, B*). Obwohl sie nur 6% aller Insektenarten stellen, sind bei ihnen hochentwickelte Sozietäten mit *sterilen* (zeitlebens auf eigene Fortpflanzung verzichtenden) *Kasten* 11mal unabhängig voneinander entstanden, bei den übrigen Insekten – mit diploidem Erbgang – nur einmal (Termiten). Bei *Wirbeltieren* (z.B. vielen tropischen Vögeln) können einzelne Individuen *vorübergehend* auf eigene Fortpflanzung verzichten und anderen Artgenossen bei der Jungenaufzucht helfen *(Bruthelferverhalten)*. Hier zeigt sich aber auch, welche Vorsicht man bei der Beurteilung soziobiologischer Verhältnisse walten lassen muß: Die Nutznießer sind keineswegs immer Verwandte der Helfer. Vielfach erhöht der Helfer durch Anschluß an ein nichtverwandtes Paar auch seine Chance, später einmal das Revier des Nutznießers zu übernehmen. Herrscht Mangel an Revieren, kann Helfen also durchaus eine ökonomisch sinnvolle Strategie sein, die eigene (direkte) Eignung zu erhöhen.

Das Prinzip der Verwandtenselektion setzt natürlich voraus, daß Altruisten in der Lage sind, den *Verwandtschaftsgrad* ihrer potentiellen Nutznießer zu *bestimmen*. Das kann durch genetische Marker oder durch Prägungsvorgänge geschehen. Da z.B. Ameisenlarven normalerweise immer in ihrer eigenen Kolonie aufwachsen, führt Prägung auf chemische Marker der Kolonie (S. 470) automatisch zur Erkennung von Koloniemitgliedern. *Individuelles Erkennen* von Gruppenmitgliedern anhand von Eigenheiten der Lautäußerung oder Kopfzeichnung (vor allem bei Vögeln und Säugetieren) kommt ebenfalls durch Prägungsvorgänge oder langfristigen Gruppenkontakt zustande. Es bildet die Grundlage für *reziproken Altruismus,* der sich auf nichtverwandte Tiere erstrecken kann: nämlich dann, wenn für den Altruist eine hinreichend große Wahrscheinlichkeit besteht, vom Nutznießer zu einem späteren Zeitpunkt eine Gegenleistung zu erhalten. Ferner dient individuelles Erkennen der aktiven *Inzuchtvermeidung.* Bei vielen Vogel- und Säugetierarten können Geschwister durch frühkindliche Erfahrung aufeinander geprägt werden und sich daraufhin bei der Fortpflanzung gegenseitig ausschließen (vgl. menschliches Inzesttabu).

b) Sozialstrukturen

Bei den höchsten Formen sozialer Kooperation, den *geschlossenen Verbänden,* unterscheiden die Angehörigen streng zwischen Gruppenmitgliedern und Gruppenfremden. Das ist einerseits bei den weitgehend *anonym* organisierten Insektenstaaten der Fall, bei denen sich die Mitglieder in erster Linie an überindividuellen „Gruppenabzeichen" (z.B. Gruppendüften) erkennen; andererseits bei den oft hochgradig *individualisierten* Wirbeltiersozietäten, die sich durch individuelle Kenntnis mehrerer oder aller Mitglieder, Rangordnungsstrukturen und flexible Rollenverteilungen auszeichnen. Gesamthaft lassen sich diesen geschlossenen die *offenen Verbände* gegenüberstellen, denen sich fremde Tiere beliebig anschließen können (z.B. Heuschrecken-, Fisch- oder Vogelschwärme; Brutkolonien, Abb. **10.10**).

Box 9.3 Hymenopteren, Haplo-Diploidie und Soziobiologie

Die Theorie der Verwandtenselektion – Kernstück der „Soziobiologie" – besagt, daß altruistisches Verhalten vor allem Verwandten zugute kommen sollte. Diesem genselektionistischen Gesichtspunkt verhalf HAMILTON 1964 dadurch zum Durchbruch, daß er auf die Hautflügler (Hymenopteren) mit ihrem haplo-diploiden Erbgang und ihren sterilen Arbeiterinnen verwies. Durch die Haplo-Diploidie sind die Arbeiterinnen nämlich enger mit ihren Schwestern verwandt, die sie ihrer Mutter aufziehen helfen, als sie es mit ihren eigenen Nachkommen wären.

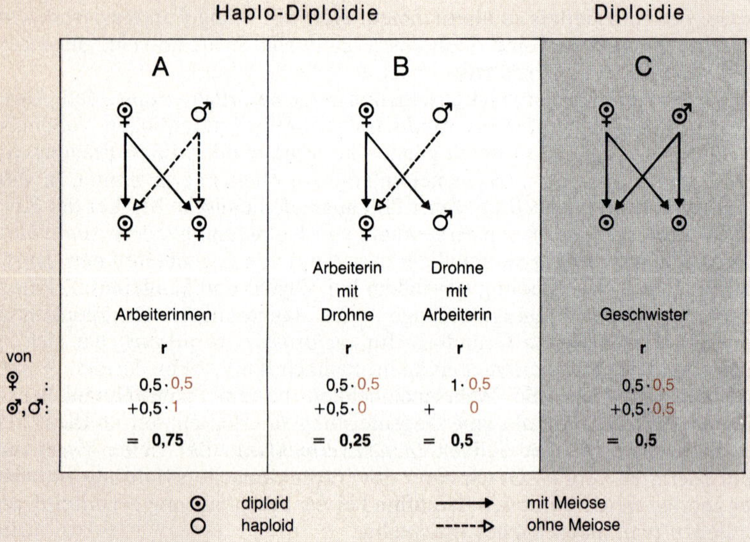

Der Grund liegt darin, daß bei Hymenopteren die Männchen aus unbesamten Eiern hervorgehen, also haploid sind und genetisch identische Spermien erzeugen. Für die Arbeiterinnen hat das folgende Konsequenzen *(A)*: Wie jedes Weibchen erhalten sie die eine Hälfte ihres Genoms von der Mutter, die andere vom Vater (im Bild *schwarz gedruckte* Faktoren 0,5). Mit den mütterlichen Allelen haben sie im Mittel 50%, mit den väterlichen dagegen alle gemeinsam (*rot gedruckte* Faktoren 0,5 und 1). Gesamthaft ergibt sich damit zwischen den Arbeiterinnen ein **Verwandtschaftsgrad** von r = 0,75. Bei normalem diploiden Erbgang besteht zwischen Geschwistern ein r von 0,5 *(C)*. Da ein fertiles Weibchen, die Königin, mit ihren Nachkommen nur 50% gemeinsame Allele aufweist (r = 0,5), erscheint es – genetisch gesehen – für eine

Arbeiterin vorteilhafter, fortpflanzungsfähige Schwestern aufzuziehen ($r = 0{,}75$), als selbst Töchter zu erzeugen ($r = 0{,}5$).

Bild *B* verdeutlicht zudem, daß bei Hymenopteren Brüder (Drohnen) mit ihren Schwestern (Arbeiterinnen) enger verwandt sind als Schwestern mit ihren Brüdern – eine Asymmetrie, die bei diploidem Erbgang natürlich nicht besteht *(C)*. Man beachte ferner, daß Arbeiterinnen untereinander nur dann ein r von 0,75 aufweisen, wenn die Mutter von nur *einem* Männchen begattet wurde. Mehrfachpaarungen reduzieren den r-Wert.

● **Insektenstaaten:** Alle Staaten der Hymenopteren (Ameisen, Bienen, Faltenwespen) und Termiten sind *Familienverbände,* die sich aus den Brutpflegebeziehungen solitärer Verwandter entwickelt haben. Bei den solitären Grabwespen (Box **9.2**, S. 473) legen die Weibchen ihre Eier in Neströhren, die sie mit Frischfleischvorrat in Form paralysierter Insekten oder Spinnen versehen, kümmern sich dann jedoch nicht mehr um die heranwachsende Brut *(prospektive Verproviantierung)*. Von hier aus lassen sich auf dem Weg zu den höchstentwickelten *(eusozialen)* Insektenstaaten drei *evolutive Etappen* erkennen: Verbleib der Mutter bei ihren Nachkommen (Generationenüberlappung), Zusammenarbeit mehrerer Mitglieder der Gruppe bei der Aufzucht der Larven und schließlich Sterilität der meisten Mitglieder (Entstehung von Arbeiterkasten). Bei den Hymenopteren sind alle drei Etappen, die mehrmals unabhängig voneinander erreicht wurden (S. 487), durch heute existierende Sozialformen repräsentiert.

Der Erfolg dieser sozialen Lebensformen erhellt schon daraus, daß die *Artenzahl* der sozialen Insekten diejenige sämtlicher Vogel- und Säugetierarten zusammen (13000) erheblich übertrifft. In den Tropen stellen allein Ameisen und Termiten mehr als $1/3$ der gesamten tierischen Biomasse. *Ernährungsmäßig* haben sich die sozialen Insekten nahezu alle trophischen Niveaus erschlossen: Sie können pflanzliche Nahrung wie Nektar, Pollen (z. B. Bienen) oder Pflanzensamen (z. B. Ernteameisen) verwerten, Cellulose über einzellige Endosymbionten aufschließen (Termiten, S. 275) oder Pilze auf Blattmaterial kultivieren (Blattschneiderameisen, z. B. *Atta*), also auf zwei verschiedenen Wegen an die pflanzliche Cellulose gelangen. Sie können Blattläuse, deren kohlenhydratreiche Exkremente sie aufnehmen, in regelrechten „Herden" halten, zu Futterpflanzen transportieren und in ihren Nestern überwintern (Ameisen). Schließlich leben viele Ameisen und Wespen als Räuber oder Saprophage. Diesen ökonomischen Erfolg verdanken soziale Insekten im wesentlichen zwei Prinzipien kooperativen Verhaltens: dem *Polymorphismus* (mit funktioneller Arbeitsteilung) und der *Kommunikation* zwischen den Gruppenmitgliedern.

Polymorphismus besteht zunächst zwischen *Geschlechtstieren* und sterilen *Arbeitern.* Letztere sind bei **Hymenopteren** Weibchen, die wie die fertilen Weibchen aus befruchteten Eiern hervorgehen und erst durch spezielle Lar-

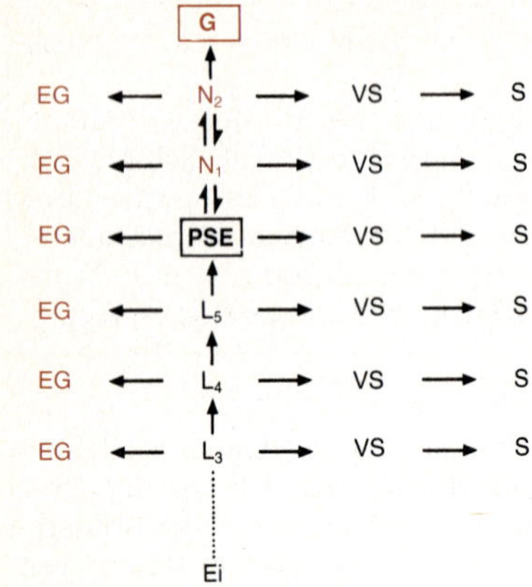

Abb. 9.19 Kastenentwicklung bei der Holztermite *Kalotermes flavicollis*. – *EG* Ersatzgeschlechtstier, *G* Geschlechtstier: G_g geflügelt, G_{ug} ungeflügelt (Flügel nach Begattungsvorgang abgeworfen; die ♂ und ♀ Geschlechtstiere unterscheiden sich nur in geringfügigen Merkmalen der hinteren Sternalplatten), *L* Larvenstadien, *N* Nymphenstadien (mit Flügelanlagen), *PSE* Pseudergat („Pseudoarbeiter", kann sich mehrfach häuten, ohne zu wachsen oder sich weiter zu differenzieren), *S* Soldat, *VS* Vorsoldat (nach Lüscher; Fong, Leuthold).

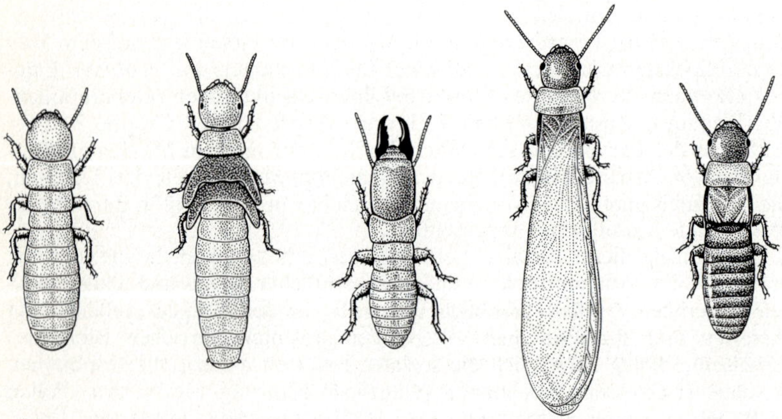

valernährung zu Arbeitern determiniert werden. Bei Bienen entwickeln sich die weiblichen Larven zu Königinnen, wenn ihre Nahrung mehr als 35%, zu Arbeiterinnen, wenn sie weniger als 10% Hexosezucker enthält. Daß es bei Hymenopteren keine männlichen Arbeiter gibt, läßt sich verwandtenselektionistisch verstehen. Weisen doch die Männchen zu ihren Schwestern einen „normalen" Verwandtschaftsgrad von $r = 0{,}5$ auf – nicht ein r von 0,75, wie das bei den Weibchen der Fall ist (Box **9.3**). Im Gegensatz zu den Verhältnissen bei Hymenopteren kommen bei **Termiten** sterile Kasten beiderlei Geschlechts vor. Dem entspricht, daß bei Termiten aufgrund des rein diploiden Erbgangs Männchen und Weibchen mit ihren Geschwistern gleich

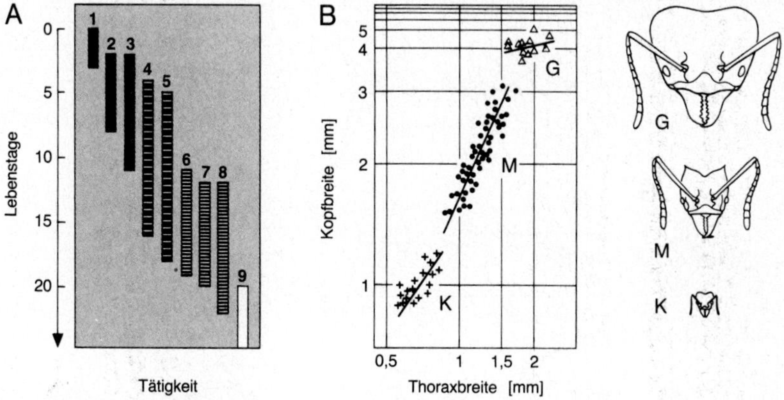

Abb. 9.20 A Altersabhängige Arbeitsteilung bei Honigbienen *(Apis mellifera)*. Jedes Tier erfüllt sukzessiv Funktionen im Nestzentrum *(1–3)*, im gesamten Nest *(4, 5)*, nur in der Nestperipherie *(6–8)* und außerhalb des Nestes *(9)*: *1* Brutzellenreinigung, *2* Larvenfütterung, *3* Brutzellenverschluß, *4* Fütterung von Nestgenossen, *5* Wabenbau, *6* Futterabnahme, *7* Pollenspeicherung, *8* Nektarspeicherung, *9* Futtersuche. B Physische Kastenbildung bei Blattschneiderameisen *(Atta cephalotes)*. Kleine *(K)*, mittlere *(M)* und große Tiere *(G)* weisen unterschiedliche Körperproportionen auf. Wären sie isomorphe Abbilder voneinander, müßten im gewählten doppelt-logarithmischen Maßstab alle Geraden die Steigung 1 besitzen (nach Seeley; Wilson).

verwandt sind (r = 0,5; Box **9.3** *C*). Oft – z. B. bei den relativ ursprünglich organisierten Holztermiten (*Kalotermitidae,* Abb. **9.19**) – fehlt eine echte Arbeiterkaste. Ihre Aufgabe erfüllen dann sog. *Pseudergaten,* d. h. Larven, deren Entwicklung von den Geschlechtstieren über Pheromone auf einem bestimmten Stadium angehalten wird. Fällt die Pheromonhemmung weg, können sich die Pseudergaten zu Geschlechtstieren weiterentwicklen. Nur die Soldaten stellen ein Endstadium der Entwicklung dar. Bei den „höheren Termiten" *(Termitidae)* differenzieren sich dagegen alle Larven schon im 1. Stadium in eine fertile und eine sterile Linie.

Innerhalb der Arbeiter kommt es bei sozialen Insekten vielfach zu ausgeprägter **Arbeitsteilung**. Entweder führen die einzelnen Individuen in verschiedenen Altersphasen unterschiedliche Aufgaben aus (*altersabhängige Arbeitsteilung,* Abb. **9.20** *A*), oder strukturell differenzierte Gruppen von Individuen sind auf verschiedene Aufgaben spezialisiert (Polymorphismus zwischen Arbeiterinnen: *Kastenbildung,* Abb. **9.20** *B*). Letzteres ist besonders auffällig bei einigen Gattungen tropischer Ameisen der Fall. Bei den Blattschneiderameisen (*Atta,* S. 276) werden z. B. alle Teilaufgaben der Nahrungsbeschaffung und -konservierung wie am Fließband von Tieren verschie-

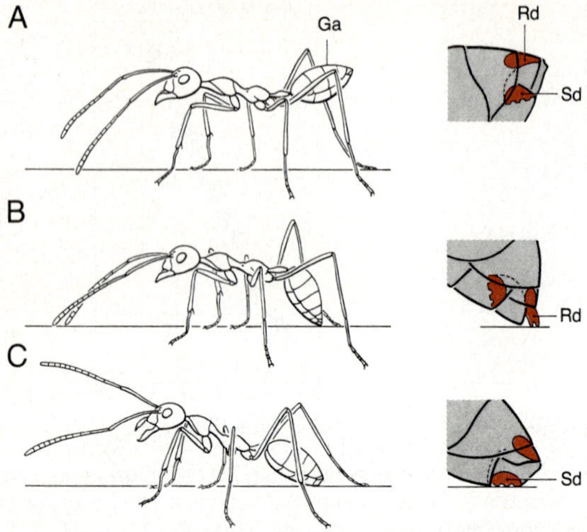

Abb. 9.21 Chemische Rekrutierung bei afrikanischen Weberameisen *(Oecophylla longinoda)*. [A] Normales Laufverhalten. [B] [C] Rekrutierung mit Sekret der Rektaldrüse *(Rd)* zu einer Futterquelle *(B)* und mit Sekret der Sternaldrüse *(Sd)* zu einer Feindabwehrstelle *(C)*. Man beachte die unterschiedliche Stellung des Gasters *(Ga)* in *B* und *C* (Einschaltfiguren) (nach Hölldobler, Wilson).

dener Kastenzugehörigkeit gleichzeitig ausgeführt. Dabei löst jede Kaste ihre Teilaufgabe mit der bestmöglichen energetischen Effizienz: M-Tiere (Abb. **9.20** *B*) zeigen die höchste Blattschneide-Effizienz (gemessen als Verhältnis Schneidegeschwindigkeit/Atmungsrate), sind aber relativ ineffizient für Arbeiten im Nest (Pilzkultivierung, Larvenfütterung: Aufgaben der K-Kaste) oder bei der Feindabwehr (Aufgabe der G-Kaste).

Die Koordination arbeitsteilig erbrachter Leistungen erfordert **Kommunikation**. Bei sozialen Insekten dominiert dabei der chemische Informationskanal (Kommunikation mittels *Pheromonen,* S. 342). Allein bei Ameisen kann ein Individuum über mehr als 15 Pheromondrüsen verfügen, wobei den Sekreten der einzelnen Pheromondrüsen im Dienste innerartlicher Kommunikation jeweils spezifische Funktionen zukommen. So verwenden die in Baumnestern lebenden tropischen Weberameisen *(Oecophylla)* verschiedene Spurpheromone aus verschiedenen Drüsen, um einerseits mittelgroße Nestgenossen zu einer Nahrungsquelle, andererseits große Individuen („Soldaten") zwecks Abwehr von koloniefremden Ameisen zu einer Verteidigungsstelle zu rekrutieren (Abb. **9.21**, **9.22**).

Über diesen differenzierten Pheromon-Code hinaus finden wir bei sozialen Insekten aber auch die höchstentwickelte Kommunikationsform, die im Tierreich existiert: ein *abstraktes Signalsystem,* mit dem Honigbienen *(Apis)*

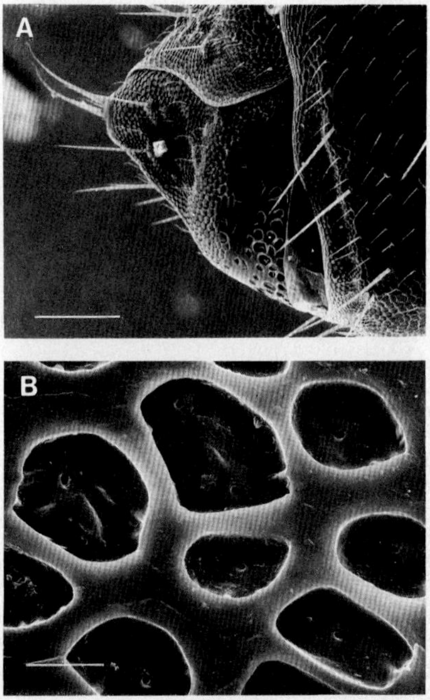

Abb. 9.22 Sternaldrüse bei Weberameisen *(Oecophylla longinoda)*. Vgl. *Sd* in Abb. **9.21**. [A] Lage der Drüsenöffnungen auf der Unterseite des letzten Abdominalsegments. [B] Aufsicht auf Drüsenöffnungen. Jede einzelne Drüsenzelle öffnet sich mit einer Pore in eine Cuticulartasche, in der sich das sezernierte Pheromon akkumuliert. Maßstabsmarke: 100 µm *(A)*, 10 µm *(B)* (REM-Aufnahmen: Seling).

ihre Stockgenossen über Richtung und Entfernung einer ergiebigen Futterquelle orientieren. Die Symbolik besteht darin, daß eine erfolgreich heimgekehrte Biene die *Richtung* zur Futterquelle als Winkel zwischen Sonnenazimut und Futterquelle definiert (s. Box **9.1**, S. 466) und diesen Sonnenwinkel im Stock in einen Winkel zur Schwerkraftrichtung übersetzt. Den Schwerkraftwinkel teilt sie ihren Stockgenossen mit Hilfe eines auf der vertikalen Wabe ausgeführten „Schwänzeltanzes" akustisch mit (Abb. **9.23** *A, B*). Die Tanzrichtung „nach oben" (180° zur Schwerkraftrichtung) bezeichnet dabei eine Futterquelle „in Richtung Sonnenazimut". Die *Entfernung* zur Futterquelle wird in der Anzahl Schwänzelläufe pro Zeiteinheit verschlüsselt: Mit zunehmender Futterplatzentfernung sinkt die Schwänzelfrequenz exponentiell ab (Abb. **9.23** *C*).

Richtungs- und Entfernungskommunikation sind freilich nur Elemente eines umfassenderen informationsverarbeitenden Systems, als das sich der *Superorganismus* Bienenstaat darstellt. Tausende von Sammelbienen müssen kostensparend über eine Nutzfläche von annähernd 50 km^2 verteilt werden, wobei innerhalb dieser Nutzfläche die nur mikrolitergroßen und milligrammschweren Nektar- und Pollenquellen sowohl in ihrer Güte als auch in ihrem räumlichen und zeitlichen Auftreten ständig variieren. Subtile Kommunika-

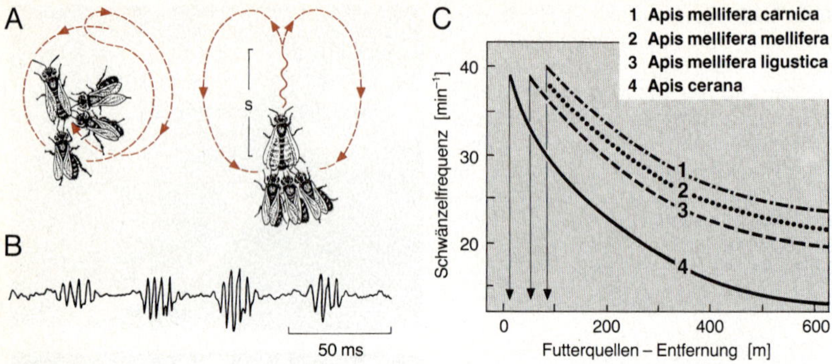

Abb. 9.23 [A] Rund- *(links)* und Schwänzeltanz *(rechts)* der Honigbiene *(Apis)*. Der Rundtanz dient der Rekrutierung zu stocknahen Futterquellen, der Schwänzeltanz informiert über Richtung und Distanz weiter entfernt liegender Futterquellen. – *s* Schwänzelstrecke. [B] Schallsignal: Während des Durchlaufens der Schwänzelstrecke erzeugt die Tänzerin durch Flügelschwirren mehrere Pulse eines Tons von 20 Hz, der von den nachlaufenden Bienen als Luftschall wahrscheinlich über die Johnston-Organe der Antennen wahrgenommen wird. [C] Distanz-Code des Schwänzeltanzes. Die *Pfeillinien* markieren diejenigen Futterplatzentfernungen, bei denen der Rund- in den Schwänzeltanz umschlägt. Die Schwänzelfrequenzen (Zahl der Umläufe · min^{-1}) sind für 3 Rassen der westlichen *(1–3)* und für die östliche Honigbiene *(4)* angegeben (nach v. Frisch; Lindauer; Ruttner; Michelsen, Kirchner).

tionsregeln gewährleisten den orts- und termingerechten Einsatz jedes Individuums.

● **Wirbeltiersozietäten:** Besonders hochrangige soziale Interaktionen zeigen Primaten, Carnivoren und einige Nagetiere. Bei **Primaten** leben nur einige nächtliche Formen wie Fingertiere, Loris oder der südamerikanische Nachtaffe *Aotes* solitär. Sonst bleiben zumindest die Eltern mit ihren Nachkommen zeitlebens zusammen (z. B. Koboldmakis, Gibbons). Individuenreiche Verbände treten dann auf, wenn mehrere erwachsene Männchen mit je einem oder mehreren Weibchen und deren Nachkommen eine dauerhafte „panmiktische" Sippe bilden (z. B. Rhesusaffen, Japanmakaken, Mantel- und Steppenpaviane). Solche Sippen aus oft Hunderten von Tieren sind zwar in Untereinheiten gegliedert – in fortpflanzungsmäßig isolierte Haremsgruppen (ein Männchen, mehrere Weibchen und Jungtiere), Junggesellenbanden und Gruppen alter, erfahrener Männchen –, doch besteht zwischen diesen Untereinheiten ein so enger räumlicher und sozialer Kontakt, daß es zu koordinierter Futtersuche und Feindabwehr kommt und Individuenaustausch zwischen den Untereinheiten möglich ist. Bei Mantelpavianen *(Papio hamadryas)* wird durch die Bindung mehrerer Sippen an bestimmte Örtlichkeiten (Schlaffelsen) ein Sozialverband noch höherer Ordnung erreicht.

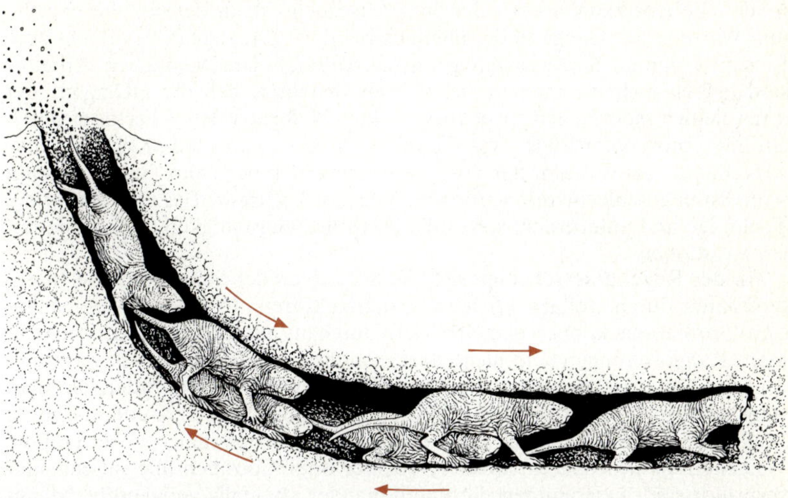

Abb. 9.24 Die Arbeiter einer Nacktmullkolonie kooperieren beim Bau der Gänge nach Art einer Tunnelfräsmaschine mit Förderbandanlage: Das vorderste Tier der Einerkolonne beißt mit den vier riesig ausgebildeten Schneidezähnen Erdreich los, befördert den Abraum unter seinem Bauch hinweg zum nächsten Tier, das ihn – rückwärts laufend – dem letzten Tier der Kolonne, dem „Kicker", übergibt und dann über die anderen Tiere hinweg wieder nach vorne kriecht. Der Kicker befördert den Abraum mit den Hinterbeinen in einer Fontäne nach außen (nach Jarvis, Sale; Pennisi, Mendez).

Viele **Carnivoren** wie Löwen, Wildhunde und vor allem Mangusten stehen in ihrer Sozialstruktur den Primaten kaum nach. Bei den Gruppen der Zwergmangusten *(Helogale undulata)* handelt es sich um Großfamilien mit ausgeprägten Rangordnungsstrukturen. Ein Alpha-Paar, das allein alle Nachkommen produziert, lebt mit 10–15 Jungen aus mehreren Würfen zusammen. Die rangtieferen Tiere, die vom Alpha-Männchen an Kopulationen gehindert werden, übernehmen spezifische Aufgaben bei Jungenaufzucht, Beuteerwerb und Feindabwehr.

Eine noch extremere Sozialstruktur, die direkt an die Verhältnisse bei *eusozialen* Insekten (S. 489) erinnert, findet sich bei **Nagetieren**: beim ostafrikanischen Nacktmull *(Heterocephalus glaber)*. Diese skurilen, völlig nackten, äußerlich wurstförmigen Tiere, die nie ans Tageslicht kommen, sondern wie Maulwürfe in unterirdischen Gangsystemen leben (Abb. **9.24**), bilden Kolonien, die man als regelrechte *Säugetierstaaten* bezeichnen kann. In jeder Kolonie, der bis zu 300 Tiere angehören können, bringt jeweils nur ein Weibchen (die „Königin") Junge zur Welt. Alle anderen Mitglieder – einschließlich der Männchen – sind „Arbeiter", die im Laufe ihres bis zu 14 Jahre währenden Lebens zunächst bei der Jungenaufzucht, dann bei der Futtersuche und Wartung der Gänge und schließlich bei der Verteidigung des Baues zum Einsatz kommen *(altersabhängige Arbeitsteilung)*. Die weiblichen Arbeiter sind jedoch nicht permanent steril. Man vermutet, daß die „Königin" bei ihren täglich mehrfachen Inspektionen aller Weibchen deren Fertilität durch ein Pheromon unterdrückt (vgl. Termiten, S. 343). Stirbt die „Königin", entwickeln sich die Ovarien der übrigen Weibchen zu normaler Größe; das am schnellsten geschlechtsreif werdende, meistens kräftigste Tier übernimmt die Nachfolge und unterdrückt sofort die Fortpflanzungsfähigkeit aller potentiellen Rivalinnen.

In der Regel unterscheiden sich die Sozietäten der Säugetiere von Insektenstaaten durch weitaus *offenere* Sozialstrukturen. In einer Zwergmangusten-Großfamilie können einzelne Tiere durchaus anderen Gruppen entstammen. Rangordnungen sind nicht starr, sondern dynamisch. Bei Pavianweibchen wechseln sie periodisch mit dem Östruszyklus. Löwenrudel, die meistens aus 1–3 adulten Männchen, bis zu 12 adulten Weibchen und mehreren Jungtieren bestehen, bilden keine einheitlichen Großfamilien. Während die Weibchen als Schwestern, Mütter, Töchter oder Cousinen alle miteinander verwandt sind, entstammen die untereinander ebenfalls verwandten Männchen einem anderen Rudel, sind mehrere Jahre als Nomaden umhergezogen und haben sich schließlich die Herrschaft über „ihr" Rudel gegen alte schwächliche Männchen erkämpft. Verwandtenselektionistisch sollte dieser genotypische Zwei-Gruppen-Status einer Sozietät natürlich Probleme schaffen. In der Tat töten die Löwenmännchen nach Übernahme des Rudels meistens alle vorhandenen Jungtiere *(Infantizid)*. Da die Weibchen bei Entfernen der Jungen schon nach 9 statt erst nach 25 Monaten wieder rezeptiv werden, verkürzt sich auf diese Weise für die neuen Männchen die Zeitspanne, selbst Vater zu werden und damit eigene Junge anstelle derjenigen des Vorgängers aufzuziehen. Die gegenüber Insektenstaaten größere Offenheit von Säugersozietäten führt damit nicht nur zu höherer Flexibilität und Adaptationsfähigkeit, sondern auch zu neuen sozialen Konflikten, die wiederum neue Verhaltensanpassungen erfordern.

9.4 Verhaltensevolution

Bereits die Verhaltensökologie stellt mit der Frage nach der adaptiven Bedeutung von Verhaltensweisen (S. 452) den evolutiven Aspekt in den Mittelpunkt ihres Interesses. Sie hat gezeigt, daß ökonomisch sinnvolle Verhaltensmechanismen Tieren neue ökologische Nischen erschließen und damit zu Schrittmachern der Evolution werden können. Im folgenden seien *genetische Grundlagen* (Kap. 9.4.1) und *stammesgeschichtliche Abläufe* (Kap. 9.4.2) der Evolution von Verhaltensweisen betrachtet.

9.4.1 Verhaltensgenetik

Genetische Vielfalt innerhalb von Populationen gilt auch für Verhaltensweisen. Das zeigen zahlreiche Versuche, bei denen man durch **künstliche Selektion** Tiere mit bestimmten Verhaltensmerkmalen aus einer Ausgangspopulation mit breit streuenden Verhaltensmerkmalen herausgezüchtet hat: z. B. Mäuse, die besonders hohe (oder geringe) lokomotorische Aktivität zeigen (Abb. **9.25** *A*), Ratten, die eine bestimmte Labyrinthaufgabe besonders schnell (oder langsam) erlernen, Fliegen *(Drosophila)*, die stark positiv (oder negativ) phototaktisch reagieren (Abb. **9.25** *B*), in kurzen (oder langen) Zeitabständen kopulieren, sich gegenüber Artgenossen aggressiv (oder verträglich) verhalten usw. Alle diese Selektionsversuche sagen zwar noch nichts über die Art und Weise aus, *wie* Gene Verhalten steuern, belegen aber, *daß* Verhalten eine genetische Grundlage besitzt und daß hinreichend starke Selektionsdrucke schon innerhalb weniger Generationen die Frequenzen verhaltensbeeinflussender Gene so wirksam verschieben können, daß deutliche *quantitative* Verhaltensänderungen resultieren.

Im Gegensatz zu Selektionsversuchen führen *Artkreuzungen* meistens zu *qualitativen* Verhaltensänderungen. Bei Buntbarschen *(Cichlidae)* lassen sich substratbrütende mit maulbrütenden Arten kreuzen. Letztere tragen die Jungen so lange im Maul mit sich herum, bis diese ihren Dottersack aufgezehrt haben. Bei den F_1-Hybriden ist das Brutpflegeverhalten völlig gestört: Die Tiere nehmen die Eier ins Maul, spucken sie wieder aus, fächeln usw. Bei der Kreuzung zweier nahverwandter Entenarten der Gattung *Anas* zeigen die Hybriden ein Balzverhalten, das in Form und Sequenz seiner Elemente dem Verhalten keiner der beiden Elternarten gleicht, wohl aber dem einer phylogenetisch ursprünglicheren Art nahekommt. Ähnliche Hinweise liefern hybride Heuschreckengesänge. Es scheint, als sei das Verhaltensprogramm der Ausgangsart, von der sich die im Kreuzungstest verwendeten Elternarten evolutiv herleiten, nicht eliminiert, sondern nur überformt worden (S. 253). Ein morphologisches Analogon bildet die *Drosophila*-Mutante *bithorax* (S. 235), die auf den für Insekten ursprünglichen vierflügeligen Zustand „zurückgefallen" ist. (Normalerweise sind bei Dipteren die Hinterflügel zu Halteren umgebildet; vgl. S. 685.)

Wie die seltenen Fälle, in denen Artkreuzungen bis zu F_2-Hybriden und Rückkreuzungen durchgezogen werden konnten, generell zeigen, liegen Verhaltensunterschieden *polygene* Erbgänge zugrunde. Wenn man bedenkt, daß Gene Verhalten nicht direkt, sondern *indirekt* über ein komplexes Netzwerk von Genprodukten steuern, ist das auch kaum anders zu erwarten. Erste Aussagen darüber, wann und wo einzelne Gene in die Verhaltensentwicklung eingreifen, erlaubt das Studium von **Verhaltensmutanten**. Von *Drosophila* sind Punktmutationen bekannt, die zu klar umgrenzten Verhaltensänderungen führen (S. 465) und bei denen sich mit Hilfe von Mosaiktieren (S. 155) auch der primäre Genwirkungsort schon relativ scharf in bestimmten Bereichen des Sinnes- und Nervensystems lokalisieren läßt.

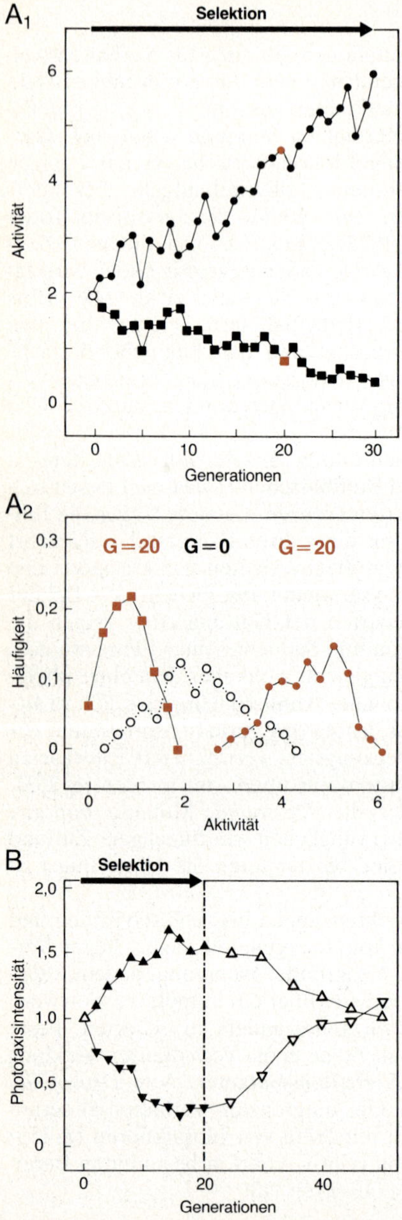

Abb. 9.25 [A] Selektion von Hausmäusen *(Mus musculus)* auf hohe (●) und niedrige (■) lokomotorische Aktivität. In jeder Generation werden jeweils die Tiere mit höchster und niedrigster Aktivität untereinander gekreuzt. Angabe der Aktivität (Anzal der pro Zeiteinheit in einer Arena durchlaufenen Quadrate) in relativen Einheiten. A_1 Aktivitätsmittelwerte pro Generation. A_2 Aktivitätsverteilungen der Ausgangspopulation (G = 0) und der 20. Generation (G = 20) „aktiver" Tiere *(Kreise)* und „inaktiver" Tiere *(Quadrate)*; vgl. entsprechende Symbole in A_1. [B] Selektion von Taufliegen *(Drosophila pseudoobscura)* auf positive (▲) und negative (▼) Phototaxis. Nach Beendigung der Selektion (in der 20. Generation) gehen die Phototaxiswerte in den folgenden Generationen allmählich auf die Ausgangswerte zurück *(offene Symbole)* (nach de Fries, Gervais; Tryon; Dobzhansky).

A

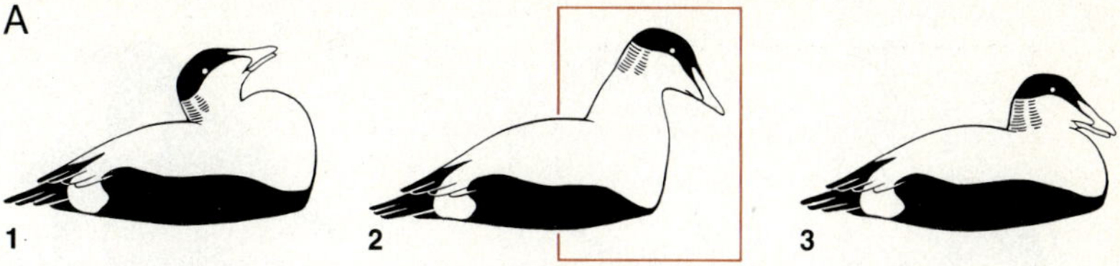

B

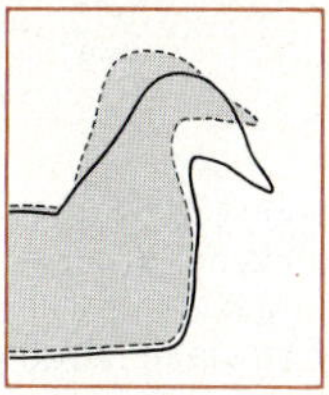

Abb. 9.26 [A] 3 Phasen der Balzbewegung bei der europäischen Eiderente *(Somateria mollissima mollissima).* [B] Die europäische Unterart (*S. m. mollissima:* ausgezogene Linie) und die pazifische Unterart (*S. m. nigra:* unterbrochene Linie) unterscheiden sich im Balzverhalten lediglich in der Kopfstellung während Phase 2 der Balzbewegung (nach McKinney).

9.4.2 Verhaltensphylogenie

Da Verhaltensmerkmale im Gegensatz zu morphologischen Merkmalen nicht fossilisierbar sind (von Fußabdrücken, Grab- oder Fraßspuren abgesehen), kommt dem Vergleich rezenter Arten bei der Rekonstruktion verhaltensphylogenetischer Abläufe besondere Bedeutung zu. Vor allem solche Merkmale, die wegen ihrer *Signalfunktion* besonders unmißverständlich ausgebildet sein müssen, unterliegen bei nahverwandten Arten (oder Unterarten, Abb. **9.26**) einem starken Selektionsdruck auf divergierende Evolution. Häufig werden dabei Verhaltensweisen einem anderen Funktionskreis (z. B. Nestbauverhalten; Abb. **9.27**) entnommen und über Vereinfachung und Akzentuierung ihrer neuen Signalfunktion angepaßt (*Ritualisierung* unter stammesgeschichtlichem Funktionswechsel). Die Stridulationsbewegungen bei Grillen- und Heuschreckengesängen leiten sich von Lokomotionsbewegungen ab, sind jedoch in ihrem zeitlichen Muster stärker strukturiert. Bei Heuschrecken, denen die Singorgane (Beine) operativ entfernt wurden, deren Nerven- und Muskelsystem aber noch weiter „singt" (wie sich anhand fest implantierter Elektroden zeigen läßt), geht der Singrhythmus der Nervenimpulse und Muskelkontraktionen nach einigen Tagen wieder in den stammesgeschichtlich älteren Flugrhythmus über.

Manchmal läßt sich die Evolution einer Verhaltensweise anhand stufenförmiger Abwandlungen, die das betreffende Verhalten bei heute lebenden Arten zeigt, mit hoher Wahrscheinlichkeit schrittweise nachvollziehen:

Wie bei Skorpionsfliegen (S. 482) übergeben auch bei den meisten Tanzfliegen *(Empididae)* die Männchen vor der Paarung den Weibchen ein erbeutetes Insekt, das vom Weibchen während des Paarungsaktes verzehrt wird. Die Männchen einiger Arten suchen mit ihrem Beuteinsekt einzeln ein Weib-

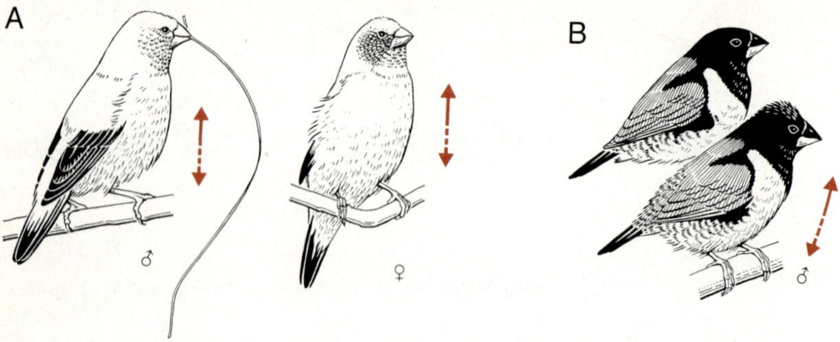

Abb. 9.27 Balzbewegungen als ritualisierte Nestbaubewegung bei Prachtfinken *(Estrildidae)*. Prachtfinken bauen Kugelnester, wobei sie die Halme oben ins Nestdach einstoßen. [A] Bei *Odontospiza caniceps* führt das balzende ♂ die „Hochstoßbewegung" mit einem Halm im Schnabel aus, das ♀ ohne den Halm (abgeleitetes Merkmal). [B] Das ♂ von *Spermestes cucullata* hat die Bewegung noch weiter ritualisiert: Die Aufwärtsbewegung wird betont rasch und mit aufgeplustertem Kopf ausgeführt (*im Hintergrund* Normalstellung). Dem ♀ fehlt sie vollständig. *Farbige Pfeile* markieren Körperbewegungen (nach Güttinger).

chen auf *(1)*. Bei anderen bilden sie dagegen auffällige Schwärme, die alle aus beutetragenden Männchen bestehen *(2)*. Die von diesen Schwärmen angelockten Weibchen wählen dann jeweils ein Männchen aus, nehmen das Beuteinsekt in Empfang, prüfen es (sexuelle Selektion, S. 482) und verpaaren sich – im positiven Fall – mit dem Männchen. Bei wiederum anderen Arten umspinnen die Männchen ihre Beute mit einem Seidenfaden und schließen sich erst dann dem Paarungsschwarm an *(3)*. Schließlich kennt man Arten, deren Männchen die Beute aussaugen, bevor sie die Seidenumhüllung anlegen *(4)*, oder die auf die Beutejagd ganz verzichten, ein ausgetrocknetes Insektenfragment vom Boden auflesen und diese „Attrappe" in Seide verpacken *(5)*. Die Krönung solcher „Täuschungsmanöver" verkörpert *Hilara sartor,* bei der die Männchen einen völlig leeren Seidenballon anlegen und dem Weibchen präsentieren *(6)*. Obwohl natürlich alle geschilderten Verhaltensweisen ihre jeweils eigene evolutive Geschichte besitzen und jeweils eigene Ausprägungen erfahren haben, liegt die Hypothese nahe, daß sie in groben Zügen verschiedene Evolutionsschritte des Paarungsverhaltens bei Tanzfliegen repräsentieren.

Welche Selektionsdrucke haben zur Ausbildung dieser Paarungsrituale geführt? Die meisten der mehrere tausend Empididenarten verpaaren sich ohne derart aufwendige Präliminarien wie Beutefang, -übergabe oder -verpackung. Dieses zweifellos ursprüngliche Verhalten könnte man als Stadium *0* der oben genannten Sequenz voranstellen. Da Empididen in der Regel räuberisch, vielfach sogar kannibalisch leben, vermindert die präsentierte Beute sicher das Risiko des Männchens, selbst zum Beuteobjekt zu werden. Gleichzeitig bedeutet sie (zumindest in den Stadien *1–3*) eine wertvolle Proteinquelle für die Entwicklung der Eier. Das Schwarmverhalten der Männchen – besonders in Kombination mit den zur Schau gestellten silbrig glänzenden Kokons – dürfte die Geschlechterfindung erleichtern. Dieser Effekt und die Möglichkeit der sexuellen Selektion, die sich damit den Weibchen bietet, hat dann wohl zur extremen Ritualisierung des Paarungsverhaltens im Stadium *6* geführt. Das anfänglich wirksame Kannibalismusargument war dabei längst in den Hintergrund getreten: Die Arten, die Stadium *5* und *6* repräsentieren, leben nicht mehr carnivor, sondern sind Blütenbesucher geworden.

10 Ökologie

Ökologie befaßt sich mit den Wechselwirkungen zwischen Organismen und ihrer Umwelt – und da letztere zum großen Teil wiederum aus Organismen besteht, mit den Wechselbeziehungen von Organismen untereinander. In diesem weit gefaßten Sinne durchzieht die ökologische Betrachtungsweise nahezu alle Gebiete der Biologie, so daß eine scharfe Abgrenzung zu anderen Disziplinen oft weder möglich noch wünschenswert erscheint.

Schon im letzten Kapitel war von *Verhaltensökologie* die Rede, als es um die Frage ging, welche ökologischen Faktoren eine Verhaltensweise begünstigen und im Laufe der Evolution herausselektioniert haben (S. 452). Damit wird bereits spürbar, in welcher unmittelbaren Beziehung die Ökologie zur *Evolutionsbiologie* und *Genetik* steht; denn die natürliche Selektion setzt stets an den Unterschieden zwischen den Individuen einer Population an; und indem sie damit zu unterschiedlichen ökologischen Anpassungen führt, hat sie letztlich Veränderungen im Genbestand einer Population – mithin Evolution – zur Folge. Über das Studium solcher Anpassungen wird die Brücke zu Disziplinen wie *Funktionsmorphologie, Physiologie* und selbst *Molekularbiologie* geschlagen. Wie sind z. B. bei einer Tierart die Respirationsepithelien strukturiert (S. 280), wie die O_2-Bindungseigenschaften der Respirationsmoleküle beschaffen (S. 292), damit die Art in einem Biotop ganz bestimmten O_2-Gehalts ihren Energiestoffwechsel (S. 255) effizient betreiben kann?

Diese Multidisziplinarität der Fragestellung kommt aber auch in anderer Hinsicht zum Ausdruck: in den unterschiedlichen **Organisationsniveaus**, mit denen sich Ökologen befassen. Jedes *Individuum* ist einem weiten Spektrum von Umweltfaktoren ausgesetzt, die es sich in artspezifischer Weise nutzbar macht (Kap. 10.1.1). Zusammen mit den übrigen Angehörigen seiner Art nimmt es auf der Erdoberfläche daher eine ganz bestimmte Planstelle – eine ganz bestimmte ökologische Nische – ein (Kap. 10.1.2). Innerhalb einer Art existieren die Individuen in mehr oder weniger geschlossenen *Populationen,* die ein zusammenhängendes Areal besiedeln und im Idealfall einen geschlossenen Genpool verkörpern. In der räumlichen Struktur und zeitlichen Dynamik solcher Populationen äußern sich die kompetitiven Wechselwirkungen zwischen den Individuen einer Art (Kap. 10.2.1). Populationen verschiedener Arten bilden schließlich Komponenten von *Ökosystemen.* Innerhalb eines Ökosystems können sie in verschiedene Formen interspezifischer Konkurrenz treten: in Räuber-Beute-Beziehungen, in Ressourcenkonkurrenz und in symbiontische oder parasitische Interaktionen (Kap. 10.2.2). Darüber hinaus sind sie in ihrem Ökosystem in großräumige Stoffkreisläufe und Energieflußketten eingespannt (Kap. 10.3).

Wenn sich Ökologie mit den Wechselbeziehungen zwischen Organismen und ihrer Umwelt befaßt, wäre zunächst einmal der Begriff **Umwelt** zu definieren. Ökologisch wird er in so vielfältiger und schillernder Weise gebraucht, daß präzisierende Ausdrücke nötig sind. Wenn bisher immer von *Areal* die Rede war, so geschah das, um eine biologisch neutrale, rein topographische Bezeichnung zu wählen. Das von einem Organismus besiedelte Areal mit allen seinen für den Organismus relevanten Umweltfaktoren wird dessen *Biotop* (Lebensraum) genannt. Der Ausdruck *Habitat* steht vielfach synonym für Biotop, betont jedoch vor allem die abiotischen Faktoren, die den Lebensraum eines Organismus charakterisieren. Wie vom Biotop eines *Organismus* spricht man auch vom Biotop einer *Population* oder dem einer *Biozönose,* einer „Lebensgemeinschaft“ von Populationen verschiedener Arten, die durch mannigfache Wechselbeziehungen in einem gegenseitigen Abhängigkeitsverhältnis stehen. Eine Biozönose und das von ihr besiedelte Biotop bilden als *Ökosystem* eine mehr oder weniger abgegrenzte ökologische Funktionseinheit. Oft werden mehrere Ökosysteme, die sich vor allem aufgrund übergeordneter klimatographischer Gegebenheiten in ihrem Erscheinungsbild ähneln, zu *Biomen* zusammengeschlossen (z. B. tropische Regenwälder, Wüsten, Tundren). In ihrer Gesamtheit bilden die Ökosysteme der Erde die *Biosphäre.*

10.1 Organismus-Umwelt-Beziehungen

Ökologische Analysen beginnen häufig damit, daß sie sich auf eine einzelne Art konzentrieren und untersuchen, wie die Lebensäußerungen dieser Art von bestimmten Umweltfaktoren abhängen. Dabei geht es vor allem um jene Lebensäußerungen, die die Existenzmöglichkeiten der Art in ihrem Biotop nachhaltig beeinflussen, z. B. Fertilität, Mortalität, Metabolismusrate oder Lokomotionsfähigkeit. Diese als **Autökologie** bezeichnete Arbeitsrichtung stellt die vielfältigen funktionellen Anpassungen eines Organismus an seine Umweltverhältnisse in den Mittelpunkt ihrer Betrachtungen (Kap. 10.1.1). Vor allem wenn es sich dabei um physiologische und verhaltensbiologische Anpassungen handelt, stützen sich ihre Aussagen häufig auf Laborexperimente. Einer klassischen Terminologie folgend, läßt sich der Autökologie die **Synökologie** gegenüberstellen, die sich mit den Interaktionen verschiedener Arten innerhalb eines Biotops befaßt und damit im eingangs genannten Sinne „Ökologie“ schlechthin bedeutet.

10.1.1 Umweltfaktoren

a) Abiotische Faktoren

Biologische Aktivität und räumliche Verteilung von Organismen werden in weiten Grenzen von abiotischen Umweltfaktoren wie Licht, Wärme, Feuchtigkeit, Gas- und Ionenkonzentrationen beeinflußt. Im folgenden sei anhand einiger Beispiele gezeigt, wie vielfältig solche abiotischen Faktoren variieren können und welche Randbedingungen sie für die Aktivität und Verbreitung von Organismen definieren. Dabei ist anzumerken, daß viele dieser sog. abiotischen Faktoren stark von der Aktivität anderer Organismen abhängen: So entstammt der O_2-Gehalt der Atmosphäre der Stoffwechseltätigkeit photosynthetisierender Organismen. Viele mikroklimatischen Bedingungen werden von anderen Organismen modifziert oder überhaupt erst geschaffen. Eine scharfe Trennung abiotischer und biotischer Faktoren ist daher oft nicht möglich.

● **Licht:** Ein fundamentaler, rein abiotischer Umweltfaktor ist die *Strahlungsleistung der Sonne.* Mit ihren 0,9 $kJ \cdot m^{-2} \cdot s^{-1}$, die sie auf der Erdoberfläche erreicht, ist sie letztlich für den überwiegenden Teil pflanzlicher Primärproduktion verantwortlich. Tiere nehmen den Wellenlängenbereich von ca. 350–750 nm, auf den etwa die Hälfte der solaren Strahlungsleistung entfällt, als *Licht* wahr. Dabei können Intensität sowie räumliche und spektrale Verteilung des Lichts (Abb. **10.1**) innerhalb der Biosphäre gewaltig variieren. Allein auf der *Erdoberfläche* schwankt die Lichtintensität zwischen einer sternklaren Nacht und einem hellen Sommertag um mehr als 10 Zehnerpotenzen.

Nachtlebende Tiere, die am unteren Ende dieser Skala operieren, sind oft in zweifacher Weise an solche extremen Schwachlichtbedingungen angepaßt. Einerseits verfügen ihre Photorezeptoren (z. B. bei Skorpionen) über so **hohe Lichtempfindlichkeiten** (S. 406), daß sie von Vollmondlicht bereits maximal stimuliert werden. Doch auch mit noch so empfindlichen Photorezeptoren läßt sich bei derart geringen Photonendichten kein Bild der Umwelt entwerfen, das detailreich genug wäre, um einzelne Objekte wie Beutetiere genau zu lokalisieren. Skorpione setzen ihre Augen auch nur zur generellen Orientierung nach Land- und Himmelsmarken ein. Andererseits verfügen dämmerungs- und nachtaktive Tiere über eine Vielzahl **nicht-visueller Ortungssysteme**. Ein Skorpion kann mit Hilfe von Dehnungssensoren in der Cuticula seiner Tarsen (lyriforme Organe, S. 398) eine laufende oder grabende Schabe auf 50 cm Entfernung rein vibrationsrezeptorisch erkennen. Die weltweit verbreiteten nachtaktiven Kleinfledermäuse *(Mikrochiroptera)* bedienen sich bei der Flugjagd auf Insekten und kleine Wirbeltiere eines Ultraschall-Echoortungssystems. Die vegetarischen Großfledermäuse *(Makrochiroptera)* der Alten Welt besitzen als dämmerungsaktive Tiere dagegen ein gut ausgebildetes Sehvermögen, das sie zur Orientierung im Flug einsetzen. Nur einige Vertreter, die höhlenbewohnenden Flughunde *(Rousettus)*, haben zusätzlich ein Echoortungssystem entwickelt, bei dem die Laute aber nicht wie bei den Kleinfledermäusen im Kehlkopf, sondern durch Zungenschlag erzeugt werden.

Im Wasser führen hohe Lichtabsorption und -streuung zu einer derart lichtschwachen und kontrastarmen visuellen Welt (Abb. **7.1**), daß Sehsysteme allenfalls im Nahbereich eingesetzt werden können. Bei vielen Süßwas-

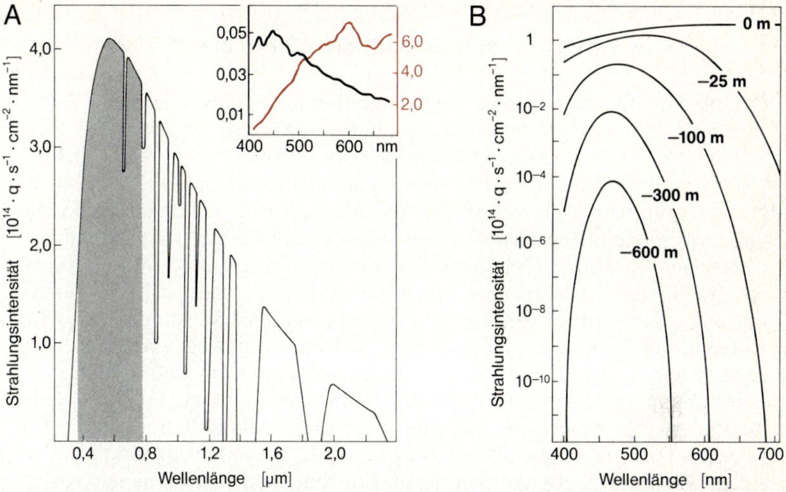

Abb. 10.1 Strahlungsleistung der Sonne [A] auf der Erdoberfläche, [B] in verschiedenen Tiefen eines klaren Kratersees. In *A* ist der von Tieren als „Licht" perzipierte Bereich *grau* unterlegt. *Einschaltfigur:* Spektrale Intensitätsverteilung von Sonnenlicht *(in Farbe)* und Himmelslicht (in 90°-Abstand von der Sonne; *schwarz*). Intensitätsangaben *(Ordinatenwerte)* in Haupt- und Einschaltfiguren: 10^{14} Quanten $s^{-1} \cdot cm^{-2} \cdot nm^{-1}$ (nach Tyler, Smith; Valley; Munz, McFarland).

serfischen, die in nährstoffreichen, trüben Gewässern leben, sind sie völlig rückgebildet. Systeme der Strömungsdetektion (S. 400) und Elektroortung (S. 444) übernehmen die Orientierung.

In den transparenteren und damit helleren Ozeanen kommt es dagegen zu einem dramatischen „evolutiven Rennen" um die Absorption der letzten verfügbaren Lichtquanten. Mit zunehmender Tiefe treten bei vielen Gruppen von Fischen und Krebsen zunächst Arten auf, die immer größere und daher lichtstärkere Augen (S. 408) besitzen, bis die Augen von einer bestimmten Tiefe ab plötzlich völlig zurückgebildet werden. Dieser „Faunenschnitt" tritt an der Grenze zwischen meso- und bathypelagischer Zone (Abb. **10.4**) in Tiefen von 800–1200 m auf. Meistens fehlen bathypelagischen Fischen und Krebsen neben den Augen auch die bei mesopelagischen Arten weit verbreiteten Leuchtorgane (S. 447).

Die Lichtabsorption im Wasser führt mit zunehmender Tiefe nicht nur zur Intensitätsminderung, sondern auch zur Einengung der Spektralverteilung, bis schließlich nur noch der am schwächsten absorbierte Blauanteil erhalten bleibt (Abb. **10.1** *B;* Box **10.1**). Die spektralen Empfindlichkeiten der Sehzellen wasserlebender Tiere sind erstaunlich präzis an das „Farbklima" der jeweiligen Tiefenzone angepaßt (Abb. **10.2**).

Box 10.1 Warum sind die Meere blau?

Offene Ozeane, die größten und einheitlichsten Ökosysteme der Erde, sind blau. *Physikalisch* läßt sich das über die stärkere Absorption längerwelligen (energieärmeren) Lichts im Wasser leicht erklären (Abb. **10.1** *B*). Doch *biologisch* verwundert es. Warum ist die Oberfläche der Meere nicht grün – grün vom Chlorophyll photosynthetisierender Pflanzen, grün wie nährstoffreiche Süßgewässer, Regenwälder und die meisten übrigen terrestrischen Biotope? Der Grund ist einfach: Meere sind nährstoffarm, arm an Nitraten, Phosphaten, Eisenionen und anderen löslichen „Düngemitteln". Ernährungsökologisch betrachtet, sind sie Wüsten. Zwar wird fortwährend über lange geologische Zeiträume hinweg eine Fülle von Mineralien vom Land in die Ozeane geschwemmt, so daß Meerwasser eine höhere „Salzkonzentration" als Süßwasser aufweist, aber die Sedimente des Meeresbodens akkumulieren diese Mineralien – und zwar selektiv. Diese selektive Filterwirkung des Meeresbodens bewirkt, daß im freien Wasser lösliche Nährstoffe in Konzentrationsverhältnissen vorliegen, die für pflanzliches Leben ungünstige Bedingungen bieten. Alle Ozeane zusammen – also drei Viertel der Erdoberfläche – produzieren jährlich 10^{11} t pflanzliches Gewebe; das ist nur ein Drittel der Menge, die die viel kleinere Landoberfläche liefert. Auf die Flächeneinheit bezogen, liegt die Produktivität der Meere daher um eine Zehnerpotenz tiefer als die eines durchschnittlichen Landbiotops. Volumenmäßig betrachtet, fällt die Bilanz für die Meere noch wesentlich ungünstiger aus.

Natürlich gibt es *Ausnahmen* (z. B. die plankton- und damit auch fischreichen Gewässer der Nordsee, der Neufundlandbank oder der Küstenmeere Perus und Namibias), doch bestätigen sie nur die Regel. An den genannten Stellen, die insgesamt weniger als 0,1% der gesamten Meeresoberfläche ausmachen, sorgen Aufwärtsströme für eine ständige Erneuerung verbrauchter Nährstoffe aus den tiefen Reservoirs des Ozeans. Die zweite Ausnahme bilden Flußmündungen. Als mit dem Bau des Assuan-Damms der Nil daran gehindert wurde, seinen nährstoffreichen Schlamm ins Mittelmeer zu entladen, brach dort die Sardinenfischerei zusammen, da die Pflanzen, die das tierische Plankton ernährten, von dem die Fische lebten, nicht mehr wachsen konnten.

Die *Pflanzen*, um die es sich dabei handelt, sind vor allem einzellige photosynthetisierende Planktonalgen. Die Kleinheit dieser Pflanzen hat letztlich zur Folge, daß die Meere blau sind. Große Pflanzen mit schwimmenden Blättern wären in der Lage, genügend Nährstoffe aus dem Wasser aufzunehmen und zu akkumulieren (so wie die Bäume des tropischen Regenwaldes auf den noch nährstoffärmeren Roterdeböden gedeihen). Aus der Tiefe würden dann ständig neue Nährstoffe nachdiffundieren – und die Meere wären grün. Aber große Pflanzen können im offenen

Ozean nicht existieren, da großflächige, passiv auf der Wasseroberfläche driftende Organismen von den ständigen Meeresströmungen vertrieben und dann irgendwo an Land geschwemmt würden.

Auch hier bestätigt eine Ausnahme die Regel. In der westatlantischen Sargasso-See leben zwei freischwimmende große Pflanzen, zwei Arten der Braunalgengattung *Sargassum (S. natans, S. fluitans)*. Ihr gesamter Lebenszyklus erfolgt im offenen Meer. Da sich in der Sargasso-See das Oberflächenwasser wirbelstromartig um ein Zentrum bewegt, wird das Ausdriften dieser pelagischen Großalgen aus dem $4 \cdot 10^6$ km^2 großen Meeresareal verhindert und damit für einmal auch im offenen Ozean eine ökologische Nische geschaffen, die sonst auf die Landoberfläche beschränkt ist: eine Großpflanzennische mit ihren reichhaltigen Möglichkeiten für tierisches Leben.

● **Temperatur:** Licht ist nur ein Aspekt der Strahlungsleistung der Sonne; der andere, für Tiere weit bedeutendere ist Wärme. Er definiert den Temperaturbereich, der in der Biosphäre herrscht – und der auf der kosmischen Temperaturskala nur einen verschwindend kleinen Ausschnitt einnimmt. Im Universum reichen die Temperaturen von nahe dem absoluten Nullpunkt (−273 °C = 0 K) bis zur Oberflächentemperatur der Sonne (6000 K) und zur Kerntemperatur heißer Sterne (einige 10^6 K), auf der Erde von −170 °C (Tiefsttemperaturen in Polarregionen) bis zu 80 °C (maximale Oberflächentemperaturen in Wüsten), 90−100 °C (geothermale Quellen) und 350 °C (Tiefseevulkanismus). Aktives tierisches Leben ist dagegen an Temperaturen gebunden, die im Körperinneren im allgemeinen bei minimal −1,8 °C (bei marinen Fischen und Invertebraten der Polarregionen) und maximal +55 °C liegen (bei Protozoen und Dipterenlarven vulkanischer Gewässer sowie bodenlebenden Wüsteninsekten). Innerhalb der genannten Grenzwerte toleriert jede Art nur einen schmalen Temperaturbereich. Die riffbildenden Korallen (*Madreporaria*, S. 633) der tropischen Meere sterben bereits ab, wenn die Wassertemperatur unter +18 °C sinkt; beim antarktischen Fisch *Trematomus* tritt dagegen schon bei Erwärmung auf über +6 °C der Hitzetod ein. Andererseits können viele Protozoen, Rotatorien und Tardigraden (Bärtierchen, arthropodenähnliche Kleinstformen der Sandlückenfauna) mit inaktiven Ruhestadien Abkühlungen auf die Temperatur flüssiger Luft (−190 °C) oder flüssigen Heliums (−269 °C) überstehen. Die Eier des Blattfußkrebses *Triops* (Notostraca), die nach Austrocknung kleiner Gewässer oft monatelang im heißen Wüstenboden überdauern müssen, bleiben auch nach Aufheizung auf +103 °C noch lebensfähig.

Will man die thermischen Umwelten von Tieren ökologisch verstehen, muß man sich zunächst über einige (oft mißverständlich gebrauchte) Begriffe Klarheit verschaffen. **Wärme** ist ein Maß für die gesamte, **Temperatur** ein Maß für die mittlere kinetische Energie der Moleküle eines Systems. Die

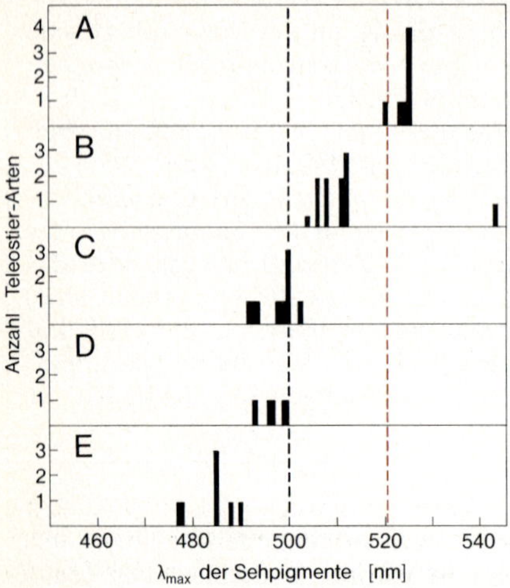

Abb. 10.2 Wellenlängen, für die die Sehpigmente von Knochenfischen verschiedener Süßwasser- und Meeresbiotope maximal empfindlich sind (λ_{max}; vgl. Abb. **10.1** *B*). Die *unterbrochenen Linien* markieren die Empfindlichkeitsmaxima von Rhodopsin *(schwarz)* und Porphyropsin *(in Farbe;* vgl. Abb. **7.21** *C*). [A] Süßwasser, [B] Brackwasser (Flußmündungszone), [C]–[E] Meerwasser: Felsküste *(C)*, epipelagische Zone *(D)*, mesopelagische Zone *(E)* (nach Munz, McFarland).

Temperatur bestimmt die *Richtung* des Wärmeflusses. Er verläuft von Systemen höherer zu solchen tieferer Temperatur. Der *Betrag* an ausgetauschter Wärme hängt dagegen nicht nur von der Temperaturdifferenz, sondern auch von der Wärmekapazität der Systeme ab. Daß z. B. Wasser eine viermal höhere Wärmekapazität als Luft besitzt (nämlich 4,2 $kJ \cdot kg^{-1} \cdot Grad^{-1}$) und daher Temperaturschwankungen gegenüber auch entsprechend stärker gepuffert ist, hat erhebliche ökologische Konsequenzen: Während in natürlichen (nicht vulkanisch aufgeheizten) Wasserkörpern die Temperaturen nur zwischen −1,8 °C und ca. +35 °C schwanken, sind terrestrische Habitate viel stärkeren Temperaturdifferenzen ausgesetzt.

Dieser Unterschied zwischen Land- und Wasserhabitaten hat zur Folge, daß sich zwar bei marinen Organismen die thermische Umwelt allein anhand der mittleren Umgebungstemperatur hinreichend genau beschreiben läßt, dieser Bezug auf einen einzigen Temperaturwert bei terrestrischen Organismen dagegen kaum je möglich ist. Die physische Komplexität eines Landhabitats schafft derart viele Möglichkeiten des Wärmeaustauschs über Radiation, Konvektion und Konduktion (Abb. **10.3**), daß kleinräumig feinstrukturierte „Thermomosaike" resultieren, die Tieren mannigfache Möglichkeiten zur verhaltensgesteuerten Thermoregulation und ökologischen Einnischung bieten. Gesamthaft betrachtet, erfordert der Übergang vom Wasser- zum Landleben also erhebliche stoffwechsel- und verhaltensphysiologische Anpassungen an eine thermisch neuartige Umwelt – Anpassungen, die schließlich zur Evolution homoiothermer Organismen geführt haben (S. 321).

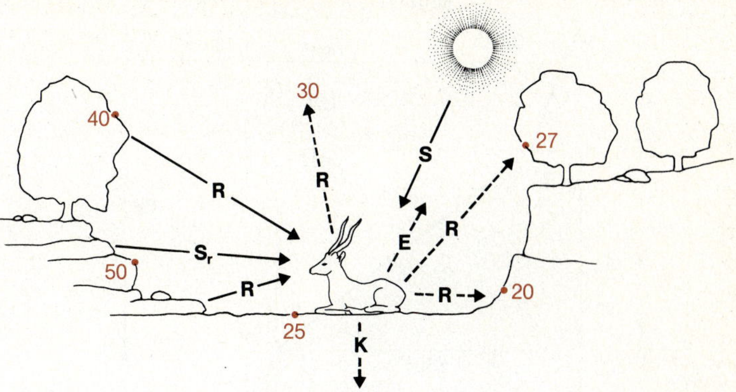

Abb. 10.3 Das thermische Mosaik der Umwelt eines Landtieres (Antilope). Temperaturangaben (°C) *in Farbe.* Die *ausgezogenen* und *unterbrochenen Pfeile* markieren Wärmeaufnahme bzw. -abgabe des Tieres durch Evaporation *(E)*, Konduktion *(K)* und Radiation *(R)* (solare Radiation *S*, reflektiertes Licht S_r). Die Körperkerntemperatur der Antilope beträgt 39 °C, die Rückenfelltemperatur 45 °C (nach Bartholomew).

● **Wasser:** Noch stärker limitierend hat beim Übergang zum Landleben freilich ein anderer ökologischer Faktor gewirkt: *Wasser.* Kann man einen lebenden Organismus doch in gröbster Vereinfachung als eine wäßrige Lösung beschreiben, die von einer Membran, der Körperoberfläche, umschlossen wird. Nur zwei Tierstämmen ist daher auf breiter evolutiver Front die Besiedlung des Landes gelungen: den *Arthropoden* und den *Vertebraten.* Unter den *Mollusken* leben die Lungenschnecken an Land, einige sogar in Wüstengebieten. Die Vertreter aller übrigen mehr als 15 Tierstämme sind auf aquatische Biotope beschränkt.

Das erstaunt vielleicht weniger, wenn man bedenkt, daß der größte Teil (71%) der Erdoberfläche oft bis in Tiefen von 10 km von Wasser bedeckt ist. Nur 0,01% dieses gewaltigen Wasservolumens entfallen auf **Süßgewässer** (*limnische* Ökosysteme), alles andere sind **Meere**, die bis zum Tiefseeboden hinab von tierischem Leben erfüllt sind (*marine* Ökosysteme). Garnelen und Amphipoden, Haie, Teleostier und Schleimaale *(Myxine)* – jeweils Arten von beträchtlicher Körpergröße – ließen sich kinematographisch noch in 7000 m Tiefe (im Abyssal; Abb. **10.4**) beobachten, wo sie saprozoisch von herabgesunkenen Tierkadavern leben. Bis zu 20 m lange Riesenkalmare *(Architeuthis)*, die sich räuberisch von Fischen und Cephalopoden ernähren, treten in Tiefen von 500–2000 m auf.

Marine und limnische Ökosysteme bieten nicht nur ein vielfältiges Spektrum ökologischer Planstellen, sondern können aufgrund ihrer generellen abiotischen Charakteristika auch zu durchgehenden **evolutiven Trends** führen. Freilebende *pelagische Larven* finden fast nur im Meer, nicht dagegen im Süßwasser Existenzmöglichkeiten, da dort

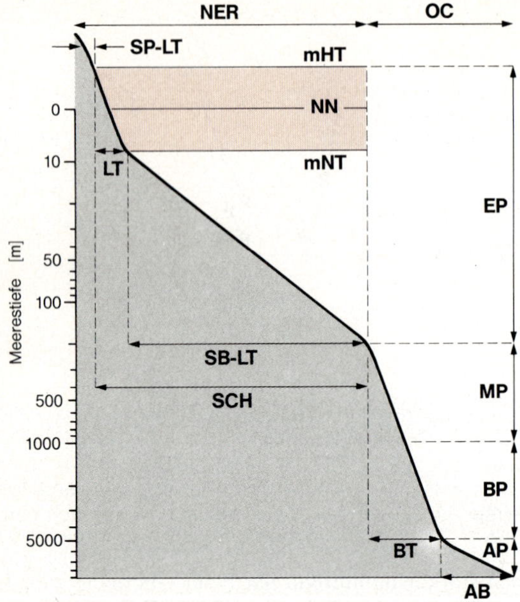

Abb. 10.4 Zonierung mariner Ökosysteme. Der Meeresboden wird als benthischer Bereich (Benthos) von der Region der freien Wassermasse (pelagischer Bereich, Pelagial) abgegrenzt. Die Bezeichnungen für die Zonierung des Benthos sind im *grauen,* die für das Pelagial im *weißen Feld* angegeben. Beim Pelagial unterscheidet man den über dem Kontinentalsockel liegenden Bereich, das Schelfmeer oder die neritische Region *(NER),* vom außerhalb liegenden ozeanischen Raum *(OC).* – *AB* Abyssal, *AP* Abyssopelagial, *BP* Bathypelagial, *BT* Bathyal, *EP Epipelagial* (Zone der Primärproduktion), *LT* Litoral (Gezeitengürtel, syn. mit Mesolitoral, Intertidal), *mHT, mNT* mittlere Hoch- und Niedrigwasserlinie (-Tide), *MP* Mesopelagial, *NN* Normalnull (mittlerer Wasserstand), *SB-LT* Sublitoral (syn. Infralitoral), *SCH* Kontinentalsockel (Schelf), *SP-LT* Supralitoral (Spritzzone, syn. Epilitoral) (nach Hedgpeth; McConnaughey).

die planktontischen Formen von der Strömung verdriftet und damit aus ihrem ökologischen Optimum entfernt würden. Fast durchweg fehlen daher Larvenstadien auch bei solchen Süßwassertieren, die von marinen Formen mit indirekter – über ein Larvenstadium verlaufender – Entwicklung abstammen: die *Planula-* und *Actinula*-Larven mariner Coelenteraten (S. 631), die *Trochophora*-Larven mariner Anneliden und Mollusken (S. 652, Abb. **12.38** *A*) und die *Cyphonautes*-Larven mariner Bryozoen sind bei den entsprechenden Süßwasservertretern nicht ausgebildet. Lediglich Süßwasserkrebse entwickeln sich über freilebende Larven (*Nauplius,* S. 674, Abb. **12.52**); doch handelt es sich bei solchen Arten stets um Kleinformen, die auch adult nur an strömungsfreien Stellen vorkommen. Zudem können sich die Nauplius-Larven mit ihren 3

Extremitätenpaaren im Gegensatz zu den Wimperlarven der übrigen Invertebraten am Substrat verankern.

Ein an pelagischen Larven reiches Plankton hat im Meer wiederum die Ausbildung sessiler, mit Wimperschnüren und Tentakelkränzen ausgestatteter „Strudler“ *(Suspensionsfresser)* ermöglicht (Coelenteraten, Bryozoen, Polychaeten, Cirripedier, Crinoiden, Ascidien), die im sinkstoffreichen Süßwasser fast durchweg fehlen (vgl. S. 624).

Als weiteres Beispiel solcher durchgehenden evolutiven Tendenzen sei angeführt, daß marine Fische sehr viel seltener *Brutpflegeverhalten* zeigen als Süßwasserfische. In den unbeständigeren limnischen Habitaten, aber auch in Tümpeln der Gezeitenzone haben sich sogar besondere Formen der Brutpflege entwickelt, bei denen die Jungen von den Eltern im Maul – bei Buntbarschen *(Cichlidae)* – oder in einer Bruttasche – bei Seepferdchen *(Syngnathidae)* – vor Umweltschwankungen geschützt werden.

Terrestrisches Leben ist nicht nur auf einen wesentlich kleineren Teil der Erdoberfläche, sondern auch auf eine schmale Zone dicht ober- und unterhalb der Erdoberfläche beschränkt. Ökophysiologisch bietet das Landleben neben einem großen Vorteil einen ebenso großen Nachteil: neben der *leichteren Verfügbarkeit von Sauerstoff* (S. 280) die Gefahr der *Austrocknung*. Nur wenige Tiere können den Verlust von 50% ihres Körperwassers überstehen; Säugetiere sogar nur den von 10–15%. Um so mehr mag erstaunen, daß einige Vertreter kiementragender Krebse (Wüstenasseln *Hemilepistus*) sowie lungen- und hautatmender Amphibien (Laubfrösche *Chiromantis;* Riedfrösche *Hyperolius*, Abb. **10.5**) sogar Steppen- und Savannenbiotope besiedelt haben. Normalerweise bietet das Integument der Amphibien im Gegensatz zu dem der Reptilien dem Wasserdurchtritt keine besonderen Hindernisse, so daß akute Austrocknungsgefahr besteht. *Hyperolius* scheidet zu Beginn der Trockenheit eine Schleimschicht ab. Zudem steigt die Zahl der guaninhaltigen Iridophoren in der Haut (Abb. **8.13***A*) auf den fünffachen Wert an, wobei sich gleichzeitig die Guaninplättchen streng oberflächenparallel anordnen, so daß die jetzt glänzend weiß erscheinende Haut einen wirksamen Reflexionsschutz erhält. Dagegen können es sich die Frösche zur Trockenzeit höchstens kurzfristig leisten, aufgenommene Wärme über evaporativen Wasserverlust wieder abzuführen.

In extremem Maße gilt das bei Säugern für die trockenangepaßten Känguruhmäuse *(Dipodomys)*, die niemals trinken, oft monatelang von vollkommen trockener Nahrung leben und total auf metabolisch erzeugtes Wasser (S. 313) angewiesen sind. Wärmeabfuhr durch Evaporation von Wasser (Transpiration) scheidet für sie als Alternative aus; denn bei ihrer geringen Körpergröße und dem damit verbundenen großen Oberflächen/Volumen-Verhältnis würden sie dabei binnen kurzem ihr gesamtes Körperwasser verlieren. Dem entspricht, daß Schweißdrüsen bei *Dipodomys* wie bei allen kleinen Wüstensäugern völlig fehlen. Zudem sind fast alle diese Tiere nachtaktiv. Die tagaktiven Erdhörnchen *(Citellus, Ammospermophilus)*, die in ähnlichen Trockenhabitaten leben, tolerieren kurzfristige Aufheizungen auf maximal 42 °C, müssen dann aber – nach kurzfristigen Beutesuchläufen – zur Abkühlung stets in ihre unterirdischen Bauten zurückkehren (Abb. **10.6**).

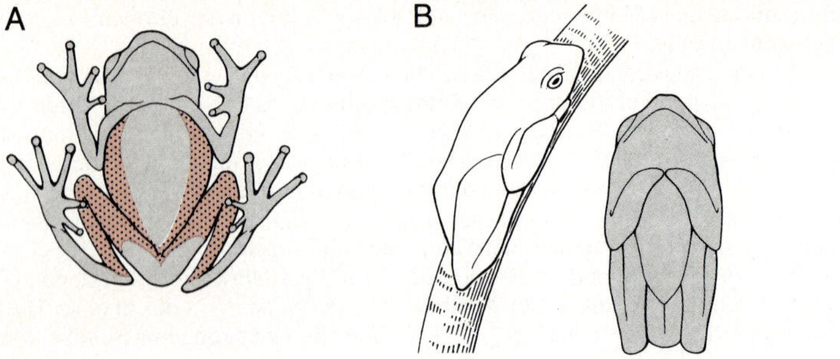

Abb. 10.5 Savannenbewohnende Frösche der Gattung *Hyperolius.* A Ventralansicht *(grau)* mit ausgebreiteten Beinen. In dieser Stellung sind die stark durchbluteten, tief rot gefärbten Hautpartien *(in Farbe)* an den Körperflanken und Beininnenseiten entblößt. Sie dienen, wenn Wasser verfügbar ist, als Wasseraufnahmeorgan. B Natürliche Körperstellung während der Trockenzeit (*rechts* Ventralansicht). Die waserpermeablen Hautpartien (siehe *A*) sind gegenüber der Außenwelt völlig abgedeckt (nach Linsenmair, Geise; Loveridge).

b) Biotische Faktoren

In der Regel können Organismen ihre im Laborversuch ermittelten Toleranzbereiche gegenüber abiotischen Faktoren im Freiland nicht voll ausnutzen, da dort Nahrung und Nahrungskonkurrenten sowie andere interspezifische Wechselwirkungen diese Bereiche beträchtlich einengen und eine Art *Feineinpassung* des Organismus in seine Umwelt vornehmen. Unter diesen biotischen Faktoren kommt der **Nahrung** zweifellos die wichtigste Bedeutung zu. Sie bildet nicht nur das dominierende Element bei den Interaktionen zwischen Populationen (Kap. 10.2), sondern bestimmt auch die gesamten Energiebeziehungen innerhalb eines Ökosystems, wie sie im Energiefluß zwischen den verschiedenen Trophieniveaus zum Ausdruck kommen (Kap. 10.3).

Ein wesentliches Charakteristikum biotischer gegenüber abiotischen Umweltfaktoren liegt in dem Umstand, daß erstere – wie die Organismen, die von ihnen beeinflußt werden – selbst der Evolution unterliegen. Zwischen Organismus und Umweltfaktoren finden also korrelierte Evolutionsprozesse statt *(Koevolution)*. Im Zuge solcher wechselseitigen Anpassungen kann es zu spektakulären Vorgängen „evolutiven Wettrüstens" zwischen Räuber und Beute oder zwischen Parasit und Wirt, aber auch zwischen den Partnern einer Symbiosebeziehung kommen.

10.1.2 Nischenbildung

Da physiologische Prozesse bei Variation der Umweltbedingungen (z. B. Temperatur, O_2-Konzentration, Salzgehalt des Mediums usw.) ihre Reak-

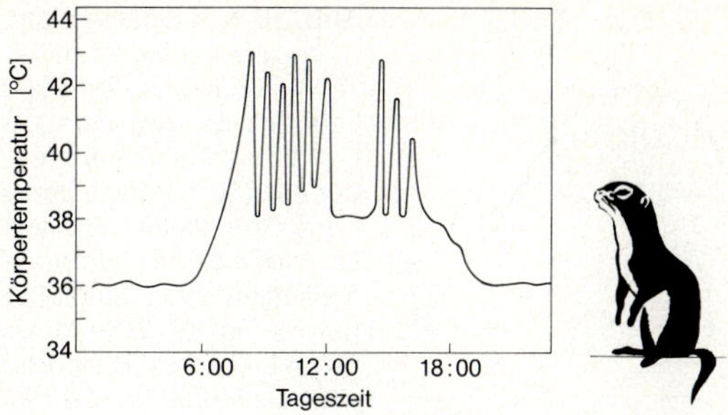

Abb. 10.6 Fluktuationen der Körpertemperatur eines Wüstensäugetieres (Erdhörnchen *Citellus leucurus*), bedingt durch alternierende Futtersuchläufe im Freien und Abkühlphasen im Höhleninneren (nach Hudson).

tionsgeschwindigkeit ändern, können Organismen allen diesen Umweltfaktoren gegenüber nur innerhalb gewisser **Toleranzbereiche** existieren. Abb. **10.7***A* zeigt die Mortalitätsrate einer marinen Krebsart *(Crangon)* in Abhängigkeit von der Salinität des Meerwassers. Wie in den meisten solchen Fällen läßt sich die Beziehung zwischen dem Umweltfaktor (Salinität) und der Reaktion des Organismus (Mortalität) mit einer Optimumskurve beschreiben. Vielfach wird dabei innerhalb des Toleranzbereichs noch ein *Präferenzbereich* abgegrenzt. In Abb. **10.7***A* stellt er jene Salinitätszone dar, in der die Überlebenswahrscheinlichkeit mehr als 80% beträgt.

Tiere mit weiten Toleranz- und Präferenzbereichen nennt man *euryök,* solche mit engen Bereichen *stenök.* Ähnliche Begriffe gelten auch für einzelne Umweltfaktoren; z. B. bezeichnen *eurytherm* und *stenotherm* unterschiedlich weite Temperaturtoleranzen. Forellen sind stenotherm, Karpfen eurytherm. Bezüglich der Osmoregulation vgl. Abb. **4.28***A*.

Toleranzbereiche sind jedoch keine starren Größen. Unter dem *Einfluß anderer Umweltfaktoren* können sie sich oft beträchtlich verschieben. Abb. **10.7** zeigt die Mortalitätsrate von *Crangon* in Abhängigkeit von zwei Umweltvariablen (Salinität und Temperatur), die die Überlebenswahrscheinlichkeit der Krebse korrelativ beeinflussen. Die eindimensionale Abb. **10.7***A* läßt sich jetzt als Querschnitt durch die Kurvenschar der Abb. **10.7***B* für eine Temperatur von 10 °C verstehen. Nimmt man einen dritten Umweltfaktor (O_2-Gehalt des Wassers) hinzu, ändern sich die Abhängigkeiten der Mortalitätsraten von den beiden übrigen Umweltvariablen erneut (Abb. **10.7***C*). Bei abnehmender O_2-Versorgung verschieben sich die optimalen Lebensbedingungen zu tieferen Temperaturen und höheren Salinitäten.

Ein zweiter Faktor, der zur Verschiebung von Toleranzbereichen führt, ist die Fähigkeit vieler Organismen, sich physiologisch an langfristig wirkende Umweltfaktoren anzupassen *(Akklimatisation).* Die Toleranzbereiche vieler poikilothermer Orga-

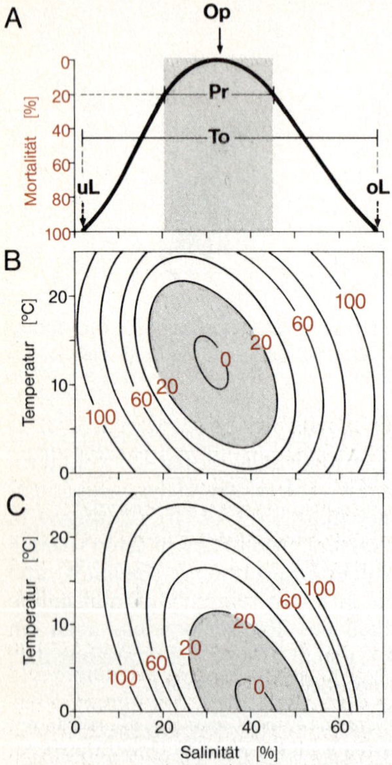

Abb. 10.7 Mortalitätsrate von Garnelen *(Crangon septemspinosa)* in Abhängigkeit von Salinität, Temperatur und O_2-Gehalt des Meerwassers. [A] Mortalität als Funktion der Salinität bei konstanter Temperatur (10 °C) und normalem O_2-Gehalt (in gut belüftetem Wasser). [B] [C] Mortalität *(Isolinien* mit *farbigen Prozentzahlen)* als Funktion von Salinität und Temperatur bei normalem *(B)* und erniedrigtem *(C)* O_2-Gehalt. Der Präferenzbereich (definiert als Mortalität < 20%) ist *grau* unterlegt. – *oL, uL* obere und untere Letalgrenze, *Op* physiologisches Optimum, *Pr* Präferenzbereich, *To* Toleranzbereich (*B* und *C* nach Daten von Haefner).

nismen verschieben sich mit der Akklimatisationstemperatur (Abb. **10.8**). Werden Säugetiere unter geringem O_2-Partialdruck gehalten, z. B. in größere Höhen versetzt, steigt längerfristig die O_2-Kapazität ihres Blutes (bedingt durch Zunahme der Erythrocytenzahl und Steigerung der Hämoglobinsynthese). Bei Bergsteigern treten ab 3000–4000 m Höhe deutliche Atembeschwerden auf, die jedoch nach einigen Tagen Akklimatisationszeit nachlassen. Die Einwohner der höchsten permanent bewohnten menschlichen Siedlung, eines 5000 m hoch gelegenen Bergarbeiterdorfs in den Anden, sind an die dortigen O_2-Werte akklimatisiert und stimmen in ihren Atemparametern weitgehend mit Tieflandbewohnern überein.

Die Toleranzbereiche, die *verschiedene Arten* gegenüber den in ihrem Biotop wirksamen Umweltfaktoren aufweisen, sind in der Regel gegeneinander versetzt. Abb. **10.9** zeigt schematisch die Toleranzbereiche von 5 Arten gegenüber 2 Umweltfaktoren *(I* und *II)*. Real könnte es sich z. B. bei Faktor *I* um die Temperatur, bei Faktor *II* um die Beutegröße handeln. Die Nahrungswahl der Arten *B* und *C* würde sich dann dadurch unterscheiden, daß zwar beide Arten bei ähnlichen Umgebungstemperaturen auf Futtersuche

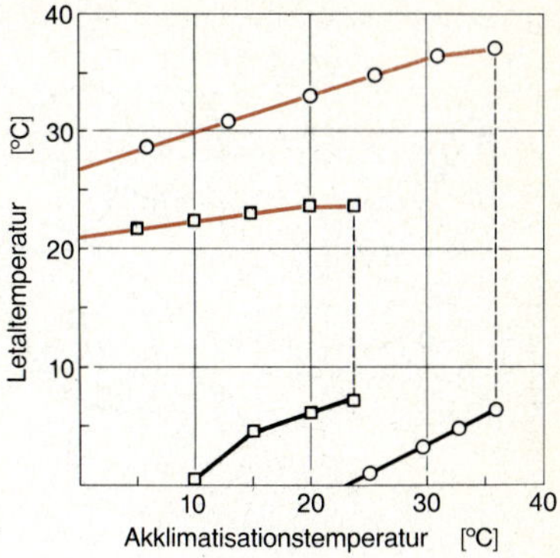

Abb. 10.8 Thermische Toleranzbereiche eines Kaltwasserfisches (○ Pazifischer Lachs, *Oncorhynchus keta*) und eines Fisches temperierter Gewässer (□ Katzenwels, *Ictalurus nebulosus*) nach Akklimatisation an verschiedene Wassertemperaturen. Obere Letaltemperatur *in Farbe,* untere Letaltemperatur *schwarz* angegeben (nach Brett).

gehen, Art *C* jedoch kleine und Art *B* große Beutetiere jagt. Diese artspezifische Ausnutzung der beiden Umweltvariablen läßt sich in dem genannten zweidimensionalen Umweltraum durch Flächen charakterisieren, die die „Existenzräume" der Arten widerspiegeln. Wie man sieht, bezeichnet ein solcher „Raum" kein topographisches Areal, sondern die *Planstelle,* die eine Art in ihrer Umwelt einnimmt, oder – mit anderen Worten – den *Beruf,* den sie im betreffenden Ökosystem ausübt. Man nennt diese Planstelle (oder diesen Beruf) die **ökologische Nische** einer Art.

Natürlich sind für jede Art einer Artengesellschaft mehr als nur zwei (im allgemeinen *n*) Umweltvariablen wirksam. Die ökologische Nische einer Art läßt sich dann als ein bestimmter *n*-dimensionaler Überraum in einem *n*-dimensionalen Koordinatensystem verstehen. In der Regel ist für die gegenseitige Nischenabgrenzung ähnlicher, aber im gleichen geographischen Raum lebender (sympatrischer) Arten jedoch nur eine begrenzte Zahl von Umweltfaktoren (Nischendimensionen) entscheidend. Am häufigsten geht es dabei um das *Wann, Wo* und *Was* der Futtersuche, also um die Faktoren *Suchzeit, Suchort* und *Suchobjekt*.

Eine Gruppe tagaktiver Wüstenameisen *(Cataglyphis)* lebt von Insekten, die dem Hitzestreß zum Opfer gefallen sind. Die Ameisen konzentrieren ihre Suchaktivitäten also auf die heißesten Tageszeiten, wenn das Beuteangebot sein Maximum erreicht. Das gilt für alle *Cataglyphis*-Arten. Suchen zwei Arten, wie das bei *C. albicans* und *C. bicolor* der Fall ist, auch noch an den gleichen Stellen des Wüstenbodens (sympatrische Arten), haben sie bereits zwei Nischenparameter gemeinsam: Suchzeit und Suchort. Um so deutlicher unterscheiden sie sich im dritten Parameter, dem Suchobjekt. Die kleinere *C. albicans* beschränkt sich auf den unteren, die größere *C. bicolor* auf den oberen Bereich der Beutegrößenskala.

Treten in verschiedenen geographischen Regionen ähnliche Kombinationen von Umweltfaktoren auf, haben die entsprechenden Ökosysteme auch ähnliche ökologische „Lizenzen" zu vergeben – sind auch ähnliche ökologische Nischen zu besetzen. Das führt oft zu schlagenden Beispielen konver-

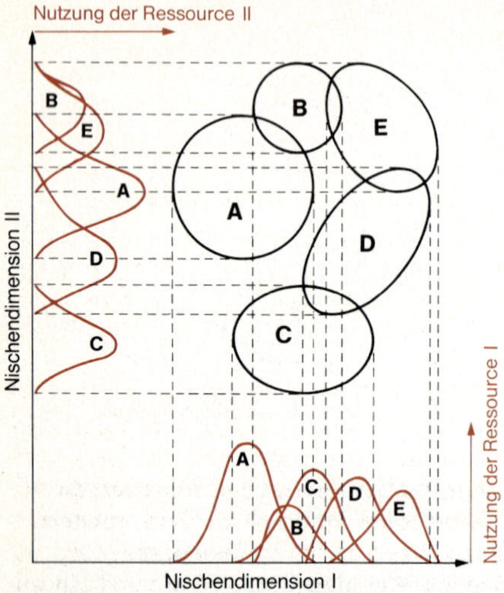

Abb. 10.9 Schema der Ressourcennutzung von 5 hypothetischen Arten *(A–E)* längs zweier Nischendimensionen *(I, II)*. Die einzelnen „eindimensionalen" Ressourcen-Nutzungskurven *(in Farbe)* entsprechen formal der Toleranzkurve in Abb. **10.7** *A*, die „zweidimensionalen" Nutzungsbereiche der einzelnen Arten den Toleranzbereichen in Abb. **10.7** *B* und *C* (nach Pianka).

genter Evolution. So wird die „Stelle" eines blütenbesuchenden Kleinvogels in Südamerika von den Kolibris *(Trochilidae)* und in der Alten Welt von den Nektarvögeln *(Nectariniidae)* eingenommen (vgl. auch S. 561). Die Nische eines grabenden, insektenfressenden Säugetiers wird auf der Erde mehrfach – von verschiedenen „Maulwürfen" – besetzt: in Australien von *Notoryctes,* in Europa von *Talpa* und in Nordamerika von *Scalopus*. Alle drei entstammen verschiedenen Verwandtschaftsgruppen (*Notoryctes* zählt sogar zu den Marsupialiern), aber haben sich funktionsmorphologisch in gleicher Weise an die gleiche Nische angepaßt. Sie alle besitzen einen walzenförmigen Körper mit spatelförmigen Extremitäten, nackter Schnauze, rückgebildeten Augen und einem Merkmal, das sonst nirgends bei Säugern vorkommt: ein Fell, das gleichermaßen nach vorn und hinten gestrichen werden kann und damit eine freie Vor- und Rückwärtsbewegung in engen unterirdischen Gängen erlaubt.

Arten, die wie die genannten in verschiedenen geographischen Regionen die gleiche ökologische Nische besetzen und konvergent gleiche Anpassungsformen an diese Nische entwickelt haben, nennt man *ökologisch äquivalente* Arten. Sie sind eines der eindrücklichsten Beispiele für die evolutive Wirkung von Selektionsdrucken: Bei annähernd gleichem Ausgangsmaterial – in den obigen Beispielen bei den vorgegebenen Konstruktionsplänen von Vögeln und Säugetieren – führen gleiche Selektionsdrucke auch zu ähnlichen Evolutionsergebnissen.

10.2 Populationen

10.2.1 Intraspezifische Wechselwirkungen

a) Populationsstruktur

Unter einer **Population** versteht man die Gesamtheit der Individuen einer Art, die ein geschlossenes Areal besiedeln *(Kontinuitätskriterium)* und damit geographisch von anderen Populationen der gleichen Art getrennt sind *(Diskontinuitätskriterium)*. Letzterem Kriterium genügen im strengen Sinn allerdings nur Inselpopulationen, wobei es sich bei „Inseln" auch um Habitatsinseln – z. B. einen allseits von Ackerland umschlossenen Waldbestand – handeln kann. Im allgemeinen sind artgleiche Populationen jedoch nicht derart scharf gegeneinander abgegrenzt, so daß Immigrations- und Emigrationsphänomene von und nach benachbarten Populationen auftreten. Diese Offenheit einer Population nach außen relativiert auch ihre innere Kontinuität. Der Umstand, daß eine Population zumindest theoretisch einen gemeinsamen Genpool repräsentiert, darf nämlich nicht darüber hinwegtäuschen, daß ihre Mitglieder untereinander erheblich variieren können und diese Variabilität im Lichte innerartlicher Konkurrenz sogar ein wesentliches Strukturkriterium von Populationen bildet. Einerseits beruht die Variabilität innerhalb einer Population auf *Zufallseffekten* wie der genetischen Heterogenität der Individuen oder der räumlichen und zeitlichen Unvorhersagbarkeit der Umweltbedingungen, andererseits aber auch auf biologisch *programmierten Unterschieden* zwischen den Individuen (z. B. Altersklassen, Larvenstadien und Imagines, Kasten bei sozialen Insekten).

Zur Beschreibung der **Populationsgröße** bedient man sich entweder der *Individuenzahl (N)* oder der *Biomasse* (*kg* Lebend- oder Trockengewicht bzw. *kJ* Energiegehalt), in der Praxis jedoch vor allem der *Populationsdichte (Abundanz,* $N \cdot m^{-2}$*)*, da Abgrenzung und Größe einer Population im allgemeinen schwer faßbar sind.

Neben der mittleren Dichte ist für die Populationsstruktur vor allem die **räumliche Verteilung** der Individuen entscheidend. Sie kann *uniform* (gleichmäßig, z. B. hexagonal gepackt, *1*), *zufällig (2)* oder *aggregiert* („geklumpt", *3*) sein, je nachdem ob die verteilungsbestimmenden Habitatsfaktoren gleichmäßig *(1, 2)* oder heterogen *(3)* verteilt sind und ob zwischen den Individuen stärkere *(1, 3)* oder schwächere *(2)* Kompetitionsbeziehungen bestehen. Den deutlichsten räumlichen Ausdruck intra- (und inter-)spezifischer Konkurrenz vermittelt die *Territorienbildung*. Bei koloniebrütenden Vogelarten kann das Zusammenspiel von Gruppentendenz und aggressivem Territorialverhalten zu einer „dichten Packung" von *Brutterritorien* führen (Abb. **10.10**). Viele Steppenameisen, die kurzfristig und räumlich aggregiert auftretende Nahrungsquellen (samentragende Pflanzen) ausbeuten, bilden zu diesen Ressourceninseln straßenförmige *Nahrungsterritorien*. Diese Areale werden mit aggressiven Territorialverhaltensweisen von allen kolonie- und artfremden

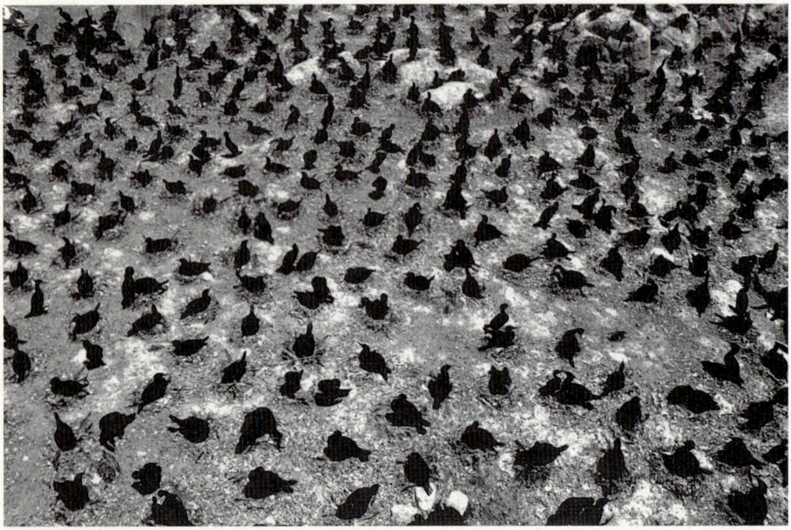

Abb. 10.10 Territorienbildung in einer Brutkolonie von Kormoranen *(Phalacrocorax capensis)* an der Küste Namibias. Die Nester liegen gerade so weit voneinander entfernt, daß sich die brütenden Tiere bei ausgestreckten Hälsen mit ihren Schnäbeln nicht erreichen können (Aufnahme: Lombard).

Individuen freigehalten (Abb. **10.11** *A*). Dagegen zeigen jene Steppenameisen, die ein räumlich zufällig verteiltes und sich zeitlich stets erneuerndes Beuteangebot (z. B. tote Insekten) ausnutzen, keinerlei Territorialverhalten, sondern stark überlappende Suchareale (Abb. **10.11** *B*). Während die Konkurrenzsituation im ersten Fall zu aggressiven Eingriffen führt *(Interference competition)*, äußert sie sich im zweiten lediglich in der möglichst schnellen Ausnutzung des vorhandenen Beuteangebots *(Exploitation competition)*.

Der zeitliche Strukturaspekt kommt vor allem in der **Altersverteilung** einer Population zum Ausdruck. Reproduktionsleistung und Populationswachstum werden ganz wesentlich von der Häufigkeitsverteilung der verschiedenen Altersklassen innerhalb der Population beeinflußt. Rasch expandierende Populationen weisen einen hohen Prozentsatz an jungen Individuen, stationäre eine stärker ausgeglichene Altersverteilung auf. Generell lassen sich als „ökologische Altersklassen" *präreproduktive, reproduktive* und *postreproduktive* Phasen unterscheiden. Bei Insekten, bei denen die Weibchen oft unmittelbar nach der Eiablage sterben, kann erstere Phase extrem verlängert sein: Eintagsfliegen (Ephemeriden) verbringen ein bis mehrere Jahre ihres Lebens als wasserlebende Larvalformen und dann nur wenige Tage als reproduktionsfähige Adulttiere (Imagines). Bei den 17-Jahres-Zika-

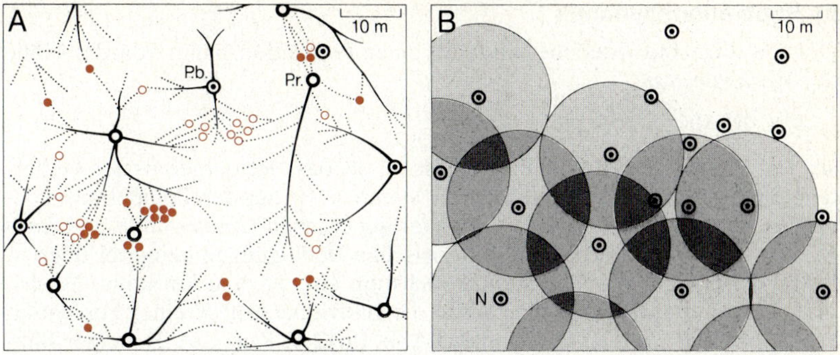

Abb. 10.11 Ameisenpopulationen [A] mit strenger Territorialbildung (Nester *P.b.*, *P.r.* und Straßensysteme von *Pogonomyrmex barbatus* und *P. rugosus*) und [B] mit stark überlappenden Futtersucharealen *(Cataglyphis bicolor)*. In *A* markieren *ausgefüllte* bzw. *offene farbige Kreise* die Orte intra- bzw. interspezifischen Aggressionsverhaltens. In *B* sind durch *graue Kreisflächen* jene Futtersuchareale um die einzelnen Nester *(N)* angegeben, in denen die Individuen der einzelnen Kolonien 90% ihrer Suchzeit verbringen. Der Übersichtlichkeit halber sind diese Kreise nur für einen Teil der Nester eingezeichnet (nach Hölldobler; Wehner).

den *(Magicicada septendecim)* geht dem Imaginalstadium sogar eine 17jährige unterirdische Larvalphase voraus. Demgegenüber hat die dritte Phase vor allem bei brutpflegenden Wirbeltieren eine erhebliche Verlängerung erfahren.

Kehren wir zurück zur Besprechung von Konkurrenzsituationen. *Konkurrenz* tritt natürlich nur um wirklich begrenzte Ressourcen auf. Sauerstoff ist für die Ameisen der Abb. **10.11** zwar absolut lebensnotwendig, doch wird er nicht zum Konkurrenzfaktor. Das kann jedoch sehr wohl bei wasserlebenden Tieren der Fall sein, in deren Habitaten viel geringere O_2-Konzentrationen herrschen (S. 280).

Ein Faktor ist freilich stets von Bedeutung: die *Populationsdichte.* Steigt sie an, nimmt auch der Konkurrenzdruck zu: Intraspezifische Konkurrenz ist *dichteabhängig.* Damit wirkt die Populationsdichte im Sinne einer negativen Rückkoppelung hemmend auf sich selbst zurück. Die *Populationsdynamik,* die die zeitlichen Veränderungen von Populationsgröße und -struktur beschreibt, macht diese Abhängigkeit deutlich.

b) Populationsdynamik

Der jeweilige Individuenbestand (*N*) einer Population hängt von der Höhe der *Wachstumsrate*

$$r = dN \cdot dt^{-1} \cdot N^{-1} \qquad (10.1)$$

ab. Die Wachstumsrate bemißt sich dabei als das Nettoergebnis aus Geburten- und Sterberate *(Natalität* und *Mortalität)* sowie aus den Populationsänderungen, die sich aus Zu- und Abwanderung ergeben *(Immigration* und *Emigration)*. Wirken unter idealen ökologischen Bedingungen keinerlei Begrenzungsfaktoren auf das Populationswachstum ein, ist eine konstante Wachstumsrate zu erwarten. Folglich sollte die Individuenzahl *N* einer Population exponentiell mit der Zeit zunehmen (Abb. **10.12***A*, Kurve *a*). Bei einer Bakterienart, deren Individuen sich alle 20 min teilen, wäre nach 1,5 Tagen aus einem einzigen Bakterium eine Population hervorgegangen, die die ganze Erdoberfläche mit einer 30 cm dicken Schicht bedeckte.

Unter natürlichen Bedingungen zeigen Populationen jedoch allenfalls in ihrer Startphase ein derartiges **exponentielles Wachstum**. Später reguliert ein ganzer Komplex von Begrenzungsfaktoren die Populationsgröße auf einen konstanten Wert *K* ein, dem sich die Wachstumskurve im Idealfall asymptotisch nähert: **logistisches Wachstum** (Abb. **10.12***A*, Kurve *b*). Der Grenzwert *K* bezeichnet die Tragfähigkeit oder *Kapazität (Carrying capacity)* eines Ökosystems für die betreffende Population.

Einige Arten können sich mehr als r-, andere mehr als K-Strategen verhalten. Zu den **r-Strategen** mit annähernd exponentiellem Wachstum zählen vor allem kleine Organismen mit hoher Vermehrungsrate, kurzer Lebensdauer und früher Reproduktionsphase. Typischerweise treten sie in variablen und temporären Habitaten mit schwer voraussagbarem Ressourcenangebot auf. Am anderen Ende eines Kontinuums von Möglichkeiten stehen die **K-Strategen**, vorwiegend größere Arten mit geringer Nachkommenzahl, aber ausgeprägter Brutpflege, langer Lebensdauer, später Reproduktionsphase sowie hoher interspezifischer Kompetitionsfähigkeit.

Die erwähnte *Dichteabhängigkeit* und *negative Rückkoppelung* des Populationswachstums läßt sich aus der logistischen Wachstumsgleichung unmittelbar ablesen (Abb. **10.12***A*). Verringert sich *N*, nähert sich die Wachstumsrate des logistischen Wachstums *(r_l)* der des exponentiellen Wachstums *(r)*, nimmt also zu. Wenn sich daraufhin *N* erhöht, nimmt r_l wieder ab. Für N = K erreicht es den Wert Null: Das Populationswachstum kommt zum Stillstand. (Exponentielles Wachstum beruht dagegen auf *positiver Rückkoppelung:* $dN \cdot dt^{-1}$ ist *N* direkt proportional; *r* bildet die Proportionalitätskonstante.) Die Annäherung der Populationsgröße *N* an den Grenzwert *K* entspricht also einem *dichteabhängigen Regelungsprozeß*. Dagegen wird der Wert *K* ganz wesentlich „von außen", d. h. von Faktoren bestimmt, die nicht unmittelbar von der Populationsdichte abhängen (z. B. Klimafaktoren). Verschiebungen von *K* sind damit als Resultat *dichteunabhängiger Steuerungsprozesse* zu interpretieren.

In den meisten Fällen wird die Populationsgröße allerdings nicht wie im geschilderten Idealfall (Abb. **10.12***A*, Kurve *b*) asymptotisch den Wert *K*

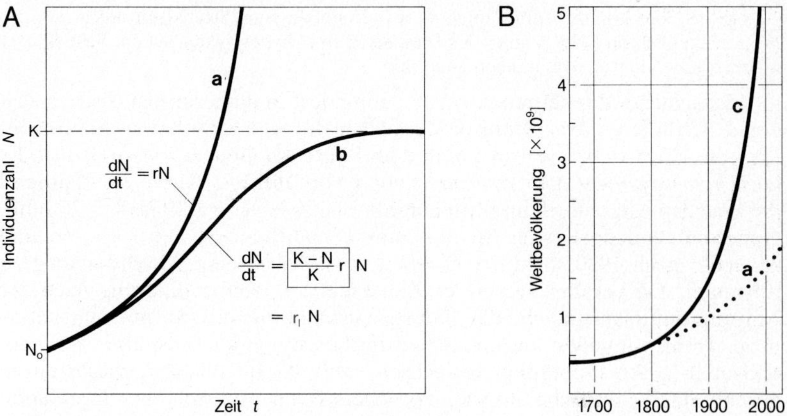

Abb. 10.12 Populationswachstum. [A] Modell des exponentiellen *(a)* und logistischen *(b)* Wachstums. Ersteres folgt der Beziehung $N = N_o \cdot e^{rt}$ (Fehlen begrenzender Faktoren), letzteres wird durch die Kapazität *(K)* des Ökosystems für die betrachtete Population beschränkt. [B] Hyperexponentielles Wachstum der menschlichen Weltbevölkerung *(c)*, verglichen mit exponentiellem Wachstum (*a,* berechnet aufgrund der Wachstumsraten im Zeitraum 1650–1800). – *K* Kapazität, *N, N_o* Individuenzahl zu den Zeiten t und 0, *r* konstante Wachstumsrate, r_l Wachstumsrate während des logistischen Wachstums. (Der historisch bedingte Name „logistische" Kurve hat nichts mit „Logarithmus" oder „Logik" zu tun.) (*B* nach Batschelet).

erreichen, sondern sich erst allmählich auf ihn einpendeln. Solche *Oszillationen* treten bei Regelkreisen mit negativer Rückkoppelung immer dann auf, wenn Abweichungen vom Sollwert erst nach einer gewissen *Totzeit* zur Gegenreaktion führen oder diese Gegenreaktion mit zu hoher *Verstärkung* erfolgt (Übersteuerung). Beide Situationen sind in natürlichen Populationen fast stets anzutreffen. Bis sich eine zu hohe Populationsdichte auf die Reproduktionsleistung der Individuen hemmend auswirkt, verstreicht stets eine gewisse Zeit. Steigt andererseits die Populationsdichte zu rasch über das Maß *K* hinaus, kommt es häufig zum totalen Zusammenbruch der Population (z. B. durch plötzliche Übernutzung der Nahrungsressourcen oder sozialen Streß bei überhöhter Siedlungsdichte).

Ausgeprägt rhythmische Schwankungen der Bestandsdichte lassen sich bei Kleinsäugerpopulationen beobachten. Wühlmäuse *(Microtus)* können in manchen Jahren eine Dichte von 3 Tieren $\cdot$ m^{-2} erreichen, worauf die Individuenzahl auch bei reichem Nahrungsangebot stets schlagartig abnimmt: Die Geburtenrate sinkt rapid; viele, vor allem jüngere Tiere sterben. Ein von der Populationsdichte abhängiger Prozeß muß also die Vermehrung hemmen. Physiologische Experimente zeigen, daß unter solchen Bedingungen einer sozialen Streßsituation von der Hypophyse vermehrt ACTH ausgeschüttet wird und es damit zu einer Aktivierung des Hypophysen-Nebennierenrinden-

Systems (S. 339) kommt. Im Gefolge dieses physiologischen Streßsyndroms gehen die Tiere schließlich an Schwächung des Immunsystems, hyperglykämischem Schock und anderen Krankheitserscheinungen zugrunde.

Menschliche Populationen zeigen zumindest in jüngerer historischer Zeit einen besonderen Wachstumsmodus: Nicht nur die Populationsgröße, sondern die Wachstumsrate selbst nimmt im Laufe der Generationenfolge zu. Es liegt *hyperexponentielles Wachstum* vor (Abb. **10.12** *B*, Kurve *c*). Während die Wachstumsrate noch im Mittelalter bei 1,2% lag (r = 0,012; dt = 20 Jahre Generationendauer), stieg sie bis zum 17. Jahrhundert auf 7,2% an und erreichte nach 1930 sogar 36,0%. Seit ca. 1975 ist eine Abschwächung zu erkennen. Da parallel mit dieser Zunahme der Weltbevölkerung auch der Nahrungsmittelverbrauch, die Industrieproduktion, die Ausnutzung natürlicher Rohstoffquellen und die Schadstoffbelastung der Biosphäre exponentiell oder hyperexponentiell anwachsen, muß das Bevölkerungswachstum in absehbarer Zeit irdische Grenzen erreichen. Bei der notwendigen Regulation dieses Prozesses gilt es zu bedenken, daß alle Stabilisierungsmaßnahmen wegen der Verzögerungszeiten in rückgekoppelten Regelkreisen ihre Wirkung nicht sofort zeigen: Selbst wenn die gesamte Weltbevölkerung bis zum Jahre 2000 eine Kinderzahl von 2 pro Familie erreicht hätte, würde sie von den dann auf der Erde lebenden 5,8 Milliarden Menschen immer noch auf 8,2 Milliarden anwachsen, bevor ein Knick in der Bevölkerungsentwicklung zu beobachten wäre.

10.2.2 Interspezifische Wechselwirkungen

a) Ökologische Konkurrenz

Unter natürlichen Bedingungen treten Populationen nie isoliert, sondern stets gemeinsam mit Populationen anderer Arten auf. Sind mehrere Arten auf die Nutzung derselben Umweltfaktoren angewiesen, kommt es zwischen ihnen zwangsläufig zur *Konkurrenz* – und zwar um so stärker, je mehr sich die Arten in ihren ökologischen Nutzungsbedürfnissen ähneln. Stimmen sie in ihnen vollkommen überein, besetzen sie also die gleiche ökologische Nische, können sie in der Regel langfristig nicht koexistieren **(Konkurrenz-Exklusions-Prinzip)**. Der Grund ist einfach: Da sich zwei Arten auch bei gleicher ökologischer Nische in der Nutzungsfähigkeit der Konkurrenzfaktoren immer geringfügig unterscheiden, wird der überlegene Konkurrent bei begrenzten Ressourcen den anderen auf die Dauer verdrängen *(Exklusion)*.

Dennoch zeigt jedes Ökosystem, daß auch nahverwandte und ökologisch ähnliche Arten nebeneinander bestehen können. Solche *Koexistenz* erfordert, daß sich *sympatrische* (im gleichen Areal lebende) Arten mindestens in einem Konkurrenzfaktor hinreichend deutlich unterscheiden. Leben die Arten *allopatrisch* (in getrennten Arealen), entfällt diese Notwendigkeit. Bei sympatrischen Arten führt Konkurrenz um bestimmte Umweltfaktoren zu ökologisch bedingten **Merkmalsverschiebungen** *(Character displacements)*.

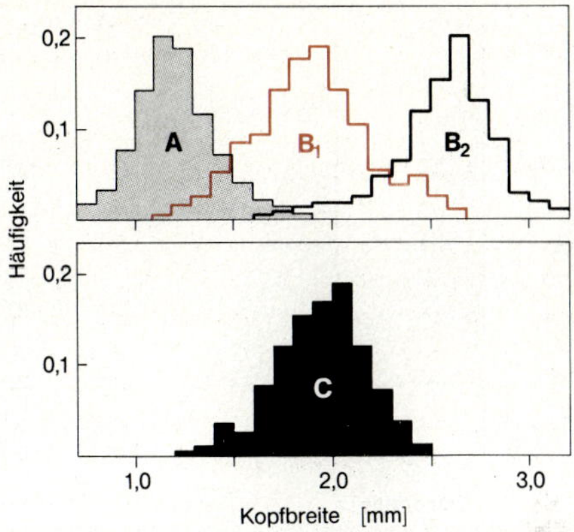

Abb. 10.13 Merkmalsverschiebung durch interspezifische Konkurrenz bei Wüstenameisen der Gattung *Cataglyphis*. Merkmal: Körpergröße (mit der Beutegröße korreliert; S. 515). [A] *C. albicans*. [B] *C. bicolor:* Populationen, die allopatrisch *(B_1)* oder sympatrisch *(B_2)* mit *C. albicans* leben. [C] *C. fortis,* die in dem für sie typischen Salzbodenhabitat stets als einzige *Cataglyphis*-Art vorkommt (nach Wehner).

Artenunterschiede erscheinen dort akzentuiert, wo zwei Arten sympatrisch vorkommen; denn dort müssen sie sich in ihren ökologischen Nischen stärker unterscheiden, als das bei allopatrischer Verbreitung nötig ist. Ein treffendes Beispiel liefern die bereits erwähnten Wüstenameisen *Cataglyphis* (Abb. **10.13**).

Oft ist es nicht wie beim *Cataglyphis*-Beispiel die *Art der Beute,* sondern der *Suchort,* der bei nahverwandten sympatrischen Arten den auffälligsten nischenabgrenzenden Parameter bildet. Waldbewohnende Singvögel der Gattungen *Dendroica* in Nordamerika und *Myrmotherula* in Südamerika, die beide ökologisch den Laubsängern *(Phylloscopus)* der Alten Welt entsprechen, suchen dieselbe Insektennahrung in artspezifisch verschiedenen Bereichen der Baumkronen (Abb. **10.14**).

Daß interspezifische Konkurrenz wirklich die selektiv treibende Kraft für die Entwicklung der genannten Artunterschiede bildet, erscheint zwar einleuchtend, läßt sich aber – außer in vereinfachten Laborexperimenten – nicht strikt beweisen. Im Freiland werden wir immer erst mit den vollendeten Tatsachen separater Arteinnischung konfrontiert; und **experimentelle Eingriffe**, die das Wirken zwischenartlicher Konkurrenz belegen könnten, lassen sich **im Freiland** nur in besonders günstig gelagerten Fällen durchführen: An der Pazifikküste Nordamerikas bildet die Gezeitenzone ein Ökosystem, in dem der Seestern *Pisaster* für 15 Invertebraten-Arten als dominierender Räuber wirkt. Die 15 Beutetierarten scheinen dagegen untereinander ohne offenkundige nahrungsökologische Konkurrenz zu koexistieren. Entfernt man

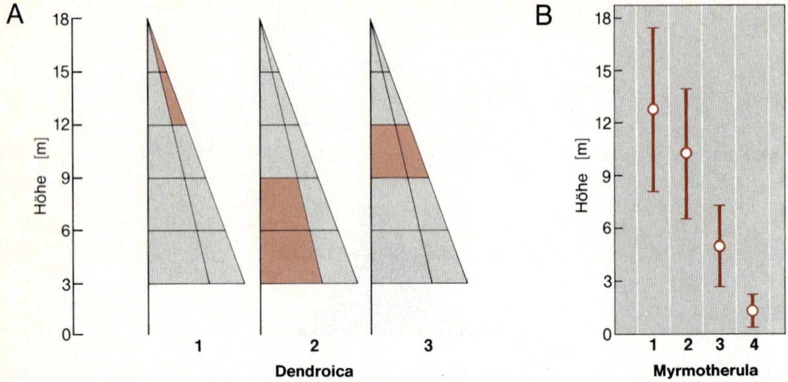

Abb. 10.14 Ökologische Trennung der Futtersuchareale bei sympatrischen Laubsängerarten. [A] 3 *Dendroica*-Arten (Parulidae) des nordamerikanischen Nadelwaldes. [B] 4 *Myrmotherula*-Arten (Formicariidae) des südamerikanischen Regenwaldes. In *A* sind jene Bereiche *farbig markiert,* in denen die betreffenden Arten mit Häufigkeiten > 0,5 angetroffen werden; in *B* sind die artspezifischen Höhenverteilungen mit Mittelwerten und Standardabweichungen angegeben (nach Lack; Terborgh).

jedoch längs eines größeren Küstenstreifens alle Seesterne, sinkt die Zahl der Beutetierarten dramatisch: 7 Arten verschwinden vollständig (Exklusion). Dieses Phänomen beruht zweifellos auf latenter Konkurrenz, die im engen Raum der Gezeitenzone zwischen den 15 Beutetierarten stets vorhanden ist, aber erst in Abwesenheit des Räubers voll zum Ausbruch kommt und dann einige wenige Arten dominieren läßt.

Nur in den wenigsten Fällen sind die Verhältnisse freilich so klar überschaubar. Werden in tropischen Busch- und Graslandhabitaten die dominanten *Arthropodenräuber (Eidechsen)* experimentell entfernt, nehmen ihre *Beutetiere (Spinnen)* in Arten- und Individuenzahl nicht ab, sondern zu. Offensichtlich spielt beim ausreichenden Raumangebot dieser terrestrischen Habitate die interspezifische Konkurrenz innerhalb der Spinnenfauna eine viel geringere Rolle als der Räuberdruck von seiten der Eidechsen. Letzterer wird noch dadurch verschärft, daß die Eidechsen für die Spinnen nicht nur als Räuber, sondern auch als Kompetitoren (Konkurrenz um Insektennahrung) wirken.

b) Räuber-Beute-Beziehungen

Warum können im obigen Beispiel der Seestern *Pisaster* und sein Hauptbeutetier, die Miesmuschel *Mytilus,* überhaupt längerfristig koexistieren? Damit ist die Kardinalfrage jeder Räuber-Beute-Beziehung angesprochen.

Offensichtlich beruht die Koexistenz zwischen Räuber (Prädator) und Beute auf einem ständigen **evolutiven Wettlauf** von Anpassung und Gegen-

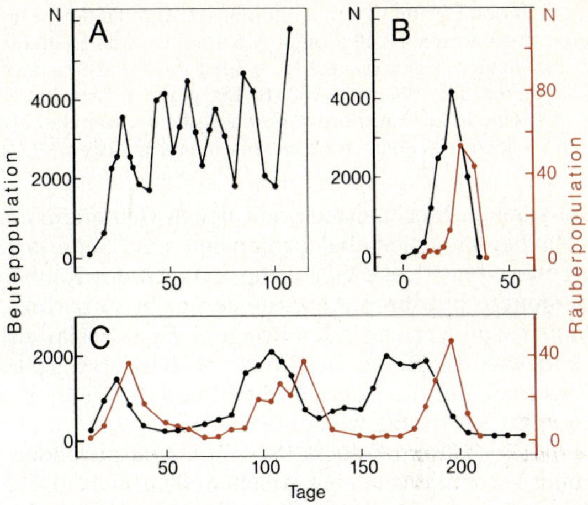

Abb. 10.15 Einfaches Räuber-Beute-System im Labortest: Populationsgrößen einer Raubmilbe *(Typhlodromus; in Farbe)* und einer Beutemilbe *(Eotetranychus; schwarz)* unter verschiedenen Versuchsbedingungen. In der Zuchtanordnung werden A die Beutemilben allein oder B C zusammen mit den Raubmilben aufgezogen, und zwar entweder in einer einfachen *(B)* oder in einer komplex strukturierten Umwelt *(C)* (nach Huffaker; Hassell).

anpassung: *Koevolution* als „*Arms race*". In der Regel scheint der Räuber seine Beute deshalb nicht ausrotten zu können, weil die Beute im evolutiven Rennen stets einen kleinen Vorsprung erzielt. In allen Auseinandersetzungen zwischen Räuber und Beute (z. B. bei der Beutejagd) wirkt nämlich ein stärkerer Selektionsdruck auf die Fähigkeit der Beute, zu entkommen, als auf die des Räubers, erfolgreich zu jagen; denn nach dem Prinzip „hier das eigene Leben – dort nur eine Mahlzeit" ist bei gelungener Flucht der Vorteil für die Beute wesentlich größer als der Nachteil für den Räuber. Da viele Beutetiere (z. B. Insekten) zudem eine kürzere Generationendauer haben als ihre Räuber (z. B. Vögel), können sie evolutiv schneller auf solche Selektionsdrucke reagieren. Schließlich entziehen sich Beutetiere fast stets mit Teilen ihrer Population dem Druck eines Feindes, indem sie Dauereier, abwandernde Larvenstadien usw. bilden oder bei heterogener Umwelt in geschützte Areale ausweichen.

Letzteres Phänomen ließ sich in einem aufschlußreichen Laborversuch mit einem aus zwei Milbenarten bestehenden Räuber-Beute-System direkt nachweisen. In einer einfach strukturierten Umwelt, in der die Raubmilbe die Beutemilbe leicht auffinden konnte, starb die Beutemilbe nach Erreichen eines Populationsdichtemaximums aus, was – zeitlich phasenverschoben – auch zum Aussterben der Raubmilbe führte (Abb. **10.15** *B*). Wurde im Experiment die Umwelt dagegen komplexer gestaltet und dem Räuber durch den Einzug von Barrieren das Auffinden der Beute erschwert, kam es zu mehreren korrelierten Oszillationen von Räuber- und Beutedichte und gesamthaft zu einer viel längeren Koexistenz der beiden Arten, als das unter den einfachen Aufzuchtbedingungen der Fall war (Abb. **10.15** *C*). Bei Fehlen des Räubers erreichte die Beuteart zwar eine höhere mittlere Populationsdichte, war aber ebenfalls Bestandsschwankungen – jetzt als Folge intraspezifischer Konkurrenz – ausgesetzt (Abb. **10.15** *A*).

Die besprochenen Mechanismen, mit denen Beutetiere einer Ausrottung durch den Räuber entgehen, beleuchten nur eine Seite des Stabilitätsproblems. Die andere betrifft die Gegenanpassungen des Räubers. Warum sind denn die Beutetiere mit ihren Anpassungen nicht so perfekt, daß sie ihrerseits die Räuber zum Verschwinden bringen? Eine Erklärung wäre, daß bei steigender Effizienz der Beute die Räuber schließlich so selten werden, daß der Selektionsdruck auf die Beute nachläßt und die Beute damit im evolutiven Rennen ihren Vorsprung wieder verliert.

Diese in die Verhaltensökologie (S. 478) hineinspielenden Überlegungen von Jagd- und Vermeidestrategien sollen freilich nicht darüber hinwegtäuschen, daß ein nur aus zwei Arten bestehendes Räuber-Beute-System die natürlichen Verhältnisse über Gebühr vereinfacht. Schon im Beispiel der beiden Milbenarten kam es schließlich selbst bei komplexer Umwelt zum Aussterben einer Komponente, der Räuberart. Wenn in natürlichen Ökosystemen Räuber-Beute-Systeme über längere Zeiten hinweg stabil sind, spielt dabei die *Vernetzung jeder Zweierbeziehung* mit anderen interspezifischen Wechselwirkungen eine entscheidende Rolle. Wie folgendes „natürliche Experiment" zeigt, kann schon eine hinzutretende dritte Art auf eine Zweierbeziehung stabilisierend wirken.

Gegen 1900 gelangten in Nordamerika einige Elche *(Alces alces)* über den zugefrorenen *Lake Superior* auf die *Isle Royale,* eine vorher elchfreie 550 km^2 große Insel. Bei Fehlen jeglicher Räuber wuchs die Population bis 1935 auf ca. 3000 Tiere an, zerstörte jedoch im Verlauf dieses massiven Populationswachstums nahezu die gesamten Gras- und Buschfluren der Insel. Innerhalb eines Jahres kam es daher zu einem Massensterben, dem 90% aller Elche zum Opfer fielen. Als die Populationsgröße 1948 wieder die Zahl 3000 erreicht hatte, erfolgte ein zweiter Zusammenbruch. Erst nachdem es 1949 einigen Wölfen gelungen war, über das winterliche Eis die Insel zu erreichen und die Elchpopulation zu bejagen, pendelte sich der Bestand an Elchen auf einen konstanten mittleren Wert ein. Noch in den 70er Jahren bildeten 800 Elche und 25 Wölfe ein offenbar stabiles Räuber-Beute-System, das auch auf das mit ihm vernetzte zweite (Elch-Gras-)System stabilisierend wirkte. Die Elchpopulation allein hatte nicht die notwendigen inneren Regulationsmechanismen besessen, ihre Größe an der Kapazitätsgrenze zu halten.

c) Parasitismus

Wie bei Räuber-Beute-Beziehungen stehen sich auch beim *Parasitismus* Schädiger und Geschädigte gegenüber. Allerdings bringt ein *Räuber* seine *Beute* im allgemeinen um, während ein *Parasit* seinen *Wirt* nur „befällt", d. h. zur Gewinnung von Nahrung nutzt und zu diesem Zweck vorübergehend

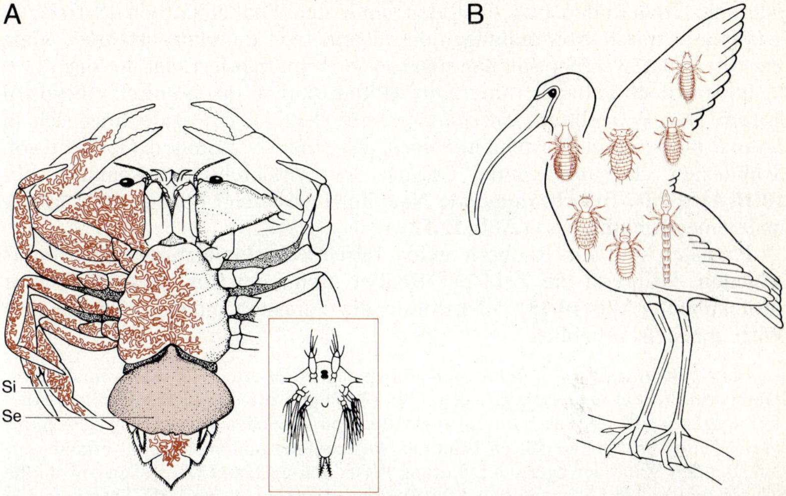

Abb. 10.16 [A] Endoparasitismus: Der Cirripedier *Sacculina carcini* (Wurzelkrebs) lebt als fädiges Geflecht (*Si*, Sacculina interna) in der Strandkrabbe *Carcinus maenas.* Ein blasenförmiger Teil des Parasiten (*Se*, Sacculina externa) tritt nach außen hervor. Er enthält Ovarien und Hoden. Die Frühentwicklung von *Sacculina* läuft über eine freilebende Nauplius-Larve *(Einschaltfigur).* [B] Ektoparasitismus: Verschiedene Arten von Federlingen *(Mallophaga)* sind auf verschiedene Gefiederpartien ihres Wirts *(Ibis)* spezialisiert (nach Kaestner; Dubini).

oder dauernd an oder in dessen Körper lebt (*Ekto-* oder *Endoparasitismus*, Abb. **10.16**). Doch lassen sich zahlreiche Übergangsformen finden: Die Larven der Raupenfliegen *(Tachinidae)* parasitieren zunächst im Fettkörper von Schmetterlingslarven, was den Wirt verhältnismäßig wenig schädigt, dringen jedoch gegen Ende ihrer Larvenperiode auch in lebenswichtige Organe der Raupe ein, so daß der Wirt zugrunde geht. Sie verhalten sich also anfangs wie Parasiten, kurz vor ihrer Verpuppung jedoch wie Räuber und werden daher als *Parasitoide* bezeichnet. Für einen gut eingespielten Parasitismus muß dagegen die Devise von „leben und leben lassen“ gelten. Ihr folgen z. B. nahe Verwandte der Tachiniden, die Dasselfliegen *(Oestridae)*, die ihre Larvenentwicklung in der Haut von Säugern durchlaufen und ihren Wirt auf diese Weise nicht lebensgefährlich schädigen.

In weit stärkerem Maße als Räuber-Beute-Systeme und ähnlich wie die später zu besprechenden Symbiosen liefern Parasit-Wirt-Systeme schlagende Beispiele für *Koevolutionsprozesse.* Im Verlauf solcher Prozesse ist es bei den Parasiten oft zu grundlegenden **Umstrukturierungen des Bauplans** gekommen. So haben ganze taxonomische Einheiten, die zur parasitischen Lebensweise übergegangen sind – wie die Sporozoen unter den Protozoen (S. 609) oder die Trematoden und Cestoden unter den Plathelminthen (S. 641) –, gruppenspezifisch Abwandlungen des allgemeinen Bauplans erfahren. Viele Parasiten sind in ihrem Bauplan sogar so stark spezialisiert, daß sie sich überhaupt nur noch anhand früher Entwicklungsstadien taxonomisch einordnen lassen. Der Wurzelkrebs *Sacculina carcini* (S. 671), der endoparasitisch in Strandkrabben lebt, besteht nur noch aus einem verästelten Geflecht von Schläuchen, das alle inneren Organe des Wirtskrebses umspinnt (Abb. **10.16** *A*). Seine freischwimmende Nauplius-Larve zeigt dagegen alle Merkmale eines Kleinkrebses (Abb. **12.52**).

Parasiten sind von Räubern zudem durch **hohe Populationsdichte** unterschieden. Während die Zahl der Räuber hinter der ihrer Beutetiere weit zurückbleibt (Abb. **10.15**), übertreffen die Parasiten individuenmäßig ihre Wirte meistens erheblich.

Ein Spulwurm *(Ascaris lumbricoides)* legt täglich bis zu $2 \cdot 10^5$ Eier; ein Rinderbandwurm (*Taenia saginata,* vgl. auch Abb. **12.27**) gibt pro Tag in 12–15 reifen Gliedern insgesamt 10^6 Eier ab. Durch Einschalten von speziellen *Vermehrungs-(Propagations-)Phasen* in Zwischenwirten kann die Nachkommenzahl noch weiter erhöht werden. Bei den Malariaerregern der Gattung *Plasmodium* (Abb. **12.8**) stellen sowohl die Schizogonie in den Leberzellen und im Blut des Menschen als auch die Sporogonie in der Mücke solche Vermehrungsphasen dar. Beim Leberegel *Fasciola hepatica* (Abb. **12.26**) bilden die ebenfalls auf verschiedene Wirte verteilten Redien- und Cercarienstadien parthenogenetische Vermehrungsphasen, so daß aus einer Miracidium-Larve letzten Endes 40000 Cercarien hervorgehen können. Beim Hundebandwurm *(Echinococcus granulosus)* dient die Finne als vegetatives Vermehrungsstadium (Abb. **12.28**).

Auch die ausgesprochene **Wirtsspezifität**, d. h. das Besetzen extrem eng begrenzter ökologischer Nischen, unterscheidet Parasiten von Räubern. Ektoparasiten befallen in der Regel nur ganz bestimmte Tierarten und können dabei sogar auf spezielle Körperregionen beschränkt bleiben. Beispiele liefern die Mallophagen im Federkleid der Vögel (Abb. **10.16** *B*), die Haarläuse des Menschen (Gattungen *Pediculus* und *Phthirus,* S. 690) oder die Larven von *Drosophila carcinophila,* die sich nur in Gruben des 3. Kieferfußes der Landkrabbe *Geocarcinus ruricolis* (einer auf bestimmte Inseln der Karibik beschränkten Art) entwickeln. Auch Endoparasiten – leben sie nun intrazellulär *(Plasmodium, Leishmania)* oder extrazellulär im Darmlumen (Cestoden, *Ascaris, Enterobius, Ancylostoma*), im Blutplasma (*Trypanosoma, Schistosoma,* Jugendstadien vieler Nematoden) oder im interstitiellen Bindegewebe (Muskeltrichinen, Finnen der Cestoden) – sind jeweils auf ganz bestimmte Gewebe oder Organe ihrer Wirtsarten beschränkt. Der „Nischencharakter" der ökologischen Ansprüche von Parasiten wird noch dadurch verstärkt, daß die einzelnen Entwicklungsstadien einer parasitisch lebenden Art auf verschiedene, zu getrennten Tierstämmen gehörende Wirte angewiesen sein können (Wirtswechsel): z. B. leben beim kleinen Leberegel (*Dicrocoelium dendriticum,* Abb. **12.25**) die sich geschlechtlich reproduzierenden Formen in einem Säuger (Endwirt), Sporocyten und Cercarien in

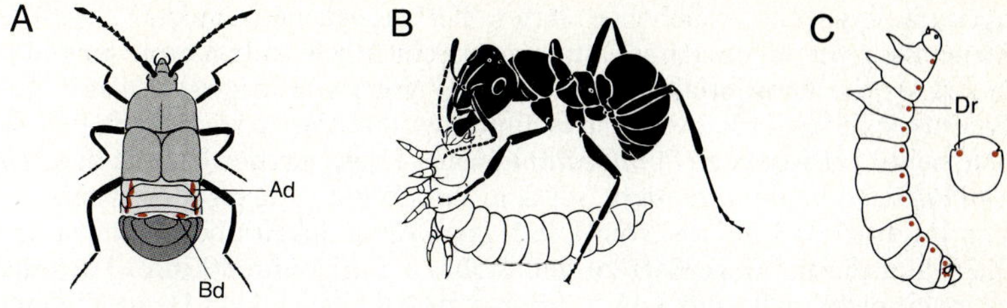

Abb. 10.17 [A] Parasitisch in Ameisennestern lebender Käfer *(Atemeles pubicollis)*. Adoption erfolgt, wenn zunächst Sekrete der „Besänftigungsdrüsen" *(Bd)*, dann solche der „Adoptionsdrüsen" *(Ad)* den Wirtsameisen angeboten werden. [B] Fütterungsszene zwischen einer *Formica*-Arbeiterin und einer *Atemeles*-Larve. [C] *Atemeles*-Larve mit Anordnung der Hautdrüsen *(Dr)*, in denen Attraktivstoffe für die Wirtsameisen gebildet werden (nach Hölldobler kombiniert).

einer Schnecke (1. Zwischenwirt) und die Metacercarien in einem Insekt (Ameise; 2. Zwischenwirt). Dieser *Wirtswechsel* kann zudem mit einem *Generationenwechsel* verbunden sein, wenn in den verschiedenen Wirtsorganismen getrennte Verwehrungsphasen ablaufen: z. B. die Sporogonie der Malariaerreger (*Plasmodium*-Arten) in der Mücke und die Schizogonie im Menschen.

Um einen Wirt zu besetzen, müssen Parasiten oft über ein spezifisches, auf den Wirt abgestimmtes *Verhaltensrepertoire* verfügen. In den Nestern von Ameisen der Gattungen *Formica* und *Myrmica* parasitieren Käferlarven (z. B. *Atemeles*), die die Larven ihrer Wirte fressen (Abb. **10.17**). Von den Ameisen werden sie jedoch im Nest geduldet, da sie in besonderen Drüsen, die beiderseits des Körpers nach außen münden (Abb. **10.17** *C*), Attraktivstoffe synthetisieren, mit denen sie möglicherweise ein Ameisenpheromon imitieren. Die Attraktivwirkung dieses Stoffes ist jedenfalls so groß, daß die parasitischen Käferlarven von den Ameisen sogar stärker als die eigenen Larven gefüttert und gepflegt werden. Durch ein spezielles, auf die Ameisen abgestimmtes Bettelverhalten – mechanische Stimulation bestimmter Kopfregionen – lösen dabei die Käferlarven das Fütterungsverhalten ihrer Wirtsameisen aus (Abb. **10.17** *B*). Auch die geschlechtsreifen Käfer (Abb. **10.17** *A*) verfügen über spezifische Pheromone, aufgrund derer sie ins Nest getragen und dort gefüttert werden. Nur die Anpassung an das chemische wie mechanische Kommunikationssystem der Wirte ermöglicht hier also das Überleben der Parasiten.

Unter **phylogenetischem Aspekt** bringt die Bindung der Parasiten an derart extreme ökologische Nischen jedoch folgenschwere Nachteile mit sich: Parasiten sind in ihrer Lebensweise so auf einen bestimmten Wirt angewiesen und daher so spezialisiert, daß ihnen kaum noch evolutive Möglichkeiten offenstehen. In der Tat kennen wir kaum eine Parasitengruppe, aus der phylogenetisch wieder freilebende Arten hervorgegangen sind. Da sich das Wirtsmilieu für einen Parasit stammesgeschichtlich zudem weit langsamer ändert als die Umweltfaktoren, denen die Wirtstiere ausgesetzt sind, hinkt die Entwicklung der Parasiten stets hinter der ihrer Wirte nach. So haben sich viele heute auf Robben *(Pinnipedia)* lebende Läuse aus der Familie der *Echinophthiriidae* kaum verändert, seitdem ihre Wirte – ursprünglich terrestrische Raubtiere (S. 767) – vom Land- zum Wasserleben übergegangen sind. Die Wale, die im Gegensatz zu den Robben auch während ihrer Fortpflanzungszeit nicht mehr aufs Land zurückkehren und auch kein Haarkleid mehr besitzen, haben beim Übergang zum totalen Wasserleben alle Ektoparasiten ihrer terrestrischen Vorfahren verloren. Die dadurch freiwerdende ökologische Nische wurde von Kleinkrebsen aus der Gruppe der Amphipoden *(Cyamidae)* besetzt, die sich in ihrer funktionellen Anatomie wie in ihrem Entwicklungsgang – sie sind die einzigen parasitischen Krebse ohne freischwimmende Larvenstadien – ganz dem Lebensformtyp der Läuse angepaßt haben.

Da den Parasiten im Verlauf ihrer phylogenetischen Entwicklung selbst bei großen adaptiven Radiationen ihrer Wirte nur kleine Evolutionsschritte möglich waren, können sie als Indizien für eine Verwandtschaft ihrer Wirte gelten. Flamingos haben alle ihre Federlinge *(Mallophaga)* mit denen der Entenvögel gemeinsam, während ihnen die Federlinge der Reiher, in deren Verwandtschaft sie die Systematiker vielfach eingereiht haben, vollständig fehlen. Selbst für Dromedar *(Camelus)* und Lama *(Lama)*, die heute auf zwei verschiedenen Kontinenten vorkommen, weisen die Parasiten auf gemeinsame Ausgangsformen hin.

Weitaus folgenschwerer ist jedoch eine andere evolutive Tendenz. Während in Räuber-Beute-Systemen ein Trend zum *Gigantismus* der Räuber besteht (S. 536), setzen Parasiten, die im „Fleischberg" der Metazoen leben, auf *Miniaturisierung*. Das bringt besonders bei Einzellerparasiten im Gefolge hoher Vermehrungsrate und kurzer Generationendauer den Vorteil rascher evolutiver Adaptabilität, mit der sie ihren Metazoenwirten stets um einiges voraus sind. Letztere mußten in Form ihres Immunsystems (S. 302) einen regelrechten Einzeller-Abwehrmechanismus entwickeln, um den Mikroparasiten „mit gleich schnellen Waffen" begegnen zu können.

Phylogenetisch müssen Parasiten nicht unbedingt über ein Räuber-Beute-Verhältnis aus freilebenden Formen hervorgegangen sein. Vielfach treten *saprozoische Arten* – so z. B. bei Nematoden – als für den Parasitismus „präadaptierte" Formen auf (S. 258); oder den Wirt nicht schädigende Kommensalen („Mitesser") entwickeln sich zu Parasiten. Ausgehend vom *Kommensalismus,* können die beteiligten Arten jedoch auch in *positive Wechselwirkungen* treten und im Endeffekt ein so enges gegenseitiges Abhängigkeitsverhältnis entwickeln, daß eine *Symbiose* entsteht.

d) Symbiose

Beim *klassischen Beispiel,* der Symbiose von Einsiedlerkrebs und Seeanemone, lassen sich mehrere Stufen zunehmender Bindung beider Partner unterscheiden. In allen Fällen nutzt der Krebs den Schutz durch die Nesselzellen der Anemonen, während die Anemone vom Beuteerwerb und der Mobilität des Krebses profitiert. An der englischen Küste erklettert die Anemone *Caliactis parasitica* ohne Hilfe des Einsiedlerkrebses *(Eupagurus bernhardus)* das Schneckengehäuse; im Mittelmeer kann die gleiche Anemonenart die Schneckenschale jedoch nur mit Hilfe des Krebses *(Pagurus arrosor)* ersteigen. Während in beiden Fällen Krebs und Anemone nur **fakultativ** vergesellschaftet sind, treten bei anderen Arten die Adultformen der Partner nie mehr isoliert auf: Die Symbiose ist zu einem **obligatorischen** zwischenartlichen Zusammenleben geworden.

Solche engen Wechselwirkungen zwischen zwei Arten gelten vor allem für jene Symbiosen, bei denen sich die Partner gegenseitig **essentielle Nahrungsstoffe** liefern. Das ist z. B. bei den Steinkorallen *(Madreporaria)* der Fall, die von intrazellulär lebenden Dinoflagellaten, den sogenannten *Zooxanthellen* (*Gymnodinium* u. a.), Assimilationsprodukte und O_2 erhalten. Ihrerseits stellen sie den Flagellaten CO_2 und N-Produkte zur Verfügung. Dieser unmittelbare Stoffaustausch zwischen Pflanze und Tier vermindert die Energieverluste, wie sie bei herbivorer Ernährungsweise der Korallenpolypen auftreten würden (S. 535), und ist eine der Ursachen dafür, daß Korallenriffe zu den produktivsten Ökosystemen der Erde zählen (10^8 $J \cdot m^{-2} \cdot a^{-1}$; zum Vergleich: Steppen 10^6 $J \cdot m^{-2} \cdot a^{-1}$).

Die mehrere Millimeter große Foraminifere *Heterostegina* (Nummuliten) deckt mit Hilfe einzelliger Algensymbionten sogar ihren gesamten Energiebedarf, ernährt sich über die Symbionten also autotroph wie eine Pflanze. Da sie ihrem Lebensraum, dem Benthos tropischer Flachmeere, keine organischen Stoffe entnimmt, erreicht sie hier auch viel höhere Siedlungsdichten als die übrigen Foraminiferen. Schließlich wären an dieser Stelle auch alle *Symbiosen zwischen Tieren und einzelligen Organismen* (Bakterien, Protozoen) zu nennen (S. 275, 447).

Die ökologisch wohl bedeutsamsten symbiontischen Beziehungen mehrzelliger Organismen bestehen zwischen **angiospermen Pflanzen** und ihren **Bestäubern**. Insekten (vor allem Hymenopteren), einige Vögel (S. 516) und Fledermäuse dienen in diesem Symbiose-Verhältnis als Reproduktionsvehikel für die Pflanze, letztere als Nahrungsquelle für den Bestäuber. Dabei hat sich in langanhaltenden *Koevolutions*-Prozessen eine Fülle raffinierter Anpassungen zwischen Bestäubern und Bestäubten entwickelt. Die Blüten einiger Orchideen (*Ophrys*-Arten) bilden regelrechte Paarungsattrappen für männliche Insekten. Sie ähneln nicht nur visuell dem Hinterleib bestimmter Hymenopteren- oder Dipterenweibchen, sondern sezernieren auch artspezifische Sexuallockstoffe, die die Männchen der entsprechenden Arten anlocken und zu heftigen Kopulationsbewegungen auf der Unterlippe der Orchi-

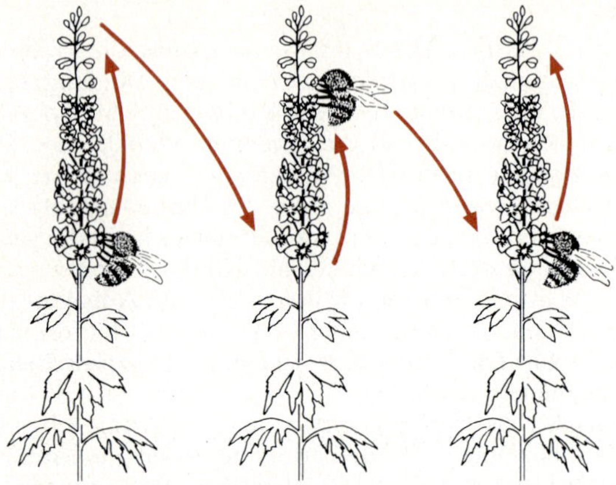

Abb. 10.18 Koevolutive Beziehung zwischen Pflanze und Bestäuber. Bei den vertikalen Blütenständen von *Delphinium,* einem proterandrischen („zuerst männlichen") Hermaphroditen, sind die oberen (jüngeren) Blüten männlich, die unteren (älteren) Blüten weiblich. Nur letztere enthalten Nektar, und zwar in nach oben abnehmenden Mengen. Indem die Bestäuber (Hummeln) mit der Nektarsuche stets unten an den Blütenständen beginnen und sich nach oben vorarbeiten, übertragen sie Pollen von den oberen (männlichen) Blüten auf die funktionsfähigen Narben der unteren (weiblichen) Blüten einer anderen Pflanze. Damit wird Fremdbestäubung (Allogamie) sichergestellt (nach Pyke).

deenblüte veranlassen. Wie raffiniert der Blütenstand des Rittersporns *(Delphinium)* das Verhalten seiner Bestäuber „manipuliert", zeigt Abb. **10.18**.

Der koevolutive „Gleichklang" bei den Partnern einer solchen Symbiosebeziehung darf freilich nicht darüber hinwegtäuschen, daß es sich letztlich auch hier um ein stetiges *Konkurrenzverhältnis* zwischen den beteiligten Arten handelt. Nicht stabile Harmonie herrscht vor, sondern ein nur vorübergehend eingespielter Ausgleich der beiderseitigen Interessen. In diesem Lichte gesehen, bilden Symbiose, Parasitismus und Räuber-Beute-Systeme nur Teile eines weiten Spektrums möglicher Konkurrenzbeziehungen zwischen den Gliedern eines Ökosystems.

10.3 Ökosysteme

10.3.1 Struktur

Wenden wir nun den Blick von den konkreten Wechselwirkungen zwischen Organismen und ihrer Umwelt zu mehr globalen Aspekten der Organismenstruktur von Ökosystemen und Biosphäre. Hier lassen sich eine Reihe durchgehender Prinzipien erkennen.

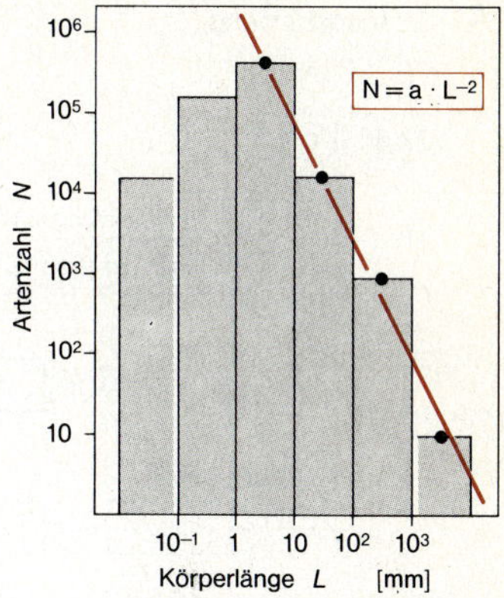

Abb. 10.19 Größenverteilung aller heute bekannten tierischen Organismen in doppeltlogarithmischem Maßstab. Die Säule ganz links gilt für Körperlängen $L < 10^{-1}$ mm, die ganz rechts für $L > 10^3$ mm. Die für Organismen mit $L > 1$ mm *in Farbe* eingezeichnete Regressionsgerade zeigt, daß sich bei jeder Zunahme der Körperlänge um den Faktor 10 die Artenzahl um den Faktor 100 verringert (Daten nach May).

a) Körpergröße

Schon ein so leicht meßbarer Parameter wie die Körpergröße, die sich bei Tieren über einen Bereich von 15 Zehnerpotenzen erstreckt (Ciliaten 10^{-7} g, Wale 10^8 g), zeigt eine recht regelhafte Häufigkeitsverteilung (Abb. **10.19**). Die größte Artenmannigfaltigkeit entfällt auf einen mittleren Größenbereich mit Körperlängen von 1–10 mm. Für größere und kleinere Organismen nimmt die Diversität steil ab. In diesen Zahlenverhältnissen spiegelt sich das Spektrum ökologischer Nischen wider, das die Biosphäre für verschieden große Tiere bietet. Die Vegetationsdecke der Landoberflächen schafft strukturell eine Vielfalt an Mikrohabitaten, die in ihrer Ausdehnung den Aktionsbereichen „mittelgroßer" Tiere (vor allem Insekten) entsprechen. Dagegen benötigen die größten Land- und Wassertiere – Elefanten und Blauwale mit Körpergewichten von 5 bzw. 100 t – zur Deckung ihres Nahrungsbedarfs Habitatsgrößen und -typen, wie sie auf der Erdoberfläche nur in relativ geringer Zahl und Vielfalt vorhanden sind. Am unteren Ende der Größenskala finden sich Organismen, die an Land wegen ihres hohen Oberflächen/Volumen-Verhältnisses ständigen Austrocknungsgefahren ausgesetzt wären und daher vor allem aquatische Lebensräume besiedeln. Da in diesen Lebensräumen Habitatsunterschiede in erster Linie auf physikalischen und chemischen Parametern (Temperatur, Lichtverhältnisse, Ionenkonzentrationen) beruhen, die nur in recht großräumigem Maßstab variieren, fehlt hier die strukturelle Vielfalt ökologischer Planstellen, wie sie die Landoberfläche bietet. Das mag die geringere Artenmannigfaltigkeit der kleinsten gegenüber den mittelgroßen Organismen erklären.

b) Trophieniveaus

Über ihren Raumbedarf hinaus und unabhängig von den konkreten Planstellen, die sie besetzen, lassen sich die Arten eines Ökosystems anhand ihrer

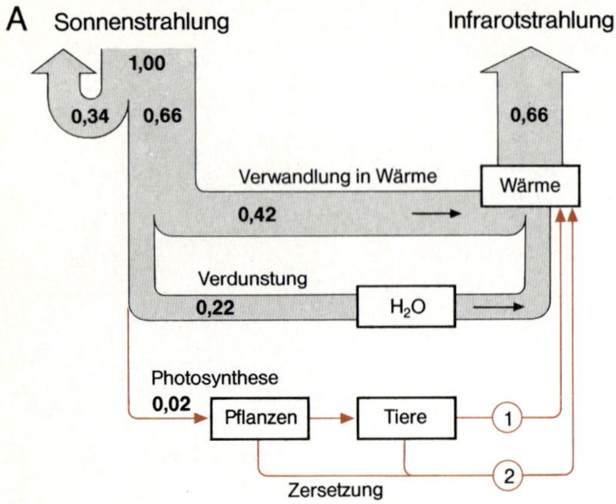

Abb. 10.20 Energieflüsse in der Biosphäre. [A] Von der auf die Erdoberfläche eingestrahlten Sonnenenergie (I_o = $3 \cdot 10^7$ $kJ \cdot m^{-2} \cdot a^{-1}$ = 1,00) wird ca. ein Drittel reflektiert. Der verbleibende Rest dient zu >95% dem Aufheizen der Atmosphäre und Erdoberfläche sowie der Aufrechterhaltung des Wasserkreislaufs. Nur wenige Prozent gehen über die Photosynthese in die Nahrungsketten der Biosphäre ein *(in Farbe).* ① Makrokonsumenten-, ② Mikrokonsumenten- (= Destruenten-) Nahrungskette.

gegenseitigen Nahrungsbeziehungen generell einzelnen Trophieebenen (-niveaus) zuordnen. Die autotrophen grünen Pflanzen bilden die **Primärproduzenten**, alle übrigen Organismen die **Konsumenten**. Bei letzteren lassen sich die Primärkonsumenten (Pflanzenfresser = *Herbivoren*) von den Sekundärkonsumenten (Fleischfresser = *Carnivoren* I. Ordnung), Tertiärkonsumenten (*Carnivoren* II. Ordnung) usw. unterscheiden. Parallel zu dieser Produzenten-Konsumenten-Reihe stehen die abbauenden Organismen (**Destruenten:** heterotrophe Bakterien und Pilze), die ihre Nahrung allen übrigen Trophieebenen entnehmen.

Dieses Modell einer linearen *Nahrungskette* beschreibt die Trophiestruktur von Ökosystemen freilich nur in groben Zügen. Im einzelnen bestehen recht komplexe *Nahrungsgefüge.* In dem auf S. 524 geschilderten Beispiel verhalten sich Eidechsen den Spinnen gegenüber einerseits als Räuber, nehmen also eine höhere Trophieebene als die Spinnen ein, andererseits aber auch als Kompetitoren auf der gleichen Ebene. *Nahrungskreisläufe* liegen stets dort vor, wo Destruenten in das Nahrungsgefüge eingeschaltet sind oder wo sich zwei Arten gegenseitig als Nahrung dienen. Letzteres ist z. B. bei den räuberischen Larven mancher Süßwasserinsekten der Fall.

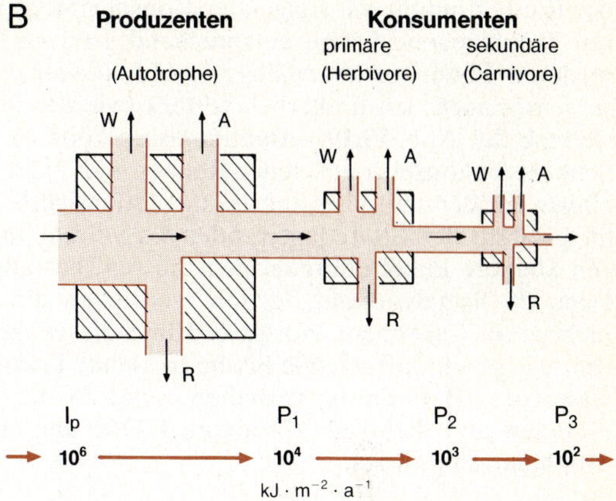

B Makrokonsumenten-Nahrungskette eines Ökosystems (Beispiel: Eichenwald). Die *farbig gezeichnete* Energieflußstrecke entspricht der Farblinie ① in Teilabbildung A. – *A* Energieverlust durch Atmung, I_p photosynthetisch genutzte Energie (I_p = 0,02 I_o, s. oben), $P_{1,2,3}$ Nettoprimär-, Nettosekundär- und Nettotertiärproduktion, *R* Energieaufwand für Reproduktion, *W* Energieverlust durch Wärme (nach Odum; Larcher; Romer; Wieser).

10.3.2 Dynamik

a) Energiefluß

Die geschilderte Trophiestruktur eines Ökosystems beruht letztlich auf einem ständigen Energietransfer von einer Trophieebene zur nächsten. Bei diesem *Energiefluß* (Abb. **10.20**) wird die von den Produzenten photosynthetisch fixierte Strahlungsenergie der Sonne schrittweise auf die verschiedenen Konsumentenstufen übertragen und von ihnen – unter Beteiligung der Destruenten – letztlich wieder als Wärme nach außen abgegeben. Der **Wirkungsgrad** dieses Energietransfers beträgt für die Primärproduzenten ca. 0,01, für die verschiedenen Glieder der Konsumenten ca. 0,1. Von der Nettoproduktion der Pflanzen erscheinen also 10% in der Nettoproduktion der Pflanzenfresser, 1% in der Nettoproduktion der Räuber dieser Pflanzenfresser usw. Letztere können also nur 10^{-4} der von den Pflanzen absorbierten Sonnenenergie nutzen.

Dieser Zusammenhang erhellt sofort, daß die Gesamtbiomasse von einer Trophieebene zur nächst höheren rapide abnehmen muß und die Zahl der Trophieebenen vier oder fünf nicht übersteigen kann **(Biomassenpyramide)**. Die an der Spitze ihrer jeweiligen Nahrungskette stehenden Löwen, Wölfe oder Schwertwale sind zu gering an Zahl, Biomasse und Populationsdichte, als daß sie für einen Konsumenten höherer Ordnung eine ausreichende Energiequelle lieferten.

Der einsinnige Energietransfer innerhalb von Nahrungsketten hat für die Struktur von Ökosystemen noch weitere Konsequenzen. Die **Körpergröße** der Räuber nimmt mit steigender Konsumentenstufe zu; Räuber einer höheren Trophieebene haben entsprechend größere Beutetiere als solche einer niederen Ebene zu überwältigen. Zudem sind die Körpergrößen von Konsumenten nicht kontinuierlich verteilt (wie das die stark komprimierte Darstellung der Abb. **10.19** vermuten lassen könnte), sondern auf diskrete Größenklassen konzentriert. Jeder Räuber muß nicht nur ein wenig, sondern um einiges größer sein als seine Beute. Offensichtliche Ausnahmen wie *Wölfe,* die größere Beutetiere jagen, oder *Bartenwale,* die um viele Größenordnungen kleinere Planktonorganismen fressen, bestätigen nur die Regel: Erstere jagen im Sozialverband, letztere verkürzen die Nahrungskette, indem sie nicht – in folgendem Wortspiel käme die ganze Nahrungskette zum Ausdruck – planktonfressende Fische fressende Fische fressen, sich also nicht als Carnivore III. Ordnung verhalten, sondern die Planktonorganismen selbst erbeuten und damit als Carnivore I. Ordnung ein energiereicheres tieferes Trophieniveau nutzen.

b) Stoffkreisläufe

Arbeitsfähige biologische Energie wird in der Nahrungskette ständig abgebaut, d. h. in thermische Energie überführt. Wegen dieses *einsinnigen Durchflusses* muß sie über die Fixation von Sonnenenergie ständig nachgeliefert werden. Materie kann dagegen in *biogeochemischen Zyklen* (Stoffkreisläufen) zwischen den Trophieniveaus zirkulieren. Im **Kohlenstoff-Kreislauf** bildet das atmosphärische CO_2 das Reservoir, dem der gesamte organisch gebundene Kohlenstoff (Photosynthese) entstammt und in das er auch relativ schnell wieder überführt wird. Der Zyklus nimmt nur Minuten oder Stunden, maximal einige Jahre in Anspruch. In Form fossiler Energieträger (Kohle, Erdöl, Erdgas) kann Kohlenstoff aber auch permanent aus dem natürlichen Kreislauf entfernt werden. Erst die menschliche Technik sorgt hier für den *Recycling*-Prozeß.

Zusammen mit Wasserdampf und einigen Spurengasen (z. B. Ozon, Methan) ist CO_2 wesentlich am *Wärmehaushalt der Atmosphäre* beteiligt. Es absorbiert die von der Erde ausgehende Wärmestrahlung und strahlt einen Teil dieser Energie wieder zur Erdoberfläche zurück. Dadurch wird die Temperatur im globalen Mittel um etwa 35 °C erhöht – ein Effekt, ohne den die Erde von einer kompakten Eisschicht umgeben wäre. Dieser *Treibhauseffekt* hat sich jedoch in den letzten Jahrzehnten drastisch verstärkt. Seit 1850 ist die CO_2-Konzentration der Atmosphäre im Gefolge der damals angelaufenen industriellen Revolution um ein Fünftel – von 0,28 auf 0,34‰ – angestiegen (Abb. **10.21**); gegenwärtig steigt sie um weitere 0,5% pro Jahr. Die Verwendung fossiler Brennstoffe (Kohle, Erdöl, Erdgas), aber auch das Abholzen tropischer Regenwälder sind vorrangig für diesen Anstieg verantwortlich. Wie Rechnungen mit Klimamodellen zeigen, kommt es als Folge der resultierenden stetigen *Temperaturzunahmen* vor allem zu einem Anstieg des Meeresspiegels und einer polwärts gerichteten Verlagerung der Trockengürtel der Erde.

Auch für den **Stickstoff-Kreislauf** (Abb. **10.22**) bildet die Atmosphäre das entscheidende Reservoir. Im Gegensatz zum Kohlenstoff-Kreislauf führt hier

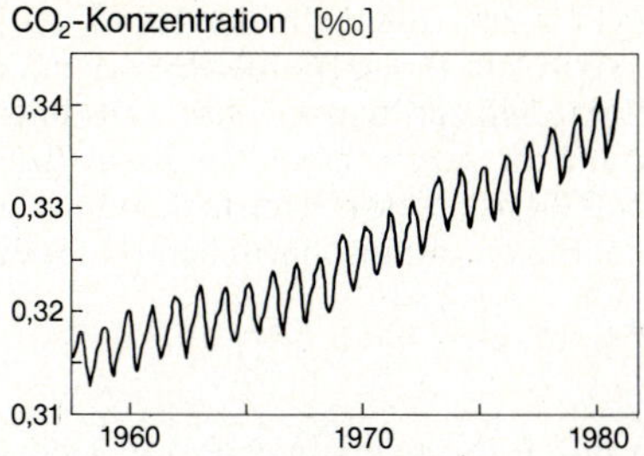

Abb. 10.21 Atmosphärische CO_2-Konzentrationen nach Messungen bei Mauna Loa (Hawaii). Dem allgemeinen Konzentrationsanstieg im Beobachtungszeitraum (1960–1980) sind die jahresperiodischen Schwankungen überlagert (nach Gates, Strain, Weber).

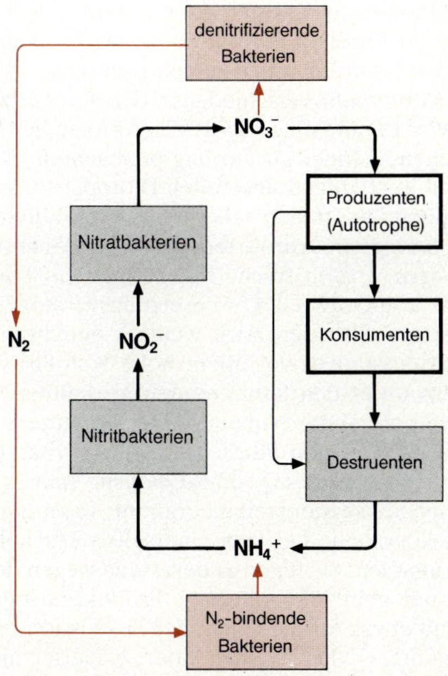

Abb. 10.22 Stickstoff-Kreislaufsystem: *schwarz* unter Umgehung, *in Farbe* unter Einschluß des atmosphärischen N_2-Speichers. Die Mikroorganismen-Glieder der Nahrungsketten sind durch *getönte* (graue bzw. farbige) *Felder* gekennzeichnet. – Der von Pflanzen als Nitrat aufgenommene Stickstoff wird von Tieren vor allem in Form N-haltiger Exkretionsprodukte (Harnstoff, Harnsäure) ausgeschieden. Bakterieller Abbau führt zu NH_4^+, das im Boden durch Nitrifikation zu NO_3^- oxidiert wird. Denitrifikation entnimmt Stickstoff dem Kreislauf und überführt ihn als N_2 in die Atmosphäre, aus der er durch die N_2-bindenden Mikroorganismen zurückgewonnen wird.

jedoch nicht jeder Zyklus zur Rückkehr des Elements in dieses Reservoir. Stickstoff kann wiederholt von Pflanzen über Destruenten und nitrifizierende (Nitrit- und Nitrat-)Bakterien zu Pflanzen zurückzirkulieren, ohne als gasförmiges N_2 in Erscheinung zu treten. Über die denitrifizierenden und N_2-bindenden Bakterien (S. 276) ist dieser Kreislauf jedoch an den riesigen, ansonsten biologisch inaktiven atmosphärischen N_2-Speicher angeschlossen (N_2-Gehalt 78%).

c) Sukzessionen

Wird ein Ökosystem durch massive Eingriffe wie Überschwemmung, Kahlschlag, Austrocknung usw. gestört, kommt es zu längerfristigen Veränderungen in Struktur und Artenzusammensetzung des Systems: Eine *Sukzession* kontinuierlich ineinander übergehender Systemzustände führt unter zunehmendem Artenreichtum und abnehmender Änderungsrate zu einer *Klimaxgesellschaft* – einem Ökosystem, das sich bei konstanten Klima- und Bodenverhältnissen in seiner spezifischen Form meistens unabhängig von dem Weg einstellt, den die Sukzessionsreihe im einzelnen genommen hat. Oft läßt sich in einem *räumlichen Kontinuum* verschiedener Glieder solcher Sukzessionsreihen (z. B. bei der Verlandung eines Sees) die Abfolge der Sukzessionsstufen in räumlichem Nebeneinander *gleichzeitig* beobachten.

Beim Übergang von kurzlebigen, instabilen Biotopen zu stabileren Biotopen und Klimaxzuständen ändert sich neben der Artenzahl auch die *Populationsstruktur* und *-produktivität.* Auf Arten mit hoher Wachstums- und Vermehrungsrate *(r-Strategen)* folgen solche mit geringerem Fortpflanzungspotential, aber höherem kompetitiven Durchsetzungsvermögen (*K-Strategen;* S. 520). Während erstere unter den noch weniger einschränkenden Bedingungen früher Sukzessionsstadien vor allem hohe Kolonisierungsleistungen erbringen, sind letztere unter den limitierenden Verhältnissen späterer Stadien vor allem auf eine effiziente Nutzung der Ressourcen angelegt. Dem entspricht, daß das Verhältnis von jährlicher Produktivität P [$kJ \cdot m^{-2} \cdot a^{-1}$] zu Biomasse B [$kJ \cdot m^{-2}$] – der sog. *P/B-Quotient* (jährliche Umsatzrate [a^{-1}]) – im Laufe einer Sukzessionsreihe abnimmt; denn die späteren, stärker ausbalancierten Ökosysteme besitzen einerseits recht hohe Populationsdichten und damit Biomassen, verfügen andererseits wegen des Überwiegens der K-Strategen aber nur über relativ geringe Produktionsraten.

Diese klassische und etwas formale Sicht der Sukzessionen von Lebensgemeinschaften *(Communities)* darf freilich über zweierlei nicht hinwegtäuschen: Sukzessionsreihen sind keineswegs starre Abfolgen und *Communities* keineswegs so wohl austarierte „Gemeinschaften", daß in ihnen die Populationen aller beteiligten Arten stets in untrennbar vernetzten Wechselbeziehungen stünden. Das zeigt sich besonders deutlich in jenen Ökosystemen, die – wie z. B. Steppen und Wüsten – schwer vorhersehbaren zeitlichen und räumlichen Produktivitätsschwankungen unterliegen. Nahrungskonkurrenz zwischen den Arten einer solchen *Community* ist hier vor allem in den

„mageren Jahren" mit geringen oder fehlenden Niederschlägen wirksam; in den „fetten Jahren" tritt sie als limitierender Faktor für das Wachstum von Populationen in den Hintergrund.

Variierende Selektionsdrucke sowie unterschiedliche Wachstums- und Evolutionsraten der beteiligten Populationen sind Elemente eines langfristigen Prozesses, der sich uns nur in einer Momentaufnahme – dem gerade vorliegenden Ökosystem – präsentiert. Da wir weit davon entfernt sind, das Interaktionsspiel der treibenden Kräfte dieses Prozesses zu verstehen, geschweige denn zu quantifizieren, wäre es vermessen zu behaupten, in der Momentaufnahme herrsche „Gleichgewicht" und „Stabilität".

11 Evolution

Organismen treten nicht in beliebigen Merkmalskombinationen auf, sondern in diskreten Einheiten: als biologische *Arten* (*Spezies,* S. 576). LINNÉ, der 1739 in seiner „Systema naturae" einen ersten umfassenden Klassifikationsversuch solcher Arten unternahm, beschrieb 4235 Tierarten. Inzwischen ist die Zahl bekannter und taxonomisch erfaßter Tierarten auf etwa 1,2 Millionen angewachsen (S. 597). Ihnen stehen 400000 Pflanzenarten gegenüber.

Von ARISTOTELES (384–322 v. Chr.) bis LINNÉ (1707–1778) wurden biologische Arten im Sinne einer *typologischen* Klassifikation als in der Zeit unwandelbare Einheiten betrachtet. Erst mit der Einsicht, daß alle Organismen durch Fortpflanzung miteinander in einem ununterbrochenen Verwandtschaftszusammenhang stehen, ließ sich die aufgefundene Ordnung – das hierarchisch gegliederte System der Arten – *genealogisch* interpretieren. Diese Einsicht des stammesgeschichtlichen *(phylogenetischen)* Zusammenhangs zwischen den Organismen bahnte sich mit LAMARCK (1744–1829), SAINT-HILAIRE (1772–1844), CHAMBERS (1802–1871) und anderen frühen Evolutionisten im ausgehenden 18. und beginnenden 19. Jahrhundert ihren Weg (vgl. Box **11.1**), doch hat ihr erst DARWIN (1809–1882) mit seinem 1859 erschienenen epochalen Werk „On the Origin of Species by Means of Natural Selection" endgültig zum Durchbruch verholfen. Die Bedeutung dieses Werkes, in dem Darwin nicht nur alle bekannten Indizien für den stammesgeschichtlichen Zuammenhang der Organismen aufführte, sondern auch eine erste in sich schlüssige und überzeugende kausale Erklärung des Evolutionsprozesses vorlegte („by means of natural selection"), muß seinen Zeitgenossen weit über den Kreis der Biologen hinaus unmittelbar bewußt gewesen sein. Die erste Auflage des Buches war bereits am Erscheinungstag, die zweite nach zehn Wochen vergriffen. Auch heute kann die Bedeutung dieses Werkes nicht hoch genug eingeschätzt werden. Hat es doch den Grundstein zur wichtigsten, weil *einzigen zentralen Theorie der Biologie* gelegt: zur **Evolutionstheorie**.

Die Evolutionstheorie versteht alle heute lebenden (rezenten) Organismen als Produkte eines historischen Entwicklungsprozesses *(Evolutionsprozesses).* Als *historisches Geschehen,* das alle Organismen in mehr oder weniger enge Verwandtschaftsverhältnisse zueinander stellt, ist dieser Prozeß zwar *a posteriori* rekonstruierbar, aber in seinem spezifischen Ablauf weder wiederholbar noch einer experimentellen Analyse zugänglich. *Indizienbe-*

weise müssen seinen Ablauf nachzeichnen (Kap. 11.1) und *Analogieschlüsse* seinen Mechanismus verständlich machen (Kap. 11.2).

11.1 Indizien

Zahlreiche Befunde der vergleichenden Anatomie und Physiologie, der Embryologie, Paläontologie und Zoogeographie liefern derart eindeutige *Belege* für den Ablauf von Evolutionsprozessen, daß heute niemand, der naturwissenschaftlichen Argumenten zugänglich ist, am generellen *Faktum Evolution* noch Zweifel hegen kann. Im folgenden seien eine Reihe solcher Belege genannt und Argumente für ihren Indiziencharakter diskutiert.

11.1.1 Abgestufte Ähnlichkeit

Schon die Tatsache, daß *Merkmale* bei Organismen nicht in beliebigen Kombinationen, sondern in *gruppenspezifischen Mustern* abgestufter Ähnlichkeiten auftreten, läßt sich zwangslos im Sinne phylogenetischer Verwandtschaftsbeziehungen zwischen den Gruppen interpretieren und als Grundlage für die Klassifikation der Organismen in einem hierarchisch gegliederten **System** verwenden (Tab. **11.1**). Damit diese Klassifikation jedoch nicht nur der formalen Katalogisierung dient, sondern ein *natürliches,* d. h. phylogenetische Verwandtschaftsbeziehungen widerspiegelndes System ergibt *(phylogenetische Systematik)*, müssen Merkmale zwischen Organismen nach bestimmten Kriterien miteinander verglichen werden.

Zum zentralen dieser Kriterien ist in der Evolutionsforschung das der **Homologie** avanciert. Ursprünglich von OWEN in seinen „Lectures on Comparative Anatomy and Physiology" (1843) eingeführt und begrifflich dem der Analogie gegenübergestellt, hat es in der Folgezeit mannigfache Begriffsveränderungen und -einschränkungen erfahren. Owen definierte: *„Homologon:* dasselbe Organ bei verschiedenen Tieren in beliebigen Variationen von Form und Funktion. *Analogon:* ein Organ, das in einem Tier dieselbe Funktion wie ein anderes Organ in einem anderen Tier ausübt." Da Owen, einer der letzten großen typologisch denkenden Anatomen, DARWINS Lehre ablehnend gegenüberstand, definierte er Homologie unabhängig von evolutionstheoretischen Überlegungen. Unter „demselben Organ" (Homologon) verstanden er und spätere vergleichende Morphologen ein Organ, das im Gefügesystem des gemeinsamen Organisationsplans einer Reihe von Organismen die gleiche Lage einnimmt, aber bei diesen verschiedenen Organismen unterschiedliche Ausprägungen erfahren hat: die Brustflosse der Teleostier, die Flügel der Vögel und Fledermäuse und die Greifarme vieler Primaten sind als Vorderextremitäten der Wirbeltiere in diesem Sinne homologe Organe. Mit der Erkenntnis, daß diese „morphologische Gleichwertigkeit" homologer Merkmale auf gemeinsamer Abstammung – mithin auf Modifikationen des gleichen genetischen Programms – beruht, wurde diese gemeinsame Abstam-

Box 11.1 Der Akademiestreit von 1830: Cuvier gegen Saint-Hilaire

„Der Vulkan ist ausgebrochen, eine Revolution des menschlichen Denkens ist im Gange“, mit diesen Worten soll Goethe spontan auf jenes denkwürdige Streitgespräch reagiert haben, das GEORGES CUVIER und GEOFFROY SAINT-HILAIRE am 15. Februar 1830 – am Vorabend des endgültigen wissenschaftlichen Sieges der Evolutionstheorie – im Schoße der französischen Akademie der Wissenschaften führten. Presse und Publikum in Paris und ganz Europa nahmen lebhaften Anteil an diesem Streit, bei dem zwei biologische Konzepte in schonungsloser Schärfe und bisher ungewohnter Publizität aufeinander prallten: der „Transformismus“ Saint-Hilaires – das Konzept von der *Wandelbarkeit der Arten* – und Cuviers Theorie der *Artkonstanz*. Emphatisch soll Saint-Hilaire aufgesprungen sein und ausgerufen haben: „Jeder in diesem Saale würde erkennen, daß sich alle Tiere im Rahmen der Möglichkeiten ihres Bauplans evoluiert haben, wenn hier nicht eine Person säße, die ihre Autorität dazu mißbrauchte, diese Wahrheit zu verschleiern.“

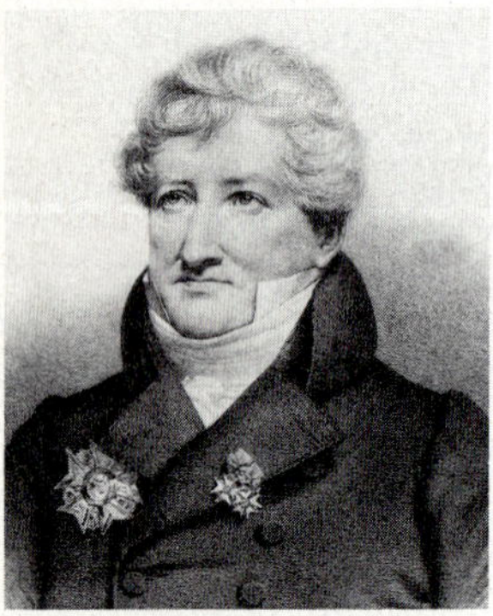

Georges Cuvier
1769–1832

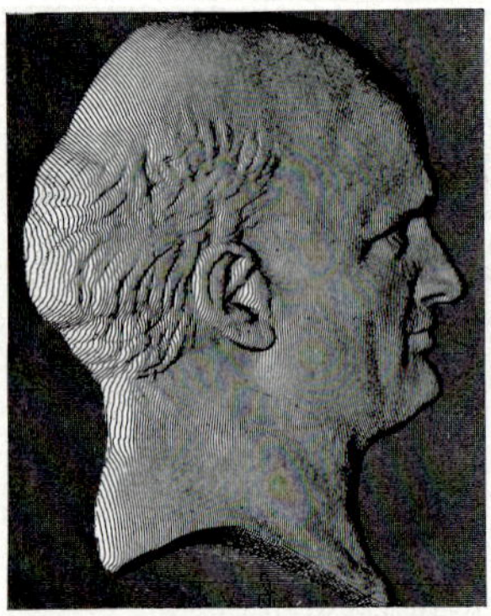

Etienne Geoffroy Saint-Hilaire
1772–1844

Autoritäten waren sie in der Tat beide – und bisher Freunde zugleich. Saint-Hilaire, zusammen mit Lamarck am Pariser *Muséum d'Histoire Naturel* tätig, hatte 1795 den jungen Cuvier an diese berühmte Wirkungsstätte geholt. Schon wenige Jahre später war Cuviers Name in aller Munde. Nicht nur dem vergleichenden Anatom, dem Begründer der Paläontologie als wissenschaftlicher Disziplin, dem strengen Analytiker

Cuvier galt die Bewunderung der Naturforscher Europas, sondern auch dem Organisationstalent und Politiker, der bald die höchsten Stellen der Kultusverwaltung bekleidete und das Pariser Museum zur damals hervorragendsten naturwissenschaftlichen Forschungsstätte Europas entwikkelte.

Auch dem Kontrahenten Saint-Hilaire verdankt die vergleichende Anatomie eine lange Reihe paläontologischer Monographien (z. B. über die Anatomie der Säugetiere). In Forschungsstil und Gedankenführung erwies sich Saint-Hilaire freilich als die dynamischere der beiden Persönlichkeiten. Nicht nur ans Museum gebunden, war er stets auch im Felde bei der Sammlung neuen Materials anzutreffen: so auf dem Ägyptenfeldzug, zu dem ihn Napoleon persönlich einlud (und auf dem er den Flösselfisch *Polypterus* entdeckte), und später als wissenschaftlicher Kommissar in Portugal. Den evolutionistischen Ideen seines Pariser Kollegen JEAN BAPTISTE DE LAMARCK stand er von Anfang an nahe, und wie Lamarck sah er in Umweltfaktoren die treibenden Kräfte der Evolution. Als Lamarck 1829 – ein Jahr vor dem Akademiestreit – starb und Cuvier dessen Evolutionsvorstellungen mit einer bewußt verzerrenden Schmährede geißelte, schloß Saint-Hilaire seine Grabrede mit folgenden Worten: „Von allen Seiten attackiert und verhöhnt, hat Lamarck diese unwürdigen Angriffe mit stolzer Geduld getragen. Viele Jahre vor seinem Tod lebte er blind, einsam, verarmt und vergessen – aber nicht von mir, der ich ihn immer lieben und ehren werde."

Es scheint, als hätte sich der Streit zwischen Saint-Hilaire und Cuvier emotionell schon am Grabe Lamarcks entzündet. Seinen Ausgang nahm er freilich von einer konkreten Sachfrage – ob man die Organisation der Tintenfische mit der der Wirbeltiere vergleichen könne. Cuvier, der diese Frage kategorisch verneinte, behielt hier die Oberhand, doch in der sich anschließenden Diskussion um den Evolutionsgedanken hatte er unrecht. GOETHE, der die Diskrepanz zwischen Anlaß und späterer Wendung des Streits klar erkannte, sah darin „ein merkwürdiges Beispiel, welchen großen Schaden es bringe, wenn der Streit um höhere Ansichten bei Einzelheiten zur Sprache kommt".

Mit seinen „höheren Ansichten" behielt Saint-Hilaire für die Nachwelt recht. Seine Ideen, vor allem die des wandelbaren Bauplans (oder Archetyps), wurden von der *romantischen Naturphilosophie* auf dem europäischen Kontinent – z. B. von LORENZ OKEN – aufgegriffen, aber nicht im Sinne einer Evolutionstheorie weiterentwickelt. Dieser Durchbruch bahnte sich jedoch bereits an, als ein Jahr nach dem französischen Akademiestreit das englische Forschungsschiff „Beagle" mit CHARLES DARWIN an Bord zu seiner Reise nach Südamerika aufbrach (S. 559).

Tab. 11.1 Die wichtigsten Kategorien (Taxa) des zoologischen Systems, dargestellt am Beispiel der systematischen Stellung von *Apis mellifera*.
Namen von Familien enden stets auf *-idae*, von Unterfamilien auf *-inae*. Für die Bezeichnung der übrigen Taxa gelten keine durchgehenden Regeln. Im Sinne einer binären Nomenklatur wird jede Tierart taxonomisch durch ihren (*kursiv* gedruckten) Gattungs- und Artnamen gekennzeichnet. Bei polytypischen Arten (S. 577) bedient man sich einer ternären Nomenklatur (Gattungs-, Art- und Unterartname).
Im gewählten Beispiel kann zwischen Ordnung und Familie noch die Unterordnung *Apocrita* (Hymenopteren mit „Wespentaille“, d. h. Petiolusbildung) und die Überfamilie *Aculeata* (Stachelwespen) eingeschaltet werden.

Stamm (phylum)	Arthropoda	Gliederfüßler
Klasse (classis)	Insecta	Insekten
Ordnung (ordo)	Hymenoptera	Hautflügler
Familie (familia)	Apidae	Echte Bienen
Unterfamilie (subfamilia)	Apinae	Honigbienen
Gattung (genus)	*Apis*	
Art (species)	*Apis mellifera*	Westl. Honigbiene
Unterart (subspecies)	*A. m. ligustica*	Italienerbiene

mung *konstituierend* in die *Homologiedefinition* aufgenommen: Ein Merkmal ist bei verschiedenen Organismen dann homolog, wenn es auf dasselbe Merkmal einer gemeinsamen Ausgangsform dieser Organismen zurückgeht.

Natürlich kann die eben angeführte Definition nicht als Anleitung zum Erkennen von Homologien dienen. Als *operationelle* Definition würde sie zum perfekten Zirkelschluß führen: Homologe Merkmale, die phylogenetische Zusammenhänge aufdecken sollen, wären dann ihrerseits nur aufgrund dieser phylogenetischen Zusammenhänge erkennbar. Um Homologien festzustellen (präziser: um Homologiehypothesen zu formulieren), muß der Evolutionsbiologe auf breiter empirischer Basis Ähnlichkeiten und Übereinstimmungen von Merkmalen im gesamten Merkmalsgefüge verschiedener Organismen prüfen, letztlich also an OWENS Tradition anknüpfen.

Als brauchbares Instrument einer phylogenetischen Systematik sind homologe Merkmale allerdings begrifflich schärfer zu fassen. Für die systematische Gruppierung von Vögeln und Fledermäusen ist es z. B. bedeutungslos zu wissen, daß die Flügel beider Tiergruppen als Wirbeltiervorderextremitäten homologe Organe sind. „Vorderextremität“ ist ein viel zu allgemeines, evolutiv viel zu altes Merkmal, als daß es über die phylogenetischen Beziehungen von Vögeln und Fledermäusen Aufschluß gegen könnte. Die **phylogenetische Systematik** geht gezielter vor. Wie in Abb. **11.1***A* dargestellt, beginnt sie stets mit einer *Drei-Taxa-Beziehung*. Sie fragt: Gehen von drei Arten oder Artengruppen *(Taxa;* Singular: *Taxon)* X, Y und Z die Taxa Y und Z auf eine Ausgangsform (V) zurück, die nicht zugleich auch Ausgangsform von X gewesen ist? Um diese Hypothese anhand von Merkmalsvergleichen zu prüfen, müssen abgeleitete *(apomorphe)* von ursprünglichen *(plesiomorphen)* Merkmalen unterschieden werden. In Abb. **11.1***A* stellt das mit

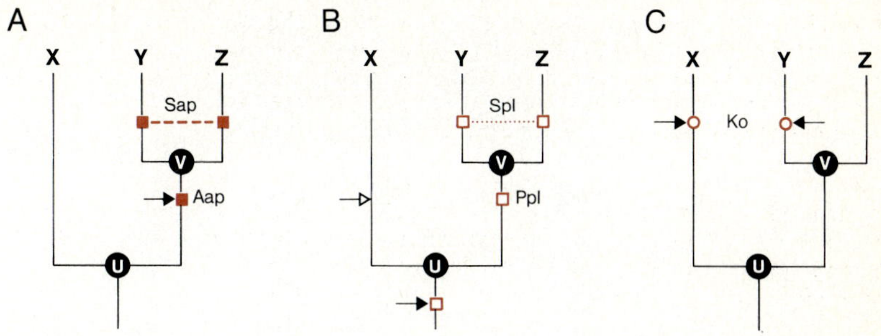

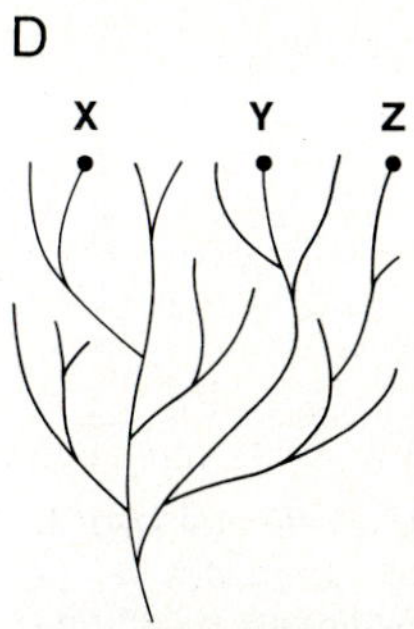

Abb. 11.1 Phylogenetische Beziehungen zwischen 3 Taxa X, Y und Z. [A]–[C] Kladogramme. Synapomorphe *(A)*, symplesiomorphe *(B)* und konvergente Merkmale *(C) in Farbe.* Ein *schwarzer Pfeil* deutet auf die Entstehung, ein *weißer Pfeil* auf den Verlust eines Merkmals. [D] Hypothetischer Stammbaum mit Position der rezenten Taxa X, Y, Z. – *Aap* Apomorphie, *Ko* Konvergenz, *Ppl* Plesiomorphie, *Sap* Synapomorphie, *Spl* Symplesiomorphie, *U, V* hypothetische Stammgruppen für X, Y, Z bzw. Y, Z (nach Hennig; Ax; Rieppel).

einem ausgefüllten farbigen Quadrat symbolisierte Merkmal als Neuerwerb von Taxon V eine Apomorphie dar, die bei den beiden Folgetaxa Y und Z als *Synapomorphie* in Erscheinung tritt. Sie kann dabei zur Begründung von Y und Z als monophyletische (auf eine nur ihnen gemeinsame Ausgangsform zurückgehende) Schwesterngruppen herangezogen werden. *Symplesiomorphien,* d.h. Übereinstimmungen aufgrund von ursprünglicheren Merkmalen, die schon von weiter zurückliegenden Ausgangsformen übernommen wurden (Abb. **11.1** *B*), erfüllen diese Aufgabe nicht. Das gleiche gilt für *Konvergenzen* – für Merkmale, die bei der letzten gemeinsamen Ausgangsform noch nicht vorhanden waren, sondern erst später in getrennten Linien unabhängig voneinander entwickelt wurden (Abb. **11.1** *C*). Kurz gefaßt, beruht phylogenetische Systematik also auf der Aufdeckung von Synapomorphien.

Dieses von Hennig in seinen „Grundzüge einer Theorie der phylogenetischen Systematik" (1950) begründete Vorgehen wird als *Kladismus* (klados; *griech.* Zweig), eine graphische Darstellung vom Typ der Abb. **11.1** *A–C* als **Kladogramm** bezeichnet. Wie in Abb. **11.2** gezeigt, läßt sich ein Kladogramm unmittelbar in ein *hierarchisch gegliedertes System* übersetzen. Andererseits liefert es keinen *Stammbaum,* der die gesamte historische Ereignisfolge nachzeichnet (Abb. **11.1** *D*), sondern stellt nur die aus Merkmalsvergleichen erschlossene, relative phylogenetische Verwandtschaft der Taxa X, Y und Z in

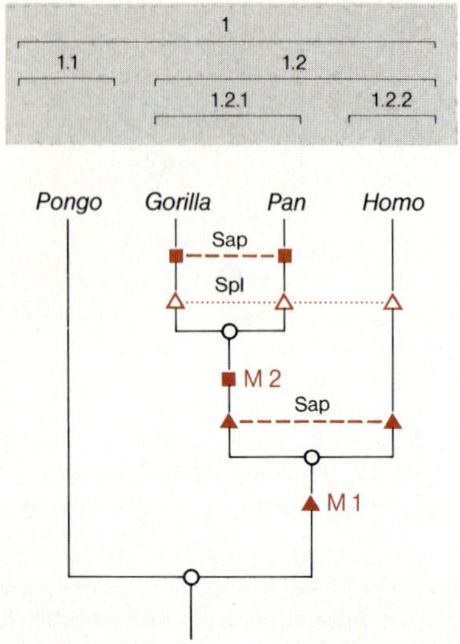

Abb. 11.2 Phylogenetische Beziehungen zwischen Orang-Utan *(Pongo pygmaeus)*, Gorilla *(Gorilla gorilla)*, Schimpansen *(Pan troglodytes, P. paniscus)* und Mensch *(Homo sapiens)*: Kladogramm. Von den zahlreichen synapomorphen Merkmalen *(Sap)*, die dieses Kladogramm begründen, sind zwei angegeben: *M1* frühontogenetische Verschmelzung zweier Handwurzelknochen (Os centrale und Scaphoid); *M2* Knöchelgang und dessen morphologische Korrelate. *M1* erscheint bei *Gorilla* und *Pan* als Symplesiomorphie *(Spl)*.
Oben ist im *grauen Feld* ein hierarchisch gegliedertes System angegeben, wie es sich als unmittelbares Abbild des Kladogramms ergibt. In der klassischen Primatensystematik werden entgegen diesem Schema *Pongo, Gorilla* und *Pan* als Pongidae den nur durch *Homo* repräsentierten Hominidae gegenübergestellt (nach Weinert; Ciochon; Ax).

einem dichotomen Verzweigungsschema dar. Es behauptet z. B. nicht, daß Evolution streng einem dichotomen Muster folgt.

Indem man nach Aufklärung der Drei-Taxa-Beziehung X, Y und Z diese drei Gruppen als geschlossenes (monophyletisches) Taxon X-Y-Z betrachtet, kann man dieses Taxon mit anderen monophyletischen Gruppen einer neuen Drei-Taxa-Analyse unterziehen und auf diese Weise schließlich zu immer höheren taxonomischen Kategorien gelangen. Als Endergebnis erhält man ein zoologisches System, in dem jedes Taxon eine *geschlossene Abstammungsgemeinschaft* darstellt, d. h. auf eine nur ihm gemeinsame Ausgangsform zurückgeht. Von diesem Ziel sieht sich die heutige Systematik freilich weit entfernt. Viele Taxa des etablierten zoologischen Systems – z. B. die Klasse „Reptilia" (S. 761) oder die Familie „Pongidae" (vgl. Abb. **11.2**) – entsprechen keinen geschlossenen Abstammungsgemeinschaften, sondern bezeichnen Gruppen von Organismen, die nach Berücksichtigung einer Vielzahl von Merkmalen ein „einheitliches evolutives Organisationsniveau" repräsentieren.

Als **Merkmale** können gleichermaßen morphologische Strukturen, physiologische Prozesse, Verhaltensabläufe (S. 499) oder molekulare Muster dienen. In jüngster Zeit hat sich das Interesse vermehrt **molekularen Merkmalsvergleichen** zugewandt, die sich in besonders günstigem Maße quantifizieren lassen. Die Analyse der **Aminosäuresequenzen von Proteinen**, die im Tierreich weit verbreitet sind und damit Vergleiche auch zwischen phylogenetisch entfernten Gruppen zulassen, erbrachte dabei einen überraschenden Befund: Die molekulare Evolution, gemessen an der Zahl der Aminosäure-(AS-)Substitutionen pro Zeiteinheit, erfolgt über den gesamten Evolutionszeitraum eines Proteins hinweg mit konstanter – und für jedes Protein charakteristischer – Geschwindigkeit. Eine AS-Substitution pro 100 AS-Gruppen des Proteins trat beim *Cytochrom c* alle $20 \cdot 10^6$ Jahre, beim *Hämoglobin* alle $5{,}8 \cdot 10^6$ Jahre und beim *Fibrin* alle $1{,}1 \cdot 10^6$ Jahre auf. Hämoglobin evoluierte also dreimal schneller als Cytochrom c, aber fünfmal langsamer als Fibrin.

Am Beispiel des Cytochroms c sei kurz skizziert, wie man solche AS-Substitutionsraten ermittelt. Als eines der Atmungskettenenzyme (Abb. **4.2**) ist Cytochrom c bei allen Eukaryoten verbreitet, eignet sich also vorzüglich für vergleichende evolutive Untersuchungen. Wie ein Blick auf seine AS-Sequenz bei verschiedenen Organismengruppen zeigt, verhält es sich evolutionär äußerst konservativ (Abb. **11.3**). Identisch besetzt sind bei allen Organismen (Pilze, Pflanzen, Tiere) 19, bei allen Wirbeltieren sogar 75 (von 104) Positionen. Auch größere zusammenhängende Sequenzen stimmen überein: bei den Wirbeltieren z. B. die Positionen 59–82, bei allen Organismen die Positionen 70–80. Völlig identisch ist das Cytochrom c bei Mensch und Schimpanse. Beide unterscheiden sich vom Rhesusaffen durch nur eine AS-Substitution (in Position 58), von anderen Säugern durch 10,4, von Reptilien durch 14,5, von Amphibien durch 18,0 und von Knochenfischen durch 22,5 AS-Substitutionen (Mittelwerte von jeweils mehreren Arten). Kennt man anhand paläontologischer Befunde den Zeitraum, der seit der phylogenetischen Trennung je zweier Gruppen verstrichen ist, kann man aus der Anzahl der an den rezenten Vertretern dieser Gruppen ermittelten AS-Substitutionen die AS-Substitutionsrate berechnen (Abb. **11.4**).

AS-Substitutionsraten liegen inzwischen für mehrere Enzyme vor. Welche spezifischen AS-Substitutionen jedoch für eine bestimmte Enzymfunktion verantwortlich sind, läßt sich bisher nur in wenigen Fällen angeben. Beim Lysozym, das im Magen der Wiederkäuer *(Artiodactyla)* und der blattfressenden Languren (*Primates, Colobinae;* Abb. **12.111**) konvergent die gleiche Funktion beim Spalten von Bakterienzellwänden entwickelt hat, tritt ebenfalls konvergent eine identische Sequenz von fünf AS-Gruppen auf, die den nächsten Verwandten beider Gruppen fehlt.

AS-Substitutionsraten geben natürlich nicht die (sicher wesentlich höheren) Mutationsraten wieder. Sie erfassen nur jene Substitutionen, die im Genpool der betreffenden Arten fixiert wurden. Rückmutationen und Mehrfachmutationen an derselben Genposition werden nicht erfaßt.

Unterschiede in den molekularen Evolutionsraten – den Geschwindigkeiten der „molekularen Uhr" – dürften kaum auf Unterschieden in den

	1 … 10 … 20 … 30 … 40 … 50
a	GDVEKGKKIFIMKCSQCHTVEKGGKHKTGPNLHGLFGRKTGQAPGYSYTAA
b	GDVEKGKKIFIMKCSQCHTVEKGGKHKTGPNLHGLFGRKTGQAPGYSYTAA
c	GDVEKGKKIFVQKCAQCHTVEKGGKHKTGPNLHGLFGRKTGQAVGFSYTDA
d	GDIEKGKKIFVQKCSQCHTVEKGGKHKTGPNLHGLFGRKTGQAEGFSYTDA
e	GDVEKGKKIFVQKCAQCHTCEKGGKHKVGPNLYGLIGRKTGQAAGFSYTDA
f	GDVEKGKKLFVQRCAQCHTVEAGGKHKVGPNLHGLIGRKTGQAAGFAYTNA
g	GNPDAGAKIFKTKCAQCHTVDAGAGHKQGPNLHGLFGRQSGTTAGYSYSAA
h	GSAKKGATLFKTRCELCHTVEKGGPHKVGPNLHGIFGRHSGQAQGYSYTDA

Abb. 11.3 Cytochrom c als taxonomisches Merkmal. Beispiele der Aminosäuresequenzen des Cytochroms c von Vertebraten (a Mensch, Schimpanse, b Rhesusaffe, c Kaninchen, d Taube, e Krallenfrosch), f Insekten *(Drosophila)*, g Pflanzen (Weizen) und h Schimmelpilzen (Bäckerhefe). Bei den Nichtvertebraten *(f–h)* befinden sich vor Position 1 noch 4–8 (hier ausgelassene) Aminosäuren. – *Schwarzer Buchstabe auf weißem Feld:* unpolare Aminosäuren (*A* Alanin, *F* Phenylalanin, *G* Glycin,

zugrundeliegenden Mutationsraten beruhen, sondern auf unterschiedliche Selektionsverhältnisse zurückzuführen sein. Offenbar unterscheiden sich Enzyme in der Zahl tolerierbarer Sequenzen. Cytochrom c scheint schon mit der Entwicklung der Eukaryotenzelle vor mehr als 10^9 Jahren (Abb. **11.9**) eine Funktionsstruktur erreicht zu haben, die offenbar nur wenige Änderungen oder gar Verbesserungen zuläßt. Jedenfalls ist die Tertiärstruktur beim Cytochrom c aller Organismen nahezu identisch. Hämoglobin und vor allem die Fibrinopeptide scheinen dagegen ohne Funktionseinbuße höhere Substitutionsraten zu erlauben. Bei den Fibrinopeptiden ist diese Erscheinung unmittelbar verständlich, da es sich bei ihnen um nichtfunktionelle Teile des Proenzyms Fibrinogen handelt, die bei der Umwandlung zum aktiven Enzym (Fibrin) herausgeschnitten werden. Dem Biologen verhelfen solche progressiven Proteine natürlich zu einer feineren Auflösung des Evolutionsgeschehens, als das mit konservativen Proteinen wie Cytochrom c möglich ist.

Statt der Genprodukte (Proteine) kann man auch die Gene selbst betrachten und die molekulare Evolution auf dem Niveau der **DNA-Nucleotidsequenzen** studieren. Aufgrund der Degeneration des genetischen Codes (S. 63) enthalten die DNA-Sequenzen zusätzliche Informationen, die den Proteinen nicht zu entnehmen sind – z. B. über stille Mutationen, die sich auf die Aminosäuresequenz der Proteine nicht auswirken. Auch Mutationen in den nichtcodierenden Regionen, den flankierenden und intergenischen Regionen sowie den Introns können ebenso erfaßt werden wie Strukturmutationen (S. 87) und horizontaler Gentransfer (S. 116). Die DNA-Sequenzanalysen sind daher so aussagekräftig, daß es Bestrebungen gibt, das ganze menschliche Genom zu sequenzieren und mit demjenigen genetisch gut untersuchter Tiere wie Maus, *Drosophila* oder *Caenorhabditis* (S. 214) zu vergleichen.

Anhand des generellen Befundes, daß die Nucleotidsubstitutionsrate für jedes Gen angenähert konstant ist, lassen sich aus den DNA-Sequenzen verschiedener Organis-

60 … 100
N K N K G I I W G E D T L M E Y L E N P K K Y I P G T K M I F V G I K K K E E R A D L I A Y L K K A T N E
N K N K G I T W G E D T L M E Y L E N P K K Y I P G T K M I F V G I K K K E E R A D L I A Y L K K A T N E
N K N K G I T W G E D T L M E Y L E N P K K Y I P G T K M I F A G I K K K D E R A D L I A Y L K K A T N E
N K N K G I T W G E D T L M E Y L E N P K K Y I P G T K M I F A G I K K K A E R A D L I A Y L K Q A T A K
N K N K G I T W G E D T L M E Y L E N P K K Y I P G T K M I F A G I K K K G E R Q D L I A Y L K S A C S K
N K A K G I T W Q D D T L F E Y L E N P K K Y I P G T K M I F A G L K K P N E R G D L I A Y L K S A T K –
N K N K A V E W E E N T L Y D Y L L N P K K Y I P G T K M V F P G L K K P Q D R A D L I A Y L K K A T S S
N I K K N V L W D E N N M S E Y L T N P K K Y I P G T K M A F G G L K K E K D R N D L I T Y L K K A C E –

I Isoleucin, *L* Leucin, *M* Methionin, *P* Prolin, *V* Valin, *W* Tryptophan); *farbiger Buchstabe auf weißem Feld:* polare Aminosäuren (*C* Cystein, *N* Asparagin, *Q* Glutamin, *S* Serin, *T* Threonin, *Y* Tyrosin); *graues Feld:* saure Aminosäuren (*D* Asparaginsäure, *E* Glutaminsäure); *farbiges Feld:* basische Aminosäuren (*H* Histidin, *K* Lysin, *R* Arginin) (nach Dayhoff; Dickerson).

men *hypothetische Stammbäume* errechnen, die angeben, wann in der Evolution verwandte Arten reproduktiv isoliert wurden. Hauptsächlich zwei Methoden kommen zur Anwendung: Die *„Parsimony"-Methode* rekonstruiert den Stammbaum anhand der minimalen Zahl benötigter Substitutionsschritte. Bei der *Distanz-Matrix-Methode* wird zunächst die genetische Distanz (d.h. die Anzahl Nucleotidsubstitutionen) zwischen allen Speziespaaren berechnet und dann der Stammbaum aufgrund aller dieser Distanzen rekonstruiert. Beide Methoden können schon deshalb nicht zu absolut sicheren Aussagen führen, weil sich aus den DNA-Vergleichen nicht alle früher erfolgten Mutationen entnehmen lassen: Wie bereits erwähnt, werden Rück- und Parallelmutationen

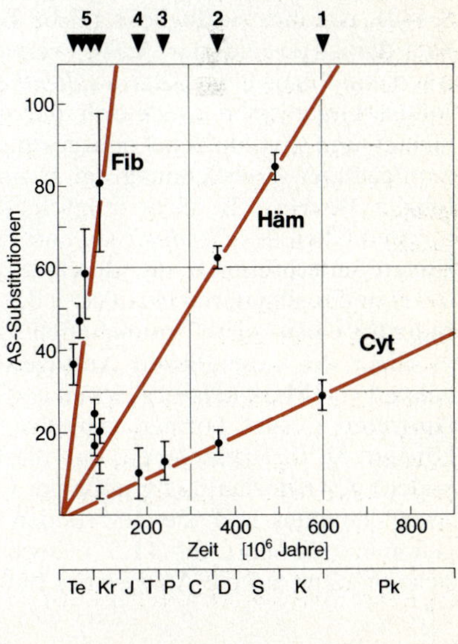

Abb. 11.4 Evolutionsraten von Cytochrom c *(Cyt)*, Hämoglobin *(Häm)* und Fibrin *(Fib)*. – *Ordinate:* Anzahl Aminosäure-(AS-)Substitutionen pro 100 AS-Gruppen. *Abszisse:* Zeit seit der phylogenetischen Trennung der betrachteten Tiergruppen: *1* Insekten – Wirbeltiere, *2* Fische – Amphibien, *3* Reptilien – Säuger, *4* Reptilien – Vögel, *5* verschiedene Ordnungen der Säuger. Erdzeitalter (vgl. Anhang *4*): *Pk* Präkambrium, *K* Kambrium, *S* Silur, *D* Devon, *C* Karbon, *P* Perm, *T* Trias, *J* Jura, *Kr* Kreide, *Te* Tertiär (nach Dickerson).

nicht erfaßt. Außerdem sind Stichprobengröße und Anzahl betrachteter Gene meistens noch zu klein. Dennoch führen die gewonnenen Daten zusammen mit Befunden anderer Disziplinen zu gut abgesicherten phylogenetischen Schlußfolgerungen (vgl. z. B. Abb. **11.17**).

Bei der molekularen Stammbaumanalyse hat sich die Sequenz der *mitochondrialen DNA* als besonders geeignet erwiesen, da die Substitutionsrate der Nucleotide in der mitochondrialen DNA zumindest bei Säugetieren wesentlich höher liegt als bei Genen des Zellkerns, die Stammbaumanalyse hier also mit feinerer Zeitauflösung erfolgen kann. Die erhöhte Substitutionsrate hängt wahrscheinlich mit der geringeren Effizienz der Reparaturenzyme oder der höheren Fehlerrate der mitochondrialen DNA-Polymerase zusammen. Da die mitochondriale DNA zudem nur mütterlich vererbt wird (S. 152), ist die Rekombinationsrate stark eingeschränkt. Nur ein Ergebnis dieser Methode sei genannt: Anhand des Vergleichs mitochondrialer DNA-Sequenzen steht unter allen Menschenaffen der Schimpanse dem Menschen am nächsten.

11.1.2 Historische Abfolge

a) Bedeutung des Fossilmaterials

Während die phylogenetische Systematik Vorformen rezenter Organismen aus Merkmalsvergleichen *indirekt* erschließt, kann die Paläontologie anhand **fossiler** (versteinerter) **Überreste** von Organismen *direkte* Dokumente liefern. Doch auch aus diesen in der Regel punktuellen Dokumenten lassen sich historische Abläufe nur selten unmittelbar ablesen, sondern erst unter Hinzunahme von Kriterien weiterer biologischer Disziplinen rekonstruieren. Noch zu Zeiten LAMARCKS hat CUVIER, hervorragender Kenner fossiler Überlieferungen und bedeutendster vergleichender Anatom seiner Zeit (vgl. Box **11.1**, S. 542), das ihm zugängliche reiche Fossilmaterial zur Stützung von LINNÉS Satz der „Konstanz der Arten“ verwendet und den beobachteten Formenwandel im Sinne einer *Katastrophentheorie* interpretiert. Nach dieser Theorie sollten Organismen wiederholt durch erdgeschichtliche Katastrophen vernichtet und anschließend neu geschaffen worden sein. Auch heute – bei zweifelsfreier Anerkennung der Evolutionstheorie – ist es allein aufgrund fossiler Belege z. B. nicht möglich, zwischen den widerstreitenden Evolutionsmodellen der *Gradualisten* und *Punktualisten* (S. 582) zu unterscheiden. Erstere interpretieren die durchwegs fehlenden Zwischenstufen *(Missing links)* im Fossilmaterial als Lücken der Überlieferung, letztere als real und als Indiz für einen relativ sprunghaften (punktualistischen) Artenwandel.

Einer der wesentlichen Aussagewerte der Paläontologie besteht darin, anhand von Merkmalsvergleichen und Kenntnissen über das relative zeitliche Auftreten fossiler Formen **evolutive Trends** erkennen und analysieren zu können. So ist anzunehmen, daß die Vorfahren der Landwirbeltiere (Tetrapoden) der Knochenfischgruppe der Crossopterygier (Quastenflosser) strukturell ähnelten und die Tetrapoden möglicherweise hier ihren Ursprung genommen haben (Abb. **11.5**, s. auch S. 757, 758). Solche Aussagen stützen sich vor allem auf die Analyse des Bewegungsapparates (z. B. des Extremitä-

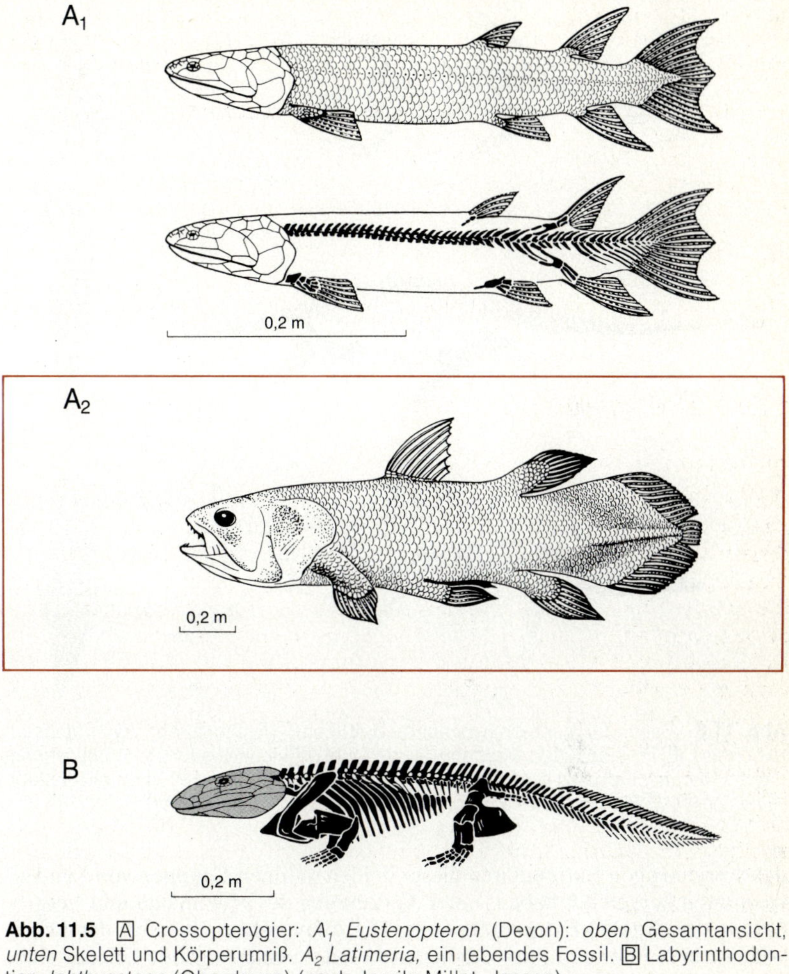

Abb. 11.5 A Crossopterygier: *A_1 Eustenopteron* (Devon): *oben* Gesamtansicht, *unten* Skelett und Körperumriß. *A_2 Latimeria,* ein lebendes Fossil. B Labyrinthodontier: *Ichthyostega* (Oberdevon) (nach Jarvik; Millot; Jessen).

tenskeletts). Andererseits zeigen Merkmalsvergleiche fossiler und rezenter Formen, daß aus Landwirbeltieren mehrfach wasserlebende Formen hervorgegangen sind. Das gilt vor allem für Reptilien (Abb. **11.6**) und Säugetiere (S. 767). Anhand eines Vergleichs von Notho- und Plesiosauriern (Abb. **11.6** *A*, *B*) läßt sich z. B. eine Hypothese darüber aufstellen, wie sich

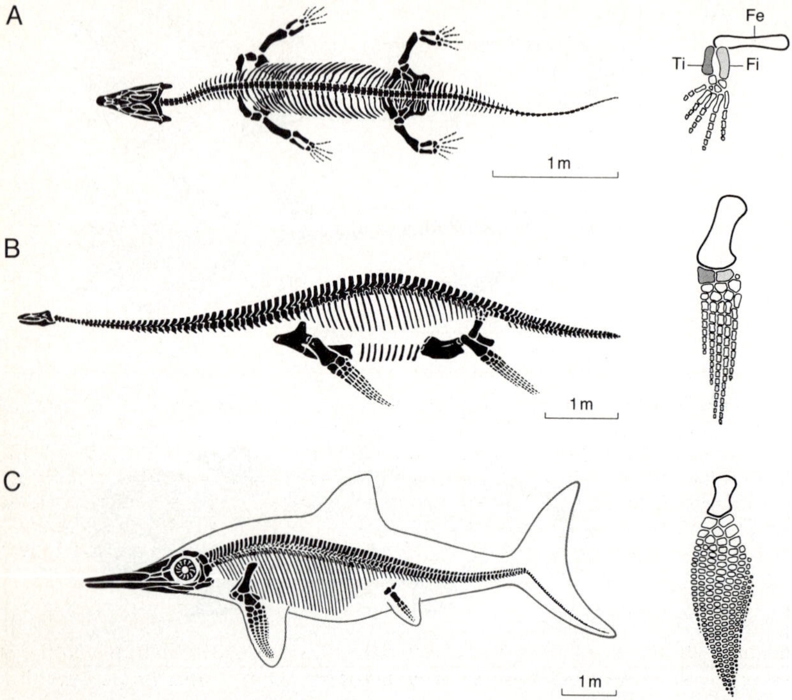

Abb. 11.6 Sekundär meeresbewohnende Reptilien. [A] Nothosaurier: *Paranothosaurus* (Trias). [B] Plesiosaurier: *Muraenosaurus* (Jura). [C] Ichthyosaurier: *Ichthyosaurus* (Jura). *Rechts* sind die Hinterextremitäten der entsprechenden Formen dargestellt. – *Fe* Femur, *Fi* Fibula, *Ti* Tibia (nach Kuhn-Schnyder; Peyer; Romer).

die flossenartigen Extremitäten dieser beiden marinen Gruppen von Landextremitäten hergeleitet haben: unter Verkürzung des proximalen und Vergrößerung des distalen Extremitätenteils. Diese Hypothese ist selbst dann sinnvoll, wenn Notho- und Plesiosaurier nicht aufeinanderfolgende Glieder einer Abstammungsreihe sind, sondern – was wahrscheinlicher ist – Parallelentwicklungen verkörpern. Eine noch stärkere Betonung des distalen Extremitätenteils zeigt die Flosse der Ichthyosaurier (Abb. **11.6** *C*). Hier ist eine Zuordnung der einzelnen Knochenelemente zu denen der Landtierextremitäten nicht mehr möglich.

Die Analyse evolutiver Trends kann sich gelegentlich auf **Übergangsformen** zwischen systematischen Großgruppen stützen. Als Bindeglieder *(Connecting links)* sind sie durch ein *Mosaik* ursprünglicher (plesiomorpher) und abgewandelter (apomorpher) Merkmale ausgezeichnet. Wie Abb. **11.7** zeigt,

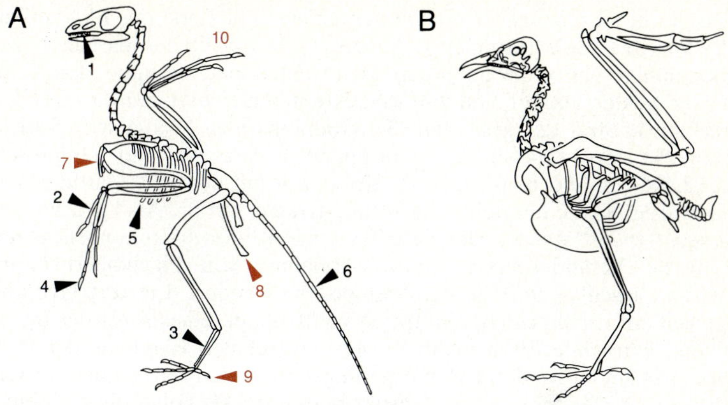

Abb. 11.7 [A] Rekonstruktion des Skeletts von *Archaeopteryx* im Vergleich zum [B] Skelett eines rezenten Vogels. In *A* sind Reptilienmerkmale *(1–6)* durch *schwarze*, Vogelmerkmale *(7–10)* durch *farbige Signaturen* gekennzeichnet. – *1* Zähne, *2* Mittelhandknochen und *3* Mittelfußknochen mehrheitlich nicht verwachsen, *4* Finger mit Krallen, *5* Rippen frei, Brustbein fehlend, *6* zahlreiche (20–21) freie Schwanzwirbel, *7* Schlüsselbeine zum Gabelbein (Furcula) verwachsen, *8* langes, nach hinten gerichtetes Schambein (Pubis), *9* Hinterzehe opponiert, *10* Besitz von Federn (nach Steiner; Colbert, Bergmann; Bühler).

besitzt der „Urvogel" *Archaeopteryx* aus den Solnhofener Plattenkalken des oberen Jura neben einer Reihe plesiomorpher Reptilienmerkmale, die den heutigen Vögeln fehlen, auch wesentliche apomorphe Vogelmerkmale (z. B. Federn). Ähnlich zeigt das älteste bekannte Landwirbeltier, *Ichthyostega* aus dem Devon Grönlands (Abb. **11.5** *B*), ein Mosaik der Merkmale von Fischen (z. B. Crossopterygiern) und Amphibien. Zu ersteren zählen der Bau von Schädel, Wirbelsäule und Schwanz, zu letzteren die fünfstrahligen (pentadactylen) Extremitäten sowie der Anschluß des Beckens an die Wirbelsäule.

Als die Evolutionstheorie formuliert wurde, waren derart schlagende Indizien für Evolutionsprozesse in Form fossiler Mosaikformen noch nicht bekannt. Das erste *Archaeopteryx*-Exemplar – das erste *Connecting link* überhaupt – wurde 1861 entdeckt: zwei Jahre nach Erscheinen von DARWINS „Origin of Species".

Neben Übergangsformen und allmählichem Formenwandel zeigt das Fossilmaterial auch ausgeprägte **Faunenschnitte**, das Aussterben größerer Organismengruppen *(Extinktion)* und die Übernahme der freiwerdenden ökologischen Planstellen durch andere Gruppen. In den Burgess-Schiefern des mittleren Kambriums (S. 555) ist der heute äußerst artenarme Stamm der *Priapuliden* (15 rezente Arten, Anhang 5) reich vertreten. Unter den wurmförmigen benthischen Organismen dieser Epoche stellt er die dominierende Räuberfauna. Doch schon im Ordovizium scheinen diese Formen der Konkurrenz räuberischer Polychaeten (Stamm *Annelida*) erlegen zu sein.

Der wohl markanteste Faunenbruch erfolgte zu Ende des Mesozoikums an der Wende Kreide/Tertiär (vgl. Anhang *4*). Innerhalb der marinen Formen starben damals neben der dominierenden Cephalopodengruppe, den *Ammoniten,* die beiden Hauptlinien der Meeresreptilien *(Ichthyosauria* und *Plesiosauria)* sowie 90% der gesamten Planktonfauna aus. Das gleiche Schicksal erlitten die terrestrischen Sauriergruppen (*Saurischia* und *Ornithischia,* Abb. **12.106**), die noch zu Ende der Kreidezeit mit über 100 Gattungen vertreten waren. Keine überlebte die Wende Kreide/Tertiär. Als Ursache dieses „Massensterbens" werden globale Effekte wie Klimaschwankungen, plattentektonische Veränderungen (starke Abnahme von Flachmeerhabitaten) sowie der Einschlag eines großen Meteoriten diskutiert. Letztere Hypothese stützt sich auf das plötzliche Auftreten von Iridium, eines sonst nur im Erdkern und extraterrestrisch in Meteoriten vertretenen Elements der Platingruppe, das mit einem dünnen Ablagerungshorizont an verschiedenen Stellen der Erde den Übergang Kreide/Tertiär markiert. Als Folge dieses Meteoriteneinschlags sollen Staubanreicherungen in der Atmosphäre zur Verminderung der Sonneneinstrahlung, zu Abkühlung und Abnahme der Primärproduktion geführt haben.

Die *Ammoniten (Ammonoidea)* verzeichnen allerdings schon einige Millionen Jahre vor dem vermeintlichen Meteoriteneinschlag stark abnehmende Arten- und Individuenzahlen. Die Formen der späten Kreidezeit zeigen zudem auffällige Merkmalsveränderungen in Richtung auf höhere Schwimmgeschwindigkeit und stabileren Gehäusebau (Abb. **11.8**). Da zur gleichen Zeit mehrere Gruppen schnell schwimmender mariner Räuber auf den Plan traten (Krebse, carnivore Schnecken, Haie, Knochenfische, Mosasaurier), scheinen die Ammoniten in ihrer Spätzeit mit diesen Gruppen einen „evolutiven Defensivkampf" geführt – und verloren – zu haben.

Gelegentlich gelang es einzelnen Formen, das Aussterben ihrer Gruppe zu überleben. Meistens zeigen diese Formen dann über große geologische Zeiträume hinweg so geringe Veränderungen, daß man sie direkt rezenten Arten oder Gattungen zuordnen kann. Letztere werden daher als **lebende Fossilien** bezeichnet. Als Beispiele seien die „Urschnecke" *Neopilina* (Abb. **12.62**), das Perlboot *Nautilus* (Abb. **12.68** *B*), der Schwertschwanz *Limulus* (Abb. **12.45** *A*) und der Quastenflosser *Latimeria* (Abb. **11.5** A_2) genannt. Alle haben in relativ stabilen marinen Biotopen – *Neopilina* lebt in der pazifischen Tiefsee unterhalb 3000 m – Zeiträume von 450, 200, 175 bzw. 70 Millionen Jahren nahezu unverändert überdauert. Da ihre nächsten Verwandten ausgestorben sind, bilden sie heute die einzigen Vertreter relativ hoher systematischer Einheiten (*Neopilina:* Monoplacophora; *Nautilus:* Tetrabranchiata; *Limulus:* Merostomata; *Latimeria:* Crossopterygii).

Dieser evolutiven Stabilität bei ökologischer Konstanz stehen jene *raschen, fortgesetzten Artaufspaltungen* gegenüber, die stets dann auftreten, wenn Habitate mit einer Vielzahl ökologischer Lizenzen neu erschlossen werden. Solche **adaptiven Radiationen** sind fossil mehrfach belegt. Die adaptive Radiation der *Säugetiere* in alle heutigen Ordnungen hat sich in der späten Kreide- und frühen Tertiärzeit in einer relativ kurzen Spanne von 15 Millio-

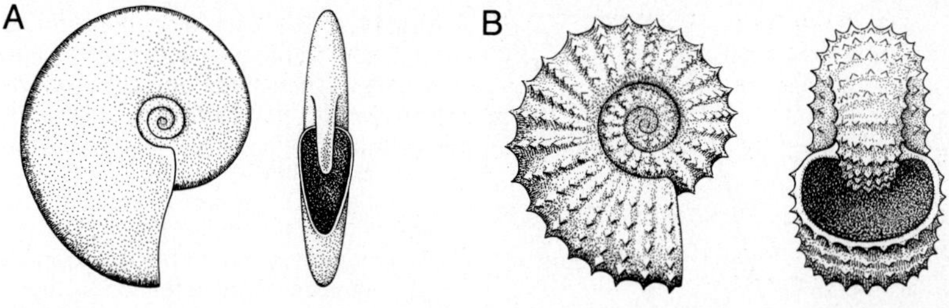

Abb. 11.8 Ammoniten der späten Kreidezeit. [A] Extrem stromlinienförmige Formen *(Placenticeras)*, [B] stark gepanzerte Formen *(Douvilleiceras)* (nach Ward; Prentiss).

nen Jahren vollzogen. Sehr früh im Tertiär entstanden die Fledermäuse *(Chiroptera)* in den Grundzügen ihrer Organisation mit ihrem gesamten wohl ausgebildeten Flugapparat in wenigen Millionen Jahren aus Insektenfressern, haben aber in den nachfolgenden 50 Millionen Jahren keine größeren Veränderungen ihrer Grundorganisation mehr erfahren.

Im folgenden seien zwei Beispiele solcher Radiationen – die eine aus der älteren, die andere aus der jüngeren Erdgeschichte – näher diskutiert.

b) Radiationen

Die frühe Evolution des Lebens bestand in der Entwicklung von Stoffwechselwegen prokaryotischer einzelliger Organismen (S. 259) und ist als solche fossil nicht belegbar. Zwar existieren Spuren pro- und eukaryotischer Einzeller, die eine Datierung dieser frühen Lebensformen zulassen (Abb. **11.9**), aber über den Ursprung vielzelliger Tiere vermögen sie nichts auszusagen.

Die ersten **Metazoen** erscheinen vor 700 Millionen Jahren am Ende der letzten präkambrischen Vereisungsphase der Erde. Bei dieser *Ediacara-Fauna* Australiens handelt es sich um weichhäutige, oft extrem abgeflachte, scheiben- und bandförmige Tiere. Eine der Formen *(Dickinsonia)* war bei einem Durchmeser von 1 m nur 6 mm dick. Das damit gegebene hohe Oberflächen/Volumen-Verhältnis begünstigte die Aufnahme von Nährstoffen aus dem Meerwasser und die Absorption von Licht durch photosynthetisch tätige, symbiontische Algen. Das war insofern bedeutsam, als diese präkambrischen Metazoen, die sich mehrheitlich keinem der rezenten Tierstämme zuordnen lassen, vor allem saprozoisch und in symbiontischer Assoziation mit autotrophen Einzellern lebten.

Auf die relativ monotone Ediacara-Fauna folgte zu Beginn des Kambrium (vor 590 Millionen Jahren) plötzlich eine derart auffällige Formenvielfalt, daß man von einer regelrechten *Metazoen-Radiation* sprechen kann. Unter den Fossilien, die aus den *Burgess-Schiefern* Kanadas und ähnlichen Flachmeerablagerungen Grönlands zutage gefördert wurden, überwiegen arthropodenähnliche und grabende, wurmartige Formen. Die Vielgestaltigkeit dieser häufig bizarren und der heutigen Fauna fremden Organismen (Abb. **11.10**) läßt

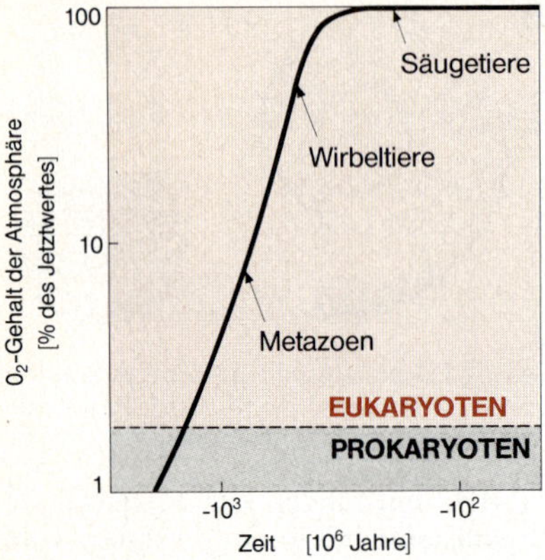

Abb. 11.9 Die Sauerstoffanreicherung der Erdatmosphäre und das erstmalige Auftreten verschiedener Organismengruppen in der Erdgeschichte. Prokaryoten sind erstmals aus mehr als 3 Milliarden Jahre alten Gesteinen Afrikas belegt. Die ersten Eukaryoten treten vor 1,2–1,4 Milliarden Jahren auf (Fundstellen in Kalifornien). Doppeltlogarithmische Darstellung (nach Cloud).

die frühe Metazoenradiation als „evolutives Experimentierfeld" erscheinen. Neben dieser Formendiversität ist für die Burgess-Fauna noch ein zweites charakteristisch: Erstmals treten Räuber auf. Das neue trophische Niveau (S. 533), das damit erreicht war, kann als Voraussetzung für stärkere Kompetition und differenziertere ökologische Nischenbildung gelten – Faktoren, die ihrerseits die Formendiversifizierung weiter intensivierten. Gestartet wurde diese „ökologische Kettenreaktion" offenbar von globalen erdgeschichtlichen Ereignissen: vom plattentektonischen Auseinanderbrechen des großen präkambrischen Superkontinents (Abb. **11.11**), womit eine Vielzahl neuer, räumlich getrennter Küstenmeerregionen entstand, und von einer starken Zunahme des Nährstoffreichtums (vor allem des Phosphatgehalts) in diesen Gewässern.

In jüngerer geologischer Zeit – im Tertiär – liefert die Evolution **pferdeartiger Säugetiere** *(Equiden)* ein gut belegtes Beispiel fossiler Abwandlungsreihen (Abb. **11.12**). Die Entwicklung von kleinen, laubfressenden, drei- und vierzehigen Formen (*Hyracotherium, Propalaeotherium;* Abb. **11.13**) zu den großen, grasfressenden und einzehigen heutigen *Equus*-Arten (Pferde, Esel, Zebras) läßt sich am Bau der Extremitäten, an Größe und Kronenmuster der Backenzähne sowie an der generellen Zunahme der Körpergröße (Abb. **11.14**) in einer Vielzahl von Zwischenstufen dokumentieren. Diese Dokumente zeigen jedoch zugleich, daß die Entwicklung keineswegs linear im Sinne einer geradlinigen Reihe abgelaufen ist, sondern zahlreiche Aufspaltungen, Anpassungsrichtungen, erloschene Zweige und großräumige Migrationsbewegungen einschließt. Die ältesten Vorkommen der frühesten Pferdegattung *(Hyracotherium)* stammen aus Südwesteuropa. Von dort haben sich die Pferde über ganz Europa und über nordatlantische Landkorridore nach Nordamerika ausgebreitet. In der Alten Welt starben sie zu Ende des Eozäns (vor etwa 35 Millionen Jahren) aus. Ihre weitere evolutive Entwicklung erfolgte in Nordamerika, von wo aus sie in mehreren Immigrations-

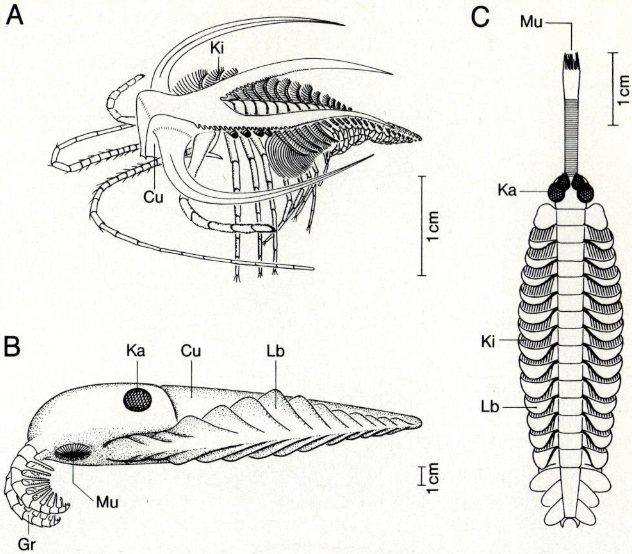

Abb. 11.10 Metazoen der Burgess-Fauna (mittleres Kambrium). [A] *Marella* (Arthropoda), [B] *Anomalocaris*, [C] *Opabinia*. *B* und *C* können keinem der heutigen Tierstämme zugeordnet werden. – *Cu* Cuticula, *Gr* bewegliche Greifarme mit hakenbesetzten Seitenästen, *Ka* Komplexauge, *Ki* Kiemen (in *B* als eigene Körperanhänge oberhalb von *Lb* und daher im Bild nicht sichtbar ausgebildet), *Lb* Loben (flexible, aber ungegliederte Körperanhänge), *Mu* Mundöffnung, in *B* von einem Kieferplattenkranz, in *C* von einem Hakenkranz umstellt (nach Whittington; McMenamin; Prentiss).

schüben entweder von Westen über nordatlantische Landverbindungen oder von Osten über die Bering-Brücke wieder nach Eurasien vordrangen. Südamerika erreichten sie über die erst im Pliozän entstandene Panama-Brücke.

In der geschilderten „Pferdereihe" ist die Evolution des gesamten Merkmalskomplexes aus Körpergröße, Extremitäten- und Gebißstruktur mit dem Übergang vom Wald- zum Steppenleben korreliert: mit der höheren Lokomotionsgeschwindigkeit im offenen Gelände und dem neuen Nahrungsangebot (silikathaltige, harte Steppengräser). Dabei verlief die Entwicklung der einzelnen Merkmale keinesweg mit gleicher Geschwindigkeit. Während sich der Übergang zur Einzehigkeit relativ allmählich während 60 Millionen Jahren Pferdeentwicklung abspielte, vollzog sich die Ausbildung hochkroniger Backenzähne geradezu explosionsartig innerhalb weniger Millionen Jahre im Miozän. Einige Formen (z.B. *Hypohippus*) erfuhren zwar eine mächtige Größenzunahme, behielten jedoch ein niederkroniges Gebiß und dreistrahlige Extremitäten bei. Andere zeigten zwar alle Anpassungen ans Steppen-

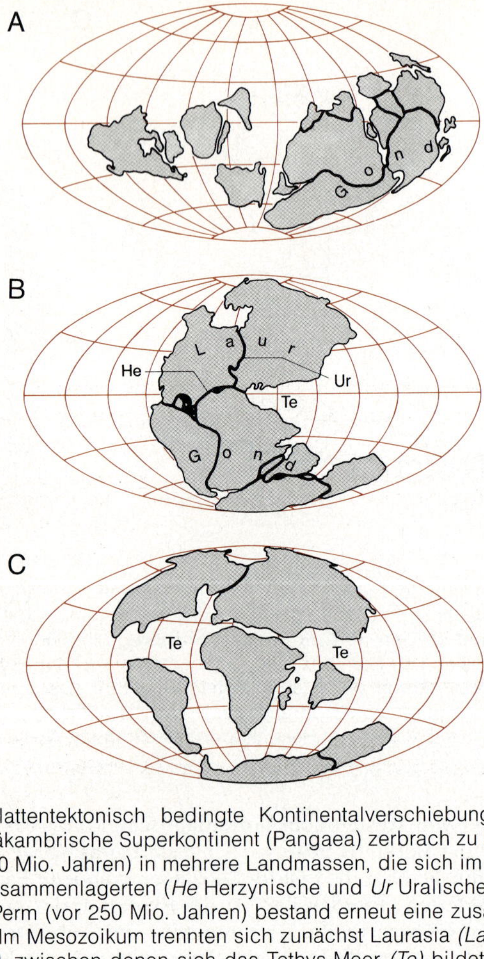

Abb. 11.11 Plattentektonisch bedingte Kontinentalverschiebungen. [A] Der geschlossene präkambrische Superkontinent (Pangaea) zerbrach zu Beginn des Kambriums (vor 590 Mio. Jahren) in mehrere Landmassen, die sich im späten Paläozoikum wieder zusammenlagerten (*He* Herzynische und *Ur* Uralische Kontaktzone). [B] Zu Ende des Perm (vor 250 Mio. Jahren) bestand erneut eine zusammenhängende „Pangaea". [C] Im Mesozoikum trennten sich zunächst Laurasia *(Laur)* und Gondwanaland *(Gond)*, zwischen denen sich das Tethys-Meer *(Te)* bildete; dann zerfielen die beiden Landmassen in die heutigen Kontinente (vor 65 Mio. Jahren). Fossile Belege für ein geschlossenes Gondwanaland liefert z. B. die permisch-triassische *Lystrosaurus*-Fauna, die mit einer Reihe charakteristischer Amphibien- und Reptiliengruppen für die Antarktis, für Südafrika, Indien und Südchina nachgewiesen ist (nach Valentine, Moores; McMenamin).

leben, gleichzeitig aber sekundär stark reduzierte Körpergrößen (z. B. *Nannippus*).

11.1.3 Geographische Verbreitung

Auch geographische Verbreitungsmuster lassen auf phylogenetische Entwicklungen schließen – besonders dann, wenn die betreffenden Organismengruppen nur in bestimmten geographischen Regionen vorkommen. Sind sie auf ein relativ enges Gebiet beschränkt, werden sie als (für dieses Gebiet) *endemisch* bezeichnet.

Vielfach belegen Fossilfunde, daß solche Endemiten in früheren Epochen weiter verbreitet waren, sich aber bis heute nur in einem beschränkten Verbreitungsgebiet halten konnten: **Reliktendemismus**. Die zu den Halbaffen *(Prosimii)* zählenden Lemuren (*Lemuriformes,* Abb. **12.111**) traten im frühen Tertiär in ganz Nordamerika und Eurasien auf, kommen heute aber nur noch auf Madagaskar vor. Diese seit dem ausgehenden Mesozoikum von Afrika getrennte Insel (vgl. Anhang *3*) wurde von den höher evoluierten echten Affen *(Simii)*, die außerhalb Madagaskars die Lemuren vollständig verdrängten, nie erreicht. Daher konnten die Lemuren hier sogar Nischen besetzen, die sonst den rein tagaktiven Simii vorbehalten sind, d. h. ihrerseits tagaktive Formen entwickeln. Alle übrigen (mit den Simii konkurrierenden) Halbaffen leben ausschließlich nachtaktiv.

Sind Endemiten in ihren räumlich begrenzten Arealen entstanden, spricht man von **Entstehungsendemismus**. Häufig haben sie dann aufgrund eines reichen Angebots an nicht genutzten ökologischen Lizenzen ausgeprägte adaptive Radiationen erfahren. Das klassische Beispiel liefern die – auch wissenschaftshistorisch bedeutsamen – *Darwin-Finken (Geospizinae)* der Galapagos-Inseln. Den jungen DARWIN haben sie in seinem evolutionsbiologischen Denken stark beeinflußt, als er ihnen auf seiner berühmten Weltreise mit dem Forschungsschiff „Beagle" begegnete. Die fast 1000 km vom Festland entfernten Galapagos-Inseln (Abb. **11.15**) wurden vermutlich zu Ende des Tertiärs von wenigen Angehörigen einer Stammart besiedelt. Diese Gründerpopulation, bei der es sich wie bei einer ähnlichen ecuadorianischen Festlandsart um ammernartige Körnerfresser gehandelt haben muß, hat sich bis heute vor allem aufgrund von Nahrungsspezialisationen in 14 Arten differenziert (Abb. **11.16**): in Bodenfinken (*Geospiza,* 6 Arten), die sich in Art und Größe der bevorzugten Samennahrung unterscheiden, und Baumfinken (*Camarhynchus,* 6 Arten), von denen sich eine Art herbivor, die übrigen insectivor ernähren und von denen eine (*C. pallidus,* Abb. **11.16** *7*) sogar auf Werkzeuggebrauch spezialisiert ist: Mit einem Kaktusstachel stochert dieser „Spechtfink" Insekten aus der Rinde von Bäumen heraus. Die übrigen beiden Arten sind wendige, laubsängerähnliche Insektenfresser (*Certhidea,* 1 Art) oder bodenlebende Formen (*Pinaroloxias,* 1 Art). Letztere Art lebt als einziger Darwin-Fink außerhalb des Galapagos-Archipels auf der fast 800 km entfernten Cocos-Insel. Wie stark nahrungsbedingte Selektion wirken kann,

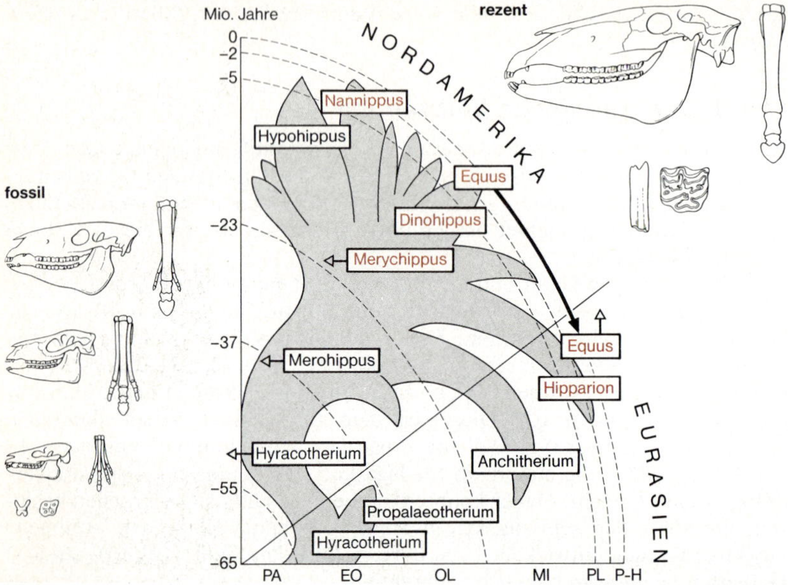

Abb. 11.12 Phylogenie der Equiden („Pferdestammbaum"). Nur die wichtigsten fossilen Gattungen sind namentlich genannt. Blattfresser in *schwarzer*, Grasfresser in *farbiger Schrift*. Der *dicke schwarze Pfeil* symbolisiert die Wanderbewegungen von *Equus*, der postpleistozän in Nordamerika ausstarb und erst vom Menschen (im 16. Jahrhundert) in der Neuen Welt wieder eingeführt wurde. *Einschaltfiguren:* Für 4 Gattungen *(Kästen mit Pfeilsignaturen)* sind Schädel, Vorderfußskelett und (für *Hyracotherium* und *Equus*) 1. oberer Molar in Seitenansicht und Aufsicht gezeigt. – *PA* Palaeozän, *EO* Eozän, *OL* Oligozän, *MI* Miozän, *PL* Pliozän, *P-H* Pleistozän und Holozän (nach Simpson; Osborn; Matthew; Storch).

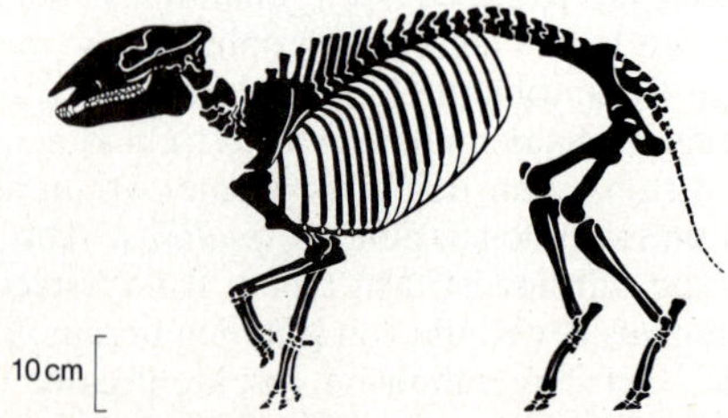

Abb. 11.13 Urpferdchen *Propalaeotherium* aus dem Eozän des Rhein-Main-Gebietes (Grube Messel) (nach Franzen).

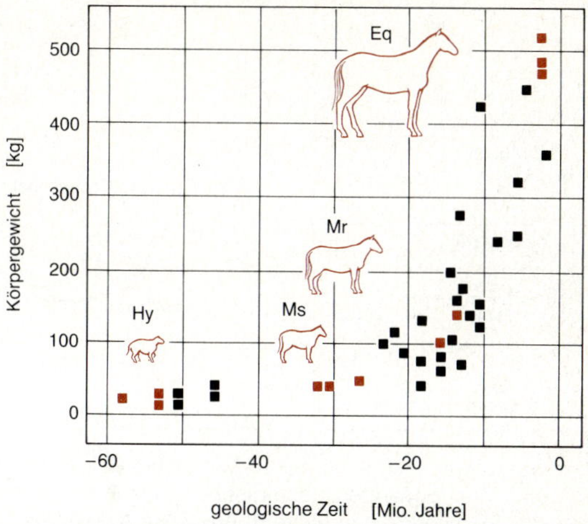

Abb. 11.14 Zunahme der Körpergröße im Verlauf des Tertiärs bei 38 nordamerikanischen Equiden-Arten. Die Körpergewichte wurden anhand von Skelettmessungen berechnet. Daten für *Hyracotherium* (Hy), *Mesohippus* (Ms), *Merychippus* (Mr) und *Equus* (Eq) sind *in Farbe* hervorgehoben (nach McFadden).

zeigen Langzeitstudien an einer der heutigen *Geospiza*-Arten. Schon eine zweijährige Dürreperiode und damit verbundene Verschiebungen im Nahrungsangebot haben signifikante Änderungen der Schnabelform zur Folge.

Eine ähnliche Situation bietet sich auf den Hawaii-Inseln, die sogar 3500 km vom nächsten Festland liegen. Hier zeigen die endemischen *Kleidervögel (Drepanididae)* eine noch stärkere Aufspaltung und Einnischung als die Darwin-Finken: Systematisch werden sie in 2 Unterfamilien, 11 Gattungen und 22 Arten gegliedert (von denen seit ihrer Erstbeschreibung allerdings 8 Arten bereits ausgestorben sind). Ökologisch stellen sie neben Samen-, Frucht- und Insektenfressern auch nektarsaugende Arten, mit denen sie die ökologische Nische der auf Hawaii fehlenden Kolibris besetzen (S. 516).

Wie *Mehrfachbesiedlung* von Inseln zur Artendiversität geführt hat, zeigt in kleinem Maßstab auch das Beispiel der Buchfinken auf den Kanarischen Inseln. Dieser Archipel ist offenbar zweimal vom Festland her von Gründerindividuen besiedelt worden. Die Erstbesiedler haben sich inzwischen zu einer eigenen Art – dem Teydefink *(Fringilla teydea)* – evoluiert, die Zweitbesiedler erst den Status einer Rasse *(Fringilla coelebs canariensis)* der Festlandsart erreicht. Reproduktiv und ökologisch getrennt, leben die Nachkommen beider Einwanderungsgruppen heute unvermischt nebeneinander. Der Teydefink ist auf Nadelwald, der Buchfink auf Laubwald beschränkt. Die festländische Ausgangsart kommt dagegen in beiden Biotopen vor.

Das wohl dramatischste Beispiel adaptiver Radiationen von Inselendemiten liefern die *Taufliegen (Drosophilidae)* Hawaiis. Mit den 800 Arten, die

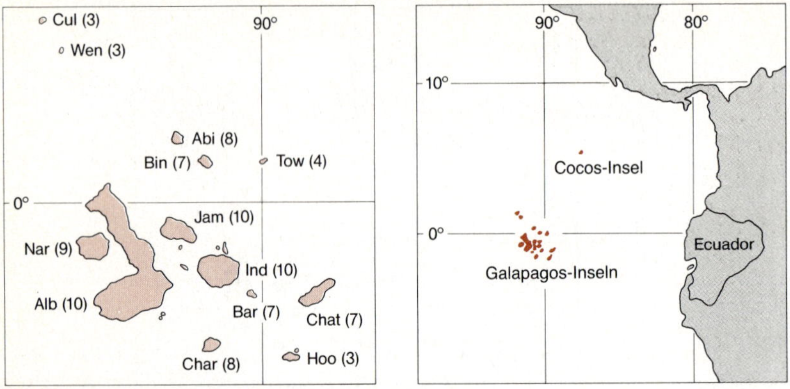

Abb. 11.15 Die Galapagos-Inseln, vor 5–10 Mio. Jahren als Vulkaninseln entstanden, waren während ihrer gesamten geologischen Geschichte weder mit irgendeiner Festlandmasse noch untereinander verbunden. Vor Ankunft des Menschen lebten auf den Inseln als einzige Landvertebraten 6 Reptilien-, 27 Vogel- und 2 Säugetierarten (1 Ratten- und 1 Fledermausart). Die Zahl der auf den einzelnen Inseln vorkommenden Darwin-Finkenarten ist *in Klammern* angegeben. Die von Darwin (und meistens auch in der heutigen zoologischen Literatur) verwendeten Inselnamen lauten: *Abe* Abingdon, *Alb* Albemarle, *Bar* Barrington, *Bin* Bindloe, *Char* Charles, *Chat* Chatham, *Cul* Culpepper, *Hoo* Hood, *Ind* Indefatigable, *Jam* James, *Nar* Narborough, *Tow* Tower, *Wen* Wenman.

hier – und nur hier – vertreten sind, stellen sie nicht nur mehr als ein Drittel aller heute bekannten (ca. 2000) Drosophiliden, sondern auch eine Fülle morphologischer und verhaltensbiologischer Differenzierungen, wie sie von Taufliegen außerhalb Hawaiis unbekannt sind. Sexualdimorphismus, elaborierte Paarungsrituale mit Territorialverhalten und strenger sexueller Selektion (S. 482) erleichtern die reproduktive Trennung der auf engem Raum sympatrisch lebenden Arten. Der heutige Hawaii-Archipel ist erst 6 Millionen Jahre alt. Doch legen molekularbiologische Untersuchungen (S. 547) an larvalen Hämolymphproteinen die Hypothese nahe, daß die Abspaltung der endemischen Drosophiliden von Festlandsformen schon vor 40 Millionen Jahren erfolgt sein muß. Diese auf den ersten Blick paradoxe Situation löst sich auf, wenn man bedenkt, daß im Gefolge plattentektonischer Vorgänge seit 70 Millionen Jahren längs der Hawaii-Inselkette – von Nordwesten nach Südosten fortschreitend – ständig aktive Vulkane über den Meeresspiegel aufgetaucht und in späterer geologischer Zeit wieder versunken sind. Die ersten endemischen Drosophiliden Hawaiis müssen also auf heute bereits wieder versunkenen Inseln entstanden sein und sich dann unter Ausbreitung auf geologisch jüngere Vulkaninseln in weitere Arten aufgespalten haben (Abb. **11.17**).

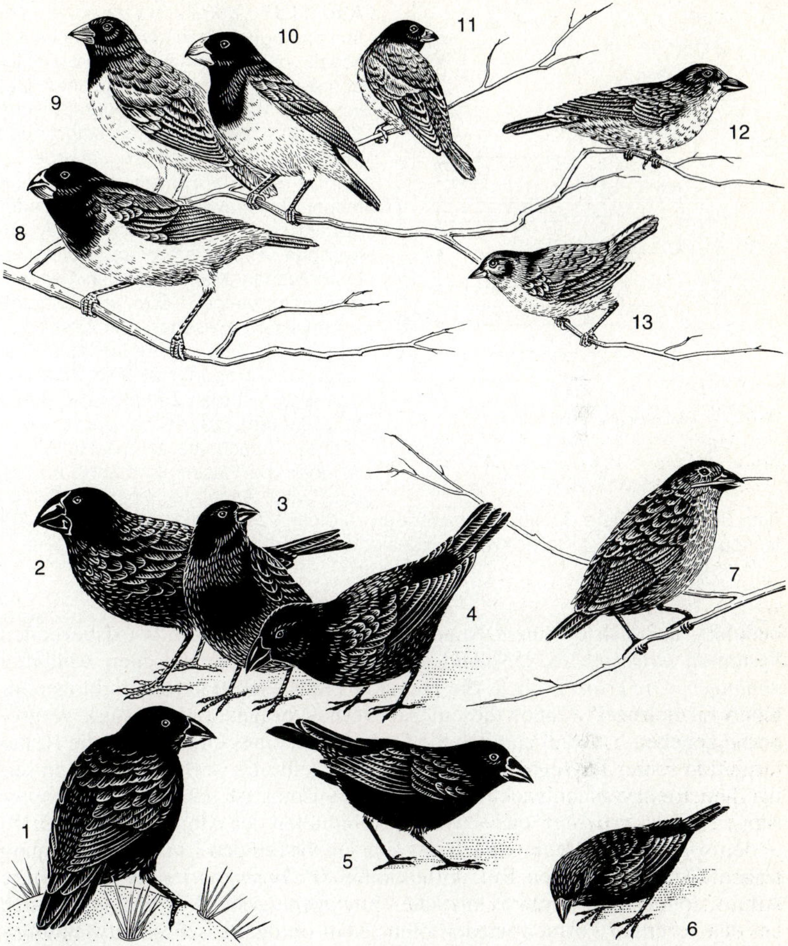

Abb. 11.16 Darwin-Finken. 1–6 *Geospiza*-Arten (bodenlebend), 7–12 *Camarhynchus*-Arten (baumlebend), 13 *Certhidea olivacea* (baumlebend) (nach Lack; Houghton, Mifflin).

11.1.4 Embryonalentwicklung

Frühe Ontogenese-Stadien phylogenetisch verwandter Organismen ähneln sich stärker als die späteren Adultformen. Diese vom Embryologen Baer (1792–1866) erstmals erkannte Beziehung wird verständlich, wenn man

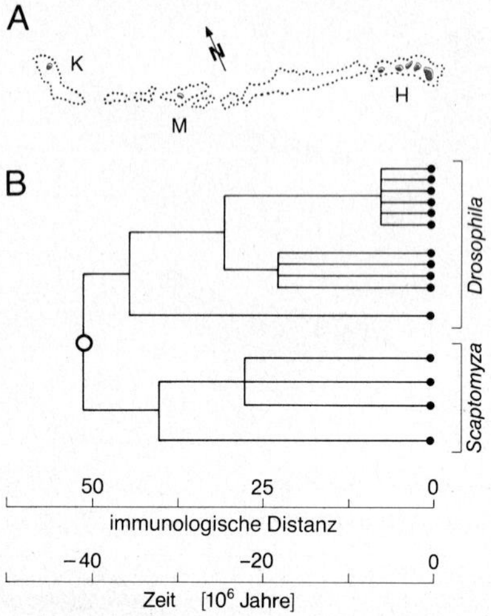

Abb. 11.17 Korrelation zwischen der immunologisch bestimmten Verwandtschaft der endemischen Drosophiliden-Arten und der geologischen Geschichte Hawaiis. A Geographische Situation. Versunkene Inselgruppen *punktiert,* heute noch existierende Inseln *in Farbe: H* Hawaii, *K* Koko Seamount, *M* Midway Islands. B Kladogramm einiger Drosophiliden-Artengruppen (•), basierend auf molekularbiologischen Merkmalen larvaler Hämolymphproteine. Die immunologische Distanz zwischen den Artengruppen ist der Zahl der Aminosäure-Substitutionen proportional. Die Zeitskala gibt jene mittleren Zeitintervalle an (in Mio. Jahren), zu denen die entsprechenden Abschnitte der Inselkette (vgl. *A*) über die Wasseroberfläche aufragten. Unter Annahme einer konstanten Rate der Aminosäure-Substitutionen fanden zu diesen Zeiten die angegebenen Artaufspaltungen statt. *Offener Kreis* Erstbesiedlung (nach Beverley, Wilson; Lewin).

bedenkt, daß sich evolutive Neuerungen in der Regel bereits existierenden Systemen *aufsetzen* (S. 253) und sich damit frühontogenetischen Abläufen *anhängen.* Die Form freilich, die Haeckel (1834–1919) in seiner „biogenetischen Grundregel“ (1866) diesem Sachverhalt prägnant, aber stark vergröbernd gegeben hat, daß nämlich die Ontogenese eines Organismus die Rekapitulation seiner Phylogenese bedeute, beschreibt die Verhältnisse zu einseitig. Die Embryonalentwicklung jedes Organismus ist reich an Eigenanpassungen *(Caenogenesen)*, die – wie die Keimhüllen der Amnioten (Abb. **3.18**) – den spezifischen Bedingungen des sich entwickelnden Embryos Rechnung tragen. Auch bei echten Rekapitulationen *(Palingenesen)* sind es nicht die Adult-, sondern die Embryonalstadien phylogenetischer Vorformen, die sich bei den rezenten Formen wiederholen. Kein ontogenetisches Entwicklungsstadium, keine Gastrula, keine Trochophora- oder Pluteus-Larve hat je als Endstadium einer Ahnenform existiert.

Als Beispiele für übereinstimmende Grundmerkmale bei Embryonen verwandter Organismen seien genannt: das Auftreten eines Kiemendarms mit Kiemenspalten (oder Schlundtaschen) bei den Embryonen aller Wirbeltiere (Abb. **11.18**); die Anlage des Blutgefäßsystems, die auch bei Säugetieren nach dem bei Fischen vorliegenden Plan erfolgt; die Bildung von Zahnanlagen bei den Embryonen der Bartenwale, die adult zahnlos sind und statt dessen einen Reusenapparat von Hornplatten besitzen – ein Merkmal, das die Bartenwale *(Mysticeti)* als abgeleitet, die Zahnwale *(Odontoceti)* als phyloge-

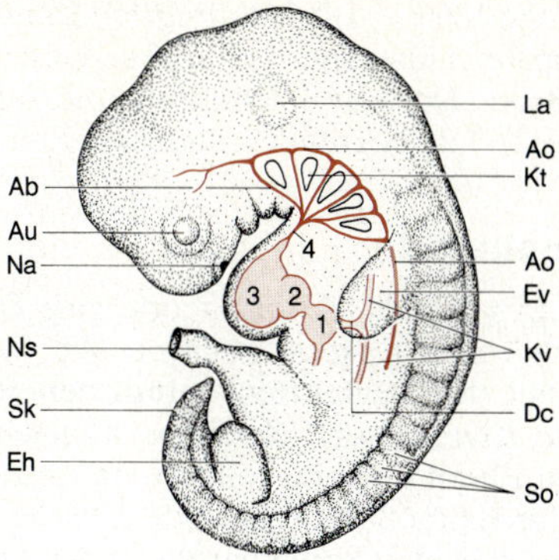

Abb. 11.18 Menschlicher Embryo (32 Tage alt, 8 mm lang) mit Anlage von 5 Kiementaschen *(Kt)* und den sie begrenzenden 6 Arterienbögen *(Ab)*. In Wirklichkeit erscheinen diese Strukturen nicht gleichzeitig, sondern nacheinander (von vorn nach hinten fortschreitend). Blutgefäßsystem *in Farbe.* – *Ab* Arterienbögen, *Ao* Aortenwurzel, *Au* Augenanlage, *Dc* Ductus Cuvieri, *Eh, Ev* hintere und vordere Extremitätenknospe, *Kt* Kiementasche, *Kv* Kardinalvenen, *La* Labyrinthanlage, *Na* Nasenanlage, *Ns* Nabelstrang, *Sk* Schwanzanhang („Schwanzknospe") mit Wirbelanlage, *So* Somiten, *1* Sinus venosus, *2* Atrium, *3* Ventrikel, *4* Truncus arteriosus.

netisch ursprünglich ausweist. Auch die larvale Bilateralsymmetrie der adult radiärsymmetrischen Echinodermen bildet ein schlagendes Beispiel für die frühontogenetische Beibehaltung ursprünglicher Konstruktionsmerkmale.

In allen genannten Fällen kann die embryonale Ausbildung von Strukturen, die im Adultorganismus erst auf „Umwegen" über oft komplizierte morphogenetische Umbauverfahren wieder verwendbar werden, als Ausdruck eines *konservativen genetischen Programms* gelten, das im Laufe der Evolution nicht radikal umgeschrieben, sondern jeweils nur in seinen Endschritten modifiziert wird.

11.2 Mechanismen

Evolution heißt, daß sich der *Genbestand einer Art in der Generationenfolge ändert* und diese Änderung in einer Weise erfolgt, daß die *Träger dieser Gene jeweils optimal in ihre ökologische Nische eingepaßt* sind. Die Frage nach den Evolutionsmechanismen zielt damit letztlich auf die Faktoren, die zu solchen anpassungsrelevanten Änderungen im Genbestand von Arten führen. DARWIN (S. 540) hat diese Frage nicht nur als erster formuliert, sondern auch mit einer in ihren wesentlichen Zügen bis heute gültigen Theorie beantwortet (*Selektionstheorie,* Kap. 11.2.1). Das ist um so höher zu werten, als die Struktur der Gene und die Mechanismen der Vererbung zu Darwins Zeiten noch völlig unbekannt waren. MENDELS (1822–1884) Arbeiten über Züchtungsexperimente erschienen 1866 – sieben Jahre nach Darwins Hauptwerk – und sind Darwin auch später unbekannt geblieben. Unser heutiger genetischer Kenntnisstand erlaubt es, Darwins Selektionstheorie im Rahmen der *Populationsgenetik* (Kap. 11.2.2) zu begründen und zu verfeinern.

11.2.1 Selektionstheorie

Bei der Formulierung seiner Selektionstheorie ging Darwin von zwei entscheidenden Befunden aus: Erstens erzeugen alle Organismen weit mehr Nachkommen, als bei den begrenzten natürlichen Ressourcen überleben können *(ökologische Konkurrenz)*. Zweitens stimmen diese Nachkommen nicht völlig mit ihren Eltern überein, sondern unterscheiden sich von diesen und untereinander durch fitneßbeeinflussende erbliche Merkmale *(genetische Variabilität)*. Aus diesen beiden Befunden zog er den entscheidenden Schluß: Durch natürliche Auslese *(Selektion)* werden im „struggle for life" jeweils die bestangepaßten unter den genetisch variablen Individuen überleben („survival of the fittest") und ihre Gene in die nächste Generation einbringen. In der Generationenfolge führt dieser Prozeß zu fortwährender genetischer Änderung von Populationen: zu Evolution.

Die *genetische Variabilität* artgleicher Individuen – einer der beiden genannten Evolutionsfaktoren – beruht auf *Mutation* und *Rekombination* von Genen. Beides sind Zufallsprozesse, führen also selbst noch nicht zu evolutiven Anpassungen, sondern liefern nur das Rohmaterial für solche Prozesse.

● **Mutationen** (S. 74) sind seltene Ereignisse. Die spontane *Mutationsrate* beträgt etwa $10^{-5} \cdot \text{Gen}^{-1} \cdot \text{Generation}^{-1}$. Bei der großen Zahl von Genen pro Organismus (10^5–10^6 Gene · Genom^{-1}) ergibt sich aber dennoch eine relativ hohe Wahrscheinlichkeit, daß innerhalb einer Generation in irgendeinem Individuum irgendeine Mutation auftritt. Nach molekularbiologischen Untersuchungen an einzelnen Mäusestämmen ist pro Genom alle zwei Jahre mit einer Nucleotidsubstitution zu rechnen. Darüber hinaus wird die Mutationsrate durch Temperaturanstieg, UV-Bestrahlung oder mutationsauslösende (mutagene) Substanzen – wiederum ungerichtet – erhöht.

Phänotypisch kommt das breite Spektrum genetischer Variabilität allerdings nur teilweise zum Ausdruck. Die Degeneration des genetischen Codes (S. 63) hat z. B. zur Folge, daß der genetische Polymorphismus auf der Ebene der DNA den Enzympolymorphismus auf der Ebene der Proteine übertrifft, ohne funktionell in Erscheinung zu treten; denn Nucleotidsubstitutionen in der Drittposition eines Codons machen sich beim Genprodukt nicht bemerkbar (S. 85). Diese „stillen" Mutationen tragen meistens nicht zum phänotypischen Polymorphismus bei. Potentiell wird der Selektion damit jedoch ein reiches Ausgangsmaterial geliefert, das unter veränderten genetischen und Umweltbedingungen zum Einsatz kommen kann.

● **Rekombination:** Die Rekombination (S. 99) der Erbanlagen bei *sexueller* (bisexueller) *Fortpflanzung*, der bei weitem häufigsten Fortpflanzungsart tierischer Organismen, schafft weitere Variabilität. Diese rekombinationsbedingte Variabilität ist so groß, daß die Wahrscheinlichkeit, mit der ein Weibchen zwei genetisch identische Eizellen produziert, mit nahezu Null zu veranschlagen ist.

Nimmt man an, daß ein Organismus 10^4 frei rekombinierbare Genloci besitzt – eine Zahl, die für einen Prokaryoten eher zu hoch, für einen Eukaryoten eher zu tief gegriffen ist –, nimmt man ferner an, daß jeder Locus zwei Allele aufweist und daß alle Allele gleich häufig auftreten, beträgt die Zahl genetisch verschiedener Gameten, die ein Individuum erzeugen kann, $2^{10000} \approx 10^{3000}$. Zum Vergleich sei angefügt, daß die Gesamtzahl der Elementarteilchen im Universum auf 10^{130} geschätzt wird.

Die Bedeutung der Sexualität dürfte letztlich also in der Produktion einer genetisch mannigfaltigen Nachkommenschaft liegen. Diese Mannigfaltigkeit bietet zumindest zwei Vorteile. Zum einen vermindert sie in einer räumlich wie zeitlich heterogen strukturierten Umwelt die Kompetition zwischen den Nachkommen eines sich sexuell fortpflanzenden Weibchens und erhöht damit die Gesamtüberlebenswahrscheinlichkeit der Gene dieses Weibchens. Zum anderen liefert sie im „evolutiven Wettrüsten" gegenüber Viren, Bakterien und anderen Parasiten, die mit ihrer kurzen Generationszeit und hohen Reproduktionsrate schon innerhalb weniger Lebensspannen ihrer Wirte bedeutende evolutive Anpassungen vornehmen können (S. 530), eine günstige Verteidigungsposition, die den Angriff pathogener Mikroorganismen erschwert.

Andererseits darf man nicht übersehen, daß Sexualität auch mit Kosten verbunden ist. Bei *asexueller Fortpflanzung* kann ein Weibchen doppelt so viele (sich wiederum reproduzierende) weibliche Nachkommen erzeugen, als das bei sexueller Fortpflanzung möglich ist, bei der die Hälfte der Nachkommen in Männchen investiert werden muß – und bei der die Weibchen zudem nur die Hälfte ihres Genoms mit dem der Mutter gemeinsam haben. Bei Protozoen schlagen schon die Kosten der Rekombination zu Buche. Metazoen, vor allem Vertebraten, müssen für sexuelle Selektion (S. 482) oft recht hohe evolutive Kosten aufbringen.

Demgegenüber erlaubt die *ungeschlechtliche Fortpflanzung* (z. B. durch Zwei- oder Vielfachteilung bei Protozoen (Abb. **12.3**); Knospung bei Coelenteraten) ebenso wie die *Parthenogenese* (unisexuelle Fortpflanzung durch unbefruchtete Eier; z. B. bei Rotatorien, Cladoceren, Blattläusen und Hymenopteren, S. 488) die rasche und weniger kostspielige Erzeugung einer großen, genetisch aber recht homogenen Nachkommenschaft. Bei hohem Selektionsdruck und in relativ homogener Umwelt können genetische Homogenität und Ähnlichkeit mit der Mutter von Vorteil sein; hat doch ein Weibchen durch die reine Tatsache seiner erfolgreichen Reproduktion bereits „bewiesen", daß sein spezifisches Genom an die lokale Umgebungssituation hinreichend gut angepaßt ist und sich ein Auseinanderbrechen dieses günstigen Genoms durch Rekombination kurzfristig eher ungünstig auswirken müßte.

Unter den Wirbeltieren treten parthenogenetische Arten bei einigen Fischen und Reptilien auf. Von den 40 Arten der neuweltlichen Eidechsengattung *Cnemidophorus* lebt ein Drittel rein parthenogenetisch (Abb. **9.9**), bildet also Klone. Sowohl morphologische Merkmale (z. B. Schuppenstruktur) als auch elektrophoretische Proteinmuster variieren zwischen den Individuen kaum. Von artgleichen Individuen übertragene Hauttransplantate werden nicht abgestoßen (hohe Histokompatibilität), da sie genetisch weitgehend identisch sind. In den Trockensteppen im Südwesten der USA, in denen die meisten parthenogenetischen *Cnemidophorus*-Arten vorkommen, herrschen relativ stabile Umweltbedingungen, so daß die Konstanz eines einmal als vorteilhaft herausselektionierten Genpools Fitneß-Vorteile bieten dürfte.

● **Selektion:** Richtung in das durch ungerichtete Mutation und Rekombination entstandene Ausgangsmaterial bringt Darwins zweiter Evolutionsfaktor, die Selektion. Er bewirkt, daß bestimmte Individuen mehr Nachkommen erzeugen und damit mehr zum Genbestand der nächsten Generation beitragen als andere. Dabei werden jene Individuen durch *erhöhten Fortpflanzungserfolg* ausgezeichnet, die die vorhandenen Ressourcen besser nutzen, in Nahrungskonkurrenz und sexueller Selektion dominieren, effizienter Brutpflege betreiben, ungünstige Habitatsbedingungen besser tolerieren, höhere Resistenz gegen Parasiten zeigen usw. In solchen subtilen *Selektionsvorteilen* und kaum je in kämpferischen Auseinandersetzungen äußert sich Darwins „struggle for life" – ein Ausdruck, der meistens etwas martialisch und soziologisch schillernd als „Kampf ums Dasein" übersetzt worden ist.

Selektion arbeitet zwar gerichtet, aber nicht planmäßig, sondern *opportunistisch.* Anders als ein menschlicher Ingenieur, der im vorhinein – gewissermaßen „am Reißbrett" – einen Plan der zu realisierenden Konstruktion entwirft, kann die Selektion immer nur an bereits vorhandenen Genotypen ansetzen und diese modifizieren, aber nicht völlig umkonstruieren. Organismen sind funktionell und historisch derart vorgeprägt, daß sie durch Variantenselektion nur in Grenzen und nicht beliebig umgestaltet werden können. Selektioniert wird nicht höhere Leistung in irgendeinem absoluten Sinn, sondern die *augenblickliche* reproduktive Überlegenheit gegenüber *vorhandenen* Konkurrenten (*lokale* und *aktuelle* Fitneß-Maximierung).

Für Vögel wäre es zweifellos von Vorteil, ihre Gleichgewichtsorgane (S. 401) im Rumpf und nicht im Kopf zu besitzen; denn es ist vor allem die Rumpflage, die im Flug konstant gehalten werden muß. Da sich der Statorezeptor jedoch im Kopf befindet und der Kopf gegenüber dem Rumpf beweglich ist, muß zusätzlich zur Schwerkraftmessung noch die Lage des Kopfes relativ zum Rumpf registiert und verrechnet werden. Das geschieht mit Hilfe von Muskelspindeln (S. 366) als Meßorganen. Bei Fischen, bei denen das Wirbeltier-Gleichgewichtsorgan evolutiv erstmals angelegt wurde (und zwar in der Nähe des Gehirns, d. h. in der Kopfregion), bot die Rumpflage des Organs keinen funktionellen Vorteil, da bei Fischen der Kopf gegenüber dem Rumpf nicht beweglich abgesetzt ist. Erst die terrestrischen Tetrapoden evoluierten den beweglichen Kopf, so daß zur Bestimmung der Rumpfgleichgewichtslage ein Hilfsmeßsystem in Form der Halsmuskelspindeln nötig wurde. Diese „Umweglösung" mag kompliziert und störanfällig erscheinen. Eine Verlagerung des Statorezeptors in den Rumpf wäre jedoch mit zu gravierenden – und andersweitig nachteiligen – Änderungen des Konstruktionsplans verbunden gewesen, als daß die Selektion in diese Richtung hätte wirken können.

Darwins Vorstellungen zum Evolutionsmechanismus gingen jene von LAMARCK voraus („Philosophie zoologique“, 1809; Box **11.1**, S. 542), die heute allerdings nur noch historisches Interesse beanspruchen. Zum einen nahm Lamarck an, daß allen Organismen ein (nicht weiter erklärtes) Potential innewohne, fortschreitend komplexere Organisationsformen zu entwikkeln. Damit diese fortschreitende Vervollkommnung jedoch gerichtet in Anpassung an die jeweiligen Umweltbedingungen erfolgt, postulierte er zum anderen, daß die Umwelt *direkt* am Erbgut der Organismen angreift und dort gerichtete Veränderungen hervorruft *(Vererbung erworbener Eigenschaften)*. Diese – auch von Darwin erwogene – Möglichkeit widerspricht dem heutigen genetischen Kenntisstand.

11.2.2 Populationsgenetik

Ein Individuum verfügt immer nur über einen Bruchteil der Allele, die in einer Population vorhanden sind; denn ein einzelner diploider Organismus kann nur maximal zwei, eine Population als Fortpflanzungsgemeinschaft von Organismen, zwischen denen ein ständiger Allelaustausch stattfindet, dagegen wesentlich mehr Allele ein und desselben Gens enthalten. Die Gesamtheit aller Gene bzw. deren Allele innerhalb einer Population bildet den *Genpool der Population.* Hatten wir zuvor definiert, Evolution heiße Änderung im Genbestand einer Art (S. 565), so können wir jetzt präzisieren: Evolution bedeutet Veränderung der Allelfrequenzen (Allelhäufigkeiten) innerhalb des Genpools einer Population. Dieser populationsgenetische Ansatz erlaubt es, die Wirkung von Selektionsdrucken auf Allel- und Genotyphäufigkeiten von Populationen quantitativ zu erfassen.

a) Ideale Populationen

Betrachten wir als Ausgangssituation eine Population, die bestimmte Idealbedingungen erfüllt: Die Paarung beliebiger heterosexueller Partner soll mit gleicher Wahrscheinlichkeit erfolgen *(Panmixie)*. Die Population soll so groß (theoretisch unendlich groß) sein, daß keine *zufällige* Anreicherung einzelner Allele erfolgt. Ferner soll sie so stabil sein, daß in ihr *weder Mutations- noch Selektionsprozesse, weder Immigrationen noch Emigrationen* stattfinden. In solchen Idealpopulationen bleiben die Allel- und Genotypfrequenzen über Generationen hinweg konstant. In ihnen findet keine Evolution statt. Die Beziehung, die in einem solchen Zustand des genetischen Gleichgewichts zwischen den Allel- und den Genotyphäufigkeiten besteht, läßt sich nach dem **Hardy-Weinberg-Gesetz** berechnen (Box **11.2**, S. 572). Es wurde 1908 unabhängig voneinander von dem englischen Mathematiker HARDY und dem deutschen Arzt WEINBERG formuliert.

b) Evolutionsfaktoren

Ideale Populationen sind mit ihren langfristig konstanten Genfrequenzen natürlich Fiktionen. Unter natürlichen Bedingungen sind stets Faktoren am Werk, die wie Mutation und Selektion, Immigration und Emigration zu Änderungen der Genfrequenzen – also zur Evolution – führen. Man nennt sie daher *Evolutionsfaktoren*.

● **Genetische Drift:** Einer dieser Faktoren, die genetische Drift *(Sewall-Wright-Effekt)*, kommt besonders nachhaltig in kleinen Populationen ins Spiel. In solchen Populationen können nämlich rein *zufällig* (ohne jegliche Selektion) einzelne Allele aus dem Genpool einer Population eliminiert und andere in ihr angereichert werden. Je geringer die Populationsgröße, desto stärker werden Zufallsereignisse (z. B. bei Umwelteinwirkungen, bei Gametenbildung und Befruchtung) auf die Allelfrequenzen innerhalb einer Population Einfluß nehmen. Bei der Kolonisation neuer Gebiete – besonders so abgeschlossener Areale wie Inseln – bestehen *Gründerpopulationen* oft nur aus wenigen Individuen, die nur einen Bruchteil der Allele des Genpools der Ausgangspopulation mit sich tragen, diesen zufällig ausgelesenen Allelen in der sich entwickelnden neuen Population jedoch relativ rasch zu großer Häufigkeit verhelfen können (*Gründereffekt* als besonders drastischer Spezialfall der Gendrift).

Auch die Bedingung der Panmixie ist in natürlichen Populationen kaum je gegeben. Rein aufgrund räumlicher Nähe werden sich Verwandte häufiger als Nichtverwandte verpaaren. Dieser **Inzucht**-Effekt hat zur Folge, daß sich bei konstanten Allelfrequenzen die Genotypfrequenzen innerhalb der Population verändern – und zwar in Richtung auf eine Zunahme der Homo- und Abnahme der Heterozygoten.

● **Mutation** und **Selektion** wurden als Evolutionsfaktoren bereits genannt und charakterisiert (S. 566, 568). Während der Faktor Mutation auf das genetische Material wirkt, bewertet die Selektion nicht Gene, sondern Merkmale; das Ergebnis der Bewertung wird jedoch von Generation zu Generation in relativen Genfrequenzen abgerechnet. Sind neben den Ausgangsallelfrequenzen auch die Selektionsdrucke – gewissermaßen die Zinssätze – bekannt, läßt sich diese Abrechnung populationsgenetisch erfassen (Box **11.2**). Vorteilhafte (selektionsbegünstigte) Allele werden sich in der Population im Laufe der Generationenfolge anreichern *(gerichtete Selektion)*. Selbst geringe Selektionsdrucke können dabei in geologisch relativ kurzen Zeiträumen zu großen Allelfrequenzänderungen führen: z. B. wird ein dominantes Allel mit der äußerst geringen Ausgangshäufigkeit von 0,00001 bei einem positiven Selektionsdruck von lediglich 0,001 in ca. 20000 Generationen eine Häufigkeit von 0,99 erreicht – sich also in der Population nahezu völlig durchgesetzt – haben. Bei einer Generationendauer, die bei den meisten Tieren weniger als 1 Jahr und nur bei wenigen mehr als 10 Jahre beträgt, bedeuten „nur" 20000 Generationen Zeiträume von 10^4–10^5 Jahren. Bei höheren Selektionsdrucken als 0,001 erfolgt die Anreicherung vorteilhafter Allele natürlich noch wesentlich schneller (Box **11.2**, Bild *A*).

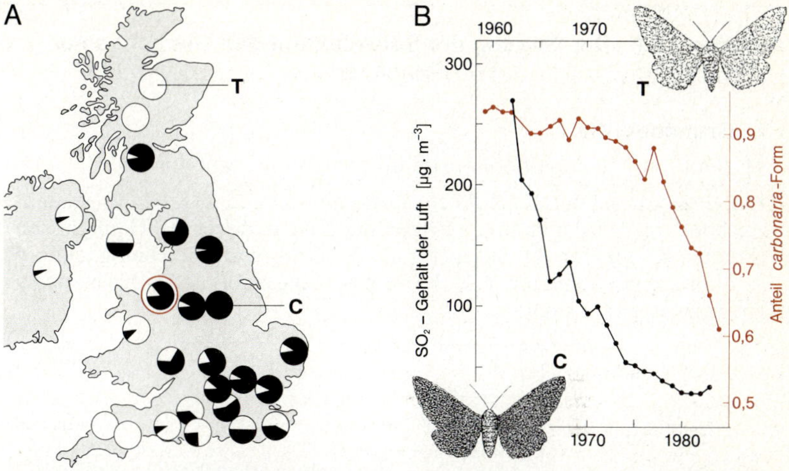

Abb. 11.19 Industriemelanismus beim Birkenspanner *(Biston betularia).* [A] Verteilung der hellen *(T, typica-)* und dunklen *(C, carbonaria-)* Form in verschiedenen Teilen Großbritanniens (vgl. *helle und dunkle Kreissektoren*). Stand 1960. [B] Abnahme der *carbonaria*-Form in der Gegend von Liverpool (s. Farbmarkierung in *A*) und Rückgang der Schadstoffbelastung der Luft (letztere durch SO_2-Gehalt charakterisiert) (nach Kettlewell; Clarke; Bishop, Cook).

Beim Birkenspanner *(Biston betularia)*, einem Schmetterling, der in der Normalform (forma *typica*) durch seine Schwarzweiß-Sprenkelung auf flechtenüberzogenen Birkenstämmen gut vor Freßfeinden (Vögeln) getarnt ist, begannen sich in den Kohlebergbaugebieten Englands, Deutschlands und Nordamerikas unabhängig voneinander seit 1850 dunkel gefärbte Formen anzureichern (forma *carbonaria:* Industriemelanismus, Abb. **11.19** *A*). Diese durch mindestens zwei Gene mit mehreren Allelen bedingte Dunkelfärbung dürfte auf rauchgeschwärzter Unterlage einen beträchtlichen Selektionsvorteil bieten. In einigen Populationen ließ sie die Häufigkeit der *carbonaria*-Form in weniger als 50 Jahren von $< 0{,}01$ auf $> 0{,}98$ ansteigen. Wie rasch bei genügend hohem Selektionsdruck ein solcher evolutiver Wandel erfolgen kann, zeigt auch der Umstand, daß seit Ergreifen erster emissionsdämpfender Maßnahmen in den genannten Industriegebieten die Häufigkeit der hellen Form wieder zunimmt (Abb. **11.19** *B*). Ähnliche Formen des Industriemelanismus sind inzwischen von über 70 Schmetterlings- und einigen Spinnenarten bekannt.

In einem zweiten Beispiel raschen evolutiven Wandels ist der wirksame Selektionsdruck besonders klar belegt. An der Ostküste Nordamerikas drang seit 1900 die Strandkrabbe *Carcinus maenas* in die Region nördlich von Cape Cod vor. Seit diesem Zeitpunkt hat eines ihrer Beutetiere, die Schnecke *Littorina obtusata,* in diesen Regionen einen flacheren und dickerwandigen Gehäusetyp entwickelt, als sich das an Museumsexemplaren für die Zeit vor 1900 nachweisen läßt. In *Carcinus*-freien Gebieten weist die Schnecke noch immer den höheren und dünnerwandigen Gehäusetyp auf. Laboratoriumsexperimente zeigen, daß letzterer wesentlich leichter von den Krabben „geknackt“ wird als die flache, dickwandige Form.

Box 11.2 Die Wirkung der Selektion auf den Genpool einer Population

1. Grundbegriffe

a) Allel- und Genotypfrequenzen in idealen Populationen

Ein Genlocus sei durch die Allele *A* (dominant) und *a* (rezessiv) gekennzeichnet. In der Population besitzen die beiden *Allele* die Häufigkeiten (Frequenzen) **p** (für *A*) und **q** (für *a*), die *Genotypen* die Häufigkeiten **d** (für homozygot dominant *AA*), **h** (für heterozygot *Aa*) und **r** (für homozygot rezessiv *aa*). Es gilt:

Allelhäufigkeiten: $$p + q = 1 \quad \text{(Gl. 1)}$$

Genotyphäufigkeiten: $$d + h + r = 1 \quad \text{(Gl. 2)}$$

In einer *idealen Population* (keine zufallsbedingten Veränderungen der Allelfrequenzen, keine Mutation und Selektion, kein Allelaustausch mit anderen Populationen) stehen Allel- und Genotyphäufigkeiten in folgender Beziehung *(Hardy-Weinberg-Beziehung)*:

Genotyphäufigkeiten: $$\overset{d}{p^2} + \overset{h}{2pq} + \overset{r}{q^2} = 1 \quad \text{(Gl. 3)}$$

b) Fitneß und Selektionskoeffizient

Die *Fitneß* **F** bezeichnet die Fähigkeit eines Genotyps, Gene zum Genpool der nächsten Generation beizutragen. Im optimalen Fall gilt F = 1. Unter natürlichen Bedingungen wird die Fitneß durch einen gegen den Genotyp gerichteten Selektionsdruck (mit dem *Selektionskoeffizient* **s**) vermindert:

Fitneß: $$F = 1 - s \quad \text{(Gl. 4)}$$

Richtet sich die Selektion (z. B. mit s = 0,001) allein gegen den Genotyp *aa*, würden von 1000 *AA*- oder *Aa*-Individuen alle, von 1000 *aa*-Individuen dagegen nur 999 zur Fortpflanzung gelangen.

2. Wirkung der Selektion

a) Selektion gegen Rezessive

Bei Selektion gegen Rezessive, d. h. gegen den homozygot rezessiven Genotyp *aa*, verringert sich die Fitneß dieses Genotyps proportional zu F = 1−s. Die Fitneß der beiden anderen Genotypen beträgt demgegenüber F = 1.

Genotyphäufigkeiten nach Selektion:	$p^2 + 2pq + q^2(1-s) \neq 1$	(Gl. 5)
normiert:	$\frac{p^2}{1-sq^2} + \frac{2pq}{1-sq^2} + \frac{q^2(1-s)}{1-sq^2} = 1$	(Gl. 6)

Für die Häufigkeit q* des Allels *a* gilt in der nach Selektion vorliegenden Generation wegen $q = \frac{h}{2} + r$ (vgl. Gl. 3) folgende Beziehung:

Allelhäufigkeit nach Selektion:	$q^* = \frac{pq}{1-sq^2} + \frac{q^2(1-s)}{1-sq^2} = \frac{q^2(1-sq) + pq}{1-sq^2}$	(Gl. 7)
Allelhäufigkeitsänderung:	$\Delta q = q^* - q = -\frac{sq^2(1-q)}{1-sq^2}$	(Gl. 8)

b) Selektion gegen Dominante

Bei einer Selektion gegen Dominante, bei der die Fitneß der Genotypen *AA* und *Aa* F = 1−s, die des Genotyps *aa* F = 1 beträgt, läßt sich analog ein Δp berechnen. In diesem Fall nimmt die Häufigkeit des Allels *a* zu, bis es schließlich das Allel *A* vollständig aus der Population verdrängt hat (wie auch unter **a** *gerichtete Selektion;* **Bild A**).

c) Selektion für Heterozygote

Bei Selektion für Heterozygote wird in der Population der Genotyp *Aa* gefördert, indem sich die Selektion gegen die beiden homozygoten Genotypen richtet (mit s_1 gegen *AA* und s_2 gegen *aa*). Unter diesen Bedingungen bleiben beide Allele langfristig in der Population erhalten (*stabilisierende Selektion;* **Bild B**).

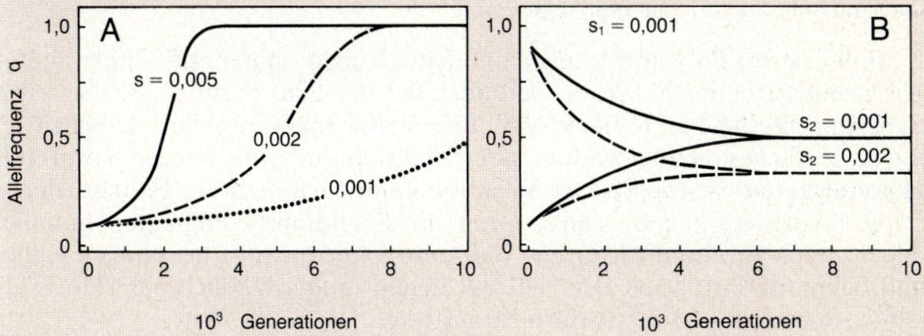

In beiden Fällen – bei *Biston* und bei *Littorina* – sind unter den plötzlich auftretenden neuen Selektionsdrucken neue Formen (Varietäten), aber nicht neue Arten entstanden. Im *Littorina*-Beispiel ließ sich das anhand von Enzympolymorphismen belegen.

● **Genetische Last:** Vielfach sind Allele selektionsbegünstigt, wenn sie in heterozygoter statt in homozygoter Form vorliegen *(Heterosiseffekt)*. Populationsgenetische Überlegungen zeigen (Box **11.2**, Bild *B*; S. 573), daß sich dann ein Gleichgewicht einstellt, bei dem die Vorteile eines Allels *a* in der heterozygoten Form die Nachteile dieses Allels in der homozygoten Form aufwiegen. Die Selektion führt hier nicht zur Elimination eines Allels zugunsten eines anderen, sondern zur Fixierung beider Allele *(stabilisierende Selektion)*. Selbst Allele, die im homozygoten Zustand zur Letalität, d. h. zum Tod des Individuums führen, können auf diese Weise in der Population erhalten bleiben, wenn sie den Heterozygoten Vorteile bringen. Das ist die *genetische Last,* die die Population bei Selektionsbegünstigung der Heterozygoten zu tragen hat. Im Endeffekt führt die stabilisierende Selektion also zu einer stabilen Gleichgewichtsverteilung verschiedener Typen von Individuen (Morphe) innerhalb einer Population. Man spricht von *balanciertem Polymorphismus.*

Ein Paradebeispiel für balancierten Polymorphismus als Folge eines Heterosiseffekts bildet die *Sichelzellanämie* des Menschen. Im Blutbild durch sichelförmig kollabierte Erythrocyten gekennzeichnet, beruht sie darauf, daß in dem für die β-Kette des Hämoglobins codierenden Gen eine Mutation vorliegt, die in dieser β-Kette zum Austausch einer einzigen Aminosäure führt: An Stelle des hydrophilen Glutamats steht in Position 6 jetzt das hydrophobe Valin (Abb. **2.17**). Diese Substitution hat derart gravierende Veränderungen der Tertiär- und Quartärstruktur des Hämoglobins zur Folge, daß bei den homozygoten Trägern des Sichelzellallels die Sauerstofftransportkapazität des Hämoglobins (Abb. **4.19**) stark eingeschränkt ist. Eine schwere, stets zum Tode führende Anämie ist die Folge. Heterozygote zeigen dagegen nur leichte Krankheitserscheinungen – und zusätzlich den Vorteil der Resistenz gegen Malaria: In malariaverseuchten Gebieten haben sie trotz leichter Anämiesymptome höhere Überlebenschancen als jene an Malaria Erkrankten, die für das normale β-Ketten-Allel homozygot sind. Folglich kann sich das Sichelzellallel in Malariagebieten – und nur dort – in einem stabilen Gleichgewicht mit dem Normalallel halten (Abb. **11.20**). Neben dem geschilderten Sichelzellhämoglobin *(HbS)* tritt noch eine zweite Form *(HbC)* auf, bei der Glutamat durch Lysin ersetzt ist.

Balancierter Polymorphismus muß jedoch nicht immer auf der erwähnten Art stabilisierender Selektion beruhen, bei der eine Form (z. B. die selektionsbenachteiligten Homozygoten für ein bestimmtes Allel) lediglich als unvermeidliches Nebenprodukt der Selektion für eine andere Form (die Heterozygoten) erscheint. Die Selektion kann auch mehrere Formen gleichzeitig favorisieren: z. B. dann, wenn die Selektionsbedingungen räumlich oder zeitlich variieren *(disruptive Selektion)*. Letzteres ist bei einigen Käfer- und Schmetterlingsarten der Fall, bei denen unterschiedlich gefärbte Frühjahrs-, Sommer- und Herbstformen auftreten.

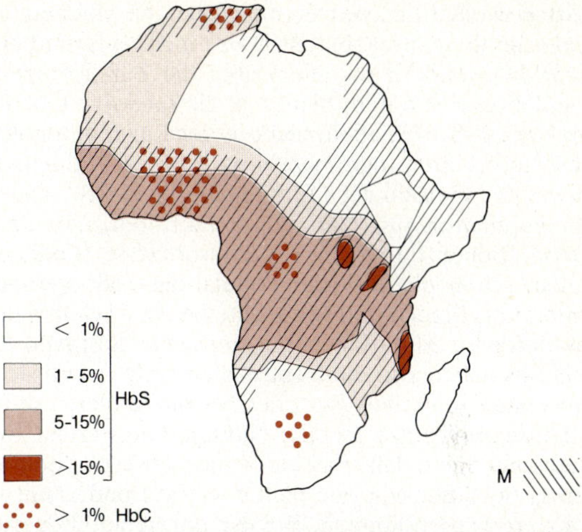

Abb. 11.20 Geographische Verbreitung der Sichelzellanämie *(in Farbe)* und Malaria *(M)* in Afrika. Die Häufigkeit der Sichelzellallele *HbS* und *HbC* ist durch *Farbsignaturen* gekennzeichnet (nach de Beer; Buettner-Janusch).

● Als sich seit Mitte der sechziger Jahre die enorme genetische Variabilität innerhalb natürlicher Populationen auf DNA- und Enzym-Ebene direkt nachweisen ließ, brach eine alte Kontroverse über die **evolutive Bedeutung der Faktoren Mutation und Selektion** aufs neue aus. Welche Anteile des gefundenen hohen Allelpolymorphismus sind durch Selektion, welche rein zufällig im Genpool einer Population fixiert worden? „Selektionisten" und „Neutralisten" bieten hier verschiedene – oft überspitzt formulierte – Antworten feil.

Selektionisten waren bereits die Klassiker des Neodarwinismus (allen voran FISHER und HALDANE), die anfangs der dreißiger Jahre aufgrund populationsgenetischer Berechnungen der evolutiven Effekte von Mutation, Selektion und Gendrift zu der Überzeugung gelangten, daß der Faktor Selektion die treibende Kraft allen evolutiven Wandels darstellt. In den vierziger Jahren haben DOBZHANSKY, SIMPSON und vor allem MAYR diese Vorstellungen weiter ausgebaut und zur Erklärung zahlreicher evolutionsbiologischer Phänomene herangezogen. Nach diesen Autoren verfügen natürliche Populationen aufgrund der generationenlang angereicherten Mutationen stets über eine so hohe genetische Variabilität, daß sie schnell auf die vielfältigsten Selektionsdrucke reagieren können: Die Geschwindigkeit phänotypischer Evolution wird nicht durch die Mutationsrate, sondern durch die Änderungsrate der äußeren Selektionsdrucke bestimmt. Selektion, nicht Mutation und genetische Zufallsdrift, erscheint den Selektionisten – wie bereits DARWIN – als schöpferische Kraft.

Neutralisten wie KIMURA vertreten dagegen die Meinung, daß Mutationen in der Regel selektiv neutral sind, sich also nicht aufgrund eines bestimmten Selektionsvorteils, sondern vor allem über die Zufallsprozesse der Gendrift in einer Population ausbreiten. Sicher ist die selektive Überlegenheit einzelner Heterozygoten (S. 573) allein nicht in der Lage, den hohen Grad genetischer Vielfalt zu erklären, den man in natürlichen Populationen findet; und sicher geht von der Vielzahl der Mutationen, die in jeder auch nur einigermaßen großen Population pro Generation auftreten, ein Großteil innerhalb weniger Generationen durch reine Zufallsprozesse wieder verloren. Dafür zeichnet allein schon die endliche Populationsgröße verantwortlich. Diese Zufallselimination gilt nicht nur für nachteilige und selektiv neutrale, sondern auch für vorteilhafte Mutationen mit geringem positiven Selektionskoeffizient. Zweifellos haben also die Neutralisten recht, wenn sie behaupten, daß Allele nicht immer selektive Vor- oder Nachteile bieten müssen, um sich in einer Population durchzusetzen oder eliminiert zu werden. Andererseits wissen wir heute aber auch, daß einzelne Aminosäuresubstitutionen ganz unmittelbare (hohe) Selektionsvorteile bieten (S. 547) und damit in einer Population rasch fixiert werden können. Bei der polygenen Steuerung nahezu aller Merkmale und der polyphänen Wirkung nahezu aller Gene dürften zudem selbst scheinbar neutrale Allele in Populationen auch deshalb mehr als nur zufallsmäßig erhalten bleiben, weil ihnen in bestimmten Kombinationen ein hoher Selektionswert zukommt. Die Frage lautet letztlich, *wie* – und nicht *daß* – Selektion in den stochastisch fluktuierenden Genpool einer Population eingreift und damit die Zufallsfixierung und -elimination von Allelen in eine bestimmte Richtung lenkt.

11.2.3 Artbildung

Vom Mechanismus her läßt sich Evolution am besten in ihren kleinen Transformationsschritten – der Entstehung neuer Arten – verstehen. Schon DARWIN, der von seinem langfristig geplanten Hauptwerk stets als von seinem „Artenbuch" sprach und später auch einen entsprechenden Titel wählte („On the Origin of Species"), betrachtete Evolution als eine stete Folge von Artbildungsvorgängen. Artbildung *(Speziation)* erschien ihm als das zentrale Problem der Evolutionsforschung.

a) Arten, Rassen, Clines

Im Sinne eines biologischen Artbegriffs umfaßt eine **Art (Spezies)** alle Populationen, deren Angehörige untereinander faktisch oder potentiell *kreuzbar* und von den Angehörigen anderer Populationen *reproduktiv isoliert* sind. Arten werden damit als *potentielle Fortpflanzungsgemeinschaften* definiert.

Operationell läßt sich diese *Biospezies-Definition* freilich nur in seltenen Fällen zur Abgrenzung von Arten heranziehen. Meistens sind die Taxonomen darauf angewiesen, Arten als die Gesamtheit der Individuen zu bezeichnen, die in allen „taxonomisch wesentlichen" Merkmalen übereinstimmen und sich mit diesem Merkmalskomplex von anderen solchen Gesamtheiten unterscheiden (*Morphospezies-Definition,* die natürlich auch nichtmorphologische Merkmale einbezieht). Andererseits können Arten zwar nachweislich reproduktiv isoliert sein, ohne sich für den Taxonomen deutlich zu unterscheiden. Man spricht dann von *Zwillingsarten (Sibling species)*. Schließlich sei angefügt, daß der biologische Artbegriff prinzipiell weder auf fossile Arten noch auf sich asexuell oder parthenogenetisch fortpflanzende Arten anwendbar ist.

Bei weiträumig verbreiteten Arten ist der Genfluß zwischen geographisch getrennten (allopatrischen) Populationen natürlich stark eingeschränkt. Zwangsläufig müssen sich solche Populationen dann in ihren Genfrequenzen unterscheiden. Häufig spiegeln sich diese Unterschiede auch in divergierenden phänotypischen Merkmalen wider. Treten solche Merkmalsunterschiede *diskontinuierlich* auf, erkennt man den betreffenden Lokalpopulationen den Rang von **Subspezies** zu (Unterarten, geographische Rassen; Tab. **11.1**, S. 544). Bei *kontinuierlichen* Merkmalsgradienten spricht man von **Clines** (Sing. *Cline*). Letztere lassen sich häufig mit gradientmäßig variierenden abiotischen Umweltfaktoren korrelieren. Zum Beispiel steigen bei vielen Vogel- und Säugetierarten mit zunehmender geographischer Breite – d. h. abnehmender mittlerer Jahrestemperatur – Körpergröße (vgl. S. 265) und Fell- bzw. Federkleiddichte an.

Bei *polytypischen* (aus mehreren Subspezies bestehenden) *Arten* treten zwei Aspekte des vorgestellten Artkonzepts besonders klar zutage: die Schwierigkeit, Arten im Sinne von geschlossenen Fortpflanzungsgemeinschaften als in sich homogene Einheiten zu definieren, und der dynamische Aspekt, nach dem Arten als Momentzustände von Artbildungsprozessen erscheinen. Beide Aspekte belegen, daß sich Arten weder in ihrer räumlichen Verbreitung noch in ihrer zeitlichen Ausdehnung als essentialistisch-typologische Einheiten begreifen lassen. Vielmehr erscheint die *Spezies* in der modernen Evolutionsbiologie als „Realabstraktum“, als disjunkter Begriff, den man Ausschnitten eines kontinuierlichen historischen Entwicklungsgeschehens zuordnet.

Die Schwierigkeiten einer räumlichen Abgrenzung von Arten mögen folgende Beispiele erhellen: Im tropischen Afrika haben menschliche Kultivierungsmaßnahmen und eine generell trockenere Klimaperiode in wenigen tausend Jahren Regenwaldinseln entstehen lassen, in denen heute von mehreren Arten der Schmetterlingsgattung *Charaxes* morphologisch unterscheidbare geographische Rassen vorkommen. Auch wenn Angehörige verschiedener Rassen der gleichen Art im Experiment noch fertile Nachkommen erzeugen, sind im Freiland aufgrund der Gras- und Kulturlandbarrieren zwischen den Waldarealen Paarungen zwischen verschiedenen Subspezies praktisch ausgeschlossen.

In ähnlicher Weise leben auf mehreren Dalmatinischen Inseln endemische Eidechsenrassen, die man morphologisch einer auf dem Festland weiträumig verbreiteten Art *(Lacerta sicula)* unterstellt. Durch oft nur schmale Meeresstreifen sind sie fortpflanzungsmäßig isoliert. Auch das Relief von Gebirgsregionen kann Arten in ein Mosaik geographischer Rassen auflösen. Vier isolierte Hochgebirgsmassive der Kolumbianischen Anden beherbergen je eine Subspezies der Kolibriart *Oxypogon guerinii* (S. 579).

Die Kohlmeise *(Parus major)* bildet in ihrer Verbreitung einen ausgeprägten „Rassenkreis“: von Europa *(P. major major)* über Kleinasien, Persien, Indien *(P. major bokharensis)*, China und Japan *(P. major minor)* folgen etwa 30 in ihrer Gefiederfärbung unterscheidbare Rassen aufeinander. In den Grenzgebieten je zweier Rassen treten *Bastardierungszonen* auf. Nördlich der genannten Rassenkette ist die *major*-Rasse durch ganz Zentralasien hindurch als einheitliche Subspezies verbreitet. Wo sie im Amurgebiet auf die *minor*-Rasse als Endglied der südlichen Rassenkette trifft, lebt sie mit ihr sympatrisch, ohne sich mit ihr zu vermischen. Die Endglieder des Rassenkreises verhalten sich also wie echte Arten.

Bei Fröschen der Art *Rana pipiens* kommt es in der Embryonalentwicklung von Subspezieshybriden um so früher zum Entwicklungsstillstand, je weiter die Elternrassen geographisch getrennt sind (Abb. **11.21**). Alle genannten Beispiele zeigen (vgl. auch Kleider- und Kopflaus, S. 690), daß sich die Grenze zwischen Rasse und Art oft nicht scharf ziehen läßt. Im Sinne der nun folgenden Betrachtungen zum Artbildungsvorgang ist das auch gar nicht anders zu erwarten.

b) Artbildungsvorgang

Wie die oben genannten Beispiele polytypischer Arten bereits vermuten lassen, bildet geographische *Separation* und dadurch bedingte divergente Entwicklung der getrennten Populationen in der Tat den bei Tieren vorherrschenden Artbildungsmodus *(allopatrische Artbildung)*. In diesem Sinn erscheinen geographische Rassen als Arten *in statu nascendi:* Der Genfluß wird zunächst stark eingeschränkt und schließlich ganz unterbunden.

● **Separation:** Die notwendige Separation läßt sich auf verschiedene Weise erreichen: *Gründerindividuen* können passiv über unwirtliche Habitate (Wüsten, Gebirge, Meere) verdriftet werden und jenseits dieser „Barrieren“ neue *Inselpopulationen* begründen.

Verdriftungen erfolgen über erstaunlich große Distanzen. Die am weitesten vom nächsten Festland entfernten Inseln Neuseeland und Hawaii enthalten als natürlich vorkommende Landsäugetiere zwar nur (flugfähige) Fledermäuse, aber schon die Galapagos-Inseln, die immerhin durch 1000 km offenes Meer von Südamerika getrennt sind, wurden von flugunfähigen Säugetieren erreicht (Abb. **11.15**). Daß kleine Tiere leichter als große verdriftet werden, spiegelt sich in den heutigen Inselfaunen wider: 19 von 20 flugunfähigen endemischen Säugetierarten der philippinischen Insel Luzon und alle flugunfähigen Placentalier Australiens sind kleine Nagetiere. Schon ein erfolgreiches Gründerindividuum alle 10^5 Jahre würde genügen, um die rezenten Säugerfaunen Luzons und Australiens zu erklären.

Ursprünglich geschlossene Populationen können durch *Bildung von Habitatsinseln* aufgesplittert werden und auf diese Weise eine *disjunkte Verbreitung* erreichen. Als Ursachen für solche Aufsplitterungen kommen geologische Ereignisse (Küstensenkungen, z. B. Dalmatien: *Lacerta*-Beispiel) oder Klimaänderungen in Frage. Letztere haben zu lokalen Versteppungen (Regenwaldinseln: *Charaxes*-Beispiel), Vereisungen (Glazialrelikte: *Oxypogon*-Beispiel) (alle Beispiele S. 577) oder Ansteigen des Meeresspiegels geführt. Gerade bei den Helmkolibris *(Oxypogon)*, die in den Anden die

Hochlandsteppen (Paramo-Vegetation) bewohnen, läßt sich dieses evolutionistische Szenario historisch gut rekonstruieren. Während der letzten Glazialzeit dürfte eine Vorform der heutigen Art *Oxypogon guerinii* in der damals tiefer liegenden zusammenhängenden Paramo-Zone gelebt haben. Als sich dann zu Ende der Eiszeit vor 10^4 Jahren mit dem Rückschmelzen der Gletscher der Paramo-Gürtel in größere Höhen verlagerte und damit auf isolierte Bergmassive abgedrängt wurde, folgte *O. guerinii* dieser Verlagerung seines Biotops und bildete in den disjunkten Paramo-Refugien getrennte Subspezies aus. Sollte die genetische Isolation der einzelnen Subspezies genügend weit fortgeschritten sein, dürften nach erneuter Abkühlung und damit Tieferverlagerung der Paramo-Zone mehrere *Oxypogon*-Arten sympatrisch in jener (wieder geschlossenen) Hochlandsteppe leben, die zur letzten Eiszeit von nur einer Ausgangsart besiedelt war.

Argumente für derartige Hypothesen liefert die pleistozäne und postpleistozäne Geschichte Mitteleuropas. Mit der Ausdehnung der Gletscher während der Eiszeiten wurden viele Arten in südost- und südwesteuropäische *Glazialrefugien* abgedrängt, in denen sie sich genetisch isoliert weiterentwikkelten. Breiteten sie sich in den folgenden Warmzeiten dann wieder nach Norden aus, kam es im mitteleuropäischen Raum zur Überlappung von Formen, die sich in ihren östlichen (E) und westlichen (W) Refugien bereits zu eigenen Unterarten oder Arten differenziert hatten. Bekannte Beispiele bilden Nebelkrähe (*Corvus corone cornix,* E) und Rabenkrähe (*Corvus corone corone,* W), die längs der Elbe eine Bastardierungszone bilden; Sprosser (*Luscinia luscinia,* E) und Nachtigall (*Luscinia megarhynchos,* W), die sich verbreitungsmäßig zwar nur geringfügig überlappen, aber nicht mehr kreuzen; oder Wintergoldhähnchen (*Regulus regulus,* E) und Sommergoldhähnchen (*Regulus ignicapillus,* W), die heute großräumig sympatrisch leben.

● **Isolation:** Damit sekundäre geographische Überlappung vorher separierter Populationen nicht zu erneuten Verbastardierungen und damit erneutem Genaustausch führt, müssen **Isolationsmechanismen** wirksam sein. Solche Mechanismen können vor der Kopulation *(progam, präzygotisch)* oder nach der Kopulation *(metagam, postzygotisch)* eingreifen. Zu den **metagamen** Mechanismen zählen Störungen in der Embryonalentwicklung von Hybriden (*Hybridensterblichkeit,* Abb. **11.21**), *Hybridensterilität* oder – in schwächerer Form – auch *Konkurrenzunterlegenheit* der Hybriden. Klassische Beispiele für Hybridensterilität bilden Maultier (Pferd ♀ × Esel ♂) und Maulesel (Esel ♀ × Perd ♂), die immer wieder neu aus den Elternarten gezüchtet werden müssen.

Im Sinne der Fitneßmaximierung effizienter wirken **progame** Isolationsmechanismen, da sie bereits die Entstehung von Hybriden und damit den Fehleinsatz von Gameten verhindern. Vom wirksamen Selektionsdruck her handelt es sich bei diesen progamen „Isolationsmechanismen" jedoch eher um Mechanismen zur Erkennung des arteigenen Geschlechtspartners, also um „Erkennungsmechanismen" (die dann sekundär einen Artisolationseffekt ausüben).

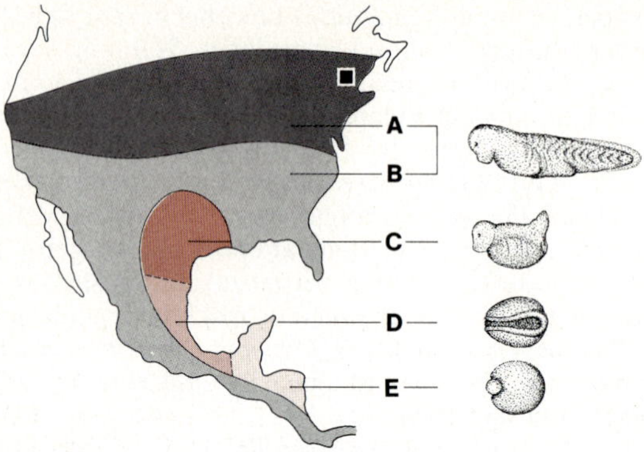

Abb. 11.21 Hybridisierungsexperimente mit geographischen Rassen des Leopardfrosches *(Rana pipiens)*. Eier aus Vermont (■) wurden mit Spermien der Lokalitäten *A–E* besamt. Spermien aus den Arealen *A* und *B (grau unterlegt)* führten zu normaler Entwicklung (bei *B* nur Entwicklungsverzögerung und leichte Abnormitäten), Spermien aus den Arealen *C–E* zu schweren Defekten und Entwicklungsstillstand im frühen Larvenstadium *(C)*, im Neurula- *(D)* und Gastrulastadium *(E)* (nach Moore).

Ökologisch können nahverwandte Arten durch oft subtile Unterschiede in den räumlichen und zeitlichen Merkmalen ihres Fortpflanzungsverhaltens getrennt sein. Die Fiebermückenart *Anopheles gambiae* wird heute in sechs Zwillingsarten unterteilt, die zwar morphologisch nicht zu differenzieren sind, sich aber in der Art des zum Blutmahl aufgesuchten Säugetierwirts und/oder im Eiablageort (Süß- bzw. Brackwasser) unterscheiden. Entsprechend suchen die einzelnen Arten zur Fortpflanzungszeit verschiedene Mikrohabitate auf und sind damit trotz großräumig sympatrischer Verbreitung reproduktiv räumlich isoliert. Zeitliche Isolierung wird durch die Beschränkung der sexuellen Aktivität auf bestimmte Jahres- und Tageszeiten erreicht (bei vielen Termiten, Ameisen und Amphibien; Abb. **11.22**).

Ethologisch dienen artspezifische Signale der Erkennung des artgleichen Sexualpartners. Alle Sinneskanäle – chemische (S. 342, 420), vibratorische (S. 400), akustische (S. 459, 469), optische (S. 461) oder elektrische (S. 444) – werden solchen Arterkennungssignalen nutzbar gemacht. Besondere Anforderungen an Prägnanz und Unverwechselbarkeit der Signale stellen sich dort, wo mehrere verwandte Arten sympatrisch leben. Von den 30–40 Grillenarten, die in Nordamerika im gleichen Biotop vorkommen und zur gleichen Tages- und Jahreszeit ihre Lockgesänge (Abb. **9.2**) vortragen, besitzt jede ihr artspezifisches Lautpulsmuster. Die Vielgestaltigkeit der Gesänge wird dadurch erreicht, daß die einzelnen Lautpulse zu charakteristischen Doppel- und Mehrfachpulsen zusammentreten, die Pulsraten mit unterschiedlicher Geschwindigkeit zu- und abnehmen oder minutenlange programmartige

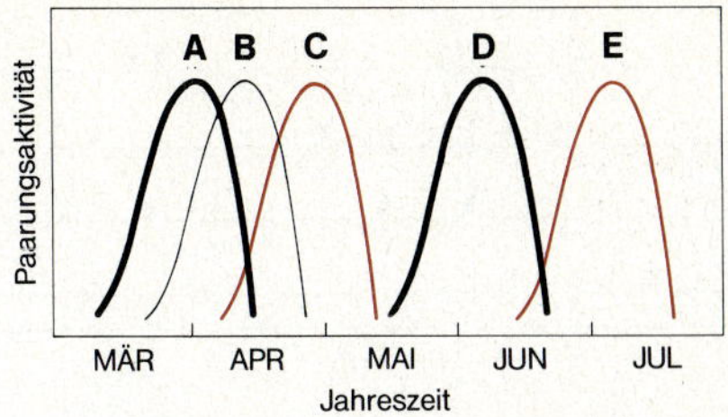

Abb. 11.22 Jahreszeitliche Verteilung der Paarungsaktivität (Häufigkeit rufender Männchen) bei 5 in Nordamerika sympatrisch lebenden Froscharten der Gattung *Rana:* [A] Waldfrosch *(R. sylvatica),* [B] Leopardfrosch *(R. pipiens),* [C] Pickerelfrosch *(R. palustris),* [D] Grünfrosch *(R. clamitans),* [E] Ochsenfrosch *(R. catesbeiana).* An den gleichen Lokalitäten vorkommende Arten sind durch *gleiche Strichsignaturen* gekennzeichnet (nach Wallace).

Pulsmodulationen gesendet werden (vgl. Abb. **9.6**). Dagegen verfügen jahreszeitlich oder geographisch getrennte *Teleogryllus*-Arten über nahezu identische Gesangsrepertoires. Auch im optischen Bereich wird Artspezifität der Signale oft durch Rhythmusvariation eines einfachen Grundmusters erreicht: Bei Leuchtkäfern (Abb. **11.23**) und Winkerkrabben (Abb. **9.7** *B*) können oft Vertreter von mehr als 10 Arten gleichzeitig auf engem Raum mit „Variationen eines Themas" artspezifisch kommunizieren. Wie für einige Wirbeltiere nachgewiesen, erlauben Prägungsvorgänge (S. 468) auch populationsspezifische Modifikationen der arteigenen Partnererkennungssysteme.

Ein besonders schlagendes Beispiel für die Notwendigkeit der Arterkennung anhand streng artspezifischer Signale liefert eine Gruppe afrikanischer Webervögel, die *Witwenvögel,* die bei Prachtfinken brutparasitieren (Abb. **11.24**). Im Gegensatz zu den Verhältnissen beim europäischen Kuckuck wachsen die Jungen hier gemeinsam mit den Jungen der Wirtsvogelart auf, denen sie in Aussehen und Verhalten bis ins Detail gleichen. In einem frühontogenetischen Prägungsvorgang erlernen sie exakt den Gesang der Wirtsvogeleltern (S. 470). Damit wird einerseits erreicht, daß sie später als Erwachsene ihre Wirtsvogelart wiedererkennen und deren Nistplätze auffinden können, andererseits aber auch gewährleistet, daß sie sich mit einem artgleichen, d. h. an dieselbe Prachtfinkenart angepaßten und auf dieselbe Art gesangsgeprägten Geschlechtspartner verpaaren. Bei diesen Erfordernissen einer genauen Wirtsanpassung dürften Prägungsvorgänge schneller und genauer als längerfristige evolutive Adaptation wirken.

Mechanisch erlauben oft hochkomplex nach dem Schlüssel-Schloß-Prinzip funktionierende männliche und weibliche Kopulationsorgane (z. B. bei Spinnen, Tausendfüßlern, Insekten) die Paarung nur zwischen artgleichen Sexualpartnern. Hier wie bei den zuvor genannten Erkennungssignalen ist freilich anzufügen, daß ein Individuum an den entsprechenden Merkmalen nicht nur die generelle Artzugehörigkeit, sondern auch noch speziellere Eignungsfaktoren des Partners evaluiert (sexuelle Selektion, S. 482).

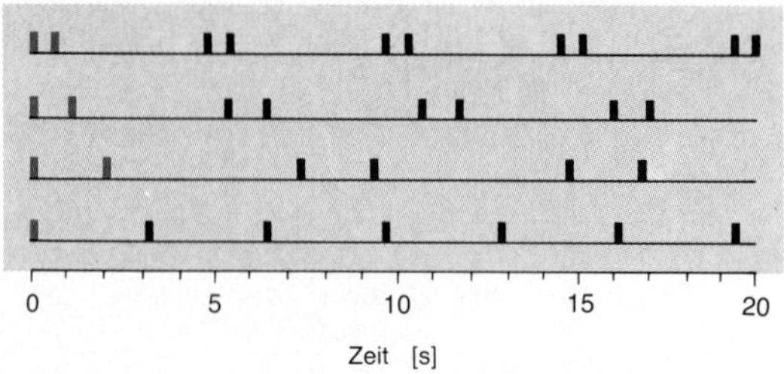

Abb. 11.23 Zeitliche Blinkmuster der Männchen von 4 nordamerikanischen Leuchtkäferarten der Gattung *Photinus*. Von oben nach unten: *P. consanguineus*, *P. greeni*, *P. macdermotti*, *P. aquilonius*. Zu Beginn jeder Sequenz ist jeweils eine Signaleinheit *in Farbe* dargestellt. Die Abstände zwischen den Signaleinheiten können variieren und besitzen keine Signalfunktion. Vgl. auch Abb. **9.8** (nach Lloyd).

Gametenisolation bildet schließlich die letzte Bastion progamer Artentrennung. Zwischen *Drosophila virilis* und *D. americana* sind zwar Kopulationen und Besamung (Insemination) möglich, doch kommt es nicht zur Befruchtung (Fertilisation), da die Spermien im Genitaltrakt des artfremden Weibchens immobilisiert werden und damit die Eizellen nicht erreichen.

Bilden sich Isolationsmechanismen zwischen Populationen aus, *bevor* diese Populationen geographisch separiert sind, kann **sympatrische Artbildung** resultieren. Schlagartig führen z. B. Genommutationen in Form von Polyploidisierungen zu genetischer Isolation, da Kreuzungen von Individuen, die sich in der Anzahl ihrer Chromosomensätze unterscheiden, Störungen in der Meiose nach sich ziehen. Bei Pflanzen recht häufig, treten Polyploidisierungen bei Tieren nur selten auf – und nahezu ausschließlich bei Formen, die sich parthenogenetisch fortpflanzen (z. B. Salinenkrebs *Artemia;* Eidechse *Cnemidophorus,* S. 463). Sexuelle Reproduktion führt im Falle von Polyploidie wegen der bei Tieren vorherrschenden genetischen Geschlechtsbestimmung (XY-Mechanismus, S. 172) zu Schwierigkeiten bei der Festlegung des Geschlechts. So sind alle bisexuellen *Cnemidophorus*-Arten diploid, bei den parthenogenetischen kommen dagegen auch tri- und tetraploide Formen vor. Aus den genannten Gründen gilt sympatrische Artbildung bei Tieren als umstritten.

Neben der hier geschilderten Artbildung durch *Artaufspaltung (divergente Artbildung)* kann es im Verlauf der Generationenfolge auch zu allmählicher *Artumwandlung (phyletische Artbildung)* kommen. Abgesehen davon, daß in letzterem Fall Artgrenzen rein willkürlich gezogen werden müßten, ist das biologische Artkriterium (S. 576) hier auch prinzipiell nicht anwendbar: Populationen, die durch erdgeschichtliche Zeiträume getrennt sind, lassen sich nicht auf Kreuzbarkeit prüfen.

● **Gradualismus – Punktualismus:** Ob sich Arten wirklich allmählich (gradualistisch) aus divergierenden Populationen über Varietäten und Subspezies schließlich zu reproduktiv isolierten Einheiten evoluieren, wird in der modernen *Gradualismus-Punktualismus-Debatte* diskutiert. Darwin vertrat – wie auch die Neodarwinisten (S. 575) – einen gradualistischen Standpunkt

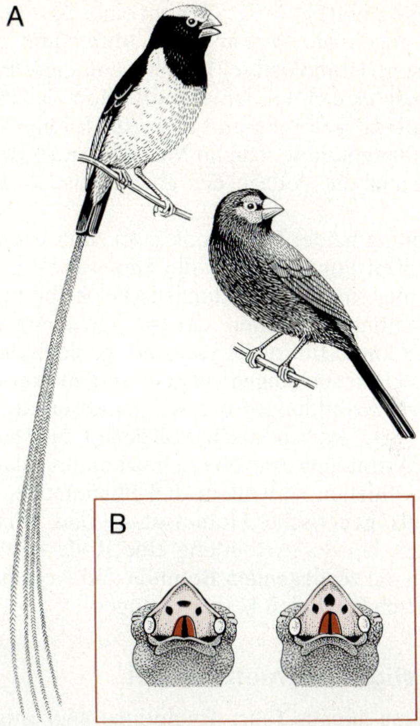

Abb. 11.24 [A] Links: Männchen des brutparasitierenden Witwenvogels *Tetranura fischeri;* rechts: Männchen der zugehörigen Wirtsvogelart, des Prachtfinken *Uraeginthus ianthinogaster.* [B] Rachenzeichnung der Nestlinge von Brutparasit *(T. f.)* und Wirt *(U. i.).* Die Adulttiere der Brutparasiten, die sich in Gestalt und Farbmuster deutlich von ihren Wirten unterscheiden *(A),* haben ihren Brutzyklus streng mit dem der jeweiligen Wirtsvogelart synchronisiert. Auch die Jungen sind in ihren Rachenzeichnungen denen der Wirte derart ähnlich *(B),* daß die Wirtseltern sie nicht von ihren eigenen Jungen unterscheiden können und sie zusammen mit der eigenen Brut aufziehen (nach Nicolai; Prentiss).

und betrachtete Arten als „merely highly developed varieties". Die Punktualisten akzeptieren zwar Variation und Selektion als Erklärung evolutiven Wandels innerhalb von Populationen, glauben jedoch für die Artbildung andere Mechanismen postulieren zu müssen, so daß die Evolution innerhalb der Arten *(Mikroevolution)* von der zwischen Arten *(Makroevolution)* abzukoppeln sei. Sie sind überzeugt, daß der Fossilbeleg mit seinem oft sprunghaften Auftreten neuer Formen ein weitgehend vollständiges Bild des Evolutionsgeschehens vermittelt. Danach sollen Artbildungsprozesse relativ rasch erfolgen und durch lange Perioden der Artkonstanz *(Stasis)* getrennt sein.

Während der Stasis-Perioden sei das Genom einer Art durch genetische Kontrollmechanismen gegen die Wirkung von Mutabilität und Umweltwandel gepuffert („genetische Homoiostase“). Erst wenn diese Faktoren einen kritischen Schwellenwert erreichten, bräche die Homoiostase zusammen; eine „genetische Revolution“ setze ein und führe zur Bildung einer neuen Art. In diesem Zusammenhang könnte man an Mutationen im Bereich homeotischer Gene denken, die auf die Anlage des generellen Körperbauplans Einfluß nehmen (S. 235).

Bei der Beurteilung beider Standpunkte sei zunächst auf das Problem der Zeit hingewiesen. Zeiträume, die für die Genetiker (in der Mehrzahl Gradualisten) lang genug sind, um gradualistische Artbildung zu ermöglichen, erscheinen den Paläontologen (aus denen sich die meisten Punktualisten rekrutieren) nur als kurze Intervalle längs der geologischen Zeitskala. Populationsbiologische Untersuchungen geben zudem keinen Anlaß zu der Annahme, daß sich Artbildungsprozesse, gemessen an der nachfolgenden Lebensdauer der Art, extrem rasch vollziehen müßten. Vorläufig ist es unmöglich, einem Artbildungsprozeß ein bestimmtes relatives Zeitmaß zuzuordnen. Ohne ausschließen zu wollen, daß Phänomene, die in punktualistischen Modellen als genetische Homoiostase und genetische Revolution beschrieben werden, bei der Artbildung eine Rolle spielen, muß man doch bemerken, daß sich die vorliegenden Befunde und Argumente zur Zeit einem generell gradualistischen Modell besser einfügen.

11.2.4 Langfristiger Formenwandel

Über die Artbildung hinaus führt Evolution langfristig zu tiefgreifenden Organisationsunterschieden zwischen Organismen. Im hierarchisch gegliederten biologischen System (Tab. **11.1**, S. 544) manifestieren sich solche Unterschiede darin, daß man die betreffenden Organismen verschiedenen Ordnungen, Klassen und schließlich Stämmen (Anhang 5) zuordnet. Solche Gruppenunterschiede haben immer wieder zu der Vermutung Anlaß gegeben, größere evolutive Transformationsschritte erfolgten als „transspezifische Evolution“ nach anderen Mechanismen (sog. Makromutationen, Systemmutationen), als sie bei der Artbildung wirksam sind. Die Argumente ähneln weitgehend denen des Punktualismus (S. 583). Unsere heutigen genetischen und evolutionsbiologischen Kenntnisse legen jedoch die Hypothese nahe, daß auch größere evolutive Durchbrüche zu neuen biologischen Organisationsniveaus durch Summation kleiner Evolutionsschritte zustande gekommen sind.

Soweit sich das an einigen Beispielen rekonstruieren läßt, sind evolutive Durchbrüche meistens mit dem Angebot neuer ökologischer Lizenzen verbunden: mit der Erschließung neuer Lebensräume, d. h. dem Wirken **neuer Selektionsbedingungen**.

In den großen ostafrikanischen Seen (Tanganjika-, Malawi-, Victoria-See) besetzen die *Buntbarsche (Cichlidae)* alle ökologischen Nischen, die sonst auf mehrere Fischfamilien verteilt sind. Jeder See weist dabei ein ähnliches Spektrum hochspezialisierter endemischer Formen auf: Fischfresser, Molluskenfresser, Algenfresser, Zooplankton- und Detritusfresser haben sich seit der plio-pleistozänen Entstehung dieser Seen in jedem See parallel aus ernährungsmäßig relativ unspezialisierten Flußarten entwickelt. Im kleinen Nabugabu-See, dessen Alter auf nur 4000 Jahre geschätzt wird, leben heute bereits sechs endemische *Haplochromis*-Arten. Diese rasche Radiation in Form trophischer Spezialisierungen mag durch die morphologischen Entwicklungsmöglichkeiten begünstigt worden sein, die der Schädelbereich der Fische mit Zähnen, Kiefern, Pharynxknochen usw. bietet.

Radiationen wie die der Cichliden, der Geospizinen (S. 559), Drepanididen (S. 561) oder Drosophiliden (S. 561) haben zwar zur Besetzung eines weiten Spektrums ökologischer Nischen geführt, sich jedoch alle innerhalb des relativ niederen systematischen Rangs einer Familie abgespielt. Mit der erstmaligen Besiedlung ganz neuer Lebensräume – z. B. des Landes – eröffneten sich dagegen derart weite und völlig neuartige *ökologische Zonen,* daß adaptive Radiationen ungleich größeren Ausmaßes möglich wurden.

Vor allem zwei Tierstämme (Arthropoden und Vertebraten) haben die ökologischen Lizenzen terrestrischen Lebens genutzt und im Silur bzw. Devon (S. 677, 758) Radiationen eingeleitet, mit denen sie die heutige Landfauna dominieren. Auch diese Großradiationen waren in ihrem Verlauf natürlich nicht vorhersagbar, erfolgten nicht im Sinne einer planmäßigen „Eroberung" des Landes, sondern verliefen über lokale Anpassungsschritte von einer ökologischen Plattform zur anderen. Bei den Wirbeltieren müssen die Fische, die erstmals semiterrestrische Formen entwickelten, den *Quastenflossern (Crossopterygii)* ähnlich gewesen sein. Als Bewohner sauerstoffarmer Süßgewässer im trockenwarmen Klima der Devonzeit (vor $380 \cdot 10^6$ Jahren) hatten sie besondere Atmungsorgane (zur Luftatmung) und muskulöse Flossen (zur kurzfristigen Fortbewegung über Land) evoluiert – nicht um das Wasser definitiv zu verlassen, sondern um bei beginnender Austrocknung eines Wohngewässers auf dem Landweg ein anderes zu erreichen. Die ältesten fossil bekannten Tetrapoden, die *Ichthyostega* (Abb. **11.5** *B*), leiten sich von solchen Formen ab. Auch in jüngerer Zeit haben Fische mehrfach „den Versuch unternommen", auf recht verschiedenen Wegen zur Atmung von Luftsauerstoff überzugehen (S. 283).

Wie die „Landnahme" der Metazoen eindrücklich zeigt, werden ökologische Lizenzen nicht nur von der Umwelt, sondern auch von der jeweils erreichten **Organisationsform der Organismen** erteilt. Hat sich nämlich eine bestimmte Organisationsform in einer ökologischen Zone erst einmal bewährt, erweist sie sich gegenüber größeren Umstrukturierungen als weitgehend immun. So ließen sich zwar die Extremitäten wasserlebender *Arthropoden* und *Vertebraten* zu Lokomotionsorganen terrestrischer Formen modifizieren, beim Ambulakralfußsystem der *Echinodermen,* das mit dem Meerwasser in offener Verbindung steht (Abb. **12.70**), war das dagegen nicht möglich. *Landarthropoden* können vor allem wegen der geringen Stoßfestigkeit

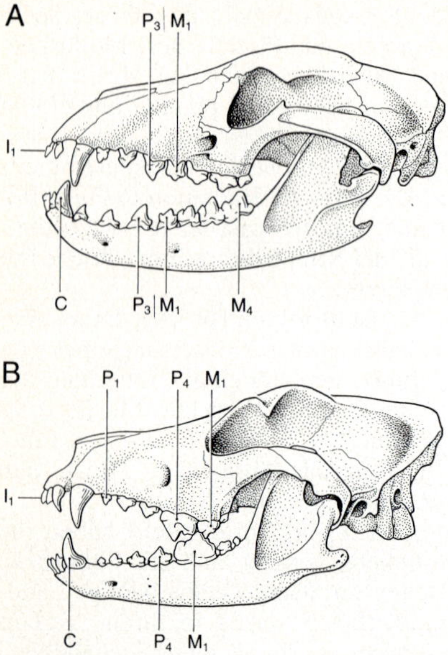

Abb. 11.25 Konvergenzentwicklung im Schädelbau von [A] Marsupialiern (dem vor wenigen Jahrzehnten ausgerotteten tasmanischen Beutelwolf, *Thylacinus*) und [B] Placentaliern (Hund, *Canis*). – Zahntypen: *C* Caninus (Eckzahn), *I* Incisivus (Schneidezahn), *M* Molar (hinterer Backenzahn), *P* Prämolar (vorderer Backenzahn). Zum Brechscherengebiß der Placentalier-Raubtiere vgl. Abb. **12.79** *A* (nach Starck).

ihres Exoskeletts, aber auch aufgrund ihrer Tracheenatmung (S. 290) Körpergrößen von 10–20 cm und Gewichte von 50–100 g nicht überschreiten; marine Arthropoden erreichen dagegen Spannweiten von bis zu 4 m und Körpergewichte von über 6 kg (Riesenkrabbe *Macrocheira*).

Schließlich können das Fehlen oder Auftreten konkurrierender, möglicherweise überlegener Organisationsformen die Radiations- und Existenzmöglichkeiten einer Tiergruppe in bestimmte Richtungen lenken bzw. begrenzen.

Die in Südamerika entstandenen **Beuteltiere** *(Marsupialia)* sind in der Kreidezeit über die antarktische Landbrücke (Abb. **11.11**) nach Australien gelangt, das von Placentaliern erst viel später besiedelt wurde, und haben hier eine den Placentaliern der übrigen Welt vergleichbare Radiation erlebt. Neben einer Vielzahl von Insektenfressern, die sich rennend, grabend, springend oder gleitfliegend fortbewegen (Beutelmaus, Beutelmaulwurf, Beutelspringmaus bzw. Flugbeutler) oder in ihrer Nahrungswahl extrem spezialisiert sind (Ameisenbeutler), entwickelten sie räuberische Fleischfresser (Beutelmarder, Beutelwölfe; Abb. **11.25** *A*), Nektarsauger (Honigbeutler), Frucht- und Blattfresser (Kletterbeutler, Koalas), nagetierähnliche Wurzelfresser (Wombats) sowie große grasende Pflanzenfresser (Känguruhs). Beutelfledermäuse fehlen diesem weiten Marsupialierspektrum: Die zum aktiven Flug befähigten Fledermäuse sind die einzigen Placentalier, die Australien vor Ankunft des Menschen erreichten. Während im amerikanischen Ursprungsgebiet fossil und rezent nur insectivore und carnivore Formen vorkommen, z. B. das Opossum *(Didelphis)*, entstanden in Australien auch Herbivore (z. B. Känguruhs). Die placentalen *Insectivora* haben Südamerika erst spät erreicht und sind dort heute nur mit einer einzigen Gattung vertreten.

11.3 Hominidenevolution

Biologisch bildet der rezente Mensch als einzige Art *(sapiens)* der einzigen rezenten Gattung *Homo* einen Vertreter der Säugetierordnung der Primaten (Familie *Hominidae*). Die Übereinstimmung in anatomischen, physiologischen und biochemischen Merkmalen (Abb. **11.3**), in Chromosomenstruktur und molekularem Genbestand zwischen dem Menschen und den afrikanischen Menschenaffen Schimpanse *(Pan)* und Gorilla *(Gorilla)* ist so groß, daß man letztere zweifellos als die nächsten biologischen Verwandten des Menschen betrachten kann (Abb. **11.2**, **12.111**).

11.3.1 Ablauf

Trotz dieses engen Verwandtschaftsverhältnisses zwischen dem Menschen und den afrikanischen Menschenaffen besteht noch immer keine Klarheit darüber, wann sich im Tertiär die *Homo*-Linie von den zu *Gorilla* und *Pan* führenden Linien getrennt hat. Anhand des Fossilmaterials, aber auch nach molekularbiologischen Vergleichen muß die Abtrennung vor 4–5 Mio. Jahren (d. h. im Pliozän) abgeschlossen gewesen sein. Ursächlich ist dieser Prozeß der Hominisation wohl eng mit der mio-pliozänen Abkühlungs- und Austrocknungsphase und der dadurch bedingten Ausbreitung savannenartiger Biotope korreliert. Möglicherweise haben sich damals von den **Dryopithecinen**, den hominidenähnlichsten aller „Waldaffen“, die im Miozän die tropischen Regenwaldregionen besiedelten, Formen abgespalten, die in das neu entstehende offene Gelände eindrangen und damit die Entwicklung zur bipeden Fortbewegungsweise einleiteten.

Proconsul aus dem unteren Miozän Ostafrikas (Alter 18 Mio. Jahre) scheint als relativ unspezialisierte Form der Basis von großen Menschenaffen *(Pongo, Gorilla, Pan)* und *Homo* nahe gestanden zu haben. Mit gleich langen Vorder- und Hinterbeinen, ohne Spezialisierung für Hangeln, Schwingen, Springen oder Knöchelgang, war *Proconsul* eine sich relativ langsam fortbewegende Baumform. ***Ramapithecus***, der vor 15–8 Mio. Jahren in Afrika, Asien und Europa lebte und der früher an die Basis der *Homo*-Linie gestellt wurde, dürfte dagegen in die Verwandtschaft der südostasiatischen Menschenaffen *(Pongo)* einzureihen sein.

Verschiedentlich werden Modellformen genannt, die den Übergang zum zumindest gelegentlichen Bodenleben – wenn auch als Parallelentwicklungen zur *Homo*-Linie – markieren könnten. ***Oreopithecus***, von dem mehrere gut erhaltene Skelette aus der Toskana vorliegen (Alter ca. 8 Mio. Jahre), hat sich mit längeren Vorder- als Hinterextremitäten wohl hangelnd und nur gelegentlich biped laufend durch lichtes Waldland fortbewegt. ***Giganthopithecus*** (vor 8–1 Mio. Jahren) – bekannt nur durch wenige Kieferreste aus Südostasien und einige tausend Zähne – läßt im Gebiß deutliche Anpassungen an das Kauen harter pflanzlicher Nahrung erkennen: Nicht nur Backenzähne und Prämolaren, sondern auch die Eckzähne enthalten abgeflachte Kauflächen. *Giganthopithecus* starb als größter aller Menschenaffen, die je gelebt haben, zu Beginn der Eiszeit aus.

Als gegen Ende des Pliozäns vor 4 Mio. Jahren in Afrika die **Australopithecinen** auf den Plan traten, hatten sie den aufrecht-bipeden Gang bereits

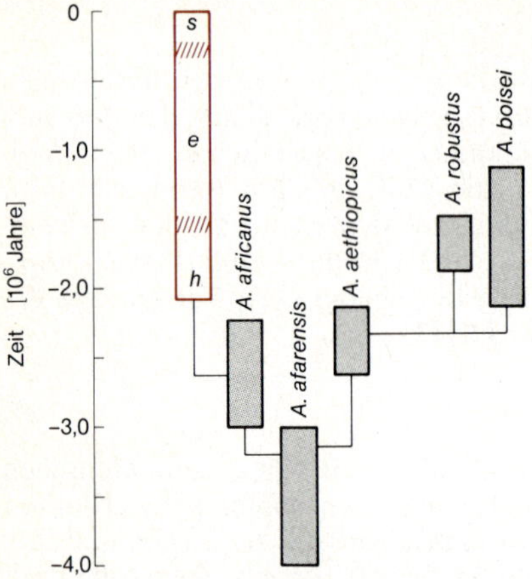

Abb. 11.26 Zeitliches Auftreten der Formen von *Australopithecus* (graue Balken) und *Homo* (farbiger Balken): *H. habilis (h), H. erectus (e)* und *H. sapiens (s)* (Hypothese nach Delson; Grine, Howell).

weitgehend entwickelt und das offene Land in Besitz genommen. Anhand recht vollständiger Skelettfunde lassen sie sich heute in mindestens vier Spezies gruppieren, von denen einige gleichzeitig gelebt haben. Die letzten sind vor etwa einer Million Jahren ausgestorben (Abb. **11.26**). Wie Eigenheiten des *Extremitätenskeletts* zeigen, muß zumindest *Australopithecus afarensis* noch in der Lage gewesen sein, sich auch kletternd fortzubewegen. Doch läßt sich anhand des *Beckens* klar belegen, daß auch dieser frühe *Australopithecus*-Vertreter bereits über den bipeden Gang verfügte. Das *Schädelvolumen* der Australopithecinen übertraf zwar absolut mit 400–500 ml das heute lebender Menschenaffen nur wenig. Stellt man jedoch die geringe Körpergröße dieser Formen (Gewicht: 25–40 kg) in Rechnung, ergibt sich ein relatives Hirngewicht, das signifikant über dem jedes rezenten Menschenaffen liegt. Es ist unklar, ob die Australopithecinen bereits dauerhaft bearbeitete Werkzeuge verwendet haben.

Sicherer Steinwerkzeuggebrauch und deutlich größere Schädelvolumina (650–775 ml) sind in Ostafrika seit ca. 2 Mio. Jahren belegt ***(Homo habilis)***. Im gleichen Gebiet tritt vor 1,6 Mio. Jahren ***Homo erectus*** auf den Plan. Mit mittleren Schädelvolumina von 900–1100 ml und durch die Qualität seiner Werkzeuge, durch Feuergebrauch und andere Kulturrelikte klar charakterisiert, breitet sich diese Form in der Folgezeit über ganz Afrika und Eurasien aus (Abb. **11.27**).

Seit ca. 300000 Jahren beginnen sich die Skelettformen zunehmend rezenten Menschen zu ähneln ***(Homo sapiens)*** – eine Entwicklung, die vor etwa 50000 Jahren zu dem nach Fundstätten in der Dordogne benannten Cro-Magnon-Typ *(H. s. sapiens)* führt. Erst diese „modernen Menschen" haben schließlich auch die von Hominiden bisher noch freien Kontinente Amerika

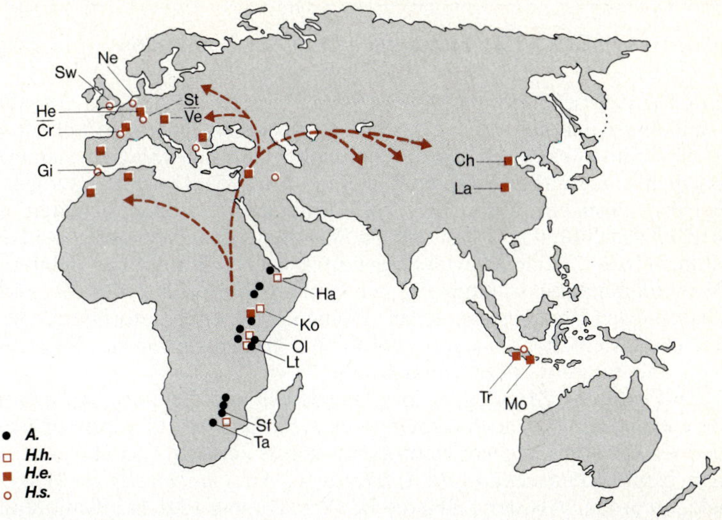

Abb. 11.27 Geographische Verbreitung bedeutender Fundstätten von *Australopithecus (A.), Homo habilis (H. h.), H. erectus (H. e.)* und *H. sapiens (H. s.)*. Die *unterbrochenen farbigen Pfeile* markieren die vermuteten Ausbreitungswege von *H. erectus* aus dem tropischen Afrika in die gemäßigten Breiten. – Einige Fundstätten sind namentlich aufgeführt: *Ch* Choukoutien, *Cr* Cro Magnon, *Gi* Gibraltar, *Ha* Hadar, *He* Heidelberg, *Ko* Koobi Fora (Turkana-See), *La* Lantian, *Lt* Laetoli, *Mo* Modjokerto, *Ne* Neandertal, *Ol* Olduvai, *Sf* Sterkfontein, *St* Steinheim, *Sw* Swanscomb, *Ta* Taung, *Tr* Trinil, *Ve* Vertesszöllös (nach Cramp; Leakey).

und Australien besiedelt. Wie *Homo erectus* zerfällt auch *Homo sapiens* in mehrere geographische Untergruppen. In Westeuropa ist es vor allem der großwüchsige, körperlich robuste „Neandertaler“, der uns in der zweiten Hälfte der letzten Eiszeit als Eisrand-Großwildjäger mit einem eigenen Stil der Werkzeugbearbeitung (Mousterien-Kultur) entgegentritt. Aufgrund von Besonderheiten seines Skeletts muß er als genetisch von *H. sapiens* isoliert, d.h. als eigene Art *(H. neanderthalensis)* betrachtet werden. Er ist – wohl auf Druck von *H. sapiens* – vor etwa 35000 Jahren ausgestorben.

Diese kurze Übersicht der Hominisationsphasen (vgl. auch Abb. **11.28**) darf freilich nicht zu der Vorstellung eines Schichtenmodells verleiten, nach dem *Australopithecus, Homo habilis, H. erectus* und *H. sapiens* als geschlossene, jeweils ein bestimmtes Zeitniveau repräsentierende Formen wie Perlen an einer Kette aufeinanderfolgten. In Afrika haben mehrere *Australopithecus*-Arten, die sich zumindest in ihren Ernährungsgewohnheiten unterschieden haben müssen (*A. robustus* war am stärksten von pflanzlicher Nahrung abhängig), nebeneinander gelebt. Der grazilere *A. africanus* scheint über

Box 11.3 Fundgeschichte der Hominiden

Im ostafrikanischen Grabenbruchsystem – im *Rift Valley* von Tansania, Kenia und Äthiopien – hat seit Ende der sechziger Jahre eine Fülle fossiler Hominidenfunde die Hypothesenbildung zur menschlichen Stammesgeschichte wesentlich verfeinern helfen. Als 1859 DARWINS „Origin of Species" erschien, waren erst zwei Frühmenschenfunde bekannt: ein Schädel aus Gibraltar (1848) und ein Skelett aus dem Neandertal bei Düsseldorf (1856). Beide Individuen gehörten nach Gehirngröße, Gebiß und Bewegungsapparat so eindeutig zur Gattung *Homo*, daß der Mediziner VIRCHOW den Neandertaler sogar als einen „arthritisch deformierten neuzeitlichen Menschen" taxieren und für die Frühgeschichte des Menschen als „bedeutungslos" bezeichnen konnte.

Das geforderte Bindeglied zwischen *Homo* und den übrigen Primaten hatte man auch 1871 noch nicht gefunden, als DARWINS „Descent of Man" erschien. Es war lediglich hypothetisch konstruiert und von HAECKEL mit dem Namen *Pithecanthropus* (*pithecos* = Affe, *anthropos* = Mensch) belegt worden. Als der holländische Arzt DUBOIS 1891 bei Trinil (Java) auf eine Schädelkalotte und einen Oberschenkelknochen stieß und diesen Fund *Pithecanthropus erectus* nannte, schien die Lücke geschlossen. Doch wie sich schon bald zeigte, überwogen auch bei diesem „Javamenschen" die menschlichen Merkmale derart, daß von einem *Missing link* im Sinne Darwins nicht die Rede sein konnte. Gleiches galt für die zahlreichen Individuen, die in den zwanziger und dreißiger Jahren dieses Jahrhunderts vor allem von BLACK und WEIDENREICH in China geborgen und als *Sinanthropus pekinensis* („Pekingmensch") beschrieben wurden. Heute stellt man alle diese 700 000–300 000 Jahre alten Hominiden des mittleren Pleistozäns, zu denen auch der Unterkieferfund von Mauer bei Heidelberg (1907) zählt, zu einer einzigen Art: *Homo erectus*.

Während sich die Suche nach früheren Zwischenformen, die man mit menschenähnlichem Schädel und affenartigem Bewegungsapparat vermutete, vor allem auf Ost- und Südostasien konzentrierte, blieb eine bedeutende Entdeckung in Südafrika fast unbeachtet. Der Anatom DART beschrieb 1925 einen kindlichen Schädel mit menschenartigem Gebiß und eher affenartigem Schädelbau (Abb. **11.30**). Dieser *Australopithecus* („Südaffe") sollte zwar ein kleineres Gehirn als *Homo erectus* besessen haben, aber bereits aufrecht gegangen sein. Wie sehr diese Hypothese auch der genannten gängigen Vorstellung vom „Pithecanthropus" – menschenähnlicher Schädel, affenartige Körperhaltung – zuwider lief, seit Ende der vierziger Jahre ließ sie sich durch zahlreiche weitere Funde in Süd- und Ostafrika, vor allem durch die Arbeiten des Forscherehepaares LEAKEY, voll bestätigen.

In Ostafrika stieß man 1964 auf weitere Formen, die ein deutlich größeres Gehirn und einen noch stärker menschenähnlichen Gesichtsschädel als *Australopithecus* besaßen. Sie wurden als Hersteller von Werkzeugen betrachtet, die man in der gleichen Umgebung fand, und daher mit dem Namen *Homo habilis* belegt („fähiger", d.h. zur Werkzeugherstellung befähigter Mensch). Sie leiten über zu *H. erectus*.

Die Flut neuer Funde, die jährlich an den inzwischen berühmten Stätten *Hadar* (Äthiopien), *Koobi Fora* (Turkana-See in Kenia) und *Laetoli* (Tansania) zutage gefördert werden, legt die Vermutung nahe, daß in Ostafrika vor 1–3 Mill. Jahren mehrere Hominidenformen nebeneinander existierten (Abb. **11.27**). Doch wie die einzelnen Formen anhand des heterogenen Fundmaterials gegeneinander abzugrenzen sind und in welchen genealogischen Beziehungen sie zueinander stehen, ist zur Zeit Gegenstand heftiger Kontroversen. Das gilt selbst für die 1974 gefundene „Lucy" – das bisher vollständigste Skelett eines frühen, 3,5 Mio. Jahre alten Australopithecinen *(A. afarensis)*. Die größte Lücke unseres Wissens klafft freilich noch immer zwischen den quadrupeden baumlebenden Primaten des Miozäns und den bereits bipeden Australopithecinen.

H. habilis die Linie zum *H. erectus* weitergeführt zu haben, wobei auch hier die beiden letztgenannten Formen während gewisser Zeitspannen gleichzeitig und zusammen mit der einen oder anderen *Australopithecus*-Art aufgetreten sind. Überhaupt gibt es bei Darstellungen wie der von Abb. **11.26** zu bedenken, daß wahrscheinlich keine der heute bekannten *Australopithecus*-Formen direkte Vorfahren von *Homo* waren, sondern dessen Entwicklungslinie nur mehr oder weniger nahe standen. Wie jeder Evolutions-„Schritt" ist auch die Entwicklung zum heutigen Menschen nicht eingleisig verlaufen, sondern als ein dynamisches Mosaik sich überlappender und ablösender Formen zu verstehen.

11.3.2 Faktoren

Die Frage nach den Faktoren, die zur Abspaltung der *Homo*-Linie von vorhumanen Primaten führten, ist mit dem Hinweis auf die Besetzung der neuen ökologischen Nische eines offenen Busch- und Savannenlandes nur unvollständig beantwortet. Im gleichen geologischen Zeitraum traten auch die Vorformen der heutigen Pferde vom Wald- zum Steppenleben über (S. 556), ohne daß diese Huftiergruppe heute eine *Homo* auch nur annähernd vergleichbare weltdominierende Stellung erreicht hätte.

Zweifellos hat schon das Primatenerbe der *Homo*-Linie viele der späteren menschlichen Leistungen vorkanalisiert. Nur vier Faktoren seien genannt. Der enorme **Bewegungsspielraum der Extremitäten**, eine Anpassung an das Baumleben der Primaten, wirkt sich auch beim Bodenleben vorteilhaft aus. Über eine hangelnd-schwingende Lebensweise muß er den bipeden Gang

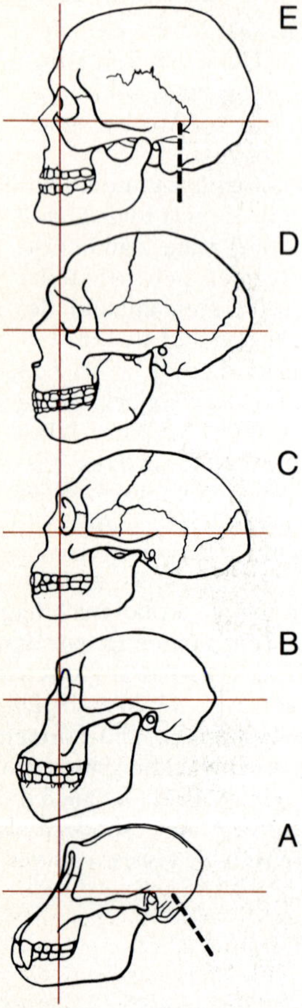

Abb. 11.28 Schädelproportionen bei [A] Schimpanse *(Pan)* und [B] *Australopithecus africanus,* [C] *Homo erectus,* [D] *Homo neanderthalensis,* [E] *Homo sapiens.* Die *unterbrochene Linie* markiert die Ansatzrichtung der Wirbelsäule am Schädel (nach Colbert, Dobzhansky; Leakey).

wesentlich begünstigt haben. Jedenfalls scheint es heute mehr als wahrscheinlich, daß der aufrechte Gang über die gestreckte Körperhaltung eines hangelnden, noch waldlebenden Primaten und nicht über die Aufrichtung einer quadrupeden Steppenform – etwa vom Typ der Paviane – entstanden ist. Mit dem aufrechten Gang wurde die Vorderextremität mehr und mehr von Fortbewegungsfunktionen befreit und die Greifhand mit ihrem frei beweglichen Daumen und dem typischen Präzisionsgriff zunehmend zum Tragen, Werfen und Manipulieren von Gegenständen eingesetzt.

Beim Übergang zum Bodenleben und zur bipeden Fortbewegungsweise hat die *Jagd* wohl kaum als primärer Motor gewirkt. Zunächst ging es wohl eher um eine Erweiterung des Nahrungsangebots durch neue Arten pflanzlicher Kost. Nur gelegent-

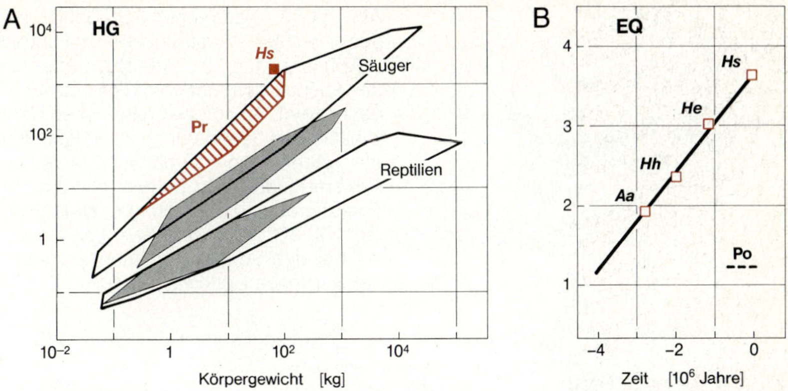

Abb. 11.29 [A] Verhältnis von Hirngewicht (*HG* [g]) zu Körpergewicht bei Reptilien und Säugetieren. Rezente Formen sind durch *stark ausgezogene Polygonzüge*, fossile Formen durch *graue Flächen* markiert. *Farbige Signaturen* gelten für Primaten *(Pr)* und speziell *Homo sapiens (Hs)*. Im gewählten doppelt-logarithmischen Maßstab lassen sich die Beziehungen zwischen Hirn- und Körpergewicht durch Geraden mit den Steigungen 0,5 (Reptilien) und 0,75 (Säugetiere) annähern. [B] Enzephalisationsquotient *(EQ)*, der das relative Hirngewicht von Hominiden mit dem mittleren relativen Hirngewicht von Altweltaffen (EQ = 1) in Beziehung setzt. – *Aa Australopithecus africanus, He Homo erectus, Hh H. habilis, Hs H. sapiens, Po* Pongiden (rezente Menschenaffen) (nach Jerison; Stephen, Bauchot; Martin; Tobias; McHenry).

lich werden, wie das auch bei Schimpansen, Pavianen und anderen heutigen Primaten hin und wieder der Fall ist, junge, kranke oder frisch verendete Nagetiere, kleine Antilopen, Eidechsen oder Schlangen erbeutet worden sein. An den Lagerstätten der Australopithecinen hat man jedenfalls Knochenreste dieser Tierarten gefunden. Mit der Zeit boten sich jedoch neue Möglichkeiten; denn ökologisch genutzt wurden die Wildbestände des steppenartig offenen Geländes bisher ausschließlich von den vorwiegend dämmerungsaktiven Raubtieren. Für die tagaktiven bipeden Hominiden tat sich hier eine neue ökologische Nische auf. Zum systematischen Großwildjäger wurde der Mensch freilich erst mit *H. erectus* zu Beginn der Eiszeit.

Ein zweiter Evolutionstrend innerhalb der baumlebenden Primaten betrifft die Vervollkommnung des **Sehsystems**, die bei tagaktiven Formen mit einer Rückbildung der geruchlichen Orientierung einhergeht. Die schnelle arborikole Fortbewegungsweise und die dazu notwendige exakte Raumorientierung erfordern stereoskopisches Sehen mit nach vorn gerichteten Augen und erhöhter Sehschärfe. Viele tagaktive Primaten verfügen ferner über ein trichromatisches Farbsehsystem (S. 416), das es ihnen ermöglicht, einzelne Objekte wie die als Nahrung dienenden Früchte aus dem Blättergewirr ihrer Umwelt optisch einfacher herauszulösen.

Ein dritter Trend liegt in der **Jugendentwicklung** der Primaten. Die

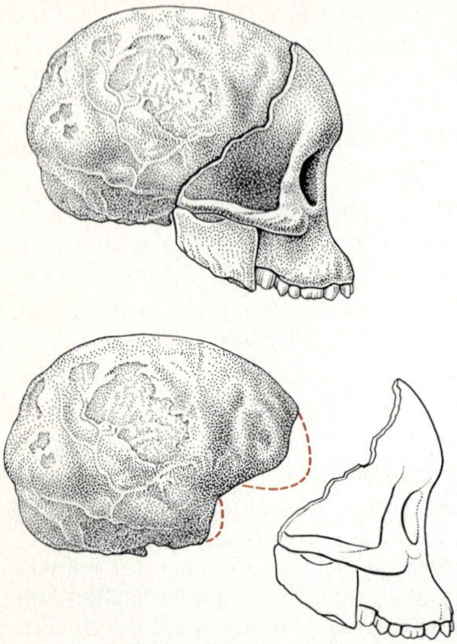

Abb. 11.30 Natürlicher Schädelausguß des ersten *Australopithecus*-Fundes (1925) aus Taung in Südafrika. *Unten* ist der Ausguß getrennt vom Gesichtsschädel gezeigt. An solchen natürlichen (und künstlichen) Schädelausgüssen läßt sich die Felderung der Großhirnrinde rekonstruieren und z. B. prüfen, ob die für Sprachproduktion wichtige Broca-Region (S. 373; Abb. **6.15** *A*) schon stärker als bei den übrigen Primaten ausgebildet war (nach Holloway).

Lebensweise im Geäst der Bäume hat dazu geführt, daß die Jungen während einer verlängerten Säuglings- und sozialen Abhängigkeitsphase von der Mutter getragen werden müssen, mit ihr also in engstem Körperkontakt bleiben. Sicher war es diese Prädisposition, die bei den später im offenen Gelände lebenden Hominiden die Arbeitsteilung zwischen den Geschlechtern, die enge Mutter-Kind-Beziehung und Familienbindung und die damit ermöglichte lange Sozialisations- und Lernphase der Jungen begünstigte.

Alle diese Trends überlagernd und sie zum Teil wechselseitig bedingend, ist schließlich das größere relative **Hirngewicht** zu nennen, das vielen – besonders den tagaktiven – Primaten eignet. Die oben zitierten absoluten Hirngewichte allein haben dabei nur beschränkte Aussagekraft. Setzt man sie jedoch mit den Körpergewichten in Beziehung (Abb. **11.29** *A*), lassen sich schon bei einem globalen Überblick über die Klassen der Reptilien und Säugetiere wesentliche Gesetzmäßigkeiten erkennen. Im Verlauf der Wirbeltierevolution sind in der Entwicklung des Gehirns jeweils gruppenspezifisch bestimmte Organisationsniveaus erreicht worden. Säugetiere besitzen gesamthaft höhere relative Hirngewichte als Reptilien; innerhalb der Säugetiere liegen die Werte für rezente Formen wiederum höher als für fossile (während sich bei den Reptilien die rezenten Formen in dieser Hinsicht nicht über das Niveau ihrer mesozoischen Ahnen erheben). Bei den Säugetieren nehmen die Primaten – neben den Delphinen – den höchsten Rang ein, der schließlich im *H. sapiens* gipfelt. Hirnanatomisch äußert sich diese Vergrößerung des Hirnvolumens von den Reptilien bis zu den Primaten jedoch nicht einfach in einem quantitativen Ausbau bestehender Strukturen, sondern ist an die gruppenspezifische Ausbildung jeweils neuer, übergeordneter Zentren gebunden (S. 373). Wiederum ist es das Baumleben, das mit der hohen Ausbildung des Gehirns bei Primaten in Zusammenhang stehen dürfte. Bei der „affenartig" schnellen Fortbewegung im Geäst der Baumkronen müssen Wege rasch und präzis vorausberechnet, d. h. immer wieder neue interne Raummodelle der Umwelt entwickelt werden (vgl. S. 475).

Eine Analyse von Schädelausgüssen fossiler Hominiden (Abb. **11.30**) zeigt einen kontinuierlichen Anstieg der relativen Hirngröße von den Australopithecinen bis zu *Homo sapiens* (Abb. **11.29** *B*). Der Zunahme der relativen Hirngewichte läuft eine immer raschere kulturelle Entwicklung parallel, die sich in Werkzeugrelikten nur unvollkommen rekonstruieren läßt. Diese kulturelle Entwicklung hat aufgrund der ihr eigenen *tradierten Weitergabe von Information* im Verlauf der Hominisation schließlich eine Geschwindigkeit erreicht, mit der sie die biologische Evolution des Menschen weit übertrifft. Das läßt sich kaum treffender als mit den Worten des Evolutionsbiologen Dobzhansky zum Ausdruck bringen: „Man adapts his environment to his genes more frequently and efficiently than his genes to his environment."

E. Vielfalt der Organismen

Schätzungen aller heute lebenden Tierarten ergeben Zahlen zwischen 1,5 und 30 Millionen. Allein in der noch weitgehend unerforschten Fauna tropischer Baumkronen fördern Untersuchungen in wenigen Wochen und an wenigen Bäumen Tausende neuer Insektenarten zutage. Wenn man bedenkt, daß wir heute viele Größen der unbelebten und belebten Welt mit hoher Präzision kennen – die Masse eines Elektrons ($9{,}1 \cdot 10^{-28}$ g), die Zahl der Moleküle pro Mol ($6{,}02 \cdot 10^{23}$) oder die der Gene eines Virus (10 beim Phagen ϕX 174) –, dann muß um so mehr erstaunen, daß wir die Zahl der Organismenarten unseres Planeten noch nicht einmal auf die Größenordnung genau angeben können.

Doch warum hat die Biodiversität der Erde gerade das genannte Ausmaß erreicht? Warum gibt es nicht nur hundert, warum nicht hundert Milliarden Arten? Warum folgen die verschiedensten Tiergruppen einem generellen evolutiven Trend zu größeren Formen; und warum sind die größeren Formen individuen- und artenzahlmäßig doch immer in der Minderheit? Warum gibt es überhaupt getrennte Gruppen, diskrete Arten und kein organismisches Kontinuum? Die vorhergehenden Kapitel des Teils D haben versucht, die Grundlage für die Beantwortung solcher Fragen zu legen und zu zeigen, daß die Vielfalt heutiger Organismen – **Biodiversität** – nur als Ergebnis eines historischen Prozesses – **Evolution** – zu verstehen ist.

Diese Vielfalt der Organismen spiegelt nicht die theoretisch bestmöglichen funktionellen Anpassungen an die Habitate dieser Erde wider. Sie ist das Ergebnis eines opportunistisch ablaufenden Evolutionsprozesses: Was im gegebenen evolutiven Zeitpunkt gerade verfügbar war, wurde im Rahmen der Möglichkeiten des historischen Augenblicks ökonomisch adaptiert. Jede Organismenart ist damit ein einzigartiges historisches Produkt, verkörpert ein genetisches Programm, das – einmal gelöscht – evolutiv nie wieder in dieser Form entstehen kann. Wenn wir als *Homo sapiens* heute andere Arten zum Verschwinden bringen, dann reißen wir damit Seiten aus einem Buch heraus, das zum größten Teil noch ungelesen und zudem in einer Sprache geschrieben ist, die wir gerade erst zu entziffern beginnen.

12 Tierstämme

Im folgenden werden die **Organisationsmerkmale** und **Hauptvertreter** der artenreichsten Tierstämme vorgestellt. Neben der Charakterisierung der Gruppen durch *diagnostische* Merkmale stehen dabei *funktionsmorphologische* und *evolutionsbiologische* Betrachtungen im Vordergrund. Damit schließt dieses Kapitel unmittelbar an das vorhergehende an. Es kann gewissermaßen als Exemplifikation des Evolutionskapitels gelten.

Gleichzeitig soll es einen Eindruck von biologischer Vielfalt vermitteln und damit auch einen groben Überblick über die taxonomische Gliederung *(Klassifikation)* des Tierreichs liefern. Es sei jedoch angemerkt, daß hier keine streng durchgeführte phylogenetische Systematik (*Kladismus,* S. 545) betrieben werden kann. Nicht alle genannten Gruppen sind daher geschlossene Abstammungsgemeinschaften im Sinne kladistischer Rekonstruktionsversuche. Müßten letzteren doch so bekannte und vom Erscheinungsbild und allgemeinem Evolutionsniveau her so charakteristische Gruppen wie die „Reptilien" zum Opfer fallen (S. 761). Dieses Vorgehen erscheint in einem allgemeinen zoologischen Einführungstext gerechtfertigt – um so mehr, als die kladistische Rekonstruktionsmethode an mehreren Beispielen konkret vorgestellt wird (vgl. Abb. **11.1**, **11.2**, **12.59**, **12.107**, **12.111**).

Bei den klassifikatorischen Unterteilungen zu Beginn jedes Abschnitts wird auf taxonomische Einheiten wie Klasse, Ordnung usw. (Tab. **11.1**, S. 544) verzichtet. Stehen doch alle diese „mittleren" Einheiten bei den verschiedenen Tierstämmen keineswegs in identischem Rang nebeneinander, sondern sind auf verschiedene Hierarchieebenen verteilt. Im folgenden ist daher nur von *Tierstämmen* als den höchsten und von *Gattungen* und *Arten* (gegebenenfalls *Unterarten*) als den niedersten taxonomischen Einheiten die Rede.

Eine Übersicht über die Stämme des Tierreichs findet sich im Anhang 5.

12.1 Protozoa (Einzeller)

Sarcomastigophora:	{ Mastigophora	12.1.1 **Flagellata**
	{ Sarcodina	12.1.2 **Rhizopoda**
Apicomplexa		12.1.3 **Sporozoa**
Ciliophora		12.1.4 **Ciliata**

Alle *einzelligen Eukaryoten* lassen sich unter der Gruppenbezeichnung „**Protista**" zusammenfassen. Durch eine Reihe *membranbegrenzter Zellkompartimente* wie Zellkern mit Kernhülle, Mitochondrien, Chloroplasten, endoplasmatisches Reticulum und Golgi-Apparat, aber auch durch einheitlich strukturierte Cilien und Flagellen (S. 437) sind sie klar von der Prokaryotenzelle der Bakterien und Cyanobakterien unterschieden, von der sie sich evolutiv ableiten (Tab. **1.1**, S. 3). Dabei dürften sich Kernhülle, endoplasmatisches Reticulum und Golgi-Komplex als Einfaltungen und die (intrazellulären) Cilien und Flagellen als fadenförmige Ausstülpungen der Zellmembran entwickelt haben. Chloroplasten und Mitochondrien sind wahrscheinlich aus endosymbiontischen Prokaryoten (S. 262) hervorgegangen. (Bei den Geißeln der Bakterien handelt es sich um extrazelluläre Gebilde, die lediglich in der Zellmembran und der extrazellulären Zellwand verankert sind.)

Die ernährungsphysiologisch definierte Grenze zwischen Tier- und Pflanzenreich verläuft – vielfach unscharf – mitten durch die Gruppe der Protisten hindurch; denn neben rein *autotrophen* (**Protophyta**) und rein *heterotrophen* Organismen (**Protozoa**) treten auch zahlreiche Formen auf, die je nach Umweltbedingungen entweder autotroph oder heterotroph, also *amphitroph* leben. Schließlich können autotrophe Formen auch zusätzlich noch auf essentielle organische Substanzen angewiesen sein, sich also nicht sukzessiv, sondern simultan auto- und heterotroph verhalten (*mixotrophe* Formen). Sinnvoller Weise erhebt man daher die Protozoen und Protophyten nicht in den Rang eigener systematischer Einheiten, sondern ordnet alle einzelligen Eukaryoten der gemeinsamen Gruppe der Protisten zu. Der Begriff „Protozoa" wird hier nur deshalb gebraucht, weil sich ein Zoologie-Lehrbuch notwendigerweise auf die zumindest potentiell heterotrophen Formen beschränken muß.

In ihrer Grundorganisation entspricht die **Protistenzelle** einer Metazoenzelle. Doch hat sie als eigener Organismus weit vielfältigere Funktionen als die Einzelzellen eines Mehrzellers zu erfüllen. Dieses *Funktionsspektrum* äußert sich in speziellen Cytoplasmadifferenzierungen, in Kerndimorphismus und Vielkernigkeit. Letztere führt zu polyenergiden Zellen, wobei jeweils eine *Energide* einen Zellkern und den ihn umgebenden Cytoplasmabereich umfaßt. Ferner lassen sich zahlreiche **Ansätze zu mehrzelligen Organisationsformen** beobachten, bei denen eine Sonderung in generative und somatische Zellen eintritt: Bei den Schleimpilzen *(Eumycetozoa)* können sich zahlreiche Einzelamöben entweder zu einem zellulären Aggregat – einem sog. Pseu-

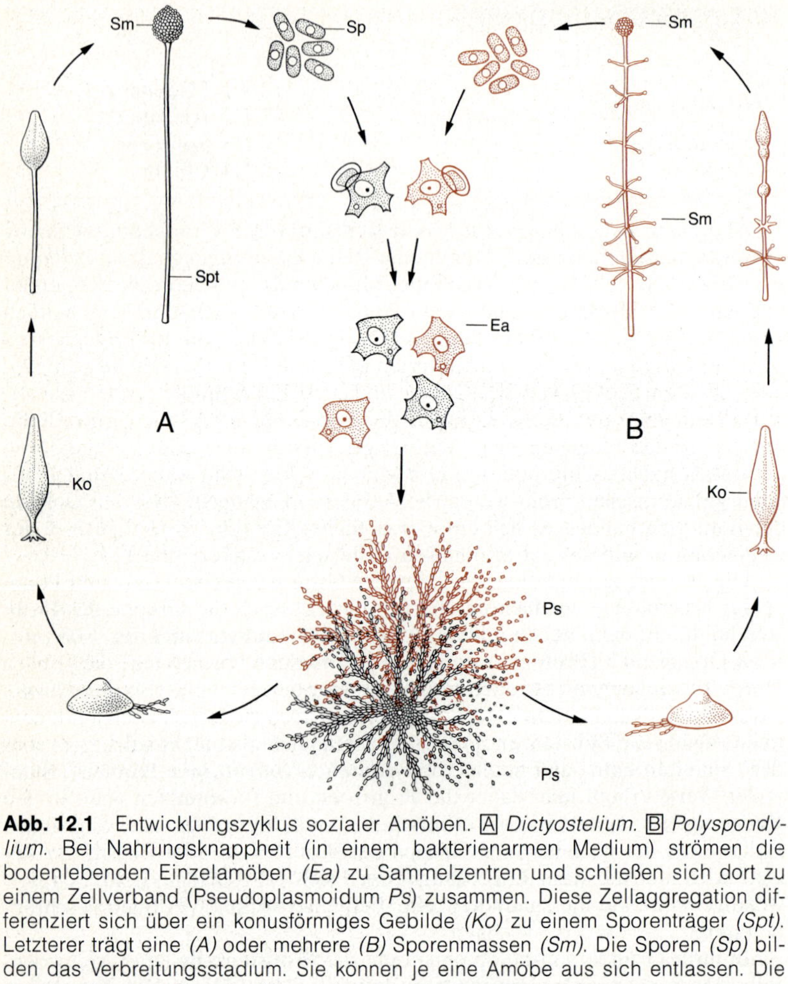

Abb. 12.1 Entwicklungszyklus sozialer Amöben. A *Dictyostelium.* B *Polyspondylium.* Bei Nahrungsknappheit (in einem bakterienarmen Medium) strömen die bodenlebenden Einzelamöben *(Ea)* zu Sammelzentren und schließen sich dort zu einem Zellverband (Pseudoplasmoidum *Ps*) zusammen. Diese Zellaggregation differenziert sich über ein konusförmiges Gebilde *(Ko)* zu einem Sporenträger *(Spt)*. Letzterer trägt eine *(A)* oder mehrere *(B)* Sporenmassen *(Sm)*. Die Sporen *(Sp)* bilden das Verbreitungsstadium. Sie können je eine Amöbe aus sich entlassen. Die Aggregation der Einzelamöben wird durch artspezifische Pheromone gesteuert. Dabei handelt es sich um cAMP *(A)* oder ein Glutamat-Ornithin-Dipeptid *(B)* (nach Gerisch; Bonner).

doplasmodium, das zu einem Sporenträger auswächst – zusammenlagern (z. B. *Dictyostelium,* Abb. **12.1**, **12.2**) oder ein echtes vielkerniges Plasmodium bilden (z. B. *Physarum*). Man spricht daher auch von „sozialen Amöben". Bei vielen Flagellaten und Ciliaten bleiben die durch Teilung entstehenden Tochterzellen in einer Zellkolonie vereinigt. Die *Zoothamnium*-Ko-

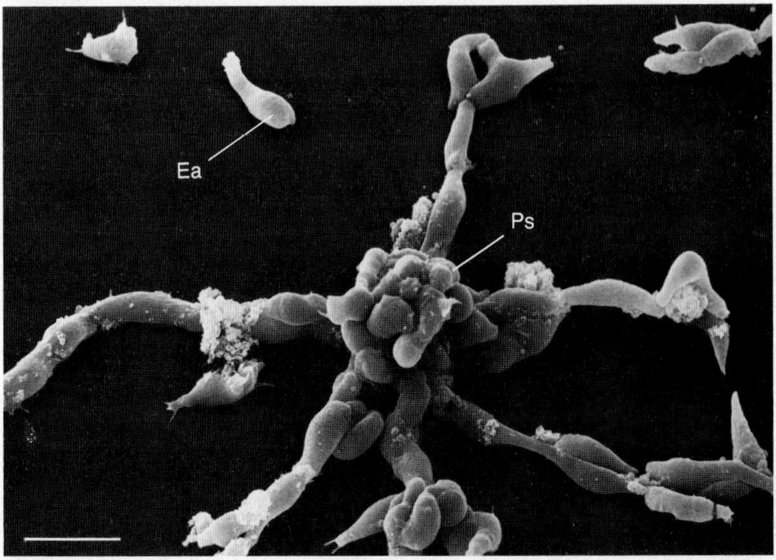

Abb. 12.2 Aggregation beim Schleimpilz *Dictyostelium discoideum*. – *Ea* Einzelamöbe, *Ps* Pseudoplasmodium. Maßstabsmarke: 10 µm (REM-Aufnahme: Claviez).

lonien (Ciliata) bilden sogar verschiedene Zelltypen aus (Mikro- und Makrozooide), von denen sich nur noch die Makrozooide loslösen und eine neue Kolonie begründen. Häufig bleibt die Differenzierung jedoch auf die Zellkerne polyenergider Zellen beschränkt. Bei solchen *heterokaryotischen* Formen treten neben generativen Kernen *(Mikronuclei)* auch somatische Kerne *(Makronuclei)* auf, die bei Sexualvorgängen zugrunde gehen und aus Abkömmlingen generativer Kerne neu gebildet werden müssen (Abb. **3.2**).

Da die **Vermehrung** bei den Protozoen durch *Zweiteilung* erfolgt (Abb. **12.3**), sind diese Formen potentiell unsterblich. Zusätzlich kommen bei allen Protozoengruppen **sexuelle Vorgänge** vor. Dabei können sich die Gameten verschiedener Individuen *(Gametogamie)* oder – wie bei der *Konjugation* der Ciliaten (Abb. **3.2***A*) – diese Individuen selbst vereinigen *(Gamontogamie)*. *Autogamie*, d. h. die Verschmelzung der vom selben Individuum stammenden Gameten oder Gametenkerne, tritt bei einigen Heliozoen *(Actinosphaerium, Actinophrys)* und vereinzelt bei Ciliaten auf (Abb. **3.2***B*).

Vielfach kommt es zu einem regelmäßigen Wechsel der Fortpflanzungsart **(Generationswechsel)**, der bei den parasitischen Formen meistens einem *Wirtswechsel* parallel läuft. Beim *homophasischen Generationswechsel* ist der Wechsel im Fortpflanzungsmodus nicht mit einer Änderung des Chromosomenbestandes verbunden. Die vegetativen Phasen der betreffenden Protozoen sind daher stets Haplonten (Meiose nach Zygotenbildung: z. B. viele

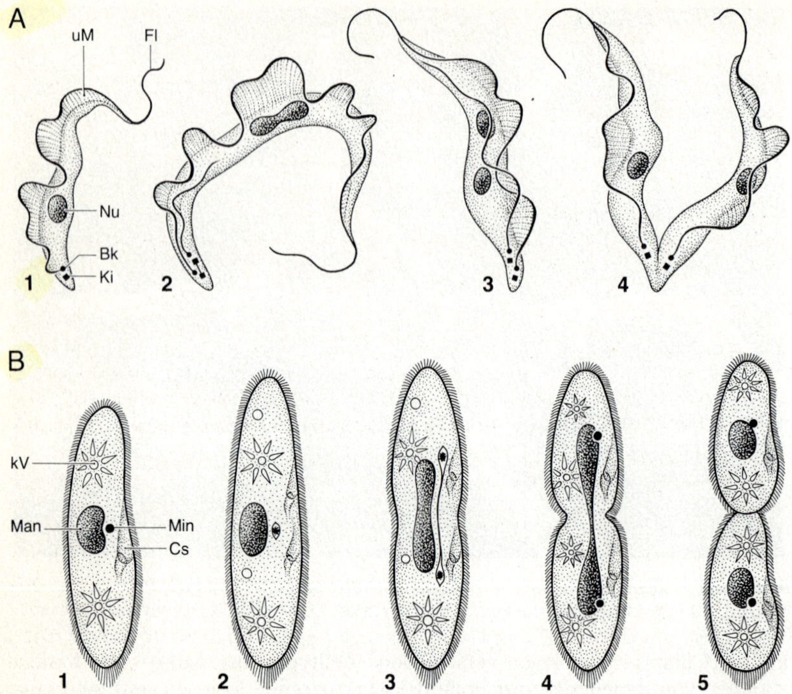

Abb. 12.3 Zweiteilung bei Protozoen. [A] Längsteilung bei Flagellaten *(Trypanosoma brucei)*. [B] Querteilung bei Ciliaten *(Paramecium caudatum)*. – *Bk* Basalkörper (Kinetosom), *Cs* Cytostom, *Fl* Flagellum, *Ki* Kinetoplast, *kV* kontraktile Vakuole, *Man* Makronucleus, *Min* Mikronucleus, *Nu* Nucleus, *uM* undulierende Membran. Zeitlich aufeinanderfolgend teilen sich in *A* die Zellorganellen *Bk, Ki* und *Nu,* in *B* die Zellorganellen *Min, Cs, kV* und *Man.*

Flagellaten, Sporozoen) oder – wie bei den meisten Metazoen – Diplonten (Meiose bei Gametenbildung: z. B. Heliozoen, Ciliaten). Beim *heterophasischen Generationswechsel* erfolgt dagegen ein steter Wechsel von Diplonten- und Haplontengeneration (Meiose in der Mitte des Lebenszyklus: Foraminiferen).

Die **Systematik** der Protisten sieht sich zur Zeit ständigen Veränderungen unterworfen. Zum Teil werden bis zu sieben eigene Stämme unterschieden, deren Verwandtschaftsbeziehungen allerdings weitgehend ungeklärt sind. Es erscheint daher gerechtfertigt, der folgenden Gliederung die vier klassischen Protozoengruppen zugrunde zu legen. In obiger systematischer Übersicht (Kasten S. 599) sind diese Gruppen durch Fettdruck hervorgehoben und den systematischen Kategorien eines jüngst vorgeschlagenen Systems zugeordnet.

12.1.1 Flagellata

A. ***Phytomastigophora.*** Zum Beispiel [1] **Euglenida:** *Euglena* (Abb. **12.4**). [2] **Dinoflagellida** (Panzergeißler) mit Celluloseplatten in abgeflachten Vakuolen unter Zellmembran; an Primärproduktion der Ozeane wesentlich beteiligt: *Gymnodinium; Noctiluca.*

B. ***Zoomastigophora.*** [3] **Choanoflagellida** (Kragengeißler); mit einem einzigen, von einem Mikrovillikranz umstandenen Flagellum. [4] **Kinetoplastida:** *Trypanosoma* (Abb. **12.3** *A*, **12.5** *C*), *Leishmania.* [5] **Diplomonadida** mit 2 Kernen und doppelt angelegtem Geißelapparat (insgesamt meistens 8 Flagellen): *Giardia* (= *Lamblia*), häufigster Darmflagellat des Menschen, verursacht blutige Diarrhöe (Lamblienruhr). [6] **Trichomonadida** (mit *Trichomonas,* Abb. **12.5** *A*) und [7] **Hypermastigida** (mit *Spirotrichonympha,* Abb. **12.5** *B*) mit mehreren Geißelapparaten und oft mehreren Kernen. Die Hypermastigiden leben symbiontisch im Darm holzfressender Termiten.

Die **Bewegungsorganellen** der Flagellaten sind **Geißeln** (*Flagellen,* S. 437). Sie können in Ein- oder Mehrzahl auftreten, am Vorder- oder Hinterende der Zelle entspringen (Zug- oder Schleppgeißeln) oder wie bei den Hypermastigiden große Teile der Zelloberfläche (Abb. **12.5** *B*) besetzen. Bei den autotrophen Dinoflagellaten führt eine Quergeißel schraubenförmige Bewegungen in einer quer verlaufenden Ringfurche aus, während eine Längsgeißel nach hinten schwingt. Die im Blutplasma der Wirbeltiere lebenden Trypanosomen besitzen eine am Hinterende entspringende Geißel, die nach vorn gerichtet und mit der Zelle über eine *undulierende Membran* verbunden ist. Sie kann sich mit ihrer Ansatzstelle zur Zellmitte (*Crithidia*-Form) oder bis zum Vorderende der Zelle (*Leptomonas*-Form) verlagern. Bei der intrazellulär parasitierenden *Leishmania*-Form ist sie völlig reduziert (Abb. **12.5** *C*). Hinter dem Basalkörper *(Kinetosom)* der Geißel liegt bei den meisten Trypanosomiden ein *Kinetoplast* (= Blepharoplast), eine DNA-Anhäufung innerhalb des großen (einzigen) Mitochondriums.

Bei dem im Süßwasser lebenden Phytoflagellat *Euglena* (Abb. **12.4**) entspringen in einem vorn gelegenen Geißelsäckchen zwei Geißeln, von denen die kürzere das Geißelsäckchen nicht überragt und an ihrer Spitze mit der Basis der langen Geißel verschmilzt. Die an dieser Stelle im Elektronenmikroskop sichtbare Anschwellung *(Paraflagellarkörper)* wird als lichtempfindliche Region betrachtet, die durch das carotinoidhaltige *Stigma* am Rande des Geißelsäckchens einseitig abgeschirmt wird. Damit besitzt schon der Einzeller *Euglena* einen Photorezeptor mit Richtcharakteristik, der eine phototaktische Orientierung ermöglicht.

Bei den grünen *Euglena*-Arten erfolgt die **Ernährung** normalerweise *autotroph.* Die farblose, heterotroph tätige *Astasia* besitzt Vesikel, die als gene-

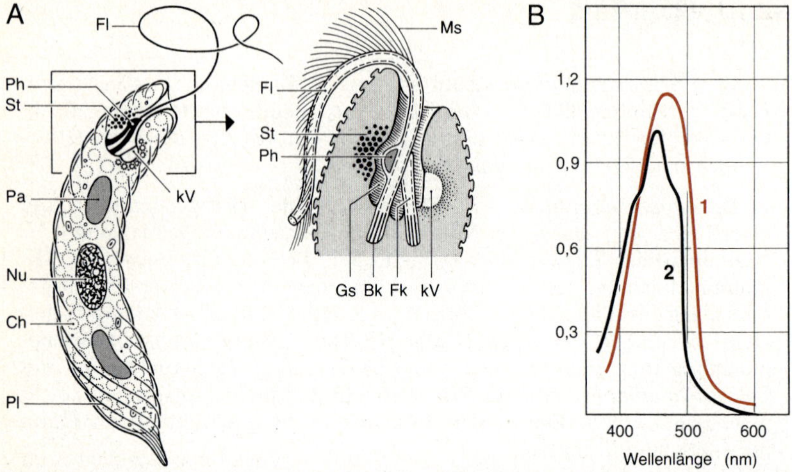

Abb. 12.4 [A] *Euglena spirogyra.* Detail: Vorderende von *E. viridis.* [B] Spektrale Empfindlichkeit der positiven Phototaxis *(1)* und Absorptionsspektrum der Stigmagranulen *(2)* von *E. gracilis;* Ordinate: relative Einheiten. – *Bk* Basalkörper, *Ch* Chloroplast, *Fk* kurzes Flagellum, *Fl* langes Flagellum, *Gs* Geißelsäckchen, *kV* kontraktile Vakuole, *Ms* Mastigonemen („Geißelhärchen"), *Nu* Nucleus, *Pa* Paramylonkörner (stärkeähnliches Kohlenhydrat), *Ph* photorezeptorische Region (Paraflagellarkörper), *Pl* Pellicula (Zellmembranleisten mit unterlagerten Strukturproteinen), *St* Stigma (nach Leedale, Meeuse, Pringsheim; Renner; Dien, Tollin).

tisch chlorophylldefekte Proplastiden gedeutet werden und eine phylogenetische Ableitung von grünen *Euglena*-Arten wahrscheinlich machen. *Euglena gracilis* verliert im Dunkeln oder nach UV-Bestrahlung sogar die Fähigkeit zur Chlorophyllsynthese und kann dann heterotroph weiter kultiviert werden. Ihre 10 Chloroplasten zerfallen dabei in ca. 30 Proplastiden, die weder Chlorophyll noch die sonst typischen Lamellenstrukturen enthalten.

Die *heterotrophen Flagellaten* nehmen organische Stoffe gelöst oder in fester Form über *Pinocytose*- oder *Phagocytose*-Mechanismen auf (S. 269). Bei den *Choanoflagellaten* wird vom schlagenden Flagellum eine Wasserströmung erzeugt, die von außen durch einen als Reuse wirkenden Mikrovillikranz („Kragen") ins Innere des Kranzes und dann entlang des Flagellums wieder nach außen fließt. Die an der Reuse herausgefilterten Nahrungspartikel (Durchmesser: $< 1\ \mu m$) werden an der Kragenbasis phagocytiert.

Zahlreiche Flagellatengruppen leben als **Parasiten** und entwickeln sich dabei oft – wie bei den folgenden Arten – über einen Wirtswechsel zwischen Wirbeltier und Insekt:

Trypanosoma (Abb. **12.5** *C*), afrikanische Arten: *T. gambiense* und *T. rhodesiense,* Erreger der Schlafkrankheit; *T. brucei,* Erreger der Nagana-

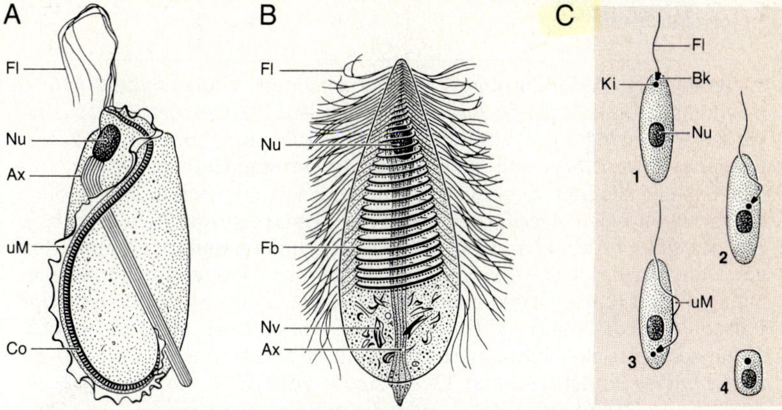

Abb. 12.5 A B Mehrgeißelige Flagellaten: *A Trichomonas, B Spirotrichonympha.* C Modifikationsformen eingeißeliger Flagellaten (parasitische Trypanosomatiden [*1–3* extrazellulär, *4* intrazellulär lebend]): *1* Leptomonas-Form, *2* Crithidia-Form, *3* Trypanosoma-Form, *4* Leishmania-Form. – *Ax* Axostyl (zentrales Stützelement aus reihenförmig angeordneten Mikrotubuli), *Bk* Basalkörper, *Co* Costa (peripheres Stützelement), *Fb* spiralig verlaufendes Flagellenband, *Fl* Flagellum, *Ki* Kinetoplast, *Nu* Nucleus, *Nv* Nahrungsvakuole (bei der endosymbiontisch im Termitendarm lebenden *Spirotrichonympha* mit Celluloseeinschlüssen), *uM* undulierende Membran (nach Anderson; Cleveland; Grell).

Viehseuche (Überträger: Tsetse-Fliege); *T. cruzi,* Erreger der Chagas-Krankheit in Mittel- und Südamerika (Überträger: Raubwanze *Triatoma*). *Leishmania:* Die im Menschen parasitierenden Arten werden alle durch Sandmücken *(Phlebotomus)* übertragen: *L. donovani,* Erreger der in Südasien und Südafrika, aber auch im Mittelmeergebiet verbreiteten Eingeweideleishmaniose (Cala-Azar, schwarzes Fieber); *L. tropica,* Erreger der Hautleishmaniose (Orientbeule).

Die **Vermehrung** erfolgt bei den Flagellaten durch *Längsteilung,* wobei sich Basalkörper und Flagellen vor der Teilung verdoppeln (Abb. **12.3***A*). Bei den Hypermastigiden werden bei der Teilung alle bis auf einige „privilegierte“ Geißeln eingeschmolzen.

12.1.2 Rhizopoda

[1] **Amoebida**; Amöben ohne Flagellatenstadium. Unbeschalte Amöben (Gymnamoebia): *Amoeba proteus* (Abb. **8.10** *A*); *Entamoeba histolytica,* parasitisch, Erreger der tropischen Amöbenruhr, in Darmwand phagocytierende Gewebsform und nichtpathogene Darmlumenform, letztere bildet Cysten, die mit dem Kot ins Freie gelangen. Beschalte Amöben (Testacealobosia): *Arcella; Difflugia.* [2] **Eumycetozoa** (Schleimpilze): *Dictyostelium* (Abb. **12.1**; **12.2**); *Physarum.* [3] **Foraminifera** (Kammerlinge); sehr formenreiche marine Gruppe mit von Poren durchbrochener Schale (Abb. **12.6** *A*): einkammerige (Monothalamia) und vielkammerige Formen (Polythalamia). [4] **Heliozoa** (Sonnentierchen); meist pelagische, radiärsymmetrische Süßwasserformen mit strahlenförmigen Axopodien: *Actinophrys,* einkernig (Abb. **12.7**); *Actinosphaerium,* vielkernig; *Acanthocystis.* [5] **Radiolaria**; kugel- oder helmförmige pelagische Zellen mit einer von organischem Wandmaterial umgebenen Zentralkapsel und einer oder mehreren konzentrischen, meist kieselsäurehaltigen Gitterkugeln (Abb. **12.6** *B*), besonders häufig im Plankton warmer Meere bis zu 5000 m Tiefe.

Die früher als ursprünglichste Protozoen angesehenen Rhizopoden (Wurzelfüßler) leiten sich in mehreren Linien von Flagellaten ab. Viele ihrer Vertreter zeigen einen ausgeprägten **Polymorphismus**, indem sie begeißelte Schwärmstadien entwickeln. Andererseits können auch einige Flagellaten formveränderliche Cytoplasmafortsätze bilden, wie sie für die Rhizopoden charakteristisch sind. Hochgradig polymorph verhält sich z. B. der Heliozoe *Dimorpha:* Bei Abnahme der Osmolarität des Mediums wandelt er sich in einen Flagellat, bei Futterarmut in eine Amöbe um; unter Normalbedingungen zeigt er die kugelige Heliozoengestalt.

Die **Pseudopodien** (S. 443), die der Fortbewegung wie der Nahrungsaufnahme dienen, können gruppenspezifisch in verschiedenen Ausprägungen auftreten: Bei den lappenförmigen *Lobopodien* der Amöben umgrenzt wie im übrigen Cytoplasma ein Gel-artiges Ektoplasma das Sol-artige Endoplasma (Abb. **8.10** *A*). Die strahlenförmigen *Axopodien* der Heliozoen (Abb. **12.7**) und Radiolarien (Abb. **12.6** *B*), die den pelagischen Formen als Schwebeeinrichtungen dienen, enthalten einen zentralen Achsenstab (Axonem) aus längsgerichteten Mikrotubuli (Abb. **12.7** *B, C*), über den ein Cytoplasmafilm gleitet, der Nahrungspartikel wie auf einem Fließband zum Zellkörper führt. Dünne Plasmafäden *(Filopodien)*, die verzweigt und zu Netzen verbunden sein können *(Reticulopodien)*, treten bei den Foraminiferen aus den Kammerporen hervor. Die lichtmikroskopisch gerade noch sichtbaren Filipodien bestehen nicht aus einem einheitlichen Strang, sondern bilden ein

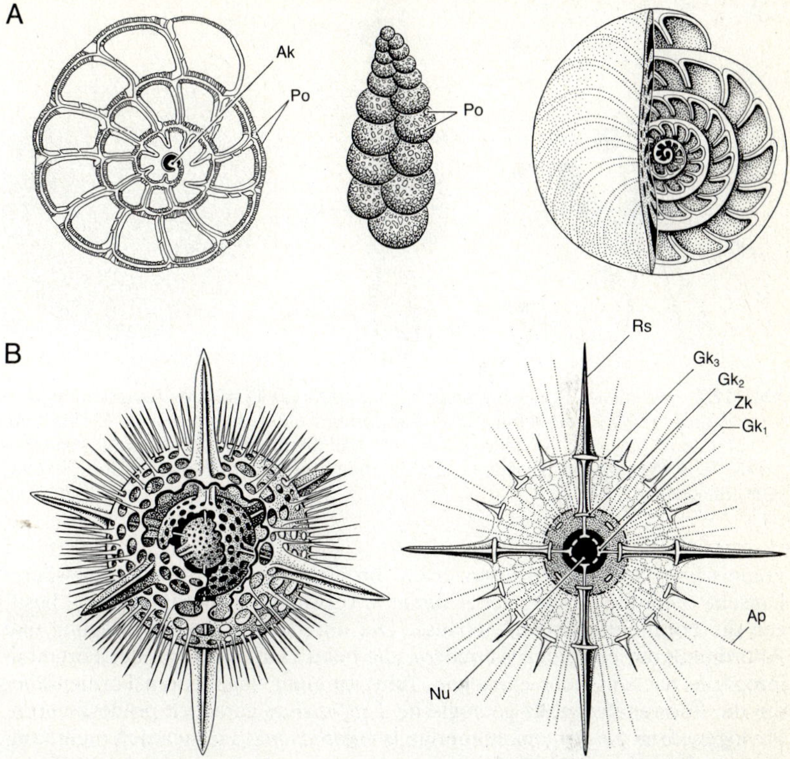

Abb. 12.6 Rhizopoden. [A] Foraminiferen: *Rotalia* im Längsschnitt *(links), Textularia* in Aufsicht *(Mitte)* und *Nummulites* mit teilweise aufgeschnittener Schale *(rechts).* [B] Radiolarien: *Hexacontium,* dreidimensional, die beiden äußeren Gitterkugeln aufgebrochen *(links)*, im Schnitt *(rechts)*. – *Ak* Anfangskammer, *Ap* Axopodium, *Gk* Gitterkugeln, *Nu* Nucleus, *Po* Poren, *Rs* Radiärstachel, *Zk* Zentralkapsel ($Gk_{1,2}$ einschließend) (nach Haeckel; Hertwig; Kuhn; Brada).

Bündel nur elektronenoptisch auflösbarer Cytoplasmafäden, die alle von einem eigenen Plasmalemm umgeben sind.

Bei verschiedenen Formen treten **Skelette** auf. Die marinen Radiolarien (Abb. **12.6** *B*) bilden um den Kern eine porendurchbrochene *Zentralkapsel,* die den im Erscheinungsbild ähnlichen, aber limnischen Heliozoen (Abb. **12.7** *A*) fehlt. Inner- wie außerhalb dieser Zentralkapsel enthält das Cytoplasma Ölkugeln, Kristalle und Zooxanthellen (symbiontische Dinoflagellaten). Zudem wird die Radiolarienzelle durch konzentrische *Gitterkugeln* gestützt, die als „Kunstformen der Natur" Haeckel zu einem umfangreichen

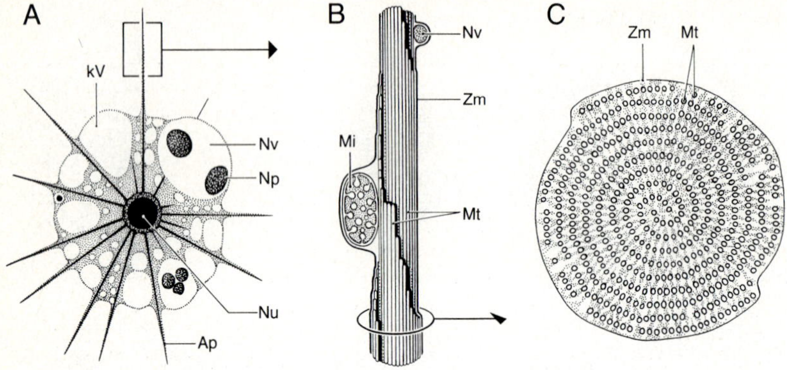

Abb. 12.7 Heliozoen. Ⓐ Gesamtansicht *(Actinophrys)*. Ⓑ Teil des Axopodiums *(Actinosphaerium)*. Ⓒ Querschnitt durch Axopodium mit Axonem. – *Ap* Axopodium, *kV* kontraktile Vakuole, *Mi* Mitochondrium, *Mt* Mikrotubuli, *Np* Nahrungspartikel, *Nu* Nucleus, *Nv* Nahrungsvakuole, *Zm* Zellmembran (nach Hertwig; Tilney, Porter; Roth, Shigenaka).

graphischen Werk (1899) inspirierten. Im Gegensatz zu diesen Kieselsäurekapseln – nur die Gruppe der *Acantharia* verwendet Strontiumsulfat – besitzen die Foraminiferen Kalkgehäuse. Die unterschiedliche Ausprägung und Anordnung der einzelnen *Kammern,* die beim Heranwachsen der Foraminiferenzelle nacheinander entstehen, führt zu einer ungeheuren Formenfülle, die die Foraminiferen als geologische *Leitfossilien* geradezu prädestinieren. Phylogenetisch gingen einkammerige *(monothalame)* Formen den mehrkammerigen *(polythalamen)* voraus.

Die meisten Foraminiferen kriechen auf dem Meeresboden; nur wenige *(Globigerinidae)* schweben frei. Vor allem diese pelagischen Arten tragen und trugen jedoch wesentlich zur Sedimentbildung in den Ozeanen bei (Foraminiferenkalke). Den 4000 rezenten stehen über 30000 beschriebene fossile Arten gegenüber. In tertiären Ablagerungen Ägyptens findet man bis zu 11 cm große *Nummulites*-Arten (Abb. **12.6** *A*). Andererseits sind die tertiären Mergel der Antillen-Insel Barbados für ihre Massenvorkommen fossiler Radiolarienskelette bekannt.

Bei der **Vermehrung** zeigen viele Foraminiferen – einzig unter den Protozoen – einen *heterophasischen Generationswechsel* (S. 602) zwischen einer diploiden ungeschlechtlichen Generation *(Agamont)* und einer haploiden, sich geschlechtlich reproduzierenden Generation *(Gamont)*. Beide Generationen können unterschiedliche Kammertypen entwickeln. Nach dem Größenunterschied der Anfangskammer (Abb. **12.6** *A*) läßt sich dann ein *makrosphärischer* Gamont von einem *mikrosphärischen* Agamont unterscheiden.

12.1.3 Sporozoa

1 **Gregarinida** (Gregarinen); vorwiegend extrazellulär in Anneliden und Arthropoden: *Monocystis,* in den Samenblasen des Regenwurms; *Gregarina,* im Darm der Mehlkäferlarve. 2 **Coccidia** (Coccidien); meistens intrazellulär: *Eimeria stiedae,* Erreger der Kaninchenkokzidiose; *Toxoplasma gondii,* kann beim Menschen über Placenta auf Fötus übertragen werden und später u. U. zu Hydrocephalus und Gehirnverkalkung führen (kongenitale Toxoplasmose). 3 **Haemosporidia**; Blutparasiten mit Wirtswechsel zwischen Wirbeltieren und blutsaugenden Insekten (Dipteren): *Plasmodium,* Malariaerreger, von *Anopheles*-Mücken übertragen (*P. vivax,* Malaria tertiana; *P. malariae,* Malaria quartana; *P. falciparum,* Malaria tropica; Abb. **12.8**). 4 **Piroplasmida** (Piroplasmen); Blutparasiten bei Säugern, insbesondere bei Wiederkäuern, die nicht von *Plasmodium* befallen werden; von Zecken übertragen: *Babesia bigemina,* Texas-Fieber bei Rindern.

Als ausschließlich parasitische Formen entwickeln sich die Sporozoen (Sporentierchen) über einen **Generationswechsel**, der vielfach mit einem *Wirtswechsel* gekoppelt ist. Im Gegensatz zu den Foraminiferen leben alle vegetativen Stadien in der Haplophase, da die Meiose unmittelbar mit der Teilung der diploiden Zygote durchgeführt wird. Neben dem Wechsel von geschlechtlichen und ungeschlechtlichen Vielteilungen (*Gametogonie* und *Sporogonie*) tritt bei *Plasmodium* und bei einigen anderen Vertretern noch eine zusätzliche, der Verbreitung dienende, ungeschlechtliche *Schizogonie* auf. Die Zygote, die als einziges diploides Stadium der Sporozoen den Abschluß der Gametogonie bildet, wird bei vielen Arten in eine Cyste umgewandelt und als „Spore“ auf den nächsten Wirt übertragen. In diesen Sporen, die begrifflich klar von den meistens haploiden Pflanzensporen zu trennen sind, vollzieht sich die Meiose und durch zahlreiche anschließende Teilungen die Bildung der Sporozoiten. Bei den Hämosporidiern werden keine Sporen mehr gebildet, sondern die Sporozoiten durch das Insekt direkt in die Blutbahn des Wirbeltiers injiziert (Abb. **12.8**).

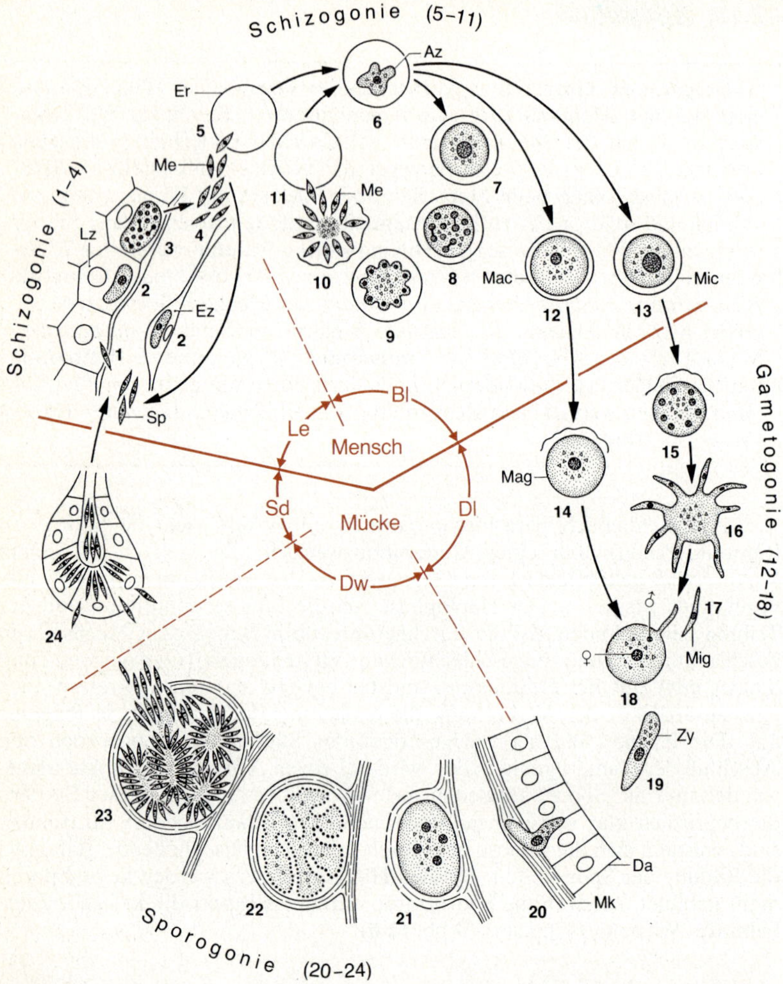

Abb. 12.8 Entwicklungsgang des Malariaparasiten *Plasmodium.* Die Entwicklungsphasen in verschiedenen Wirten sind durch *ausgezogene farbige,* die in verschiedenen Organen eines Wirts durch *unterbrochene farbige Linien* gegeneinander abgegrenzt. – *Bl* Blut, *Dl* Darmlumen, *Dw* Darmwand, *Le* Leber, *Sd* Speicheldrüse. Die durch den Stich der *Anopheles*-Mücke ins menschliche Blut injizierten Sporozoiten *(Sp)* dringen in Leberzellen *(Lz)* oder Endothelzellen *(Ez)* ein (**1**), wachsen heran (**2**) und führen eine multiple Teilung durch (**3**, Schizogonie: endohistocytäre Phase). Die freiwerdenden Merozoiten *(Me)* können entweder wie die Sporozoiten Endothelzellen infizieren oder in Erythrocyten *(Er)* eindringen (**5**), dort zu einer

12.1.4 Ciliata

[1] **Holotrichia**; Körper allseitig bewimpert: *Paramecium* (Pantoffeltierchen; Abb. **12.9** *A*); *Didinium* (Nasentierchen); *Homalozoon.* [2] **Peritrichia**; meist festsitzend, Vorderende zu einem scheibenförmigen Peristom erweitert, auf dem eine Cilienreihe in Form einer linksdrehenden Spirale zum Cytostom führt: *Zoothamnium; Vorticella* (Abb. **12.9** *C*); *Carchesium* (Abb. **12.9** *D*). [3] **Spirotrichia**; Strudler, mit mundständigem Membranellenband, das in rechtsdrehender Spirale zum Cytostom zieht; auf der Ventralseite oft mit Cirren: *Stentor* (Trompetentierchen); *Spirostomum; Euplotes; Stylonychia* (Abb. **12.9** *B*). Mit einer festen Cuticula und bizarren Fortsätzen am Hinterende leben die *Entodiniomorphida (Entodinium,* Abb. **12.9** *E*; *Ophryoscolex)* symbiontisch im Pansen von Wiederkäuern. [4] **Suctoria**; sessil; Nahrungsaufnahme nicht mit Cytostom, sondern mit speziellen Saugtentakeln; nur Schwärmstadien bewimpert: *Ephelota; Tokophrya.*

Die Ciliaten (Wimpertierchen) gelten als die höchstorganisierten und an cytoplasmatischen Differenzierungen reichsten Protozoen. Mit ihren beiden **kennzeichnenden Merkmalen** – Besitz von *Cilien* und *Kerndimorphismus* – stehen sie jedoch nicht völlig isoliert innerhalb der übrigen Protozoen: Einerseits leiten sich Cilien generell durch Reduktion ihrer Länge und Vereinfachung der Schlagweise von Flagellen ab. Die holotrich bewimperten, parasitischen *Opaliniden,* die man wegen des fehlenden Kerndimorphismus früher als ursprüngliche Protociliata betrachtete, reiht man heute z. B. bei den Flagellaten ein. Andererseits kommt Kernpolymorphismus auch bei den sog. heterokaryotischen Foraminiferen vor.

---

amöboiden Zelle *(Az)* heranwachsen (**6**–**9**) und dann durch erneute Vielteilung (**10**, Schizogonie: endoerythrocytäre Phase) je 10–20 Merozoiten bilden. In den zerfallenen Erythrocyten bleibt dabei ein aus Zersetzungsprodukten des Hämoglobins bestehender Restkörper zurück. Stammen alle Parasiten von einer einzigen Infektion, vollziehen sie ihre Schizogoniezyklen synchron. Die Überschwemmung des Bluts mit Stoffwechselprodukten des Wirts führt dann alle 3 Tage *(Malaria tertiana)* oder 4 Tage *(M. quartana)* zu einem Fieberanfall. Während die meisten Merozoiten einen neuen Schizogoniezyklus einleiten (**11**), wachsen einige zu Geschlechtsformen heran (Gametogonie), die weiblich (**12**, Makrogametocyt *Mac*) oder männlich (**13**, Mikrogametocyt *Mic*) differenziert sein können. Erst nach Übertragung in den Mitteldarm der Mücke entwickeln sie sich zu je einem Makrogameten (**14** *Mag*) oder 8 Mikrogameten (**15**, **16**, **17** *Mig*). Die nach Befruchtung (**18**) gebildete Zygote (**19** *Zy*) streckt sich in die Länge und wandert als „Ookinet" durch das Darmepithel (**20** *Da*) in die den Darm umgebende Muskelschicht *(Mk)*. Encystierung, Meiose und multiple Kernteilungen (**21**, **22**) führen zu einer vielkernigen Plasmamasse, aus der sich die Sporozoiten abschnüren (**23**, Sporogonie). Als Infektionsstadien wandern die Sporozoiten durch die Hämolymphe der Mücke in die Speicheldrüse (**24**).

● Dennoch zählt der **Kerndimorphismus** – das gleichzeitige Auftreten von Mikro- und Makronucleus – zu den auffälligsten Merkmalen der Ciliaten. Der diploide *Mikronucleus* synthetisiert keine RNA, so daß der Phänotyp der Ciliaten ausschließlich von den Genen des Makronucleus bestimmt wird und dem Mikronucleus allein die Rolle eines Speichers genetischer Information (*generativer* Kern) zukommt. Der Zellmetabolismus wird bei Ciliaten vom polyploiden *Makronucleus* – dem *somatischen* Kern – gesteuert. Da in ihm verschiedene Teile des Genoms unterschiedlich stark amplifiziert sind, ist eine geordnete Mitose oder Meiose nicht mehr möglich. Im Kerndimorphismus der Ciliaten zeigt sich daher eine gewisse Analogie zur Differenzierung in Keimzellen und Soma bei Metazoen.

Bei manchen Arten kommen mehrere Mikronuclei vor (zwei bei *Paramecium aurelia*). Auch der Makronucleus kann vervielfacht sein (z. B. bei *Stentor*), wobei die einzelnen Kerneinheiten allerdings rosenkranzartig verbunden bleiben.

Die **asexuelle Vermehrung** erfolgt durch *Querteilung* (Abb. **12.3** *B*), bei manchen Formen auch durch *Knospung*. Als Sexualvorgang bildet die **Konjugation** ein gruppenspezifisches Ciliatenmerkmal. Zwei artgleiche, aber zu verschiedenen Paarungstypen gehörende Individuen legen sich meistens in der Mundregion aneinander und fusionieren an der Kontaktstelle unter Ausbildung einer Plasmabrücke. Die sich anschließenden Vorgänge, die schließlich zu einer Neukombination genetischen Materials führen, sind in Abb. **3.2** *A* erläutert.

Bei einzelnen *Paramecium*-Arten treten bis zu 40 Paarungstypen auf (S. 164). Jeder Paarungstyp produziert ein spezifisches (lösliches oder oberflächengebundenes) *Gamon:* ein Glykoprotein, das mit Oberflächenrezeptoren anderer Paarungstypen reagiert und damit die Paarbildung einleitet.

● **Cilien** (S. 437) dienen der Fortbewegung und dem Nahrungserwerb. Zu *Cirren* in Büscheln angeordnet, ermöglichen sie ein regelrechtes „Schreiten" auf dem Untergrund (*Euplotes, Stylonychia;* Abb. **12.9** *B*). Dicht in Reihen stehend, aber nicht miteinander verbunden, bilden sie *Membranellen,* die Wasserströmungen erzeugen und auf diese Weise dem Cytostom Nahrungspartikel zuführen. Die Basalkörper, mit denen die Cilien im Zellkörper ansetzen, sind mit einer Reihe weiterer Strukturen assoziiert, die dem **Corticalplasma** (Abb. **12.10**, **12.11**) Stabilität und dem Ciliatenkörper Formkonstanz verleihen: Mehrere Systeme von *Mikrotubuli-Strängen* und filamentösen *kinetodesmalen Fibrillen* (S. 441) bilden formkonstante, gruppen- oder sogar artspezifische Muster, die als systematisches Kriterium Verwendung finden und sich an der Zelloberfläche in einem Cuticularrippenmuster widerspiegeln (Abb. **12.11**). Zwischen diesem Tubuli/Filament-Gerüst und der Zellmembran liegt ein Mosaik abgeflachter, mit Protein- oder Polysaccharidplatten gefüllter Vesikel *(Alveolen)*, die zusammen mit der Zellmembran eine steife *Pellicula* bilden.

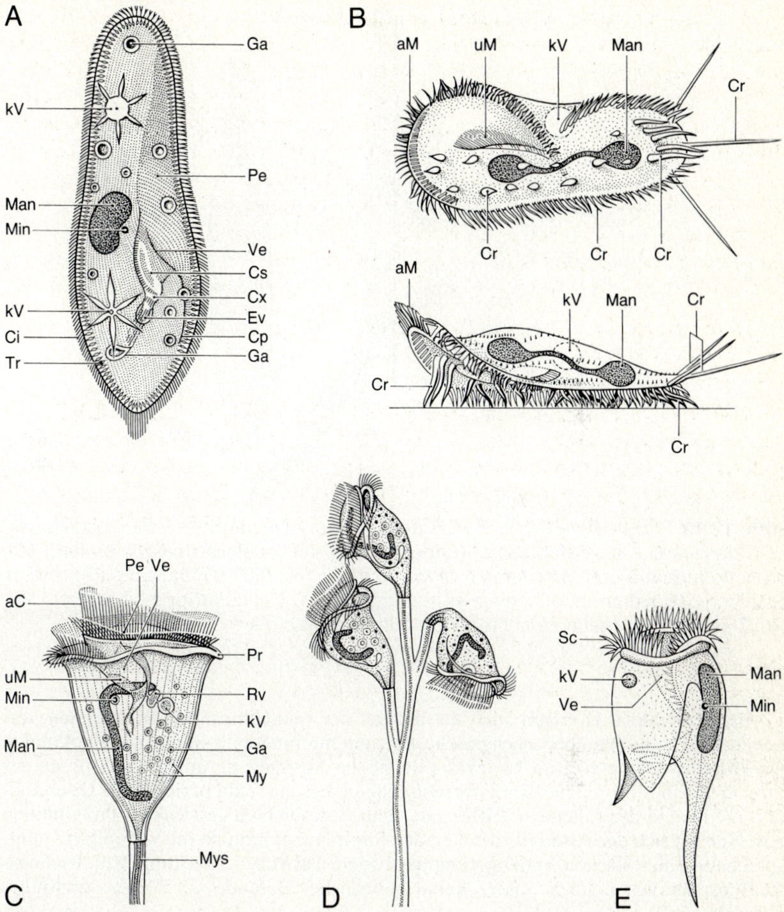

Abb. 12.9 Ciliaten. [A] *Paramecium,* [B] *Stylonychia* (*oben* Ventral-, *unten* Lateralansicht), [C] *Vorticella,* [D] *Carchesium,* [E] *Entodinium* aus Rinderpansen. – *aC* adorale Cilienspirale, *aM* adorales Membranellenband, *Ci* Cilien, *Cp* Cytopyge (Zellafter), *Cr* Cirren, *Cs* Cytostom (Zellmund), *Cx* Cytopharynx (Zellschlund), *Ev* wachsende Gastriole, die sich als Eintrittsvakuole vom Cytopharynx abschnürt, *Ga* Gastriole (Nahrungsvakuole), *kV* kontraktile Vakuole, *Man* Makronucleus, *Min* Mikronucleus, *My* Myoneme, *Mys* Myonemstrang des Stiels, *Pe* Peristom (Mundfeld), *Pr* Peristomrand, *Rv* Ausführreservoir von *kV* zu *Ve, Sc* Syncilium (Cilienanordnung in Form eines dichten Büschels), *Tr* Trichocysten, *uM* undulierende Membran, *Ve* Vestibulum (Mundtrichter) (nach Bütschli; Stein; Machemer; Renner; Kaestner; Hausmann).

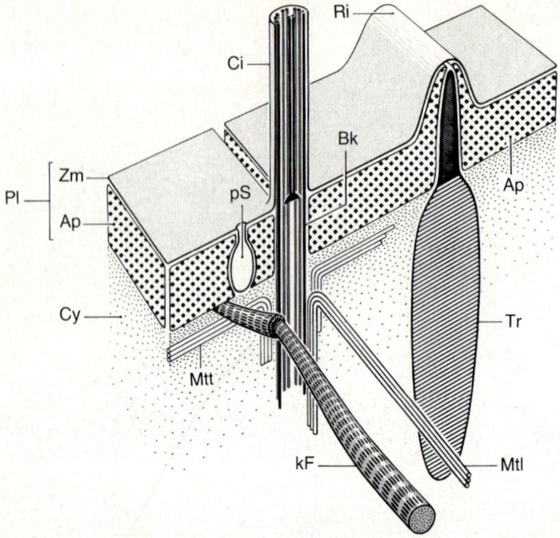

Abb. 12.10 Corticalplasma von Ciliaten. – *Ap* Alveolarplatte, *Bk* Basalkörper, *Ci* Cilienschaft, *Cy* Cytoplasma (Endoplasma), *kF* kinetodesmale Fibrillen, *Mtl*, *Mtt* longitudinale und transversale Mikrotubulibündel, *Pl* Pellicula, *pS* parasomales Säckchen (Funktion möglicherweise Pinocytose), *Ri* Cuticularrippe, *Tr* Trichocyste, *Zm* Zellmembran (nach verschiedenen Autoren kombiniert).

Ins Corticalplasma ragen auch die Spitzen der spindelförmigen **Trichocysten**, aus denen auf chemische oder mechanische Reizung hin innerhalb weniger Millisekunden ein Proteinfaden hervortritt. Molekular dürfte die Ausschleuderung des Fadens auf der Streckung eines Proteinnetzwerks beruhen; denn dieselbe Zahl periodischer Querstreifen, die man in der ruhenden Trichocyste zählt, tritt auch im gestreckten Proteinfaden auf. Nur hat sich der Abstand zwischen den Streifen von 7 auf 56 nm vergrößert – entsprechend einer 8fachen Verlängerung des Fadens bei voller Streckung. Zur Trichocystenfunktion liegen noch immer keine gesicherten Befunde vor (Haftvorrichtung, Feindabwehr?).

Dagegen dienen die **Toxicysten**, die vor allem in der Oralregion räuberischer Formen auftreten (*Homalozoon, Didinium,* Suctorien) nachweislich dem Beutefang. Bei der Entladung wird ein Schlauch entweder teleskopartig ausgefahren oder – wie bei den Nesselkapseln der Cnidarier (Box **12.2**, S. 632) – Handschuhfinger-förmig ausgestülpt und in den Beuteorganismus eingetrieben. Gleichzeitig treten aus der Cyste toxische Substanzen aus, die die Beute immobilisieren.

● Für die Funktionen **Ernährung** und **Exkretion** ist die Pellicula an bestimmten Stellen unterbrochen: Die Nahrungsaufnahme erfolgt über das *Cytostom* (Zellmund), die Abgabe unverdaulicher Exkrete über die *Cytopyge* (Zellafter) und der Ausstoß überschüssigen Wassers über den *Porus* der kontraktilen Vakuolen.

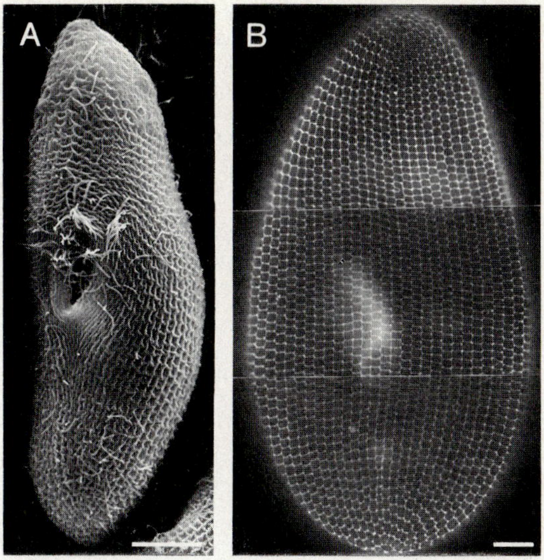

Abb. 12.11 Corticalplasma von *Paramecium tetraurelia*. [A] Rasterelektronenmikroskopische Aufnahme eines Parameciums, dessen Cilien zuvor durch Behandlung mit $MnCl_2$ entfernt wurden (Ventralansicht). Das netzförmige Muster der Cuticularrippen ist deutlich erkennbar. [B] Immunfluoreszenzmarkierung der Proteine in den Cuticularrippen (Dorsalansicht). Maßstabsmarke in *A* und *B*: 10 µm (REM-Aufnahme *[A]* und LM-Aufnahme *[B]*: Cohen, Beisson).

Bei der phagocytotischen Nahrungsaufnahme schnürt sich zunächst eine Nahrungsvakuole *(Gastriole)* vom Cytostom ab. Die entstandene Verdauungsvakuole wandert dann auf einer elliptischen Bahn durch die ganze Zelle (Abb. **12.12**). Während dieses als *Cyclose* bezeichneten Vorgangs kommt es zunächst zur Ansäuerung des Gastrioleninhalts (Fusion der Vakuole mit *Acidosomen*), dann zur Injektion der Verdauungsenzyme (Fusion der Vakuole mit *Lysosomen*) und schließlich zur Resorption der Verdauungsendprodukte. Die Cyclose folgt einer gerichteten Cytoplasmaströmung (Geschwindigkeit: $2-3\ \mu m \cdot s^{-1}$), an deren Zustandekommen wahrscheinlich ein Actomyosin-System beteiligt ist.

In Form einer spezialisierten Phagocytose haben die **Suctorien** eine besondere Art der Nahrungsaufnahme entwickelt: Mit ihren „Saugtentakeln" haften sie sich an Beutetieren (vor allem an anderen Ciliaten) fest, die sie dann über eine im Inneren jedes Tentakels liegende Röhre aus Mikrotubuli phagocytieren. Dabei wird die Zellmembran des Tentakelkopfes über das Widerlager der Mikrotubuli mit ins Innere gezogen und schließlich als Nahrungsvakuole abgeschnürt. Die Triebkräfte für diesen Prozeß werden wie bei der normalen Nahrungsvakuolenbildung (Abb. **12.12**) durch assoziierte Filamentsysteme und nicht durch einen „Saugvorgang" erzeugt.

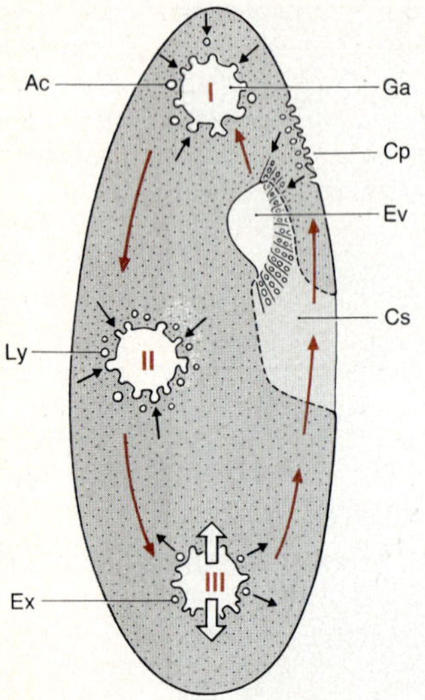

Abb. 12.12 Ablauf der Verdauung bei *Paramecium:* Phagocytose (Füllung und Abschnürung der Eintrittsvakuole) und intrazelluläre Cyclose der Gastriole (*farbige Pfeile,* Stadium I, II, III). Die kleinen *schwarzen Pfeile* kennzeichnen Vesikelfusionen bzw. -abschnürungen, die großen *weißen Pfeile* den Übertritt der Verdauungsendprodukte ins Cytosol (vgl. Abb. **4.7**). – *Ac* Acidosom, *Cp* Cytopyge, *Cs* Cytostom, *Ev* Eintrittsvakuole (sich abschnürende Gastriole), *Ex* Exocytosevesikel, *Ga* Gastriole, *Ly* Lysosom (nach Allen, Staehelin).

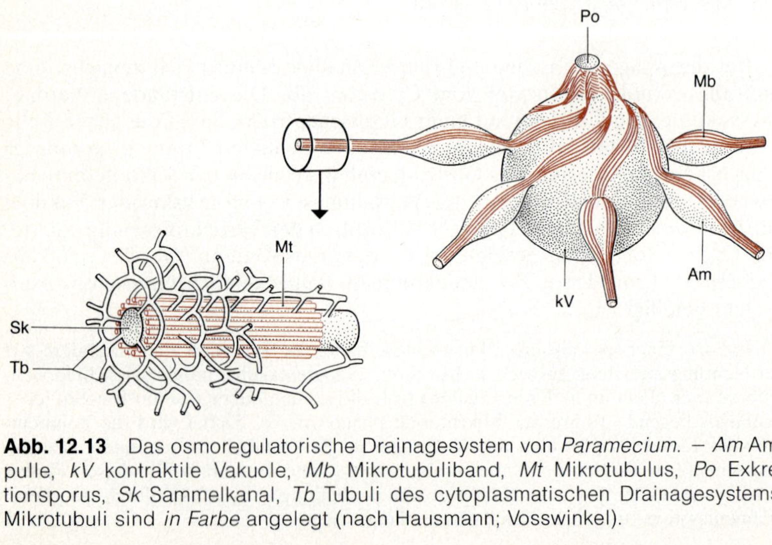

Abb. 12.13 Das osmoregulatorische Drainagesystem von *Paramecium.* – *Am* Ampulle, *kV* kontraktile Vakuole, *Mb* Mikrotubuliband, *Mt* Mikrotubulus, *Po* Exkretionsporus, *Sk* Sammelkanal, *Tb* Tubuli des cytoplasmatischen Drainagesystems. Mikrotubuli sind *in Farbe* angelegt (nach Hausmann; Vosswinkel).

Als Organe der **Osmoregulation** besitzen Ciliaten – aber auch viele andere Protozoen – ein spezielles Drainagesystem in Form sich rhythmisch entleerender *kontraktiler Vakuolen* (Abb. **12.13**): pro Individuum meistens eine, manchmal aber auch zwei *(Paramecium)* oder eine noch größere Zahl (15–20 bei *Homalozoon*). Ob diese Vakuolen auch der Exkretion von Ionen oder wasserlöslichen Endprodukten des N-Stoffwechsels dienen, ist umstritten; ihre osmoregulatorische Funktion steht jedoch außer Zweifel. Zum einen treten sie regelmäßig bei Süßwasserarten auf (z. B. auch in Zellen von Süßwasserschwämmen), dagegen fast nie bei marinen, parasitischen oder symbiontischen Formen. Zum anderen läßt sich ihre Pulsationsfrequenz durch Änderungen des osmotischen Wertes des Außenmediums beeinflussen. Strukturell münden in jede Vakuole mehrere radiär angeordnete *Ampullen*. Jede Ampulle bildet das Ende eines Sammelkanals *(Radiärkanals)*, der seinerseits wieder mit einem Geflecht feinster Tubuli, dem *Spongiom*, in kontinuierlicher Verbindung steht. Wie die hyposmotische Flüssigkeit über die Tubulimembranen in das Drainagesystem eintritt, ist noch ungeklärt; eventuell erfolgt der Wasserübertritt nach dem auf S. 314 genannten Prinzip.

12.2 Porifera (Schwämme)

[1] **Calcarea** (Kalkschwämme) mit $CaCO_3$-Skeletten; Ascon-, Sycon-, Leucontyp: *Sycon; Leucosolenia.* [2] **Hexactinellida** (Kieselschwämme) mit SiO_2-Skeletten; keine charakteristische Geißelkammeranordnung: *Euplectella* (Gießkannenschwamm). [3] **Demospongia** (Hornschwämme), vielfach mit Sponginfasern als Stützelementen; nur Leucontyp: *Spongia* (Badeschwamm); *Hippospongia* (Pferdeschwamm); *Ephydatia* und *Spongilla* (Süßwasserschwämme).

Die in der Mehrzahl marinen Schwämme wurden wegen ihrer sessilen Lebensweise, ihres relativ ungegliederten, „schwammigen" Körpers und ihrer Bewegungslosigkeit erst 1825 als Tiere erkannt. Durch das Fehlen von Nervensystem, Sinnesorganen, speziell differenzierten Muskelzellen – und überhaupt von echten Organen – unterscheiden sie sich klar von allen übrigen Metazoen (s. Box **12.1**, S. 620).

● Klumpen-, strauch- oder krustenförmig, bilden sie *koloniale Verbände,* in denen sich Einzelindividuen anatomisch kaum abgrenzen lassen. Im **Körperbau** dominiert ein von zahlreichen Kanälen durchzogenes, lockeres *Mesenchym.* Das *Kanalsystem* beginnt außen mit einer Vielzahl kleiner Poren (Einstromöffnungen = *Dermalporen*), führt in größere Hohlräume oder spezielle *Geißelkammern* und mündet schließlich durch eine Ausstromöffnung *(Osculum)* wieder nach außen (Abb. **12.14** *A*).

Nach Ausbildung und Komplexitätsgrad des Kanalsystems lassen sich drei **Organisationstypen** unterscheiden. Die einfachsten Schwämme (*Ascon*-Typ: *Leucosolenia;* Abb. **12.14** B_1) bestehen aus einem porendurchbrochenen Schlauch mit Osculum. Beim *Sycon*-Typ (Abb. **12.14** B_2) erfährt der Zentralraum radial gerichtete Ausbuchtungen, auf deren Wände die Geißelzellen (Choanocyten) beschränkt sind. Indem diese Geißelkammern bei den meisten Schwämmen (*Leucon*-Typ; Abb. **12.14** B_3) nicht direkt, sondern über ein verzweigtes Kanalsystem in den Gastralraum münden, können sie sich in mehreren Schichten im Mesenchym anordnen und daher den Schwammkörper wesentlich vergrößern.

Das *Mesenchym* wird von einem Außenepithel *(Pinacoderm)* und einem alle Kanalwandungen auskleidenden Innenepithel *(Choanoderm)* begrenzt. Letzteres besteht aus einer kolloidartigen extrazellulären Matrix, in die mehrere meist noch amöboid bewegliche **Zelltypen** eingelagert sind: Neben den *Archaeocyten,* aus denen alle anderen Zelltypen hervorgehen können, treten *Amoebocyten* auf, die phagocytotisch tätig sind, *Sklerocyten,* die Skelettnadeln (Sklerite) sezernieren und mit den sternförmig verzweigten, möglicherweise kontraktilen *Collencyten* eine Art Mesenchymgerüst bilden. Plattenförmige *Pinacocyten* begrenzen das Mesenchym nach außen (im Pinacoderm), kleiden aber auch die inneren Kanalwandungen aus. Als spezialisiertester somatischer Zelltyp besetzen die *Choanocyten* (Kragengeißelzellen) die Wan-

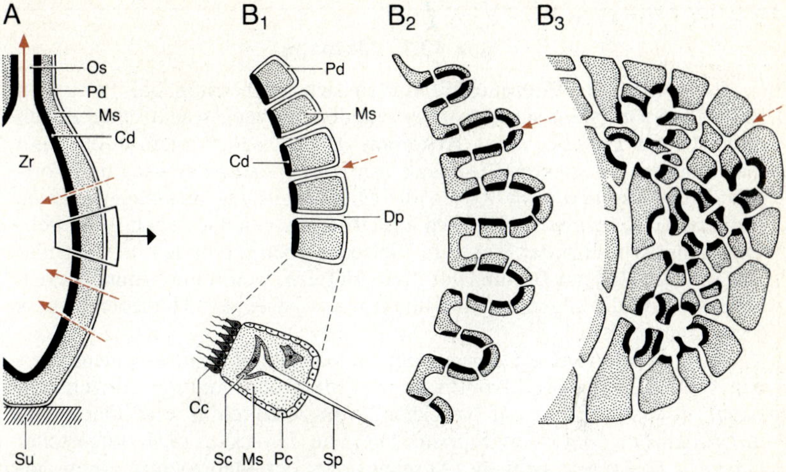

Abb. 12.14 Organisationsschema der Schwämme. [A] Umriß eines einzelnen schlauchförmigen Individuums. [B] Ausschnitte aus der Schlauchwandung bei Schwämmen vom B_1 Ascon-, B_2 Sycon- und B_3 Leucon-Typ. Wasserein- und -ausstrom ist durch *unterbrochene* bzw. *ausgezogene farbige Pfeile* gekennzeichnet. – *Cc* Choanocyt, *Cd* Choanoderm, *Dp* Dermalpore, *Ms* Mesenchym, *Os* Osculum, *Pc* Pinacocyt, *Pd* Pinacoderm, *Sc* Sklerocyt, *Sp* Spicula (Sklerit), *Su* Substrat, *Zr* Zentralraum.

dungen der Kanäle und – in besonderer Dichte – der Geißelkammern. Auf die gleiche Weise wie für die Choanoflagellaten geschildert (S. 604), filtrieren und phagocytieren sie Nahrungspartikel. Selbst die Choanocyten können sich noch amöboid fortbewegen.

Skelette bestehen aus Kalk- oder Kieselnadeln, die von Sklerocyten in die gallertartige Interzellularsubstanz sezerniert werden. Bei den Hornschwämmen können diese Skelettnadeln durch kollagenartige Skleroproteine *(Spongin)* miteinander vernetzt oder ganz reduziert sein (z. B. bei *Spongia*). Die Nadelskelette verhindern das Kollabieren des Schwammkörpers und vergrößern damit seine porendurchsetzte resorbierende Oberfläche.

Damit ist bereits die **Funktion des Kanalsystems** angesprochen. Die nahrungszuführende *Wasserströmung* wird durch den Flagellenschlag der Choanocyten erzeugt und in ihrer Geschwindigkeit durch Variation des Kanaldurchmessers – infolge Kontraktion der Pinacocyten – geregelt. Das Kanalsystem wirkt jedoch nicht als Verdauungstrakt. Die *Verdauung* erfolgt vielmehr intrazellulär, wobei Archaeocyten, Amoebocyten, Choanocyten, aber auch Pinacocyten die Nahrungspartikel endocytotisch aufnehmen und sogar exocytotisch an andere Zellen weitergeben können.

Box 12.1 Metazoa

1. Ansätze zur Vielzelligkeit finden sich zwar schon bei Protozoen (S. 599), doch haben sie nie zu verschiedenen Typen somatischer Zellen geführt. Als grundlegendes **Kriterium** der Metazoenorganisation kann daher neben der strikten Trennung von Körper- *(somatischen)* und Fortpflanzungs- *(generativen)* Zellen die Differenzierung in *unterschiedliche somatische Zelltypen* – letztlich die Bildung von Geweben – gelten. Ontogenetisch führt der Weg zum Vielzeller über Furchung und Gastrulation (S. 192, 199) zur Bildung von Keimblättern, womit die Symmetrieverhältnisse und die allgemeine Architektur des jeweiligen Metazoenkörpers festgelegt werden.

2. Der **evolutionäre Ursprung** der Metazoen läßt sich fossil nicht belegen (vgl. S. 555). Die Hypothesen zur Metazoenevolution stützen sich daher in erster Linie auf Vergleiche von Architektur und Ontogenie ursprünglicher Metazoengruppen. Die von HAECKEL 1874 aufgestellte *Gastraea-Hypothese* sieht die Ausgangsform der Metazoen in einem gastrulaähnlichen Stadium, das sich durch Einfaltung des Gastralraums (Urdarms) in die Blastula-Hohlkugel gebildet hat. Durch Festheften dieser „Gastraea" am animalen (aboralen) Pol sei dann der Typus der Coelenteraten entstanden – und das Coelom aus seitlichen Ausstülpungen des Gastralraums hervorgegangen (Enterocoel-Hypothese).

Dieser Argumentation, die der biogenetischen Grundregel (S. 564) folgt, stehen jedoch Schwierigkeiten im Wege. Weder zeigen die heutigen Coelenteraten eine Invaginationsgastrula, noch läßt sich das bei ihnen schon weit verbreitete Bindegewebe vom Urdarmepithel ableiten. Das Entoderm entsteht durch Einwanderung von Zellen aus dem Ektoderm in eine solide Gastrula, die sich zur Planula-Larve entwickelt. Bildung des Gastrovaskularraums und Durchbruch der Körperöffnung erfolgen erst später, wenn sich die Larve in einen Polyp umwandelt.

Im Sinne dieser Argumente geht die von LANKESTER bereits ein Jahr zuvor formulierte *Planula-Hypothese* von einer einschichtigen „Blastaea" aus, die das Entoderm durch Delamination („Abblätterung") – statt Invagination (Einstülpung) – bildet.

Beide Vorstellungen bedienen sich ontogenetischer, nicht funktioneller Argumente. Sie sagen nichts über den adaptiven Wert aus, den Gastrulation und Entodermdifferenzierung primär besessen haben müssen. Hier setzt BÜTSCHLIS *Placula-Hypothese* (1884) ein. Die postulierte „Placula" soll eine zweischichtige, abgeflachte, bodenlebende Form ohne innere Körperhöhlen gewesen sein. Die ventrale Zellage, die am häufigsten mit Nahrungspartikeln in Kontakt kam, entwickelte Ernährungsspezialisierungen und wurde damit zum prospektiven Entoderm. Die Ausbildung einer flüssigkeitsgefüllten Körperhöhle zwischen ventralem Entoderm und dorsalem Ektoderm soll die kriechende Fortbewegungsweise – und die zeitweise Aufwölbung des Organismus die Verdauungsfunktionen

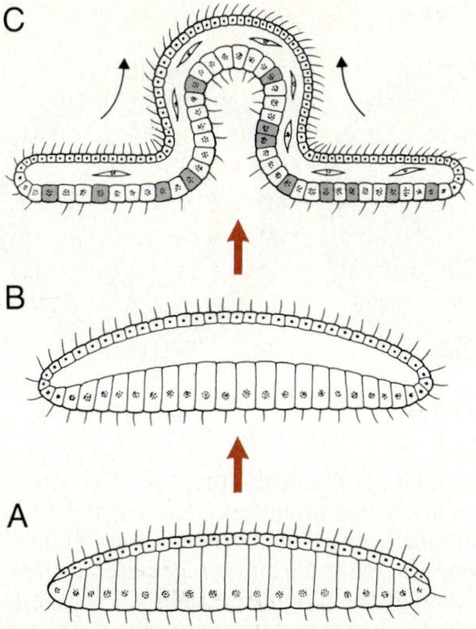

Bild 1 Placula-Hypothese der Metazoenentstehung. Die *farbigen Pfeile* symbolisieren hypothetische Evolutionsschritte. [A] [B] Zweischichtiger Organismus ohne *(A)* und mit *(B)* Körperhöhle. [C] Zeitweise Aufwölbung des Organismus (*schwarze Pfeile*: Bildung einer temporären Verdauungskammer). – Stadium *C* wird heute von *Trichoplax* repräsentiert. Bei ihm enthält das dorsale Epithel nur einen Zelltyp (flache, geißeltragende Deckzellen), das ventrale neben zylindrischen geißeltragenden Zellen *(hell)* auch noch geißellose Drüsenzellen *(dunkel)*. In der Körperhöhle flottieren amöboide Zellen (nach Bütschli; Grell).

durch die Bildung einer temporären Verdauungskammer *(temporäre Gastrula)* – erleichtert haben (**Bild 1**).

Ein Organismus, der dieser Placulaform entspricht, existiert in der Tat: *Trichoplax*. 1883 erstmals beschrieben, dann aber als vermeintliche Coelenteraten-Larve in Vergessenheit geraten, wurde dieser Organismus 1969 von Grell auf Algen im Roten Meer wiederentdeckt und einem neubegründeten Phylum *Placozoa* zugeordnet. Die zweischichtigen Tiere kriechen am Boden, bilden – genau wie von Bütschli gefordert – unter Aufwölbung des Körpers eine temporäre Verdauungskammer und können sich je nach Umweltbedingungen sexuell oder asexuell fortpflanzen.

Die Ciliaten-Hypothese (Hadzi, 1958) leitet die Metazoen von polyenergiden Ciliaten ab, deren Energiden (S. 599) sich „zellularisiert" haben. Nach dieser Vorstellung glichen die ursprünglichsten Metazoen gewissen Plathelminthen.

3. Die **Architektur**, die den verschiedenen Ausprägungen des Metazoenkörpers zugrunde liegt, läßt sich am besten anhand des Schicksals der *Keimblätter* und *Körperhöhlen* illustrieren (**Bild 2**). Anschließend an die Furchungsteilung entsteht bei zahlreichen Entwicklungstypen zunächst das *Blastocoel*. Nach Ausbildung des Gastralraums (Urdarm, *Archenteron*) kann es als *primäre Leibeshöhle* stark eingeengt werden und schließlich im Adulttier überhaupt nicht mehr nachzuweisen sein. Das ist z. B. bei ursprünglichen Metazoen der Fall (Coelenteraten, Plathelminthen; **Bild 2** *A*), bei denen mesenchymatisches Gewebe den Raum zwischen den Derivaten von Ektoderm und Entoderm völlig ausfüllt und allenfalls (bei

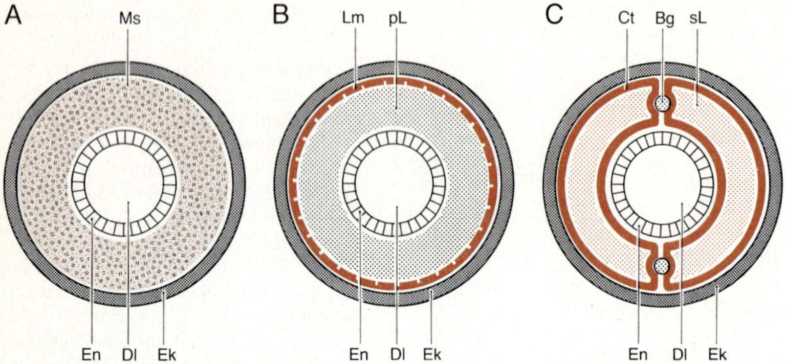

Bild 2 Schematische Querschnitte durch einen [A] Plathelminthen, [B] Nemathelminthen und [C] Anneliden zur Demonstration der grundlegenden architektonischen Beziehungen zwischen Körperhohlräumen und Keimblattderivaten. Homologe Strukturen sind durch *übereinstimmende Rastersignaturen* gekennzeichnet. Mesodermale Strukturen *in Farbe*. – *Bg* Lumen der Blutgefäße (Derivat von *pL*), *Ct* Coelothel (Mesoderm), *Dl* Darmlumen (Derivat des Archenterons), *Ek* Ektoderm, *En* Entoderm, *Lm* Längsmuskulatur, *Ms* Mesenchym, *pL* primäre Leibeshöhle, *sL* sekundäre Leibeshöhle (Coelom).

größeren Plathelminthen) Interzellularspalten ein *Schizocoel* bilden. Diese Formen besitzen daher im Verdauungstrakt, der sich ontogenetisch vom Gastralraum ableitet, ihre einzige durchgehende Körperhöhle. Über eine Öffnung steht sie mit der Außenwelt in Verbindung *(Gastrovaskularsystem)*. Bei den höheren Metazoen entwickelt sich die Öffnung dieses Gastralraums – der Urmund *(Blastoporus)* – gruppenspezifisch zum definitiven Mund (bei den *Protostomia*) oder After (bei den *Deuterostomia*). Die zweite Öffnung des Verdauungstraktes entsteht sekundär.

Nehmen die mesodermalen Zellverbände den Raum zwischen ektodermalen und entodermalen Bildungen nicht völlig ein, bleibt die primäre Leibeshöhle auch adult erhalten und kann sogar zum formbestimmenden Körperhohlraum *(Pseudocoel)* werden. Das ist bei den Nemathelminthen der Fall (**Bild 2** *B*). Bei vielen höheren Metazoen wird die primäre Leibeshöhle durch die Entwicklung einer von mesodermalem Epithel umkleideten sekundären Körperhöhle *(Coelom)* nahezu völlig verdrängt (**Bild 2** *C*). Unabhängig von seiner Bildungsweise wird das Coelom bei höheren Metazoen oft zur funktionsmorphologisch bestimmenden Körperhöhle. Ohne das vom Coelom gebildete *Hydroskelett* (S. 434) ist jedenfalls die Entwicklung des gesamten Bewegungsapparates bei Protostomiern wie Deuterostomiern nicht zu verstehen.

Im Zusammenhang mit der *gerichteten Fortbewegungsweise* haben fast alle höheren Metazoenstämme eine in der Fortbewegungsrichtung liegende *Längsachse,* Fernsinnesorgane sowie nervöse Integrationszentren am Vorderpol dieser Längsachse und *bilaterale Symmetrie* zwischen linker und rechter Körperhälfte entwickelt. Selbst für die radiärsymmetrischen Echinodermen läßt sich aufgrund paläontologischer Funde und des Studiums der Embryonalentwicklung zeigen, daß sie von freischwimmenden bilateralen Formen abstammen. Die Radiärsymmetrie wurde erst in Anpassung an die sessile Lebensweise erworben und dann bei sekundär wieder freier Beweglichkeit beibehalten (S. 703).

Daß Coelomräume erst bei Tieren mit aktiver Fortbewegung und damit bilateraler Körpersymmetrie auftreten, mag auf einen funktionellen Zusammenhang zwischen beiden Merkmalen hinweisen (vgl. die oft gleichberechtigt gebrauchten Bezeichnungen *Coelomata* und *Bilateria*). Zweifellos waren die ursprünglichsten Coelomaten wurmförmige Tiere, denen ein Exo- oder Endoskelett aus Hartsubstanzen fehlte und für die Coelomräume als Hydroskelett funktionell von Bedeutung sein mußten.

4. In der **systematischen Großgliederung** der Metazoen (Anhang 5) werden die **Mesozoa** meistens an erster Stelle genannt. Mit ihren zweischichtigen, bewimperten Formen – einer Planula-Larve nicht unähnlich – ist die nur 50 Arten zählende, rein parasitische Gruppe jedoch eher als eine Verlegenheitslösung der Systematiker denn als eigener Tierstamm zu werten. Als **Parazoa** lassen sich die Schwämme *(Porifera)* insofern von den übrigen Metazoen **(Eumetazoa)** abgrenzen, als bei ihnen aufgrund ihrer Embryonalentwicklung weder die Keimblätter noch die beim Adulttier vorliegenden Körperhöhlen mit den Bildungen aller übrigen Metazoen homologisiert werden können und zudem echte Organe fehlen. Aufgrund der Symmetrieverhältnisse und des Auftretens eines Coeloms – einer sekundären Leibeshöhle, die aus einem eigenen Keimblatt, dem Mesoderm, entsteht – werden innerhalb der Eumetazoen die **Radiata** *(Coelenterata)* den **Bilateria** (Coelomata: Protostomia und Deuterostomia) gegenübergestellt.

Bei der Klärung phylogenetischer Beziehungen zwischen den einzelnen Bilateria-Stämmen wird den **Coelomverhältnissen** besondere Beachtung geschenkt. Nach REMANE (1950) soll das Coelom ursprünglich in Form von drei Paar bilateralen Gastraltaschen – Ausstülpungen des Gastrovaskularraums (vgl. Abb. **12.17** B_1) – entstanden sein. Eine solche dreigliedrige, d.h. **trimere Coelomorganisation** mit Pro-, Meso- und Metacoel tritt heute noch bei den *Tentaculaten, Branchiotremen* und *Echinodermen* auf. Von den Anhängern dieser „Archicoelomaten-Hypothese" werden die genannten drei Stämme daher als Archicoelomata zusammengefaßt. Bei *Anneliden, Arthropoden* und *Mollusken* (Protostomia) habe sich dann ebenso wie bei den *Chordaten* (Deuterostomia) das Pro- und Mesocoel zurückgebildet, so daß das Coelom in allen diesen Gruppen dem Metacoel entspreche. Damit käme die **Coelommetamerie** der Anneliden und Arthropoden erst durch sekundäre Segmentierungsprozesse –

durch Unterteilung des Metacoels und Sprossungsvorgänge – zustande. Schließlich habe sich bei einigen Bilateriern das Coelom völlig zurückgebildet, so daß dann ein sekundär **pseudocoelomater** (Nemathelminthen) oder sogar **acoelomater** Zustand (Plathelminthen) vorliege. Jedenfalls weisen einige der coelomlosen Plathelminthen eine typische Spiralfurchung auf, wie sie für die mit Coelom ausgestatteten Anneliden und Mollusken gilt.

Gegen die Archicoelomaten-Hypothese mit ihren weitreichenden Folgerungen für die Großgliederung der Bilateria ist von verschiedener Seite Kritik laut geworden. **Ontogenetisch** entsteht das Coelom keineswegs einheitlich: nur bei vielen Archicoelomaten und den ursprünglichen Chordaten (Acrania, Tunicata) durch die erwähnte Enterocoelbildung aus Gastraltaschen, bei Anneliden und Mollusken durch frühe Ablösung einer Urmesodermzelle vom Entoderm und Bildung von Urmesodermstreifen mit inneren Spalträumen (Schizocoelbildung) (S. 652) oder bei Vertretern mehrerer Tierstämme durch verschiedene Formen der Zellemigration. Embryologisch läßt sich ferner die geforderte Rückbildung von Pro- und Mesocoel weder bei Anneliden, Mollusken und Arthropoden noch bei Chordaten belegen. **Funktionell** bietet die Hypothese keinerlei Erklärungsmöglichkeiten. Das Coelom hat sich evolutiv aber nicht als Verwandtschaftskriterium für Phylogenetiker, sondern als Teil eines Hydroskeletts im Funktionskreis der Fortbewegung entwickelt.

Durch ihre gewaltigen *Filtrierleistungen* – ein Schwamm von 10 cm Länge und 4 cm Durchmesser kann in 24 h 80 l Wasser filtrieren – und ihr oft massenhaftes Auftreten am Meeresboden bilden Schwämme wesentliche Bestandteile mariner Nahrungsketten. Doch sind sie auf klare Gewässer beschränkt, da Detrituspartikel sowohl die kleinen Eintrittsöffnungen (Porendurchmesser: 10–50 μm) als auch die Kanäle blockieren würden.

● Bei der *sexuellen* **Fortpflanzung** können die *Gameten* aus Archaeocyten und Amoebocyten, ja selbst aus Choanocyten hervorgehen, so daß keine ontogenetisch durchgehende Trennung von generativen und somatischen Zellen vorliegt. Während der *Larvalentwicklung* kommt es zu einer eigenartigen, auch von der Phytoflagellatenkolonie *Volvox* bekannten Umstülpung der Blastula, die es erschwert, Pinacoderm und Choanoderm der adulten Schwämme mit Ektoderm und Entoderm der übrigen Metazoen zu homologisieren.

Asexuelle Verbreitungsstadien treten in Form von *Gemmulae* auf. Das sind Ansammlungen totipotenter Archaeocyten, die von komplizierten Nadelskeletten kugelförmig umschlossen werden. Wie auch bei anderen Tiergruppen finden sich solche Dauerstadien, die Trocken- und Kälteperioden überbrücken, vorwiegend bei Süßwasserformen (z. B. als Statoblasten bei Bryozoen). Im Meer können dagegen pelagische Larvenstadien während des ganzen Jahres existieren (vgl. S. 509).

12.3 Coelenterata (Hohltiere)

Die Coelenteraten werden heute meistens in zwei getrennte Stämme unterteilt: in die formenreichen *Cnidaria* – aufgrund ihres Erscheinungsbildes lange Zeit als „Zoophyta“ oder Blumentiere bezeichnet – und die nur 80 Arten umfassenden *Ctenophora*.

Cnidaria (Nesseltiere); radiärsymmetrisch. [1] **Hydrozoa**; typischer Generationswechsel von Polyp und Meduse (Hydromeduse): *Hydra* (Süßwasserpolyp; Abb. **12.15** *A*, **12.16**); die folgenden Formen marin: *Tubularia* und *Obelia* koloniebildend; *Millepora* (Feuerkoralle); *Aequorea* (Leuchtmeduse); *Physalia* und *Velella* (Staatsquallen: Siphonophora; Abb. **12.22**). [2] **Scyphozoa**; Polypengeneration klein oder fehlend, Medusengeneration als „Quallen“: *Chrysaora* (Kompaßqualle); *Aurelia* (Ohrenqualle). [3] **Cubozoa** (Würfelquallen); Polyp klein, Meduse tetraradial. [4] **Anthozoa** (Korallen); nur Polypengeneration: *Actinia* (Seeanemone, Abb. **12.17** *A*, B_2), solitär; *Corallium* (Edelkoralle), stockbildend; dsgl. die Gruppe der Madreporaria (Steinkorallen), riffbildend in tropischen Meeren.

Ctenophora (Rippenquallen); Abb. **12.23**, disymmetrisch; ohne Nesselkapseln; ohne Generationswechsel: *Pleurobrachia* und *Beroë*, pelagisch; *Coeloplana*, am Boden kriechend.

Aufgrund der klaren *Symmetrieverhältnisse* ihrer Körpergestalt und ihrer *reich differenzierten Epithelien* mit Nerven-, Sinnes- und myofibrillenhaltigen Zellen erheben sich die Hohltiere eindeutig über das Organisationsniveau der Schwämme. Doch besitzen auch sie – wenn man von einigen recht komplexen Sinnesorganen absieht – noch *keine echten Organe*, die sich wie bei den höheren Metazoen (Eumetazoa) durch einen eigenständigen ontogenetischen Entwicklungsgang auszeichnen.

● In ihrer **Körperarchitektur** stimmen alle Hohltiere darin überein, daß eine dreischichtige *Körperwand* einen zentralen Hohlraum **(Gastrovaskularraum)** umschließt. Wie sein Name besagt, erfüllt letzterer eine Doppelfunktion: Er ist einerseits – im Gegensatz zum Kanalsystem der Schwämme – Ort der extrazellulären Verdauung *(Gastro-)*, übernimmt aber andererseits auch die Rolle eines Verteilersystems von Nährstoffen und Abbauprodukten *(-vaskular)*. Mit einer einzigen (Mund/After-) Öffnung mündet er nach außen. Im Bau der Körperwand läßt sich stets ein äußeres und ein inneres einschichtiges Epithel **(Ektodermis** und **Entodermis)** und eine dazwischenliegende *Mesogloea* unterscheiden. Ekto- und Entodermis gehen aus eigenen Bildungsgeweben *(Blastemen)* hervor.

Die **Mesogloea** bildet dagegen primär eine *azelluläre Matrix*, in die Zellen der Ekto- und Entodermis mit pseudopodienartigen Fortsätzen hineinragen (Verankerungsfunktion). Wenn sekundär ektodermale Zellen in die Mesogloea einwandern, kann sie bindegewebsähnliche Struktur annehmen und – wenn es sich bei den eingewanderten Zellen um Skleroblasten handelt – Endoskelettfunktion erfüllen. Gelegentlich wird die Mesogloea zwar als drittes (in diesem Fall rein ektomesoblastisches) Keimblatt angesehen, doch ist mit dieser rein deskriptiven Bezeichnung nichts gewonnen; denn mit den mesodermalen Blastemen höherer Metazoen hat die Mesogloea nichts gemein.

● Viele Hohltiere treten in **zwei Generationsformen** auf: in sessilem *Polyp* und pelagischer *Meduse*. Die schlauchförmigen **Polypen** (Abb. **12.15***A*, **12.16**) haften mit einer *Basalplatte* (= Aboralseite; animaler Pol) am Boden. Am gegenüberliegenden Körperende (= Oralseite; vegetativer Pol) treten unter der Mundscheibe *(Peristom)* in den meisten Fällen *Tentakel* auf, die entweder hohl, d. h. von Fortsätzen des Gastralraums durchzogen, oder mit turgeszenten Entodermzellen ausgefüllt sind. Der *Gastralraum* (= Gastrovaskularraum) der Polypen bleibt entweder ungegliedert *(Hydrozoa)* oder wird durch 4 *(Scyphozoa)*, bei den Korallenpolypen *(Anthozoa)* durch 6, 8 oder bis zu 100 von der Körperwand radiär nach innen vorspringende Septen *(Mesenterien)* unterteilt (Abb. **12.17**). Der freie zentrale Rand dieser Septen ist bei den Anthozoen gefältelt und mit sezernierenden und resorbierenden Zellen besetzt *(Mesenterialfilamente)*. Auf ihren radiären Flächen tragen die Mesenterien starke entodermale Muskelstränge, die den ganzen Polyp in seiner Längsrichtung kontrahieren können. Anstelle des einfachen Peristoms der Hydrozoen besitzen die Anthozoen ein ektodermales *Schlundrohr* (= *Stomodaeum*), das mit den Mesenterien an deren oberem Rand verwachsen ist. Die *Mesogloea* erscheint bei den Polypen der Hydrozoen und Scyphozoen nur als dünne „Stützlamelle". In ihrer Struktur ähnelt sie der Basallamina von Epithelien höherer Metazoen.

Die schirmförmigen **Medusen** (Abb. **12.15***B*) lassen sich aus der Polypenform durch Abplattung längs der oral-aboralen Achse ableiten, wobei die Mundscheibe zur konkaven Schirmunterseite *(Subumbrella)*, der übrige Teil des Körpers zur konvexen Schirmoberseite *(Exumbrella)* wird. Gegen die Unterseite springt vom tentakelbesetzten Glockenrand eine kontraktile Ektodermfalte *(Velum)* irisartig vor. Medusen besitzen im Gegensatz zu den Polypen *quergestreifte Muskulatur*. Der Gastralraum wird durch die massige Entwicklung der *Mesogloea* so eingeengt, daß nur noch eine zentrale Magenhöhle und ein System von Ring- und Radiärkanälen bleibt. Nach außen öffnet sich der Gastralraum über einen glockenförmigen Magenstiel *(Manubrium)*.

● Im Gegensatz zu den Schwämmen kommt es bei den Coelenteraten durch den teilweise recht engen Zusammenschluß mehrerer Zelltypen innerhalb der Epithelien zu Ansätzen von **Gewebsbildung** (Abb. **12.18**). Den häufigsten der ca. 20 Zelltypen von *Hydra* bilden die **Epithelmuskelzellen**. Sie sind durch einen flachen basalen Zellfortsatz gekennzeichnet, der Myofibrillen enthält und für die Kontraktionsfähigkeit des Epithels verantwortlich ist. Ferner können sie (in der Ektodermis) Skelette sezernieren und (in der Ento-

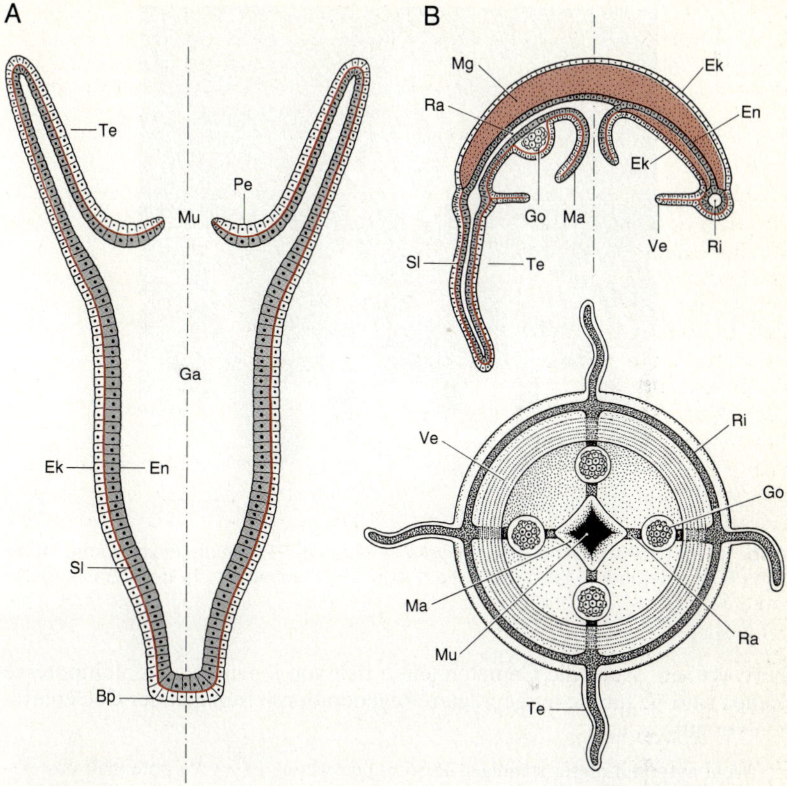

Abb. 12.15 Schema von [A] Polyp und [B] Meduse. Letztere ist *oben* im Längsschnitt (*links* radial, *rechts* interradial), *unten* in der Aufsicht auf die Oralseite gezeigt. Mesogloea *in Farbe* angelegt. – *Bp* Basalplatte, *Ek* Ektodermis, *En* Entodermis, *Ga* Gastrovaskularraum, *Go* Gonade, *Ma* Manubrium, *Mg* Mesogloea, *Mu* Mundöffnung, *Pe* Peristom, *Ra* Radiärkanal, *Ri* Ringkanal, *Sl* „Stützlamelle" (Mesogloea), *Te* Tentakel, *Ve* Velum.

dermis) mittels Flagellenschlag einen Flüssigkeitsstrom erzeugen, aus dem sie Nahrungspartikel endocytotisch aufnehmen (Verdauungszellen = „Nährmuskelzellen"). Die Verdauung erfolgt bei Coelenteraten also sowohl extra- als auch intrazellulär. *Drüsenzellen* (= Zymogenzellen) der Entodermis sezernieren Verdauungsenzyme in den Gastralraum.

Kleine **interstitielle Zellen (I-Zellen)**, die in Ekto- und Entodermis an der Basis der Epithelzellen liegen, sind Stammzellen, aus denen durch Differenzierung die Nerven- und Sinneszellen, die Nessel- sowie die Drüsenzellen

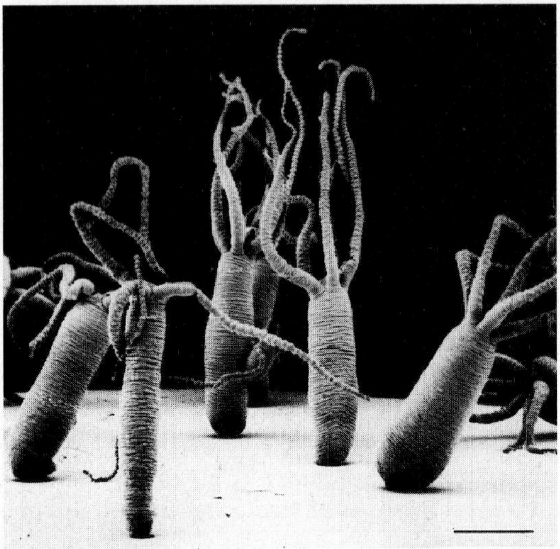

Abb. 12.16 Süßwasserpolypen *(Hydra attenuata)*. Präparationsverfahren: Kritische-Punkt-Methode. Maßstabsmarke: 2 mm (REM-Aufnahme: Tardent, Bänninger).

hervorgehen. Auch die Gameten leiten sich von ihnen ab. Als multipotente Zellen sind sie für die ausgeprägten Regenerationsleistungen der Coelenteraten verantwortlich.

Wohl aufgrund dieser ständigen Restitutionsleistung ist *Hydra* potentiell unsterblich, kennt also kein altersbedingtes Ableben – ein für Eumetazoen einmaliges Phänomen. Nachweislich haben einzelne *Hydra*-Polypen über mehrere Jahrzehnte bis auf den heutigen Tag ohne irgendwelche Alterserscheinungen überlebt. Es scheint, als habe der griechische Mythos der lernäischen Hydra – eines Ungeheuers, das unsterblich in einer Höhle am Rande der Argolis hauste – diese Einsicht vorweggenommen.

Zerteilt man den Rumpf eines *Hydra*-Polypen in 200 Stücke von 0,2 mm Durchmesser und mindestens 300 Zellen, regeneriert jedes wieder zu einem ganzen Polypen. Hydren, deren I-Zellen durch cytostatische Behandlung mit Colchicin oder durch Röntgenstrahlen selektiv ausgeschaltet wurden, sterben wegen der fehlenden Restitutionsleistungen nach kurzer Zeit. Transplantiert man dagegen kleine I-Zellen-haltige Gewebsstücke in einen bestrahlten Polypen, bleibt er am Leben.

Nervenzellen liegen als uni-, bi- oder multipolare Neuronen an der Basis von Ekto- und Entodermis, wo sie sowohl mit Sinnes- als auch mit Epithelmuskelzellen in Kontakt treten. Bei Polypen bilden sie ein einheitliches diffuses Nervensystem (S. 364), bei einigen Medusen können sie jedoch schon zu

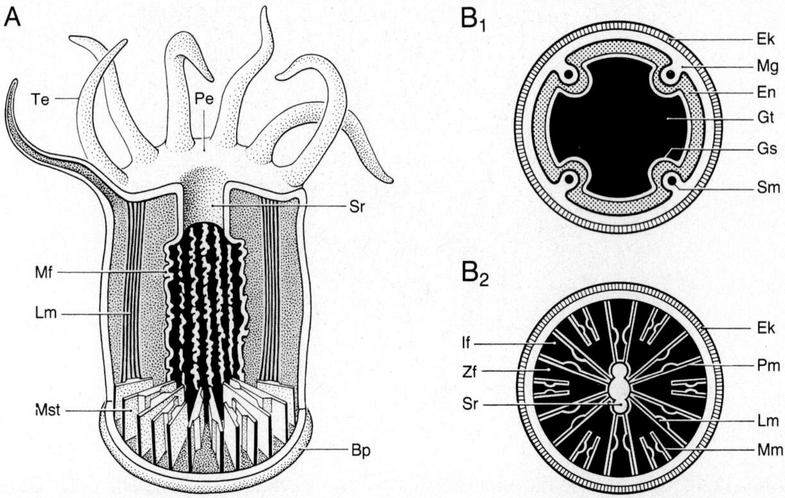

Abb. 12.17 [A] Organisationsschema eines mehrkammerigen Polypen (Anthozoa). [B] Schematische Querschnitte durch Polypen mit gekammertem Gastralraum: B_1 Scyphozoa, B_2 Anthozoa. Gastrovaskularraum *schwarz*. – *Bp* Basalplatte, *Ek* Ektodermis, *En* Entodermis, *Gs* Gastralseptum, *Gt* Gastraltasche, *If* Innenfach (von den mit Muskelfahnen besetzten Innenseiten der Mesenterien begrenzt), *Lm* Längsmuskulatur („Muskelfahne"), *Mf* Mesenterialfilament, *Mg* Mesogloea, *Mm* Metamesenterium (nicht am Schlundrohr inserierend), *Mst* Mesenterium, *Pe* Peristom, *Pm* Protomesenterium (am Schlundrohr inserierend), *Sm* Septalmuskel, *Sr* Schlundrohr, *Te* Tentakel, *Zf* Zwischenfach (nach Kaestner; Hatscheck).

getrennten, anatomisch und funktionell verschieden differenzierten Nervennetzen zusammentreten.

Die Ohrenqualle *Aurelia* (Abb. **12.19**) besitzt einen ektodermalen Nervenplexus aus *multipolaren Neuronen,* die mit Sinneszellen an der Oberfläche in Verbindung stehen und die Bewegungen bei der Nahrungsaufnahme kontrollieren. Unabhängig davon arbeitet ein zweiter Nervenplexus, dessen *bipolare Neuronen* der Ring- und Radiärmuskulatur aufliegen und schnelle Schwimmbewegungen steuern.

Sinneszellen kommen bei Polypen als einzeln zwischen den Epithelmuskelzellen stehende Mechano-, Photo- oder Chemorezeptoren vor. Bei den frei schwimmenden Medusen können sie dagegen zu Sinnesorganen wie einfachen Augen (Abb. **12.20** *A*), Statocysten (Abb. **12.20** *B*) oder komplexen *Rhopalien* zusammentreten. Letztere liegen zwischen den Randlappen (Abb. **12.19**) und bestehen aus einer Statocyste, einem Flach- und einem Becherauge sowie einer chemorezeptorischen Sinnesgrube.

Das zweifellos auffälligste cytologische Charakteristikum und exklusive Merkmal der Cnidarier sind die **Nesselzellen** (= *Nematocyten* = *Cnidocyten*).

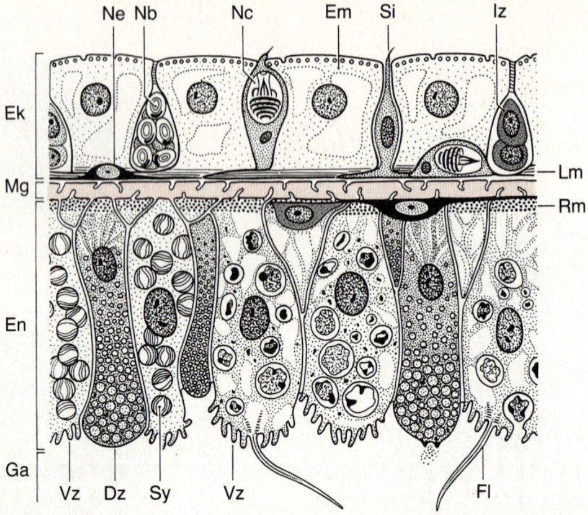

Abb. 12.18 Längsschnitt durch die Rumpfwand eines *Hydra*-Polypen. – *Dz* Drüsenzelle, *Ek* Ektodermis, *Em* ektodermale Epithelmuskelzelle, *En* Entodermis, *Fl* Flagellum, *Ga* Gastrovaskularraum, *Iz* interstitielle Zelle, *Lm* Längsmyofibrillen, *Mg* Mesogloea, *Nb* Nematoblast (Nesselkapsel-Bildungszelle), *Nc* Nematocyt (Cnidocyt, Nesselzelle), *Ne* Nervenzelle, *Rm* Ringmyofibrillen, *Si* Sinneszelle, *Sy* symbiontische einzellige Algen, *Vz* Verdauungszelle (nach Kühn; Tardent).

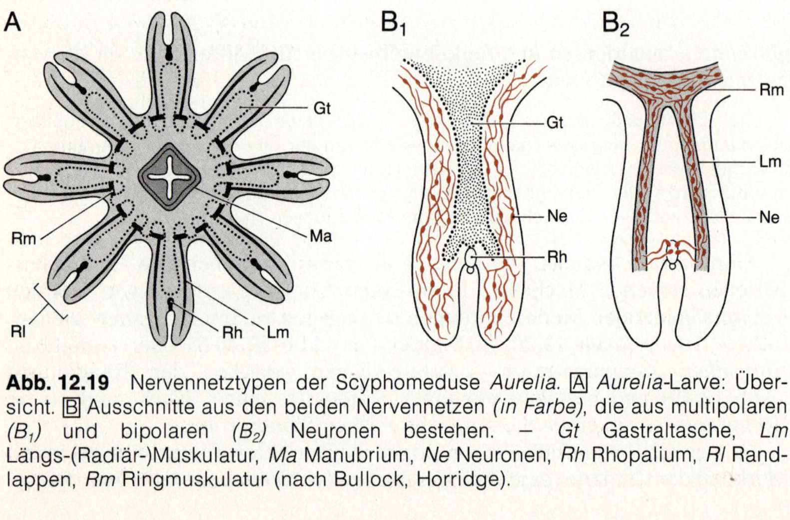

Abb. 12.19 Nervennetztypen der Scyphomeduse *Aurelia*. [A] *Aurelia*-Larve: Übersicht. [B] Ausschnitte aus den beiden Nervennetzen *(in Farbe)*, die aus multipolaren *(B_1)* und bipolaren *(B_2)* Neuronen bestehen. – *Gt* Gastraltasche, *Lm* Längs-(Radiär-)Muskulatur, *Ma* Manubrium, *Ne* Neuronen, *Rh* Rhopalium, *Rl* Randlappen, *Rm* Ringmuskulatur (nach Bullock, Horridge).

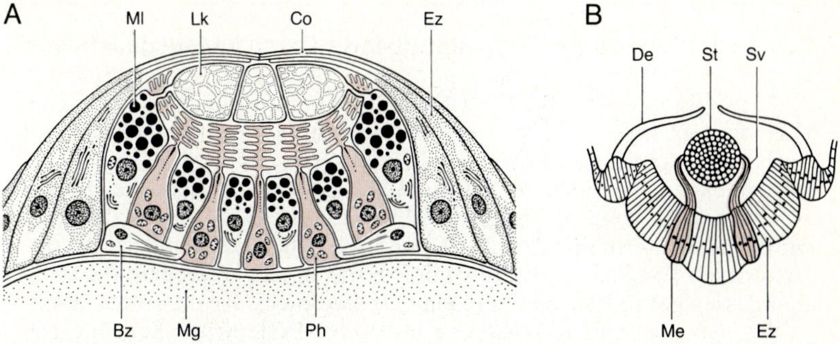

Abb. 12.20 Sinnesorgane von Coelenteraten. [A] Linsenauge der Hydromeduse *Cladonema*. [B] Statocyste der Rippenqualle *Callianira*. – *Bz* Basalzelle, *Co* Cornea (transparente Fortsätze von *Ez*), *De* Deckverkleidung der Statocyste, *Ez* Epithelzelle, *Lk* Linsenkörper (im distalen Teil der Pigmentzellen), *Me* Mechanorezeptor *(in Farbe)*, *Mg* Mesogloea, *Ml* Melaningranula (im proximalen Teil der Pigmentzellen), *Ph* Photorezeptor *(in Farbe)*, *St* Statolith, *Sv* Stereovilli (nach Weber, Tardent; Hertwig).

Sie bilden in ihrem Inneren eine der höchstspezialisierten Zellorganellen tierischer Zellen überhaupt: die *Nesselkapseln (= Nematocysten = Cniden)*. Jede *Hydra* ist mit drei Typen von Nematocyten und -cysten ausgerüstet: *Stilett- oder Durchschlagskapseln* (= *Penetranten = Stenothelen;* Abb. **12.21** *A*, Box **12.2**), die mit Stilett und Nesselschlauch – einem giftsezernierenden Tubulus – den Cuticularpanzer kleiner Arthropoden durchschlagen; *Wickelkapseln (= Volventen = Desmonemen;* Abb. **12.21** *C)*, bei denen sich der ausgeschleuderte Tubulus, bettfederartig spiralisiert, um Borsten von Beutetieren wickelt, und *Klebkapseln (= Glutinanten = Isorhizen;* Abb. **12.21** *B)*, die mit ihrem klebrigen Tubulus vorübergehende Befestigungsaufgaben bei der Lokomotion übernehmen. *Hydra*-Polypen können sich nämlich spannerraupenartig auf dem Substrat fortbewegen. Wickel- und Klebkapseln enthalten kein Giftsekret.

● Polyp und Meduse bilden bei Hydrozoen und Scyphozoen die aufeinanderfolgenden Glieder eines **Generationswechsels** (Metagenese, S. 641). Die Medusen entstehen auf ungeschlechtlichem Wege durch Querteilung der Polypen (*Strobilation* bei Scyphozoa), Knospung (bei Hydrozoa) oder Metamorphose des ganzen Polypen (bei Cubozoa). Als geschlechtliche Generation entwickeln sie Gonaden. Die aus dem befruchteten Ei entstehende bewimperte *Planula*-Larve oder die schon tentakeltragende *Actinula*-Larve setzt sich fest und wächst zu einem neuen Polyp aus. Bei vielen Formen lösen sich die Medusen gar nicht mehr als freischwimmende Stadien vom Polypen ab, sondern erscheinen als sessile, stark reduzierte Medusoide *(Gonophoren)*. Bei *Hydra* bestehen nur noch Gonaden, so daß hier der Polyp die geschlechtliche und ungeschlechtliche Generation repräsentiert.

Box 12.2 Penetranten – miniaturisierte Durchschlagsgeschosse

In Form ihrer Stilettkapseln (Penetranten) verfügen Cnidarier über Miniaturgeschosse höchster und schnellster Durchschlagskraft. Auf mechanische Reizung des *Cnidocils*, eines von einem Mikrovillikranz umstandenen Stereociliums (Abb. **12.21** A_1), entlädt sich die Kapsel explosionsartig. Innerhalb von drei Millisekunden ($3 \cdot 10^{-3}$ s) wird der gesamte schlauchförmige Inhalt der Cyste nach außen geschleudert, der *Tubulus* durch Evagination Handschuhfinger-artig umgekrempelt und dann über dessen ganze Länge hinweg ein Gift sezerniert, das die Beute lähmt.

Wie Höchstfrequenzaufnahmen mit $4 \cdot 10^4$ Bildern pro Sekunde zeigen, öffnet sich der Kapseldeckel *(Operculum)* bereits nach einer Latenzzeit von 2 Millisekunden ($2 \cdot 10^{-3}$ s). In weiteren 10 Mikrosekunden (10^{-5} s) schießt dann der pfeilspitzenförmige *Stilettapparat* mit einer Beschleunigung von 40000 g aus der Öffnung hervor und schlägt ein Loch in den Cuticularpanzer der Beute (Abb. **12.21** A_2) – eines Kleinkrebses (z. B. *Daphnia*) oder einer Insektenlarve. Im Experiment werden Araldit-folien von bis zu 2 µm Dicke penetriert.

Ist das Loch geschlagen, klappen die 3 Stilette nach außen um und geben damit die erzeugte Öffnung wieder frei (Abb. **12.21** A_3). Durch sie dringt nun der 500 µm lange, aber nur 1 µm dicke Nesselschlauch *(Tubulus)* in die Beute ein (Abb. **12.21** A_4).

Über die *Kräfte*, die den ganzen Entladungsvorgang treiben, sind noch immer keine eindeutigen Aussagen möglich. Kontraktionsvorgänge innerhalb des Nematocyten-Cytoplasmas scheiden aus, da sich experimentell auch isolierte Kapseln zur Entladung bringen lassen. Dagegen gibt es Hinweise, daß einerseits mechanische Energie eine Rolle spielt, die während der Cnidogenese in den Kapselstrukturen gespeichert wird, andererseits aber auch ein osmotisch erzeugter Kapselinnendruck als Antriebselement wirkt. Das Volumen der Kapsel nimmt jedenfalls Sekundenbruchteile vor der Öffnung des Deckels um ca. 10% zu.

Sowohl Polyp als auch Meduse sind diploid. Wie bei allen Metazoen wird das einzige haploide Stadium im Lebenszyklus der Cnidarier von den Gameten gebildet.

● Eine hervorstechende Eigentümlichkeit vieler Cnidarier ist die **Stockbildung**. Durch Knospung entstehen Polypen, die mit dem Mutterpolypen in Verbindung bleiben und auf diese Weise Polypenstöcke aus vielen Tausenden von Einzelpolypen bilden. Meistens ist diese Stockbildung mit einer morphologischen und funktionellen Differenzierung zwischen den Einzelpolypen verbunden **(Polymorphismus)**. Vielfach lassen sich dann *Freßpolypen (Trophozooide)*, mundlose *Wehrpolypen (Nematozooide)*, die reich mit Nesselkapseln besetzt sind, und medusenbildende *Geschlechtspolypen (Gono-*

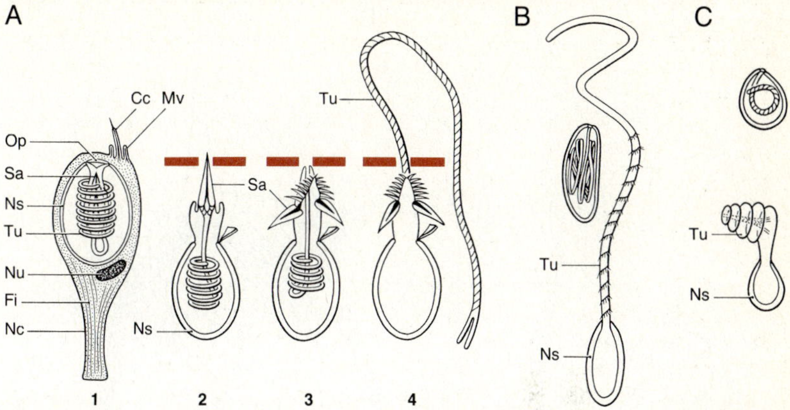

Abb. 12.21 Nesselzellen und Entladung der Nesselkapseln. [A] Stilettkapsel (Penetrante): *1* in Ruhe; *2* der Deckel ist abgeworfen, das Halsstück wird ausgestülpt, der Stilettapparat vorgeschnellt und die Cuticula des Beutetieres *(in Farbe)* durchdrungen; *3* die Stilette klappen auseinander; *4* der Nesselschlauch stülpt sich aus. [B] Klebkapsel (Glutinante). [C] Wickelkapsel (Volvente). In *B* und *C* ist jeweils der ruhende Zustand *oben*, der entladene *unten* gezeigt. – *Cc* Cnidocil, *Fi* Filamente, *Mv* Mikrovillus, *Nc* Nematocyt (Nesselzelle), *Ns* Nematocyste (Cnide, Nesselkapsel), *Nu* Nucleus, *Op* Operculum (Kapseldeckel), *Sa* Stilettapparat, *Tu* Tubulus (Nessel-, Kleb- oder Wickelschlauch).

zooide) unterscheiden. Bei den Geschlechtspolypen sind Peristom und Tentakeln zurückgebildet. Da die Gastrovaskularräume aller Polypen miteinander in Verbindung stehen, werden auch die mundlosen Individuen mit Nahrung versorgt.

Am höchsten ist der Polymorphismus bei den *Siphonophora* (Staatsquallen, Abb. **12.22**) entwickelt. Diese freischwimmenden Stöcke sind aus verschiedenen Polypenformen und sich nicht ablösenden Medusen *(Medusoiden)* zusammengesetzt. Letztere dienen nicht nur als Geschlechtsindividuen, sondern auch als Schwimmglocken der Bewegung des Stockes. Sie sind z. T. mit Schwebeorganen (Gasdrüsen und -behältern, Ölblasen) ausgerüstet. Aus Knospen der Polypenachse gehen längs des Polypenstamms, der von der Schwimmglocke herabhängt, Gruppen *(Cormidien)* von je einem Freßpolyp, einem Geschlechtspolyp und einem Medusenschirm hervor.

Die gewaltigen Stockbauten vieler Korallenpolypen *(Anthozoa)* sind durch die Bildung mächtiger Kalkskelette stark an der Gestaltung der Erdoberfläche beteiligt. Die Steinkorallen *(Madreporaria)* bilden den Hauptanteil der Korallenriffe. Ihr Skelett wird vom Ektoderm der Basalplatte in Form von radiären *Sklerosepten* abgeschieden, die zwischen den Mesenterien *(Sarkosepten,* Abb. **12.17** *A*, *B_2)* in die Höhe wachsen und durch einen sich eben-

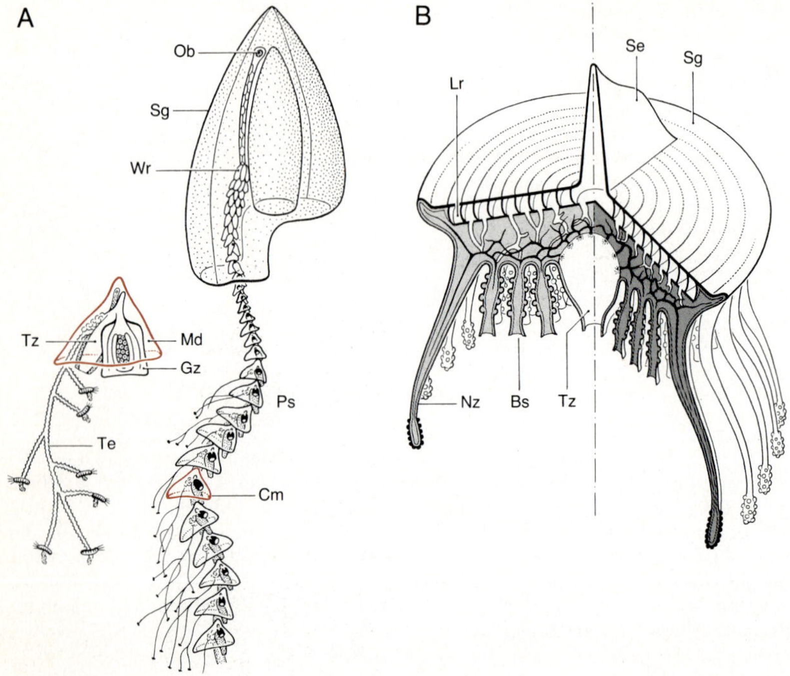

Abb. 12.22 Staatsquallen (Siphonophora). [A] *Muggiaea* (*Einschaltfigur:* einzelnes Cormidium). [B] *Velella*. (Ein herausgeschnittener 120°-Sektor demonstriert die Innenarchitektur.) – *Bs* Blastostyl (mit Mundöffnung), an dem die mundlosen Gonozoide knospen, *Cm* Cormidium (s. *Einschaltfigur*), *Gz* Gonozooid (Geschlechtsmedusoid), *Lr* zuletzt angelegter Luftring von *Sg*, *Md* Medusenschirm, *Nz* Nematozooid (Wehrpolyp mit distalem Wulst aus Nesselkapseln), *Ob* Ölblase, *Ps* Polypenstamm, *Se* Segel, *Sg* Schwimmglocke (mund- und tentakelloser Medusoid), *Te* Tentakel (Fangfaden von *Tz*), *Tz* Trophozooid (Freßpolyp), *Wr* Wachstumsregion des Polypenstamms (nach Hyman; Delage, Herouard).

falls fortlaufend erhöhenden Ringwall verbunden werden (Exoskelett). So entstehen die Kalksockel mit den aufgesetzten gekammerten Kalkkelchen der Steinkorallen. Zusätzlich zu diesem Außenskelett stützen Kalkabscheidungen als *Sklerite* das Mesenchym und bilden damit Ansätze eines Innenskeletts.

● Aus **phylogenetischer Sicht** wird oft die Frage gestellt, ob der Polyp die ursprüngliche Form der Coelenteraten oder nur ein eingeschobenes Jugendstadium sei. Die Gastraea-Hypothese (Box **12.1**, S. 620) vertritt den erstgenannten Standpunkt und sieht in den Gastraltaschen, wie sie bei Polypen mit

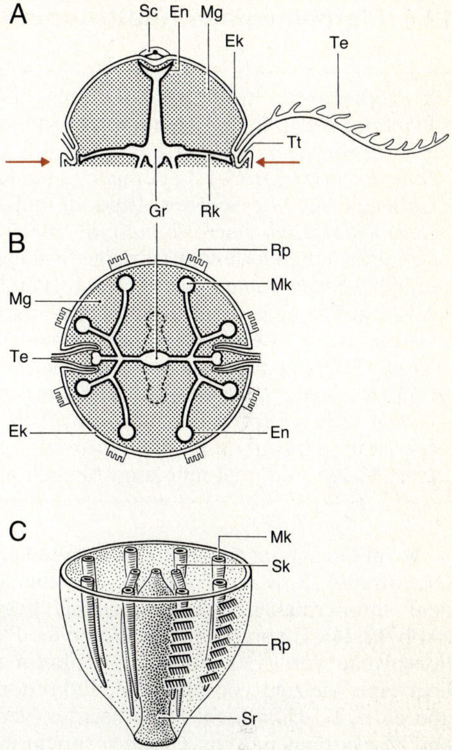

Abb. 12.23 Rippenquallen (Ctenophora). [A] Längsschnitt durch den aboralen Körperteil (in der Tentakelebene). [B] Querschnitt (auf Höhe der *farbigen Pfeile* in *A*). [C] Dreidimensionale Darstellung des Kanalsystems im oralen Körperteil. – *Ek* Ektodermis, *En* Entodermis, *Gr* zentraler Gastralraum, *Mg* Mesogloea, *Mk* Meridionalkanal, *Rk* Radiärkanal, *Rp* Ruderplättchen, *Sc* Statocyste, *Sk* Schlundkanal, *Sr* Schlundrohr (in *B* Querschnitt *gestrichelt* angedeutet), *Te* Tentakel, *Tt* Tentakeltasche (nach Hertwig; Kükenthal-Matthes).

septiertem Gastralraum auftreten (Abb. **12.17** *B*), zugleich die Vorläufer von Coelomräumen.

Entgegen dieser Vorstellung wird bei der Frage nach der Herkunft der bilateralen Coelomaten oft auch auf die zweite Hauptgruppe der Coelenteraten verwiesen: die **Ctenophoren** (Rippenquallen, Abb. **12.23**), die kein Polypenstadium besitzen. Die Ausbildung von 2 Tentakeln, die aus tiefen Ektodermtaschen entspringen, und die Anordnung der 8 längsverlaufenden Gastrovaskularkanäle verleihen ihrem birnenförmigen Körper eine bilaterale Symmetrie. In der Ektodermis sind jeweils über den Längskanälen 8 Meridionalstreifen differenziert, die „Ruderplättchen" (kammartig angeordnete Cilienfelder) tragen. Die Mesogloea enthält Muskelzellen. Am unteren Pol der Meduse liegt der Mund, am oberen ein Schweresinnesorgan (Statocyste; Abb. **12.20** *B*). Da einige Vertreter (z. B. *Coeloplana*) plattwurmähnlich mit bilateralem Körper am Boden kriechen, wurde der Ursprung der Bilateria auch schon in solchen sekundär bodenlebenden Rippenquallen gesucht. Nicht zuletzt wegen der völlig verschiedenen Embryonalentwicklung der Rippenquallen und Plattwürmer scheint diese Möglichkeit jedoch wenig wahrscheinlich.

12.4 Plathelminthes (Plattwürmer)

[1] **Turbellaria** (Strudelwürmer); freilebend, primär marin, räuberisch: *Planaria; Polycelis.* [2] **Trematodes** (Saugwürmer); parasitisch: *Dicrocoelium dendriticum* (kleiner Leberegel oder Lanzettegel; Abb. **12.25**); *Fasciola hepatica* (großer Leberegel; Abb. **12.26**); beide Leberegel in den Gallengängen von Schafen, Rindern und Ziegen, selten auch Menschen; *Leucochloridium macrostomum,* in Vögeln; Sporocyste in Schnecken, wo sie farbig gebänderte wurstförmige Schläuche in die Schneckenfühler entsendet; *Schistosoma haematobium* (Pärchenegel), Erreger der Bilharziose; in Pfortader, Darm- und Harnblasenvenen des Menschen (Afrika, Ostasien). [3] **Cestodes** (Bandwürmer); parasitisch: *Diphyllobothrium latum* (Fischbandwurm), bis 15 m lang, Vorderende (Skolex) mit 2 Saugrinnen; *Taenia saginata* (Rinderbandwurm), Skolex mit 4 Saugnäpfen; *Taenia solium* (Schweinebandwurm; Abb. **12.27**), Skolex mit 4 Saugnäpfen und Hakenkranz; *Echinococcus granulosus* (Hundebandwurm; Abb. **12.28**), nur 3–4 mm lang, Mensch als Zwischenwirt.

● Im Gegensatz zu den Coelenteraten zeigen die Plathelminthen klar die Organisationsform der **Triblastie**: Zwischen der ektodermalen *Epidermis* und dem entodermalen *Verdauungsepithel* liegt das mesodermale *Parenchym* (Abb. **12.24**). Erstmals repräsentieren die Plathelminthen auch das Organisationsniveau von „Organtieren". In ihrem reich differenzierten Parenchym liegt eine Vielzahl von **Organen**: Exkretions- und Genitalorgane, Muskeln und ein z.T. schon recht zentralisiertes Nervensystem mit Cerebralganglion und Marksträngen. (Von *Organen* spricht man dann, wenn die entsprechenden Gebilde auf eine jeweils eigene *Organanlage* zurückgehen und eine spezifische *Organogenese* durchlaufen.)

● Darüber hinaus sind die Plathelminthen mit ihrem **bilateralsymmetrischen Körperbau** und dem deutlich betonten cranialen Körperpol **(Cephalisation)** zu gerichteter Fortbewegung befähigt. Mit Hilfe dieses Merkmalkomplexes gelang es ihnen, ein viel weiteres Spektrum an ökologischen Nischen zu besetzen, als es den Coelenteraten offenstand. Einige Turbellarien sind sogar aufs Land vorgedrungen, wo sie auf und in feuchtem Boden leben (z. B. *Geoplana*). Trematoden und Cestoden bilden Ekto- und Endoparasiten.

Im *Körperbau* der dorsoventral abgeplatteten Plathelminthen dominiert das massige **Parenchym** (= Mesenchym), in das alle inneren (mesodermalen) Organe eingebettet sind. Beim Parenchym handelt es sich um eine lockere Anordnung von Zellen, die mit ihren pseudopodienartigen Zellfortsätzen ein interzelluläres Spaltensystem *(Schizocoel)* freilassen. Dieses **Schizocoel** dürfte die *primäre Leibeshöhle* verkörpern. Für jene Autoren freilich, die in den Archicoelomaten die ursprünglichsten Bilaterier sehen und die Plathelminthen als sekundär vereinfacht betrachten (S. 624), liegen im Schizocoel Reste eines evolutiv älteren Coeloms vor.

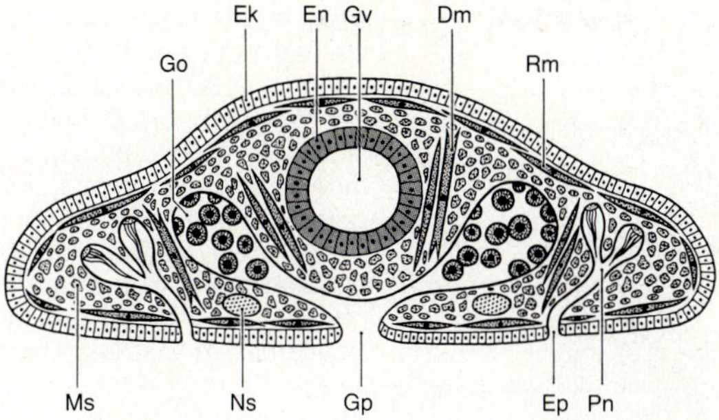

Abb. 12.24 Schematischer Querschnitt durch einen Plathelminthen. Vgl. Box **12.1**, Bild *2A*, S. 622. – *Dm* Dorsoventralmuskeln, *Ek* Ektodermis, *En* Entodermis, *Ep* Exkretionsporus, *Go* Gonade mit Geschlechtszellen (Gameten), *Gp* Genitalporus, *Gv* Gastrovaskularraum, *Ms* Mesenchym (Parenchym), *Ns* Nervenstrang, *Pn* Protonephridium, *Rm* Ringmuskeln.

Die **Epidermis** ist nur primär ektodermalen Ursprungs. Später werden die ausdifferenzierten ektodermalen Epidermiszellen, die sich nicht mehr teilen, ständig durch mesodermale Zellen ergänzt, die aus dem Parenchym einwandern. Bei den parasitischen Trematoden und Cestoden, die ihre ektodermale Epidermis noch im Larvenstadium abwerfen, besteht die äußere Körperbedeckung sogar vollständig aus solchen mesodermalen Zellen, die mit ihren distalen, kernfreien Teilen ein Syncytium bilden *(Neodermis = Tegument)*. Dieses Tegument ist wie das Darmepithel höherer Metazoen mit Mikrovilli besetzt und pinocytotisch aktiv.

Peripher im Parenchym liegen ringförmig, längs und diagonal verlaufende **Muskeln**. Dorsoventralmuskeln durchziehen das Parenchym, das mit seiner Turgeszenz als hydrostatisches Skelett (S. 434) antagonistisch zum Muskelsystem wirkt. Wie die Coelenteraten weisen die Plathelminthen ein einheitliches, noch nicht nach Verdauungs-, Kreislauf- und Respirationsfunktionen untergliedertes **Gastrovaskularsystem** auf. Dieses blind endigende Schlauchsystem, das mit zunehmender Körpergröße immer stärkere Verzweigungen zeigt (Abb. **4.8** *A*), mündet über einen *Pharynx* (Schlund) mit einer einzigen *Mund/After-Öffnung* nach außen. Bei einigen Strudelwürmern (den marinen *Acoela*) und den Bandwürmern ist es zurückgebildet. Besonders bei den größeren Formen bedarf das Schizocoel einer Flüssigkeitsdrainage. Diese osmoregulatorische und gleichzeitig exkretorische Funktion übernehmen die **Protonephridien** (S. 315; Abb. **4.31** *A*).

● Im Gegensatz zu dieser relativ einfachen Metazoenkonstruktion gehören die **Fortpflanzungsorgane** der meist zwittrigen Plattwürmer, die stets eine innere Besamung und damit Kopulationsorgane besitzen, zu den kompliziertesten des ganzen Tierreichs überhaupt (Abb. **12.25**). Im weiblichen Geschlecht gelangen die Eier aus dem Eierstock *(Ovar)* durch den Eileiter

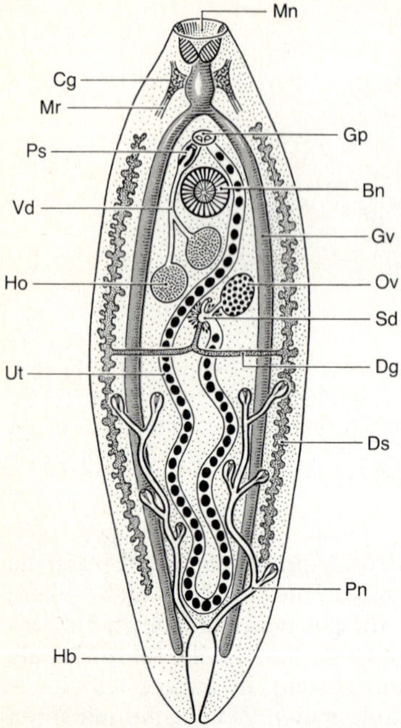

Abb. 12.25 Organisationsschema des kleinen Leberegels *(Dicrocoelium dendriticum)*. – *Bn* Bauchsaugnapf, *Cg* Cerebralganglion, *Dg* Dottergang, *Ds* Dotterstock, *Gp* Genitalporus, *Gv* Gastrovaskularraum, *Hb* Harnblase (Erweiterung des gemeinsamen Protonephridien-Ausführgangs), *Ho* Hoden, *Mn* Mundsaugnapf, *Mr* Markstrang, *Ov* Ovarium, *Pn* Protonephridium, *Ps* Penis, *Sd* Schalendrüse, *Ut* Uterus, *Vd* Vas deferens.

(Ovidukt) in die Schalendrüse *(Ootyp)*, in die zahlreiche einzellige Drüsen ihr Sekret entleeren. Aus *Dotterstöcken* erreichen Dotterzellen ebenfalls den Ootyp. Dort werden mehrere Eizellen (z. B. bei Planarien) oder je eine Eizelle (z. B. beim Leberegel) mit bis zu 60 Dotterzellen in einem Kokon verpackt, so daß „zusammengesetzte Eier" entstehen. Diese gelangen durch den *Uterus* und den Genitalporus nach außen. Das männliche Begattungsorgan *(Penis)*, das ebenfalls durch den *Genitalporus* nach außen tritt, führt die Samenzellen durch einen besonderen Gang *(Vagina)* oder direkt durch den Genitalporus in den Uterus ein. Möglicherweise stellt der Endabschnitt des

Abb. 12.26 Entwicklungsgang eines Trematoden: großer Leberegel *(Fasciola hepatica)*. Auf eine bisexuelle Generation folgen zwei unisexuelle Generationen. **1** Geschlechtsreifes Tier in den Gallengängen der Säugetierleber (Endwirt). **2** Zusammengesetztes Ei, mit der Galle in den Darm und mit dem Kot nach außen entleert. **3** Miracidium, das als bewimperte Larve in eine Wasserschnecke (1. Zwischenwirt) eindringt. **4, 5** Sporocyste in der Atemhöhle der Schnecke (*4* mit Cercarien, *5* mit Redien). **6** Ausgewachsene Redie in der Leber der Schnecke; im Gegensatz zu den Sporocysten enthalten die Redien einen kurzen, blind endigenden Darm (mit Pharynx), Nervensystem und Geburtsöffnung. **7** Cercarie, Larve der bisexuellen Generation, mit Ruderschwanz im Wasser schwimmend. Die Cercarien besitzen

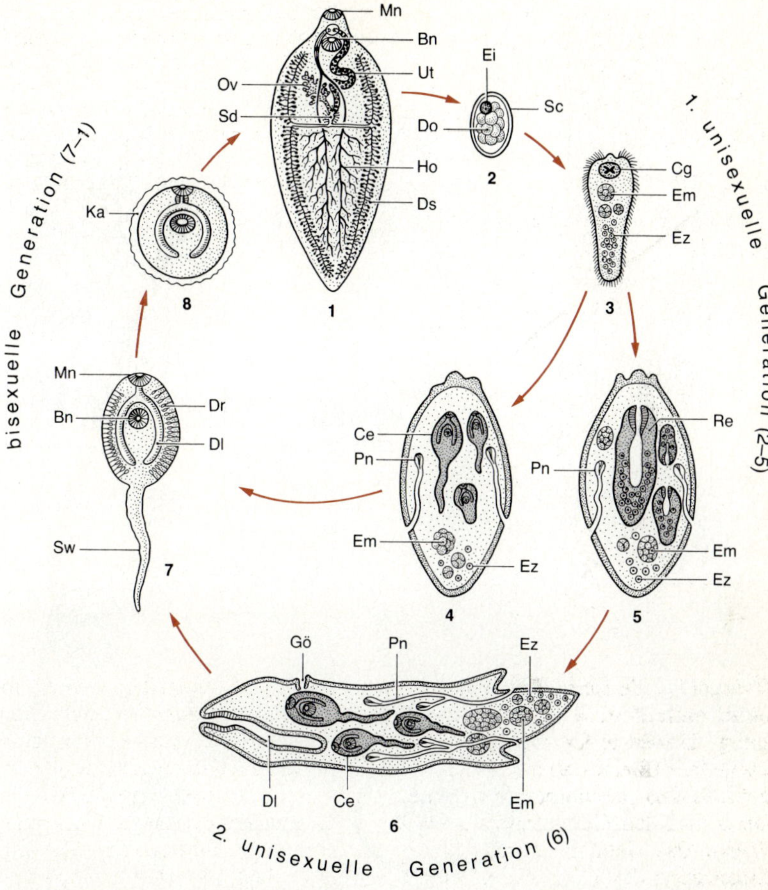

schon die typische Trematodenorganisation, doch sind die Geschlechtsorgane noch nicht entwickelt; nach Abwerfen des Schwanzes kapseln sie sich ein. **8** Cyste. Bei *Dicrocoelium dendriticum* werden die von Schleimballen umhüllten Cercarien von einem 2. Zwischenwirt (Ameise) gefressen, wo sie sich zu Metacercarien umbilden. Mit dem 2. Zwischenwirt oder den Pflanzen, an denen sie im eingekapselten Zustand haften, gelangen die Cercarien in den Darm des Endwirts. Bei manchen Formen (z. B. *Dicrocoelium*) fehlt die Rediengeneration, so daß die Sporocysten unmittelbar Cercarien bilden *(4)*. – *Bn* Bauchsaugnapf, *Ce* Cercarie, *Cg* Cerebralganglion mit Augenfleck, *Dl* Darmlumen, *Do* Dotterzelle, *Dr* Drüsen, die das Kapselsekret absondern, *Ds* Dotterstock, *Ei* Eizelle, *Em* parthenogenetisch erzeugte Embryonen, *Ez* sich parthenogenetisch entwickelnde Eizellen, *Gö* Geburtsöffnung, *Ho* Hoden, *Ka* Kapsel, *Mn* Mundsaugnapf, *Ov* Ovarien, *Pn* Protonephridium, *Re* Redie, *Sc* Schale, *Sd* Schalendrüse, *Sw* Schwanz, *Ut* Uterus.

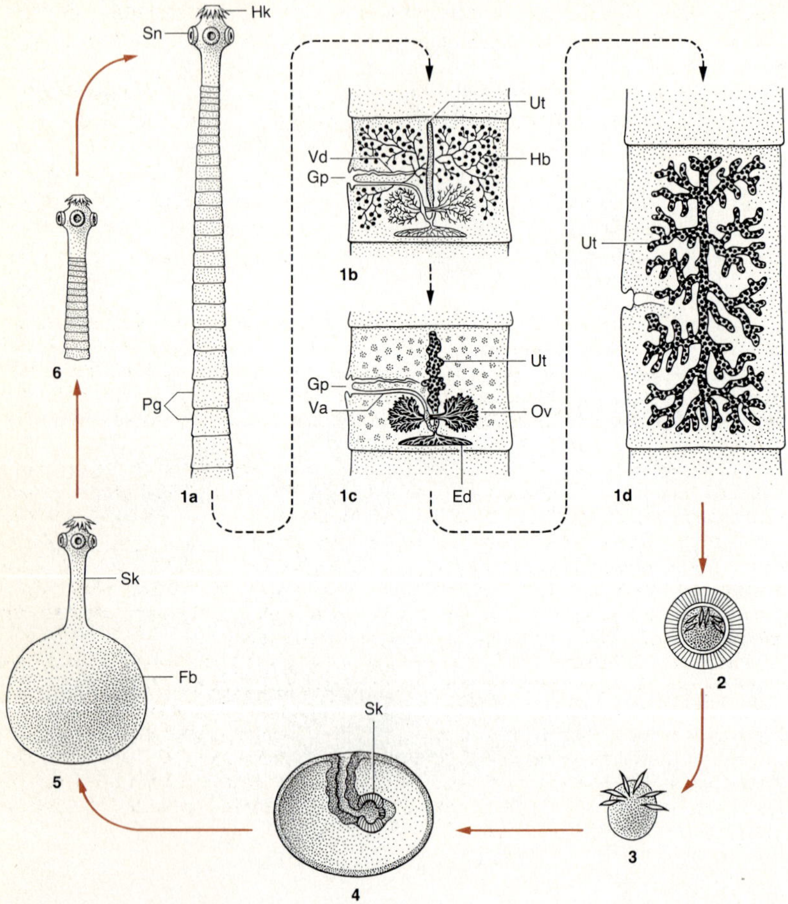

Abb. 12.27 Entwicklungsgang eines Cestoden: Schweinebandwurm *(Taenia solium)*. **1** Körpergliederung des Bandwurms: **1a** Skolex mit den vorderen Proglottiden; **1b** weiter hinten gelegene Proglottiden in männlicher Geschlechtsreife, **1c** noch weiter hinten gelegene Proglottiden in weiblicher Geschlechtsreife (Hoden zurückgebildet); **1d** abstoßungsreife hinterste Proglottiden; Uterus mit Eiern gefüllt. Jedes Glied durchläuft zuerst ein männliches, dann ein weibliches Stadium, so daß die vorderen Glieder eines Wurms die hinteren begatten können. **2** Embryo in der Embryonalschale. **3** Nach Auflösung der Embryonalschale frei gewordene, wimperlose Hakenlarve *(Oncosphaera)* im Darm des Zwischenwirts (Schwein). **4** Finne *(Cysticercus)* in der Muskulatur des Zwischenwirts. **5** Finne nach der Ausstülpung des Skolex im Darm des Endwirts (Mensch). **6** Junger Bandwurm nach Abfallen der Finnenblase.

Uterus eine ektodermale Enddarmanlage dar, die nur noch mit dem Geschlechtsapparat, aber nicht mehr mit dem Gastrovaskularsystem in Verbindung steht.

● In Anpassung an den Parasitismus haben die Saug- und Bandwürmer einen oft mehrfachen **Wirtswechsel**, die Saugwürmer zudem noch einen komplizierten **Generationswechsel** (Wechsel im Fortpflanzungsmodus) entwikkelt. Bei diesem Generationswechsel können – wie beim Polypen-Medusen-Zyklus der Cnidarier (S. 631) – regelmäßig sexuelle und asexuelle Fortpflanzung aufeinanderfolgen *(Metagenese)* oder bisexuelle Generationen mit einer oder mehreren unisexuellen (= parthenogenetischen) Generationen alternieren (*Heterogonie*; Abb. **12.26**).

Bei den **Trematoden** (Abb. **12.25**, **12.26**) schlüpfen aus den befruchteten Eiern der geschlechtlichen (zwittrigen) Generation Wimperlarven *(Miracidien)*, auf die in zwei getrennten Wirten (meistens Mollusken) zwei stark vereinfachte, sich parthenogenetisch und vivipar vermehrende Generationen folgen *(Sporocyste* und *Redie)*. Über eine meist frei schwimmende Larve *(Cercarie)* wird dann wieder die bisexuelle Generation im Wirbeltierwirt erreicht.

Die **Cestoden** besitzen – von wenigen, gewiß sekundären Ausnahmen abgesehen (Abb. **12.28**) – keinen Generationswechsel (Abb. **12.27**). Die aus der Larve hervorgehende *Finne* (in Leibeshöhle, Bindegewebe, Muskulatur oder Leber des Zwischenwirts) wächst nach Überführung in den Darm des Endwirts lediglich zur Adultform heran. Die Wachstumszone hinter dem *Skolex*, der als Verankerungsorgan im Wirtsdarm dient, liefert eine Kette von Gliedern *(Proglottiden)*, die alle ein vollständiges, *zwittriges* Geschlechtssystem besitzen. Dabei reifen in den Proglottiden zunächst die männlichen, später die weiblichen Gonaden heran *(Proterandrie)*.

Trotz der Ähnlichkeit der Proglottidenbildung mit einer vegetativen Vermehrung verkörpert ein Bandwurm keinen Tierstock, sondern ein Einzeltier. Muskulatur, Nervensystem und Protonephridien durchziehen den ganzen Körper; bei manchen Formen kann ein Genitalapparat sogar über mehrere Glieder hinweggreifen oder die Körpergliederung überhaupt ausbleiben. Bei den höchstentwickelten Arten sprossen in den Finnen mehrere Skolices, so daß eine ungeschlechtliche Vermehrung in den Entwicklungsgang eingeschaltet und damit ein Generationswechsel in Form einer Metagenese ausgebildet wird (z. B. *Echinococcus;* Abb. **12.28**).

Bei *Diphyllobothrium* (Fischbandwurm) entsteht aus dem befruchteten Ei zunächst eine lang bewimperte Larve *(Coracidium)*, die von einem Kleinkrebs (1. Zwischenwirt) gefressen wird und sich in dessen Darm zur Hakenlarve entwickelt. In der Leibeshöhle des Krebses wächst die Hakenlarve zum Jugendstadium der Finne *(Procercoid)* heran, das mit dem 1. Zwischenwirt in den Darm eines Fisches (2. Zwischenwirt) gelangt und sich in dessen Geweben zur Finne umbildet. Menschen können sich mit ungenügend erhitztem Fischfleisch infizieren.

Ed Eiweißdrüse (= Dotterstock, der bei den Bandwürmern nicht Dotterzellen, sondern eine durch Verflüssigung dieser Zellen entstandene Eiweißlösung liefert), *Fb* Finnenblase, *Gp* Genitalporus, *Hb* Hodenbläschen, *Hk* Hakenkranz, *Ov* Ovarium, *Pg* Proglottiden, *Sk* Skolex, *Sn* Saugnapf, *Ut* Uterus, *Va* Vagina, *Vd* Vas deferens.

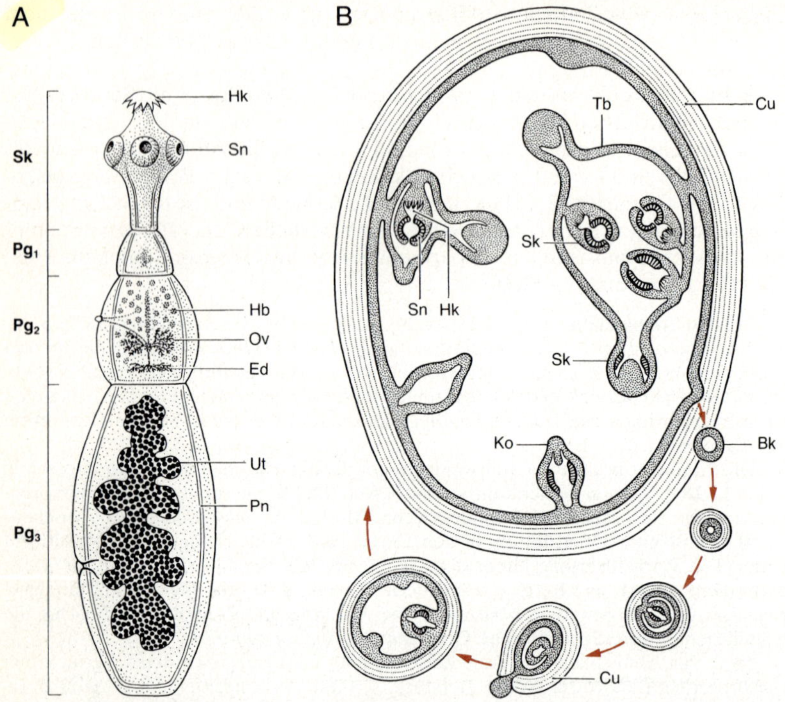

Abb. 12.28 Hundebandwurm *(Echinococcus granulosus)*. A Ausgewachsener max. 4 mm langer Bandwurm mit Skolex *(Sk)* und 3 Proglottiden *(Pg)*. B Finnenstadium. Aus der Blasenwand gehen zahlreiche Bandwurmköpfe *(Ko)* und Tochterblasen *(Tb)* hervor, die wieder Skolices erzeugen. Nach außen schnüren sich von der Wand der Mutterblase Brutkapseln *(Bk)* ab, die zu Mutterblasen heranwachsen. In der Leber des Menschen können die faustgroßen Finnenblasen lebensbedrohende Schäden bewirken. – *Bk* Brutkapsel, *Cu* Cuticularhülle, *Ed* Eiweißdrüse, *Hb* Hodenbläschen, *Hk* Hakenkranz, *Ko* Kopf, *Ov* Ovarium, *Pg* Proglottide, *Pn* Protonephridialkanal (mit Verbindungsgang an jedem Hinterende einer Proglottiden), *Sk* Skolex, *Sn* Saugnapf, *Tb* Tochterblase, *Ut* Uterus.

12.5 Nemathelminthes (Schlauchwürmer)

[1] **Nematodes** (Rund- oder Fadenwürmer); freilebend, z. T. saprozoisch: *Rhabditis* (S. 258); *Caenorhabditis* (S. 214); *Anguillula.* Parasitisch im Menschen (S. 644): *Enterobius; Ascaris* (Abb. **12.29**, **12.30**); *Ancylostoma; Dracunculus; Wuchereria; Trichuris; Trichinella;* größte Art: *Placentonema gigantissima,* 8 m lang, Durchmesser 8–9 mm, im Uterus des Pottwals. [2] **Rotatoria** (Rädertiere; Abb. **12.32**) gehören zu den kleinsten Metazoen (meist 0,04–0,5 mm lang), freischwimmende Strudler, mit Wimperkränzen: *Branchionus* und *Keratella* in der Uferzone von Süßgewässern. [3] **Gastrotricha**; Sandlückenformen, max. 1,5 mm lang, mit ventralem Wimperstreifen kriechend. [4] **Kinorhyncha**; 0,5–1 mm, marin, bodenlebend, ohne Bewimperung. [5] **Nematomorpha** (Saitenwürmer); bis 1 m lang, Durchmesser 1–3 mm; nur Jugendstadien parasitisch, adult im Wasser lebend. [6] **Acanthocephala** (Kratzer); Darmparasiten, mit Hakenkranz im Wirtsepithel verankert.

● Zu den auffälligsten **Organisationsmerkmalen** der Nemathelminthen gehört, daß bei ihnen im Gegensatz zu den Plathelminthen das Mesenchym fast völlig zurücktritt, so daß der Raum zwischen Darm und subepithelialer Längsmuskelschicht vollständig von Flüssigkeit erfüllt ist – ein Charakteristikum, das die Nemathelminthen scharf von allen anderen Metazoenstämmen abgrenzt (Box **12.1**, Bild *2B*, S. 622). Die starke Turgeszenz dieser Körperhöhle, die zusammen mit der Cuticula als elastischer Antagonist zur umgebenden Längsmuskelschicht wirkt (Hydroskelett, S. 434), ist mit dem Fehlen von Ringmuskeln funktionell korreliert.

Bei der flüssigkeitsgefüllten Leibeshöhle handelt es sich wahrscheinlich um eine Sonderform der primären Leibeshöhle **(Pseudocoel)**. Anhänger der Archicoelomaten-Hypothese (S. 623) sehen freilich auch in dieser Leibeshöhle ein evolutiv reduziertes Coelom, also ein Mesodermderivat.

Als gruppentypische Kennzeichen der Nemathelminthen können ferner das häufige Auftreten *syncytialer* Zellverbände (z. B. in der Epidermis), die verbreitete, aber nur im Nervensystem streng gültige Zellkonstanz *(Eutelie)* und die bei den meisten Gruppen (z. B. Nematoden) völlig *fehlende Bewimperung* in allen Organsystemen gelten. Die *Funktionen von Organen* werden in den meisten Fällen von einheitlich gestalteten Epithelien ausgeführt. Die *Furchung* verläuft bilateralsymmetrisch, zeigt aber durch ihre strenge Determinierung Anklänge an die Spiralfurchung von Anneliden, Mollusken und einigen Plathelminthen.

● Im **Körperbau der Nematoden** – drehrunden, unsegmentierten, fadenförmigen Würmern (Abb. **12.29**) – erstaunt das strenge Festhalten am *Rundwurmtyp.* Es erstaunt um so mehr, als die Nematoden die verschiedenartigsten Lebensräume erfolgreich besiedeln, im Süßwasser, Meer und an Land (in der Bodenschicht) leben sowie als Parasiten die vielfältigsten Anpassungen entwickelt haben. Diese *Bauplankonstanz* mag auf die einfache Form der Fortbewegung mit Hilfe des erwähnten Hydroskeletts zurückzuführen sein; denn der aus Längsmuskeln bestehende Hautmuskelschlauch um die Flüssigkeitssäule des Pseudocoels ermöglicht lediglich schlängelnde Bewegungen, die wegen des ungegliederten zentralen Flüssigkeitsraumes zudem stets den ganzen Körper einbeziehen.

Die *Längsmuskeln* grenzen innen an eine dünne syncytiale Epidermis, die vier in die Leibeshöhle vorspringende Längswülste *(Epidermisleisten)* bildet (Abb. **12.30**). Einzigartig im Tierreich, entsenden die *Muskelzellen* Cytoplasmafortsätze zu den benachbarten Längsnervensträngen (Abb. **12.31**). Nach außen scheidet die Epidermis eine derbe Cuticula ab, die auch die Mundhöhle und den muskulären Pharynx – beide dreikantig und mit Zähnen bzw. Spangen versteift – auskleidet. Der *Darm* ist in mehrere funktionell unterschiedene Abschnitte gegliedert. Mund und After sind getrennt. Spezielle Respirations- und Zirkulationssysteme fehlen, vielfach auch eigene Exkretionssysteme, deren Funktion dann von Epidermis- und Darmepithelien übernommen wird. Bei *Ascaris* verlaufen in den beiden seitlichen Epidermisleisten langgestreckte *Exkretionskanäle,* die sich in der vorderen Körperhälfte vereinigen und durch einen Exkretionsporus nach außen münden. Alle diese Kanäle liegen im Inneren einer einzigen, wimperlosen, *H-förmigen Zelle,* die vor allem der Osmoregulation dient.

Typisch für die Rundwürmer ist ferner ein relativ *niedriger Cephalisationsgrad:* Im Bereich des Vorderendes besteht das Nervensystem lediglich aus einem den Pharynx umfassenden Schlundring, über den die Nervenzellen meistens diffus verteilt sind. Zwei Markstränge führen in der dorsalen und ventralen Epidermisleiste nach hinten.

● Die **Fortpflanzung** erfolgt bei den fast stets getrenntgeschlechtlichen Nematoden rein *bisexuell,* niemals – auch nicht bei den parasitischen Arten – asexuell oder parthenogenetisch. Damit fehlen hier die komplexen Generationswechsel, die die Plathelminthen auszeichnen (S. 641). Wie die folgenden Beispiele zeigen, kommt *Wirtswechsel* dagegen häufig vor.

● **Parasitische Nematoden des Menschen:**

Ascaris lumbricoides (Spulwurm, 20–40 cm, Abb. **12.29**) im Dünndarm. Noch in ihrer Eischale eingeschlossen, werden die Larven mit verunreinigter Nahrung aufgenommen, treten vom Darm ins Blut über, durchbohren die Lungenkapillaren und gelangen durch die Luftröhre in die Speiseröhre und wieder in den Darm. Während dieser dreiwöchigen „Rundreise" benötigt die Larve noch Sauerstoff (aerober Stoffwechsel); später kann *Ascaris* anaerob leben (S. 259). Die Eier werden erst nach einem längeren Aufenthalt (Kälteperiode) im Freien infektionsfähig.

Enterobius (= Oxyuris) vermicularis (Madenwurm, 5–10 mm) im Enddarm. Die in der Aftergegend vom Weibchen deponierten Eier enthalten fertig ausgebildete Larven und sind direkt weiter entwicklungsfähig, sobald sie oral aufgenommen werden (Selbstinfektion).

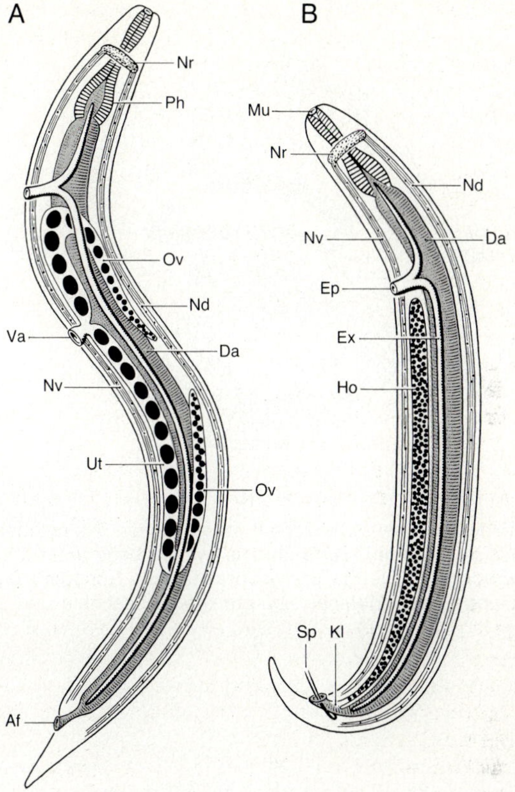

Abb.12.29 Schema eines [A] weiblichen und [B] männlichen Nematoden *(Ascaris)*. – *Af* After, *Da* Darm, *Ep* Exkretionsporus, *Ex* Exkretionskanal, *Ho* Hoden, *Kl* Kloake, *Mu* Mundöffnung, *Nd* Dorsalnerv, *Nr* apikaler Nervenring, *Nv* Ventralnerv, *Ov* Ovarium, *Ph* Pharynx, *Sp* Spicula (Kopulationsorgane), *Ut* Uterus, *Va* Vagina.

Ancylostoma duodenale (Haken- oder Grubenwurm, 1–2 cm) im Dünndarm. Mit hakenförmigen cuticulären Mundzähnen reißt er Darmzotten ab und saugt Blut. Die dadurch bedingten starken Blutverluste können bei einem Besatz von 6000 Würmern im Darm zum Tod führen. Die Larven leben im Wasser oder in feuchter Erde bei Temperaturen von über 20 °C (Tropen und Bergwerke) und dringen aktiv durch die menschliche Haut ein. Im Blutstrom gelangen sie in die Lungen; die weitere Passage führt sie über Luftröhre, Rachen und Speiseröhre in den Darm. In den Tropen gehört *Ancylostoma* (in Amerika *Mercator americanus*) zu den Parasiten des Menschen, die größte Schäden erzeugen.

Trichinella spiralis (Trichine, 2–4 mm). Sie entwickelt sich unter Wirtswechsel und wird geschlechtsreif im Darm von Ratte, Schwein, Mensch u. a. Das Weibchen gebärt

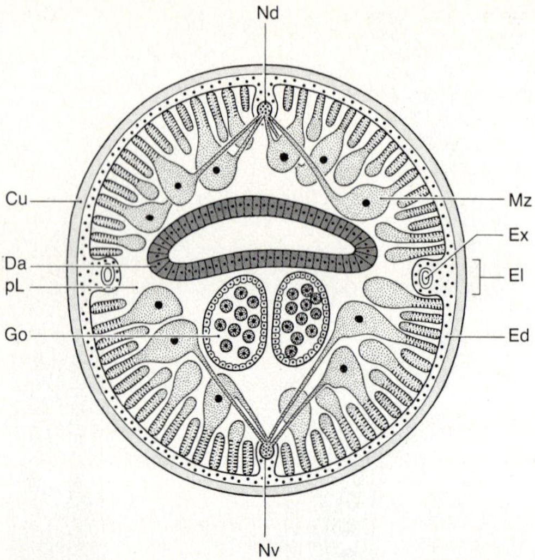

Abb. 12.30 Schematischer Querschnitt durch einen Nematoden *(Ascaris)*. – *Cu* Cuticula, *Da* Darmepithel, *Ed* Epidermis (wegen Lage unter *Cu* oft Hypodermis genannt), *El* Epidermisleiste, *Ex* Exkretionskanal, *Go* Gonaden, *Mz* Längsmuskelzelle, *Nd* Dorsalnerv, *Nv* Ventralnerv, *pL* primäre Leibeshöhle.

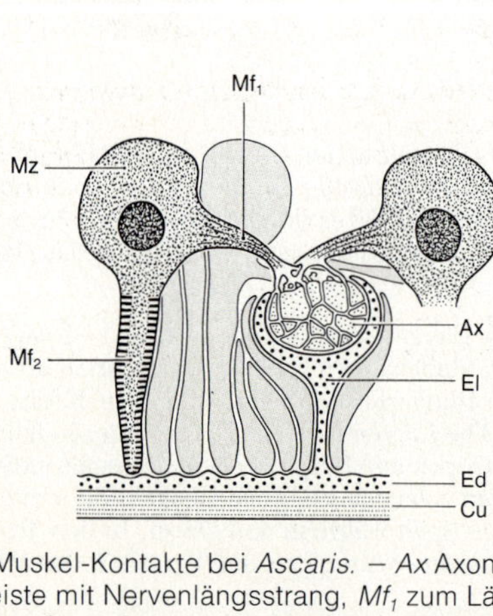

Abb. 12.31 Nerv-Muskel-Kontakte bei *Ascaris*. – *Ax* Axon, *Cu* Cuticula, *Ed* Epidermis, *El* Epidermisleiste mit Nervenlängsstrang, Mf_1 zum Längsnervenstrang ziehender Muskelzellfortsatz (zum Axon postsynaptisch), Mf_2 myofibrillenhaltiger Muskelfortsatz (kontraktil), *Mz* Zellkörper der Muskelzelle (nach Rosenbluth).

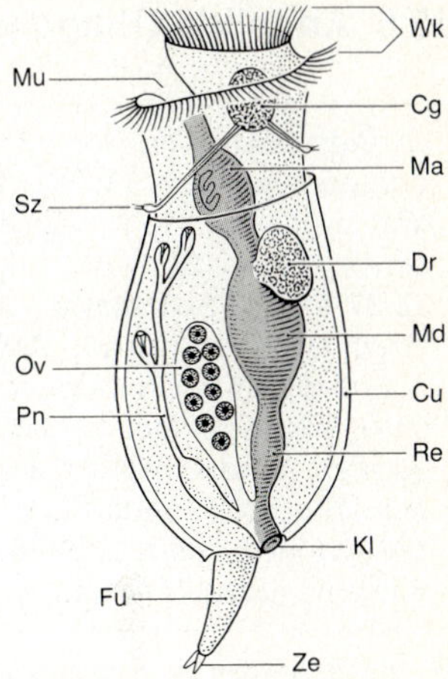

Abb. 12.32 Schema einer Rotatorie. – *Cg* Cerebralganglion, *Cu* Cuticulapanzer, *Dr* Verdauungsdrüse, *Fu* Fuß, *Kl* Kloake, *Ma* Kaumagen (Mastax), *Md* Mitteldarm, *Mu* Mundöffnung, *Ov* Ovarium, *Pn* Protonephridium, *Re* Rectum (Enddarm), *Sz* Sinneszellhöcker, *Wk* Wimperkränze („Räderorgan"), *Ze* Zehe mit Klebdrüsen.

bis zu 1500 lebende Junge, die in die Lymphgefäße eindringen und ins Blut gelangen, aus dem sie durch Kapillaren in die Muskeln auswandern; dort wachsen sie bis zu einer Länge von 1 mm heran, spiralisieren sich und werden vom Wirtsgewebe abgekapselt. Im Magen eines neuen Wirts wird die Kapsel gelöst. Die junge „Muskeltrichine" entwickelt sich zur geschlechtsreifen „Darmtrichine". Trichinen treten häufig bei Wildtieren (Ratten, Wildschweinen) auf, sind dagegen bei Haustieren dank der Fleischbeschau vielerorts sehr selten geworden.

Trichuris trichiura (Peitschenwurm, 3–5 cm). Relativ häufiger, aber harmloser Parasit in Blind- und Dickdarm; mit dem fadenförmigen Vorderkörper in der Schleimhaut befestigt.

Filarien: *Wuchereria bancrofti* (Blutfadenwurm, 4–10 cm lang, Durchmesser: 0,3 mm); in den Tropen häufig; mit Wirtswechsel. Er lebt geschlechtsreif in Lymphgefäßen und Drüsen des Menschen und erzeugt dort die „Elephantitis" (geschwulstähnliche Vergrößerungen der befallenen Körperteile infolge Lymphstauung). Die Larven überschwemmen das Blut, werden durch Stechmücken aufgesaugt und wachsen im Insekt bis zu einer Länge von 1,5 mm heran. Dann wandern sie in den Rüssel und gelangen bei einem Stich wieder ins menschliche Blut.

Dracunculus medinensis (Medinawurm, ♀ bis über 1 m, ♂ 4 cm lang, Durchmesser: 1 mm) erzeugt Hautgeschwüre. Larven in kleinen Krebsen, Infektion duch Trinkwasser.

12.6 Annelida (Ringelwürmer)

[1] **Polychaeta** (Vielborster); mit borstenreichen, meist kiementragenden Parapodien (Abb. **12.34**), fast ausschließlich marin. a) **Errantia**; frei im Wasser lebend: *Aphrodite* (Seemaus); *Nereis* (Abb. **12.35**, **12.39** *A*); *Platynereis* (Abb. **12.37** *B*); *Ophryotrocha; Eunice* (Palolowurm, Abb. **12.37 A**). b) **Sedentaria**; meistens in Gängen oder Röhren lebend: *Arenicola* (Sandwurm, Abb. **12.36** *A*), im Wattenmeer; *Sabellaria,* mit Tentakelkranz; *Chaetopterus* (Abb. **12.36** *B*). [2] **Oligochaeta** (Wenigborster); limnisch oder landlebend (Abb. **12.33**): *Lumbricus* (Regenwurm); *Tubifex,* Substratfresser der Schlammschicht von Gewässern. [3] **Hirudinea** (Blutegel), ohne Borsten, mit pseudometamerer äußerer Ringelung: *Hirudo medicinalis* (Blutegel) und *Haemopsis sanguisuga* (Pferdeegel) in Süßgewässern; *Haemadipsa* landlebend, tropisch.

[2] und [3] werden vielfach als *Clitellata* (Gürtelwürmer) zusammengefaßt.

● Schon äußerlich sind die Anneliden durch ihre Gliederung in eine Vielzahl (10–700) von Segmenten – d. h. durch ihre **Metamerie** – deutlich von allen bisher behandelten Metazoenstämmen unterschieden (Abb. **12.33**). Dieser äußeren Segmentierung liegt eine metamere Gliederung des Coeloms (s. unten) zugrunde: Jedes Segment wird von paarigen *Coelomkammern* erfüllt und enthält zumindest bei den gleichartig *(homonom)* gegliederten Formen je eine vollständige Ausstattung an Ganglien, Nephridien und Gonaden. Selbst den durchgehenden Organsystemen prägt sich die metamere Gliederung auf: Sie kommt in den *paarigen Ganglien* des zentralen Nervensystems ebenso zum Ausdruck wie in den *Ringgefäßen* des Blutgefäßsystems (Abb. **12.34** *B*). Lediglich dem Kopflappen *(Prostomium = Akron)* und dem Anallappen *(Pygidium)* fehlen die Coelomsäcke.

Alle Coelomabschnitte werden von einem einschichtigen Coelomepithel *(Coelothel)* begrenzt. Wo die Coelothelien benachbarter Coelomräume aneinanderstoßen – in der Körpermedianen und an den Segmentgrenzen –, bilden sie mediane *Mesenterien* bzw. transversale *Dissepimente.* Die *Metanephridien* (S. 316; Abb. **4.31** *B*), die in jedem Coelomabschnitt mit einem Wimpertrichter *(Nephrostom)* beginnen, durchstoßen das hintere Dissepiment und münden nach gewundenem Verlauf im nächstfolgenden Segment nach außen (Abb. **12.33** *A, B*). Auch die Geschlechtsprodukte *(Gameten)* passieren die Nephridialkanäle, die dann als *Nephromixien* ein Urogenitalsystem bilden, oder gelangen durch Aufreißen der Körperwand aus dem Coelom direkt ins Freie (bei *Nereis*). Die zweilappigen *Parapodien* (Abb. **12.34**) der Polychaeten sind mit Muskulatur und Borsten ebenfalls segmental angeordnet. Sie können paddelnde Schwimmbewegungen ausführen.

Völlige Gleichförmigkeit der Segmente *(Homonomie)* tritt allerdings nur bei ursprünglichen Formen auf. Meistens kommt es zu speziellen Differenzie-

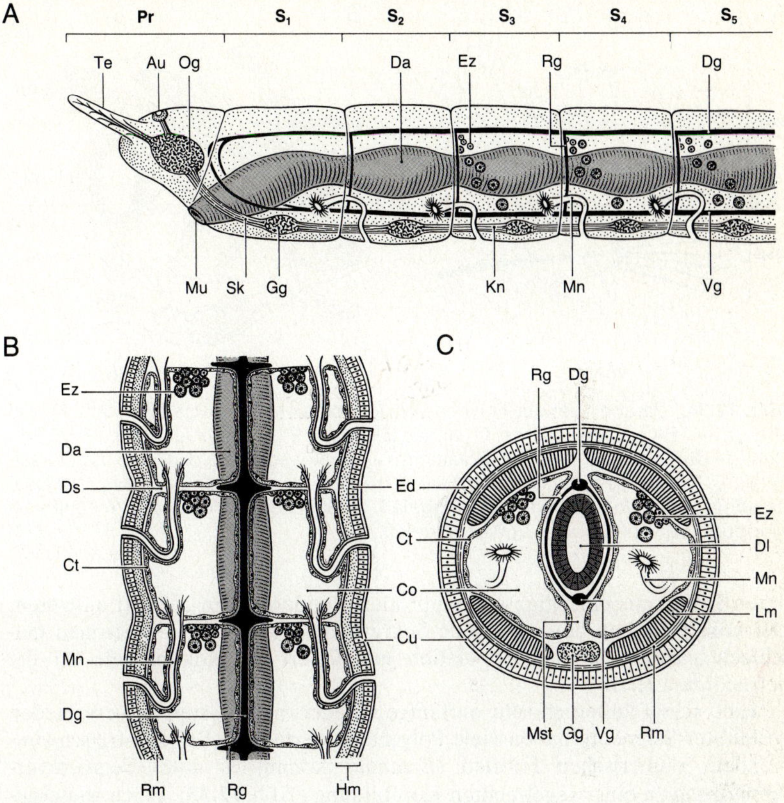

Abb. 12.33 Organisationsschema der Anneliden. [A] Seitenansicht. [B] Kombination von Dorsalansicht und Horizontalschnitt. [C] Querschnitt. – *Au* Auge, *Co* Coelom, *Ct* Coelothel, *Cu* Cuticula, *Da* Darm, *Dg* Dorsalgefäß, *Dl* Darmlumen, *Ds* Dissepiment, *Ed* Epidermis, *Ez* Eizellen, *Gg* Ganglienpaar des „Bauchmarks" (ventrale Ganglienkette), *Hm* Hautmuskelschlauch, *Kn* Konnektive, *Lm* Längsmuskulatur, *Mn* Metanephridium, *Mst* Mesenterium, *Mu* Mundöffnung, *Og* Oberschlundganglion, *Pr* Prostomium, *Rg* Ringgefäß, *Rm* Ringmuskulatur, $S_{1,2...}$ Segmente (Metamere), *Sk* Schlundkonnektive, *Te* Tentakel, *Vg* Ventralgefäß.

rungen einzelner Segmentgruppen *(Heteronomie)*, so daß sich funktionsmorphologisch verschiedene Regionen *(Tagmata)* des Wurmkörpers unterscheiden lassen. Bei den Oligochaeten bleiben z. B. die Gonaden auf wenige Segmente beschränkt; die Gameten werden dann durch spezialisierte Nephridien nach außen geleitet. Der für die Clitellaten kennzeichnende Drüsengürtel *(Clitellum)* stellt eine Differenzierung mehrerer Körpersegmente dar, in

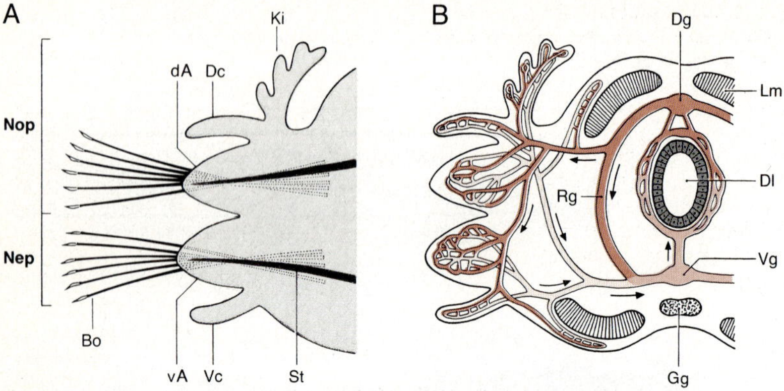

Abb. 12.34 Parapodium der Polychaeten. [A] Übersicht. [B] Blutgefäßsystem. O_2-reiches (Oxy-) Blut in *heller Farbe,* O_2-armes (Desoxy-) Blut in *dunkler Farbe.* – *Bo* Borsten, *dA* Dorsalast(-lappen), *Dc* Dorsalcirrus (mit Sinneszellen, dsgl. *Vc*), *Dg* Dorsalgefäß, *Dl* Darmlumen, *Gg* Ganglienpaar, *Ki* Kiemen, *Lm* Längsmuskulatur, *Nep* Neuropodium, *Nop* Notopodium, *Rg* Ringgefäß, *St* Stützborste (Acicula), *vA* Ventralast (-lappen), *Vc* Ventralcirrus, *Vg* Ventralgefäß.

deren Epidermis einzellige schleimproduzierende Drüsen gehäuft auftreten. Die vom Clitellum abgeschiedene Sekrethülle verbindet die zwittrigen Geschlechtspartner bei der Kopulation und liefert die Kokonschale für die befruchteten Eier.

Eine schon äußerlich sehr auffällige Gliederung in Gruppen verschieden gestalteter Segmente haben viele Polychaeten erfahren. Bei den freischwimmenden, räuberischen Formen *(Errantia)* kommt es unter Segmentverschmelzung zu einer regelrechten Kopfbildung (Abb. **12.35**). Noch weitergehende Spezialisierungen treten bei den in Sedimentgängen oder Röhren lebenden, substratfressenden oder strudelnden *Sedentaria* auf: Das Prostomium kann mit den 2–3 folgenden Segmenten faden- und lappenförmige Anhänge oder sogar einen Kranz cilientragender Tentakeln (bei *Sabellidae*) bilden. An den übrigen Segmenten sind die Parapodien vielfach zu schleimproduzierenden Organen (Fangreusen), paddelnden Flächen oder Verankerungsorganen umgestaltet (Abb. **12.36** *B*). Trotz solcher regionalen Differenzierungen des Annelidenkörpers lassen jedoch alle Tagmata die Gliederung in Segmente noch deutlich erkennen.

Zu besonders bemerkenswerten Segmentdifferenzierungen kommt es bei der *Epitokie* einiger Polychaeten (Abb. **12.37**): Der Palolowurm *(Eunice)* bildet zur Fortpflanzungszeit (S. 467) eine hintere geschlechtsreife *(epitoke)* Körperregion, die sich vom *atoken* Vorderkörper ablöst und mit ruderförmig verbreiterten Parapodien zur Laichzone an der Meeresoberfläche schwimmt. In den epitoken Segmenten sind Darm und Hautmuskelschlauch zurückgebildet, dafür aber die Parapodienmuskeln mächtig ent-

Abb. 12.35 Errantia: *Nereis;* Vorderende in Dorsalansicht. Ausgestülpter Pharynx *in Farbe.* – *Cr* Cirren (umgebildete Parapodien), *Mt* Metastomium (Verschmelzungsprodukt der ersten 3 Segmente), *Pa* Palpus, *Ph* Pharynx (Vorderdarm), *Pp* Parapodium des 4. Segments, *Pr* Prostomium (mit 2 Paar chemorezeptorischen Palpen und 2 Paar Becheraugen), *Za* Zangen (= Kiefer, sklerotisierte Teile der Pharynxwand) (nach Ehlers).

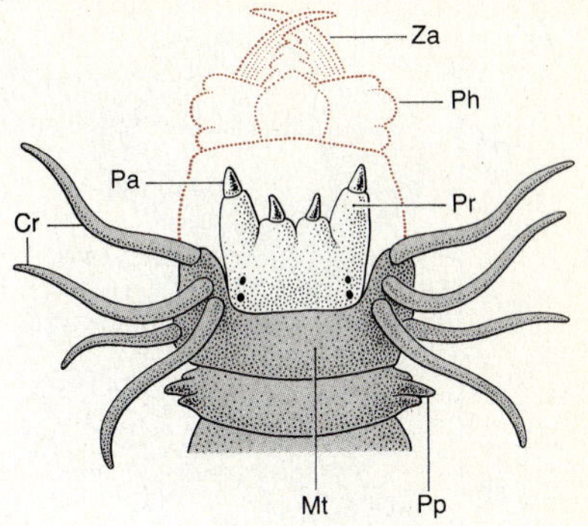

wickelt und häufig Photorezeptoren vorhanden. Bei *Syllis* regenerieren die epitoken Körperabschnitte nach ihrer Ablösung sogar einen Kopf und werden damit zu Individuen einer eigenen (geschlechtlichen) Generation. Da in diesem Falle die atoken Vorderkörper die ungeschlechtliche Generation darstellen, liegt echte *Metagenese* (S. 641) vor.

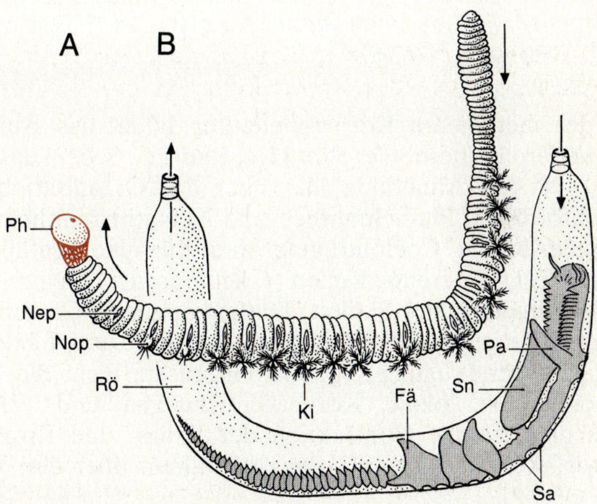

Abb. 12.36 Sedentaria: [A] *Arenicola,* in typischer Lage in der Sedimentröhre (Ventralseite oben). Ausgestülpter Pharynx *in Farbe.* [B] *Chaetopterus,* in Sekretröhre (Ventralseite unten). Die *Pfeile* markieren die Wasserströmung (in *A* durch Rumpfperistaltik, in *B* durch Parapodienschlag erzeugt). – *Fä* Fächer (verwachsene Dorsaläste der Parapodien eines Segments), *Ki* Kieme, *Nep* Neuropodium, *Nop* Notopodium, *Pa* netzbildender Parapodienast, *Ph* Pharynx (Vorderdarm, im Bild ausgestülpt), *Rö* pergamentartige Sekretröhre, *Sa* Saugnäpfe, *Sn* reusenförmiges Schleimnetz (nach McGinitie).

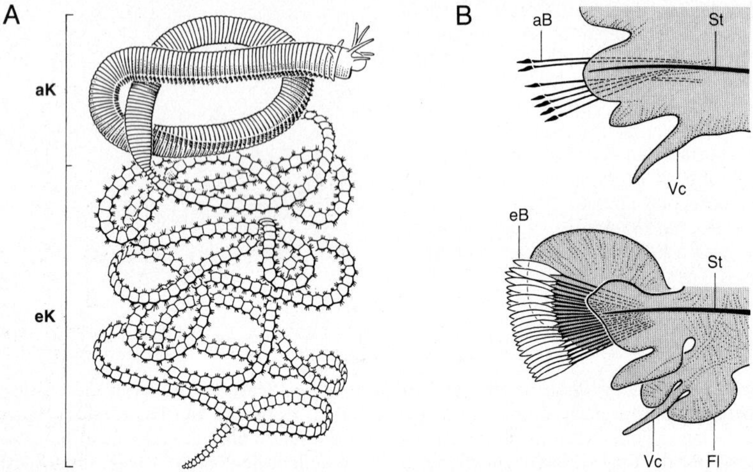

Abb. 12.37 Epitokie. [A] *Eunice* (Palolowurm). [B] *Platynereis*, Neuropodium (ventraler Teil des Parapodiums) des atoken *(oben)* und epitoken *(unten)* Körperteils. – *aB* atoke Borsten, *aK* atoker Körperteil, *eB* epitoke Borsten (Schwimmborsten), *eK* epitoker Körperteil, *Fl* flügelartige Verbreiterung von *Vc*, *St* Stützborste, *Vc* Ventralcirrus (nach Woodworth; Fischer).

● Neben der metameren Körpergliederung bildet das Auftreten eines **Coeloms** (sekundäre Leibeshöhle; Box **12.1**, Bild *2 C*, S. 622) das zweite Charakteristikum, das die Anneliden klar über das Organisationsniveau der ebenfalls wurmförmigen Plathelminthen und Nemathelminthen erhebt. Die segmental angeordneten Coelomräume sind flüssigkeitsgefüllt, enthalten aber auch einige frei flottierende Zellen *(Coelomocyten)*. In ihrer Gesamtheit wirken sie als hydrostatisches Skelett. Das gekammerte Coelom ermöglicht zusammen mit der antagonistisch wirkenden Ring- und Längsmuskulatur eine geradlinige Fortbewegung (vgl. im Gegensatz dazu die Nematoden, S. 644). Dabei laufen lokale Körperverdickungen und -verkürzungen, bedingt durch gleichzeitige Kontraktion der Längs- und Erschlaffung der Ringmuskulatur, wellenartig von vorn nach hinten über den Wurmkörper hinweg.

Das Coelom ist eine rein *mesodermale Bildung*. Bei der Spiralfurchung der Anneliden geht es aus einem Paar *Urmesodermzellen* hervor. Über paarige *Urmesodermstreifen* bilden diese Zellen zunächst das Coelom der *Trochophora*-Larve mariner Anneliden (Abb. **12.38**). Während sich der präorale Teil der Larve (Episphäre) zum coelomlosen Prostomium des adulten Wurms entwickelt, in dem das Gehirn liegt, teilt sich das larvale Coelom synchron in 3–6 Segmente, die die vorderen Rumpfmetameren des adulten Wurms bilden. Die übrigen Segmente entstehen sukzessiv aus einer vor dem Pygidium gelegenen Sprossungszone (*teloblastische* Coelombildung).

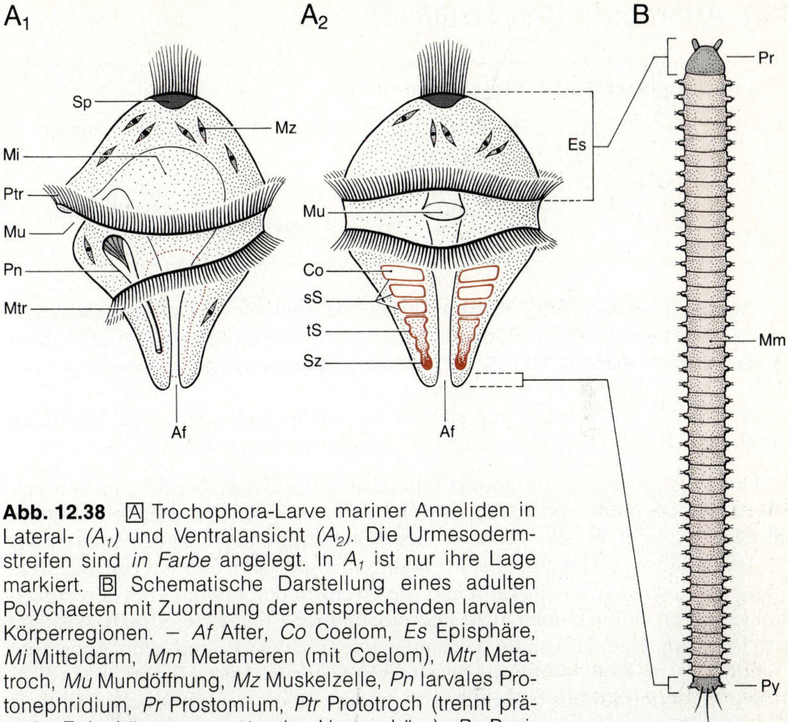

Abb. 12.38 [A] Trochophora-Larve mariner Anneliden in Lateral- *(A_1)* und Ventralansicht *(A_2)*. Die Urmesodermstreifen sind *in Farbe* angelegt. In A_1 ist nur ihre Lage markiert. [B] Schematische Darstellung eines adulten Polychaeten mit Zuordnung der entsprechenden larvalen Körperregionen. – *Af* After, *Co* Coelom, *Es* Episphäre, *Mi* Mitteldarm, *Mm* Metameren (mit Coelom), *Mtr* Metatroch, *Mu* Mundöffnung, *Mz* Muskelzelle, *Pn* larvales Protonephridium, *Pr* Prostomium, *Ptr* Prototroch (trennt präorale Episphäre von postoraler Hyposphäre), *Py* Pygidium, *Sp* Scheitelplatte mit Wimperschopf und Oberschlundganglion, *sS* 3 simultan entstandene Segmente, *Sz* präanale Sprossungszone, *tS* sukzessiv durch teloblastische Sprossung entstandene Segmente (nach Kühn; Anderson; Schroeder, Hermans).

Nicht immer ist das Coelom so prägnant ausgebildet, wie das Abb. **12.33** *B, C* suggeriert. Bei den *Blutegeln* geht die Coelomgliederung und schließlich sogar der Großteil des Coeloms im Laufe der Embryonalentwicklung verloren, so daß adult die inneren Organe (Darm, Nephridien, Gonaden, Blutgefäße) ähnlich wie bei den Plathelminthen in mesenchymatischem Bindegewebe liegen, das nur noch von einigen Coelomkanälen durchzogen wird.

12.7 Arthropoda (Gliederfüßler)

Protarthropoda	12.7.1 **Onychophora**		Amandibulata
Euarthropoda	12.7.2 **Trilobita**		Amandibulata
	12.7.3 **Chelicerata**		Amandibulata
	12.7.4 **Crustacea**		Mandibulata
	Myriapoda	12.7.5 **Tracheata**	Mandibulata
	Insecta	12.7.5 **Tracheata**	Mandibulata

Als höchstentwickelter Stamm der Protostomier haben die Arthropoden mit den Anneliden die segmentale Gliederung des Körpers in so auffälliger Weise gemein, daß CUVIER 1817 beide Gruppen als *Articulata* vereinigte (vgl. Abb. **12.39**).

● Trotz dieser Gemeinsamkeit sind die Arthropoden von den Anneliden durch eine Reihe charakteristischer **Organisationsmerkmale** unterschieden:

1. Die gleichförmige, homonome Gliederung des Körpers geht gänzlich verloren. Die Segmente sind gruppenweise zu funktionellen Einheiten **(Tagmata)** zusammengefaßt, die ihre metamere Gliederung oft nur noch anhand der Körperanhänge erkennen lassen. Während innerhalb der Krebse die Segmentzahl noch schwanken kann und die Grenzen der Tagmata bei den einzelnen Gruppen vielfach noch nicht übereinstimmen (Tab. **12.1**, S. 660), besitzen die Insekten eine konstante Gesamtsegmentzahl (20) und eine konstante Gliederung in Kopf *(Caput)*, Bruststück *(Thorax)* und Hinterleib *(Abdomen)*, bei denen jeweils 6, 3 und 11 Segmente zu einer funktionellen Einheit verschmolzen sind.

2. Durch diese Ausbildung von Tagmata wird die ursprüngliche Segmentgliederung weitgehend verwischt und eine **Organkonzentration** auf bestimmte Körperabschnitte erreicht. Die embryonal noch metamer angelegten Coelomkammern lösen sich auf, indem ihre Wandungen – die dem Integument anliegende *Somatopleura*, die mediane, den Mesenterien (S. 648) entsprechende *Splanchnopleura* und die *Dissepimente* – Muskulatur, Gonaden und Blutgefäße bilden (Abb. **12.40**). Folglich vereinigt sich das Lumen des Coeloms mit der primären Leibeshöhle zu einem **Mixocoel**. Nur im Endbläschen (Sacculus) um die Nephridien und in den Gonaden bleiben Reste des Coeloms erhalten. Letzte Anklänge an eine metamere Gliederung zeigt auch der dorsale **Herzschlauch** *(Röhrenherz)*: Bei einigen ursprünglich organisierten Krebsen weist er noch segmental abzweigende Arterien auf. Die paarigen seitlichen Spalten *(Ostien)*, die als Einstromöffnungen dienen und möglicherweise den ehemaligen Eintritt von Venen markieren, sind ebenfalls metamer angeordnet. Durch die Ostien und das offene Vorder- und Hinterende steht das Herzlumen mit dem Mixocoel in direkter Verbindung. (Nur bei einigen Insektenordnungen – z. B. Lepidoptera – ist das Herzende geschlossen.)

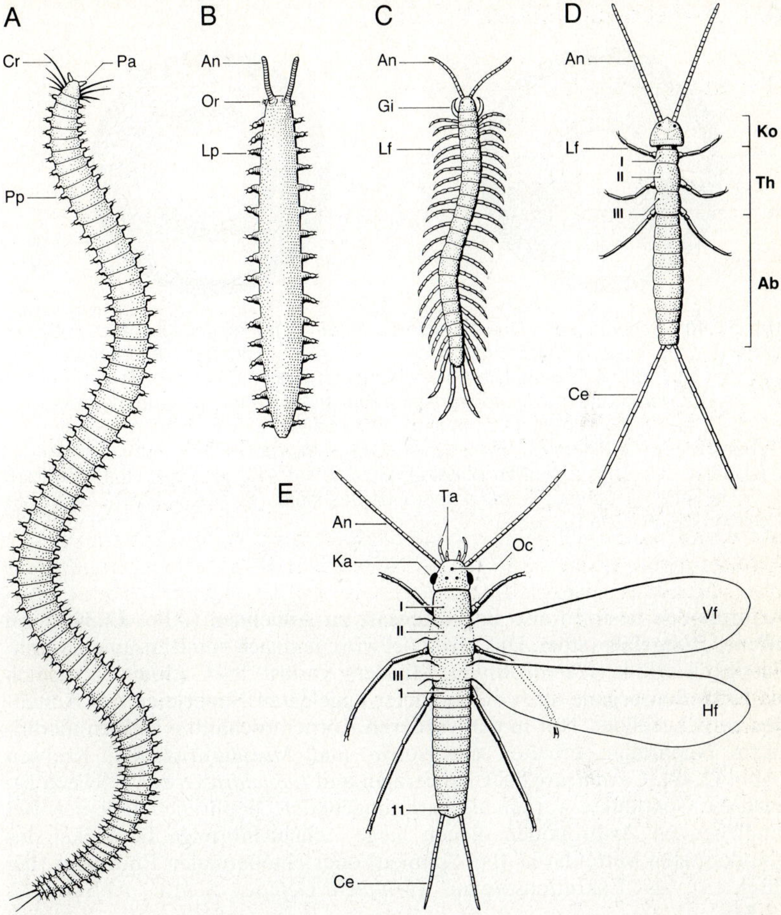

Abb. 12.39 „Articulaten": Anneliden *(A)* und Arthropoden *(B–E)*. A *Nereis* (Polychaeta). B *Peripatus* (Onychophora). C *Scolopendra* (Myriapoda). D *Campodea* (apterygotes Insekt). – E Pterygotes Insekt. – *Ab* Abdomen, *An* Antenne, *Ce* Cercus, *Cr* Cirrus, *Gi* Giftklaue, *Hf* Hinterflügel, *Ka* Komplexauge, *Ko* Kopf, *Lf* Laufbein, *Lp* Lobopodium (ungegliederte Extremität), *Oc* Ocellus, *Or* Oralpapillen, *Pa* Palpus, *Pp* Parapodium, *Ta* Taster (Palpen) der 1. und 2. Maxillen, *Th* Thorax, *Vf* Vorderflügel. Bei Insekten werden die Thorakalsegmente in *römischen Zahlen*, die Abdominalsegmente in *arabischen Zahlen* angegeben.

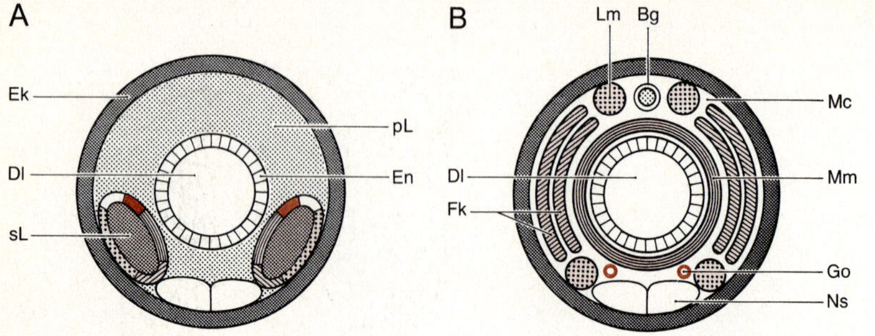

Abb. 12.40 Schematische Querschnitte durch ein [A] frühes und [B] spätes Entwicklungsstadium eines Insekts: Bildung des Schizocoels und der Mesodermderivate (vgl. Box **12.1**, Bild *2*, S. 622). Die Ableitung der Organe in *B* aus den Coelomepithelien in *A* ist durch gleiche *Rastersignaturen* gekennzeichnet. Mesodermale Strukturen *in Farbe*. – *Bg* Lumen des dorsalen Blutgefäßes, *Dl* Darmlumen (Derivat des Archenterons), *Ek* Ektoderm, *En* Entoderm, *Fk* Fettkörper, *Go* Gonade, *Lm* Längsmuskulatur, *Mc* Mixocoel, *Mm* Mitteldarmmuskulatur, *Ns* Nervensystem (ventrale Ganglienkette, Bauchmark), *pL* primäre Leibeshöhle, *sL* sekundäre Leibeshöhle (Coelom) (nach Seifert).

Arthropoden besitzen also im Gegensatz zu Anneliden (Abb. **12.34** *B*) ein **offenes Blutgefäßsystem**. Das Mixocoel wird demnach von Blut- und Lymphflüssigkeit erfüllt *(Hämolymphe)*. Mit dem Verlust des Coeloms haben sich als **Exkretionsorgane** auch die metamer angelegten Nephridien der Anneliden zurückgebildet. Nur in den vorderen Körperabschnitten bleiben modifizierte Nephridien erhalten (*Antennen- und Maxillardrüse* bei Krebsen [Abb. **12.49**], *Coxaldrüse* bei Cheliceraten und *Labialdrüsen* bei Tracheaten); auch die Gonodukte werden als stark umgebildete Nephridien gedeutet. Bei landlebenden Arthropoden dienen lange, schlauchförmige Divertikel des entodermalen Mitteldarms (bei Spinnen) oder ektodermalen Enddarms (bei Insekten) als Exkretionsorgane (*Malpighi-Gefäße,* S. 318; Abb. **4.31** *C*, **12.54**).

3. Die metameren seitlichen Körperanhänge bilden bei den Arthropoden nicht wie bei den Anneliden ungegliederte Lappen (*Parapodien;* Abb. **12.34**), sondern **gegliederte Extremitäten** *(Arthropodien)*. Sie bestehen aus mehreren gelenkig miteinander verbundenen, röhrenförmigen Gliedern (Abb. **12.41**, **12.51**) und können auf mannigfache Weise zu Sinnesorganen (Antennen), Mundwerkzeugen (Mandibeln, Maxillen, Maxillipedien, Cheliceren, Pedipalpen), Lokomotionsorganen (Schwimm- und Laufbeinen) oder Begattungsapparaten umgebildet sein. Die Homologisierung der Segmente bei den einzelnen Arthropodengruppen bedient sich im wesentlichen der verschiedenen Extremitätentypen (Tab. **12.1**, S. 660).

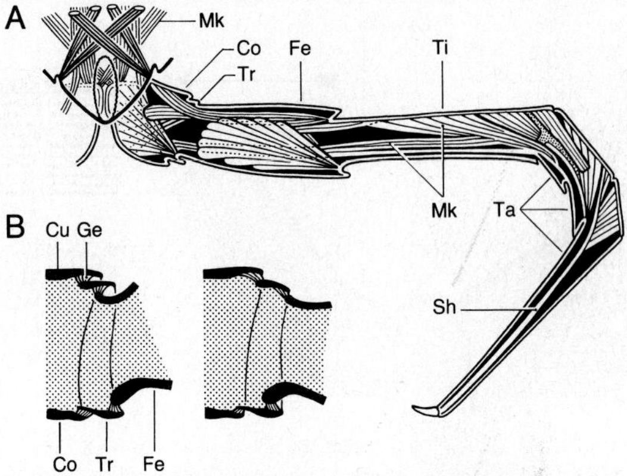

Abb. 12.41 Einästige Gliederextremität der Arthropoden (*Polymicrodon*, Diplopoda). [A] Exoskelett mit Innenmuskulatur. Die Muskeln können entweder nur ein Gelenk oder als langgestreckte Muskelbündel, die für schnelle Bewegungen zuständig sind, mehrere Gelenke überspannen. [B] Bewegungsmechanismus der röhrenförmigen Beinsegmente, die durch Gelenkhäute miteinander verbunden sind. – *Co* Coxa, *Cu* sklerotisierte Cuticula, *Fe* Femur, *Ge* Gelenkhaut, *Mk* Muskulatur, *Sh* Sehne, *Ta* Tarsalglieder, *Ti* Tibia, *Tr* Trochanter (nach Gray).

4. Erst die Ausbildung eines **Cuticularskeletts**, eines Sekretionsprodukts der Epidermis *(= Hypodermis)*, ermöglichte den Arthropoden den Übergang zum Landleben. In dieser *Cuticula* (Abb. **12.42**), die zusammen mit der unterlagerten Hypodermis das *Integument* bildet, sind lamellenförmig geschichtete Micellen des Polysaccharids *Chitin* (Monomer: Acetyl-Glucosamin) in eine Grundsubstanz eingebettet, die aus einem durch Chinongerbung gehärteten Protein *(Sklerotin)* besteht. Während die innere *Endocuticula* nicht sklerotisiert und daher elastisch ausgebildet ist, erfüllt die sklerotisierte *Exocuticula* die mechanische „Panzerfunktion" des Arthropodenexoskeletts. Zwischen den *Skleriten* – den gegerbten, sklerotisierten Skeletteilen – sind flexible, nicht oder nur schwach sklerotisierte „Membranen" *(Gelenkhäute)* eingeschaltet, die die Beweglichkeit der Sklerite gegeneinander gewährleisten. Die Exocuticula wird außen von der mehrschichtigen, stets chitinfreien *Epicuticula* überzogen (Abb. **12.42**, Einschaltfigur), deren *Wachsschicht* für die Wasserundurchlässigkeit der Cuticula von Landarthropoden verantwortlich ist.

Neben der Körperoberfläche kleidet die Cuticula auch innere Räume aus: Tracheen (Abb. **4.18**), Fächerlungen (Abb. **4.14**) und ektodermale Darmabschnitte (Stomo- und Proctodaeum). Mit dem Auftreten des Exoskeletts und der gegliederten Extremitäten hat sich ein kompliziertes System von Muskeln

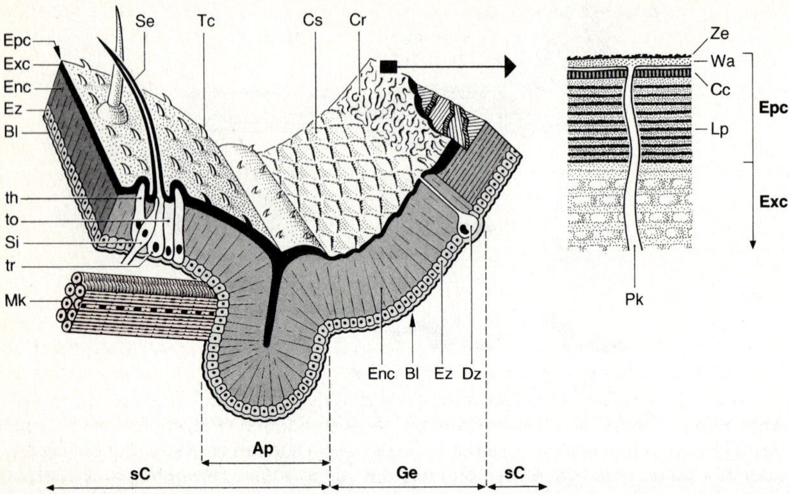

Abb. 12.42 Integument der Arthropoden (im Bereich eines Gelenks). – *Ap* Apodem, *Bl* Basallamina, *Cc* Cuticulinschicht, *Cr* Runzelstruktur und *Cs* Schuppenstruktur der Cuticularoberfläche, *Dz* Drüsenzelle mit Ausführgang (Porenkanal), *Enc* Endocuticula, *Epc* Epicuticula, *Exc* Exocuticula, *Ez* Epidermis-(Hypodermis-) Zelle, *Ge* Gelenkhaut, *Lp* Lipid-Protein-Wechsellagerung der inneren Epicuticula, *Mk* Muskelfasern, *Pk* Porenkanal, *sC* sklerotisierte Cuticula (Sklerit), *Se* Seta (echte Borste), *Si* Sinneszelle, *Tc* Trichom (unechte Borste, Protuberanz von *Exc* und *Epc*), *th* thecogene Zelle (Basalringzelle, bildet Ringwulst der Haarbasis), *to* tormogene Zelle, *tr* trichogene Zelle, *Wa* Wachsschicht, *Ze* Zementschicht (nach Gluud; Weber; Seifert).

entwickelt, die innen an der Cuticula ansetzen (Abb. **12.41** *A*). Als Muskelinsertionsstellen dienen nach innen vorspringende Cuticularleisten *(Apodeme)*. Alle Bewegungen der Körperteile wie auch solche innerhalb der Organe werden von Muskeln ausgeführt, da Cilien – nicht zuletzt wegen der Cuticularbedeckung der Epidermis – völlig fehlen (vgl. Nemathelminthen, S. 643).

Die Ausbildung des Exoskeletts bedingt ferner, daß das Wachstum nur unter wiederholten Häutungen *(Ecdysis)* der zu klein gewordenen Cuticularhülle vor sich gehen kann. Vom ektodermalen Epithel wird also periodisch eine neue Chitincuticula sezerniert und anschließend sklerotisiert. Bei diesen hormonal gesteuerten Vorgängen (S. 340) löst die Hypodermis zunächst die Endocuticula enzymatisch auf und bildet dann eine neue Procuticula. Schließlich reißt die Exocuticula längs präformierter Nähte auf und wird als *Exuvie* abgestreift.

Der geschilderte Merkmalskomplex hat den Arthropoden eine so hohe funktionelle Organisation verliehen, daß sie sich zu der *zahlenmäßig bei wei-*

tem vorherrschenden Tiergruppe entwickelten und alle Lebensräume mit einer Fülle spezialisierter Formen besiedeln konnten (S. 669, 675, 686). Ein Großteil ihrer evolutiven Radiationen beruht auf Spezialisierungen der gegliederten Extremitäten, was sowohl bei der Klassifikation der übergeordneten systematischen Einheiten (Tab. **12.1**, S. 660) als auch bei speziellen ökologischen Anpassungen (Abb. **12.51, 12.57**) zum Ausdruck kommt. Vielleicht ist es diese Eigentümlichkeit des Arthropodenbauplans, schon bei relativ kleinen Abwandlungen von Körpergröße, Tagmatagliederung und Extremitätenmodifikationen zu neuen adaptiven Entwicklungen zu führen, die den Evolutionserfolg dieser Tiergruppe ermöglichte.

● Die Aufklärung der **phylogenetischen Beziehungen** innerhalb der Arthropoden bedient sich hauptsächlich der Extremitäten und versucht, vor allem die vorderen Segmente bei den einzelnen Arthropodengruppen mit Hilfe des zugehörigen Extremitätentyps zu homologisieren. Die Frage der *Cephalisation,* d. h. des Umfangs, in dem sich einzelne Segmente an der Kopfbildung beteiligen, steht dabei im Mittelpunkt. Wie Tab. **12.1** zeigt, liegt die Grenze zwischen dem „Kopf" *(Prosoma; Caput)* und den anschließenden Tagmata *(Opisthosoma; Thorax)* bei Cheliceraten und Mandibulaten an verschiedenen Stellen.

Bei den Insekten trägt der Kopf neben den Fernsinnesorganen – *Augen,* die einem (umstrittenen) präantennalen Segment zugewiesen werden, und *Antennen* – 3 Paar von *Mundgliedmaßen.* Bei den Krebsen kann dagegen noch eine wechselnde Zahl spezialisierter Thoraxextremitäten *(Thoracopoden)* als Kieferfüße *(Maxillipedien)* in den Kopfbereich einbezogen werden *(Cephalothorax).* Überdeckt schließlich noch eine Duplikatur des Kopfhinterrandes *(Carapax)* die Region der thorakalen Laufbeine, bildet sich im Cephalothorax der dekapoden Krebse eine dem Prosoma der Cheliceraten funktionell entsprechende Einheit aus, die jedoch aufgrund der beteiligten Segmente weder dem Cheliceraten-Prosoma noch dem Insekten-Kopf homolog ist.

Tab. 12.1 Körpergliederung und Extremitätentypen bei Arthropoden.

Segment	Extremitäten: *Chelicerata*, *Merostomata*, ***Xiphosura*** (Schwertschwänze)	Tagma	*Chelicerata*, *Arachnida*, ***Scorpiones*** (Skorpione)	Tagma	*Chelicerata*, *Arachnida*, ***Araneae*** (Spinnen)	Tagma	*Mandibulata*, *Crustacea*, ***Amphipoda*** (Krebse)	Tagma	*Mandibulata*, *Crustacea*, ***Decapoda*** (Krebse)	Tagma	*Mandibulata*, *Tracheata*, ***Insecta*** (Insekten)	Tagma	**Ganglion** ***Insecta* (Insekten)**
Ac													**Arch**
1													**Pros**
2							An	Cephalothorax	An	Caput; Cephalothorax	An	Caput	**Deut**
3	Ch	Prosoma	Ch	Prosoma	Ch	Prosoma	An		An		–		**Trit**
4	Lb		Pe		Pe		Md		Md		Md		
5	Lb		Lb		Lb		Mx		Mx		Mx		**SOG**
6	Lb		Lb		Lb		Mx		Mx		Li		
7	Lb		Lb		Lb		Mp		Mp	Thorax	Lb	Thorax	**I**
8	Lb		Lb		Lb		Pp/K	Peraeon	Mp/K		Lb		**II**
9	Cl	Opisthosoma	o	Opisthosoma	St	Opisthosoma	Pp/K		Mp/K		Lb		**III**
10	Op/G		G		G		Pp/K		Lc/K		–	Abdomen	**1**
11	Sb/K		Pt		–		Pp/K		Lb/K		–		**2**
12	Sb/K		–		Sp		Pp/K		Lb/K		–		**3**
13	Sb/K		–		Sp		Pp/K		Lb/K		–		**4**
14	Sb/K		–		–		Pp		Lb		–		**5**
15	Sb/K		–		–		Sb	Metasom; Pleon	Gp	Pleon	–		**6**
16	T		–		–		Sb		Gp		–		**7**
17			–		–		Sb		Sb		–		
18			–	Metasoma	–		Sp	Urosom	Sb		–		
19			–		–		Sp		Sb		–		**8**
20			–		–		Sp		Up		–		
21			–		–		T		T		–		
			–										
			T										

12.7.1 Onychophora (Stummelfüßler)

Als ursprünglichste, häufig als eigener Stamm (S. 773) geführte Arthropoden können die wurmförmigen Onychophoren gelten (Abb. **12.39** *B*, **12.43**). Ihre wenigen rezenten Vertreter (etwa 100 Arten) sind als landlebende Formen auf tropische Gebiete vorwiegend der Südhalbkugel beschränkt. Die Ursprünglichkeit ihrer Arthropodenorganisation beruht auf einer Reihe von **„Annelidenmerkmalen"** – auf Merkmalen also, die die Onychophoren als Symplesiomorphien (S. 545) mit den Anneliden teilen, die aber bei den übrigen Arthropoden *(Euarthropoda)* nicht mehr auftreten. Als Beispiele seien genannt: blasenförmig eingestülpte *Einzellinsenaugen*, segmental angeordnete *Nephridien* und der durchgehend ausgebildete *Hautmuskelschlauch*. Die *metamere Gliederung* kommt nur noch in den paarweise angeordneten Extremitäten zum Ausdruck, da die dünne Chitincuticula unabhängig von der Körpersegmentierung fein geringelt

---

◁ *Ac* Acron (Prostomium);
An Antennen;
Arch Archicerebrum (mit Sehkommissur);
Ch Cheliceren;
Cl Chilaria, stark reduziertes, eingliedriges Extremitätenpaar;
Deut Deuterocerebrum (mit Antennenkommissur);
G Geschlechtsöffnung;
Gp Gonopoden;
K Kiemen;
Lb Laufbeine;
Lc zu Scheren (Chelae) umgebildete Laufbeine;
Li Labium (verschmolzene 2. Maxillen);
Md Mandibeln;
Mp Maxillipedien;
Mx Maxillen;
o reduziertes Segment;
Op Operculum, plattenförmiges Verschmelzungsprodukt eines Extremitätenpaares;
Pe Pedipalpen;
Pp Peraeopoden, nicht zu Maxillipedien umgebildete Thoracopoden der Krebse (auch die Laufbeine der dekapoden Krebse sind Peraeopoden, obwohl sie nicht an einem freien Peraeon, sondern am Cephalothorax inserieren);
Pros Prosocerebrum, bildet mit *Arch* das Protocerebrum;
Pt Pectines (kammförmige Sinnesorgane);
Sb Schwimmbeine;
SOG Suboesophageal-(Unterschlund-)Ganglion;
Sp Spinnwarzen;
St stielförmig verengtes 1. Hinterleibssegment;
T Telson (kein echtes Segment, da ohne Coelomanlage);
Trit Tritocerebrum (mit unterhalb des Darms verlaufender Schlundkommissur);
Up Uropoden (letztes Pleopodenpaar);
I–III Thorakalganglien;
1–8 Abdominalganglien der Insekten;
(–) extremitätenloses Segment.

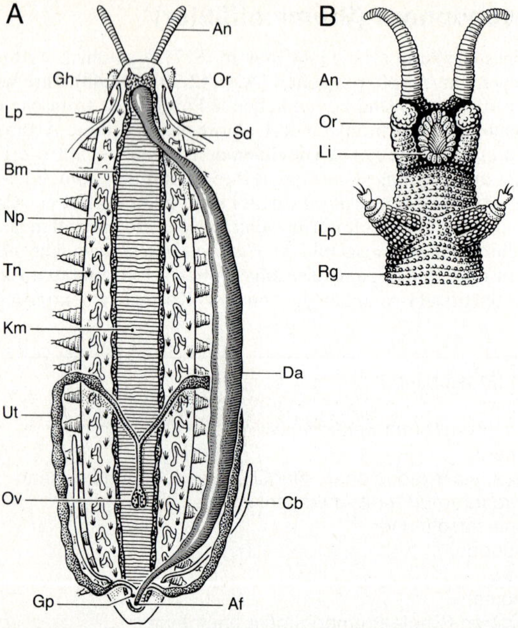

Abb. 12.43 *Peripatus.* [A] Organisationsschema (Dorsalansicht). [B] Vorderende (Ventralansicht). – *Af* After, *An* Antenne, *Bm* Bauchmark (Markstränge, beidseitige Stränge weit voneinander getrennt), *Cb* Coxalbläschen (am letzten Beinpaar ausmündend, ausstülpbar, dem Flüssigkeits- und Gasaustausch dienend), *Da* Darm, *Gh* Gehirn (Oberschlundganglion), *Gp* Genitalporus, *Km* Kommissur, *Li* Lippenpapillen (umstellen kieferbesetzte Mundöffnung), *Lp* Lobopodium (Laufbein), *Np* Nephridium, *Or* Oralpapillen, *Ov* Ovar, *Rg* Ringelung des Integuments, *Sd* Schleimdrüse (auf *Or* ausmündend; Sekret bei Beutefang und Feindabwehr eingesetzt), *Tn* Tracheen, *Ut* Uterus (*B* nach Snodgrass).

(Abb. **12.43** *B*) und das Körperinnere wie bei den Arthropoden von einem *Mixocoel* erfüllt ist.

Mehrere **„Arthropodenmerkmale"** können dagegen als Synapomorphien der Onychophoren mit den Euarthropoden gedeutet werden, legen also die Hypothese nahe, daß beide Gruppen auf eine nur ihnen gemeinsame Ausgangsform zurückgehen, d.h. Schwesterngruppen darstellen. Zu diesen Merkmalen zählen neben *sklerotisierter Cuticula* und *Mixocoel* das von Ostien durchbrochene *Herz,* das weitgehend offene *Blutgefäßsystem,* der Bau der *Nephridien,* die nicht mit einem Wimpertrichter, sondern mit einem geschlossenen Endbläschen *(Sacculus)* beginnen, sowie die Struktur des aus Proto-, Deuto- und Tritocerebrum bestehenden *Gehirns.* Die *Cuticula* wird zeitlebens im Abstand von wenigen Wochen *gehäutet.*

Schließlich sind die Onychophoren durch zahlreiche **„Sondermerkmale"** (Autapomorphien) charakterisiert: durch büschelförmig angeordnete *Tracheen,* hakenförmige

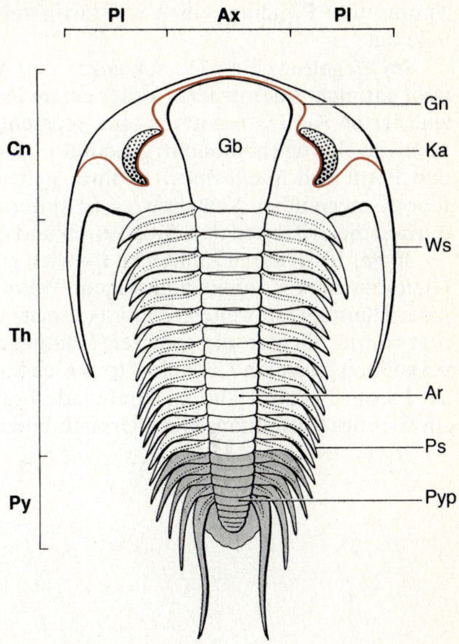

Abb. 12.44 Trilobita: Dorsalansicht. Häutungsnaht *(Gn) in Farbe.* – *Ar* Axialring (Spindelring), *Ax* Axiallappen, *Cn* Cephalon, *Gb* Glabella, *Gn* Gesichtsnaht, *Ka* Komplexauge, *Pl* Pleurallappen, *Ps* Pleuralstachel, *Py* Pygidium, *Pyp* Pygidialplatte, *Th* Thorax, *Ws* Wangenstachel (nach Levi-Setti; Moore).

Kiefer, mit Schleimdrüsen ausgestattete *Oralpapillen* (Abb. **12.43** *B*), mehrere *Nervensystemkommissuren* pro Segment und schließlich die stummelförmigen Extremitäten *(Lobopodien)*, die im Gegensatz zu allen Euarthropoden ungegliedert sind.

Aufgrund dieser Sonderbildungen werden die Onychophoren vielfach als eigener Stamm *(Protarthropoda)* geführt. Diese Einstufung zwingt freilich zu der Annahme, daß alle genannten Synapomorphien mit den übrigen Arthropoden konvergente Bildungen darstellen. Immerhin unterscheidet sich der Cuticulabau stark von dem der Euarthropoden.

Abschließend sei erwähnt, daß bereits *Asheaia* aus der mittelkambrischen Burgess-Fauna (S. 555) in ihrer äußeren Körpergestalt rezenten Formen bis in Einzelheiten gleicht – obwohl seither ein Übergang von der marinen zur terrestrischen Lebensweise stattgefunden hat.

12.7.2 Trilobita

Das auffälligste Merkmal der nur fossil (Kambrium – Perm) vertretenen Trilobiten (Abb. **12.44**) ist der stark sklerotisierte **Dorsalpanzer**, der sowohl in Längs- als auch in Querrichtung deutlich dreigeteilt erscheint: Die Quergliederung in einen mittleren *Axial-* und zwei seitliche *Pleural-„Lappen“* hat den „Trilobita“ ihren Namen gegeben. In Längsrichtung folgt auf das kompakte *Cephalon* (mit aufgewölbter medianer *Glabella* und seitlichen *Wangen*) der *Thorax*, der aus einer größeren Zahl gelenkig miteinander verbundener Tergite besteht, und das *Pygidium*, in dem die Tergite zu einer geschlossenen Platte verschmolzen sind. Wie das Cephalon weisen auch die Tergite von

Thorax und Pygidium einen wulstartig aufgewölbten Mittelteil und seitliche Pleuralteile auf.

Im Gegensatz zum Dorsalpanzer sind **Ventralseite** und **Extremitäten** nur schwach oder gar nicht sklerotisiert. Außer einem Paar vielgliedriger *Antennen* treten keine spezialisierten Kopfextremitäten und -segmente auf. Vielmehr sind alle übrigen Extremitäten gleichartig (homonom) gestaltet – und zwar in einer nur bei Trilobiten auftretenden Form von *Spaltbeinen*. In ihrer generellen Körpergliederung (Verfestigung von Dorsal- gegenüber Ventralseite; Erweiterung von Vorder- gegenüber Hinterkörper) dürften die Trilobiten den Xiphosuren und damit den Cheliceraten am nächsten stehen.

In der fossil durch zahlreiche Exuvien gut belegten **Ontogenese** können mehr als 30 Häutungsstadien aufeinanderfolgen. Während in den frühen (larvalen) Stadien nach jeder Häutung ein weiteres Thorakalsegment zwischen Cephalon und Pygidium eingefügt wurde, dienten die späteren Häutungen lediglich der Größenzunahme. Im stark verkalkten dorsalen Cephalon traten charakteristische *Gesichtsnähte* auf, längs derer der Panzer bei der Häutung auseinanderbrach (und deren räumliche Anordnung heute ein wichtiges taxonomisches Merkmal bildet).

12.7.3 Chelicerata (Spinnenartige)

A. ***Merostomata***; wasserlebend, kiementragend, Extremitäten am Pro- und Opisthosoma: [1] **Xiphosura** (Schwertschwänze): *Limulus* (Abb. **12.45** *A*), an der Atlantikküste Nordamerikas. [2] **Eurypterida** (= Gigantostraca, Seeskorpione); fossil (palaeozoisch), bis 1,80 m lang.

B. ***Arachnida*** (Spinnentiere); wahrscheinlich älteste Landtiere, Extremitäten nur am Prosoma: [1] **Scorpiones** (Skorpione; Abb. **12.45** *B*): *Buthus* und *Androctonus* im Mittelmeergebiet, speziell Nordafrika. [2] **Uropygi** (u. a. Geißelskorpione); 1. Laufbein als langer Taster, Pedipalpen als Scheren ausgebildet. [3] **Amblypygi** (Geißelspinnen); 1. Laufbein als langer Taster, Pedipalpen als Raubbeine ausgebildet. [4] **Araneae** (Spinnen; Abb. **12.45** *C*); mit Spinnwarzen: *Araneus* (Kreuzspinne); *Agelena* (Trichterspinne); *Lycosa* (Wolfsspinne); *Salticus* (Springspinne). [5] **Pseudoscorpiones** (Afterskorpione); stark abgeplattete Kleinformen, nur 2–4 mm lang: *Chelifer* (Bücherskorpion). [6] **Solifugae** (Walzenspinnen); steppen- und wüstenlebend, meist dämmerungs- und nachtaktiv, sehr schnell laufend. [7] **Opiliones** (Weberknechte); extrem langbeinig: *Opilio*. [8] **Acari** (Milben; Abb. **12.48**); Kleinformen: *Sarcoptes* (Krätzmilbe); *Ixodes* (Zecke, Holzbock).

C. ***Pantopoda*** (Asselspinnen); kleiner Körper mit extrem langen Extremitäten, marin.

Den Cheliceraten fehlen sowohl Antennen als auch Mandibeln. Ihr vorderstes Gliedmaßenpaar bildet scherentragende Extremitäten **(Cheliceren)**. Dagegen kann das folgende Gliedmaßenpaar als normale Laufbeine (Xiphosuren) oder als spezialisierte **Pedipalpen** (Kiefertaster) ausgebildet sein. Letztere tragen entweder mächtige Scheren (Skorpione, Pseudoskorpione) oder schließen unter plattenförmiger Verbreiterung ihres basalen Gliedes den Mundvorraum nach hinten ab.

● Die reiche **Körpergliederung** der ursprünglich marinen Vertreter (z. B. Eurypteriden) geht innerhalb der Cheliceraten mehr und mehr verloren. Während das **Prosoma**, der aus 6 extremitätentragenden Segmenten verschmolzene Vorderkörper (Tab. **12.1**), niemals eine Unterscheidung in getrennte Abschnitte mit Mundwerkzeugen und Laufbeinen – analog der Kopf/Thorax-Gliederung der Insekten – erkennen läßt, zeigt das **Opisthosoma** mannigfache Differenzierungen in Segmentzahl und Segmentverschmelzung. Bei den Skorpionen (Abb. **12.45** *B*), die als erste Tiere im Silur zum Landleben übergegangen sind, besteht es noch aus 13 Segmenten, von denen die letzten 5 wie bei den ausgestorbenen Eurypteriden („Seeskorpionen“) zu schmalen Ringen verengt sind *(Metasoma)* und das mit Giftblase

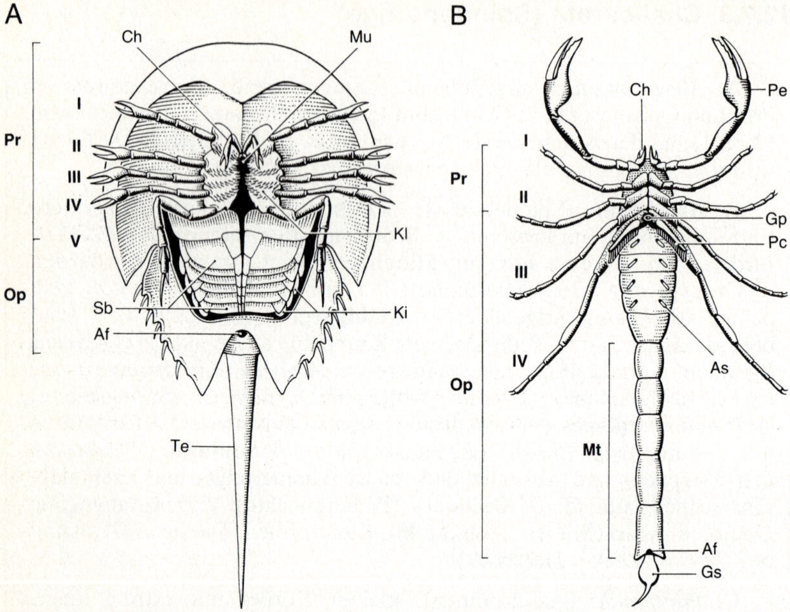

und Endstachel versehene Telson tragen. Die Extremitäten treten am Opisthosoma nur noch bei *Limulus* (Abb. **12.45** *A*) in Form kiementragender, plattenförmiger Schwimmbeine auf. Doch selbst bei den Webspinnen (Abb. **12.45** *C*) läßt das sackförmige Opisthosoma anhand der Embryonalentwicklung und der Gliederung der dorsalen Längsmuskeln noch seine Herkunft aus 13 Segmenten erkennen. Die Hinterleibssegmente vor den *Spinnwarzen* – umgebildeten Extremitäten des 4. und 5. opisthosomalen Segments – sind stark verlängert, die dahinter gelegenen dagegen extrem reduziert. Damit kommen die Spinnwarzen an das Hinterende des Körpers zu liegen. Die freie Beweglichkeit des Hinterleibs wird durch stielförmige Verengung des vordersten opisthosomalen Segments besonders bei Webspinnen enorm gesteigert. Bei den *Zwergformen* unter den Arachniden, den meistens nur 1–2 mm langen *Milben* (Abb. **12.48**), sind Pro- und Opisthosoma dagegen zu einem ungegliederten Sack verschmolzen.

● Der Konzentration der beiden Hauptabschnitte des Körpers läuft eine Zusammenlagerung der **inneren Organe** parallel. Die bei den Skorpionen noch typische Bauchganglienkette ist bei den Webspinnen zu einem einzigen sternförmigen *Bauchganglion* verschmolzen. Auch die übrigen, ursprünglich segmental angelegten Organe werden in ihrer Anzahl reduziert. Die *Geschlechtsöffnung* bleibt bei allen Cheliceraten auf die Ventralseite des zweiten Hinterleibssegments beschränkt. Diese Lage in der Mitte des Kör-

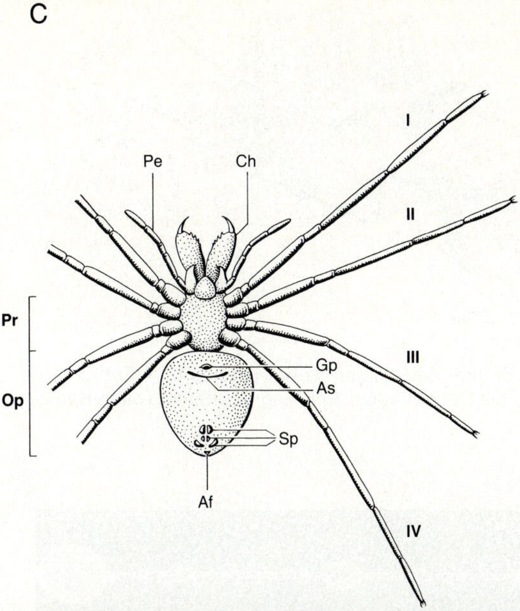

Abb. 12.45 Chelicerata. [A] Schwertschwanz (Xiphosura: *Limulus polyphemus).* [B] Skorpion (Scorpiones). [C] Webspinne (Araneae). – *Af* After, *As* Atemspalte (Tracheenstigma), *Ch* Chelicere, *Gp* Genitalporus, *Gs* Giftstachel, *Ki* Kiemen, *Kl* Kaulade (Innenlade der Laufbeine), *Mt* Metasoma, *Mu* Mundöffnung, *Op* Opisthosoma, *Pc* Pecten (kammähnliches Extremitätenderivat: Sinnesorgan), *Pe* Pedipalpe, *Pr* Prosoma, *Sb* Schwimmbeine (opisthosomale Extremitäten), *Sp* Spinnwarzen, *Te* Telson; *I–V* Laufbeinpaare (prosomale Extremitäten).

pers kompliziert natürlich die bei Landtieren obligatorische innere Besamung. Die Weberknechte haben daher einen langen Penis entwickelt; andere Arachniden setzen Spermatophoren ab oder übertragen das Sperma mit Hilfe der Pedipalpen. Die Exkretionsorgane *(Coxaldrüsen)* treten in höchstens zwei Segmenten im Prosoma auf. Zusätzlich dienen der Ausscheidung röhrenförmige Ausstülpungen des entodermalen Mitteldarms (*Malpighi-Gefäße,* S. 318, 656). Auch die von ektodermalen Einstülpungen gebildeten Atmungsorgane der Arachniden (*Fächer-* und *Röhrentracheen*) sind auf 1 bis 4 Hinterleibssegmente beschränkt. Die phylogenetisch alten Fächertracheen (= Fächerlungen; S. 281, Abb. **4.14**) entstehen dabei am Hinterrand von opisthosomalen Extremitätenanlagen, was ihre Homologisierbarkeit mit Kiemen nahelegt (vgl. Xiphosuren, Tab. **12.1**).

Mit den Mandibeln fehlen den Cheliceraten auch wirkungsvolle Kauwerkzeuge; denn die *Cheliceren* mit ihrem stark ausgebildeten *Grundglied* und der einklappbaren *Giftklaue* dienen vor allem dem Ergreifen und Immobilisieren der Nahrung (Abb. **12.56** *C*). Lediglich mit dem bedornten Grundglied und den bedornten Innenladen der Laufbeinpaare kann die Beute etwas zerkleinert werden. Da der *Mund* bei den Arachniden zudem außerordentlich eng ist, muß die Beute präoral chemisch zerkleinert und über einen *Saugpumpenmechanismus* des ektodermalen Vorderdarms (Abb. **12.46**) aufgenommen werden: *extraintestinale Verdauung* (S. 272).

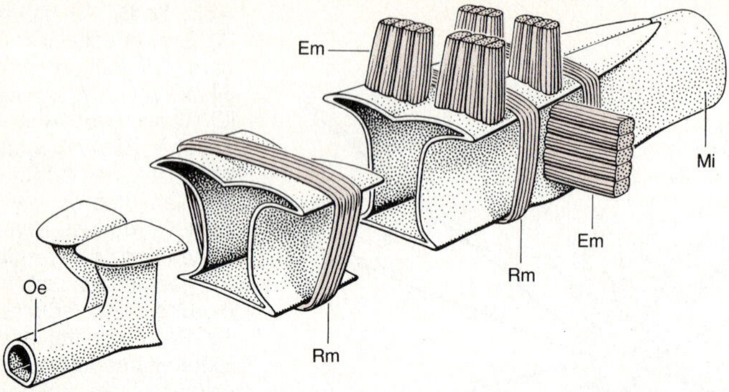

Abb. 12.46 Saugmagen einer Spinne. Muskulatur *farbig* unterlegt. – *Em* Expansionsmuskulatur, *Mi* Mitteldarm, *Oe* Oesophagus, *Rm* Ringmuskulatur (nach Kaestner; Foelix).

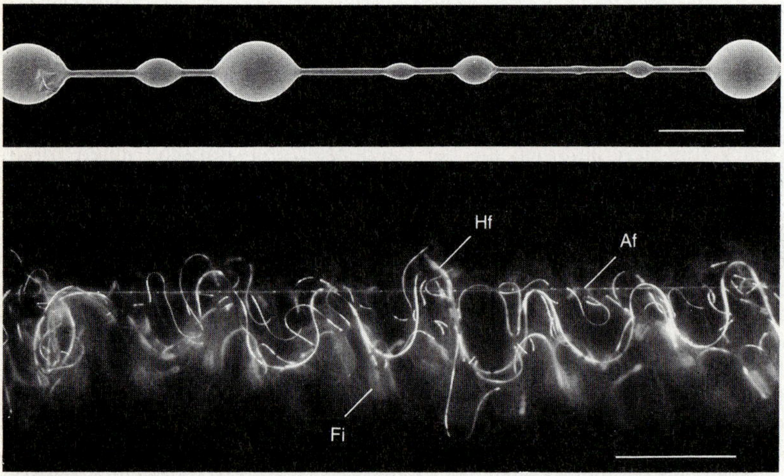

Abb. 12.47 Fangfäden von Spinnennetzen. *Oben:* Klebfaden von *Araneus diadematus* (Kreuzspinne). Er besteht aus einer Axialfaser und einem klebrigen Überzug, der perlschnurartig tröpfchenförmige Verdickungen bildet. Beim Bau des Radnetzes wird er von der Spinne in Form einer Spirale zwischen Stützfäden ausgespannt, die wie die Speichen eines Rades angeordnet sind. *Unten:* Wollfaden von *Stegodyphus lineatus.* Die Axialfaser *(Af)* trägt keinen klebrigen Überzug, sondern wird von einer wellig aufgewundenen Hauptfaser *(Hf)* umgeben, die mit feinsten – im Bild kaum auflösbaren – Fibrillen *(Fi)* besetzt ist. Maßstabsmarken: *oben* 0,05 mm; *unten* 0,5 mm (LM-Aufnahmen: Peters).

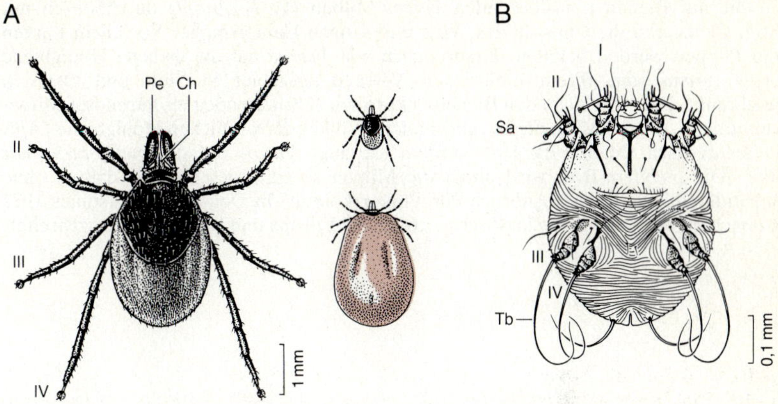

Abb. 12.48 Milben. A Zecke (*Ixodes ricinus*). ♀, Dorsalansicht. *Rechts:* Größenvergleich vor *(oben)* und nach *(unten)* Blutmahl. B Krätzmilbe *(Sarcoptes scabiei)*. ♀, Ventralansicht. – *Ch* Chelicere, *Pe* Pedipalpe, *Sa* saugnapfförmige Endigung von I und II, *Tb* Tarsalborste von III und IV, *I–IV* Extremitätenpaare (nach Borcard, Aeschlimann; Habicht; Fein; Hess).

● Ihrer **Lebensweise** nach sind Skorpione und Spinnen wie die *meisten Arachniden* mit wenigen sekundären Ausnahmen *Landformen,* die ihrer Beute in freier Jagd oder mit Hilfe von Netzen aus Stütz- und Fangfäden (S. 456; Abb. **12.47**) nachstellen. Die *Milben* (Abb. **12.48**) besiedeln mit ihren mehr als 25 000 Arten dagegen alle Lebensräume, selbst das Meer. Ferner nutzen sie im Gegensatz zu den übrigen Arachniden, die ausschließlich Räuber sind, freilebend oder als Tier- und Pflanzenparasiten alle Nahrungsangebote. Oft nur Bruchteile von Millimetern groß, mit stark vereinfachtem Körperbau und kurzer Generationendauer, stellen sie als Kleinformen zweifellos die ökologisch erfolgreichste Arachnidengruppe.

Zu den **Parasiten** unter den **Milben** zählen Pflanzenschädlinge wie die „rote Spinne" (Spinnmilbe *Tetranychus urticae*), die Mehlmilbe *(Acarus siro)*, die Getreidevorräte befällt, und die artenreichen Gallmilben. Die auf Säugern parasitierenden Milben können meistens mit ihren kurzen Cheliceren die mehrschichtige Wirtsepidermis nicht durchdringen. Sie leben dann von Talgausscheidungen im Haarbalg (Haarbalgmilbe *Demodex folliculorum*) oder von Epidermiszellen und Lymphflüssigkeit in selbst gegrabenen Hautgängen (Krätzmilbe *Sarcoptes scabiei;* Erzeuger der Hunderäude *S. canis*). Nur wenige Arten (z. B. die Zecke *Ixodes ricinus*) besitzen so lange Cheliceren, daß sie damit imstande sind, die kapillarenreiche Dermis des Wirts (S. 711) zu erreichen. Das adulte *Ixodes*-Weibchen, das mehr als ein Jahr hungern kann, nimmt zeitlebens nur ein Blutmahl auf; dann folgen Eireifung und -ablage.

Ixodes-Arten übertragen die Zecken-Encephalitis und die erst seit 1975 bekannte Lyme-Krankheit (Erreger: das Spirochaetenbakterium *Borrelia burgdorferi*). In den Tropen sind Zecken Überträger (= Vektoren) für Fleck-, Rückfall- und Texas-Fieber.

Die auf Bienen parasitierenden *Varroa*-Milben *(V. jacobsoni)* durchbohren mit ihren Cheliceren die Cuticula des Wirts und saugen Hämolymphe. Vor allem Larven und Puppen werden befallen. Ursprünglich war *Varroa* auf die östliche Honigbiene *(Apis cerana)* mit ihrem natürlichen Verbreitungsgebiet in Süd- und Ostasien beschränkt. Hier tritt sie in den Bienenvölkern seit Jahrtausenden als harmloser Mitbewohner auf. Als seit Mitte dieses Jahrhunderts Völker der westlichen Honigbiene *(Apis mellifera)* nach Osten verbracht wurden, „sprang" *Varroa* auf die *mellifera*-Völker über. Die *mellifera*-Brut wird durch die Milben so stark geschwächt, daß es ohne Behandlung zum Zusammenbruch der Völker kommt. In Deutschland erstmals 1977 beobachtet, hat sich *Varroa* inzwischen über ganz Europa und Nordafrika ausgebreitet.

12.7.4 Crustacea (Krebse)

> 1 **Anostraca** (Schalenlose); ohne Carapax, einförmige Körpergliederung: *Branchipus,* in Süßwassertümpeln; *Artemia* (Salinenkrebs), in Salzseen und Salinen. 2 **Notostraca** (Rückenschaler): *Triops.* 3 **Diplostraca** (Doppelschaler); u. a. Cladocera (Wasserflöhe): *Daphnia.* 4 **Ostracoda** (Muschelkrebse); meist marin: *Cypridina.* 5 **Copepoda** (Ruderfüßler): *Cyclops* (Hüpferling). 6 **Branchiura** (Kiemenschwänze): *Argulus* (Karpfenlaus). 7 **Cirripedia** (Rankenfüßler); adult sessil: *Lepas* (Entenmuschel) und *Balanus* (Seepocke); adult parasitisch: *Sacculina* (Abb. **10.16***A*). 8 **Malacostraca** (höhere Krebse); Pleon im Gegensatz zu *1–7* mit Extremitäten, konstante Zahl der Rumpfsegmente (8 Thoracomeren, 7 Pleomeren): a) **Stomatopoda** (Fangschreckenkrebse): *Squilla.* b) **Euphausiacea** (Leuchtkrebse); wichtige Walnahrung (Krill). c) **Decapoda** (Zehnfußkrebse): *Crangon* (Garnele); *Palinurus* (Languste); *Homarus* (Hummer); *Astacus* und *Cambarus* (europäischer und nordamerikanischer Flußkrebs); *Pagurus* (Einsiedlerkrebs); *Carcinus* (Strandkrabbe); *Uca* (Winkerkrabbe, Abb. **9.7**). d) **Isopoda** (Asseln): *Asellus* (Wasserassel); *Porcellio* (Kellerassel); *Hemilepistus* (Wüstenassel). e) **Amphipoda** (Flachkrebse): *Gammarus; Talitrus* (Strandfloh); *Cyamus* (Wallaus).

2 und 3 werden als *Phyllopoda* (Blattfüßler) zusammengefaßt, 1–7 als *Entomostraca* (niedere Krebse) den *Malacostraca* gegenübergestellt. Im Gegensatz zu den Malacostraca bilden die Entomostraca jedoch keine phylogenetische Einheit.

● In ihrer **Körperorganisation** lassen sich die Krebse (Abb. **12.49**) als Mandibulaten von den Cheliceraten zunächst einmal anhand der **Kopfextremitäten** unterscheiden. Neben den *Mandibeln* sind noch die Extremitäten der beiden folgenden Segmente, die beiden *Maxillenpaare,* unter Verbreiterung der basalen und Verkleinerung bis Reduktion der distalen Glieder an der Nahrungsaufnahme beteiligt. Vor diesen „Mundwerkzeugen" liegen noch zwei Paar *Antennen,* die den Cheliceraten ebenfalls fehlen (Tab. **12.1**, S. 660). Die 5 Kopfextremitäten- und 6 Ganglienpaare sind das einzige Indiz für die ursprüngliche Kopfmetamerie der Mandibulaten, da der Kopf *(Caput)* im Gegensatz zu den übrigen Körperabschnitten *(Thorax, Pleon* oder *Abdomen)* weder außen noch innen Segmentgrenzen aufweist.

Alle diese Merkmale – mit Ausnahme des Auftretens eines 2. Antennenpaares – gelten auch für die zweite Mandibulatengruppe, die Tracheaten. Von ihnen lassen sich die Krebse vor allem durch die Art und Variabilität ihrer **Körpergliederung** diagnostisch abgrenzen. Während das Kopf/Thorax- und Thorax/Abdomen-Gelenk bei allen Insekten (ebenso wie das Prosoma/Opisthosoma-Gelenk bei allen Cheliceraten) immer mit der jeweils gleichen Segmentgrenze zusammenfällt, umfassen die analogen Tagmata der

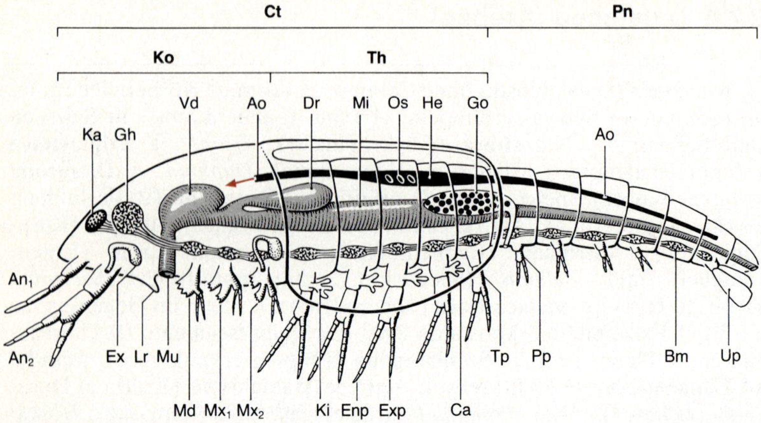

Abb. 12.49 Organisationsschema der Crustaceen. – *$An_{1,2}$* 1. und 2. Antenne, *Ao* Aorta, *Bm* Bauchmark (ventrale Ganglienkette), *Ca* Carapax, *Ct* Cephalothorax, *Dr* Mitteldarmdrüse (Hepatopankreas), *Enp* Endopodit von *Tp*, *Ex* Exkretionsorgan (Antennen- und *weiter hinten* Maxillardrüse), *Exp* Exopodit von *Tp*, *Gh* Gehirn, *Go* Gonade, *He* Herz, *Ka* Komplexauge, *Ki* Kieme, *Ko* Kopf (Caput), *Lr* Labrum (Oberlippe), *Md* Mandibel, *Mi* Mitteldarm, *Mu* Mundöffnung, *$Mx_{1,2}$* 1. und 2. Maxille, *Os* Ostium, *Pn* Pleon, *Pp* Pleopod, *Th* Thorax, *Tp* Thoracopod, *Up* Uropod (letzter Pleopod), *Vd* Vorderdarm. *Farbiger Pfeil* Richtung der Hämolymphströmung.

Krebse innerhalb der einzelnen Gruppen recht verschiedene Segmentkombinationen.

Im Gegensatz zu den Tracheaten tritt ein deutlich abgesetzter *Kopf* nur selten auf (bei *Anostraca, Notostraca*). Meistens verschmilzt er mit einem oder mehreren Rumpfsegmenten *(Thoracomeren)* zu einem *Cephalothorax,* der häufig von einer ektodermalen Duplikatur des Kopfhinterrands, dem *Carapax,* schildförmig überdeckt wird (Abb. **12.49**). Die noch freien Thoracomeren bilden dann das *Peraeon.* Da vielfach die vordersten Extremitäten der mit dem Kopf verschmolzenen Thoracomeren zu Kieferfüßen *(Maxillipedien)* umgebildet sind, greift bei den Krebsen die Kopfbildung auch funktionell auf die Rumpfsegmente über. In der Regel werden die auf die Maxillipedien folgenden thorakalen Schreitbeine, die *Peraeopoden,* nicht mit in den Cephalothorax einbezogen (Ausnahme: Malacostraca). Der Hinterleib *(Pleon)*, der weder dem Opisthosoma der Cheliceraten noch dem Abdomen der Insekten homolog ist, trägt nur bei den Malacostracen Extremitäten (Schwimmbeine).

Als typische Extremitäten der Krebse haben die **Spaltbeine** (Abb. **12.50**) aufgrund ihrer formalen Ähnlichkeit mit den Parapodien der Anneliden (Abb. **12.34**) zu weittragenden phylogenetischen Überlegungen Anlaß gegeben. Ihr dreigliedriger basaler *Protopodit* (aus Praecoxa, Coxo- und Basipodit bestehend) gabelt sich in einen medianen *Endopodit* (Laufbeinast) und einen lateralen *Exopodit* (Schwimmbeinast). Da der Endopodit bei den

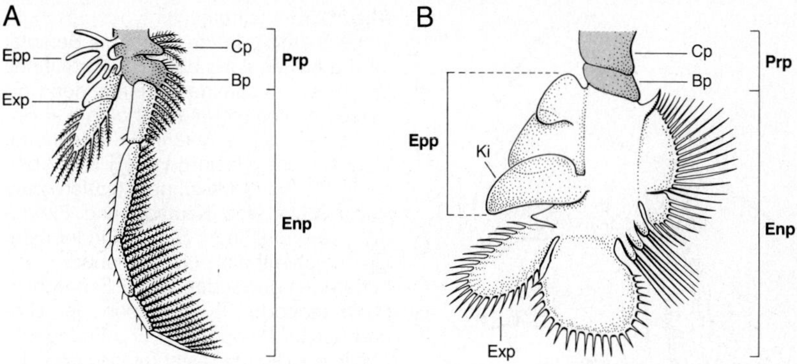

Abb. 12.50 Spaltbeine der Crustaceen: [A] Thoracopodit von *Euphausia* (Malacostraca). [B] Schwimmbein aus dem vorderen Rumpfabschnitt von *Chirocephalus* (Anostraca). Der unpaare Basisteil (Protopodit) des Spaltbeins ist *grau* unterlegt. – *Bp* Basipodit, *Cp* Coxopodit, *Enp* Endopodit, *Epp* Epipodit, *Exp Exopodit, Ki* Kiementeil von *Epp, Prp* Protopodit (nach Smith; Barkley).

Malacostracen in seiner Gliederung und stabförmigen Gestalt den Laufbeinen der Cheliceraten und Insekten ähnelt, werden diese Extremitäten oft von Spaltbeinen unter Reduktion des Exopoditen abgeleitet. Am unpaaren Protopodit können auf seitlichen Anhängen der Außenseite *(Epipoditen = Exiten)* Kiemen sitzen; die Innenseiten *(Enditen)* sind bei mundnahen Extremitäten oft zu stark sklerotisierten Kauladen modifiziert (Entwicklung zu Mundwerkzeugen). Ausgehend von diesem Grundplan, hat die Crustaceenextremität eine Fülle adaptiver Veränderungen erfahren und sich zu Sinnesorganen, Greif- und Mundwerkzeugen, Schwimm- und Laufbeinen, Atmungs-, Kopulations- und Brutpflegeorganen entwickelt (vgl. z. B. Abb. **12.51**): ein deutliches Beispiel dafür, daß die adaptiven Möglichkeiten des Arthropodenbauplanes in großem Maße in der Modifizierbarkeit seiner serial homologen (homonomen) Extremitäten bestehen und evolutiv auch genutzt worden sind.

Im Bau der Extremitäten zeigen sich auch **geschlechtsdimorphe Unterschiede**. Beim Flußkrebsmännchen sind die vordersten Abdominalbeine röhrenförmig ausgezogen; sie dienen als Penis und führen die Spermien in die Geschlechtsöffnungen des ♀ ein, die am Grunde des 3. Laufbeinpaares liegen. Die Genitalporen des ♂ münden dagegen an der Basis der 5. Laufbeine. Beim ♀ ist das vorderste Abdominalbeinpaar nur rudimentär ausgebildet. An den nachfolgenden Spaltbeinen werden die befruchteten Eier angeheftet. Hier läuft die Embryonalentwicklung bis zum schlüpfreifen Frühstadium ab.

Während die **Nephridien** bei den Euarthropoden generell in verschiedenen Segmenten des hinteren Kopf- und vorderen Thorakalbereichs liegen können, sind sie bei den Krebsen auf das 2. Antennen- und/oder 2. Maxillen-

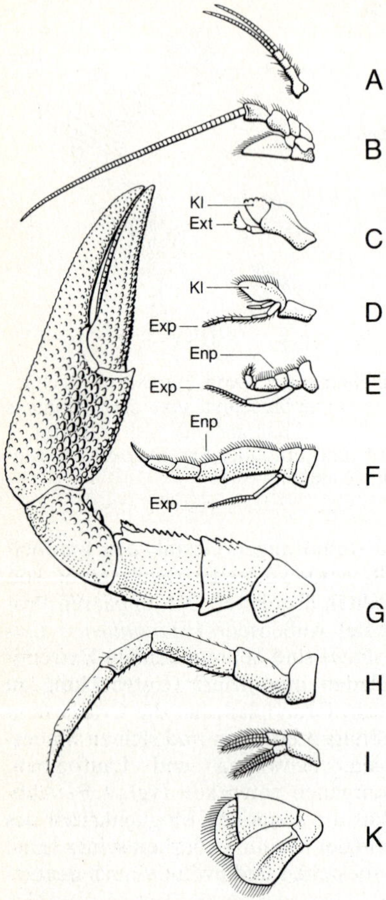

Abb. 12.51 Extremitätentypen des Flußkrebses *(Astacus fluviatilis)* als Beispiel für die Abwandlung der Grundform eines Spaltbeins in aufeinanderfolgenden Körpersegmenten (seriale Homologie = Homonomie). [A] 1. Antenne (Antennula). [B] 2. Antenne (Tastorgan). [C] Mandibel. [D]–[F] 1. bis 3. Maxilliped (stufenweise Rückbildung von Kaulade und Exopodit, Vergrößerung des Endopoditen). [G] 1. Schreitbein (1. Peraeopod), zur Schere umgewandelt. [H] 4. Schreitbein (4. Peraeopod). [I] 3. Pleopod. [K] Uropod (letzter Pleopod). – *Enp* Endopodit, *Exp* Exopodit, *Ext* Taster (umgewandelter Exopodit), *Kl* Kaulade.

segment beschränkt (Abb. **12.49**) – eines der wenigen konstitutiven Merkmale, die für alle Krebse gelten.

● Als Besonderheit der Krebs-**Ontogenese** weisen die Larven zum Zeitpunkt des Schlüpfens nur wenige Segmente auf und erreichen erst im Laufe der postembryonalen Entwicklung und der damit verbundenen Häutungen die jeweils gruppenspezifische Segmentzahl *(Anamerie)*. Die für Krebse typische *Nauplius*-Larve – eine segmentierte „Kopflarve“ – besitzt nur 3 mit Schwimmbeinen ausgestattete Segmente (Abb. **10.16** *A*, **12.52**). Diese Extremitäten bilden adult die 1. und 2. Antenne und die Mandibeln. Demgegenüber muß die Anlage aller Segmente im Ei (*Epimerie*, z. B. bei Dekapoden) als sekundärer Zustand gelten. Innerhalb der Arthropoden kommt Anamerie

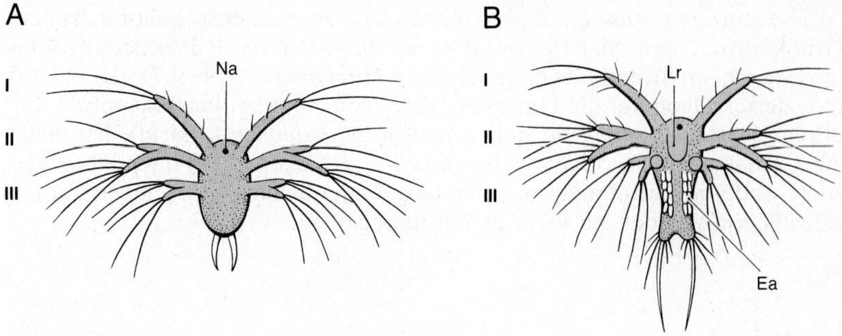

Abb. 12.52 [A] Nauplius- und [B] Metanauplius-Larve des dekapoden Krebses *Trachypenaeus* (Malacostraca). Ventralansichten. *I, II, III* bezeichnen die larvalen Extremitätenpaare (Schwimmbeine). – *Ea* Extremitätenanlagen einiger der auf das dritte Extremitätenpaar folgenden Segmente, *Lr* Labrum (Oberlippe), *Na* Naupliusauge (unpaares Medianauge) (nach Pearson).

sonst nur noch bei Tausendfüßlern und wenigen primär flügellosen Insekten vor.

Ein charakteristisches Merkmal der Nauplius-Larve ist ferner das unpaare *Medianauge.* Phylogenetisch gesehen, ist es aus der Verschmelzung der primär 4 Medianaugen der Euarthropoden hervorgegangen.

● Wie die Arachniden und Insekten an Land, bilden die Krebse im Meer und Süßwasser die dominierende Arthropodengruppe. Charakteristisch für ihre **Lebensweise** ist das Verhalten von Kleinkrebsformen, die – meistens weniger als 1–2 mm lang – einen Großteil des marinen und limnischen Planktons stellen (z. B. die carapaxlosen *Copepoden* und die in einen zweiklappigen Carapax eingeschlossenen *Cladoceren*) oder wie die *Ostracoden* den Gewässergrund bewohnen. Von den mikroskopisch kleinen Ostracoden, deren Körper auf 5–7 extremitätentragende Segmente reduziert ist und seitlich von einem zweischaligen Carapax vollständig bedeckt wird, kennt man zahlreiche Formen, die ähnlich wie die Foraminiferen (S. 608) geologische Bedeutung erlangt haben, indem sie zur stratigraphischen Charakterisierung von Gesteinsschichten dienen.

Die marinen *Cirripedier,* die als Seepocken ganze Felsküsten überziehen können, setzen sich als Larve mit der Region der 1. Antenne fest und bilden ein mit Kalkplatten versteiftes Carapaxgehäuse, aus dem die 6 spaltbeinartigen Thorakalextremitäten (Rankenfüße) als Filtrierapparat herausragen. Bei Trockenfallen des Habitats (bei Ebbe) können die Rankenfüße in den Carapax zurückgezogen werden. *Marine Parasiten,* deren Körper bis zur Krebsunkenntlichkeit umgestaltet ist, finden sich in mehreren Linien bei den *Copepoden* (Fischparasiten) und in besonders extremer Form bei den *Cirripediern* (Rhizocephala, Wurzelkrebse: *Sacculina* in Krabben, Abb. **10.16***A*; S. 528).

Die einzigen zum *Landleben* übergegangenen Krebse gehören zu den Großkrebsen, den Malacostracen (z. B. *Birgus latro,* Palmendieb). Semiterrestrisch am Strand leben die Krabben (*Brachyura*, Abb. **9.7**), deren stark reduziertes Pleon auf die Unterseite des Cephalothorax umgeklappt ist. Die erfolgreichsten Landkrebse stellen jedoch die *Isopoden* (Asseln), bei denen die Landasseln (Oniscoidea, z. B. *Porcellio*) die Exopoditen ihrer Pleopoden zu besonderen Luftatmungsorganen umgebildet haben. Mit wenigen Formen *(Hemilepistus)* leben sie sogar in Wüstenregionen.

12.7.5 Tracheata (Tausendfüßler und Insekten)

Myriapoda	**Diplopoda**		Dignatha	Progoneata
	Pauropoda		Dignatha	Progoneata
	Symphyla		Trignatha	Progoneata
	Chilopoda			Opisthogoneata
Insecta	**Diplura**		Entognatha	„Apterygota“
	Protura		Entognatha	„Apterygota“
	Collembola		Entognatha	„Apterygota“
	Archaeognatha		Ectognatha	„Apterygota“
	Zygentoma	Dicondylia	Ectognatha	„Apterygota“
	Pterygota	Dicondylia	Ectognatha	

A. ***Myriapoda*** (Tausendfüßler): [1] **Diplopoda** (Doppelfüßler, Tausendfüßler i. e. S.); mit meist mehr als 100 Beinpaaren, zu je 2 Paaren an Doppelsegmenten, max. 30 cm lang: *Julus* (Schnurfüßler); *Glomeris* (Saftkugler). [2] **Pauropoda** (Wenigfüßler); mit 9 Beinpaaren, max. 1,5 mm lang. [3] **Symphyla** (Zwergfüßler); mit 12 Beinpaaren, max. 8 mm lang. [4] **Chilopoda** (Hundertfüßler); mit 15–170 laufbeintragenden Segmenten, bis 25 cm lang: *Lithobius* (Steinläufer); *Scolopendra* (Riesenläufer, Abb. **12.39** *C*); *Scutigera* (Spinnenasseln).

B. ***Insecta*** (= Hexapoda, Insekten; vgl. Abb. **12.59**): [1] **Diplura** (Doppelschwänze; Abb. **12.53** *A*); mit Styli an Abdominalsegmenten, augenlos, 3–5 mm lang: *Campodea* (Abb. **12.39** *D*, **12.55** *A*). [2] **Protura** (Beintastler; Abb. **12.53** *B*); mit Gliedmaßenrudimenten am 1.–3. Abdominalsegment, antennen- und augenlos, 0,5–2 mm lang. [3] **Collembola** (Springschwänze; Abb. **12.53** *C*); Abdomen auf 6 Segmente reduziert, mit Sprungapparat; 1–2 mm lang: *Podura; Isotoma* (Gletscherfloh). [4] **Archaeognatha** (Borstenschwänze); Mandibel mit 1 Gelenkkopf, Cerci und Terminalfilum bilden Sprungapparat, 0,5–1 cm lang: *Machilis* (Felsenspringer). [5] **Zygentoma** (Fischchen); Mandibel mit 2 Gelenkköpfen, Reduktion der Komplexaugen auf wenige Ommatidien: *Lepisma* (Silberfischchen). [6] **Pterygota** (geflügelte Insekten; Abb. **12.54**); mit Flügelpaaren an Meso- und Metathorax: s. Tab. **12.2**, S. 687.

Fast gleichzeitig wie die Cheliceraten (Skorpione) sind im oberen Silur die Mandibulaten in Form von Tausendfüßlern (Abb. **12.39** *C*) zum Landleben übergegangen.

● Dieser neuen terrestrischen Lebensweise entspricht die Ausbildung besonderer Atmungsorgane, der **Tracheen** (S. 287), röhrenförmiger Einstülpungen des Integuments, die den „Tracheaten“ ihren Namen gegeben haben. Den gleichnamigen Organen der Arachniden (S. 667) und Onychophoren

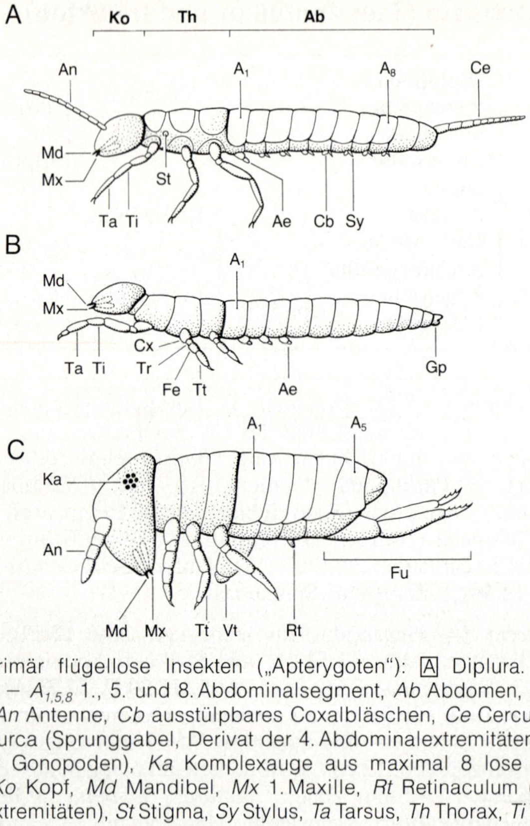

Abb. 12.53 Primär flügellose Insekten („Apterygoten"): [A] Diplura. [B] Protura. [C] Collembola. – $A_{1,5,8}$ 1., 5. und 8. Abdominalsegment, *Ab* Abdomen, *Ae* Abdominalextremität, *An* Antenne, *Cb* ausstülpbares Coxalbläschen, *Ce* Cercus, *Cx* Coxa, *Fe* Femur, *Fu* Furca (Sprunggabel, Derivat der 4. Abdominalextremitäten), *Gp* Genitalporus (ohne Gonopoden), *Ka* Komplexauge aus maximal 8 lose gruppierten Ommatidien, *Ko* Kopf, *Md* Mandibel, *Mx* 1. Maxille, *Rt* Retinaculum (Derivat der 3. Abdominalextremitäten), *St* Stigma, *Sy* Stylus, *Ta* Tarsus, *Th* Thorax, *Ti* Tibia, *Tr* Trochanter, *Tt* Tibiotarsus, *Vt* Ventraltubus (Derivat der median gerückten und verschmolzenen 1. Abdominalextremitäten).

(S. 662) sind sie allerdings nicht homolog. Sie beginnen mit verengten Außenöffnungen *(Stigmen)*, die bei Insekten noch mit einem Verschlußmechanismus versehen sind, und werden als ektodermale Bildungen von einer dünnhäutigen, nicht sklerotisierten Cuticula *(Intima)* ausgekleidet. Diese Intima wird bei jeder Häutung erneuert. Die Stigmen liegen bei den Insekten an den beiden hinteren Thorakalsegmenten und in einer wechselnden Anzahl von Abdominalsegmenten. Sie führen über einen kurzen Kanal in zwei oder mehrere längsverlaufende Hauptstränge (Abb. **4.18** *A*, **12.55** *A*), die bei guten Fliegern vielfach zu mächtigen Luftsäcken ausgeweitet sind (Abb. **12.55** *B*). Bei kleinen, flügellosen Formen können die durchgehenden Längsstränge fehlen *(Archaeognatha)*, alle Tracheen über ein einziges Stigmenpaar nach

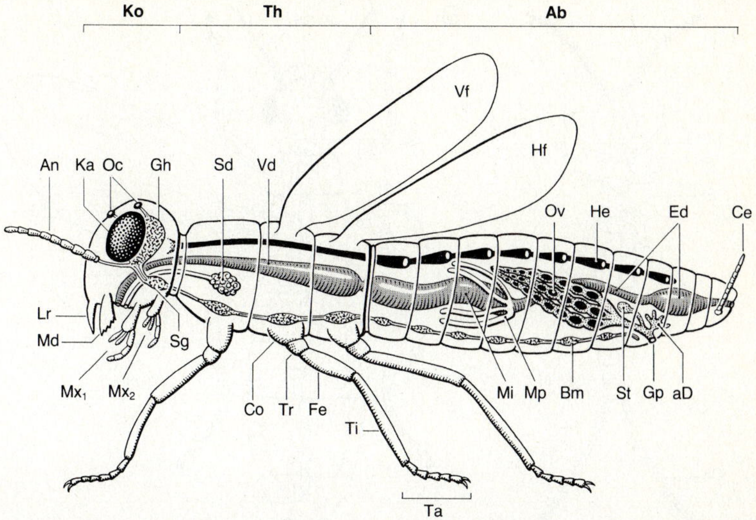

Abb. 12.54 Organisationsschema der pterygoten Insekten. – *Ab* Abdomen, *aD* akzessorische Drüse am Geschlechtsausführgang, *An* Antenne, *Bm* Bauchmark (ventrale Ganglienkette), *Ce* Cercus, *Co* Coxa, *Ed* Enddarm, *Fe* Femur, *Gh* Gehirn, *Gp* Genitalporus, *He* Herz, *Hf* Hinterflügel, *Ka* Komplexauge, *Ko* Kopf, *Lr* Labrum (Oberlippe), *Md* Mandibel, *Mi* Mitteldarm, *Mp* Malphigi-Gefäße, $Mx_{1,2}$ 1. und 2. Maxille, *Oc* Ocellen, *Ov* Ovarium, *Sd* Speicheldrüse, *Sg* Suboesophageal-(Unterschlund-)Ganglion, *St* Samentasche (Receptaculum seminis), *Ta* Tarsus, *Th* Thorax, *Ti* Tibia, *Tr* Trochanter, *Vd* Vorderdarm, *Vf* Vorderflügel. Speziell zum Verdauungstrakt s. Abb. **4.9** *A*.

außen münden *(Symphyla)* oder sogar weitgehend bis vollständig reduziert sein *(Pauropoda, Protura, Collembola)*.

● Drei weitere *konstitutive Merkmale* der Tracheaten liefert die **Kopf**-Architektur:

1. Allen Myriapoden und Insekten fehlt das 2. Antennenpaar der Krebse. Das entsprechende, zwischen Antennen und Mandibeln gelegene Segment bleibt jedoch als *Interkalarsegment* erhalten. Ihm ist der hintere Hirnabschnitt (*Tritocerebrum*; Tab. **12.1**, S. 660) zugeordnet. Die Ganglien der folgenden 3 Segmente (Mandibel- und 2 Maxillensegmente) verschmelzen zum Unterschlundganglion (*Suboesophagealganglion,* Abb. **6.17** *A*).

2. Die *Mandibeln* besitzen keine Taster *(Palpi)* (vgl. Krebse, Abb. **12.49**, **12.51**), bestehen also nur noch aus den zu mächtigen Kauladen ausgebildeten Hüftgliedern der ursprünglichen Extremitäten (Abb. **12.56**). Die *1. Maxillen* tragen noch Taster. Die *2. Maxillen* vereinigen sich meistens zu einer plattenförmigen Unterlippe *(Labium)*, die den Mundvorraum nach hinten ab-

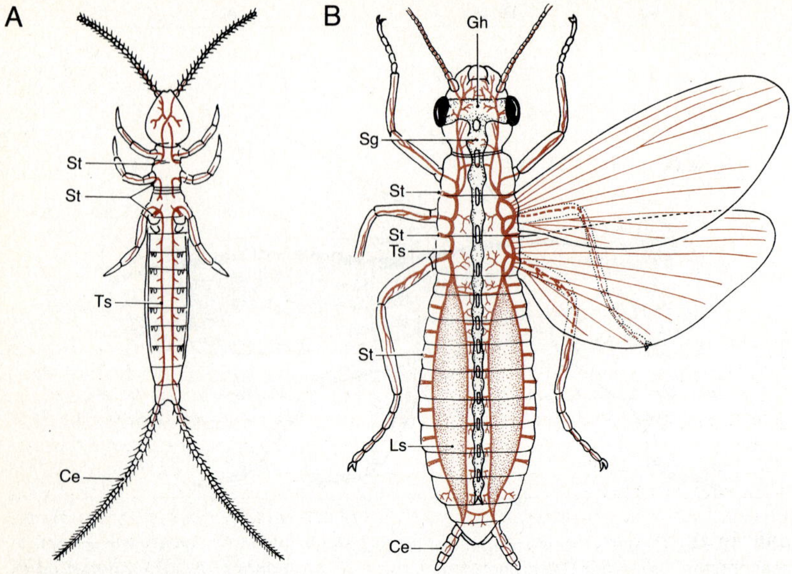

Abb. 12.55 Tracheensystem der Tracheaten. [A] Primär flügelloses (apterygotes) und [B] pterygotes Insekt. Tracheensystem *in Farbe*. – *Ce* Cercus, *Gh* Gehirn, *Ls* Luftsack, *Sg* Suboesophagealganglion, *St* Stigma, *Ts* Tracheenhauptstrang (nach Grassi, Marten; Weber).

schließt. Während die Mundwerkzeuge ursprünglich – und noch bei den meisten Myriapoden – zangenartig gegeneinander arbeiten, werden sie bei den Insekten vielfältig zu stechenden, saugenden oder leckenden Organen umgebildet (Abb. **12.57**).

3. Antennen-, Interkalar-, Mandibel- und Maxillensegmente bilden bei den Tracheaten eine einheitliche Kopfkapsel, in die im Gegensatz zu den übrigen Arthropoden nie Segmente mit Laufbeinen einbezogen werden. Leistenartige Cuticulareinstülpungen bilden als Muskelansatzstellen ein inneres Kopfskelett *(Tentorium)*.

● Innerhalb der Tracheaten unterscheiden sich Myriapoden und Insekten vor allem in der **Rumpfgliederung**. Während der Rumpf bei den *Myriapoden* aus nahezu homonomen Segmenten mit gleichartigen Extremitätenpaaren besteht, ist er bei den *Insekten* stets heteronom in Thorax und Abdomen gegliedert. Der *Thorax* enthält 3 mit je einem Laufbeinpaar ausgestattete Segmente, das *Abdomen* 11 Segmente ohne lokomotorische Extremitäten. Als Rudimente bzw. Umbildungen von Abdominalextremitäten können *Styli* (Diplura, Archaeognatha), *Cerci* (z. B. Abb. **12.55**), der *Sprungapparat* der

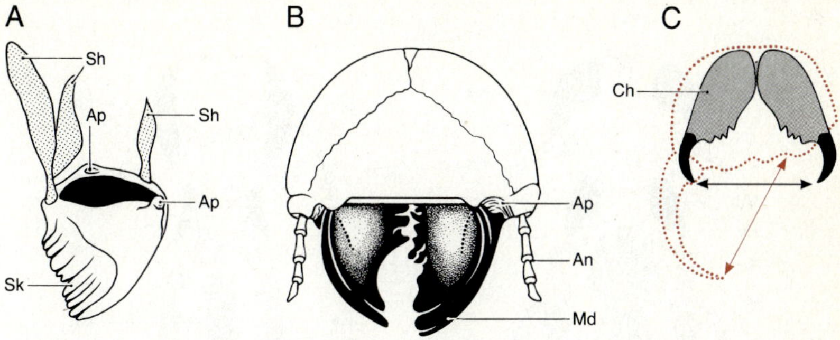

Abb. 12.56 Funktionsmorphologie der Insektenmandibel. [A] Dreidimensionales Schema einer typischen Mandibel (Ansicht von oben-innen). [B] Mandibeln der Nashornkäferlarve *(Oryctes nasicornis)*. Vorderansicht; Labrum entfernt. [C] Zum Vergleich sind die Wirkungsbereiche der Cheliceren bei orthognathen Spinnen (z. B. Vogelspinne; *in Farbe,* Seitenansicht) und labidognathen Spinnen (z. B. Netzspinnen; *grau,* Frontalansicht) dargestellt. Die Labidognathen-Cheliceren arbeiten wie die Insektenmandibeln in einer Ebene quer zur Körperlängsachse, die Orthognathen-Cheliceren dagegen in der Körperlängsachse. Erstere können daher für den gleichen Wirkungsbereich *(Doppelpfeile)* kleiner dimensioniert sein als letztere. – *An* Antenne, *Ap* Angelpunkte (Gelenkhöcker bzw. -grube) der Mandibelgelenke, *Ch* Chelicere, *Md* Mandibel, *Sh* Sehnen der Ab- und Adduktormuskeln, *Sk* Schneidkante von *Md* (nach Bristowe, Kaestner; Weber).

Collembolen (Abb. **12.53** *C*: *Rt*, *Fu*) und Teile des äußeren *Geschlechtsapparats* gelten. Bei den Hautflüglern verschmilzt während der Embryonalentwicklung das 1. Abdominalsegment mit dem Thorax; 2. und 3. Abdominalsegment können sich zudem stielartig verschmälern *(Petiolus)*, so daß der Hinterleib – hier *Gaster* genannt – nicht mehr alle Abdominalsegmente umfaßt.

Die homonome Segmentierung der **Myriapoden** kommt am deutlichsten bei den räuberisch lebenden, nachtaktiven *Chilopoden* zum Ausdruck (Abb. **12.39** *C*). Als Besonderheit ist bei ihnen das 1. Beinpaar zu mächtigen Giftklauen modifiziert. Bei den pflanzenfressenden *Diplopoden* sind wohl in Anpassung an die Fortbewegungsweise im Erdreich je 2 Segmente zu einem Diplosegment verschmolzen, das folglich 2 Extremitätenpaare, 2 Paar Ganglien, 2 Paar Stigmen und 2 Paar Herzschlauch-Ostien aufweist. Die nur wenige Millimeter messenden *Symphylen* besitzen wie die Insekten 3 Paar Mundwerkzeuge (ebenso ein zum Labium verschmolzenes 2. Maxillenpaar) und auch sonst noch eine Reihe von Merkmalen (z. B. Styli), die in ähnlicher Ausprägung bei primär flügellosen Insekten auftreten. Bei den *Diplopoden, Pauropoden* und *Symphylen* ist die Geschlechtsöffnung vom Körperhinterende in das 2. bis 4. Rumpfsegment vorverlegt worden („Progoneata", s. S. 677).

Bei den **Insekten** trägt jedes Thorakalsegment (Pro-, Meso- und Metathorax) ein Paar **Extremitäten** (Name „Hexapoda"). Obwohl embryonal jegliche Andeutungen von Spaltbeinanlagen fehlen, werden die einästigen Laufbeine

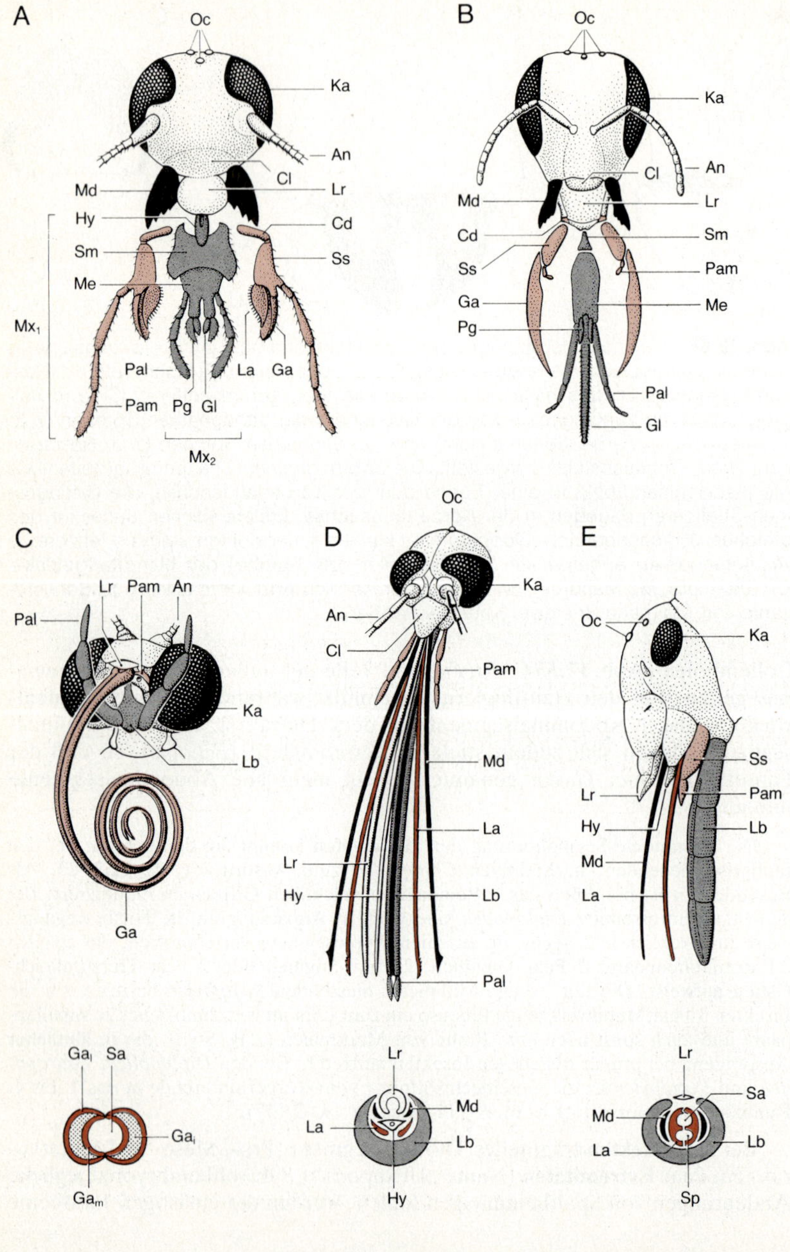
A
Oc
Ka
An
Cl
Md
Lr
Hy
Cd
Sm
Ss
Me
Mx_1
Pal
La
Ga
Pam
Pg
Gl
Mx_2
B
Oc
Ka
An
Cl
Md
Lr
Cd
Sm
Ss
Pam
Ga
Me
Pg
Pal
Gl
C
Lr
Pam
An
Pal
Ka
Lb
Ga
Ga_l
Sa
Ga_i
Ga_m
D
Oc
Ka
An
Cl
Pam
Md
La
Lr
Hy
Lb
Pal
Lr
Md
La
Lb
Hy
E
Oc
Ka
Ss
Lr
Pam
Hy
Lb
Md
La
Lr
Sa
Md
Lb
La
Sp

der Tracheaten vergleichend morphologisch vielfach mit den Endopoditen der Spaltbeine homologisiert (S. 672). Griffelförmige *Styli,* die bei den Archaeognathen sowohl an rudimentären Abdominalextremitäten (Abb. **12.53** *A*) als auch an der 2. und 3. Thorakalextremität auftreten, lassen sich als Reste von Exopoditen deuten. Bei Insekten gliedern sich die Laufbeine stets in Hüftglied *(Coxa)*, Schenkelring *(Trochanter)*, Schenkel *(Femur)*, Schiene *(Tibia)* und – primär fünfgliedrigen – Fuß *(Tarsus)* mit Endklauen. (Bei den ebenfalls einästigen Laufbeinen der Arachniden schwankt die Zahl der Beinglieder gruppenspezifisch.)

Damit sich die Beine wirkungsvoll bewegen können, müssen sie an die Muskulatur des Thorax angeschlossen werden und gegen ein starres Widerlager wirken. Die starke *Sklerotisierung* (S. 657) der **Thorakalsegmente** –

Abb. 12.57 Typen von Mundwerkzeugen bei Insekten. Mandibeln *schwarz,* 1. Maxillen *in Farbe,* 2. Maxillen *grau* dargestellt. [A] Der **beißend-kauende Typ** kommt bei ursprünglichen Insekten vor (Schaben, Heuschrecken): Die Oberlippe (Labrum *Lr*) überdeckt als unpaare Hautfalte die Mandibeln *(Md)*. Die noch stark gegliederten 1. Maxillen bestehen aus zwei Grundgliedern (Cardo *Cd*, Stipes *Ss*), einem Taster (Palpus maxillaris *Pam*) sowie einer Innen- und Außenlade. Die innere (Lacinia *La*) dient als Kaulade, die äußere (Galea *Ga*) ist mit Geschmackssinnesoganen besetzt. Die 2. Maxillen sind mit ihren Grundgliedern (Submentum *Sm,* Mentum *Me*) median zu einer einheitlichen Unterlippe (Labium *Lb*) verwachsen, deren paarige Anlage noch durch die Taster (Palpi labiales *Pal*) sowie die Innenlade (Glossa *Gl*) und Außenlade (Paraglossa *Pg*) angedeutet wird. Vom Mundhöhlenboden erhebt sich ein unpaarer zungenförmiger Fortsatz, der Hypopharynx *(Hy)*. [B] Beim **leckend-saugenden Typ** (Biene) bilden die verschmolzenen Glossae eine lange, rinnenförmige Zunge. Die Labialtaster und die Außenlade der 1. Maxille umhüllen als flachgekrümmte Scheide die Zunge, so daß ein Saugrohr entsteht. [C] Beim **saugenden Typ** der Schmetterlinge sind die Mandibeln zurückgebildet; vom Labium bleiben nur die Taster erhalten. Die rinnenförmigen Außenladen der 1. Maxillen (Galeae *Ga*) legen sich zu einem einrollbaren Saugrohr *(Sa)* zusammen. [D] [E] Beim **stechend-saugenden Typ** der Mücken (Culicidae; *D*) und Wanzen (Hemiptera; *E*) bildet das Labium eine vom Labrum bedeckte Rinne, in der die Stechborsten (Mandibeln und Kauladen der 1. Maxillen) gleiten. Als Saugrohr dient bei Mücken eine tiefe, vom Hypopharynx abgeschlossene Rinne an der Unterseite des Labrums, bei Wanzen ein von den Stechborsten gebildeter Kanal *(Sa)*. Durch einen zweiten, darunterliegenden Stechborstenkanal (Speichelrohr *Sp*) fließt ein Speicheldrüsensekret, das die Blutgerinnung hemmt, in die angestochene Wunde. Bei den Mücken birgt der Hypopharynx den Speichelkanal. Die *Querschnittsbilder (C–E)* zeigen die Mundwerkzeuge in natürlicher Lage.
An Antenne, *Cd* Cardo, *Cl* Clypeus (Teil der stirnseitigen Kopfkapsel), *Ga* Galea, Ga_i Innenraum der Galea, von Muskeln, Nerven und Tracheen durchzogen, $Ga_{m,l}$ mediane und laterale Wand der Galea, *Gl* Glossa, *Hy* Hypopharynx, *Ka* Komplexauge, *La* Lacinia, *Lb* Labium (in *C–E* Verschmelzungsprodukt von *Sm* und *Me*), *Lr* Labrum, *Md* Mandibel, *Me* Mentum, $Mx_{1,2}$ 1. und 2. Maxille, *Oc* Ocellen, *Pal* Palpus labialis, *Pam* Palpus maxillaris, *Pg* Paraglossa, *Sa* Saugrohr, *Sm* Submentum, *Sp* Speichelrohr, *Ss* Stipes (nach Kühn; Pfurtscheller; Kaestner; Weber; Ulrich; Eastham).

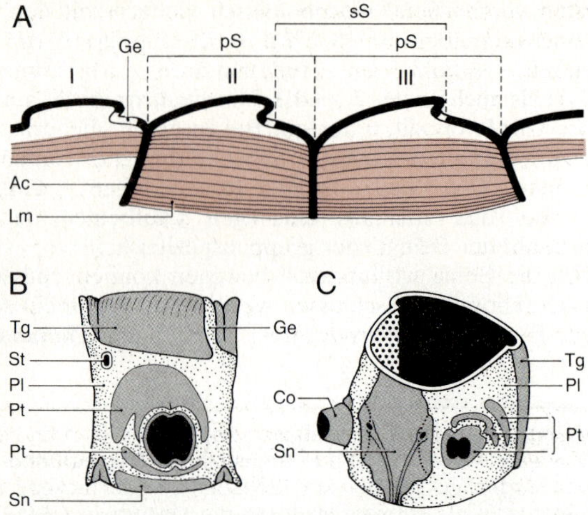

Abb. 12.58 Gliederung des Thorakalskeletts bei Insekten. [A] Längsschnitt durch dorsale Thoraxregion. [B] Seitenansicht eines Thoraxsegments. [C] Prothorax einer Steinfliege (Plecoptera). – *I, II, III* Pro-, Meso- und Metathorax, *Ac* Antecosta, *Co* Coxa, *Ge* Gelenkhaut („Membran", S. 657), *Lm* Longitudinalmuskulatur *(in Farbe)*, *Pl* Pleurum, *pS* primäre Segmentierung, *Pt* Pleurit, *Sn* Sternit, *sS* sekundäre Segmentierung, *St* Stigma, *Tg* Tergit (nach Snodgrass; Fuller; Seifert).

Muskelinsertionsstelle und Widerlager der Beinbewegung zugleich – erfüllt beide Bedingungen, erfolgt jedoch nicht gleichmäßig über die gesamte Segmentcuticula. Nach Auflösung des durchgehenden Hautmuskelschlauchs der Anneliden inserieren die mächtigen segmentalen Längsmuskeln direkt an den Intersegmentalfurchen, die jetzt stark sklerotisierte, nach innen vorspringende Zapfen *(Antecosten)* bilden (Abb. **12.58** *A*). Um trotzdem die Beweglichkeit des Rumpfes zu erhalten, werden vor oder hinter den Antecosten, d. h. im davor oder dahinter liegenden Segment, membranöse Gelenkhäute ausgebildet. Die äußerlich sichtbaren Segmentgrenzen eines Insekts entsprechen also einer *sekundären Segmentierung,* während die wahren Segmentgrenzen durch die Antecosten markiert werden. Die Segmentringe sind im dorsalen *(Tergum)* und ventralen Bereich *(Sternum)* stark sklerotisiert, also als Sklerite *(Tergit* bzw. *Sternit)* ausgebildet, besitzen jedoch weichhäutige Seitenwände *(Pleuren)*. Nur an den Bein- und Flügelgelenken werden in den Pleuralmembranen zur Versteifung des Bewegungsapparates Sklerite *(Pleurite)* angelegt (Abb. **12.58** *B, C*).

Die meisten Insekten (Pterygota) tragen an Meso- und Metathorax **Flügel**, die sich aus seitlichen Ausfaltungen *(Paranota)* der Rückendecke entwikkeln. Flügel besitzen weder Muskulatur noch eine Gliederung in gelenkig verbundene Segmente, lassen sich also nicht mit Extremitäten homologisieren. Zwischen den beiden Epidermislagen, die in der Flügelspreite direkt aneinanderstoßen, bleiben nur in den Flügeladern Mixocoelkanäle erhalten, die im Normalfall von je einer Trachee und einem Nerv durchzogen werden. Flügelartikulation und -bewegung (Abb. **8.6**) bilden ein Musterbeispiel funktionsmorphologischer Präzisionskonstruktionen.

Die beiden *Flügelpaare,* die bei den Libellen sogar unabhängig voneinander schlagen können, werden bei höher entwickelten Fliegern in Richtung auf einheitlich schlagende Flächen umgestaltet: Entweder kommt es zur Verkoppelung der Flügel einer Körperseite durch Haftverbindungen (bei Hymenopteren, Lepidopteren), zur Umbildung des hinteren Flügelpaares zu Schwingkölbchen (= Halteren; bei Dipteren), zum Verlust des vorderen Flügelpaares (bei Strepsipteren) oder – wie bei den Käfern – zur Umbildung der Vorderflügel zu Deckplatten (= Elytren).

Alle nichtpterygoten Insekten (s. Übersicht S. 677) sind *primär flügellos* (*apterygot*; Abb. **12.53**). Aber auch innerhalb der Pterygoten treten *sekundär flügellose* Formen auf (z. B. Federlinge, Läuse, Wanzen, Flöhe, Ameisenarbeiterinnen). Die **primäre Flügellosigkeit** der Dipluren, Proturen, Collembolen, Archaeognathen und Zygentomen hat dazu geführt, alle diese Gruppen als „Apterygoten" zusammenzufassen. Eine genaue Merkmalsanalyse zeigt jedoch, daß es sich bei der primären Flügellosigkeit um eine Symplesiomorphie – nicht Synapomorphie – dieser Gruppen handelt und damit die Aufstellung eines eigenen Taxons „Apterygota" nicht gerechtfertigt ist (s. S. 545). Nach der in Abb. **12.59** formulierten phylogenetischen Hypothese kann es keine nur den „Apterygoten" gemeinsame Stammart gegeben haben. Phylogenetisch sind z. B. die Zygentomen mit den Pterygoten näher verwandt als mit den apterygoten Collembolen. Letztere verfügen – zusammen mit den Proturen und Dipluren – über das abgeleitete Merkmal der *Entognathie:* Mandibeln und 1. Maxillen sind in eine (z. T. vom Labium gebildete) Kopftasche versenkt. Andererseits haben die Entognathen den ursprünglichen Zustand der *Gliederantenne* bewahrt. Die *Geißelantenne* der Ectognathen stellt eine Neuerwerbung dar.

Mit 2000 Arten, massenhaftem Auftreten (1–5 Individuen $\cdot$ cm^{-3}) und weltweiter Verbreitung bilden die **Collembolen** (Abb. **12.53***C*) die bei weitem größte Gruppe apterygoter Insekten. Als Bodenbewohner der Laub- und Moosschicht sind sie ebenso wie die Diplopoden (S. 681) wesentlich an der Zersetzung pflanzlichen Materials beteiligt. Ihr auf sechs Segmente reduziertes Abdomen trägt einen wirkungsvollen *Sprungapparat,* der den nur 1–2 mm langen Tieren Sprünge von bis zu 50 cm Weite ermöglicht. Dabei wird die Sprunggabel *(Furca),* die in Ruhe nach vorn geklappt und am *Retinaculum* eingehakt ist, nach hinten geschnellt.

● Während der **postembryonalen Entwicklung** durchlaufen die pterygoten Insekten mehrere *Larvenstadien,* die jedoch im Gegensatz zur anameren Entwicklung vieler Krebse (S. 674) und apterygoten Insekten (Proturen, Collembolen) stets schon die endgültige Segmentzahl enthalten. Indem die Larven andere und nährstoffreichere Lebensräume besiedeln als die fortpflanzungsfähigen Tiere (*Imagines,* Sing. *Imago*) und auch eine viel längere Lebensdauer als diese besitzen können (S. 518), bilden sie eigentliche Wachstums- und Ernährungsstadien, die sich oft auch morphologisch stark von den Imagines unterscheiden. Die Imagines, die sich über eine *Metamorphose* aus

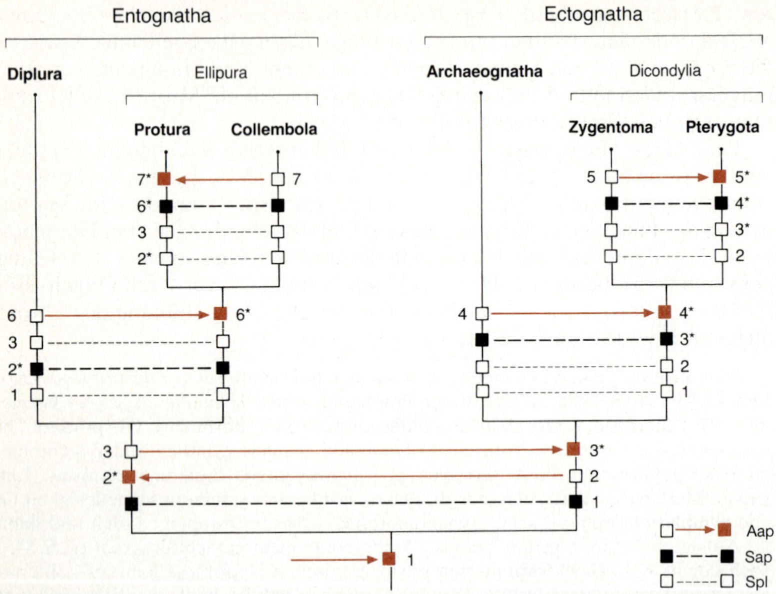

Abb. 12.59 Die Stellung der primär flügellosen Insektengruppen („Apterygoten") im phylogenetischen System der Insekten. Die in der Übersicht auf S. 677 *fettgedruckten* Insektengruppen sind auch hier durch *Fettdruck* hervorgehoben. – *Aap* Apomorphie, *Sap* Synapomorphie, *Spl* Symplesiomorphie (vgl. Abb. **11.1** *A–C*). Merkmale: *1* Heteronome Rumpfgliederung, nur 3 Laufbeinpaare (Autapomorphie der Insecta); *2* Ectognathie (Mundteile freiliegend); *2** Entognathie (Mundteile in Kopfkapsel versenkt); *3* Gliederantenne (mit gleichförmigen Gliedern, Muskulatur bis ins vorletzte Glied); *3** Geißelantenne (Gliederung in Scapus, Pedicellus und mehrgliedrige Geißel [= Flagellum], Muskulatur nur bis Scapus); *4* Mandibel mit 1 Gelenkhöcker; *4** Mandibel mit zwei Gelenkhöckern; *5* primär flügellos; *5** mit 2 Paar Flügeln am Thorax; *6* Antennen mit hoher Gliederzahl, Cerci vorhanden; *6** Antennen mit 4 Gliedern, Cerci reduziert; *7* Antennen vorhanden; *7** Antennen reduziert (nach Hennig; Kristensen; Ax).

den Larven entwickeln (Abb. **3.19**), dienen dagegen der Vermehrung und Verbreitung; manchmal nehmen sie – wie bei einigen Schmetterlingen und Fliegen – gar keine Nahrung mehr auf. Die Möglichkeit, daß sich Insekten als Larven und Imagines getrennt spezialisieren und sich damit ein größeres Umweltspektrum erschließen können, mag wesentlich dazu beigetragen haben, daß sie an Arten- und Individuenzahl alle anderen Tiergruppen übertreffen. Da die zunehmende Verselbständigung des Larvenlebens gegenüber der Imago bei Insekten einen durchgehenden evolutiven Trend bedeutet, läßt sich eine Großgruppierung der Pterygoten-Ordnungen nach den Entwicklungstypen vornehmen (Tab. **12.2**).

Tab. 12.2 Die artenreichen Ordnungen (mit mehr als 1000 Arten) der pterygoten Insekten.

1. **Mit hemimetaboler Entwicklung**			Artenzahl
a) **mit wasserlebenden Larven**			
Ephemeroptera	Eintagsfliegen		2000
Odonata	Libellen		4700
Plecoptera	Steinfliegen		2000
b) **mit landlebenden Larven**			
Blattodea	Schaben		3500
Isoptera	Termiten		2000
Dermaptera	Ohrwürmer		1300
Mantodea	Fangschrecken		1800
Plasmotodea	Stabheuschrecken		2500
Ensifera	Langfühlerschrecken: Laubheuschrecken, Grillen	*Orthoptera*	8100
Caelifera	Kurzfühlerschrecken: Feldheuschrecken	*Orthoptera*	7000
Psocoptera	Rinden- oder Staubläuse		1000
Phthiraptera	Tierläuse: Haar- und Federlinge *(Mallophaga)*, Läuse *(Anoplura)*		3700
Hemiptera	Schnabelkerfe: Wasser- und Landwanzen *(Heteroptera)*; Zikaden, Blattläuse *(Homoptera)*		73000
2. **Mit holometaboler Entwicklung**			
Planipennia	Hafte (Netzflügler i. e. S.): Florfliegen, Schmetterlingshafte, Ameisenlöwen		7000
Coleoptera	Käfer		350000
Trichoptera	Köcherfliegen		5400
Lepidoptera	Schmetterlinge		110000
Diptera	Zweiflügler: Mücken, Fliegen		85000
Siphonaptera	Flöhe		1600
Hymenoptera	Hautflügler: Blatt- und Holzwespen *(Symphyta)*; Schlupfwespen *(Terebrantia)*; Stachelwespen *(Aculeata)*: Grabwespen, Faltenwespen, Ameisen, Bienen		106500

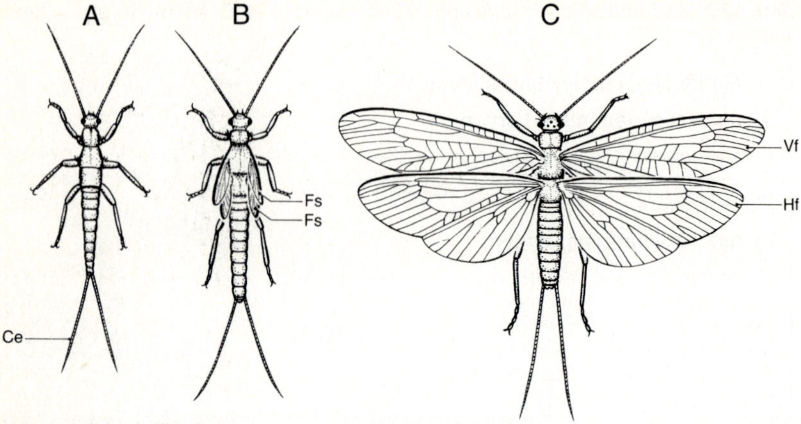

Abb. 12.60 Hemimetabolie bei Steinfliegen (Plecoptera). A Frühes, flügelloses Larvenstadium. B Spätes Larvenstadium mit Flügelscheiden *(Fs)*. C Imago mit ausdifferenzierten Vorder- und Hinterflügeln *(Vf, Hf)*. *Ce* Cercus.

Die Larven der *hemimetabolen* Insekten (Abb. **12.60** *A*) zeigen oft noch auffällige Ähnlichkeiten mit apterygoten Insekten (Abb. **12.53**). In den meisten Fällen – extrem bei *holometabolen* Formen – treten jedoch larveneigene Merkmale hinzu, die im Organisationsplan der Imago keine Entsprechung finden (*Deviationsmerkmale, caenogenetische* Bildungen): Unter den hemimetabolen Insekten trifft das besonders für die sekundär wasserlebenden Larven zu, die am Abdomen Tracheenkiemen tragen (z. B. Eintagsfliegen). Diese dünnwandigen, von Tracheen durchzogenen Hautduplikaturen (S. 290) gehen aus Extremitätenanlagen hervor.

● Ihrem **Organisationsgrad** nach können Insekten als die höchstentwickelten und am weitesten differenzierten Protostomier gelten. Davon zeugen die *hohen integrativen Leistungen* ihres zentralen Nervensystems (Abb. **6.17**; S. 455, 459, 466) und ein vielseitiges *Verhaltensrepertoire* (S. 479, 482), das sich – vor allem bei staatenbildenden Insekten mit ihrer *Kastenbildung* und *Arbeitsteilung* (S. 489) – in komplexen *Kommunikationssystemen* (S. 492) und ausgeprägtem *Lernverhalten* (S. 473, 477) äußert.

Abb. 12.61 Insekten als Parasiten und Krankheitsüberträger. Beispiele aus 4 Ordnungen. A Diptera: *1* Malariamücke *(Anopheles maculipennis); 2* Gelbfiebermücke *(Aëdes aegypti); 3* Tsetse-Fliege *(Glossina palpalis); 4* Fliege als Transportwirt für die Eier *(in Farbe)* der Dasselfliege *(Dermatobia hominis).* Bei *Anopheles* liegen Körperachse und Stechapparat in einer Achse, bei *Aëdes* sind sie gegeneinander abgewinkelt. B Siphonaptera: Menschenfloh *(Pulex irritans).* C Phthiraptera: Klei-

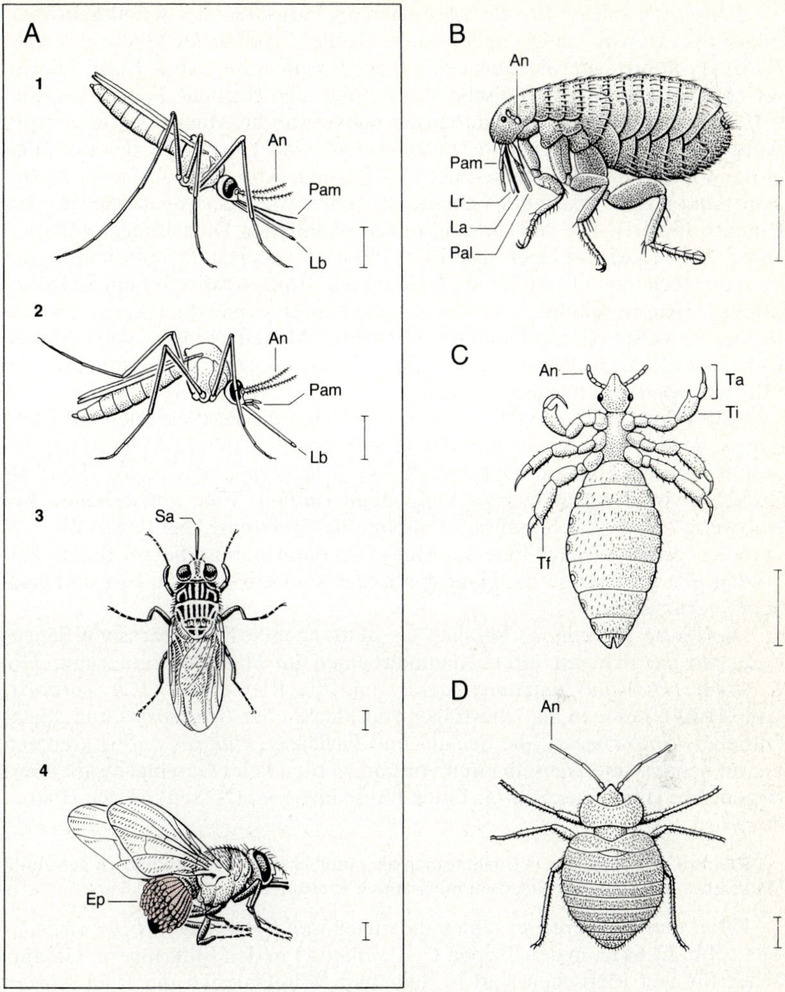

derlaus *(Pediculus humanis corporis).* D Hemiptera: Bettwanze *(Cimex lectularius).* Maßstabsmarken: 1 mm. – *An* Antenne, *Ep* Eipaket des Parasiten, *La* Lacinia (Innenlade der 1. Maxille), *Lb* Labium, *Lr* Labrum, *Pal* Palpus labialis (Labialtaster), *Pam* Palpus maxillaris (Maxillartaster), *Sa* Stech- und Saugapparat, *Ta* zweigliedriger Tarsus, *Tf* Tibialfortsatz, *Ti* Tibia (nach Leeson; Nogge; Geigy, Herbig; Nauck; Martini; Rothschild; Kühn).

● Insekten spielen für den Menschen als **Parasiten** oder **Krankheitsüberträger** *(Vektoren)* eine bedeutsame Rolle. *Anopheles*-Mücken (Abb. **12.61** *A1*) übertragen die Malariaerreger (*Plasmodium,* Abb. **12.8**), Filariosen (S. 647) und einige tropische Virusinfektionen (Dengue-Fieber, Gelbfieber; letzteres hauptsächlich durch die nahverwandte Mücke *Aëdes aegypti;* Abb. **12.61** *A2*); Sandmücken *(Phlebotomus)* sind Überträger der Leishmaniosen (S. 605) und die Tsetse-Fliegen (*Glossina;* Abb. **12.61** *A3*) der von *Trypanosoma*-Arten erzeugten Schlafkrankheit sowie der Nagana-Seuche bei Rindern (S. 604). Die süd- und mittelamerikanischen Dasselfliegen (*Dermatobia;* Abb. **12.61** *A4*) legen ihre Eier, die nach wenigen Tagen schlüpfbereit sind, an stechenden Insekten ab. Gelangt der Transportwirt auf ein Säugetier (Mensch, Rind), schlüpfen die Larven und bohren sich in die Haut ein, wo sie Hautgeschwülste (Dasselbeulen) erzeugen. Als Überträger von Typhus, Ruhr, Cholera, Milzbrand und Amöbenruhr (S. 606) sind Stubenfliegen *(Musca domestica)* nachgewiesen.

Rattenflöhe *(Xenopsylla cheopis)* übertragen die Pestbakterien auf Menschen, wo sie durch Menschenflöhe (*Pulex irritans,* Abb. **12.61** *B*) weiterverbreitet werden können. Der Hundefloh *(Ctenocephalides canis)* dient als Zwischenwirt des Bandwurms *Dipylidium canium.* Eine abweichende Lebensweise zeigen die Sandflöhe *(Sarcopsylla penetrans)*, bei denen die ♂♂ nach Art gewöhnlicher Flöhe am Menschen parasitieren, die am Boden lauernden ♀♀ dagegen in die Haut eindringen und erbsengroße Entzündungsherde verursachen.

Die Läuse *(Anoplura)* befallen als blutsaugende Dauerparasiten Säugetiere, wo sie sich mit ihren Klammerbeinen im Haarkleid einnisten. Die Kopflaus *(Pediculus humanus capitis)* und die Kleiderlaus (*P. h. corporis,* Abb. **12.61** *C*) dienen als Überträger von Fleckfieber *(Rickettsia)* und Rückfallfieber *(Spirochaeta)*; die Scham- und Filzläuse *(Phthirus pubis)* kommen nur an Scham- und Achselhaaren vor und werden beim Geschlechtsakt übertragen. Mit Hilfe eines Sekrets kitten Läuse ihre Eier (Nissen) an den Haaren des Wirts fest.

Kleider- und Kopflaus betrachtet man als räumlich und mikroklimatisch getrennte Unterarten, die sich experimentell miteinander kreuzen lassen.

Unter den *Heteropteren* zählen die flügellosen Bettwanzen *(Cimex lectularius,* Abb. **12.61** *D*; in den Tropen *C. rotundatus)* zu den Blutsaugern. Gefährlicher für den Menschen sind in Süd- und Mittelamerika die Raubwanzen *Rhodnius* und *Triatoma,* die den Erreger des Chagas-Fiebers – eine Trypanosomenkrankheit – übertragen (S. 605).

12.8 Mollusca (Weichtiere)

1 **Monoplacophora**; mit einheitlicher Schale; im Palaeozoikum weit verbreitet, rezent *Neopilina* (Abb. **12.62**). 2 **Polyplacophora** (Käferschnekken); mit 8 gegeneinander beweglichen Schalenplatten: *Chiton.* 3 **Aplacophora** *(Solenogastres)*; wurmförmig, ohne Schale. 4 **Gastropoda** (Schnecken; Abb. **12.66**): a) **Prosobranchia** (Vorderkiemer): *Haliotis* (Seeohr); *Patella* (Napfschnecke); b) **Opisthobranchia** (Hinterkiemer): *Aplysia* (Seehase; Box **6.2**, S. 368), Schale dünn, vom Mantel überwachsen; Nudibranchia (Nacktschnecken) ohne Schale; c) **Pulmonata** (Lungenschnecken); ohne primäre Kiemen, mit gefäßreicher Mantelhöhle: *Helix pomatia* (Weinbergschnecke); *Lymnaea* (Schlammschnecke); *Planorbis* (Posthornschnecke). 5 **Scaphopoda** (Kahnfüßler); marin: *Dentalium.* 6 **Bivalvia** (= Lamellibranchiata, Muscheln; Abb. **12.67**); marine Formen: *Mytilus* (Miesmuschel); *Ostrea* (Auster); limnische Formen: *Unio* (Flußmuschel); *Anodonta* (Teichmuschel); *Dreissena* (Wandermuschel). 7 **Cephalopoda** (Kopffüßler = Tintenschnecken = „Tintenfische“; Abb. **12.68**): *Nautilus* (Schiffsboot) und die fossilen *Ammoniten* (Abb. **11.8**) gehören zu den *Tetrabranchiata* (mit 4 Kiemen); *Dibranchiata* (mit 2 Kiemen) sind entweder zehnarmig (*Decabrachia*) wie *Sepia* und *Loligo* (Kalmar) oder achtarmig (*Octobrachia*) wie *Octopus* (Krake), *Argonauta, Eledone.*

1–3 werden vielfach als *Amphineura,* 4–7 als *Conchifera* zusammengefaßt.

Die Mollusken – nach den Arthropoden der an Artenfülle reichste Tierstamm – sind in ihrer großen Mehrzahl Wassertiere; doch haben die Lungenschnecken auch das Land erobert.

● Unter den **Organisationsmerkmalen** der offenbar erfolgreichen Molluskenkonstruktion sticht zunächst ein negatives hervor: Bei allen Mollusken wird die *Coelomsegmentierung* – und zum größten Teil auch das *Coelom* selbst – *zurückgebildet.* Während das erst 1952 in der Tiefsee entdeckte lebende Fossil *Neopilina* (Abb. **12.62**; S. 554) noch 6 Paar Nephridien, 5–6 Paar Kiemen und 8 Paar Dorsoventralmuskeln sowie ein großräumiges Coelom besitzt (Merkmale, die gelegentlich auch als sekundär gedeutet werden), haben die übrigen Mollusken solche Reminiszenzen an den Typ segmentierter Coelomaten verloren. Die *Coelomhöhle* bleibt auf den hinteren Körperabschnitt beschränkt, wo sie Herz, Nephridien und Gonaden umhüllt, d. h. als *Pericard, Nierensack* und *Gonocoel* ausgebildet ist (Abb. **12.63**). Die *Spiralfurchung,* die bei allen Mollusken außer den Cephalopoden auftritt, und eine Trochophora-ähnliche Larve (*Praeveliger;* Abb. **12.64**) sind dagegen klare Beweise für die engen phylogenetischen Beziehungen zwischen Mollusken und metameren Anneliden.

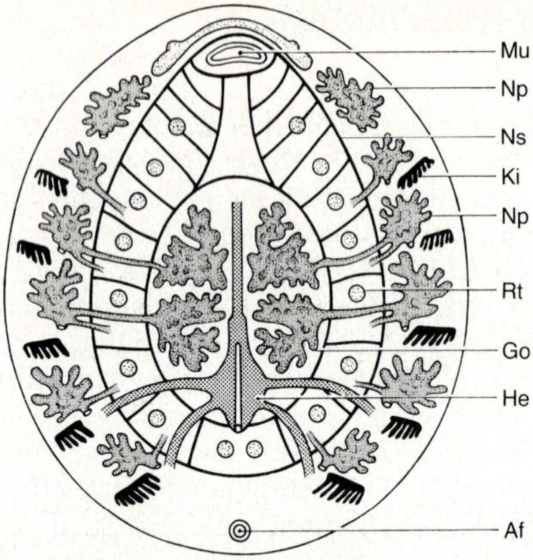

Abb. 12.62 Organisationsschema des monoplacophoren Mollusks *Neopilina;* Dorsalansicht. – *Af* After, *Go* Gonaden, *He* Herz, *Ki* Kieme, *Mu* Mundöffnung, *Np* Nephridium, *Ns* Nervensystem, *Rt* Retraktormuskel des Fußes (nach Lemche, Wingstrand).

● Mit dem Wegfall der Segmentierung und des als Hydroskelett wirkenden Coeloms haben die Mollusken eine neue Art der Fortbewegung und damit den *massigen Typ* ihrer **Körperarchitektur** entwickelt. Allgemein gliedert sich der Körper in den muskulösen *Kopffuß (Cephalopodium)*, den *Mantel (Pallium)* und den von ihm überwachsenen *Eingeweidesack (Visceralkomplex)*. Zwischen Mantel und Eingeweidesack liegt die Mantelhöhle, in die die Kiemen hineinragen („Kiemenhöhle") und in die auch Geschlechts- und Exkretionsorgane münden.

Der zum Kriechen, Graben und Schwimmen dienende **Fußabschnitt** (Lokomotionsorgan) trägt bei vielen Schnecken hinten ein schalenartiges *Operculum*, das nach Rückziehen des Fußes in die Schale die Gehäuseöffnung verschließt. Bei den Cephalopoden teilt sich der Fuß in 8 oder 10 (bei *Nautilus* bis zu 90) Arme auf. Schnecken, Scaphopoden und Cephalopoden bilden dorsal einen **Eingeweidesack** in Form einer bruchsackartigen Vorwölbung der Rückenfläche. Die Larvenentwicklung läßt klar erkennen, daß dieser Eingeweidesack, der adult die inneren Organe wie Herz, Gonaden, Darm und Mitteldarmdrüse (Hepatopankreas) enthält, durch überproportionales Wachstum der Rückenseite entsteht und dann von hinten her auf die Ventralseite des Tieres übergreift. Wie bei röhrenbewohnenden Tieren (vgl. Phoronida, S. 699) wird damit der Darm in V-Form gelegt.

Die Körperhöhle der Mollusken entspricht der *primären Leibeshöhle,* die bei den meisten Coelomaten nur im Lumen der Blutgefäße persistiert (Box **12.1**, Bild *2 C*, S. 622). Mollusken besitzen demnach neben den von den Kiemen kommenden Venen, dem Herz und kurzen Arterienstämmen ein über weite Strecken offenes *Blutgefäßsystem* (vgl. Mixocoel bei Arthropoden;

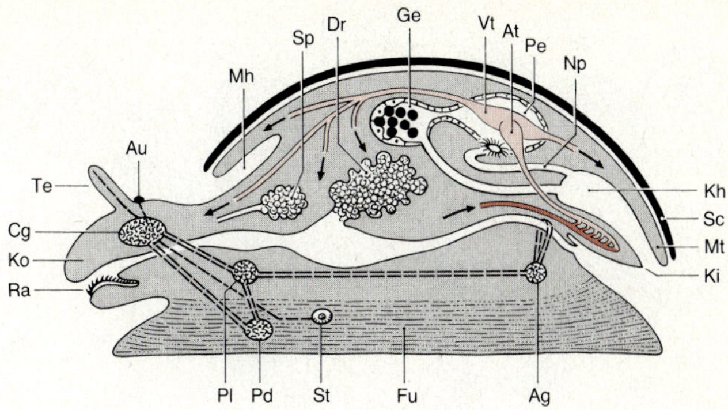

Abb.12.63 Organisationsschema der Mollusken. O_2-reiches (Oxy-) Blut in *heller Farbe,* O_2-armes (Desoxy-) Blut in *dunkler Farbe. Pfeile:* Blutströmungsrichtung. Nervenbahnen durch *unterbrochene Linien* gekennzeichnet. – *Ag* Abdominalganglion, *At* Atrium (Herzvorkammer), *Au* Auge, *Cg* Cerebralganglion, *Dr* Mitteldarmdrüse, *Fu* Fuß, *Ge* Genitalhöhle, *Kh* Kiemenhöhle, *Ki* Kieme, *Ko* Kopf, *Mh* Mantelhöhle, *Mt* Mantel, *Np* Nephridium, *Pd* Pedalganglion, *Pe* Pericard (Herzbeutel), *Pl* Pleuralganglion, *Ra* Radula, *Sc* Schale, *Sp* Speicheldrüse, *St* Statocyste, *Te* Tentakel (mit Chemorezeptoren), *Vt* Ventrikel (Herzkammer).

S. 654). Lediglich bei Cephalopoden existieren neben offenen Lakunen auch abgegrenzte Kapillarbezirke.

In dem Bereich, in dem sich der Eingeweidesack vorn gegen den Kopffuß absetzt, entsteht als ringförmige Hauptduplikatur der **Mantel** *(= Mantelfalte, Pallium).* Die zwischen Mantel und Körperwand liegende *Mantelhöhle* ist ursprünglich am hinteren Körperende tiefer als am übrigen Mantelrand eingesenkt. In ihr liegen die *Kiemen* (1–4 kammförmige *Ctenidien,* bei Muscheln meistens *Blattkiemen*). In die Mantelhöhle münden Darm, Nieren und Gonaden. Der Vorderdarm enthält meistens ein charakteristisches Raspelorgan *(Radula)*, das dem Abkratzen von Nahrungsstücken dient. Der Körper der meisten Molluskengruppen wird außen von einer Schale umgeben. Schale und Radula ermöglichten es den Mollusken, neue Ernährungsweisen zu entwickeln und die verschiedensten Biotope – auch das Land *(Pulmonata)* – in einer von Anneliden noch nicht bekannten Fülle ökologischer Anpassungsformen zu besiedeln.

Mit Ausnahme der *Solenogastren,* einer kleinen Gruppe wurmförmiger Mollusken mit derber, von Kalknadeln durchsetzter Cuticula, besitzen alle Mollusken primär eine **Schale.** Sie wird von einer Rinne am Mantelrand abgeschieden und besteht aus 2 Kalklagen (der inneren *Perlmutterschicht* und der äußeren *Prismenschicht*), die außen von einer Lage des chinongegerbten Proteins Conchiolin (*Periostracum;* vgl. Sklerotin, S. 657) gegen den Einfluß des Wassers geschützt werden (Abb. **12.65**). Bei den **Schnekken**, deren Schale bei ursprünglichen Formen wie bei den Muscheln bilateralsymmetrisch (Abb. **12.66***A*), napfförmig-konisch oder nur leicht in der Medianlinie eingerollt

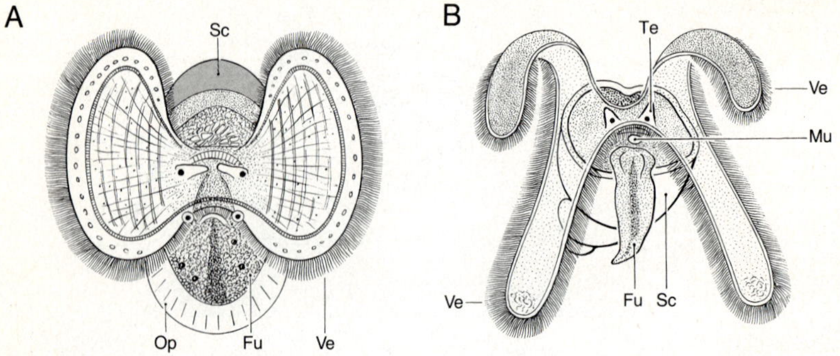

Abb. 12.64 Veliger-Larve von Schnecken *(Prosobranchia)*. [A] *Crepidula* und [B] *Nassa.* Während der Praeveliger (das Vorstadium der Veliger-Larve) meistens im Eikokon verbleibt und sich dort von Geschwistereiern ernährt, ist der Veliger freischwimmend. Die Fortbewegung erfolgt mit einem zwei- *(A)* oder mehrlappigen *(B)* bewimperten Segel (Velum *Ve*). Auf dem Rücken ist bereits die gewundene Embryonalschale *(Sc)*, auf der Unterseite die Anlage des Fußes *(Fu)* mit dem Operculum *(Op)* erkennbar. – *Mu* Mund, *Te* Tentakel mit Auge (nach Werner; McMurrich).

ist *(Haliotis)*, folgt die weitverbreitete Asymmetrie der Schale auf die Vergrößerung und Einrollung des Eingeweidesacks. Sekundär kann die Schale jedoch in Anpassung an das Leben in der Brandungszone wieder flach-napfförmig (z. B. *Patella*) oder bei schwimmenden Formen wie den farbenprächtigen marinen Nacktschnecken ganz reduziert werden. Die **Scaphopoden** lassen die Bilateralsymmetrie der Schale auch noch adult erkennen, indem die Mantelfalte beiderseits auf die Ventralseite übergreift und dort mit beiden Rändern verschmilzt. Die den Mantel bedeckende Schale nimmt damit die Gestalt einer konischen Röhre an. Fuß und Fangfäden können die Scaphopoden, die als Kleintierfresser im marinen Bodensand leben, vorn aus der Röhre herausstrekken. Bei **Muscheln** wird die Schale während der Larvenentwicklung median zu einer paarigen Klappe geknickt (Abb. **12.67**). Das Periostracum verbindet in Form von Ligamenten noch beide Schalenklappen. Bei den fossilen **Cephalopoden** (Ammoniten, Belemniten), unter den heute lebenden nur noch bei *Nautilus* (Abb. **12.68** *B*), sind Mantel und Eingeweidesack noch vollständig von einer Schale bedeckt. Das gestreckte (bei Belemniten) oder aufgerollte Rohr (bei Ammoniten) wird von Septen in Kammern unterteilt, wobei der Eingeweidesack nur die jeweils zuletzt angelegte Kammer einnimmt. Die übrigen werden lediglich von einem röhrenförmigen Fortsatz *(Sipho)* des Weichkörpers durchzogen und sind gasgefüllt (Schwebeeinrichtung). Bei den allermeisten heute lebenden Formen ist die Schale jedoch bis auf einen von der Haut umwachsenen *Rückenschulp* zurückgebildet (*Sepia,* Abb. **12.68** *C*) oder fehlt ganz.

● Der Verlust der Metamerie und die damit verbundene neue Lokomotions- und Lebensweise haben bei Mollusken zu einem in wenigen Ganglienpaaren konzentrierten **Zentralnervensystem** und bei Gastropoden und Cephalopoden zu einem *Cephalisationsgrad* geführt, wie er von Anneliden noch nicht erreicht wurde. Lediglich bei den zu Suspensionsfressern (Mikro-

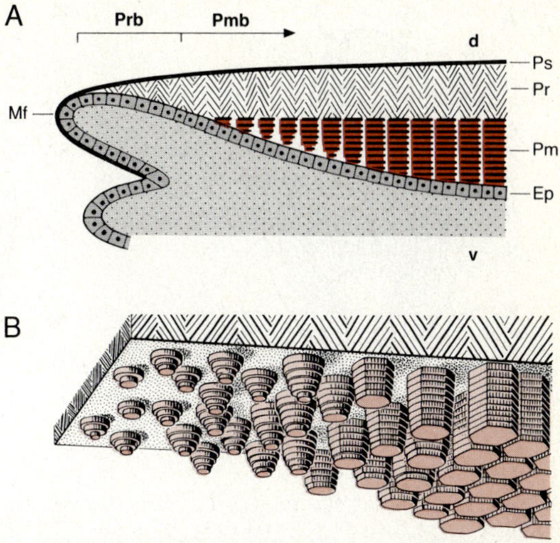

Abb. 12.65 Bau der Gastropodenschale. [A] Schematischer Längsschnitt durch die Schalenbildungszone. [B] Dreidimensionale Darstellung der Perlmutterbildungszone. – *d* dorsal, *Ep* Mantelepithel, *Mf* äußere Mantelfalte, *Pm* Perlmutterschicht (Plättchenstapel *in Farbe*), *Pmb* Perlmutterbildungszone, *Pr* Prismenschicht, *Prb* Prismenbildungszone, *Ps* Periostracum, *v* ventral (nach Erben; Wingstrand).

phagen) modifizierten, meist wenig mobilen Muscheln ist der Kopf zurückgebildet. Ursprünglich sind bei Mollusken fünf getrennte Hauptganglienpaare vorhanden (Abb. **12.66** *D*): *Cerebralganglien,* die vor allem Afferenzen von den Sinnesorganen (Fühlern, Augen, Statocysten) erhalten; *Pedalganglien,* die die Fußmuskulatur motorisch versorgen; *Pleuralganglien,* die den Mantelrand innervieren, sowie *Parietal-* und *Visceralganglien* (Eingeweideganglien) am Körperende. Letztere beiden Ganglienpaare verschmelzen bei manchen Gruppen zum *Abdominalganglion* (vgl. Box **6.2** *B*, *C*, S. 368).

Bei den Vorderkiemern überkreuzen sich die langen paarigen Konnektive zwischen Pleural- und Parietalganglien **(Streptoneurie)**, was sich als Folge einer *Torsion des Eingeweidesacks* verstehen läßt. Diese ontogenetische Drehung des gesamten Eingeweidesacks, die eine phylogenetische Entwicklung nachzeichnet, verlagert die ursprünglich hinten angelegte Mantelhöhle mit den Kiemen und den verschiedenen Exkretionspori nach vorn (Abb. **12.66**). Gleichzeitig wird bei den höher entwickelten Formen die Zahl der Kiemen, Exkretionsorgane und Herzvorhöfe von 2 auf 1 reduziert. Die *biologische Bedeutung* dieser Torsion besteht möglicherweise in der Verlagerung der Kiemenhöhlenöffnung an den Vorderpol des Tieres, wo aus strömungstechnischen Gründen bessere Ventilationsmöglichkeiten bestehen. Dafür spricht, daß bei den Opisthobranchiern eine zumindest teilweise Rückdrehung des Eingeweidesacks stattfindet, gleichzeitig aber die Schale über der Kiemenhöhle stark oder völlig reduziert wird und an der dadurch frei werdenden dorsalen Körperoberfläche sekundäre Respirationsorgane entstehen. Bei den Pulmonaten fehlt die Nervenüberkreuzung ebenfalls, weil alle Ganglien so weit nach vorn zusammengerückt sind, daß sie von der Torsion gar nicht mehr erfaßt werden können.

Die geschilderten Torsionsbewegungen führen dazu, daß die Körperlängsachse adulter Gastropoden und Cephalopoden nicht mehr mit der primären Vorn-Hinten-Achse der Protostomier übereinstimmt.

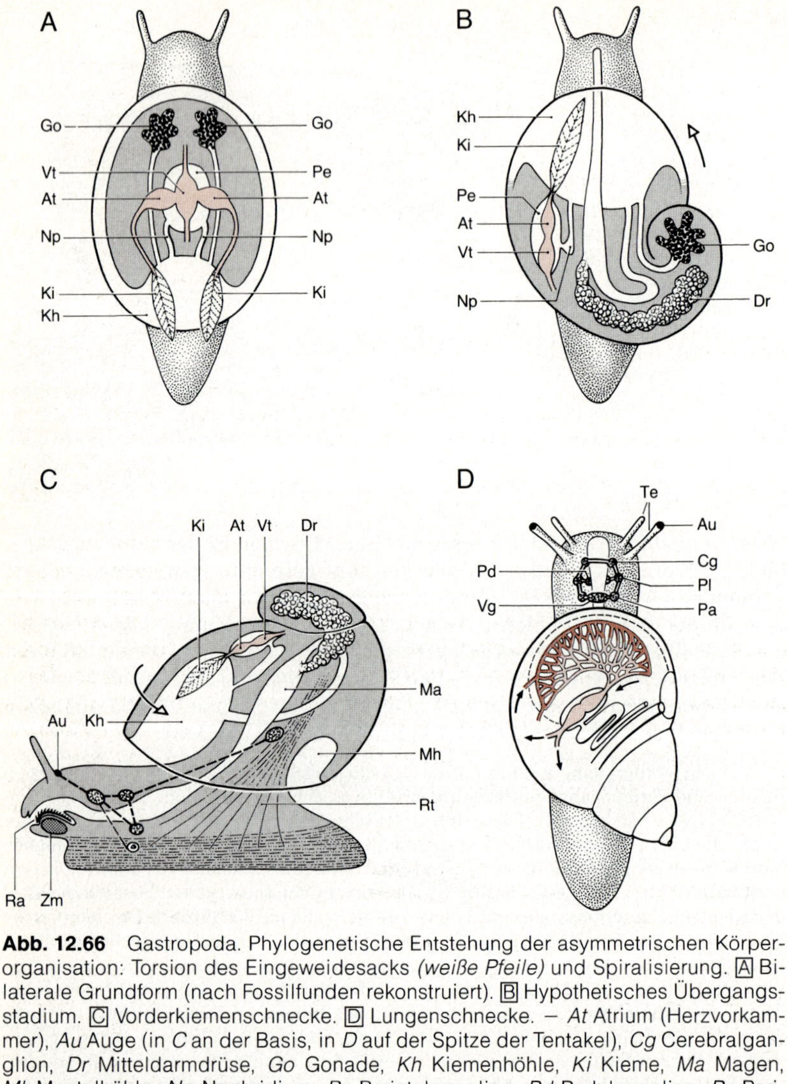

Abb. 12.66 Gastropoda. Phylogenetische Entstehung der asymmetrischen Körperorganisation: Torsion des Eingeweidesacks *(weiße Pfeile)* und Spiralisierung. [A] Bilaterale Grundform (nach Fossilfunden rekonstruiert). [B] Hypothetisches Übergangsstadium. [C] Vorderkiemenschnecke. [D] Lungenschnecke. – *At* Atrium (Herzvorkammer), *Au* Auge (in *C* an der Basis, in *D* auf der Spitze der Tentakel), *Cg* Cerebralganglion, *Dr* Mitteldarmdrüse, *Go* Gonade, *Kh* Kiemenhöhle, *Ki* Kieme, *Ma* Magen, *Mh* Mantelhöhle, *Np* Nephridium, *Pa* Parietalganglion, *Pd* Pedalganglion, *Pe* Pericard (Herzbeutel), *Pl* Pleuralganglion, *Ra* Radula, *Rt* Retraktormuskel, *Te* Tentakel, *Vg* Visceralganglion, *Vt* Ventrikel (Herzkammer), *Zm* Zungenmuskel. Übrige Erklärungen s. Abb. **12.63.**

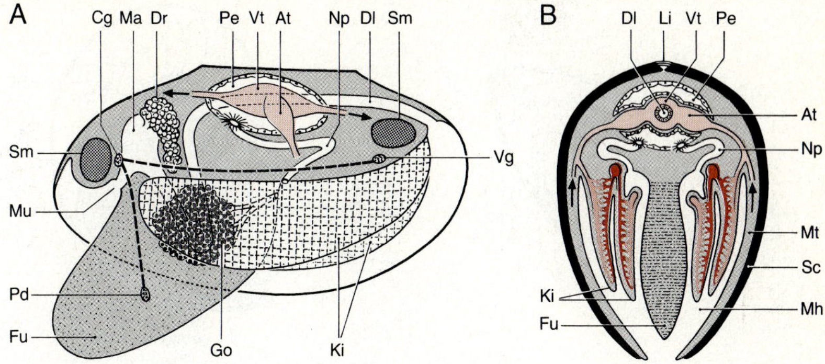

Abb. 12.67 Bivalvia. [A] Seitenansicht. [B] Querschnitt. – *At* Atrium (Herzvorkammer), *Cg* Cerebralganglion, *Dl* Darmlumen, *Dr* Mittaldarmdrüse, *Fu* Fuß, *Go* Gonade, *Ki* Kiemen, *Li* Ligament (Schloßband), *Ma* Magen, *Mh* Mantelhöhle, *Mt* Mantel, *Mu* Mundöffnung, *Np* Nephridium, *Pd* Pedalganglion, *Pe* Pericard (Herzbeutel), *Sc* Schale, *Sm* Schalenschließmuskel, *Vg* Visceralganglion, *Vt* Ventrikel (Herzkammer). Übrige Erklärungen s. Abb. **12.63**.

Den höchsten Grad der *Gehirnbildung* haben die *Cephalopoden* erreicht. Die sensorischen Zentren sind in dem über dem Oesophagus gelegenen Hirnteil (Cerebralganglion) lokalisiert. Ihnen sind die motorischen Zentren als Unterschlundganglion, einem Verschmelzungsprodukt aller übrigen Ganglienpaare, angeschlossen. Innere Skelettstücke aus Knorpelgewebe umschließen Gehirn und Schweresinnesorgane und stützen die Augenhöhlen (Schädelkapsel). Der Feinbau einzelner Gehirnregionen und das Auftreten von Assoziationsfeldern mit hohen integrativen Leistungen (Lernvermögen) zeigen enge Analogien zum Cortex der Wirbeltiere (S. 372). Die zur kräftig entwickelten Mantelmuskulatur ziehenden Riesenneuronen bilden heute berühmte neurophysiologische Versuchspräparate (Abb. **6.5**).

● Dem an Wirbeltiere erinnernden Zentralisationsgrad des Nervensystems der Cephalopoden entspricht ein hochentwickeltes **Verhaltensrepertoire**. Aus ursprünglich pelagischen, in der Vertikallage schwebenden Formen *(Orthoceras)* entwickelten sich seit Ende des Palaeozoikums – unter Rückbildung der gasgefüllten Kammern und schließlich der Schale – aktive Schwimmer. Gleichzeitig wurden die dem Angeln dienenden Arme in ihrer Zahl reduziert und zu Greifarmen umgebildet. Die neue Art der Fortbewegung erfolgt nach dem Rückstoßprinzip über Kontraktion der Mantelmuskulatur und Ausstoßen des Wassers durch den Trichter, eine röhrenförmige Bildung des Fußes. Die Beweglichkeit des Trichters ermöglicht den fast ausschließlich räuberisch lebenden Cephalopoden blitzschnelle Wendemanöver, die vorwiegend mit Hilfe der hochentwickelten Augen (hohe Rezeptorendichte, Akkommodationsfähigkeit, bewegliche Pupillen; vgl. Abb. **7.15***A*)

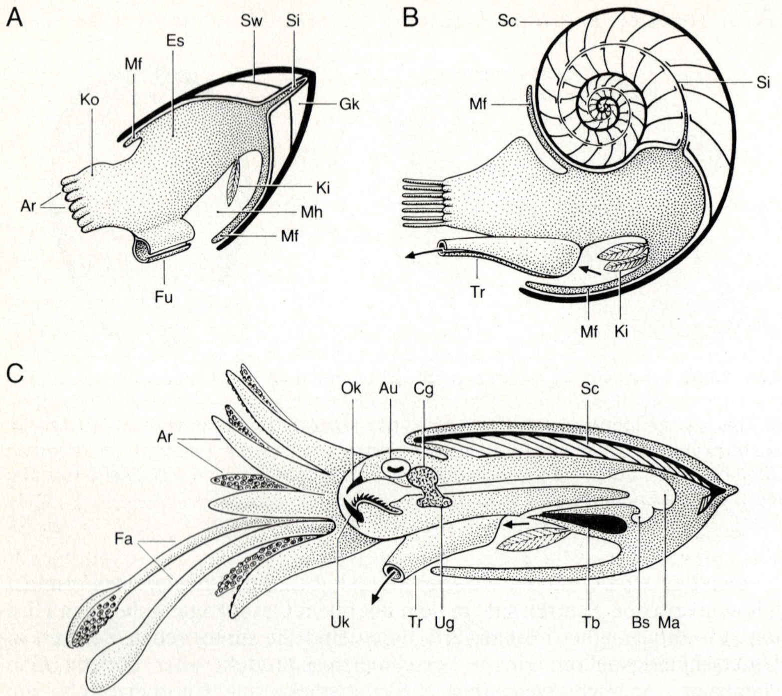

Abb. 12.68 Cephalopoda. [A] Grundplan. [B] *Nautilus.* [C] Zehnarmiger Cephalopod *(Sepia).* Nur wenige Organe eingezeichnet. – *Ar* Arme, *Au* Auge, *Bs* Blindsack, *Cg* Cerebral-(Oberschlund-) Ganglion, *Es* Eingeweidesack, *Fa* Fangarme („Tentakeln" mit Tentakelkeule), *Fu* Fuß, *Gk* Gaskammer, *Ki* Kieme, *Ko* Kopf (bildet mit Teilen des Fußes – *Ar, Tr* – das Cephalopodium, das sich deutlich von *Es* absetzt), *Ma* Magen, *Mf* Mantelfalte, *Mh* Mantelhöhle, *Ok* Oberkiefer, *Sc* Schale, *Si* Sipho, *Sw* Scheidewand, *Tb* Tintenbeutel, *Tr* Trichter (*Pfeil:* Wasserströmungsrichtung), *Ug* Unterschlundganglion, *Uk* Unterkiefer.

gesteuert werden. Aus einer bei zahlreichen Formen vorhandenen Enddarmdrüse, dem Tintenbeutel, wird ein Sekret (Sepiafarbstoff) nach außen entleert, das vor Verfolgern das Wasser trübt. Zahlreiche Tintenfische sind mit Hilfe von Chromatophoren zum *Farbwechsel* befähigt (S. 445). Tiefseeformen besitzen *Leuchtorgane,* die vielfach über Pigmentbecher, Reflektoren und Linsen eine prächtige Wirkung entfalten (S. 447). Obwohl das Studium zentralnervöser Leistungen von *Octopus* oder *Sepia* erst in den Anfängen steht, können die Cephalopoden schon heute zusammen mit den Insekten und Wirbeltieren als die höchstentwickelten Vertreter des Tierreiches gelten.

12.9 Tentaculata und Branchiotremata

A. ***Tentaculata*** (Kranzfühler). [1] **Phoronida**; solitär, in Sekretröhre lebend, marin: *Phoronis.* [2] **Bryozoa** (Moostiere; Abb. **12.69***B*); stockbildend; stellen 95% aller Tentaculatenarten: *Membranipora* und *Alcyonidium* marin; *Plumatella* limnisch. [3] **Brachiopoda** (Armfüßler; Abb. **12.69***C*); solitär, sessil, marin; über 10000 fossile Arten, stellen zusammen mit den Trilobiten den Hauptanteil der Fossilien des Kambriums; nur 280 rezente Arten: *Lingula; Terebratula.*

B. ***Branchiotremata*** (Hemichordata). [1] **Pterobranchia**; marin, sessil: *Rhabdopleura* (Abb. **12.69***A*); *Cephalodiscus.* [2] **Enteropneusta** (Eichelwürmer); Grundbewohner des Meeresbodens: *Balanoglossus.*

Die **Architektur beider Tierstämme** wird durch *Coelomhöhlen* bestimmt, die längs der Körperachse in Dreizahl auftreten *(Proto-, Meso-* und *Metacoel)* und zu einer Dreigliederung des Körpers in *Proto-, Meso-* und *Metasoma* führen. Als *Trimera* – zu denen auch die stärker abgeleiteten Gruppen der Echinodermen und Pogonophoren zählen – werden sie vielfach an die Basis der Coelomaten gestellt („Archicoelomaten-Hypothese“, S. 623), womit man die Dreiteiligkeit des Coeloms als ursprüngliches und direkt von der Gastraltaschenanordnung der Coelenteraten abgeleitetes Merkmal taxiert. Ihre Ursprünglichkeit wird noch dadurch betont, daß die Tentaculaten zu den Protostomiern, die Branchiotremen dagegen zu den Deuterostomiern zählen.

Diese **Protostomier-Deuterostomier-Zuordnung** demonstriert die grundlegende Problematik, *systematische Beziehungen zwischen höheren Taxa* (in diesem Fall Stämmen) nur auf ein einziges Merkmal zu gründen. Allein die ontogenetische Entstehung des Mundes aus dem Blastoporus – freilich nur für die 18 Arten umfassenden Phoroniden sicher nachgewiesen – charakterisiert die Tentaculaten als Protostomier. Die Bildung des Mesoderms und die Gliederung des Coeloms stellen sie dagegen in nähere Verwandtschaft zu den Deuterostomiern als zu irgendeinem Stamm der Protostomier. Nirgends tritt embryonal eine Zelle auf, die der typischen 4d-Blastomere (Urmesodermzelle) entspricht, aus der das Mesoderm der Trochophora-Larve (S. 652) hervorgeht. Anklänge an die Furchung der Deuterostomier lassen sich ebenso nachweisen wie Anzeichen einer regulativen Entwicklung. Insofern kann kein Protostomierstamm als Vorläufer der Tentaculaten gelten. Die genannte Merkmalskombination legt es vielmehr nahe, die Tentaculaten eng den Branchiotremen anzuschließen und in beiden trimeren Stämmen Modellformen ursprünglicher Coelomaten zu sehen. Daß bei den trochophoraähnlichen Tentaculaten-Larven *(Actinotrocha)* ebenso wie bei einigen Chordaten (S. 751) Protonephridien auftreten, spricht für die etwas gewagte Hypothese, daß Protostomier und Deuterostomier zu einem Zeitpunkt divergierten, als sich Protonephridien bereits entwickelt hatten, der deterministische Spiralfurchungstyp der heutigen Protostomier aber noch nicht eingeführt war.

● Innerhalb der *Tentaculaten* weisen die wurmförmigen **Phoronida** die ursprünglichsten Merkmale auf. Sie sind festsitzende, von einer cuticularen

Röhre umhüllte Strudler, bei denen der After dem Mund genähert ist und der übrige schlauchförmige, in der Röhre steckende Körper eine bruchsackartige Vorwölbung der Ventralseite darstellt (vgl. Eingeweidesack der Mollusken, der allerdings als Ausstülpung der Dorsalseite entsteht; S. 692). Bauplanmäßig entspricht daher die Längsachse des adulten Tieres der Dorsoventralachse.

Wie bei den Phoroniden werden auch bei den **Bryozoa** die kreis- und hufeisenförmig um die Mundöffnung angeordneten *Tentakel* (Abb. **12.69** *B*) von den Divertikeln des Mesocoels durchzogen. Im übrigen leiten sich die Bryozoen unter extremer Reduktion der Körpergröße und Koloniebildung von den solitären Phoroniden ab. Die Einzelindividuen eines Stockes messen maximal nur 4–5 mm. Sie bestehen aus einem weichhäutigen Vorderkörper *(Polypid)* mit der Tentakelkrone und einem von einer dicken chitinhaltigen Cuticula umgebenen Hinterkörper *(Cystid)*, in den der Vorderkörper durch einen langen, die Leibeshöhle durchziehenden Muskel (*Rt* in Abb. **12.69** *B*) zurückgezogen werden kann. Diese Zweiteilung des Körpers läuft jedoch der Coelomgliederung nicht parallel: die Polypid/Cystid-Grenze liegt im Metasoma.

Mit ihrer **Koloniebildung** und dem damit verbundenen *Polymorphismus* der Einzelindividuen ähneln die Bryozoen den Hydroidpolypen und Korallen (S. 632). Da sie seit dem Kambrium als rein stockbildende Formen auftreten, lassen sich bei ihnen die Konsequenzen der kolonialen Lebensweise in typischer Form demonstrieren: Kleinheit der einzelnen Individuen *(Zooide)*, Reduktion verschiedener Organsysteme, Spezialisierung innerhalb der Zooide, ausgeprägte asexuelle Reproduktion (Knospung) und Regenerationsvermögen. Obwohl Blutgefäß- und Exkretionssysteme fehlen und die Darmhohlräume der Einzeltiere im Gegensatz zu den Coelenteratenkolonien nicht kommunizieren, ist ein Nahrungsaustausch – durch ekto- und mesodermales Gewebe – möglich. Neben normalen *Autozooiden* treten mehrere Typen spezialisierter Zooide auf, bei denen Tentakelkrone und meistens auch der Darm zurückgebildet sind: Sie dienen als Stiel- oder Verankerungsorgane *(Kenozooide)* oder der Reinigung des Bryozoenstockes, die von den vogelkopfartigen *Avicularien* mit beweglichen Cystidfortsätzen besorgt wird. In speziellen *Gonozooiden* entwickeln sich bei den meistens lebendgebärenden Bryozoen die befruchteten Eier.

Im Gegensatz zu den geschlossenen Cystidgehäusen der Bryozoen bilden die ebenfalls sessilen **Brachiopoda** (Abb. **12.69** *C*) eine dorsale und eine ventrale *Schalenklappe* aus, die meistens über ein Schalenschloß am festgewachsenen Hinterende miteinander in Verbindung stehen. Die äußere Ähnlichkeit mit den Muscheln bezieht sich also nicht auf die Symmetrieverhältnisse, da die Muschelschalen die linke und rechte Körperseite bedecken und das Schalenschloß dorsal liegt. Die von Mesocoelkanälen durchzogenen Tentakeln, die mit ihren Wimpern als Strudel- und Filterapparat dienen, entspringen zwei großen aufrollbaren Armen. Diese *Lophophoren* werden bei den höherentwickelten Formen von einem ektodermalen Armgerüst gestützt.

Noch ausgeprägter als bei den Bryozoen bilden die rezenten Brachiopoden nur Restbestände einer seit dem Kambrium auftretenden, einst formenreichen Gruppe.

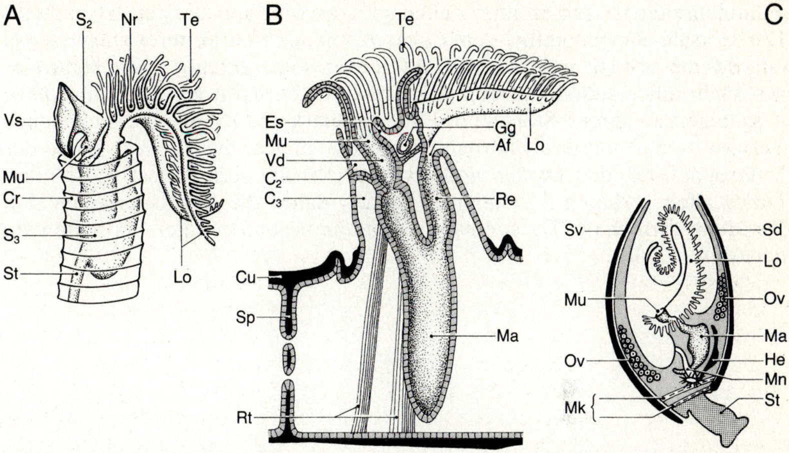

Abb. 12.69 Tentaculaten und Branchiotremen. [A] Pterobranchia *(Rhapdopleura).* [B] Bryozoa *(Plumatella).* [C] Brachiopoda. – *Af* After, C_2 Mesocoel, C_3 Metacoel, *Cr* Cuticularöhre, *Cu* Cuticula des Cystids, *Es* Epistom (oberlippenartige Epidermisduplikatur von S_2), *Gg* Ganglion, *He* Herz, *Lo* Lophophoren, *Ma* Magen, *Mk* Schließ- und Öffnermuskel, *Mn* Metanephridium, *Mu* Mundöffnung, *Nr* Nahrungsrinne auf Innenseite des Lophophors, *Ov* Ovarium, *Re* Rectum (Enddarm), *Rt* Retraktormuskel, S_2 Mesosoma (Kragen), S_3 Metasoma, *Sd* dorsale Schalenklappe, *Sp* Septum (trennt benachbarte Cystide), *St* muskulöser Stiel, *Sv* ventrale Schalenklappe, *Te* Tentakel, *Vd* Vorderdarm, *Vs* Ventralscheibe des Protosomas (Kriechorgane in der Röhre) (nach Delage, Herouard; Cori; Brien).

Die Gattung *Lingula* hat sich dabei seit dem Silur morphologisch kaum verändert, kann also als „lebendes Fossil" (S. 554) gelten. Gegenüber den höherentwickelten Formen fehlen den im Sand eingegraben lebenden Vertretern dieser Gattung Schalenschloß und Armgerüst.

● Bei den *Branchiotremen* entsprechen die mit Wimpern besetzten Arme der **Pterobranchia** (Abb. **12.69** *A*) bauplanmäßig den Lophophoren der Tentaculaten: Sie werden ebenfalls vom Mesosoma gebildet. Wie die Bryozoen leben die nur 20 Arten umfassenden sessilen Pterobranchier in Kolonien; jedes Einzeltier bleibt jedoch innerhalb seiner Röhre, in der es mit dem *schildförmigen Protosoma* auf und ab kriechen kann, noch frei beweglich.

Äußerlich den übrigen tentakeltragenden Trimeren recht unähnlich, kriechen die wurmförmigen **Enteropneusta** (Eichelwürmer) im Sediment. Die drei scharf unterschiedenen Körperabschnitte – *Eichel, Kragen, Rumpf* – entsprechen Proto-, Meso- und Metasoma und werden von den entsprechenden Coelomabschnitten erfüllt. In die als Schwellkörper entwickelte und beim Bohren beteiligte Eichel *(Proboscis)* ragt ein Vorderdarmdivertikel *(Stomochord)* hinein, das wie bei der Chorda dorsalis der Chordaten von vakuolenreichen, turgeszenten Zellen gebildet wird und als Stützorgan dient. Das dorsale Kragenepithel senkt sich zu einem Neuralrohr *(Kragenmark)* ein, das am Vorder- und Hinterrand des Mesosoma durch je einen Neuroporus nach außen mündet. Der metasomale Vorderdarm ist als *Kiemendarm* ausgebildet. Während Stomochord, Kragenmark und Kiemendarm eine enge Verwandtschaft mit den Chordaten anzeigen, gleicht die *Tornaria*-Larve der Enteropneusten den *Dipleurula*-Larven der Echinodermen fast vollständig. Unter allen rezenten Tierstämmen stehen daher die Branchiotremen den Ursprungsformen der Deuterostomier und im besonderen der Chordaten am nächsten (S. 710).

12.10 Echinodermata (Stachelhäuter)

A. ***Pelmatozoa***; gestielte oder (sekundär) ungestielte, zumindest vorübergehend sessile Form (Abb. **12.71**): mehrere palaeozoische Gruppen, rezent nur [1] **Crinoidea** (Haarsterne = Seelilien): *Antedon*.

B. ***Eleutherozoa***; frei beweglich: [2] **Asteroidea** (Seesterne; Abb. **12.72**): *Asterias; Solaster* (Sonnenstern), mit 8–14 Armen. [3] **Ophiuroidea** (Schlangensterne): *Ophiothrix; Ophiura; Gorgonocephalus* (Medusenhaupt). [4] **Echinoidea** (Seeigel; Abb. **12.73**): a) *Regularia;* pentamer: *Echinus;* b) *Irregularia;* sekundär bilateral: *Clypeaster* (Sanddollar); *Echinocardium* (Herzigel). [5] **Holothurioidea** (Seewalzen): *Cucumaria; Holothuria.*

Mit ihrer fünfstrahligen Radiärsymmetrie **(Pentamerie)** bilden die Echinodermen den wohl eigenartigsten und am strengsten umrissenen Stamm der Invertebraten; denn bei keiner anderen Tiergruppe verwandelt sich eine bilateralsymmetrische Larve in eine radiärsymmetrische Adultform. Zugleich beweist diese Metamorphose während der Individualentwicklung ebenso wie eine Fülle von Fossilfunden die sekundäre Natur der Pentamerie, die beim Übergang zur sessilen Lebensweise erworben wurde. Die ältesten, aus dem frühen Kambrium bekannten Stachelhäuter besitzen alle einen *Stiel,* mit dem sie sich am Substrat festhefteten (Pelmatozoa). Ihre Oralseite hielten sie dem Wasser zugekehrt. Da ihr Rumpf *(Calyx)* nur winzige Öffnungen aufwies und Furchen in den Skelettplatten auf Wimperrinnen deuten, haben sich wohl alle diese fossilen Formen mikrophag von suspendiertem Material ernährt.

Auch die rezenten Crinoiden (Abb. **12.71**), bei denen zumindest die Jugendstadien noch festgewachsen sind, leben als Planktonfresser. Auf der Oralseite ihrer 5 verzweigten und befiederten Arme (Name „Haarsterne“) ziehen Wimperfurchen *(Ambulacralfurchen)* entlang, die jederseits von einer *Tentakelreihe* gesäumt werden. Die Tentakel der Echinodermen stehen primär also mit der mikrophagen Lebensweise im Zusammenhang (vgl. Tentaculata und Pterobranchia, S. 700). Alle übrigen Stachelhäutergruppen (Eleutherozoa) sind frei beweglich, wobei sie ihre Oralseite dem Boden zukehren. Die Tentakel sind hier als *Ambulacralfüßchen* in den Dienst der Fortbewegung getreten.

Die *speziellen Achsenverhältnisse* des Echinodermenkörpers lassen sich nur anhand der **postembryonalen Entwicklung** verstehen. Aus dem freischwimmenden Blastula- und Gastrulastadium geht zunächst eine bilaterale *Dipleurula*-Larve hervor, die bei den einzelnen Echinodermengruppen unterschiedlich gestaltet ist (und bei den Seeigeln und Schlangensternen als *Pluteus-*, bei den Seewalzen als *Auricularia-*, bei den Seesternen als *Bipinnaria*-Larve bezeichnet wird). Alle diese Larven besitzen ein trimeres Coelom (Proto-, Meso- und Metacoel), das sich bereits in der späten Gastrula vom Urdarmdach abschnürt (Coelomentstehung durch *Enterocoelbildung*, vgl. S. 623).

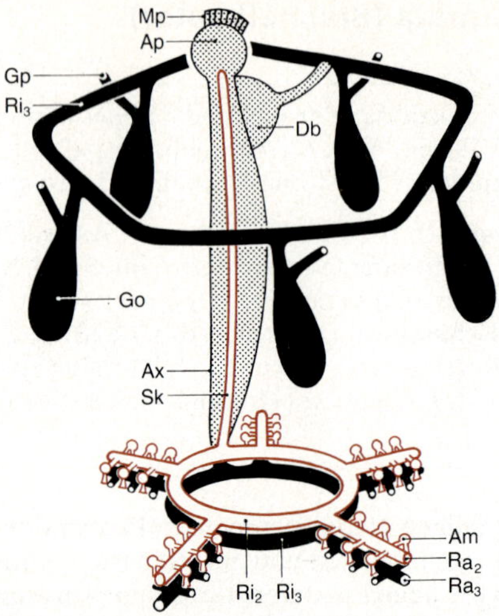

Abb. 12.70 Schema der Coelomräume der Echinodermen. Proto-(Axo-)coel *gerastert,* Meso-(Hydro-)coel *in Farbe,* Meta-(Somato-)coel *schwarz.* – *Am* Ambulacralfüßchen mit -ampulle, *Ap* Ampulle des linken Protocoels, *Ax* Axialcoelom (linker Protocoelschlauch), *Db* Dorsalblase (Rest des rechten Protocoels), *Go* Gonade, *Gp* Genitalporus, *Mp* Madreporenplatte, $Ra_{2,3}$ Radiärkanäle des Meso- und Metacoels, Ri_2 Ringkanal des Mesocoels, Ri_3 oraler *(unten)* und aboraler *(oben)* Ringkanal des Metacoels, *Sk* Steinkanal (kombiniert nach Kaestner).

Im Verlauf einer tiefgreifenden *Metamorphose* wird die bilaterale Symmetrie der Larve in die pentamere des Adulttiers umgewandelt. Zunächst heftet sich die Larve mit ihrem präoralen Kopflappen fest. Der Mund wird dabei aus dem Bereich der Anheftungsstelle heraus (stets nach links) verschoben. Indem die linke Körperseite immer stärker auswächst, die rechte dagegen samt ihren Tentakeln reduziert wird, entspricht die *Oralebene* des Adulttiers schließlich der ursprünglich *linken Körperseite.* Der After verbleibt nur bei den Crinoiden auf der gleichen Körperseite wie der Mund, während er bei allen übrigen Gruppen auf die entgegengesetzte Seite wandert. Die damit definierten *aboralen* und *oralen* Körperebenen der adulten Stachelhäuter entsprechen also nicht den dorsalen und ventralen Polen des Coelomatenbauplans, wie es eine reine funktionsmorphologische Betrachtung nahelegen würde.

Die *primär sessile Lebensweise* der adulten Echinodermen hat dazu geführt, daß das **Coelom** (Abb. **12.70**) seine für die Fortbewegung wichtige Funktion als Hydroskelett verloren hat, ohne es bei den sekundär wieder frei beweglichen Formen in einer sonst von Coelomaten bekannten Art zurückzugewinnen. Vielmehr bildet das larvale (linke) Mesocoel im Adulttier ein flüssigkeitsgefülltes *Ambulacralsystem (Hydrocoel)*, das aus einem *Ringkanal* und 5 *Radiärkanälen* besteht. (Das rechte Hydrocoel wird wie das rechte Axocoel frühembryonal zurückgebildet.) Über einen zur aboralen Körper-

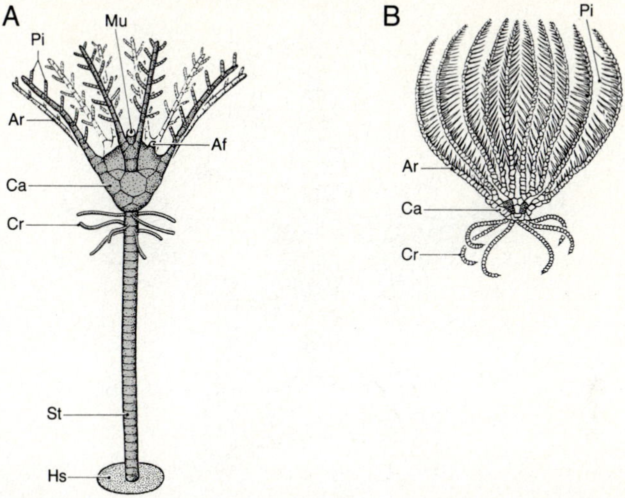

Abb. 12.71 Crinoidea (Haarsterne). [A] Gestielte, [B] ungestielte Form. – *Af* After, *Ar* Arm (Brachiole), *Ca* Calyx (Kelch), *Cr* Cirren (rankenförmige Fortsätze von *St*), *Hs* Haftscheibe, *Mu* Mund, *Pi* Pinnulae (Seitenäste), *St* Stiel.

seite ziehenden *Steinkanal,* der in der *Madreporenplatte* mündet, steht es mit der Außenwelt in Verbindung. Von paarigen Seitenkanälen der Radiärkanäle entspringen die Tentakel *(Ambulacralfüßchen)*, die bei den Eleutherozoen mit Ausnahme der Schlangensterne der Fortbewegung dienen. Sie werden also von Mesocoelkanälchen erfüllt und lassen sich daher mit den Tentakeln der Branchiotremen und Tentaculaten (S. 700) homologisieren, denen sie bei den ursprünglich sessilen Formen (Pelmatozoen) auch funktionell entsprechen. Während das Protocoel *(Axocoel)* eine den Steinkanal umgebende lakunenreiche *Axialdrüse* und die *Wimperkanäle der Madreporenplatte* bildet, also auf die oral-apikale Körperachse beschränkt bleibt, tritt das Metacoel *(Somatocoel)* in Form zweier Ringkanäle in Erscheinung: eines oralen, der mit 5 Radiärkanälen unter den entsprechenden Hydrocoelkanälen verläuft, und eines aboralen, der mit der Axialdrüse in Verbindung steht und in 5 Aussackungen die Gonaden enthält.

Das **Hämolymphsystem** wird von endothellosen Organlücken *(Lakunen)*, also nicht von echten Gefäßen gebildet. Der parallele Verlauf von Radiärsinus und Hydrocoel könnte den Gasaustausch erleichtern. Ein Herz fehlt. An respiratorischen Pigmenten enthalten Coelomocyten *Hämoglobin* (bei Holothurien) und *Hämerythrin* (bei Echinoiden).

Neben den Tentakeln, die wie die übrige Epidermis auch dem Gasaustausch dienen, treten als **Atmungsorgane** innerhalb der einzelnen Gruppen

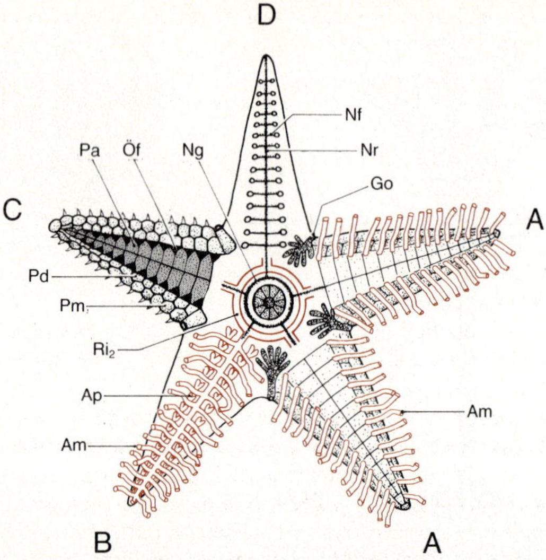

Abb. 12.72 Asteroidea (Seesterne). Arm [A] in Oberflächenansicht mit Ambulacralfüßchen, [B] aufgeschnitten mit Ambulacralgefäßsystem, [C] in Innenansicht auf Skelettplatten und [D] mit Hauptnervensystem. – *Am* Ambulacralfüßchen, *Ap* Ambulacralampullen, *Go* Gonade, *Nf* Füßchennerv, *Ng* Nervenring, *Nr* Radiärnerv, *Öf* Öffnungen, durch die *Am* austreten, *Pa* Ambulacralplatten, *Pd* Adambulacralplatten, *Pm* Marginalplatten, Ri_2 Mesocoel-Ringkanal. Meso-(Hydro-)coel *in Farbe*.

ganz unterschiedliche Bildungen auf: z. B. ausstülpbare Anhänge der Mundseite, die mit dem oralen Metacoelkanal kommunizieren (bei Seeigeln), oder reich verzweigte, in der Kloake als Einstülpungen entspringende *Wasserlungen* (bei Seewalzen). Diese dem Gasaustausch dienenden Organe werden von einem kapillarnetzähnlichen Teil des Hämolymphsystems umsponnen.

Das **Verdauungssystem** ist bei den *Seeigeln* durch einen langen, in ein oder zwei Schlingen gelegten Darm (Abb. **12.73** *B*), bei den *Seesternen* durch einen mächtigen Magen gekennzeichnet, der mit Divertikeln bis in die Arme reicht und dem nur ein kurzes Darmstück folgt. Nicht nur die sessilen Crinoiden, sondern auch die Seewalzen und die meisten Schlangensterne ernähren sich *mikrophag*. Die Seeigel sind zum größten Teil Weidegänger, die mit einem komplizierten Zahn- und Kauapparat, der pyramidenförmigen „Laterne des Aristoteles", an Felsküsten Algenbewuchs abnagen. Demgegenüber leben die Seesterne ausgesprochen *räuberisch* – *Asterias* und *Pisaster* ernähren sich z. B. hauptsächlich von Miesmuscheln (S. 523) –, indem sie den faltenreichen oralen Magenabschnitt durch die relativ kleine Mundöffnung (Abstammung der Eleutherozoen von sessilen Mikrophagen!) nach außen stülpen und ihre Beutetiere *extraoral* vorverdauen.

Ein spezielles **Exkretionssystem fehlt** den Echinodermen ebenso wie den übrigen Trimeren. Die Körperflüssigkeiten sind bei allen diesen Tieren mit dem umgebenden (marinen) Medium *isosmotisch*. Gelöste Stoffe können über die Tentakel oder über die Madreporenplatten ausgeschieden werden. Vielleicht ist es den gering entwickelten osmoregulatorischen Fähigkeiten – zusammen mit dem offenen Wassergefäßsystem – zuzuschreiben, daß die Echinodermen trotz ihrer paläozoischen Formenfülle (20000 fossile Arten) *weder das Süßwasser noch das Land besiedelt* haben. Dagegen besetzen sie alle marinen Lebensräume und kommen (z. B. Seesterne) noch in Meerestiefen von 10000 m vor.

Das **Nervensystem** behält zeitlebens eine epitheliale Form bei. Den Meso- und Metacoelkanälen folgend, ist es in drei Schichten angeordnet (2 auf der Oral- und 1 auf der Apikalseite). Daß Cephalisation in jeglicher Art unterbleibt, hängt mit der über die sessile Lebensweise erworbenen Radiärsymmetrie und dem Fehlen eines lokomotorischen Vorderpols zusammen.

Echinodermen besitzen ein **Endoskelett**. Es wird von *mesodermalen Skelettplatten* gebildet, die in der Cutis unterhalb der cilientragenden Epidermis liegen. Vielfach entspringen von diesen Platten kugelgelenkartig inserierende *Stacheln* (Abb. **12.73***B*) und spezielle Greiforgane *(Pedicellarien)*. Letztere sind an ihrer Spitze mit zwei (bei Seesternen) oder drei (bei Seeigeln) beweglichen Klappen ausgezeichnet, deren gerichteter Einsatz den Skelettpanzer vor der Besiedlung durch sessile Tiere – sog. Epizoen – schützt (vgl. *Avicularien* bei Bryozoen, S. 700).

Der Verlauf der Coelomkanäle und damit der Ambulacralreihen sowie der epithelialen Nervenstränge erlaubt eine klare **architektonische Charakterisierung der einzelnen Gruppen**. Die *Skelettplatten* folgen in ihrem Verlauf der radiärsymmetrischen Anordnung der Meso- und Metacoelkanäle (Abb. **12.72**, **12.73***A*). Deskriptiv unterscheidet man dabei die von Radiärkanälen des Hydrocoels unterlagerten *Ambulacralplatten* (längs der Radien) von den *Interambulacralplatten* (längs der Interradien). Bei den sessilen ***Crinoiden*** (Abb. **12.71***A*) wie bei den Seesternen (Abb. **12.72**) und ***Schlangensternen*** wachsen die Radien zu langen *Armen* aus, die bei den beiden letztgenannten Gruppen ihre mit Ambulacralfüßchen besetzte Seite (Oralseite) dem Boden zukehren. Im Gegensatz zu den Seesternen sind die Arme bei den Schlangensternen scharf vom Rumpf abgesetzt und die Ambulacralrinnen in einen Kanal versenkt. Die Tentakel der Schlangensterne besitzen keine Saugscheiben und dienen nicht der Fortbewegung. Diese erfolgt vielmehr durch schlängelnde Bewegung der Arme, in die – wiederum im Gegensatz zu den Seesternen – keine Magendivertikel hineinreichen.

Abweichend von den See- und Schlangensternen, sitzen die ***Seeigel*** nur mit der *Mundfläche,* d. h. dem *zentralen Teil der Oralseite,* dem Substrat auf (Abb. **12.73**). Die übrige durch die Ambulacralfüßchen markierte Oralfläche wird mit den Mesocoelkanälen nach oben zusammengebogen, so daß ein kuppelförmiger Körper mit extrem reduzierter aboraler Außenfläche *(Afterfeld)* am oberen Pol entsteht. In diesem apikalen Afterfeld liegen neben dem After auch die 5 interradialen Geschlechtsöffnungen und die Madreporenplatte.

Die langgestreckten ***Seewalzen*** liegen mit ihrer oral-aboralen Achse horizontal auf dem Untergrund, sind gegenüber den anderen Stachelhäutern in ihrer Körperlänge also um 90° gedreht. Wie bei den Seeigeln wird auch bei ihnen fast die gesamte Körper-

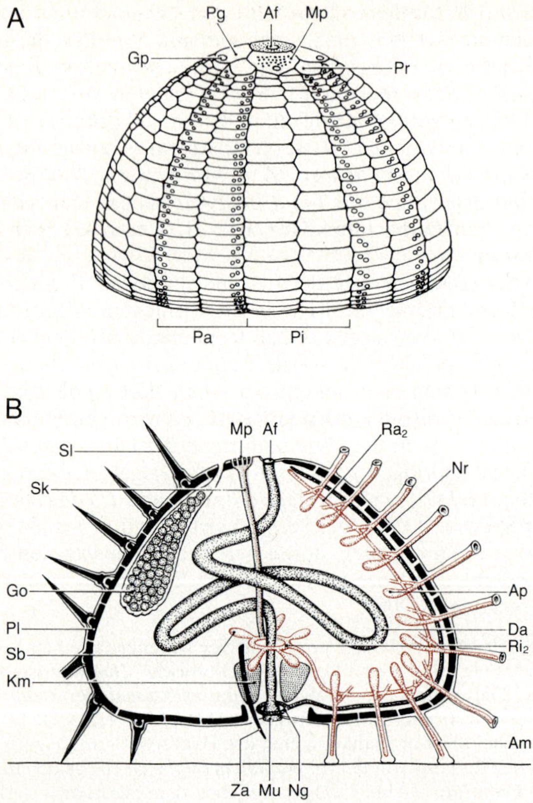

Abb. 12.73 Echinoidea (Seeigel): A Oberflächenansicht. B Längsschnitt. – *Af* After, *Am* Ambulacralfüßchen, *Ap* Ambulacralampullen, *Da* Darm, *Go Gonade*, *Gp* Genitalporus, *Km* Kaumuskulatur, *Mp* Madreporenplatte, *Mu* Mund, *Ng* Nervenring, *Nr* Radiärnerv, *Pa* Ambulacralplatten, *Pg* Genitalplatte, *Pi* Interambulacralplatten, *Pl* Skelettplatte, *Pr* Radialplatte, Ra_2 Mesocoel-Radiärkanal, Ri_2 Mesocoel-Ringgefäß, *Sb* Sammelblasen, *Sk* Steinkanal, *Sl* Stachel, *Za* Zahn des Kauapparats. Meso-(Hydro-)coel *in Farbe*.

oberfläche von der Oralseite mit den Radiärkanälen gebildet, von denen 3 dem Boden aufliegen. Das ursprünglich apikale Afterfeld ist auf das Hinterende des walzenförmigen Körpers beschränkt, der nicht von Skelettplatten bedeckt ist und daher wurmartige Bewegungen ausführen kann. Damit prägt sich der sekundären Pentamerie bei den Holothurien tertiär wieder eine bilaterale Symmetrie auf. Die gleiche Erscheinung beobachtet man – ebenfalls im Zusammenhang mit einer gerichteten Fortbewegung – bei den im Sand lebenden irregulären Seeigeln (z. B. *Echinocardium*).

Trotz der zahlreichen palaeozoischen Formen, deren Skelettplatten keineswegs in allen Gruppen streng pentamer angelegt waren, erlauben die Fossilfunde keine klare Aussage über die **phylogenetischen Beziehungen** der Echinodermen zu anderen Tierstämmen. Aufgrund des trimeren Coeloms, der von Mesocoel erfüllten Tentakel und der bilateralen Dipleurula-Larve, die der Tornaria-Larve der Enteropneusten stark ähnelt, haben die Vorfahren der Echinodermen jedoch zweifellos tentakeltragenden, bilateralen Branchiotremen *(Hemichordaten)* nahegestanden. Es erstaunt daher nicht, daß sie als Deuterostomier auch einige Züge ihrer Organisation – die enterocoele Coelombildung oder das mesodermale Innenskelett – mit den *Chordaten* teilen.

12.11 Chordata (Chordatiere)

		12.11.1 **Tunicata** (= Urochordata)		
		12.11.2 **Acrania** (= Cephalochordata)		
Vertebrata		12.11.3 **Agnatha**		
Vertebrata	Gnathostomata	12.11.4 **Chondrichthyes**		Anamnia
Vertebrata	Gnathostomata	12.11.5 **Osteichthyes**		Anamnia
Vertebrata	Gnathostomata	12.11.6 **Amphibia**		Anamnia
Vertebrata	Gnathostomata	12.11.7 **Reptilia**	Sauropsida	Amniota
Vertebrata	Gnathostomata	12.11.8 **Aves**	Sauropsida	Amniota
Vertebrata	Gnathostomata	12.11.9 **Mammalia**		Amniota

Grundmerkmale, die alle Chordaten kennzeichnen, sind **a)** eine *Chorda dorsalis* als dauernde oder nur embryonal-larvale Zentralstruktur des Achsenskeletts (ontogenetisch gliedert sie sich vom Darmdach ab, ist also entodermalen Ursprungs), **b)** das dorsal über der Chorda gelegene ektodermale *Neuralrohr*, **c)** ein von Kiemenspalten durchbrochener Vorderdarm *(Kiemendarm)*, dessen Spaltenstruktur sich bei Amnioten noch embryonal im Auftreten von Schlundtaschen äußert, und **d)** ein *geschlossenes Blutgefäßsystem* mit ventralen Antriebsorganen, die das Blut nach vorn pumpen.

Der **evolutive Ursprung** der Chordaten liegt völlig im Dunkeln. Nach einer weitverbreiteten Vorstellung entstammen die Chordaten sessilen Nahrungsstrudlern vom Typ der Tentaculaten und Pterobranchier *(Pterobranchier- oder „Strudler“-Hypothese)*. Danach hätten die Tunicaten die Tentakelkrone durch den Kiemendarm als Filtrierapparat ersetzt. Die übrigen Chordaten seien aus freischwimmenden Tunicaten-Larven hervorgegangen, deren Ruderschwanz die typische Chordatenarchitektur mit Chorda, Neuralrohr und Längsmuskulatur aufweist.

Dieser Hypothese kann man entgegenhalten, daß die sekundäre Entstehung freilebender aus sessilen Formen ein evolutiv seltenes Ereignis bedeutet; denn die sessile Lebensweise hat meistens starke Spezialisierungs- und Reduktionserscheinungen zur Folge. Andere Vorstellungen gehen daher von schwimmenden, mit metamerem Coelomskelett ausgestatteten Formen aus *(„Wurm-“ oder Hydroskelett-Hypothese)*. Hat einmal die Chorda die Längsversteifung des Körpers übernommen und sich die benachbarte dorsale Längsmuskulatur als Hauptantriebsorgan entsprechend vergrößert, kann das Coelom dorsal reduziert werden und ventral seine metamere Gliederung (d. h. seine Dissepimente) verlieren.

Heutige Chordaten lassen keine Coelommetamerie erkennen. Auch die Annahme, daß die *Myomerie* (Somitenabfolge) der Muskulatur und die *Branchiomerie* (Kiemenbogenabfolge) des Kiemendarms Derivate einer ehemals einheitlichen Körpermetamerie darstellen, läßt sich nicht belegen. Vieles spricht dafür, daß beide Segmentierungssysteme unabhängig voneinander entstanden sind; denn dort, wo sie sich überlappen (in der hinteren Kopfregion), sind sie nicht zur Deckung zu bringen.

Die **evolutiven Trends** innerhalb der Chordaten werden im folgenden unter zwei Gesichtspunkten betrachtet: zunächst *gruppenübergreifend* am Beispiel einiger Organsysteme (S. 711 f), dann *gruppenspezifisch* für die einzelnen Chordatenklassen (S. 747 f).

A. Integument

a) Funktion

Das Integument grenzt den Organismus gegen die Außenwelt ab, setzt ihn andererseits aber auch mit ihr in Beziehung. Die **Abgrenzungsfunktion** äußert sich vor allem im *Schutz vor mechanischer Verletzung* (Schuppen, Hautpanzer), *kurzwelliger Strahlung* (Pigmenteinlagerungen) und *Infektion.* Amphibien sind mit ihrem nur schwach verhornten Integument auf toxische Hautdrüsensekrete gegen infektiöse Mikroorganismen angewiesen. Ohne diesen ständigen Sekretschutz werden sie in kurzer Zeit Opfer von Infektionen.

Eine wesentliche Rolle spielt das Integument auch bei **Thermoregulation** (Federn, Haare, Schweißdrüsen), **Osmoregulation** (Ionentransportmechanismen, vor allem bei Anamniern) und **Respiration** (bei einigen luftatmenden Teleostiern, z. B. beim Schlammspringer *Periophthalmus,* bei Amphibien und lungenlosen Salamandern; S. 300). *Freie Nervenendigungen* (Tast-, Schmerz-, Temperaturrezeptoren) und *spezialisierte Sinnesorgane* (vor allem bei Fischen: Seitenliniensystem, Geschmacksknospen) machen die Haut zu einer ausgedehnten **Rezeptorfläche**. Geschmacksknospen – bei Landwirbeltieren auf Mund- und Rachenhöhle beschränkt – können bei Fischen über die ganze Rumpfhaut verteilt sein (Abb. **7.23**). Schließlich dient das Integument auch als **Signalgeber** (optische Muster, Pheromonsignale) und tritt damit in den Dienst der intra- und interspezifischen Kommunikation.

b) Grundplan

Die äußere Begrenzung des Integuments bildet die *Epidermis.* Nur bei *Branchiostoma* ist sie – wie bei allen Invertebraten – einschichtig, sonst stets mehrschichtig ausgebildet. An ihrer Basis bleibt zeitlebens ein proliferierendes Blastem erhalten (*Stratum germinativum* = Keimschicht), das alle äußeren Zellschichten liefert. Bei den Landwirbeltieren verhornen die äußersten Zellen, d. h. bilden das Strukturprotein *Keratin* (S. 22) und sterben ab (*Stra-*

Tab. 12.3 Gliederung der Haut bei Wirbeltieren.

Integument	Cutis (Haut)	Epidermis (Oberhaut)
		Dermis = Corium (Lederhaut)
	Subcutis (Unterhaut)	

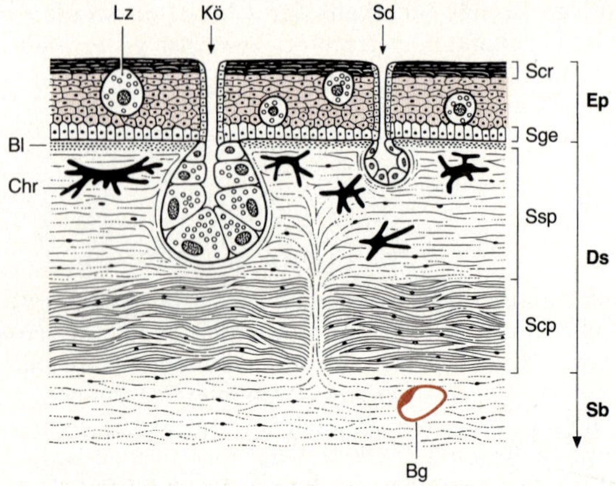

Abb. 12.74 Haut der Amphibien. Die Leydig-Drüsenzellen treten vor der Metamorphose, die Körner- und Schleimdrüsen nach der Metamorphose auf. – *Bg* Blutgefäß, *Bl* Basallamina, *Chr* Chromatophore, *Ds* Dermis, *Ep* Epidermis, *Kö* Körnerdrüse, *Lz* Leydig-Zelle, *Sb* Subcutis, *Scp* Stratum compactum, *Scr* Stratum corneum, *Sd* Schleimdrüse, *Sge* Stratum germinativum, *Ssp* Stratum spongiosum (nach Adam; Starck).

tum corneum = Hornschicht). Sie werden kontinuierlich oder periodisch (Häutung, Mauser) abgestoßen. Unter der Epidermis liegt die dickere, bindegewebige *Dermis* (Tab. **12.3**, S. 711; Abb. **12.74**).

c) Differenzierungen des Stratum corneum

Bei Amphibien noch sehr dünn, ist die Hornschicht bei Reptilien mächtig entwickelt *(Schuppen* und *Schilder)*. Generell bildet sie bei Landwirbeltieren *Krallen, Nägel, Hautschwielen, Papillarmuster* (Fingerabdrücke!), *Hufe, Hörner, Hornscheiden* von Schnäbeln und bei Homoiothermen *Federn* und *Haare*.

Federn (Abb. **12.75**) sind den Reptilienschuppen homolog und werden ontogenetisch auch wie diese angelegt. Zunächst treibt eine starke *Dermispapille* die Epidermis nach außen vor; dann versenkt sich die Anlage als *Federfollikel* in die Tiefe der Dermis. In Form der *Pulpa* ragt die Dermis auch weiterhin in den epidermalen Federteil hinein, wo sie – gewissermaßen als Paßform – in periodischen Abständen *Bindegewebssepten* gegen die Epidermis vortreibt und auf diese Weise innerhalb der Epidermisröhre die späteren Federäste *(Rami)* gegeneinander abgrenzt. Von diesen Primärsepten entspringen Sekundärsepten, die zur Abgliederung der Federstrahlen *(Radii)* führen. Die verhornte Epidermisröhre springt schließlich ventral auf und entfaltet die Federfahne mit den Ästen und Radien.

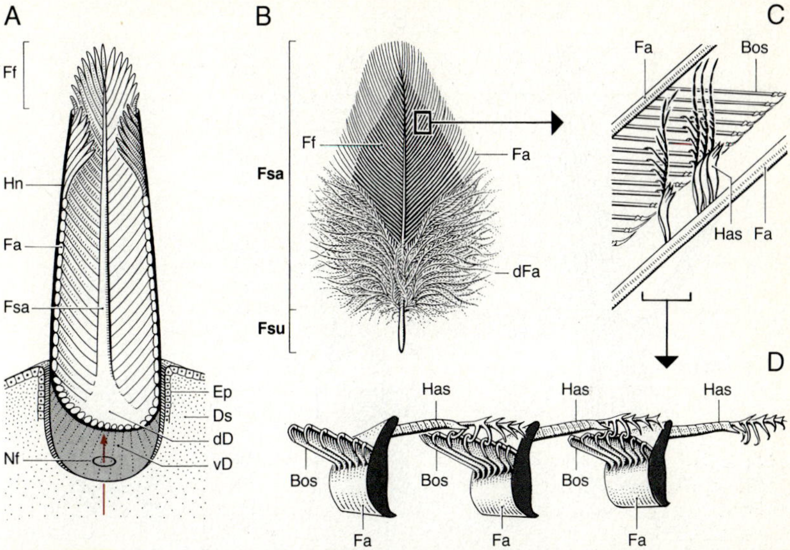

Abb. 12.75 Konturfeder (Abb. **12.108**, *Kf*). [A] Federentwicklung. Blick von ventral in die teilweise aufgeschnittene Federanlage. Die Pulpa ist weggelassen, um die Anlage von Federschaft und Federästen zu zeigen. Distal entfaltet sich die Federfahne *(Ff)*. Der *farbige Pfeil* markiert den Eintritt der Blutgefäße in die Pulpa. [B] Federstruktur. [C] Feinstruktur der Federfahne. [D] Zwei Federäste mit Bogen- und Hakenstrahlen. – *Bos* Bogenstrahl (proximaler Radius), *dD, vD* dorsales und ventrales Dreieck der Federanlage, *dFa* dunenartige Federäste, *Ds* Dermis, *Ep* Epidermis, *Fa* Federast (Ramus), *Ff* Federfahne (am Federschaft ansetzend), *Fsa* Federschaft (Rhachis), *Fsu* Federspule (Calamus), Federschaft und Federspule bilden zusammen den Federkiel (Scapus), *Has* Hakenstrahl (distaler Radius), *Hn* Hornscheide, *Nf* Nabel der Federspule (nach Ewing; Portmann; Sick; Bergmann).

Im Gegensatz zu Federn sind **Haare** (Abb. **12.76** *A*) *unverzweigte* epidermale Hornfäden, die mit Reptilienschuppen und Vogelfedern nicht homologisiert werden können. Während der Entwicklung bleibt die dermale *Pulpa* auf den *Haarbalg* – den in die Dermis versenkten Teil der Haaranlage – beschränkt, wächst also nicht mit dem *Haarschaft* aus. Das ausdifferenzierte Haar ist aufgrund unterschiedlich gestalteter, verhornter Zellen in Oberhäutchen *(Epidermicula)*, *Rinde* und *Mark* gegliedert. Letzteres enthält luftgefüllte Hohlräume, die bei fehlender Pigmentproduktion die Weißfärbung des Haares bedingen. Am Haarbalg, dem neben der versenkten Haaranlage auch die umgebenden epidermalen Wurzelscheiden angehören, setzen *glatte Muskeln* an. In den Haarbalg münden *Haarbalgdrüsen* (Abb. **12.76** *B*).

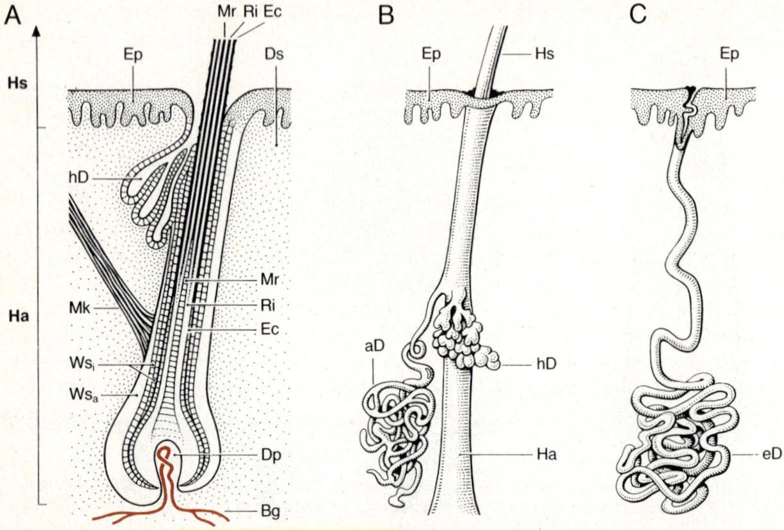

Abb. 12.76 Haare und Hautdrüsen der Säugetiere. [A] Längsschnitt durch ein Haar. [B] Haarbalg mit Haarbalgdrüsen. [C] Schweißdrüse. – *aD* apokrine Haarbalgdrüse, *Bg* Blutgefäß, *Dp* Dermispapille, *Ds* Dermis, *Ec* Epidermicula, *eD* ekkrine Drüse (Schweißdrüse), *Ep* Epidermis, *Ha* Haarbalg, *hD* holokrine Haarbalgdrüse (Talgdrüse), *Hs* Haarschaft, *Mk* Haarmuskel (Musculus arrector pili), *Mr* Mark, *Ri* Rinde, $Ws_{a,i}$ äußere und innere Wurzelscheide (nach Bütschli; Montagna; Portmann; Ziswiler).

d) Hautdrüsen

Hautdrüsen sind stets epidermale Gebilde, werden jedoch oft tief in die Dermis versenkt. Bei *Fischen* und *Amphibien-Larven* liefert das Stratum germinativum nur einzellige Drüsen, die als **Leydig-Zellen** zwischen den übrigen Epidermiszellen liegen (Abb. **12.74**). Während der Metamorphose zur *Amphibien-Imago* werden sie durch vielzellige Drüsen ersetzt: durch holokrine **Körnerdrüsen** (Giftdrüsen) und merokrine **Schleimdrüsen** (Tab. **12.4**, Abb. **12.74**). Die Haut der *Reptilien* und *Vögel* ist dagegen drüsenarm. Vögel besitzen lediglich eine paarige **Bürzeldrüse** (Abb. **12.108**), deren holokrin sezerniertes öliges Sekret das Federkeratin geschmeidig hält (aber nicht – wie vielfach behauptet – die wasserabstoßenden Eigenschaften der Vogelfeder bedingt; Keratin selbst ist bereits wasserabstoßend). Die Bürzeldrüse erfüllt damit eine ähnliche Funktion wie die Haarbalgdrüsen der Säugetiere.

Das Sekret der Bürzeldrüse wird mit dem Schnabel auf die Federn übertragen. Analoge Verhältnisse wie bei Säugetieren, d. h. individuelle „Federbalgdrüsen", verbieten sich bei Vögeln insofern, als das Sekret solcher Drüsen das hautnahe Daunengefieder verschmieren würde.

Tab. 12.4 Sekretionstypen der Hautdrüsen von Wirbeltieren.

1.	**holokrin:**	Umwandlung des gesamten Zellinhalts zu Sekret; Zelle zerfällt bei Sekretbildung.
2.	**merokrin:**	Ausschleusung des Sekrets aus der Zelle; Zelle bleibt erhalten.
a)	**apokrin:**	Ausschleusung großer Sekrettropfen (konzentrierte, proteinhaltige Sekrete).
b)	**ekkrin:**	Ausschleusung kleiner, lichtmikroskopisch kaum sichtbarer Sekrettropfen (wäßrige Sekrete).

Außerordentlichen Drüsenreichtum zeigt die Haut der *Säugetiere:* Zu den **Haarbalgdrüsen** (Abb. **12.76** *B*) zählen einerseits die holokrinen *Talgdrüsen,* die dem Einfetten der Haare dienen, aber auch an der Bildung von Pheromonen beteiligt sind, andererseits verschiedene *apokrine Drüsen* (mit aufgeknäuelten Drüsenschläuchen). Von letzteren leiten sich phylogenetisch die apokrinen **Milchdrüsen** ab.

Bei den Monotremen münden die Milchdrüsen in ein flach-vertieftes *Milchfeld,* wo das Sekret vom „Säugling" aufgeleckt wird. Die übrigen Säuger besitzen *Milchdrüsen mit Zitzen.* Ontogenetisch wird zunächst eine von der Achsel- zur Leistenregion ziehende paarige *Milchleiste* angelegt. Bei den Placentaliern kommt es dann je nach Ordnung in verschiedenen Regionen dieser Anlage zur Ausdifferenzierung von Drüsenpaaren: *brustständigen* bei Fledermäusen und Primaten, *achselständigen* bei Seekühen, *rumpfständigen* bei Raubtieren und *leistenständigen* bei vielen Huftieren.

Die ekkrinen **Schweißdrüsen** (vor allem bei Primaten; Abb. **12.76** *C*) stehen nie mit Haaren in Zusammenhang. Ihr wäßriges Sekret (Schweiß) ist äußerst stoffarm und dient vor allem der Thermoregulation (S. 323).

e) Verknöcherungen der Dermis

● Viele ancestrale Wirbeltiere wie Ostracodermen und Placodermen (Box **12.3**, S. 754) trugen mächtige dermale **Hautknochenpanzer**. Auch die Ahnen der Knorpelfische besaßen solche Knochenschilde, von denen bei den heutigen Haien und Rochen nur noch die **Placoidschuppen** (Abb. **12.77**) als Restbildungen zeugen. Ihrem Bau nach stimmen diese „Hautzähne" weitgehend mit den Kieferzähnen aller Wirbeltiere überein: Ein von Odontoblasten gebildeter *Dentinkegel* wird außen von einer *Schmelzschicht* umhüllt, die hier aus knochenähnlichem *Vitrodentin* besteht. Bei den **Ganoidschuppen** archaischer Knochenfische (Chondrostei, Holostei) trägt das Dentin einen mehrschichtigen Überzug aus schmelzähnlichem *Ganoin.* Die **Elasmoidschuppen** (*Cycloid-* und *Ctenoidschuppen,* S. 756) der Teleostier bestehen dagegen nur aus je einem dermalen Knochenplättchen ohne jegliche Schmelzauflagerung. Sie werden stets von der Epidermis bedeckt.

● **Zähne:** Zähne sind dermale Hartgebilde, die bei Gnathostomen im Bereich des Stomodaeums auftreten. Ihre Festigkeit verdanken sie den besonde-

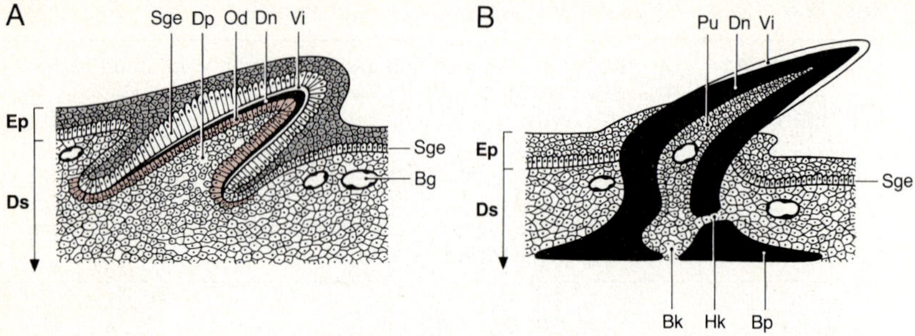

Abb. 12.77 Entwicklung der Placoidschuppen beim Dornhai *(Squalus acanthias)*. [A] Frühes Stadium: Eine Dermispapille wächst gegen die Epidermis vor. Die obersten Zellen der Papille ordnen sich epithelartig an *(in Farbe)* und bilden als Odontoblasten das Dentin. Die basalen Epidermiszellen über der Dermispapille werden hochprismatisch und bilden als Schmelzorgan die Schmelzkappe (S. 754). [B] Fertig ausgebildete Placoidschuppe. – *Bg* Blutgefäß, *Bk* Basalkanal, *Bp* Basalplatte, *Dn* Dentin, *Dp* Dermispapille, *Ds* Dermis, *Ep* Epidermis, *Hk* Halskanal, *Od* Odontoblasten, *Pu* Pulpa, *Sge* Stratum germinativum (über *Dp* Schmelzorgan bildend), *Vi* Schmelzkappe (Vitrodentin) (nach Klaatsch, Rietschel; Jollie).

ren mechanischen Eigenschaften ihrer interzellulären Matrix, dem knochenähnlichen *Dentin* (Zahnbein), das von einem noch härteren *Schmelz* überzogen wird (Abb. **12.78**, *B, C*). Ontogenetisch bilden sie sich an der Epidermisunterseite in einer *Zahnleiste* (Abb. **12.78** *A*), einer Einfaltung des Mundhöhlenepithels, die parallel zum Kieferrand verläuft. Dabei scheiden die um die Pulpa angeordneten *Odontoblasten* (Neuralleistenderivate) nach außen das Dentin, die darüberliegenden epidermalen *Adamantoblasten* nach innen den Schmelz ab. Bei der Ausbildung der Zähne wirken also zwei Primordien zusammen: ein dermaler *Dentinkeim* und ein epidermales *Schmelzorgan*.

Am Säugerzahn ist neben Dentin und Schmelz noch das Knochengewebe *Zement* beteiligt. Als Belag umgibt es entweder nur die Zahnwurzel oder bedeckt die ganze Zahnanlage. Bei hochspezialisierten Kauzähnen (Nager, Huftiere) sind die taschenförmigen Einsenkungen zwischen den Schmelzfalten mit Zement gefüllt. Durch das Kauen entsteht auf der Zahnkrone ein ständig scharf bleibendes Erosionsprofil, wobei der harte Schmelz stets am weitesten vorragt (Abb. **12.79** *B, D*, Einschaltfiguren).

Fische, Amphibien und Reptilien verfügen nur über einen **Zahntyp**: den spitzen, kegelförmigen Fangzahn (*homodontes* Gebiß). Im *heterodonten* Säugergebiß folgen dagegen – von vorn nach hinten – vier Zahnformen aufeinander: *Incisivi* (*I*, Schneidezähne), *Canini* (*C*, Eckzähne), *Praemolares* (*P*, vordere Backenzähne) und *Molares* (*M*, hintere Backenzähne). In welcher Anzahl und Gestalt sie in Ober- und Unterkiefer auftreten, ist mit der Ernährungsweise der einzelnen Säugetiergruppen eng korreliert und liefert ein verläßliches taxonomisches Merkmal.

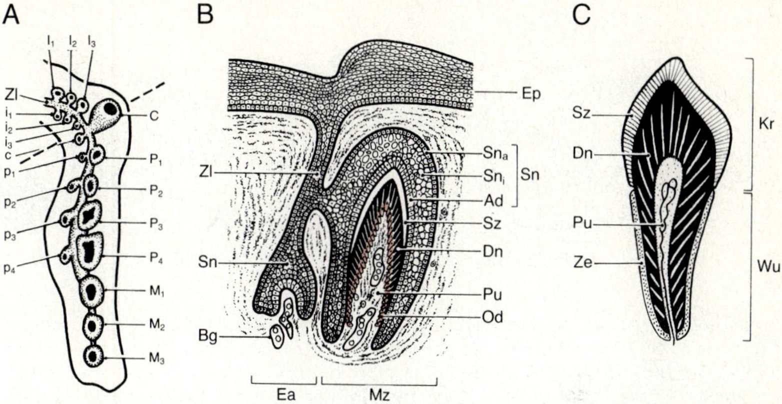

Abb. 12.78 Säugetierzähne. [A] Zahnleiste in der Unterkieferhälfte eines Säugerembryos, von unten gesehen (Beispiel: Schwein, *Sus*). Neben den Milchgebiß-Zahnanlagen von Incisiven *(I_1–I_3)*, Caninus *(C)* und Prämolaren *(P_1–P_4)* sind die entsprechenden Ersatzzahnanlagen i_1–i_3, *c* und p_1–p_4 zu sehen. Die Molaren *(M_1–M_3)* werden nur einmal angelegt. [B] Querschnitt durch die Zahnleiste eines Säugerembryos mit einer Milchzahn- und der entsprechenden Ersatzzahnanlage. Die Schnittebene ist in *A* durch die *unterbrochene Linie* markiert. [C] Fertig ausgebildeter Schneidezahn (Incisivus). – *Ad* Adamantoblasten (schmelzbildende Zellen; inneres Epithel des Schmelzorgans), *Bg* Blutgefäß, *Dn* Dentin, *Ea* Ersatzzahnanlage, *Ep* Epidermis, *Kr* Krone, *Mz* Milchzahnanlage, *Od* Odontoblasten *(in Farbe)*, *Pu* Pulpa, *Sn* Schmelzorgan, Sn_a äußeres Epithel des Schmelzorgans, Sn_i Schmelzpulpa (innere aufgelockerte Zellmasse des Schmelzorgans), *Sz* Schmelz, *Wu* Wurzel, *Ze* Zement, *Zl* Zahnleiste (nach Fleischmann; Kühn; Lison).

Mit Hilfe der **Zahnformel** läßt sich die zahlenmäßige Verteilung der vier Zahntypen pro Kieferhälfte leicht angeben: *ICPM* (oben)/*ICPM* (unten). Für den ursprünglichen Placentalierzustand (*Insektenfresser*, 44 Zähne) gilt 3143/3143, für *Hund* 3142/3143, *Katze* und *Löwe* 3131/3121 (Abb. **12.79** *A*), *Pferd* 3133/3133 (Abb. **12.79** *B*), *Elefant* 1033/0033 (vgl. *Mammut*, Abb. **12.79** *D*) und *Mensch* 2123/2123.

In der „Brechschere" der Raubtiere wirken oberer P_4 und unterer M_1 als *Reißzähne* (Abb. **12.79** *A*). Die *Stoßzähne* der Elefanten sind modifizierte obere Schneidezähne (I_1; Dentin als Elfenbein). Konvergent zum Fischtyp ist das Gebiß der Zahnwale *sekundär homodont* geworden; Delphine können bis zu 250 gleich geformte Kegelzähne besitzen.

Primär zahnlos sind Agnathen. Der Mund dieser kieferlosen Formen ist mit epidermalen Hornzähnchen besetzt – Bildungen, wie sie auch bei Amphibienlarven vorkommen. **Sekundär zahnlos** geworden sind Schildkröten, Vögel, Monotremen, Bartenwale und einzelne Xenarthra (z. B. Ameisenbären). Hier treten z. T. Hornschnäbel oder mächtige Hornplatten (Barten) an ihre Stelle. Während bei den rezenten Vögeln selbst embryonale Zahnanlagen fehlen, finden sich solche Rudimente im Kiefer von Schildkröten, Monotremen und Bartenwalen.

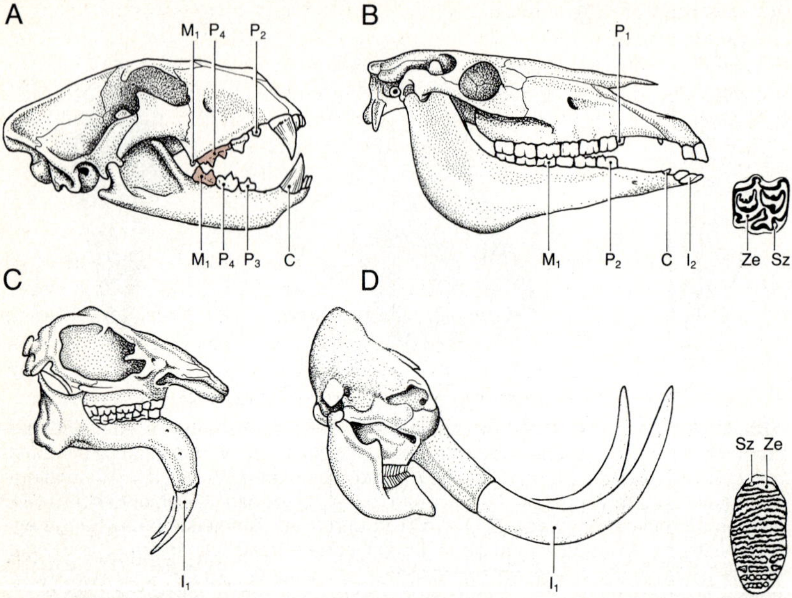

Abb. 12.79 Säugetierschädel: [A] Löwe (*Panthera leo,* Carnivora). [B] Pferd (*Equus equus,* Perissodactyla). [C] *Dinotherium,* Proboscidea; aus Pliozän. [D] Mammut (*Mammuthus,* Proboscidea); aus Pleistozän. Beim Raubtiergebiß *(A)* sind die Reißzähne (Brechschere) *farbig* angelegt. Bei Pferd *(B)* und Mammut *(D)* ist zusätzlich noch der 1. Molar in Aufsicht abgebildet. – *C* Caninus, *I* Incisivus, *M* Molar, *P* Prämolar, *Sz* Schmelz, *Ze* Zement (nach Bailey; Gaudry, Andrews; Kühn).

Bei Fischen, Amphibien und Reptilien erfolgt der **Zahnwechsel** fortlaufend während des ganzen Lebens (*polyphyodontes* Gebiß). Bei den meisten Säugern tritt nur ein zweifacher Zahnwechsel auf (*diphyodontes* Gebiß: Milch- und Ersatzzähne), wobei die Molaren allerdings nicht gewechselt werden (Abb. **12.78** *A*). Manche Nager und die Zahnwale verfügen nur über eine einzige Zahngeneration (*monophyodontes* Gebiß).

B. Skelett

Der Stütz- und Fortbewegungsapparat ursprünglicher Chordaten besteht aus *Chorda* und *Längsmuskulatur*. Letztere ist auf den dorsalen Körperbereich beschränkt und in *Myomere* gegliedert. Die Myomere setzen nicht direkt an der Chorda an, sondern an bindegewebigen Querwänden *(Myosepten)*, die sich zwischen Chorda und Integument aufspannen.

Innerhalb der Vertebraten wird die ungegliederte Chorda in zunehmendem Maße von einer gegliederten *Wirbelsäule* umgeben und schließlich von dieser verdrängt. Die damit erreichte Verfestigung des Achsenskeletts hat – zusammen mit dem immer direkteren Ansatz der Muskeln an diesem Achsenskelett – eine wirkungsvolle schlängelnde Fortbewegungsweise des Fischkörpers zur Folge. Beim Übergang zum Landleben ermöglicht die Entwicklung beweglicher Hebelsysteme (*Extremitäten,* vgl. Abb. **8.7**) mitsamt entsprechenden Umkonstruktionen des Muskelsystems ganz neue Arten der Lokomotion (Laufen, Fliegen).

a) Stützgewebe

Alle *Bindegewebe* erfüllen dank besonderer mechanischer Eigenschaften ihrer reich entwickelten Interzellularsubstanz im Körper Stützfunktionen. Durch Einlagerung von Fibrillen (Skleroproteine, z.B. Kollagen) können lockere bis straffe *fibrilläre Bindegewebe* entstehen, deren interzelluläre Matrix von *Fibroblasten* gebildet und ständig erneuert wird. Die eigentlichen Stützgewebe der Wirbeltiere sind jedoch *Knorpel* und *Knochen.*

Im **Knorpel** (Abb. **12.80** *A*) besteht die steifgallertige, elastische Interzellularsubstanz – die Matrix (S. 24) – vor allem aus Mucopolysacchariden (Chondroitinsulfat). Der Stofftransport zu und von den Knorpelzellen erfolgt innerhalb der Interzellularmatrix durch Diffusion. Blutgefäße fehlen. Der **Knochen** (Abb. **12.80** *B*) erreicht seine Festigkeit durch *Biomineralisation* der organischen Interzellularsubstanz. Die von *Osteoblasten* gebildete Matrix wird von Kollagenfasern durchzogen, längs derer sich Calciumphosphat in Form von Hydroxylapatit ablagert und die Osteoblasten schließlich vollständig einmauert. Die jetzt *Osteocyten* genannten Knochenzellen besitzen im Gegensatz zu den abgerundeten Knorpelzellen sternförmig verzweigte Fortsätze. Ver- und Entsorgung des Knochengewebes erfolgt durch Blutgefäße, die im Verlauf der Osteogenese in Gefäßkanäle eingeschlossen werden. Bei den Um- und Neubildungsprozessen, die im Knochen ständig ablaufen, dienen *Osteoklasten* der Resorption mineralisierten Knochengewebes.

Ontogenetisch besteht das Endoskelett der Wirbeltiere primär aus Knorpelgewebe, das später verknöchert (*chondrale* im Gegensatz zu *desmaler Ossifikation,* Tab. **12.5**; Abb. **12.80** *C*). Nur bei einigen wasserlebenden Wirbeltiergruppen (Cyclostoma, Chondrichthyes) bleibt das Innenskelett auch im erwachsenen Zustand knorpelig. **Phylogenetisch** scheinen Knorpel- und Knochengewebe etwa gleichzeitig entstanden zu sein (S. 753) – Knorpel wohl in Anpassung an die Wachstumsdynamik des embryonalen Organismus: Er kann rasch von innen heraus wachsen (durch *Intussuszeption*), während sich Knochen nur langsam durch das Zusammenspiel von Ab- und Aufbauprozessen umbildet.

b) Wirbelsäule

Die **Ontogenese** der Wirbel verläuft innerhalb der Wirbeltiere außerordentlich vielgestaltig; doch beginnt sie stets damit, daß *Skleroblasten* aus dem mesodermalen *Sklerotom* der Ursegmente (Somiten) auswandern und sich

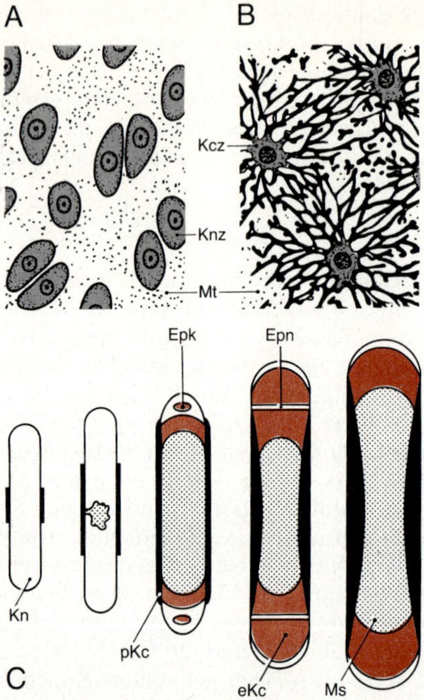

Abb. 12.80 Stützgewebe. [A] Knorpelgewebe. [B] Knochengewebe. [C] Verknöcherung eines knorpelig präformierten Röhrenknochens. – *eKc* enchondraler Knochen *(farbig)*, *Epk* Epiphysenkern (enchondraler Knochenkern in der Epiphyse), *Epn* Epiphysennaht, *Kcz* Knochenzelle (Osteocyt), *Kn* Knorpel *(weiß)*, *Knz* Knorpelzelle, *Ms* Mesenchym (später: Markraum), *Mt* Matrix, *pKc* perichondraler Knochen *(schwarz)*.

um die Chorda anlagern (Abb. **12.81**). Dorsal und ventral bilden sie *Wirbelbögen (Arcualia)*, unmittelbar um die Chorda *Wirbelkörper (Centra)*. Von Wirbelbögen wie -körpern werden pro Ursegment (Myotom) jeweils zwei hintereinanderliegende Paare angelegt (Abb. **12.82** *A*), von denen das hintere meistens mit dem vorderen des nächstfolgenden Segments zum definitiven Wirbel verschmilzt. Die dadurch bedingte *intersegmentale Stellung* der Wirbel, die in der alternierenden Lage von Wirbeln und Muskelsegmenten zum Ausdruck kommt, ermöglicht einen funktionell optimalen Muskelansatz.

Die dorsalen Arcualia differenzieren sich zu *Neuralbögen*, die das Rükkenmark umfassen und zwischen denen die Spinalnerven austreten. Die ventralen Arcualia schließen sich nur im Schwanzbereich der Osteichthyes und Urodela zu *Hämalbögen* um einen Blutgefäßkanal. Meistens bleiben sie jedoch ventral offen und bilden Ansatzstellen für die Rippen.

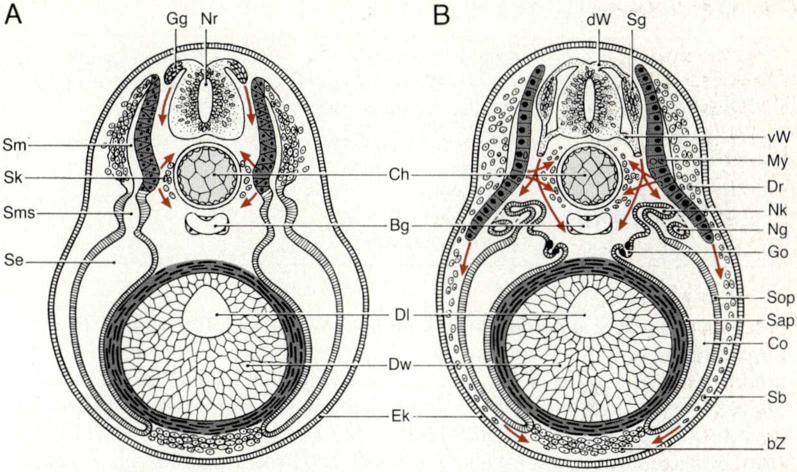

Abb. 12.81 Schematischer Querschnitt durch einen Wirbeltierembryo. [A] Frühes, [B] späteres Stadium. Die *farbigen Pfeile* markieren die Auswanderung von Zellen oder das Auswachsen von Organanlagen. – *Bg* Blutgefäß (Aorta), *bZ* ventrale blutbildende Zellen, *Ch* Chorda, *Co* Coelom, *Dl* Darmlumen, *Dr* Dermatom (Anlage der Unterhaut), *dW* dorsale Nervenwurzel, *Dw* ventrale Darmwand mit dotterreichen Zellen, *Ek* Ektoderm, *Gg* Ganglienleiste, *Go* Gonadenanlage, *My* Myotom (Anlage der späteren somatischen Muskulatur), *Ng* Nierengang, *Nk* Anlage eines Nierenkanälchens, *Nr* Neuralrohr, *Sap* Splanchnopleura (glatte, viscerale Muskulatur), *Sb* Zellen der Unterhaut (Subcutis), *Se* Seitenplatte (im Gegensatz zu *My* nicht segmentiert), *Sg* Spinalganglion, *Sk* Sklerotom (Austritt von Zellen des späteren Axialskeletts), *Sm* Somit (Ursegment), *Sms* Somitenstiel (Zwischenstück), *Sop* Somatopleura, *vW* ventrale Nervenwurzel (nach Portmann).

Die *Doppelanlage* der Wirbel bleibt bei Cyclostomen zeitlebens erhalten: Pro Segment treten adult zwei gleich große Neuralbögen auf. Bei den Gnathostomen vereinigen sich die einzelnen Elemente der Doppelanlage auf verschiedene Weise, doch unterbleibt bei vielen Formen eine nahtlose Verschmelzung.

Auch Ausmaß und Art der *Verdrängung des embryonalen Chordagewebes* durch den Wirbelkörper erfolgen gruppenspezifisch: Bei Cyclostomen und Chondrostiern (Abb. **12.82** *B*) fehlen Wirbelkörper vollkommen; die Chorda bleibt hier auch adult als axiales Skelett intakt. Sonst wird die Chorda entweder innerhalb oder zwischen den Wirbelkörpern eingeschnürt bis völlig reduziert. Doch selbst bei den Säugetieren verbleibt im Zentrum der Bandscheiben, die als bindegewebige Platten zwischen den Wirbeln liegen, noch ein Chorda-Rest als *Nucleus pulposus*.

Damit die Wirbelsäule als **flexibles Axialskelett** wirken kann, müssen zwischen den Wirbeln *Gelenke* und an den Wirbeln *Ansatzorte für Muskeln und Bänder* ausgebildet sein. **Gelenke** liegen primär zwischen den konkaven, konvexen, planen oder sattelförmigen Wirbelflächen. Folgende Typen wer-

Tab. 12.5 Arten der Knochenbildung (Ossifikation).

Ossifikationstyp	Ossifikationsort	Skelettelement
1. **desmal**	unmittelbar im Bindegewebe	Deckknochen
2. **chondral**	in knorpelig präformiertem Gewebe:	Ersatzknochen
a) **enchondral**	von innen	
b) **perichondral**	von außen (vom Perichondrium her)	

den unterschieden: *amphicoele* (bikonkave) Wirbel bei Teleostiern, *procoele* (vorn konkave, hinten konvexe) bei vielen Amphibien, *opisthocoele* (hinten konkave, vorn konvexe) bei den meisten Reptilien, *heterocoele* (sattelförmige) bei den Vögeln und *biplane* bei den Säugetieren. Als Angriffspunkte der Muskulatur dienen **Gelenkfortsätze**. Sie können dorsal als Dornfortsatz *(Processus spinosus)*, lateral als Querfortsätze *(Processus transversi)*, ventrolateral als Rippenansatzstellen *(Diapophysen, Parapophysen)* und zwischen benachbarten Wirbeln als *Zygapophysen* (Prä- und Postzygapophysen) ausgebildet sein (Abb. **12.82** *C*).

Die **Anzahl der Wirbel** kann innerhalb der Vertebraten je nach Gliederungsgrad und Streckung des Körpers stark variieren. Bei Knorpelfischen und Schlangen beträgt sie bis zu 400, beim Aal *(Anguilla)* etwa 200. Kompaktere Körpergestalten haben Verschmelzungen und Reduktionen von Wirbeln zur Folge. So sind bei Vögeln zahlreiche Wirbel der hinteren Körperregion (die hintersten Brustwirbel, die Lumbal- und Sacralwirbel sowie die vordersten Schwanzwirbel) zu einem festen Knochen (*Synsacrum*, Abb. **12.108**) verwachsen.

Relativ konstante Wirbelzahlen liegen bei Säugetieren vor (Abb. **12.110**): 7 Hals-(*Cervikal-*)Wirbel, meistens 13 Brust-*(Thorakal-)*Wirbel, 6–7 Lenden-*(Lumbal-)*Wirbel, 2–3 Kreuz-*(Sacral-)*Wirbel und 1–47 Schwanzwirbel. Bei Menschenaffen und Mensch sind die letzten Schwanzwirbel zu einem Steißbein *(Os coccygis)* verschmolzen. Der 1. Halswirbel *(Atlas)* enthält die Gelenkgruben für die beiden Hinterhauptshöcker *(Condyli)*. Der Zapfen des 2. Halswirbels *(Epistropheus)*, der sich ontogenetisch vom Wirbelkörper des Atlas ableitet, ist gelenkig mit der Innenfläche des ringförmigen Atlas verbunden.

Seitlich schließen sich der Wirbelsäule stabförmige knöcherne Spangen an, die **Rippen** *(Costae)*. Sie entstehen durch enchondrale Verknöcherung in den Bindegewebssepten der segmentierten Rumpfmuskulatur. Mit der Wirbelsäule sind sie meist gelenkig verbunden. Ihre markanteste Ausprägung erfahren sie im vorderen Rumpfbereich (Brust = *Thorax*), wo sie den Brustkorb bilden. Bei Vögeln wird die Festigkeit des Brustkorbs durch nach hinten gerichtete Rippenfortsätze (*Processus uncinati*, Abb. **12.86**) erhöht. Teleostier besitzen zusätzlich zu den Rippen sog. *Gräten*, die durch direkte Verknöcherung in den Bindegewebshüllen der Muskelfasern entstehen und mit der Wirbelsäule meistens keinen Kontakt aufnehmen. Bei Tetrapoden schal-

Abb. 12.82 Axialskelett der Wirbeltiere. [A] Schema. [B] Stör *(Acipenser)*. [C] Ältestes bekanntes Amphibium *(Ichthyostega)*. *B* und *C* zeigen *links* Frontal-, *rechts* Lateralansichten. Die primären Segmentgrenzen sind durch *farbige Signaturen* angedeutet. – *Al* Arcualia (Wirbelbögen), *Bd* Basidorsale, *Blv* Verschmelzungsprodukt von Basi- und Interventrale, *Bv* Basiventrale, *Ca* Capitulum (unterer Rippenkopf), *Ch* Chorda, *Cs* Chordascheide, *Ct* Centra (Wirbelkörper), *Di* Diapophyse, *Hc* Hypocentrum, *Id* Interdorsale, *Iv* Interventrale, *Pc* Pleurocentrum, *Poz* Postzygapophyse, *Pp* Parapophyse, *Prz* Präzygapophyse, *Rc* Raum der Chorda, *Rr* Raum des Rückenmarks, *Rü* Rückenmark, *Sp* Spinale, *Tu* Tuberculum (oberer Rippenkopf) (nach Jarvik; Remane; Goodrich).

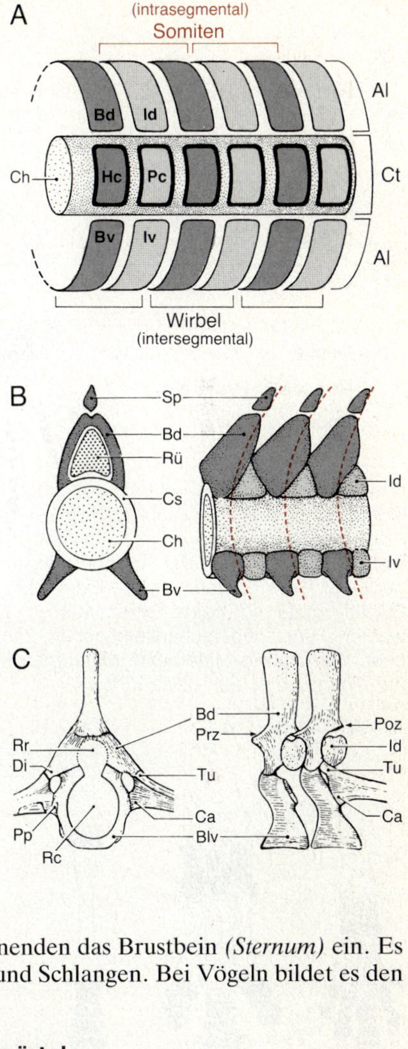

tet sich zwischen die ventralen Rippenenden das Brustbein *(Sternum)* ein. Es fehlt den Blindwühlen, Schildkröten und Schlangen. Bei Vögeln bildet es den größten Knochen des Skeletts.

c) Extremitäten und Extremitätengürtel

Während Agnathen lediglich unpaare Flossensäume und Einzelflossen besitzen, treten schon bei den ältesten gnathostomen Fischen (Placodermen, Box **12.3**, S. 754) **paarige Extremitäten** in Form von Brust- und Bauchflossen auf. Von diesen *vielstrahligen* Fischextremitäten lassen sich die *fünfstrahligen (pentadactylen)* Tetrapodenextremitäten phylogenetisch herleiten (S. 550).

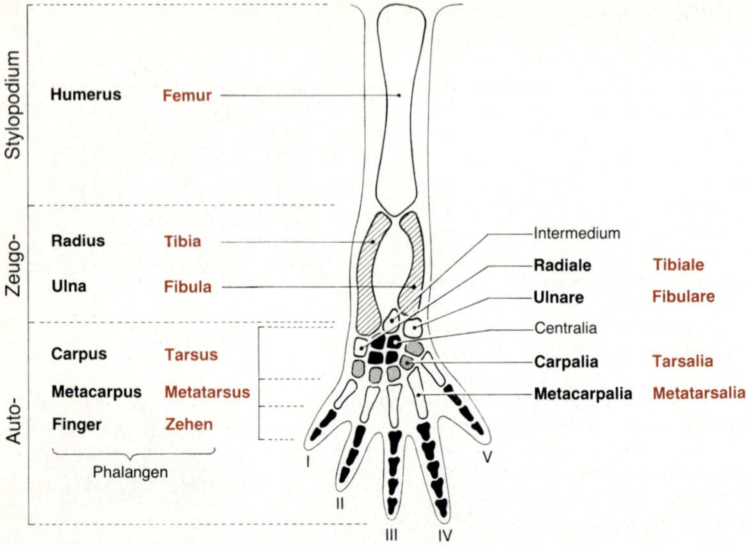

Abb. 12.83 Schema der Tetrapodenextremität. Linke Seite cranial (nach vorn) gerichtet. *Schwarz fett:* vordere Extremität; *farbig:* hintere Extremität; *Normalschrift:* Begriffe gelten für beide Extremitäten. – Deutsche Bezeichnungen: *Carpus* Handwurzel, *Femur* Oberschenkelknochen, *Fibula* Wadenbein, *Humerus* Oberarmknochen, *Metacarpus* Mittelhand, *Metatarsus* Mittelfuß, *Radius* Speiche, *Tarsus* Fußwurzel, *Tibia* Schienbein, *Ulna* Elle.

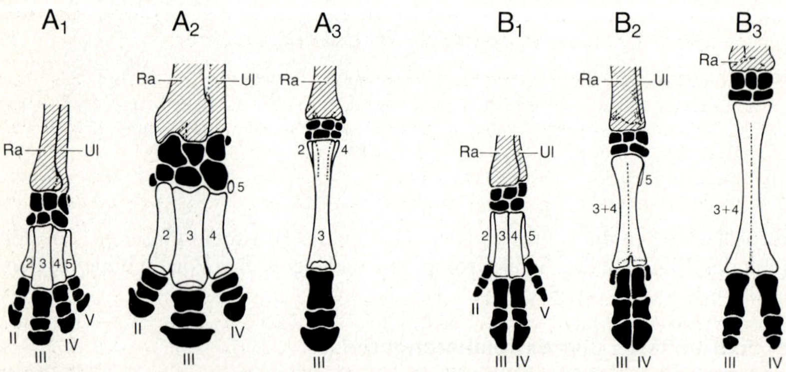

Abb. 12.84 Skelett der Vorderextremität bei Huftieren. A Perissodactyla: A_1 Tapir *(Tapirus)*, A_2 Nashorn *(Rhinoceros)*, A_3 Pferd *(Equus)*. B Artiodactyla: B_1 Schwein *(Sus)*, B_2 Rind *(Bos)*, B_3 Kamel *(Camelus)*. Unterarm *schraffiert*, Handwurzel *schwarz*, Mittelhand *weiß*, Phalangen (Finger) *schwarz*. – *Ra* Radius, *Ul* Ulna, *2–5* Metacarpalia, *II–V* Phalangen.

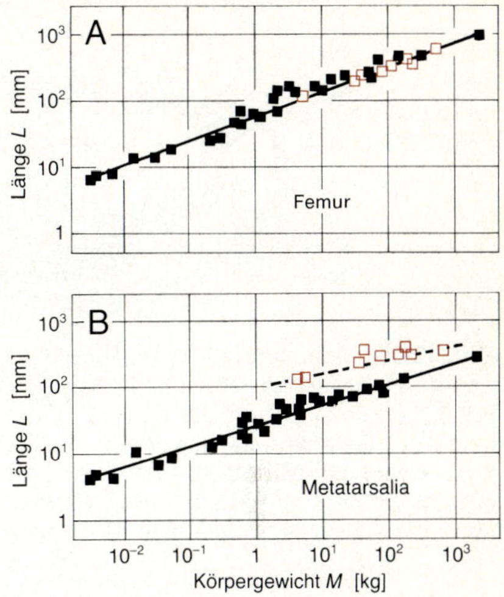

Abb. 12.85 Längen von Hinterbeinknochen – [A] Femur und [B] Metatarsalia – bei Paarhufern *(Farbsignaturen)* und übrigen Säugetieren *(schwarze Signaturen)*. Die Längen *L* der betreffenden Knochen sind als Funktion des Körpergewichts *M* der Tiere aufgetragen. Die Daten folgen generell den Allometriebeziehungen $L = a \cdot M^b$ bzw. $\log L = b \cdot \log M + \log a$ (vgl. S. 264). Ergebnis: Bei Paarhufern liegen die relativen Längen der Metatarsalia, aber nicht die des Femurs signifikant über denen der übrigen Säuger. Ähnliche Beziehungen gelten für die Vorderbeine, d. h. für Humerus und Metacarpalia, und für die Extremitäten der Unpaarhufer. In der Evolution der Huftiere sind also generell die distalen, aber nicht die proximalen Extremitätensegmente überproportional verlängert worden (nach Daten von Alexander, Jayes, Maloiy, Wathuta).

Da es sich bei Vorder- und Hinterextremität um serial homologe *(= homonome)* Strukturen handelt, lassen sich die Beziehungen der einzelnen Strukturelemente in Abb. **12.83** gemeinsam darstellen. Innerhalb der Tetrapoden erfährt der skizzierte pentadactyle Grundplan mannigfache Abwandlungen, die klassische Belege für „Evolutionsreihen" liefern.

Reduktion von Strahlen tritt bei *Huftieren* in zwei großen Evolutionsreihen auf (Abb. **12.84**): Entweder wird der Mittelstrahl zum dominierenden Träger des Körpers *(Perissodactyla)* – bei Pferden ist er der einzige bodenberührende Strahl –, oder zwei Strahlen (III, IV) übernehmen diese Funktion *(Artiodactyla)*. Daß beide „Lösungen" funktionell gleichwertig sind, zeigt sich in letzterem Fall in Verschmelzungstendenzen der beiden Mittelfußknochen (Abb. **12.84** $B_{2,3}$). Im adulten *Vogelflügel* bleiben nur die Strahlen I–III erhalten (Abb. **12.108**). Mit der Reduktion von Strahlen geht oft eine **Verlängerung der Elemente** einher. Bei *Huftieren* sind an der Längenzunahme vor allem die distalen Elemente – Metacarpalia und Metatarsalia – beteiligt (Abb. **12.85**). Gleichzeitig wird der Fuß vom ursprünglichen Sohlengang *(Insectivoren, Bären, Primaten)* über den Zehengang *(Hunde, Katzen)* bis zum Zehenspitzengang *(Pferde)* aufgerichtet. Mit langem Hebelarm und kleiner bodenberührender Fläche (Abb. **8.7** *B*) ist damit der Idealtyp des Renners verwirklicht. Verlängert wird auch der Mittelfuß des *Vogels* (zum Laufknochen). Bei *Flugsauriern* und *Fledermäusen* sind die Flughäute zwischen verlängerten Phalangen und dem Rumpf ausgespannt, während beim Vogel zusätzlich ein verlängerter Unterarm mit seinen Schwingen zur Flügelfläche beiträgt. **Fusion von Elementen** ist häufig mit Verlängerungen korreliert. Wie bereits erwähnt, verschmelzen bei *Rind* und *Kamel* die Metacarpalia III und IV zum Kanonenbein

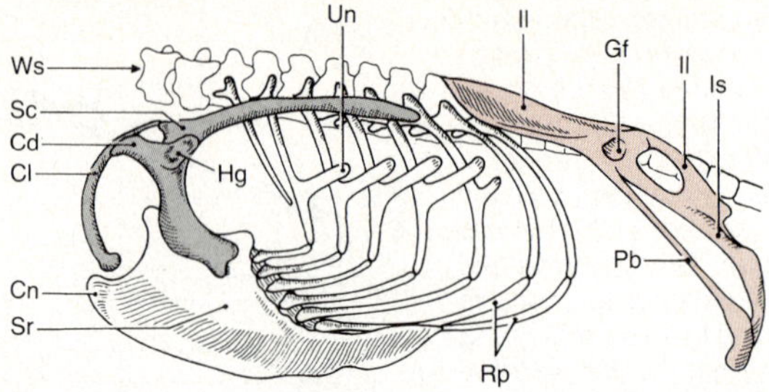

Abb. 12.86 Schultergürtel *(grau)* und Beckengürtel *(farbig)* eines Vogels. – *Cd* Coracoid (Rabenschnabelbein), *Cl* Clavicula (Schlüsselbein; linkes und rechtes Schlüsselbein sind zum Gabelbein [= Furcula] verwachsen), *Cn* Carina (Brustbeinkamm), *Gf* Gelenkgrube des Femur, *Hg* Gelenkgrube des Humerus, *Il* Ilium (Darmbein), *Is* Ischium (Sitzbein), *Pb* Pubis (Schambein), *Rp* Rippen, *Sc* Scapula (Schulterblatt), *Sr* Sternum (Brustbein), *Un* Processus uncinatus (Hakenfortsatz der Rippe), *Ws* Wirbelsäule (nach Portmann; Bergmann).

(Abb. **12.84** $B_{2,3}$). Im Laufknochen (Tarsometatarsus, Abb. **12.108**) des *Vogelbeins* vereinigen sich während der Ontogenese die Metatarsalia I–III; an ihrem oberen Ende verschmelzen sie zudem mit den distalen Tarsalia. Die proximalen Tarsalia vereinigen sich mit dem distalen Tibia-Ende zum Tibiotarsus. Damit wird das „Fersengelenk" der Vögel zu einem Intertarsalgelenk. Zur **Verkürzung der Elemente** kommt es im Grabbein des *Maulwurfs,* vor allem aber in den Vorderextremitäten von *Ichthyosauriern* und *Walen.* In diesen „Flossen" werden auch noch Gelenke versteift, so daß das Bein als Ruderfläche wirkt. **Vermehrung der Phalangen** (Hyperphalangie) tritt z. B. bei *Ichthyosauriern* (Abb. **11.6** *C*) und *Walen* auf. Während hier Ober- und Unterarm extrem kurz sind, wird distal die rudernde Handfläche durch zusätzliche (bis zu 20) Fingerglieder verlängert. Demgegenüber konnte sich eine **Vermehrung der Strahlen** (Polydactylie) offenbar in keiner Evolutionsreihe durchsetzen. Doch führen (meist dominante) Mutationen bei allen Tetrapoden zur Polydactylie. Häufig sind die Homozygoten schwer mißgebildet und daher letal. Eine völlige oder teilweise **Reduktion der Extremitäten** erfolgte konvergent bei *Blindwühlen, Blindschleichen* und *Schlangen,* Reduktion nur der Hinterextremitäten bei *Walen* und *Seekühen.* Rudimente des Beckens sind hier jedoch auch adult noch vorhanden.

Vorder- und Hinterextremitäten sind über *Schulter- und Beckengürtel* mit dem Axialskelett gelenkig verbunden. Beide Gürtel bestehen bei Tetrapoden aus drei Knochenpaaren (Abb. **12.86**). Einen vollständigen **Schultergürtel** besitzen Amphibien, Sauropsiden und Monotremen. Bei allen übrigen Säugern wird das *Coracoid* (Rabenschnabelbein) zurückgebildet. Die *Clavicula* (Schlüsselbein) bleibt bei fliegenden (Fledermäuse), grabenden (Maulwurf) und greifkletternden Formen (Primaten) erhalten, verschwindet aber vollständig dort, wo die Extremitäten nur pendelnde Bewegungen in der Körperlängsachse ausführen (Huftiere, Raubtiere). Hier ist das Schultergelenk frei in der angrenzenden Muskulatur verschiebbar, also nicht fest mit Brustkorb

Abb. 12.87 Grundplan des Wirbeltierschädels. *A→C* Hypothese zur Ableitung des Kieferapparats aus dem Kiemenskelett. [A] Hypothetisches Ausgangsstadium (agnathes Wirbeltier) mit gleichförmigen Branchialbögen. [B] Hypothetisches Zwischenstadium. [C] Ursprünglicher Gnathostom (Beispiel: Knorpelfisch). In *A* und *B* sind die zu *C* homologen Strukturen entsprechend bezeichnet. *Grau* (in *C*) bzw. *stark schwarz punktiert* (in *A* und *B*): Neurocranium, *farbig:* Splanchnocranium, *stark schwarz umrandet* (in *C*): Dermatocranium. *I-III* Zählung der Arterienbögen, die mit den entsprechenden Branchialbögen assoziiert sind (Abb. **12.93**). – *Bb* Branchialbogen, *Ch* Chorda, *Cp* Copulae, *Et* Ethmoidalregion, *Hb* Hyoidbogen, *Hd* Hyoid, *Hm* Hyomandibulare, *Ki* Kiemenspalte, *Mb* Mandibularbogen, *Md* Mandibulare, *Oc* Occipitalregion (von Wirbeln abgeleitet), *Or* Orbitalregion, *Ot* otische Region, *pMb* zwei hypothetische Prämandibularbögen, *Pq* Palatoquadratum, *Sp* Spiraculum (nach Romer; Portmann; Starck).

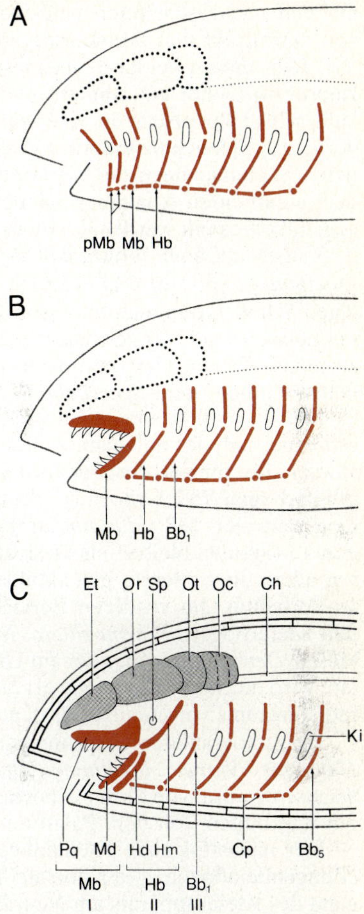

und Wirbelsäule verbunden. Die *Scapula* (Schulterblatt) wird überall ausgebildet.

Recht geringe Abwandlungen erfährt der **Beckengürtel**. Die drei Grundelemente – *Ilium* (Darmbein), *Pubis* (Schambein) und *Ischium* (Sitzbein) – sind überall vertreten. Bei Marsupialiern und Monotremen können noch Beutelknochen hinzukommen.

d) Schädel

Wie bei den meisten bilateralsymmetrischen Organismen trägt auch bei Wirbeltieren der *Bewegungsvorderpol* einerseits die großen Fernsinnesorgane mit den nachgeschalteten neuronalen Zentren, andererseits die Öffnungen von Darmtrakt und Atmungsorganen. Die Gliederung des Schädels *(Cranium)* folgt diesen beiden Funktionskomplexen: Das **Neurocranium** bildet die Kapsel für Gehör und Sinnesorgane (Geruchsorgan, Augen, Labyrinth) und läßt sich daher primär in eine *ethmoidale, orbitale* und *otische Region* gliedern; das **Splanchnocranium** (Viscerocranium) umgreift mit serial angeordneten Skelettspangen die vorderen Nahrungs- und Atemwege. Beide Schädelkomponenten zusammen können als *Endocranium* dem **Dermatocranium** gegenübergestellt werden – einem subepidermalen *Deckknochenpanzer,* der im Gegensatz zum chondral verknöchernden Endocranium durch *desmale Ossifikation* entsteht (Tab. **12.5**, S. 722). Während diese drei primär selbständigen Schädelkomponenten (Abb. **12.87** *C*) bei den ursprünglichen Vertebraten noch weitgehend getrennt sind, kommt es vor allem bei den Tetrapoden zu mannigfachen Umlagerungen und Verschmelzungen und damit zu einer neuen Einheit, dem *Syncranium* (Abb. **12.88**, **12.89**).

Den Anstoß zu dieser Entwicklung gibt die **Entstehung des Kieferapparats** innerhalb des Splanchnocraniums (Abb. **12.87**). Bei den frühen Gnathostomen differenziert sich ein vorderer Kiemenbogen der Agnathen zum **Mandibularbogen** (Kieferbogen), dessen dorsaler Teil *(Palatoquadratum)* mit dem ventralen Teil *(Mandibulare)* das primäre Kiefergelenk einschließt. Bei den Tetrapoden bleiben als Derivate von Palatoquadratum und Mandibulare vor allem die hinteren, gelenkbildenden Abschnitte *Quadratum* und *Articulare* erhalten. Im vorderen Bereich verstärken Teile des Dermatocraniums den Kieferbogen: *Praemaxillare, Maxillare* und *Quadratomaxillare* im Oberkiefer, *Dentale* und *Angulare* im Unterkiefer. Der vordere Teil des Mandibulare wird nur noch embryonal als *Meckelscher Knorpel* angelegt, der des Palatoquadratums verschmilzt mit dem Neurocranium.

Dermatocranialen Ursprungs sind auch die großen Knochen des *primären Gaumens: Vomer, Palatinum, Pterygoid* und *Parasphenoid.* Bei Säugern wachsen ventral von diesen Knochen Praemaxillare und Maxillare nach innen aus und bilden (mit dem Palatinum) einen *sekundären Gaumen* (S. 765).

Der nächstfolgende Kiemenbogen der Agnathen wird zum **Hyoidbogen** (Zungenbeinbogen). Der dorsale Teil *(Hyomandibulare)* dient der Aufhängung des Kieferapparats am Neuralschädel, der ventrale *(Hyoid)* nähert sich dem Mandibulare. Die zwischen Mandibular- und Hyoidbogen liegende Kiemenspalte bildet das *Spiraculum* – einen Gang, der bei Haien und Rochen als Spritzloch offen bleibt, bei Knochenfischen dagegen verödet. Bei Tetrapoden wird er zur *Eustachischen Röhre* und zum *Mittelohr.* Das Hyomandibulare rückt ins Mittelohr ein und bildet die *Columella* (bei Säugern den *Stapes*). Das Trommelfell schließt diese ursprüngliche Kiemenspalte nach außen ab.

Die auf den Hyoidbogen folgenden **Branchialbögen** (Kiemenbögen) tragen bei den Wasseratmern Kiemen. Die Zahl dieser Bögen beträgt 5 bis 7 bei Knorpelfischen, 4 bei Teleostiern und 3 bei Amphibienlarven. Zwischen den Bögen öffnen sich die *Kiemenspalten.* Ventral sind die Bogenpaare durch

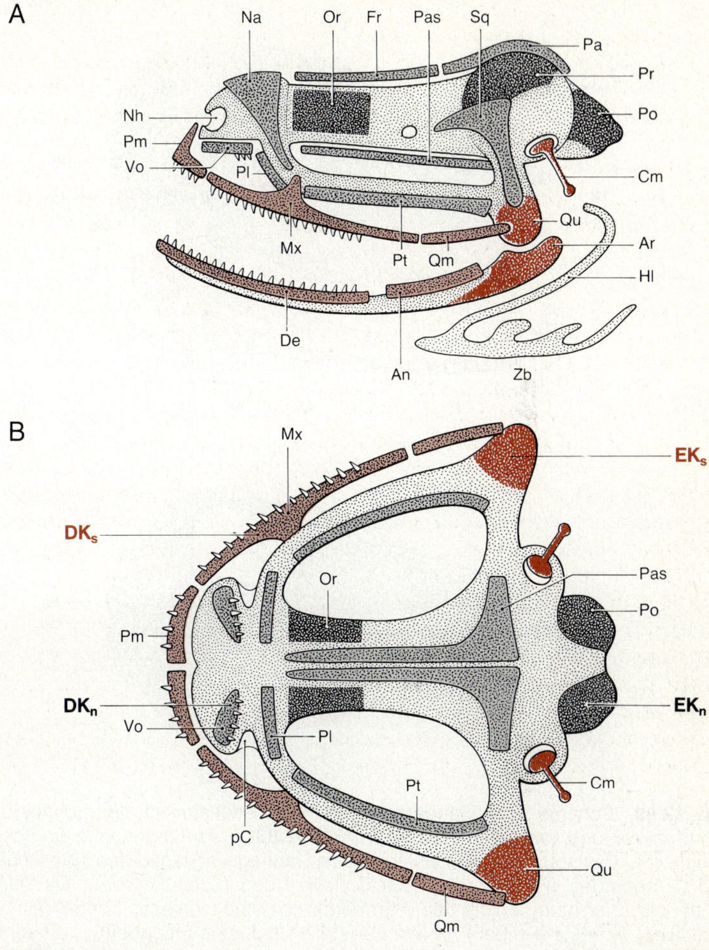

Abb. 12.88 Schema des Amphibienschädels. [A] Seitenansicht. [B] Schädelbasis. Die verschiedenen Schädelkomponenten (S. 728) sind durch folgende Signaturen gekennzeichnet: Neurocranium *schwarzweiß,* Splanchnocranium *in Farbe;* $DK_{n,s}$ Deckknochen von Neuro- und Splanchnocranium, $EK_{n,s}$ Ersatzknochen von Neuro- und Splanchnocranium. Knorpeliges Primordialcranium *hell punktiert.* – *An* Angulare, *Ar* Articulare, *Cm* Columella, *De* Dentale, *Fr* Frontale, *Hl* Hyale (= Hyoid), *Mx* Maxillare, *Na* Nasale, *Nh* Nasenhöhle, *Or* Orbitosphenoid, *Pa* Parietale, *Pas* Parasphenoid, *pC* primäre Choane, *Pl* Palatinum, *Pm* Praemaxillare, *Po* Pleurooccipitale, *Pr* Prooticum, *Pt* Pterygoid, *Qm* Quadratomaxillare, *Qu* Quadratum, *Sq* Squamosum, *Vo* Vomer, *Zb* Zungenbein. Für deutsche Namen s. Abb. **12.89**.

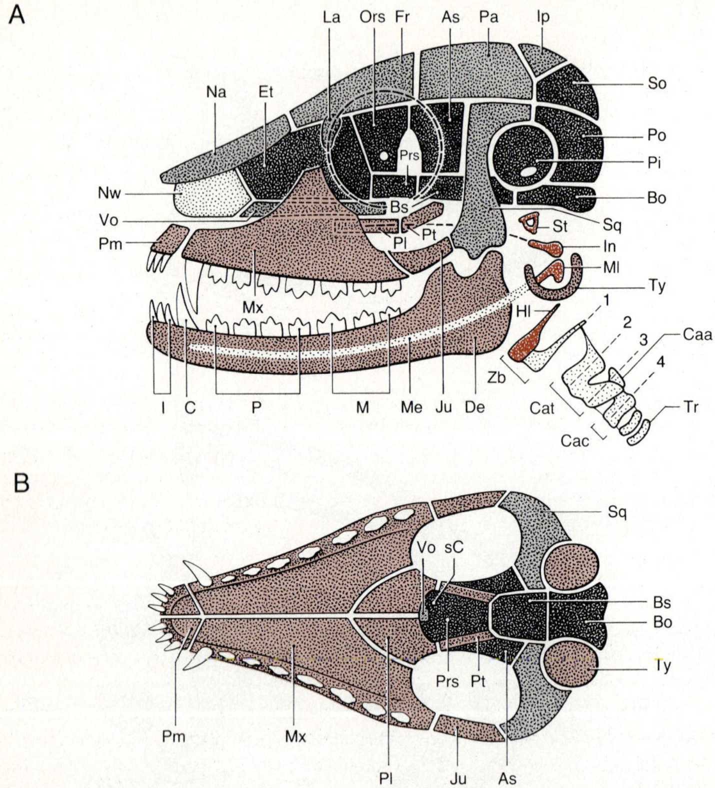

Abb. 12.89 Schema des Säugerschädels. [A] Seitenansicht. [B] Schädelbasis. *Schwarzweiß-* und *Farbsignaturen* wie in Abb. **12.88**. – *As* Alisphenoid, *Bo* Basisoccipitale, *Bs* Basisphenoid, *C* Caninen, *Caa* Cartilago arytaenoidea (Stellknorpel), *Cac* C. cricoidea (Ringknorpel), *Cat* C. thyreoidea (Schildknorpel), *De* Dentale, *Et* Ethmoid (Siebbein), *Fr* Frontale (Stirnbein), *Hl* Hyale (vorderes Zungenbeinhorn), *I* Incisiven, *In* Incus (Amboß), *Ip* Interparietale, *Ju* Jugale (Jochbein), *La* Lacrimale (Tränenbein), *M* Molaren, *Me* Meckelscher Knorpel, *Ml* Malleus (Hammer), *Mx* Maxillare, *Na* Nasale (Nasenbein), *Nw* Nasenscheidewand, *Ors* Orbitosphenoid, *P* Prämolaren, *Pa* Parietale (Scheitelbein), *Pi* Perioticum (Felsenbein), *Pl* Palatinum (Gaumenbein), *Pm* Praemaxillare (Zwischenkiefer), *Po* Pleurooccipitale, *Prs* Praesphenoid, *Pt* Pterygoid (Flügelbein), *sC* sekundäre Choane, *So* Supraoccipitale, *Sq* Squamosum (Schuppenbein), *St* Stapes (Steigbügel), *Tr* Trachea (Knorpel der Luftröhre), *Ty* Tympanicum (Paukenbein), *Vo* Vomer (Flugscharbein), *Zb* Zungenbeinkörper. *1–4* Lage der embryonalen Anlagen des 1.–4. Branchialbogens; *As, Bs, Ors, Prs* Keilbeine; *Bo, Po, So* Hinterhauptsbeine. Die unterbrochene Linie zwischen *In* und *Pt* gibt die Lage des (bei Säugern völlig geschwundenen) Palatoquadratums an.

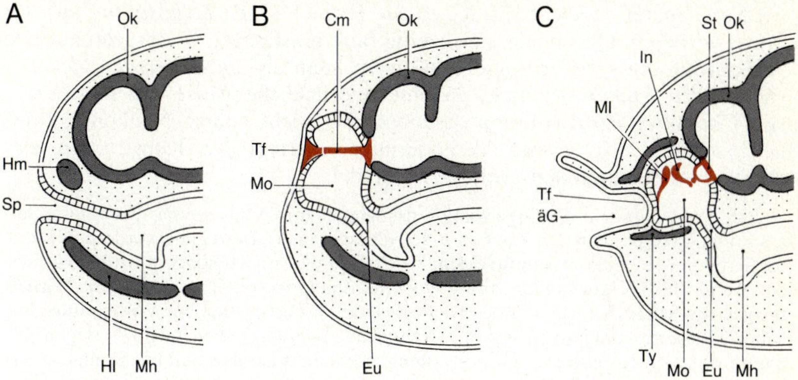

Abb. 12.90 Ausbildung des Mittelohrs bei [A] Fischen (Beispiel: Knorpelfische), [B] Amphibien, Reptilien und Vögeln, [C] Säugetieren. Mittelohrknochen *in Farbe* angelegt. – *äG* äußerer Gehörgang, *Cm* Columella, *Eu* Eustachische Röhre (Tuba pharyngotympanica), *Hl* Hyale, *Hm* Hyomandibulare, *In* Incus (Amboß), *Mh* Mundhöhle, *Ml* Malleus (Hammer), *Mo* Mittelohr, *Ok* Ohrkapsel, *Sp* Spiraculum, *St* Stapes (Steigbügel), *Tf* Tympanum (Trommelfell), *Ty* Tympanicum (Paukenbein).

Copulae verbunden. Bei Tetrapoden gehen Derivate des Hyoidbogens sowie der nachfolgenden Schlundbögen in den *Zungenbein-* und *Kehlkopfapparat* ein. Abb. **12.88** und **12.89** geben eine Übersicht über die Knochenelemente des Amphibien- und Säugerschädels.

Das **primäre Kiefergelenk** zwischen den Ersatzknochen *Quadratum* und *Articulare* wird bei Säugern durch ein **sekundäres Kiefergelenk** zwischen den Deckknochen *Squamosum* und *Dentale* ersetzt. Quadratum und Articulare rücken in die Kette der Gehörknöchelchen ein und werden zu Hammer und Amboß (Tab. **12.6**, Abb. **12.90**). Diese Entwicklung läßt sich sowohl embryologisch beobachten als auch palaeontologisch rekonstruieren. Bei *Beuteltieren* funktioniert kurz nach der Geburt – während des Saugakts – das Quadratum-Articulare-Gelenk noch als Kiefergelenk. Das sekundäre Gelenk

Tab. 12.6 Homologisierung der Mittelohrknochen der Säugetiere mit Elementen des Visceralskeletts.

Säugetiere	übrige Tetrapoden	Fische
Stapes (Steigbügel)	Columella	Hyomandibulare
Incus (Amboß)	Quadratum	
Malleus (Hammer)	Articulare	
Tympanicum (Paukenbein)	Angulare	

wird erst später angelegt. Einige fossile Formen (z.B. *Ictidosaurier* aus der Trias) verfügten über beide gleichzeitig funktionsfähigen Kiefergelenke. Die Aufklärung dieser Homologieverhältnisse kann als ein *Glanzstück der vergleichenden Anatomie* gelten, das auf eindrückliche Weise den konservativen Charakter der Evolution demonstriert: Nicht völlige Neukonstruktionen, sondern schrittweise Veränderungen verfügbarer Konstruktionselemente kennzeichnen den evolutiven Wandel.

Die Frage, ob man die Organisation des Kopfes direkt aus der des Rumpfes ableiten könne oder ob man den Kopf als eine Neubildung des Bewegungsvorderpols interpretieren müsse – dieses **Kopfproblem** beschäftigt die vergleichende Morphologie seit der Wende 18./19. Jahrhundert. Goethe (1790) und Oken (1807) vertraten die **Wirbeltheorie** des Schädels, nach der der Neuralschädel in Fortsetzung der Wirbelsäule ähnlich wie diese metamer gegliedert sei. In ähnlicher Richtung zielen auch Überlegungen, die im dorsalen Kopfbereich eine Somitengliederung erkennen und die Branchialnerven als modifizierte Spinalnerven betrachten. Diesen *Segmenttheorien* des Kopfes halten Embryologen entgegen, daß sich in der Ontogenese des Schädels (mit Ausnahme der Occipitalregion) keine metamere Gliederung nachweisen läßt.

Nach *heutiger Sicht* ist der Wirbeltierkopf durch Zusammenfügung herkunftsmäßig verschiedener Teile entstanden: aus dem unsegmentierten *Neurocranium* und dem branchiomer gegliederten *Splanchnocranium.* Einerseits läßt das Neurocranium keine eindeutigen Anzeichen einer Rumpfmetamerie (Myomerie) erkennen, andererseits stellen Branchiomerie und Myomerie zwei voneinander völlig unabhängige Gliederungssysteme dar (S. 710). Letzterem Befund entspricht, daß das Splanchnocranium aus Material der Kopfneuralleiste, das Axialskelett aus Material der mesodermalen Sklerotome (Abb. **12.81**) entsteht.

C. Nervensystem

Gehirn und Rückenmark sind bei allen Wirbeltieren nach dem gleichen Grundplan angelegt. Das *Gehirn* läßt stets eine *Längsgliederung in fünf Abschnitte* erkennen, deren funktionelle Ausgestaltung bereits beschrieben wurde (S. 369, Abb. **6.14**).

Die klassischen **12 Gehirnnerven** sind häufig als Stütze für *Segmenttheorien* des Kopfes herangezogen worden, doch bilden sie ein Ensemble von Nervenbahnen recht unterschiedlicher Herkunft (Tab. **12.7**).

Zunächst sind **Olfactorius** (I) und **Opticus** (II) nicht mit peripheren Nerven zu vergleichen. Der Riechnerv besteht aus Axonen, die – vom Riechepithel auswachsend – zum *Lobus olfactorius* des Vorderhirns ziehen, und der Sehnerv ist eine eigentliche Hirnbahn (Trakt, S. 364), die das Zwischenhirn mit seinem nach außen gestülpten Retinateil (Abb. **7.15** *B*) verbindet. Auch der **Stato-acusticus** (VIII) bildet eine reine Sinnesbahn, die sich von den Rezeptoren des Seitenliniensystems und der Labyrinthorgane ableitet. Dagegen sind die *Branchialnerven* dem segmental gegliederten Splanchnocranium zugeordnet. Der **Trigeminus** (V) versorgt den Kieferbogen, der **Facialis** (VII) den Hyoidbogen, der **Glossopharyngeus** (IX) den 1. Branchialbogen und der **Vagus** (X) die nachfolgenden Branchialbögen. Die drei motorischen Nerven **Oculomotorius** (III), **Trochlearis** (IV) und **Abducens** (VI), die die Augenmuskulatur innervieren, werden oft mit ventralen Wurzeln von Rückenmarksnerven verglichen und in den

Tab. 12.7 Gehirnnerven der Säugetiere. – Sensorische Bahnen sind durch *weiße*, motorische durch *schwarze* Pfeile gekennzeichnet. Bei den *kursiv* gedruckten Bezeichnungen handelt es sich nicht um echte Hirnnerven. Zum Ursprung der Hirnnerven im Hirnstamm s. Abb. **6.14** *B*.

		—▷	*I*	*N. olfactorius*		
		—▷	*II*	*N. opticus*		
Augenmuskelnerven		◀—	**III**	**N. oculomotorius**		
	Augenmuskeln	◀—	**IV**	**N. trochlearis**		
			V	**N. trigeminus**	⇄	Kopfregion
		◀—	**VI**	**N. abducens**		
			VII	**N. facialis**	⇄	Gesichtsmuskeln
	Innenohr	—▷	VIII	N. stato-acusticus		Branchialnerven
			IX	**N. glossopharyngeus**	⇄	Mundschleimhaut
			X	**N. vagus**	—►	gesamter
			XI	**N. accessorius**	◁—	Körper
	Zungenmuskeln	◀—	*XII*	*N. hypoglossus*		

Dienst von Segmenttheorien des Kopfes gestellt. Vertreter dieser Auffassung machen geltend, daß sich bei vielen Wirbeltieren im vorderen Kopfbereich zwischen Hirnboden und Darmdach einige epithelial begrenzte *Kopfhöhlen* finden, deren Wandungen das Material für die äußeren Augenmuskeln liefern und die daher den Somiten des Rumpfes homolog sein könnten. Der **Accessorius** (XI) wird erst bei Amnioten selbständig; bei Anamniern ist er noch ein Ast des Vagus. Der **Hypoglossus** (XII), der ebenfalls als Hirnnerv nur den Amnioten zukommt, ist als ein Komplex ursprünglicher Spinalnerven aufzufassen, die sekundär in die Schädelkapsel aufgenommen wurden.

Gerade am Beispiel der *Branchialnerven* und ihrer Ursprungsgebiete im Hirnstamm läßt sich zeigen, daß das Gehirn auch bei höheren Formen die Grundorganisation des Zentralnervensystems weitgehend bewahrt hat (Abb. **12.91**). Die Zellkörper der *sensorischen* Fasern liegen in seitlichen Ganglien; die Fasern selbst enden in dorsalen sensorischen Kernen. Bei den *motorischen* Fasern liegen die Zellkörper dagegen im Hirnstamm selbst, und zwar in ventralen motorischen Kernen. Beide Verhältnisse entsprechen denen im Rückenmark. Daß dagegen die visceromotorischen Axone über dorsale – statt ventrale – Nerven aus dem Hirnstamm austreten, dürfte einen primären Zustand repräsentieren, bei dem noch keine strikte Sonderung in sensorische und motorische Bahnen vorlag.

D. Blutgefäßsystem

Neben den Nerven bilden die Blutgefäße das zweite große *Leitungssystem* der Wirbeltiere. Im vorderen Teil des Körpers folgen sie der Gliederung des Kiemendarms (*branchiomere* Anordnung), im hinteren der Somitengliederung

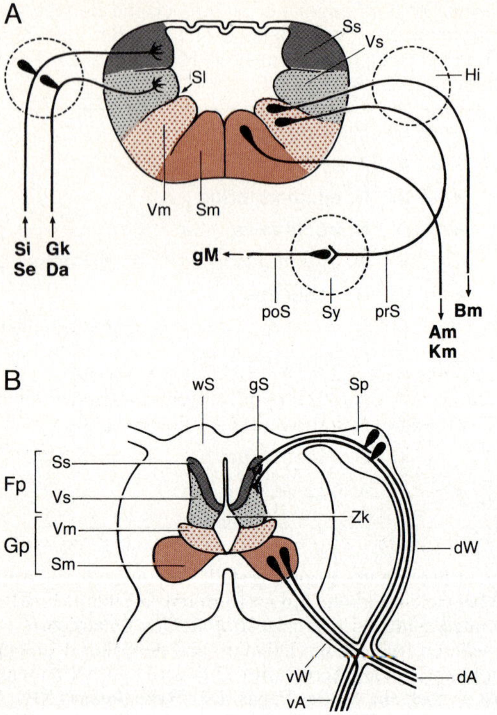

Abb. 12.91 Querschnitt durch A Hirnstamm und B Rückenmark. Bereits embryonal besteht das Neuralrohr aus einer dorsalen (sensorischen) Flügelplatte *(Fp)* und einer ventralen (motorischen) Grundplatte *(Gp)*. Beide sind wiederum in einen somatischen (die äußeren Organe versorgenden) und einen visceralen (die inneren Organe versorgenden) Anteil gegliedert. – *Am* äußere Augenmuskeln, *Bm* Branchialmuskulatur, *Da* Darmschleimhaut, *dA* dorsaler Ast, *dW* dorsale Wurzel, *Fp* Flügelplatte, *Gk* Geschmacksknospen, *gM* glatte Darmmuskulatur, *Gp* Grundplatte, *gS* graue Substanz, *Hi* Hirnganglion, *Km* Kopfmuskulatur, *poS, prS* post- und präganglionäre Sympathicusfasern, *Se* Seitenlinienorgane, *Si* Hautsinnesorgane, *Sl* Sulcus limitans (Längsfurche, die *Fp* und *Gp* trennt), *Sm* somatomotorische Region, *Sp* Spinalganglion, *Ss* somatosensorische Region, *Sy* Sympathicusganglion, *vA* ventraler Ast, *Vm* visceromotorische Region, *Vs* viscerosensorische Region, *vW* ventrale Wurzel, *wS* weiße Substanz, *Zk* Zentralkanal (nach Plate; Giersberg, Rietschel; Portmann).

der Muskulatur (*myomere* Anordnung). Auch wenn die *peripheren Blutgefäße* in ihrem Verlauf gruppen- und individuenspezifisch stärker variieren als die topographisch strenger festgelegten Nervenbahnen, erweist sich der räumliche Anlageplan der *Hauptblutgefäße* als außerordentlich konstant.

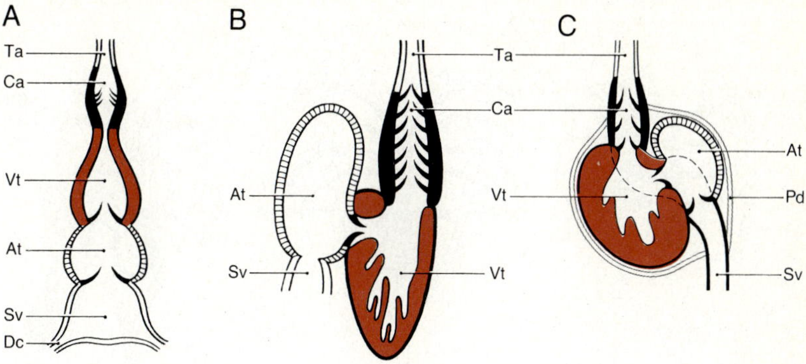

Abb. 12.92 Herzgliederung. [A] Schema einer hypothetischen Ausgangsform. [B] Selachii. [C] Teleostei. In *C* ist die erste Anlage des Herzschlauchs *durch gestrichelte Linien* angegeben. Säugetierherz s. Abb. **4.23** *B*. – *At* Atrium, *Ca* Conus arteriosus, *Dc* Ductus Cuvieri, *Pd* Pericard, *Sv* Sinus venosus, *Ta* Truncus arteriosus, *Vt* Ventrikel (nach Wiedersheim; Starck; Portmann).

Während der Embryonalentwicklung wird er bei allen Wirbeltiergruppen stereotyp rekapituliert.

In seinen Grundzügen ist dieser Plan bereits bei *Branchiostoma* angelegt (Abb. **12.101** *C*). Anstelle eines zentralen Antriebsorgans (Herz) besitzt *Branchiostoma* jedoch zahlreiche ventrale Kiemenherzen *(Bulbilli)*, die das Blut in die Kiemenbogengefäße treiben.

a) Herz

Ontogenetisch entsteht das Herz ventral vom Vorderdarm aus Seitenplattenmaterial – den *primären Herzzellen,* die das Herzrohr *(Endothel)* bilden und um die herum die Seitenplatten dann den Herzbeutel *(Pericard)* abschnüren. Anatomisch gliedert sich die schlauchförmige Herzanlage, die sich bereits bei den Fischen in eine S-förmige Schlinge legt, in vier serial aufeinanderfolgende Abschnitte (Abb. **12.92**): Vom Venensystem strömt das Blut zunächst in den *Sinus venosus,* von dort in das ebenfalls dünnwandige *Atrium* (Vorkammer, Vorhof) und dann in den muskulösen *Ventrikel* (Herzkammer), den es durch ein ebenso muskulöses Ausströmrohr, den *Conus* (oder – falls erweitert – *Bulbus*) *arteriosus,* wieder verläßt. Der folgende Anfangsteil der Aorta ist oft als *Truncus arteriosus* ausgebildet.

Bei allen wasserlebenden Vertebraten wird das Herz nur von sauerstoffarmem (Desoxy-) Blut durchströmt (S. 298; Abb. **12.93** *A, B*). Mit der Ausbildung der Luftatmung und des Lungenkreislaufs kommt es bei Amphibien zur Anlage von zwei Vorhöfen: in den linken münden die Lungen-, in den rechten die Körpervenen. Der nur noch embryonal angelegte Sinus vensosus wird in die rechte Vorkammer aufgenommen. Im einheitlichen Ventrikel sorgt ein

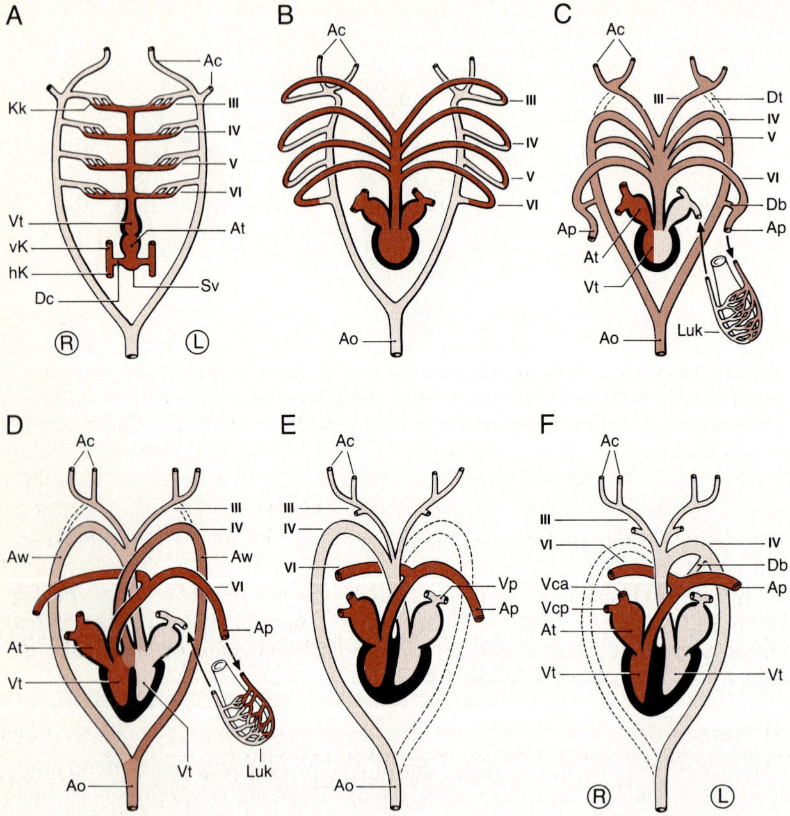

Abb. 12.93 Schema von Herz und Arterienbogensystem bei [A] Fischen, [B] Amphibienlarven, [C] adulten Amphibien (Urodelen), [D] Reptilien, [E] Vögeln und [F] Säugern (vgl. Abb. **4.23** *A*). Ventralansichten. Die Arterienbögen sind nach üblicher Branchialbogenzählung (Abb. **12.87** *C*) mit *III–VI* bezeichnet. Oxy-Blut in *heller,* Desoxy-Blut in *dunkler Farbe,* Mischblut *(C, D)* in *mittleren Farbtönen. R* rechte, *L* linke Körperseite. – *Ac* Arteria carotis (Kopfarterie, Carotide), *Ao* Aorta, *Ap* Arteria pulmonalis (Lungenarterie), *At* Atrium, *Aw* Aortenwurzel, *Db* Ductus Botalli, *Dc* Ductus Cuvieri, *Dt* Ductus caroticus (rudimentierter Teil der Aortenwurzel), *hK, vK* hintere und vordere Kardinalvene, *Kk* Kiemenkapillaren, *Luk* Lungenkapillaren, *Sv* Sinus venosus, *Vca, Vcp* Vena cava anterior und posterior (vordere und hintere Hohlvene), *Vp* Vena pulmonalis (Lungenvene), *Vt* Ventrikel.

System vorspringender Muskelbalken *(Trabekel)* dafür, daß sich Oxy- und Desoxy-Blut nur teilweise vermischen (Abb. **12.93** *C* und S. 299). Im Herz der rein lungenatmenden Amnioten wird die vollständige Trennung beider Blutströme durch die Ausbildung einer Scheidewand im Ventrikel erreicht. (Bei Reptilien verfügen allerdings nur die Krokodile über ein vollständig trennendes Ventrikelseptum.) Damit sind Körper- und Lungenkreislauf als getrennte Systeme parallel geschaltet (Abb. **12.93** *E, F*). In beiden werden vom Herzen wegführende Gefäße als *Arterien,* zum Herzen hinführende Gefäße als *Venen* bezeichnet (S. 298).

b) Arteriensystem

Vom *Truncus arteriosus* bzw. dessen Fortsetzung, der *Aorta ventralis,* entspringen die *Kiemenbogenarterien:* gemäß der Zahl der Branchialbögen bis zu 15 bei Cyclostomen und meistens 6 bei primär wasserlebenden Gnathostomen. Die abführenden Kiemengefäße münden in gemeinsame *Aortenwurzeln,* die sich caudal zu der die Rumpf- und Schwanzregion versorgenden *Aorta descendens* vereinigen.

Auch bei Tetrapoden, denen Kiemen fehlen, werden die Arterienbögen embryonal stets in der für Fische typischen Zahl und topographischen Gliederung angelegt und erst in der weiteren ontogenetischen Entwicklung gruppenspezifisch modifiziert. Völlige Reduktion erfährt dabei der **1.** und **2. Bogen** (Mandibular- und Hyoidbogen) sowie der **5. Bogen.** Letzterer bleibt nur bei einigen Urodelen als „zweiter Aortenbogen“ erhalten (Abb. **12.93** *C*). Der **3. Bogen** bildet die Kopfarterien *(Carotiden),* der **4. Bogen** die primär paarigen *Aortenwurzeln* und der **6. Bogen** die *Lungenarterien.*

Das Verbindungsstück zwischen Aortenwurzeln und Lungenarterien kann als *Ductus Botalli* persistieren (z. B. bei Urodelen). Beim Säugerembryo fließt placentales Blut über den rechten Vorhof und Ventrikel einerseits durch das *Foramen ovale* des Ventrikelseptums in die linke Herzkammer, andererseits in die Lungenarterie. Von dort strömt es unter Umgehung der noch nicht funktionsfähigen Lungen über den Ductus Botalli in die Aorta. Mit dem Einsetzen der Lungenatmung schließen sich Ductus Botalli und Foramen ovale.

Der bei Amphibien noch weitgehend symmetrischen Anlage der Arterienbögen überlagert sich bei Amnioten eine ausgeprägte **Asymmetrie**. Bei Reptilien treten die Carotiden mit einer der beiden Aortenwurzeln in Kontakt – und zwar mit jener, die dem linken Ventrikel entspringt und infolge der bei Reptilien erstmals auftretenden Überkreuzung der Aortenwurzeln nach rechts zieht (Abb. **12.93** *D*). Die vom rechten Ventrikel kommende (und nach links abbiegende) Aortenwurzel ist schwächer ausgebildet. Bei Vögeln verkümmert sie bereits embryonal. Vögel verfügen also nur über einen rechten Aortenbogen (Abb. **12.93** *E*), Säuger dagegen nur über einen linken, der allerdings wie bei Vögeln seinen Ursprung im linken Ventrikel nimmt (Abb. **12.93** *F*). Wegen der größeren Pumpleistung, die der nachgeschaltete Körperkreislauf erfordert, sind die Wandungen des linken Ventrikels wesentlich stärker ausgebildet als die des rechten, der nur für den druckschwächeren Lungenkreislauf zuständig ist.

c) Venensystem

Bei Fischen strömt das venöse (Desoxy-) Blut des Körpers über ein Paar vordere und hintere **Kardinalvenen** *(Venae cardinales)* in den Sinus venosus des Herzens (Abb. **12.93** *A*). Zuvor vereinigen sich jederseits die vordere und hintere Kardinalvene zum *Ductus Cuvieri* (Abb. **12.92** *A*). Bei Tetrapoden wird dieses System der Kardinalvenen zunächst im hinteren Körperbereich (bei Amphibien), dann aber auch vorn (bei Amnioten) durch **Hohlvenen** *(Venae cavae)* ersetzt, in deren Anlage Reste der alten Kardinalvenen eingehen.

Einige Organe verfügen neben dem obligaten arteriovenösen Kapillarsystem zusätzlich noch über ein rein venöses **Pfortadersystem** *(Portalsystem)*. So strömt bei allen Chordaten das nährstoffreiche venöse Blut des Mitteldarmgebiets über die *Vena subintestinalis* (Abb. **12.101** *C*), die spätere *Vena portae* (Pfortader), zur Leber und von dort über die Lebervene *(Vena hepatica)* zum Sinus venosus (bei Fischen) bzw. zur hinteren Hohlvene (bei Tetrapoden): *Leber-Pfortader-System* (s. Abb. **12.110**). Analog existiert ein *Nieren-Pfortader-System*, das allerdings adulten Säugern fehlt. Bei ihnen strömt das venöse Blut aus den Hinterextremitäten direkt in die hintere Hohlvene.

E. Urogenitalsystem

Zwischen *Exkretions-* und *Fortpflanzungssystem* besteht keine funktionell notwendige Beziehung. Bei den meisten Invertebraten – mit Ausnahme der Anneliden (S. 648) – werden beide Systeme auch völlig getrennt voneinander ausgebildet. Daß sie bei Vertebraten vielfach zu einem *Urogenitalsystem* zusammentreten, beruht auf der engen räumlichen Nachbarschaft ihrer Primordien im Wirbeltierembryo (Abb. **12.81** *B*). Im Adultzustand werden häufig gemeinsame Ausfuhrkanäle für Harn und Gameten benutzt und sogar Teile der Exkretionsorgane selbst in den Dienst des Sexualapparats gestellt.

a) Exkretionsorgane

Bei ancestralen Wirbeltieren wird das Exkretionssystem ähnlich wie das Nerven- und Blutgefäßsystem segmental angelegt. Im ursprünglich organisierten **Holonephros** besaßen alle Rumpfsegmentpaare ein Nierenelement *(Nephron)*, das sich auf Höhe jedes Somitenstiels mit einem Trichter *(Nephrostom)* ins Coelom öffnete (Abb. **12.94** *A*). Bei den Larven der Schleimaale *(Myxine)* noch annähernd ausgebildet, tritt ein solcher Holonephros bei adulten Wirbeltieren heute nur noch bei wenigen Teleostiern auf, z. B. bei Schleimfischen *(Blenniidae)*.

Schon zu einem frühen evolutiven Zeitpunkt muß sich ein cranialer Abschnitt des Holonephros als **Pronephros** (Vorniere) vom Rumpfabschnitt –

dem *Opisthonephros* – abgegliedert haben. Embryonal bei allen Wirbeltieren vertreten, bleibt er adult nur bei einigen (Süßwasser-)Teleostiern und Amphibien in wenigen vorderen Körpersegmenten erhalten. Ontogenetisch stülpt sich in jedem dieser Segmente ein Kapillarknäuel von der Coelomwand gegen das Nephrostom vor (*äußeres Glomerulum,* Abb. **12.94** *B*). Die vom Glomerulum ins Coelom ausgeschiedene Harnflüssigkeit wird vom Nephrostom eingestrudelt und gelangt auf diese Weise in das Nierenkanälchen *(Tubulus)*. Die Tubuli aller Nephronen biegen caudalwärts um und verschmelzen zum *primären Harnleiter* (= *Wolffscher Gang,* Vornierengang), der in die Kloake mündet.

Im weiter caudal gelegenen **Opisthonephros** (Rumpfniere), der den Chondrichthyes und allen Amnioten als alleiniges Ausscheidungsorgan dient, treten keine Nephrostome mehr auf. Das Blutgefäßglomerulum wird von einer Coelomkapsel (Bowman-Kapsel) becherförmig umfaßt und bildet dann den zentralen Teil des Malpighi-Körperchens (Abb. **12.94** *C;* S. 316, Abb. **4.32** *A*). Auch die segmentale Gliederung des Harnorgans geht mehr und mehr – schließlich sogar im embryonalen Anlageplan – verloren. Die Opisthonephros-Tubuli nehmen zwar bei einigen Teleostiern und Amphibien noch Kontakt mit dem Wolffschen Gang auf, bei den Amnioten (aber auch bei den Selachiern und vielen Amphibien) münden sie jedoch in einen neuen Gang, den *sekundären Harnleiter (= Ureter)* (Abb. **12.94** *D*). Ontogenetisch wächst dieser sekundäre Harnleiter vom Endabschnitt des Wolffschen Gangs in cranialer Richtung bis zum Opisthonephros aus, wo sich ihm die Nierenkanälchen anschließen.

b) Fortpflanzungsorgane

Wirbeltiere vermehren sich durch geschlechtliche (bisexuelle) Fortpflanzung. Die Keimzellen (*Gameten:* Ei- und Samenzellen) reifen in den *Gonaden* (Ovarien und Hoden) heran und werden über spezielle Ausführgänge *(Gonodukte)* nach außen geleitet. Die für alle Landwirbeltiere obligate innere Besamung erfolgt über *Kopulationsorgane* im weiblichen Ausführgang, dem Eileiter *(Ovidukt)*. Gonaden, Ausführgänge, ihre verschiedenen Anhangsdrüsen (z. B. Samenblasen, Prostata bei Säugetieren) und die Kopulationsorgane bilden die **primären Geschlechtsmerkmale**. Ihnen werden die *sekundären Geschlechtsmerkmale* gegenübergestellt, die sich meistens unter dem Einfluß geschlechtsspezifischer Sexualhormone entwickeln und bei Partnerwahl, Revierverteidigung, Jungenaufzucht usw. eine Rolle spielen. Hierzu zählen geschlechtsspezifische Unterschiede in Feder- und Haarkleid, in Gebiß- und Skelettmerkmalen, ferner Horn- und Geweihbildungen, Milchdrüsen, Brustflecken sowie das Marsupium der Beuteltiere.

Die **Anlage der Gonaden** läßt nur noch bei Selachiern und Amphibien eine segmentale Gliederung erkennen; bei den übrigen Gruppen erfolgt sie von Anfang an in Form eines kompakten Gewebestranges. Stets beginnt sie damit, daß sich die Coelomwand beiderseits des dorsalen Mesenteriums – in

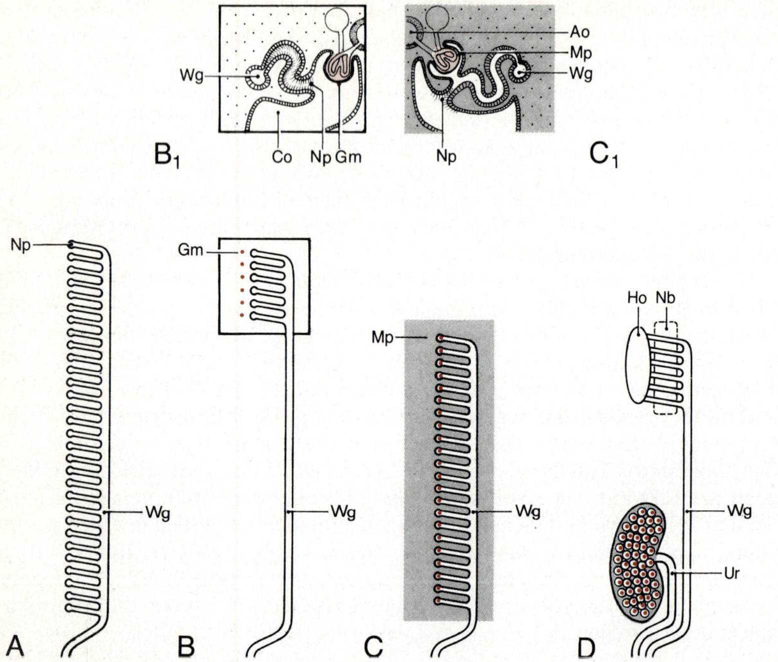

Abb. 12.94 Nierentypen bei Vertebraten: [A] Holonephros. [B] Pronephros *(umrandet)*. [C] Ursprünglicher Opisthonephros *(grau)*. [D] Abgeleiteter Opistonephros *(grau)* bei Amnioten. Einschaltfiguren *(B_1, C_1)*: Embryonale Anlagen von Pro- und Opisthonephros. – *Ao* Aorta, *Co* Coelom, *Gm* äußeres Glomerulum, *Ho* Hoden, *Mp* Malpighi-Körperchen (von Bowman-Kapsel umschlossenes Glomerulum), *Nb* Nebenhoden, *Np* Nephrostom, *Ur* Ureter, *Wg* Wolffscher Gang (nach Romer; Starck).

unmittelbarer Nachbarschaft der Nierenanlage – vorwölbt und zu paarigen *Genitalleisten* differenziert. In diesen leistenförmigen Gonadenanlagen treten zwei Zelltypen auf: *Keimzellen* und *somatische Zellen* („Gonadensoma"). Letztere bilden im weiblichen Geschlecht die Follikelzellen (Abb. **3.14**), im männlichen die Samenkanälchen und die Zwischenzellen (interstitielle Zellen). Sie sind die Produktionsstätten der *Sexualhormone*.

Bei allen Wirbeltieren findet man die *Urkeimzellen* zunächst außerhalb des Gonadensomas. Bei Anuren liegen sie in der frühen Ontogenese im ventralen Entoderm, wandern amöboid in die dorsale Darmwand und von dort durch das Mesenterium in die Gonadenanlagen (*Keimbahn:* Abb. **12.95**). Ähnlich wie bei Insekten bestimmt in der frühen Ontogenese ein spezialisiertes *Keimplasma*, das RNA-haltige Granula (Polgranula, S. 223) enthält, die Sonderrolle der Keimzellen.

Das *Gonadensoma* wird embryonal *bisexuell* angelegt (Abb. **12.96**). Die Rindenregion *(Cortex)* kann sich später zum Ovar, die Markregion *(Medulla)* zum Hoden *(Testis)* entwickeln. Liegen Urkeimzellen in der Rinde, differenzieren sie sich zu Oogonien (und dann weiter zu Eizellen), liegen sie im Mark, zu Spermatogonien (und Spermien) – unabhängig davon, ob sie genetisch männlich oder weiblich sind: *Das Geschlecht des Gonadensomas determiniert das Geschlecht der Keimzellen.* Ob sich in der embryonalen Gonadenanlage die Rinde oder das Mark weiterentwickelt, die Ontogenese also in weiblicher oder männlicher Richtung verläuft, entscheiden genetische Faktoren.

Nicht nur die Gonaden, sondern auch deren Ausführgänge *(Gonodukte)* werden *bisexuell* angelegt. Parallel zum *Wolffschen Gang* – dem primären Harnleiter, der bei Amnioten ausschließlich als Samenleiter dient – entwickelt sich ein zweiter Gang, der primäre Eileiter *(Müllerscher Gang)*. Bei ancestralen Fischen entsteht er embryonal durch Abspaltung vom Wolffschen Gang. Hormonale Geschlechtsrealisatoren, die von Medulla und Cortex der embryonalen Gonade abgegeben werden, entscheiden über das weitere Schicksal dieser Gänge (Abb. **12.96**): Normalerweise differenziert sich beim Männchen nur der Wolffsche Gang, beim Weibchen nur der Müllersche Gang zum Samen- bzw. Eileiter. Die jeweils andere Anlage degeneriert.

Bei männlichen *Kröten* bleibt zeitlebens ein Cortexrest als *Biddersches Organ* erhalten. Wird der Hoden entfernt, entwickelt sich dieses Organ zu einem funktionsfähigen Ovar. Da sich auch die Müllerschen Gänge nicht vollständig zurückgebildet haben, kann eine zunächst als „Vater“ erfolgreiche Kröte nach Hodenexstirpation als „Mutter“ eine zweite Nachkommenschaft liefern. In weiblichen *Vögeln* wird nur die linke Gonadenanlage ausdifferenziert. Nach Exstirpation des Ovars wächst die bisexuell gebliebene rechte Gonadenanlage zu einem Zwitterorgan *(Ovotestis)* oder zu einem funktionsfähigen Hoden heran.

Auch in der Normalentwicklung kommen *Zwittergonaden* vor, z. B. bei vielen Teleostiern. Männliche und weibliche Gameten reifen jedoch meistens nicht gleichzeitig. Ist das dennoch der Fall – bei einigen Meerbrassen *(Sparidae)* und Sägebarschen *(Serranidae)* –, liegt echte *Zwitterbildung* vor.

● Im **männlichen Geschlecht** geht die Gonade bei den meisten Gnathostomen eine Verbindung mit einigen Tubuli der Rumpfniere ein (**Urogenitalverbindung**, Abb. **12.97**). Bei Selachiern und Amphibien (Abb. **12.97** *B*) werden die Spermien aus dem Hoden über *Ductuli efferentes* in den cranialen Abschnitt des Opisthonephros (dessen *Pars sexualis*) und von dort durch den Wolffschen Gang in die Kloake geleitet. Der Wolffsche Gang übernimmt in diesem Fall als *Harnsamenleiter* eine Doppelfunktion.

Bei ancestralen Knochenfischen kann die Urogenitalverbindung in Lage und Ausdehnung längs des Opisthonephros stark variieren: Bei *Acipenser* (Abb. **12.97** *A*) und *Neoceratodus* erstreckt sie sich über die gesamte Rumpfnierenlänge, bei *Lepidosiren* nur über den caudalen Abschnitt, so daß hier nur dem letzten Stück des Wolffschen Gangs die Rolle eines Harnsamenleiters zukommt. Selbst bei Amphibien (z. B. *Rana*) können noch zwei Drittel

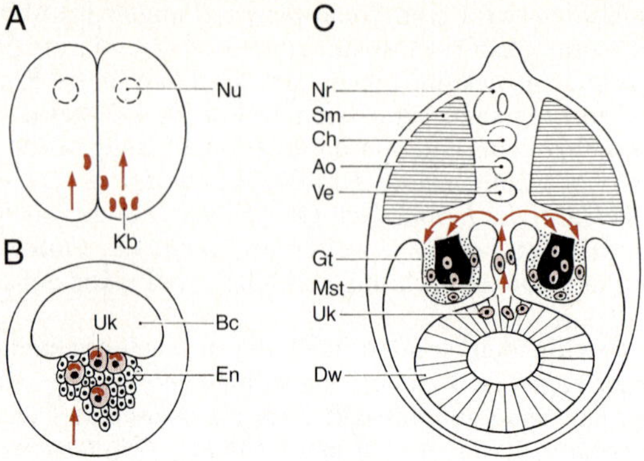

Abb. 12.95 Keimbahn in der Embryonalentwicklung des Frosches *(Rana)*. [A] Im Zweizellenstadium liegen die Keimbahnkörper *(Kb, in Farbe)* am vegetativen Zellpol. [B] Die Urkeimzellen *(Uk, in Farbe)* mit den Keimbahnkörpern verschieben sich zwischen den Entodermzellen *(En)* gegen das Balstocoel *(Bc)*. [C] Nach Ausdifferenzierung der Genitalleisten *(Gt)* mit den embryonalen Gonaden (Mark *schwarz*, Rinde *punktiert*) wandern die Urkeimzellen *(Uk)* von der dorsalen Darmwand *(Dw)* durch das Mesenterium *(Mst)* in Mark und Rinde der embryonalen Gonaden. Wanderung der Urkeimzellen durch *farbige Pfeile* markiert. – Weitere Abkürzungen: *Ao* Aorta, *Ch* Chorda, *Nr* Neuralrohr, *Nu* Nucleus, *Sm* Somit, *Ve* Vene (nach Bounoure; Hadorn).

der gesamten Rumpfniere in die Urogenitalverbindung einbezogen werden. Bei Teleostiern fehlt diese Verbindung dagegen immer (Abb. **12.97** *D*): Opisthonephros und Hoden, der hier durch einen sekundären Samenleiter *(Ductus spermaticus)* ausmündet, liegen völlig getrennt nebeneinander.

Auf andere Weise als bei Teleostiern wird die Trennung von Harn- und Samenwegen bei Amnioten erreicht (Abb. **12.94** *D*, **12.97** *C*). Der craniale Rumpfnierenabschnitt dient hier nur noch während des Embryonallebens als Ausscheidungsorgan, adult dagegen als *Nebenhoden (Epididymis)* allein der Speicherung und Ausleitung der Spermien. Der Wolffsche Gang übernimmt damit ausschließlich die Rolle des Samenleiters *(Ductus deferens)*. Ein *Ureter* dient als sekundärer Harnleiter.

Bei den meisten Säugetieren – und zwar gleichermaßen bei Marsupialiern und Placentaliern – führen die Hoden und Nebenhoden in der Ontogenese eine eigentümliche Wanderung aus, den *Descensus testiculorum* (Hodenabstieg): Aus ihrer ursprünglichen Lage an der dorsalen Wand der Leibeshöhle rücken sie temporär oder permanent in einen Hodensack *(Scrotum)* hinein. Die funktionelle Bedeutung dieses Phänomens ist völlig unklar. Zwar wird häufig angeführt, daß durch den Hodenabstieg die Spermiogenese bei tieferen Temperaturen ablaufen kann, als sie in der Leibeshöhle herrschen – und in der Tat treten bei experimenteller Verlagerung des Hodens in die Leibeshöhle Störungen der Spermiogenese auf; doch zeigt das Beispiel der Vögel, deren Spermiogenese bei wesentlich höheren Temperaturen (S. 322) als die der Säuger erfolgt, daß dieses Argument nicht vorbehaltlos gilt.

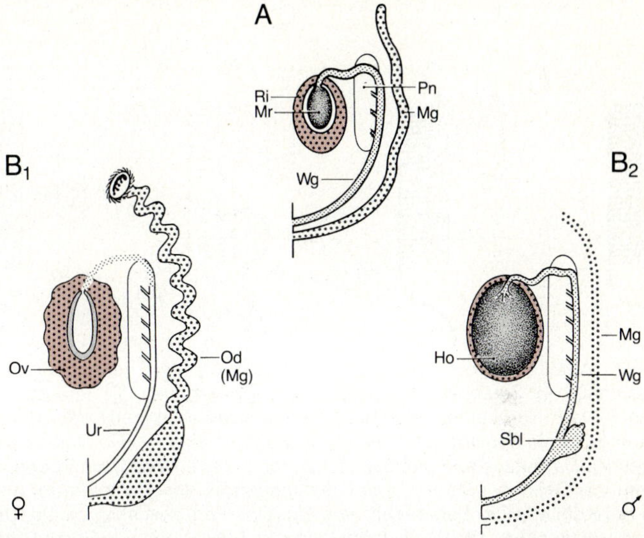

Abb. 12.96 [A] Bisexuelle Embryonalanlage des Geschlechtsapparats von Amphibien und [B] Differenzierung der Anlage (Mark *grau*, Rinde *in Farbe*) zum Adultorgan der Weibchen *(B_1)* und Männchen *(B_2)*. – *Ho* Hoden, *Mg* Müllerscher Gang (in B_2 reduziert), *Mr* Mark der Gonadenanlage, *Od* Ovidukt, *Ov* Ovarium, *Pn* Pronephros, *Ri* Rinde der Gonadenanlage, *Sbl* Samenblase, *Ur* Ureter (Harnleiter), *Wg* Wolffscher Gang (in B_2 als Harnsamenleiter).

● Im **weiblichen Geschlecht** kommt es niemals zu einer Verbindung zwischen Ovar und Opisthonephros. Der im männlichen Geschlecht in den Sexualapparat einbezogene craniale Teil der Rumpfniere degeneriert nach Abschluß seiner embryonalen Exkretionstätigkeit. Nur gelegentlich bleiben Reste als Nebeneierstock *(Epoophoron)* auch adult erhalten. Die Eizellen gelangen aus dem Ovar direkt in die Leibeshöhle, wo sie vom paarigen Eileiter *(Müllerscher Gang)* durch einen Flimmertrichter *(Ostium tubae)* aufgenommen werden. Bei Amnioten gliedern sich die Müllerschen Gänge in *Ovidukt* (Eileiter), *Uterus* (Gebärmutter) und *Vagina* (Scheide). Laufen im Ovidukt bereits längere Phasen der Embryonalentwicklung ab, können – bei Vorliegen von *Oviparie* – spezielle Drüsensekrete Schutz- und Ernährungsfunktion für den Embryo übernehmen (Eiweiß- und Schalendrüsen bei Selachiern, Gallertdrüsen bei Amphibien, Eiweißdrüsen im oberen und Schalendrüsen im unteren Teil des Ovidukts von Reptilien und Vögeln, Abb. **12.98**). Bei *Viviparie* existieren im Uterus eigene Entwicklungsstätten für den Embryo (Bildung einer Placenta als stoffwechselphysiologisch aktives Kontaktorgan zwischen embryonalem und mütterlichem Gewebe, S. 767). Im

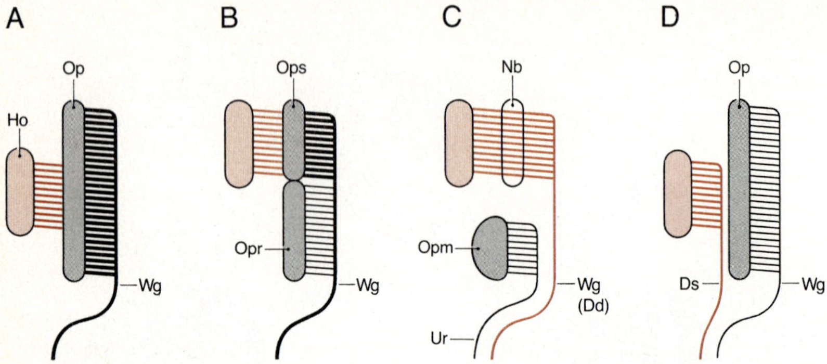

Abb. 12.97 Ableitungswege der männlichen Gonade und Urogentialverbindung: [A] Chondrostier, [B] Selachier und Amphibien, [C] Amnioten, [D] Teleostier. *Dicke schwarze Linien:* Harnsamenleiter bei Urogenitalverbindungen, *dünne schwarze Linien:* reine Harnleiter, *farbige Linien:* reine Samenleiter. – *Dd* Ductus deferens (Samenleiter), *Ds* Ductus spermaticus (sekundärer Samenleiter), *Ho* Hoden, *Nb* Nebenhoden, *Op* Opisthonephros, *Opm* Opisthonephros der Amnioten (oft als Metanephros bezeichnet), *Opr* Pars renalis von *Op, Ops* Pars sexualis von *Op, Ur* Ureter (sekundärer Harnleiter), *Wg* Wolffscher Gang (nach Angaben von Romer; Starck).

Zusammenhang mit der außerordentlichen Größe der Eier wird bei Vögeln nicht nur das Ovar, sondern auch der Müllersche Gang nur auf einer – der linken – Körperseite ausgebildet.

Von den Knorpelfischen bis zu den Vögeln münden die Harn- und Geschlechtsgänge in eine *Kloake* (Abb. **12.98**). Nur die sekundären Eileiter der Teleostier können in einem eigenen *Porus genitalis* nach außen führen. Der Kloake sitzt als ventrale Ausstülpung die Harnblase an. Bei vielen Sauropsiden, die einen hochkonzentrierten, breiigen Harn erzeugen (S. 313), wird die Harnblase zurückgebildet. Bei den Säugetieren – mit Ausnahme der Monotremen – teilt der *Damm (Perineum)* die embryonal angelegte Kloake in einen ventralen Teil, den *Sinus urogenitalis,* und den dorsalen *Enddarm* mit der Afteröffnung. In den Sinus urogenitalis münden die Gonodukte und die Harnblase mit der Harnröhre *(Urethra).*

Innerhalb der Säugetiere bleiben bei den Monotremen und Marsupialiern die Müllerschen Gänge vollständig voneinander getrennt, so daß vom *Sinus urogenitalis* zwei Scheiden ausgehen (*Didelphia* = Zweischeidige, Abb. **12.99** *A*). Bei den übrigen Säugetieren, den Placentaliern oder *Monodelphia* (= Einscheidige), verschmelzen die unteren Abschnitte (Scheiden) zu einer einheitlichen *Vagina.* Die Uteri können dabei völlig getrennt bleiben (*Uterus duplex,* Abb. **12.99** B_1) oder in die Verschmelzung einbezogen werden. In letzterem Fall kann sich die Verschmelzung auf die unteren Uterusabschnitte beschränken (*Uterus bicornis,* Abb. **12.99** B_2) oder zu einem einheitlichen, unpaaren *Uterus simplex* führen (Abb. **12.99** B_3).

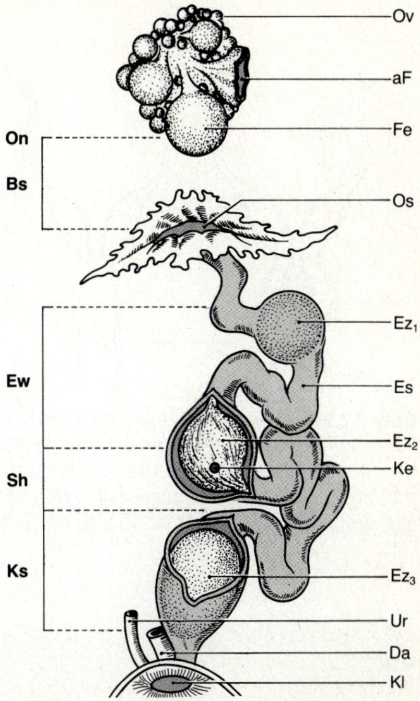

Abb. 12.98 Ovidukt des Huhns *(Gallus)* mit verschiedenen Stadien der Eibildung. – *aF* alter Follikel (ihm entstammt die Eizelle Ez_1), *Bs* Besamung, *Da* Darm, *Es* Eiweißdrüsenteil des Ovidukts, *Ew* Eiweißbildung (Dauer: 12 h), Ez_1 jüngste Eizelle im Ovidukt, Ez_2 von Eiweißmasse umgebene Eizelle (beginnende Embryonalentwicklung), Ez_3 ausgebildetes Ei im „Uterus", *Fe* Follikel mit ausgewachsener Eizelle, *Ke* Keimscheibe auf Eigelb, *Kl* Kloake, *Ks* Bildung von Kalkschale und evtl. Pigmentierung (Dauer: 20 h), *On* Ovulation, *Os* Ostium tubae, *Ov* Ovarium, *Sh* Bildung der Schalenhaut (Dauer: 2 h), *Ur* Ureter (nach Starck; Portmann).

● **Kopulationsorgane: Primär wasserlebende Wirbeltiere** entleeren ihre Spermien direkt aus der Kloake nach außen. Falls *äußere Besamung* stattfindet, werden auch die Eizellen auf gleiche Weise abgegeben. Doch können komplizierte Paarungsverhaltensweisen eine *innere Besamung* auch ohne besondere Kopulationsorgane sichern. Bei Haien sind dagegen zwei Strahlen der paarigen Bauchflossen zu einem männlichen Kopulationsorgan *(Pterygopodium)* umgebildet. Bei einigen Teleostiern übernehmen Strahlen der unpaaren Analflosse die gleiche Funktion *(Gonopodium)*. Die **Landwirbeltiere** besitzen als männliches Begattungsglied einen *Penis,* der embryonal als ein Derivat der Kloake entsteht. Er ist bei Eidechsen und Schlangen paarig, bei Krokodilen und Schildkröten unpaar ausgebildet. Innerhalb der Vögel kommt ein Penis nur bei Straußen und Enten vor. Die übrigen Vögel pressen während der Kopulation die Kloaken aneinander. Der Penis der Säugetiere entwickelt sich unter dem Einfluß androgener Sexualhormone aus einem undifferenten Geschlechtshöcker, der im weiblichen Geschlecht zur *Clitoris* wird.

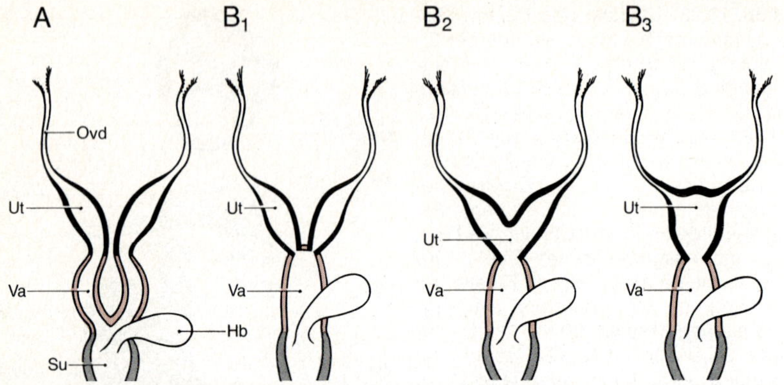

Abb. 12.99 Weibliche Geschlechtsgänge bei Säugetieren. [A] Marsupialia (Beuteltiere). [B] Placentalia: B_1 Uterus duplex (bei vielen Nagetieren); B_2 Uterus bicornis (bei Insektenfressern, Raubtieren, Halbaffen, Huftieren, Walen); B_3 Uterus simplex (bei Fledermäusen, Primaten exkl. Halbaffen). – *Hb* Harnblase, *Ovd* Ovidukt, *Su* Sinus urogenitalis, *Ut* Uterus, *Va* Vagina (Scheide).

12.11.1 Tunicata (= Urochordata, Manteltiere)

[1] **Appendicularia**; kleine, freischwimmende Strudler, maximal 8 mm lang: *Oikopleura.* [2] **Ascidiacea** (Seescheiden; Abb. **12.100**); Larven freischwimmend, Adultform festsitzend: *Ciona,* solitär; *Botryllus,* stockbildend. [3] **Thaliacea** (Salpen); tönnchenförmig, freischwimmend, Fortpflanzung mit Generationswechsel (Metagenese): *Pyrosoma* (Feuerwalze), koloniebildend; *Salpa.*

Alle Tunicaten sind Meerestiere. Ihre einschichtige Epidermis scheidet einen **Cuticularmantel** ab, der – einmalig im Tierreich – aus einer celluloseähnlichen Substanz *(Tunicin)* besteht. Außerordentlich stark ist der zum **Kiemendarm** modifizierte Vorderdarm entwickelt (Abb. **12.100** *B*). Bei Ascidien kann er von über 1000 Kiemenspalten durchbrochen sein. Aus dem über die Mundöffnung durch Cilienschlag eingestrudelten Atemwasser werden an den Reusen des Kiemenkorbs die mittransportierten Nahrungsteilchen abgefiltert und dem anschließenden Verdauungsteil des Darms zugeführt. Am Grund des Kiemendarms liegt die schleimproduzierende *Hypobranchialrinne* (*Endostyl,* Abb. **12.100** *B*, *rechts*), die sich mit der Schilddrüse der Wirbeltiere homologisieren läßt und deren Zellen bereits befähigt sind, das Jod des Meerwassers anzureichern und in Thyroxinmoleküle (S. 328) einzubauen. Wie bei *Branchiostoma* öffnen sich die Kiemenspalten in einen *Peribranchialraum,* der dorsal zu einem Kloakenraum ausgeweitet ist und in den auch Enddarm und Geschlechtswege (Gonodukte) münden.

Die phylogenetische Verwandtschaft mit den übrigen Chordaten zeigt sich vor allem im Schwanz der Larven (Abb. **12.100** *A*), der von einem *Neuralrohr* und einer *Chorda* durchzogen wird (Name: *Urochordata*). Bei adulten Tieren findet man als Rest des zentralen Nervensystems nur ein einziges **Ganglion** dorsal des Kiemendarms. Die am Vorderende des larvalen Neuralrohrs liegenden **Sinnesorgane** können dagegen nicht mit den Augen und Labyrinthorganen der Wirbeltiere homologisiert werden.

Ein Coelom läßt sich nicht nachweisen. Ebenso fehlen Nephridien – die **Exkretion** erfolgt über die Darmoberfläche oder über Speicherzellen – sowie die Segmentierung der Muskulatur. Das **Blutgefäßsystem** ist offen *(lakunär)*. Ein *Herz,* dessen Schlagrichtung rhythmisch alterniert, treibt das Blut abwechselnd in den Kiemendarm und in die Eingeweide.

Da die **adulten Formen** der *Appendicularien* in ihrem Bau den Larven der übrigen Tunicaten entsprechen, werden sie vielfach als geschlechtsreif gewordene Larven betrachtet *(Neotenie)*. Die *Ascidien* sind sekundär sessil, die *Salpen* wahrscheinlich sekundär freischwimmend, d.h. aus ascidienähnlichen Formen hervorgegangen. Alle Tunicaten sind *Zwitter* (Hermaphroditen).

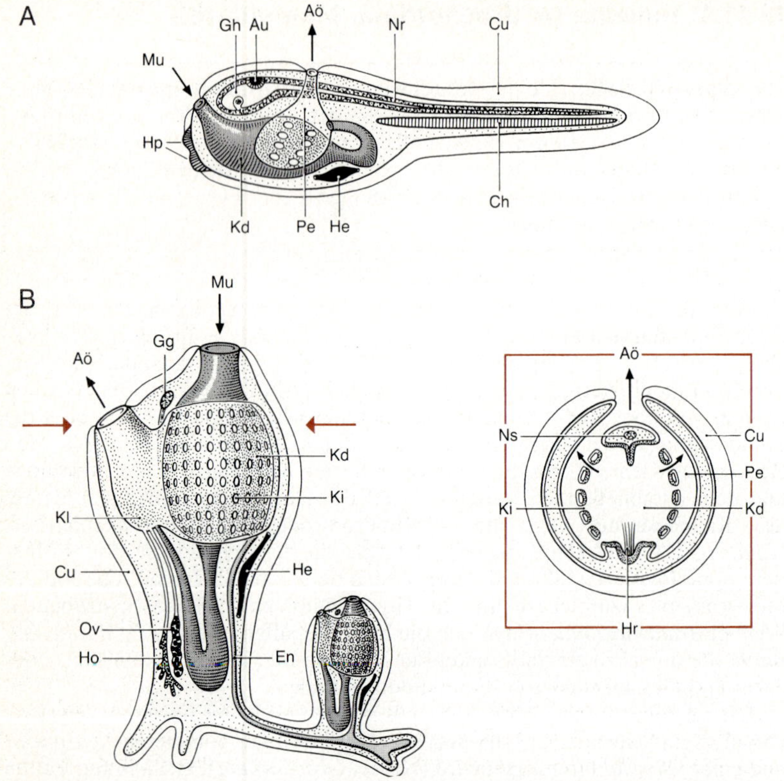

Abb. 12.100 Schema der Ascidienorganisation. [A] Larve. [B] Adultstadium. An einem basalen Ausläufer (Stolo) ist eine Tochterascidie durch Knospung entstanden. *Rechts:* Querschnitt auf der Höhe der *farbigen Pfeile.* Strömungsrichtungen durch *schwarze Pfeile* markiert. – *Aö* Ausstromöffnung, *Au* Auge, *Ch* Chorda, *Cu* Cuticularmantel, *En* Entodermschlauch, der vom Kiemenkorb ausgeht, in den Stolo eintritt und das Entoderm der Knospen liefert, *Gg* Ganglion (aus dem larvalen Gehirn hervorgehend), *Gh* Gehirn (an seinem Boden eine Statocyste), *He* Herz, *Ho* Hoden, *Hp* Haftpapillen, *Hr* Hypobranchialrinne, *Kd* Kiemendarm, *Ki* Kiemenspalte, *Kl* Kloakalraum, *Mu* Mund, *Nr* Neuralrohr, *Ns* Nervenstrang, der als Rest des larvalen Neuralrohrs erhalten bleibt, *Ov* Ovarium, *Pe* Peribranchialraum.

12.11.2 Acrania (= Cephalochordata, Schädellose)

3 Gattungen; in allen Meeren der warmen und gemäßigten Zonen. *Branchiostoma* (Lanzettfischchen), bis 6 cm lang, ca. 60 Myomere und 150 Kiemenspalten; an Küsten europäischer Meere (z. B. „Amphioxus-Sand" bei Helgoland). *Asymmetron,* Gonaden nur auf einer Körperseite; Südaustralien. *Epigonichthys,* asymmetrische Mundbucht; Neuseeland.

„In den flachen Gewässern unserer Küsten lebt ein kleines, fischähnliches Geschöpf von wenigen Zentimetern Länge und weißlicher Farbe. Fast stets hält es sich im Sande vergraben, so daß nur das spitze Kopfende herausragt; nur des nachts oder wenn es aufgejagt wird, kommt es zum Vorschein und bewegt sich mit lebhaften, eleganten Schlangenwindungen des ganzen Körpers durchs Wasser. Ein Schauer der Ehrfurcht müßte den Beobachter, dem unsere Vorstellungen über die Entwicklung der Tierreihe nicht bloße Worte sind, beim Anblick dieses unscheinbaren Tierchens erfüllen. Gilt es doch als der Urahne unseres Stammes, als ältestes Tier, von dem wir mit einiger Sicherheit die Reihe der Wirbeltiere ableiten können, als deren höchste Blüte wir Menschen uns zu betrachten gewohnt sind. Natürlich sind solche Ausdrücke mit der nötigen Vorsicht zu brauchen; es ist nicht gesagt, ja nicht einmal wahrscheinlich, daß der älteste Vorfahre der Wirbeltiere genau so ausgesehen hat wie der heute lebende Amphioxus, der auch wieder eine Anpassung an ganz bestimmte Lebensverhältnisse darstellt, aber in den Grundzügen der Organisation hat jedenfalls Übereinstimmung bestanden."

Diese eindrückliche Schilderung, mit der Brehm (1829–1884) das Lanzettfischchen *Branchiostoma* – damals noch *Amphioxus* genannt – den Lesern seines „Tierlebens" vorstellte, kann in mancher Hinsicht auch heute noch als gültig gelten. Zwar läßt sich *Branchiostoma* in vielen Merkmalen als Modellfall eines ursprünglichen Chordaten betrachten, doch hat seine Lebensweise als halbsessiler Strudler im flachen Sand der Meeresküsten zu derart vielen Organreduktionen und Spezialisierungen geführt, daß sich engere phylogenetische Beziehungen zu anderen Chordatengruppen nicht rekonstruieren lassen.

Als axiales Stützelement reicht die **Chorda** bis zur vorderen Körperspitze (Name: *Cephalochordata*). An ihr inserieren über Bindegewebssepten (*Myosepten*) die segmental angeordneten *Muskelsegmente* (**Myomeren**, Abb. **12.101** *A*), die auf der linken und rechten Körperseite um jeweils eine halbe Segmentlänge gegeneinander versetzt sind. Diese Asymmetrie wird vom **Nervensystem** insofern wiederholt, als die *Spinalnerven* in Form völlig getrennter motorischer und sensorischer Nerven in Längsrichtung alternierend vom *Neuralrohr* (Rückenmark) abgehen. Spinalganglien fehlen. Vorne weitet sich das Neuralrohr zu einem *Cerebralbläschen* aus, das allerdings keine Untergliederung wie das Wirbeltiergehirn aufweist. Auch für die längs des Rückenmarks angeordneten *Pigmentbecherocellen* gibt es bei Vertebraten keine Entsprechung. Ebenfalls im Gegensatz zu Wirbeltieren steht das Fehlen von Augen und Schweresinnesorganen.

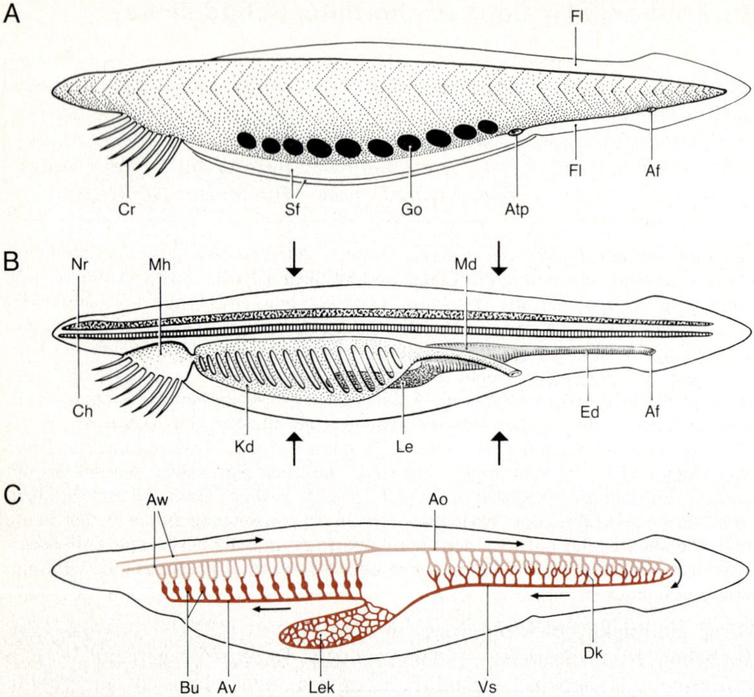

Abb. 12.101 *Branchiostoma lanceolatum.* [A] Flossensaum, Segmentierung der Muskulatur und Lage der Geschlechtsorgane. [B] Nerven-, Stütz- und Verdauungssystem. (Die beiden *Pfeilpaare* markieren die Querschnittsebenen in Abb. **12.102**.) [C] Blutgefäßsystem. Oxy-Blut in *heller,* Desoxy-Blut in *dunkler Farbe* angelegt. Die *Pfeile* bezeichnen die Blutströmungsrichtung. – *Af* After, *Ao* Aorta, *Atp* Atrioporus, *Av* Arteria ventralis (Kiemenarterie; definitorisch [S. 737] handelt es sich um eine Vene, die allerdings in Anlehnung an den Fischkreislauf stets als „Arterie" bezeichnet wird), *Aw* Aortenwurzeln, *Bu* Bulbilli (Kiemenherzen), *Ch* Chorda, *Cr* Mundcirren, *Dk* Darmkapillaren (arteriovenöses Darmkapillarsystem), *Ed* Enddarm, *Fl* Flossensaum, *Go* Gonade, *Kd* Kiemendarm, *Le* Mitteldarmdrüse (Leber), *Lek* Leberkapillaren (venöses Pfortader-Kapillarsystem), *Md* Mitteldarm, *Mh* Mundhöhle, *Nr* Neuralrohr, *Sf* Seitenfalten, *Vs* Vena subintestinalis (Darmvene).

Übereinstimmung zwischen Acraniern und Vertebraten zeigt sich dagegen in der topographischen Beziehung von Chorda und Neuralrohr, in Anlage und Ausbildung des **Coeloms** sowie im Grundplan des **Blutgefäßsystems** (Abb. **12.101** *C*). Allerdings fehlt ein zentrales Herz. Seine Funktion übernehmen die Kiemenherzen (*Bulbilli*) an der Basis der Kiemengefäße und kontraktile Abschnitte mehrerer Blutgefäße. Wahrscheinlich ist auch die **Mit-**

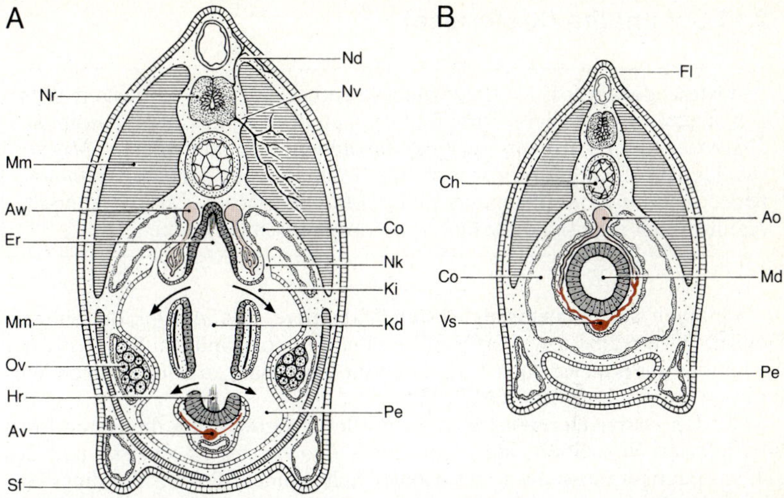

Abb. 12.102 Querschnitte durch *Branchiostoma lanceolatum* (auf Höhe der Pfeilpaare in Abb. **12.101** *B*). [A] Kiemenregion, [B] Mitteldarmregion. – *Ao* Aorta, *Av* Arteria ventralis (Kiemenarterie), *Aw* Aortenwurzel, *Ch* Chorda, *Co* Coelom, *Er* Epibranchialrinne, *Fl* Flossensaum, *Hr* Hypobranchialrinne, *Kd* Kiemendarm, *Ki* Kiemenspalte (infolge ihrer Schrägstellung werden im Querschnitt jeweils mehrere Spalten getroffen), *Md* Mitteldarm, *Mm* Myomer, *Nd, Nv* dorsaler (sensorischer) und ventraler (motorischer) Rückenmarksnerv (beide Nerven treten in Wirklichkeit *nicht* auf demselben Rückenmarksquerschnitt aus), *Nk* Nierenkanälchen, *Nr* Neuralrohr, *Ov* Ovarium, *Pe* Peribranchialraum, *Sf* Seitenfalte, *Vs* Vena subintestinalis (Darmvene).

teldarmdrüse, die von einem Pfortader-Kreislaufsystem durchzogen wird, der Leberanlage der Wirbeltiere homolog.

Völlig anders als bei Wirbeltieren ist dagegen das **Exkretionssystem** gestaltet. Bei den dorsal im Kiemendarm liegenden Organen handelt es sich um *Protonephridien* (S. 315). Auch für die segmental in der Außenwand des Peribranchialraums angeordneten **Gonaden** fehlt bei Vertebraten jede Vergleichsmöglichkeit. Eier und Spermien werden bei den *getrenntgeschlechtlichen* Acraniern durch den Peribranchialraum und den Atrioporus nach außen abgegeben. Die **Epidermis** überzieht den Körper wie bei den Tunicaten – doch im Gegensatz zu den Vertebraten – als *einschichtiges* Epithel.

In Anpassung an das Leben eines Nahrungsstrudlers ist der **Kiemendarm** (Abb. **12.102** *A*) zu einem mächtigen *Filtrierapparat* ausgestaltet. Durch Cilienschlag wird der von der *Hypobranchialrinne (Endostyl)* produzierte Schleim über die Kiemenbögen verteilt und dann mit den dort abgefilterten Nahrungspartikeln von der ebenfalls bewimperten dorsalen *Epibranchialrinne* in den Mitteldarm transportiert. Nach Passage der *Kiemenspalten* gelangt das Wasser über den *Peribranchialraum* und den *Atrioporus* wieder nach außen.

12.11.3 Agnatha (Kieferlose)

[1] **Ostracodermi**; fossil, Ordovizium-Devon; kleine, mit Knochenplatten gepanzerte, fischähnliche Formen: Gruppen der *Cephalaspida, Anaspida, Heterostraci, Pteraspida.* [2] **Cyclostomata** (Rundmäuler): *Myxine* (Schleimaal); marin, saprozoisch (an toten Fischen); keine Metamorphose. *Petromyzon* (Neunauge), mit Metamorphose; Larven limnisch, Adultformen limnisch oder marin, ektoparasitisch an Fischen.

Agnathen sind die ursprünglichsten Wirbeltiere. Mit Schädel, fünfteiligem Gehirn, Wirbelsäule usw. verfügen sie über den vollständigen Satz typischer Vertebratenmerkmale; doch *fehlt* ihnen im Gegensatz zu allen übrigen Wirbeltieren ein *Kieferapparat* (Abb. **12.87** *A*).

Mit den **Ostracodermen** treten im mittleren Ordovizium die ersten fossil überlieferten Wirbeltiere auf. Trotz ihres *knöchernen Exoskeletts* und des Fehlens paariger Flossen waren sie aktive Schwimmer, die sich allerdings vorwiegend in Bodennähe aufgehalten haben dürften. Auch die rezenten **Cyclostomen**, die kein Außenskelett und ein – wohl sekundär – *knorpeliges Innenskelett* aufweisen, besitzen keine paarigen Flossen. Mit einem medianen Flossensaum bewegen sie sich aalartig schlängelnd fort.

Die Neunaugen (*Petromyzon*) entwickeln sich über das Stadium der *Ammocoetes*-Larve, die wie *Branchiostoma* als Strudler im Sand lebt. Während der *Metamorphose* schließt sich das *Endostyl* des Kiemendarms (S. 747) und differenziert sich zur Schilddrüse. Die bei den Larven unter der Haut liegenden Blasenaugen entwickeln sich zu typischen *Vertebratenaugen.* Zusammen mit der (sekundär unpaaren) Nasengrube und den jederseits 7 äußeren *Kiemenöffnungen* sind sie für den Namen „Neunauge“ verantwortlich. Der runde *Saugmund* der adulten Tiere enthält Ringknorpel, Hornzähne und Raspelzunge.

12.11.4 Chondrichthyes (Knorpelfische)

A. ***Elasmobranchii*** (Plattenkiemer): [1] **Selachii** (Haie, Abb. **12.103**); fast alle Arten marin: *Carcharodon* (Weißer Hai), über 3 m lang; *Scyliorhinus* (Katzenhai) und *Squalus* (Dornhai, „Seeaal"), maximal 1 m lang. [2] **Rajiformes** (Rochen); dorsoventral abgeplattet, marin: *Torpedo* (Zitterrochen), mit elektrischem Organ (S. 443); *Manta* (Teufelsrochen).
B. ***Holocephali*** (Seekatzen); marin, Bodenbewohner: *Chimaera.*

Obwohl alle heutigen Knorpelfische als Skelettsubstanz **Knorpel** – nicht Knochen – besitzen, stammen sie von knochentragenden Formen ab (vgl. *Arthrodira,* Box **12.3**). Als Reste eines ehemaligen knöchernen Dermalskeletts können die für die ganze Gruppe charakteristischen Hautzähne (*Placoidschuppen,* Abb. **12.77**) gelten.

Beim frühen Auftreten von Knorpelgewebe in der Embryonalentwicklung der Wirbeltiere handelt es sich also nicht – wie früher vermutet – um die Rekapitulation eines stammesgeschichtlich ursprünglichen Zustandes. *Phylogenetisch* erscheint Knochengewebe sogar früher als echtes hyalines Knorpelgewebe (s. Ostracodermen, Placodermen). Daß *ontogenetisch* zuerst Knorpel auftritt (S. 719), ist als Anpassung an die hohe Wachstumsrate, aber geringe mechanische Beanspruchung des embryonalen Skeletts zu verstehen. Knorpelgewebe wächst schnell „von innen heraus" durch Intussuszeption, Knochengewebe dagegen langsam über komplizierte Resorptions- und Appositionsprozesse.

Seit 300 Millionen Jahren als räuberisch lebende, gewandte Hochseeschwimmer nahezu unverändert, zeigen die Selachier eine merkwürdige

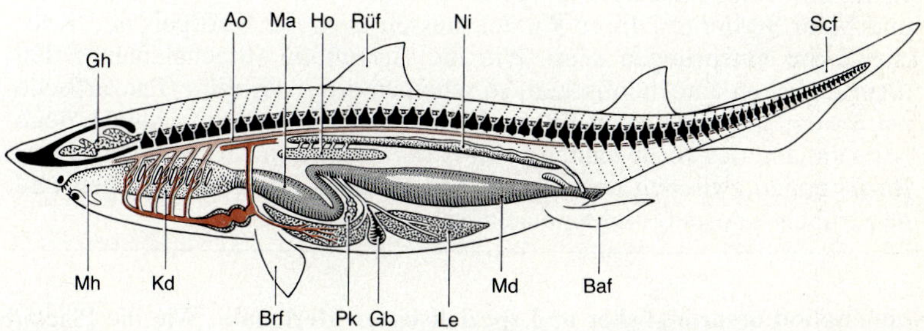

Abb. 12.103 Schema eines Hais, ♂ (Selachii). – *Ao* Aorta, *Baf* Bauchflosse, *Brf* Brustflosse, *Gb* Gallenblase, *Gh* Gehirn, *Ho* Hoden, *Kd* Kiemendarm, *Le* Leber, *Ma* Magen, *Md* Mitteldarm, *Mh* Mundhöhle, *Ni* Niere, *Pk* Pankreas, *Rüf* Rückenflosse, *Scf* Schwanzflosse. Oxy-Blut in *heller,* Desoxy-Blut in *dunkler Farbe* dargestellt.

Box 12.3 Placodermi – die ältesten Gnathostomen

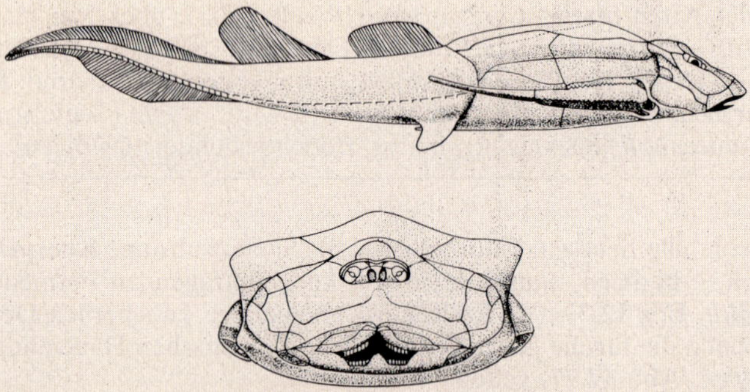

Bothriolepis, Lateral- und Frontalansicht (nach Stensiö; Broili).

Knöchernes Skelett, paarige Flossen und Kieferapparatbildung – das sind die Neuerwerbungen, mit denen die *Placodermen (Panzerfische)* im Devon ein neues Evolutionsniveau erreicht und die erste große Radiation in der Wirbeltiergeschichte eingeleitet haben: Als fischähnliche, mit einem starken Exoskelett gepanzerte Formen bildeten sie damals die obersten Glieder der marinen Nahrungskette. Waren die kieferlosen Ostracodermen (S. 752) noch allesamt mikrophage Detritusfresser, eröffneten sich den räuberischen, schneller schwimmenden und gewandter manövrierenden Placodermen mannigfache neue Anpassungen in Ernährungsweise und Lebensform. Deutlich größer als die Ostracodermen (*Titanichthys* besaß einen Kopfpanzer von 60 cm Länge), äußerst vielgestaltig und von oft bizarrer Körperform, waren sie weltweit im Süßwasser und Meer verbreitet. Ihrer Wurzel müssen auch die Knorpel- und Knochenfische entsprungen sein. Wie die *Acanthodii* (Stachel„haie") den ursprünglichen Knochenfischen, so scheinen die *Arthrodira* (Panzerfische i. e. S.) den ursprünglichen Knorpelfischen nahegestanden zu haben; doch ist es anhand des vorliegenden Fossilmaterials noch nicht möglich, engere Beziehungen zwischen den schon stark spezialisierten Placodermen und den frühen Knorpel- und Knochenfischen herzustellen.

Kombination ursprünglicher und spezialisierter Merkmale. Wie die Placoidschuppen (S. 715) besitzen auch die *Zähne* keinen Schmelz, sondern werden von *Vitrodentin* mesodermalen Ursprungs überzogen. Das ektodermale Schmelzorgan (Abb. **12.77** *A*) dient hier lediglich als Paßform für die Vitrodentinkappe. Die Zähne entstehen in einer Epithelfalte hinter dem Mund-

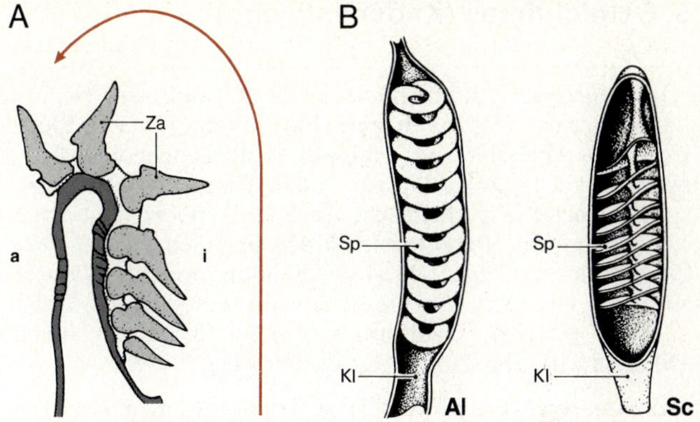

Abb. 12.104 Haie (Selachii): [A] Querschnitt durch Oberkieferrand mit Zahnfolge. *a* außen, *i* innen, Za Zähne. *Farbiger Pfeil:* Verlagerungsrichtung der Zähne. [B] Spiraldarm *(Sp)* mit Kloake *(Kl)* bei Fuchshai (*Alopias, Al*) und Katzenhai (*Scyliorhinus, Sc)* (nach Landolt; Parker).

rand, werden in der Ontogenese auf den Kieferrand geschoben und – abgenutzt – nach außen geklappt, wo sie ausfallen (Abb. **12.104***A*).

Der *Schlunddarm* wird von meistens 5 Kiemenspalten durchbrochen. Vor der ersten Kiemenspalte liegt das Spritzloch *(Spiraculum)*. Es leitet sich von der ursprünglich zwischen Mandibular- und Hyoidbogen gelegenen Kiemenspalte ab, die durch Einbezug des Hyoidbogens in die Aufhängung des Kieferapparats ventral stark eingeengt wurde (Abb. **12.87***C*). Der weitlumige, nicht in Dünn- und Dickdarm unterteilte *Mitteldarm* ist zur Vergrößerung der inneren Oberfläche mit einer *Spiralfalte* versehen (Abb. **12.104***B*).

Das *Gehirn* verfügt über mächtig entwickelte Riechlappen (S. 371; Vorderhirn als primäres Riechhirn). Haie sind *Makrosmaten* (S. 418).

Als hoch spezialisiert muß die Art der *Fortpflanzung* gelten. Haie legen entweder große, dotterreiche, von einer Hornschale umgebene Eier oder sind vivipar. In beiden Fällen ist innere Besamung nötig, wozu ein Teil der männlichen Bauchflossen als Penis ausgebildet ist (S. 745).

12.11.5 Osteichthyes (Knochenfische)

A. ***Actinopterygii*** (Strahlenflosser): [1] **Chondrostei** (Knorpelganoiden): *Acipenser* (Stör). [2] **Polypteri** (Flösselfische); nur in Flüssen Afrikas: *Polypterus* (Flössler). [3] **Holostei** (Knochenganoiden); 2 rezente Gattungen: *Lepisosteus* (Alligator- oder Kaimanfisch); *Amia* (Kahlhecht). [4] **Teleostei** (Knochenfische i. e. S.); die bei weitem artenreichste Wirbeltiergruppe mit 30000 Arten in 450 Familien und 40 Ordnungen, z. B. Clupeiformes: *Clupea* (Hering); Salmoniformes: *Salmo* (Forelle); Cypriniformes: *Cyprinus* (Karpfen); Siluriformes: *Silurus* (Wels); Esociformes: *Esox* (Hecht); Gadiformes: *Gadus* (Kabeljau); Perciformes: *Perca* (Flußbarsch), *Haplochromis* (Maulbrüter).

B. ***Sarcopterygii*** (Fleischflosser): [1] **Dipnoi** (Lungenfische): *Neoceratodus* (in Australien); *Protopterus* (in Afrika); *Lepidosiren* (in Südamerika). [2] **Crossopterygii** (Quastenflosser, Abb. **11.5***A;* 1 rezente Art): a) Rhipidistia, nur fossil (Devon-Karbon), im Süßwasser: *Eustenopteron.* b) Coelacanthini, marin: *Latimeria.*

Fossil treten die ersten Knochenfische bereits vor den Knorpelfischen auf. Doch haben die Teleostier – die dominierende Knochenfischgruppe – erst im frühen Tertiär ihre Radiation zur heutigen Formenfülle erlebt.

Zum vorwiegend verknöcherten **Skelett** gehört neben dem *Schädel,* der *Wirbelsäule,* den mit ihr verbundenen *Rippen* und den freien *Gräten* (S. 722) auch ein *Hautknochenpanzer* (S. 715). Bei ancestralen Knochenfischen (Chondrostei, Polypteri, Holostei) besteht er aus knöchernen, von schmelzartigem *Ganoin* überzogenen, rhombenförmigen *Schuppen.* Mit der verstärkten Ausbildung eines knöchernen Innenskeletts bildet sich dieser Rhomboidschuppenpanzer bei höheren Fischen zunehmend zurück. Teleostier besitzen nur noch biegsame, ausschließlich aus Knochen bestehende *Cycloid-* und *Ctenoidschuppen* (erstere mit rundem, letztere mit gezähneltem Hinterrand).

Die ältesten Knochenfische besaßen **Lungen**, paarige Aussackungen des Vorderdarms, die bei der primären Süßwasserlebensweise der Knochenfische (S. 312) während periodischer Austrocknungsphasen als Hilfsorgane der Atmung dienten. Heute treten sie nur noch bei den Flössel- und Lungenfischen auf. Von den Lungen läßt sich phylogenetisch die **Schwimmblase** ableiten. Bei den *Physostomen* (z. B. Karpfen, Hering) mündet sie noch über den *Ductus pneumaticus* in den Vorderdarm; bei den *Physoclisten* (z. B. Barsch, Kabeljau) fehlt adult diese Verbindung.

Die Schwimmblase dient den Teleostiern als *Auftriebsorgan,* mit deren Hilfe sie ihr spezifisches Gewicht an das des umgebenden Wassers anpassen (Box **4.2**, S. 284). Dem entspricht, daß die Schwimmblase bei Süßwasserfischen 7%, bei Meeresfischen 5% des

Körpervolumens ausmacht und bei bodenlebenden Fischen (z. B. Plattfischen, *Pleuronectidae*) völlig fehlt. (Man beachte dabei, daß das spezifische Gewicht des schwimmblasenfreien Fischkörpers 1,07, das des Süßwassers 1,00 und das des Meerwassers 1,02 beträgt.) Sekundär kann die Schwimmblase auch wieder als *Atmungsorgan* dienen (S. 286).

Im Gegensatz zu den Knorpel- besitzen die Knochenfische nur 4 Paar **Kiemen** (Abb. **4.13**), die unter einem Kiemendeckel *(Operculum)* liegen. Ein *Spiraculum* tritt nur bei den Chondrostiern auf. Zahlreiche **Organsysteme** wie das Skelett-, Muskel-, Zentralnerven-, Kreislauf- und Urogenitalsystem weisen einen noch weitgehend segmental gegliederten Bau auf (z. B. Abb. **12.93** *A*, **12.94** *C*, **12.97** *D*), der bei den Tetrapoden im Zusammenhang mit den verschiedenen Formen terrestrischer Lebensweise zahlreiche Reduktionen und Konzentrationen erfährt.

Unter allen Knochenfischen scheinen die Crossopterygier (Abb. **11.5** *A*) – nach neuerer Auffassung eventuell auch die Dipnoer – die engsten **Beziehungen zu den Tetrapoden** aufzuweisen. Mit ihren „gestielten" paarigen Flossen, bei denen die basalen Skelettelemente vergrößert und die distalen in Zahl und Größe reduziert sind, leitet ihr *Extremitätenskelett* zur fünfstrahligen Landtierextremität über (Abb. **12.83**). Bei einigen ihrer Vertreter (Rhipidistia) stellen die *Choanen* eine Verbindung zwischen den äußeren Nasenöffnungen und der Rachenhöhle und damit einen Luftweg zur Lunge her (vgl. Abb. **12.105**).

Die erst 1939 vor der Ostküste Südafrikas entdeckte *Latimeria chalumnae* (Abb. **11.5** A_2) ist der einzige rezente Vertreter der Crossopterygier, die man seit mehr als 70 Millionen Jahren ausgestorben wähnte. Im Jahre 1952 wurde bei den Komoren ein zweites Exemplar gefangen. Inzwischen sind etwa 20 Individuen dieses 1,6 m langen „lebenden Fossils" wissenschaftlich untersucht worden.

12.11.6 Amphibia (Lurche)

[1] **Urodela** (Schwanzlurche, Abb. **12.105**): *Triturus* (Molche); *Salamandra* (Salamander); *Proteus* (Olme); *Ambystoma* (Axolotl); Plethodontidae (lungenlose Salamander). [2] **Anura** (Froschlurche): *Rana* (Echte Frösche); *Xenopus* (Krallenfrosch); *Pipa* (Wabenkröte); *Bombina* (Unken); *Bufo* (Kröten); *Hyla* (Laubfrösche). [3] **Gymnophiona** (Blindwühlen); Extremitäten sekundär reduziert, regenwurmähnlicher Habitus; im Erdreich der Tropen.

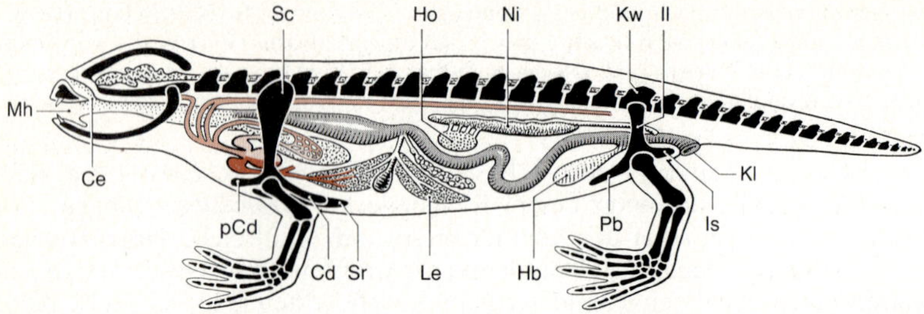

Abb. 12.105 Schema eines Amphibs, ♂ (Urodela). – *Cd* Coracoid (Rabenbein), *Ce* Choane (innere Nasenöffnung), *Hb* Harnblase, *Ho* Hoden, *Il* Ilium (Darmbein), *Is* Ischium (Sitzbein), *Kl* Kloake, *Kw* Kreuzwirbel, *Le* Leber, *Mh* Mundhöhle, *Ni* Niere, *Pb* Pubis (Schambein), *pCd* Procoracoid, *Sc* Scapula (Schulterblatt), *Sr* Sternum (Brustbein).

Als **älteste Landwirbeltiere** erscheinen im obersten Devon die **Labyrinthodonta**. Einerseits verfügen diese Formen vor allem in der Schädelregion noch über zahlreiche Crossopterygiermerkmale (z. B. *Labyrinthzähne* mit komplizierten Schmelzeinfaltungen), andererseits besaßen sie bereits eine mehrstrahlige (u. a. fünfstrahlige, bei *Tulerpeton* sechsstrahlige) *Tetrapodenextremität.* Im Gegensatz zu den Verhältnissen bei rezenten Amphibien war ihre Körperoberfläche mit mächtig entwickelten *Hautknochen* bedeckt. Als Beispiel seien die bis 1 m langen *Stegocephalia* genannt (Panzerlurche; z. B. *Ichthyostega,* Abb. **11.5** *B*).

Die meisten **diagnostischen Merkmale** der Amphibien stehen mit der neuen terrestrischen Lebens- und Fortbewegungsweise in Zusammenhang, die notwendige Umkonstruktionen im Atmungs-, Kreislauf- und Exkretionssystem, im Integument, Bewegungsapparat und damit Skelettsystem nach sich zog. Der im Vergleich zu den Fischen stark vereinfachte *Schädel* (Abb. **12.88**) inseriert über zwei Gelenkhöcker *(Condyli)* beweglich mit der Wirbelsäule.

Das *Hinterhauptsgelenk* ermöglicht allerdings nur Nick-, keine Drehbewegungen. Zu letzteren sind erst die Amnioten befähigt, indem bei ihnen die zwei ersten Halswirbel als speziell gestaltete Glieder (Atlas und Epistropheus) in den Gelenkapparat einbezogen werden.

Der *Beckengürtel* ist bei Amphibien (im Gegensatz zu Fischen) mit den Querfortsätzen der Sacralwirbel fest verbunden. Die nackte *Haut* enthält eine Vielzahl mehrzelliger epidermaler Schleim- und Gift-*Drüsen*, die tief in die Dermis eingesenkt sind (Abb. **12.74**) und deren Sekrete als Austrocknungs- (S. 511) und Infektionsschutz (S. 711) eine entscheidende Rolle spielen.

In ihrer Lebensweise verkörpern die Amphibien den **Übergang vom** (Süß-)**Wasser- zum Landleben**. In marinen Biotopen fehlen sie völlig. Zu den auffälligsten Merkmalen ihrer *amphibischen* Lebensweise zählt die *Metamorphose* von einer ausschließlich wasserlebenden, kiemenatmenden *Larve* (der Kaulquappe der Anuren) zur lungenatmenden *Imago* (S. 339). Viele Amphibien leben in diesem Sinne allerdings nicht mehr „amphibisch“: Sie legen entweder terrestrische Eier, aus denen bereits voll metamorphosierte Jungtiere schlüpfen (zahlreiche Arten der neotropischen *Eleutherodactylus*-Frösche), oder tragen ihre sich direkt entwickelnden Eier in oder an ihrem Körper bis zum Schlüpfen der Jungen mit sich herum.

12.11.7 Reptilia (Kriechtiere)

1 **Chelonia** (Schildkröten): *Testudo* (Landschildkröten), terrestrisch; *Emys* (europäische Sumpfschildkröte), limnisch; *Chelonia* (Suppenschildkröte), marin. 2 **Rhynchocephalia** (Brückenechsen); 1 rezente Art: *Sphenodon punctatus,* auf einigen neuseeländischen Inseln. 3 **Squamata** (Schuppenkriechtiere): a) **Lacertilia** (= Sauria, Echsen): *Lacerta* (Eidechsen); *Gekko* (Geckos); *Iguana* (Leguane); *Chamaeleo* (Chamäleons); *Anguis* (Blindschleiche); *Varanus* (Waran). b) **Ophidia** (Schlangen): *Boidae* (Riesenschlangen), ohne Giftapparat, z. B. *Eunectes* (Anakonda), *Boa, Python.* Colubridae (Nattern); aglyph (keine Giftzähne, wenig differenzierte Giftdrüsen), z. B. *Natrix natrix* (Ringelnatter). Viperidae (Vipern); solenoglyph (Giftzähne mit Giftröhre), z. B. *Vipera berus* (Kreuzotter), *Cerastes cerastes* (Hornviper). 4 **Crocodilia** (Krokodile): *Alligator* (Alligatoren), vorwiegend neuweltlich; *Crocodylus* (Krokodile), altweltlich; *Caiman* (Kaimane); *Gavialis* (Gaviale).

Als erste *vollkommen wasserunabhängige* Landwirbeltiere treten im mittleren Karbon die Reptilien auf den Plan. Im Erdmittelalter bilden sie die dominierende Tetrapodengruppe, von deren Formenvielfalt allerdings nur wenige Gruppen bis heute überdauert haben (S. 554).

Die Mehrzahl der im Mesozoikum von den Reptilien genutzten ökologischen Nischen wird heute von Säugetieren und Vögeln besetzt. Doch stehen den 4260 Arten der Säugetiere – den „Überwindern der Reptilienherrschaft“ – allein 3100 rezente Echsen- und 2700 rezente Schlangenarten gegenüber.

Mit ihrer *oviparen* Fortpflanzung haben die Reptilien die für Amphibien noch bestehende Bindung ans Wasser überwunden. Ihre dotterreichen *(polylecithalen)* **Eier**, die mit einer pergamentartigen oder kalkigen *Schale* umgeben sind, werden an Land abgelegt. Larvenstadien fehlen. Im Ei umschließt das **Amnion** – eine erstmals bei Reptilien auftretende Embryonalhülle (S. 208) – die flüssigkeitsgefüllte *Amnionhöhle,* in der der Embryo vor Austrocknung und mechanischer Beeinträchtigung geschützt ist.

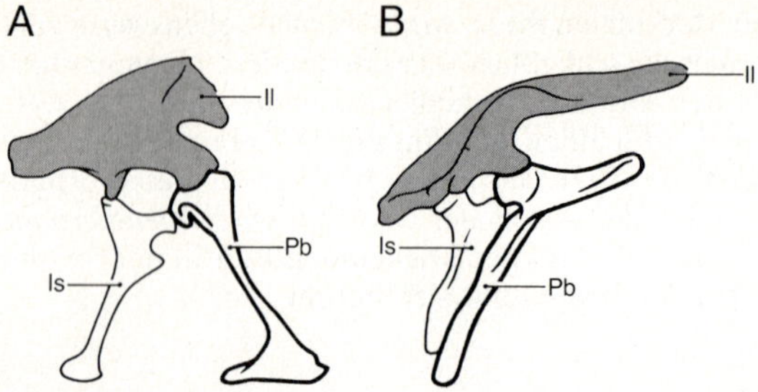

Abb. 12.106 Beckenkonstruktion der „Dinosaurier" (Seitenansicht): [A] Saurischia. [B] Ornithischia. – *Il* Ilium, *Is* Ischium, *Pb* Pubis.

Als Austrocknungsschutz der Adulttiere dienen **epidermale Hornstrukturen** *(Schuppen* oder *Schilder)*. Sie können – z. B. bei Krokodilen – einer dermalen knöchernen Unterlage aufsitzen (Konvergenzbildung zu Fischschuppen). Bei Squamaten wird die epidermale Hornschicht regelmäßig *gehäutet,* wobei zwischen distaler und proximaler Schicht des Stratum corneum ein lymphgefüllter Spaltraum auftritt.

Diese und mehrere andere konstruktive Verbesserungen führten zu ausgeprägten Radiationswellen der **Reptilien** im Perm und **Mesozoikum**. Die *Pterosauria* (Flugsaurier) eroberten sogar den Luftraum. Andere Gruppen wie die *Ichthyosauria* und *Plesiosauria* kehrten sekundär zum Wasserleben zurück (Abb. **11.6** *B, C*), wo sie sich vivipar fortpflanzten. An Land dominierten die „Dinosaurier": die *Saurischia* mit echsenähnlicher und die *Ornithischia* mit vogelähnlicher Beckenkonstruktion (Abb. **12.106**). Zu ersteren zählten die größten Dinosaurier, z. B. die herbivoren Dinosaurier *Brontosaurus* und *Diplodocus* (bis 30 m lang) sowie der carnivore *Tyrannosaurus*.

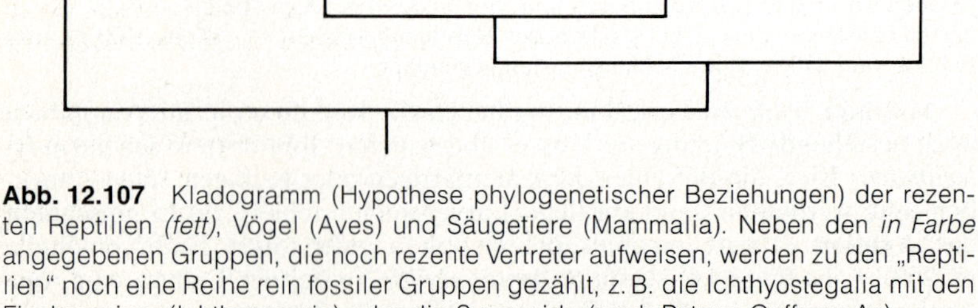

Abb. 12.107 Kladogramm (Hypothese phylogenetischer Beziehungen) der rezenten Reptilien *(fett)*, Vögel (Aves) und Säugetiere (Mammalia). Neben den *in Farbe* angegebenen Gruppen, die noch rezente Vertreter aufweisen, werden zu den „Reptilien" noch eine Reihe rein fossiler Gruppen gezählt, z. B. die Ichthyostegalia mit den Fischsauriern (Ichthyosauria) oder die Synapsida (nach Peters; Gaffney; Ax).

Wie Abb. **12.107** zeigt, bilden die rezenten **Reptilien keine systematische Einheit** (S. 544). So gehören z. B. den Archosauriern neben den Krokodilen und den ausgestorbenen Gruppen Pterosauria, Ornithischia und Saurischia auch die *Vögel* an. Die Krokodile stehen also mit den Vögeln in engerer phylogenetischer Verwandtschaft als mit den übrigen rezenten Reptilien. Auch die Stammlinie der *Säugetiere* beginnt mit einer „Reptilien"-Gruppe, den bereits im späten Palaeozoikum auftretenden fossilen Synapsida.

12.11.8 Aves (Vögel)

28 Ordnungen, vor allem: **Struthioniformes** (Strauße); **Tinamiformes** (Nandus); **Casuariformes** (Emus und Kasuare); **Apterygiformes** (Kiwis); **Sphenisciformes** (Pinguine); **Procellariiformes** (Röhrennasen: Albatrosse, Sturmvögel u. a.); **Gaviiformes** (Seetaucher); **Podicipidiformes** (Lappentaucher); **Pelecaniformes** (Ruderfüßer: Pelikane, Kormorane u. a.); **Ciconiiformes** (Schreitvögel: Reiher, Störche u. a.); **Phoenicopteriformes** (Flamingos); **Anatiformes** (Gänsevögel); **Gruiformes** (Kraniche); **Charadriiformes** (Möwen und Watvögel); **Galliformes** (Hühnervögel); **Accipitriformes** (Raubvögel); **Cuculiformes** (Kuckucke); **Columbiformes** (Tauben); **Psittaciformes** (Papageien); **Strigiformes** (Eulen); **Apodiformes** (Segler und Kolibris); **Piciformes** (Spechte); **Passeriformes** (Sperlingsvögel), mit 5000 Arten mehr als die Hälfte aller Vögel umfassend; 56 Familien, u. a. *Turdidae* (Drosseln), *Sylviidae* (Laubsänger, Grasmükken), *Paridae* (Meisen), *Fringillidae* (Finken), *Sturnidae* (Stare), *Corvidae* (Krähen).

Kaum eine Tiergruppe läßt sich derart eindeutig charakterisieren wie die Vögel (Abb. **12.108**). Alle Vögel – und nur sie – besitzen *Federn* (S. 712, Abb. **12.75**). Alle Vögel sind *biped* (laufen zweibeinig). Alle Vögel haben zu *Flügeln* umgebildete Vordergliedmaßen (die freilich sekundär reduziert sein können). Und alle Vögel sind *ovipar:* Einzigartig unter den Wirbeltieren, tritt Viviparie bei Vögeln selbst als Ausnahme nicht auf.

Direkt oder indirekt stehen alle diese Besonderheiten der Vogelorganisation mit der **Flugfähigkeit** in funktionellem Zusammenhang. Auch eine Vielzahl weiterer korrelierter Merkmale kennzeichnet den Vogelorganismus als hochevoluierte Flugmaschine: die Leichtbauweise des *Skeletts* mit seinen teilweise pneumatisierten, d. h. luftgefüllten Knochen (Abb. **12.109**); die kompakte, in sich versteifte *Rumpfkonstruktion,* die hohe *Metabolismusrate* (S. 264), unterstützt durch den leistungsfähigsten *Atmungsmechanismus* der

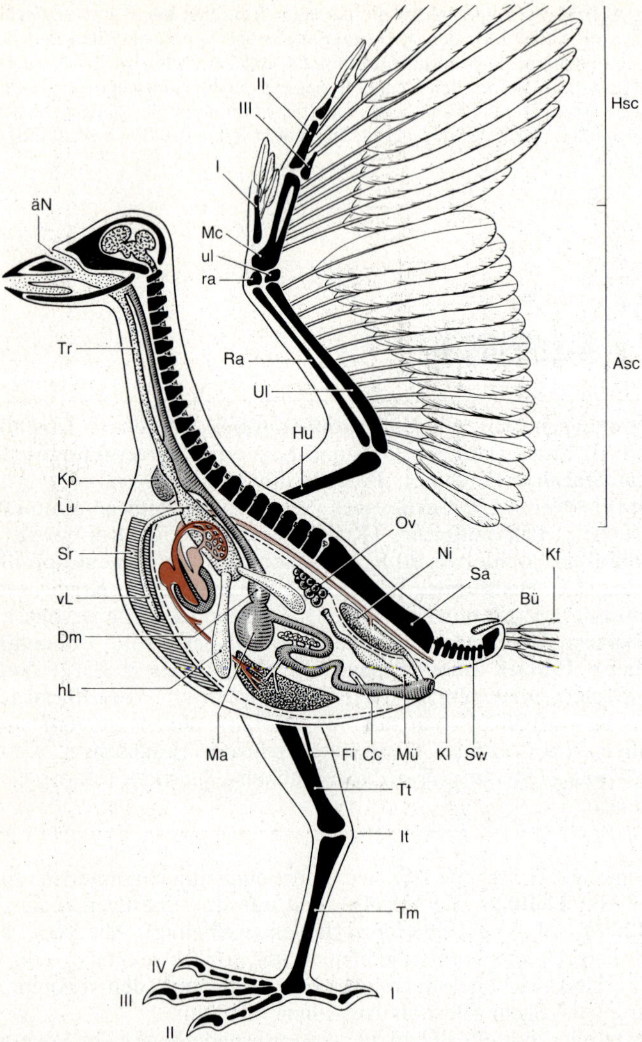

Abb. 12.108 Schema eines Vogels, ♀. – *äN* äußere Nasenöffnung, *Asc* Armschwingen, *Bü* Bürzeldrüse, *Cc* Caecum (Blinddarm), *Dm* Drüsenmagen, *Fi* Fibula (verkümmert), *hL* ein hinterer Luftsack (Abb. **4.17**), *Hsc* Handschwingen, *Hu* Humerus, *It* Intertarsalgelenk, *Kf* Konturfedern (Schwungfedern der Flügel und Steuerfedern des Schwanzes), *Kl* Kloake, *Kp* Kropf, *Lu* Lunge, *Ma* Muskelmagen, *Mc* Metacarpalia, *Mü* Müllerscher Gang, *Ni* Niere, *Ov* Ovarium, *Ra* Radius, *ra* Radiale,

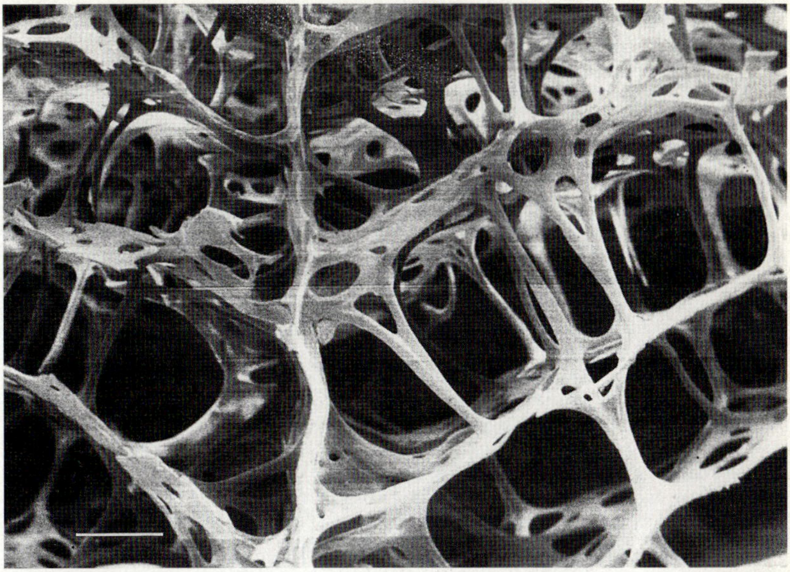

Abb. 12.109 Ausschnitt aus der pneumatisierten Gehirnkapselwandung des Waldkauzes *(Strix aluco)*: dreidimensionales Knochenbalkenfachwerk. Maßstabsmarke: 1 mm (REM-Aufnahme: Bühler).

Wirbeltiere (S. 283); und schließlich die völlige *Trennung von Flug- und Laufapparat,* wie sie bei den übrigen aktiv fliegenden Wirbeltieren – den Flugsauriern und Fledermäusen – nicht existiert, jedoch bei den evolutiv erfolgreichsten Invertebraten – den Insekten – ebenfalls auftritt.

Gleichzeitig bedingen diese korrelierten flugbiologischen Konstruktionsmerkmale eine gewisse *Uniformität* der Vogelorganisation. Sie äußert sich bereits in der Körpergröße, indem die flugfähigen Vögel nur einen Bereich von 10^4, die Säugetiere dagegen einen Bereich von 10^8 Gewichtseinheiten umspannen. Andererseits erlaubt die leistungsfähige, sowohl fliegende als auch laufende, schwimmende und tauchende Flugmaschine „Vogel" eine derartige Fülle kleiner funktioneller *Variationen* und ökologischer Anpassungen, daß die Artenvielfalt der Vögel (8800 rezente Arten) die der Säugetiere um mehr als das Doppelte übertrifft.

Sa Synsacrum, *Sr* Sternum (Brustbein) mit Carina (Brustbeinkamm) als Ansatzstelle der kräftigen Abschlagmuskulatur, *Sw* hintere (freie) Schwanzwirbel, *Tm* Tarsometatarsus (Laufbein, verschmolzen aus Metatarsalia I, II, III und Tarsalia), *Tr* Trachea (Luftröhre), *Tt* Tibiotarsus (verschmolzen aus Tibia und den Fußwurzelknochen Tibiale, Intermedium, Fibulare und Centrale), *Ul* Ulna, *ul* Ulnare, *vL* ein vorderer Luftsack, *I–IV* Phalangenreihen der Finger und Zehen.

Die **Evolution** der Vögel – eines Seitenzweigs der Archosaurier (Abb. **12.107**) – läßt sich nur durch wenige Funde belegen. Der 140 Mio. Jahre alte, jurassische *Archaeopteryx* besaß neben vollständig ausgebildeten Federn noch zahlreiche „Reptilienmerkmale“ (S. 553, Abb. **11.7** *A*), u. a. bezahnte Kiefer. Auch in der Kreidezeit traten noch Zahnvögel auf, so der taucherähnliche *Hesperornis* und der möwenähnliche *Ichthyornis*. Funktionsmorphologische Überlegungen machen es wahrscheinlich, daß sich Vögel evolutiv eher über biped rennende Bodenformen als über kletternde Baumformen entwickelt haben. Wo bei Wirbeltieren gleitfliegende Formen auf letzterem Weg entstanden sind, z. B. bei einigen rezenten Reptilien (*Draco*, Flugdrachen) und Säugern (*Petaurus*, Gleitbeutler; *Pteromys*, Gleithörnchen), werden die „Flügel“ anders als bei Vögeln von rippengestützten seitlichen Hautlappen *(Draco)* oder von einer zwischen Vorder- und Hinterextremität ausgespannten Flughaut *(Petaurus, Pteromys)* gebildet.

Vieles spricht dafür, daß sich die Vogelevolution nicht im Wald, sondern in *halbwüstenähnlichen Habitaten* abgespielt hat. Federn – unbestreitbar Abkömmlinge von Reptilienschuppen – könnten hier primär als Insolationsschutz aus verlängerten, aufstellbaren Schuppen entstanden sein, hätten dann also zunächst im Kontext der Thermoregulation und nicht des Fluges gestanden. Auch die hochgradige *Wasserökonomie* des Vogelorganismus ist mit einem trocken-warmen Ursprungsbiotop vereinbar: Einerseits muß Harnsäure als N-Exkretionsprodukt nicht in Wasser gelöst werden (S. 314), andererseits macht die ausnehmend hohe Körpertemperatur der Vögel (S. 322) eine evaporative Wasserkühlung erst bei sehr hohen Außentemperaturen erforderlich.

Alle **flugunfähigen Vögel**, zu denen die afrikanischen Strauße, die südamerikanischen Nandus, die australischen Emus und Kasuare sowie die neuseeländischen Kiwis – und bereits *Hesperornis* – zählen, haben ihr Flugvermögen *sekundär* verloren. Früher wurden sie gesamthaft als *Ratitae* (Flachbrustvögel) den flugfähigen *Carinatae* (Kielbrustvögel) gegenübergestellt. Doch sind die phylogenetischen Beziehungen zwischen ihnen noch nicht geklärt.

12.11.9 Mammalia (Säugetiere)

Monotremata (= Prototheria)		
Theria	**Marsupialia**	(= Metatheria)
	Placentalia	(= Eutheria)

[1] **Monotremata** (Kloakentiere); 3 rezente Gattungen: *Tachyglossus* (Kurzschnabeligel); *Zaglossus* (Langschnabeligel); *Ornithorhynchus* (Schnabeltier). [2] **Marsupialia** (Beuteltiere): Opossums, Beutelwölfe, -mäuse, -marder, -dachse, Schwimmbeutler, Gleitbeutler, Känguruhs, Wombats. [3] **Placentalia** (Placentatiere): **Insectivora** (Insektenfresser): Igel, Maulwürfe, Spitzmäuse; **Scandentia** (Spitzhörnchen): *Tupaia;* **Chiroptera** (Flughunde und Fledermäuse); **Primates** (Herrentiere, Abb. **12.111**); **Xenarthra** (= Edentata; Zahnarme): Gürteltiere, Faultiere, Ameisenbären; **Pholidota** (Schuppentiere); **Lagomorpha** (Hasenartige): Hasen, Kaninchen; **Rodentia** (Nagetiere): Eichhörnchen, Biber, Hamster, Mäuse, Ratten, Stachelschweine; **Carnivora** (Raubtiere): Wölfe, Hunde, Bären, Marder, Katzen, Hyänen; **Pinnipedia** (Robben): Pelzrobben und Seelöwen, Walrosse, Seehunde und See-Elefanten; **Cetacea** (Wale): Zahnwale (z. B. Delphine), Bartenwale; **Proboscidea** (Elefanten); **Hyracoidea** (Schliefer); **Sirenia** (Seekühe); **Perissodactyla** (Unpaarhufer): Pferde, Tapire, Nashörner; **Artiodactyla** (Paarhufer): Schweine, Flußpferde, Kamele, Hirsche, Giraffen, Antilopen, Rinder.

Die Säugetiere (Abb. **12.110**) unterscheiden sich in einer Reihe von *Merkmalskomplexen* – vor allem aus dem Bereich der **Ernährung** und Brutpflege – klar von den Reptilien. Während letztere ihre Beute meistens unzerteilt verschlingen, verfügen Säugetiere über einen wirkungsvollen *Kauapparat* zur mechanischen Zerkleinerung ihrer Nahrung. Die *Kaumuskulatur,* die bei Reptilien weit hinten am Unterkiefer ansetzt und ein schnelles Zuschnappen, aber kein mahlendes Kauen erlaubt, greift bei Säugetieren nach vorn und führt damit zu erhöhtem Quetschdruck und feineren Bewegungsmöglichkeiten des Gebisses. Im Gefolge dieser Umkonstruktion wird auch das Kaugelenk nach vorn verlegt: Zwischen Squamosum und Dentale bildet sich das für Säugetiere kennzeichnende *sekundäre Kiefergelenk* (S. 731).

Das Gebiß ist funktionell in Schneide-, Fang- und Mahlzähne differenziert (*Heterodontie,* S. 716). Diese Spezialisierung geht mit einer Beschränkung der Zahl der Zähne auf maximal 52 (bei Beuteltieren) bzw. 44 (bei landlebenden Placentaliern) und der Zahl der Zahngenerationen auf 2 pro Individuum *(Diphyodontie)* einher. Ein *sekundärer knöcherner Gaumen* (S. 728) trennt die Mund- von der Nasenhöhle und ermöglicht auch während der Nahrungsaufnahme ein kontinuierliches Atmen.

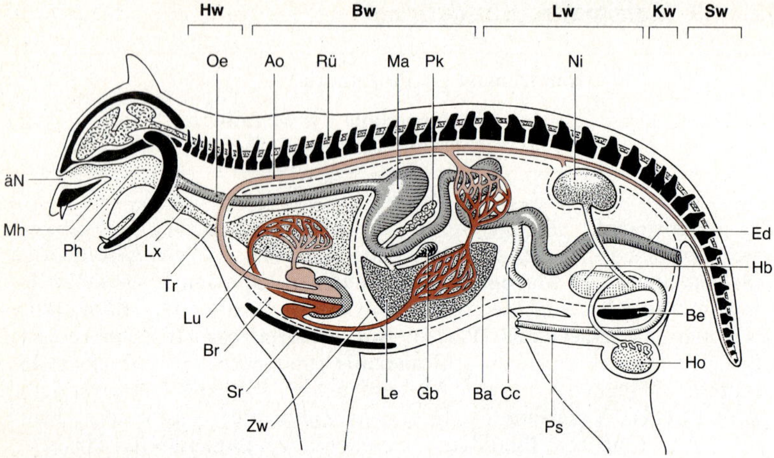

Abb. 12.110 Schema eines Säugetieres, ♂. – *äN* äußere Nasenöffnung, *Ao* Aorta, *Ba* Bauchhöhle, *Be* Becken, *Br* Brusthöhle, *Bw* Brustwirbel, *Cc* Caecum (Blinddarm), *Ed* Enddarm, *Gb* Gallenblase, *Hb* Harnblase, *Ho* Hoden, *Hw* Halswirbel, *Kw* Kreuzwirbel, *Le* Leber, *Lu* Lunge, *Lw* Lendenwirbel, *Lx* Larynx (Kehlkopf), *Ma* Magen, *Mh* Mundhöhle, *Ni* Niere, *Oe* Oesophagus (Speiseröhre), *Ph* Pharynx (Rachen), *Pk* Pankreas, *Ps* Penis, *Rü* Rückenmark, *Sr* Sternum, *Sw* Schwanzwirbel, *Tr* Trachea (Luftröhre), *Zw* Zwerchfell (Diaphragma, trennt *Br* und *Ba*). Oxy-Blut in *heller,* Desoxy-Blut in *dunkler Farbe* dargestellt.

Die Trennung von Nasen- und Mundhöhle spielt auch bei der für Säuger typischen Art der **Brutpflege** eine Rolle: beim Saugakt der Jungtiere. Säugetiere ernähren ihre Jungen mit Milch, die in speziellen Hautdrüsen *(Milchdrüsen,* S. 715) gebildet und über Drüsenfelder (bei Monotremen) oder Zitzen (bei Marsupialiern und Placentaliern) abgegeben wird. Mit Ausnahme der oviparen Monotremen bringen Säugetiere lebende Junge zur Welt *(Viviparie)*. Diese werden bei Placentaliern nach Tragzeiten von 16 (Goldhamster) bis 660 Tagen (Elefant) geboren. Der Entwicklungsgrad bei der Geburt kann stark variieren: Von den oft noch nackten, blinden und tauben *Nesthockern* (Insektenfresser, Raubtiere, viele Nagetiere) gibt es alle Zwischenstufen bis zu extremen *Nestflüchtern* (Huftiere, Elefanten, Wale). Nestflüchter kommen mit höherem relativen Geburtsgewicht, mit Haarkleid und bereits gut ausgebildetem Lokomotionsvermögen zur Welt.

Wie Vögel – aber unabhängig von ihnen – haben auch Säugetiere **Homoiothermie** entwickelt. Placentalier halten ihre mittlere *Körpertemperatur* bei 36–38 °C konstant. Der Übergang von der Poikilothermie zur Homoiothermie ist bei Säugern mit der Ausbildung eines *Haarkleids* (Abb. **12.76** *A*), einer reichen Ausstattung mit *Schweißdrüsen* (Abb. **12.76** *C*) und – wie bei

Vögeln – mit einer Erhöhung der *Energieumsatzrate* um den Faktor 10 (S. 267) verbunden. Dieses erhöhte Leistungsniveau, das sich vor allem in erhöhtem Grund- und Aktivitätsumsatz, aber auch in erhöhten Wachstumsraten äußert, erfordert eine ebenfalls erhöhte Ernährungsleistung. Diese steht wiederum mit den eingangs erwähnten Umkonstruktionen im Apparat der Nahrungsaufnahme in Zusammenhang.

Die **Monotremata** (Kloakentiere) sind Reliktformen, die heute nur noch in Australien und Neuguinea vorkommen. Von den übrigen Säugern unterscheiden sie sich vor allem durch die *ovipare Fortpflanzung*. Die dotterreichen Eier werden in ein Nest abgelegt *(Ornithorhynchus)* oder in einem Brutbeutel gehalten *(Tachyglossus)*. Zahlreiche Spezialisationen wie Zahnverlust, Hornschnabel, Besonderheiten des Schädelbaus und Stachelkleid *(Tachyglossus)* kennzeichnen die Monotremen als eigenständige Gruppe, deren Stammlinie sich bereits in der frühen Trias von der aller übrigen Säugetiere getrennt hat.

Die **Marsupialia** (Beuteltiere) treten in der Kreidezeit etwa gleichzeitig mit den Placentaliern auf, als deren Schwesterngruppe sie gelten. Sie unterscheiden sich von ihnen in der Fortpflanzungsbiologie, im Bau des Genitaltrakts (Abb. **12.99**) sowie in Hirngröße und -struktur (kleineres relatives Hirngewicht, Fehlen eines Corpus callosum). Die Jungen werden nach einer extrem kurzen Tragzeit von 12 (Opossum) bis 38 Tagen (Känguruh) geboren – in einem Entwicklungszustand, der dem eines 2 Monate alten menschlichen Embryos entspricht – und in einem Beutel oder zwischen bauchständigen Falten gesäugt.

Obwohl die Beuteltiere in Australien und Neuguinea mit 170 Arten ihre größte Formenvielfalt erreichen (S. 586), sind sie mit 80 Arten auch in Süd- und Zentralamerika sowie mit einer Art *(Didelphis virginiana)* sogar in Nordamerika vertreten. Letztere hat sich seit dem Pleistozän von Mexiko über weite Teile der USA bis nach Kanada ausgebreitet. Die klassische Meinung, daß Beuteltiere den Placentaliern evolutiv unterlegen seien, läßt sich also in dieser generellen Form nicht aufrechterhalten.

Alle **Placentalia** (Placentatiere) besitzen eine hochdifferenzierte *Placenta* – ein Kontaktorgan zwischen dem mütterlichen Uterusepithel *(Endometrium)* und der äußeren Embryonalhülle *(Chorionepithel = Trophoblast)*. Dabei kann das Uterusepithel mitsamt dem darunterliegenden blutgefäßreichen Bindegewebe verschiedene Grade der Reduktion aufweisen, bis schließlich – z. B. bei den Primaten – die Chorionzotten des Embryos direkt im mütterlichen Blut baden. Mütterlich-embryonale Kontaktorgane kommen zwar auch noch bei anderen viviparen Wirbeltieren vor (z. B. bei Beuteltieren und einigen Haien), doch sind sie dann stets einfacher als die geschilderte Placenta gestaltet, z. B. als Dottersackplacenta ausgebildet.

Ihrem weiteren Verbreitungsareal gemäß haben die Placentalier eine größere *Formenradiation* als die Beuteltiere erreicht. Wie bei diesen gelten auch bei ihnen insektenfressende Formen *(Insectivora)* als **ursprünglich**. Dafür sprechen Merkmale wie vollständiges Gebiß (44 Zähne), dominierender Geruchssinn (Makrosmaten), fünfstrahlige Extremitäten, Sohlengang und juveniles Nesthockerstadium.

Als am stärksten **abgeleitet** kann man wohl jene Gruppen betrachten, die sekundär zum Wasserleben zurückgekehrt sind. Das ist bei drei Ordnungen der Fall: bei Robben, Walen und Seekühen. *Robben* stammen von landlebenden Raubtieren ab. *Wale* sind die am stärksten ans Wasserleben angepaßten

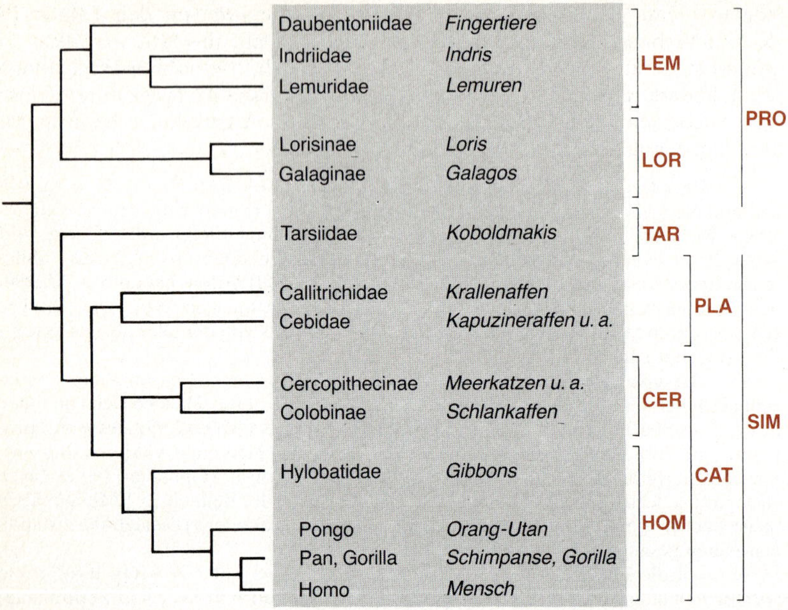

Abb. 12.111 Primaten: Systematik *(rechts)* und phylogenetische Beziehungen (Kladogramm, *links*). – *CAT* Catarrhini (Altweltaffen; Schmalnasenaffen), *CER* Cercopithecoidea, *HOM* Hominoidea (Menschenaffen und Mensch), *LEM* Lemuriformes, *LOR* Lorisiformes, *PLA* Platyrrhini (Neuweltaffen; Breitnasenaffen), *PRO* Prosimii (Halbaffen), *SIM* Simii (= Anthropoidea; Affen), *TAR* Tarsiiformes. – In der klassischen Systematik werden die Koboldmakis *(TAR)* zu den Halbaffen *(PRO)* gestellt, wären jedoch nach jüngeren kladistischen Merkmalsvergleichen den Affen *(SIM)* zuzuordnen; siehe offene Klammern bei den Systematikkategorien *PRO* und *SIM* (Systematik nach Simons, Kladogramm nach Martin).

(und sogar im Wasser gebärenden) Säugetiere. Sie weisen verwandtschaftliche Beziehungen zu den Huftieren auf. Die *Seekühe* lassen sich mit den Elefanten und Schliefern, mit denen sie zu den „Subungulata“ zusammengefaßt werden, auf eine gemeinsame Wurzel zurückführen.

Gesondert hervorgehoben sei noch jene Placentalier-Ordnung, die den Namen „Herrentiere“ (**Primaten**) trägt und der auch der Mensch *(Homo sapiens)* angehört (Abb. **12.111**). Generell sind Primaten *baumlebende* Bewohner tropischer und subtropischer Waldgebiete. Ihre *Fortbewegungsweise* wird von den Hinterextremitäten dominiert – und zwar so deutlich, daß der gesamte Körperschwerpunkt zu den Hinterbeinen hin verlagert ist. Bei allen Gattungen (mit Ausnahme von *Homo*) ermöglicht die weit abspreizbare und opponierbare erste Zehe einen sicheren *Klammergriff*. Ebenfalls im Zusammenhang mit der arborikolen Lebensweise dürfte die starke Ausprägung des *visuellen Systems* stehen (große nach vorn gerichtete Augen, weites binokulares Sehfeld). Das *olfaktorische System* erscheint bei den nachtaktiven Formen unspezialisiert, bei den tagaktiven reduziert (Mikrosmaten). Das *Hirngewicht* nimmt während der gesamten ontogenetischen Entwicklung einen höheren Anteil des Körpergewichts ein, als das bei allen übrigen Säugern der Fall ist. Gegenüber gleich schweren Vertretern anderer Säugetierordnungen sind Primaten zudem durch langsames embryonales und postnatales *Wachstum,* spätes Erreichen der *Geschlechtsreife* und lange *Lebensdauer* – also durch langsame reproduktive Umsatzraten – gekennzeichnet. Dieser generelle Primaten-Merkmalskomplex läßt bereits viele jener Trends erkennen, die dann in der Hominiden-Evolution (S. 587, speziell S. 591) verstärkt zum Ausdruck kommen.

Anhang

1 Physikalische Einheiten

Größe	Name	Symbol	Definition	Umrechnung
Masse	Kilogramm	kg		
Länge	Meter	m		
Zeit	Sekunde	s		
	Minute	min		
	Stunde	h		
	Tag	d		
	Jahr	a		
Stromstärke, elektr.	Ampere	A		
Substanzmenge	Mol	mol		
Temperatur	Kelvin	K		°C + 273,15
Frequenz	Hertz	Hz	s^{-1}	
Kraft	Newton	N	$m \cdot kg \cdot s^{-2}$	10^5 dyn
Druck	Pascal	Pa	$N \cdot m^{-2}$	0,0075 mm Hg 1 kPa = 0,01 atm
Energie	Joule	J	$N \cdot m$	10^7 erg; 0,239 cal
Leistung	Watt	W	$J \cdot s^{-1}$	$0{,}86\ kcal \cdot h^{-1}$
Ladung, elektr.	Coulomb	C	$A \cdot s$	
Spannung, elektr.	Volt	V	$W \cdot A^{-1}$	
Widerstand, elektr.	Ohm	Ω	$V \cdot A^{-1}$	
Leitwert, elektr.	Siemens	S	Ω^{-1}	
Kapazität, elektr.	Farad	F	$C \cdot V^{-1}$	

atm Atmosphäre, *°C* Grad Celsius, *cal* Kalorie, *dyn* Dyn, *erg* Erg, *mm Hg* Millimeter Quecksilbersäule

2 Physikalische Konstanten

Bezeichnung	Symbol	Wert[1]
Atommasse (Dalton)	D	$1{,}66 \cdot 10^{-24}$ g
Avogadro-Zahl (Moleküle·mol^{-1})	n	$6{,}022 \cdot 10^{23}\ mol^{-1}$
Elektronenvolt	eV	$1{,}602 \cdot 10^{-19}$ J
Faraday-Konstante	F	$9{,}649 \cdot 10^4\ C \cdot mol^{-1}$
Gaskonstante	R	$8{,}315\ J \cdot mol^{-1} \cdot K^{-1}$
Planck-Konstante	h	$6{,}626 \cdot 10^{-34}\ J \cdot s$
Lichtgeschwindigkeit (in Vakuum)	c	$2{,}998 \cdot 10^8\ m \cdot s^{-1}$

[1] Zur Erklärung der Dimensionen s. Anhang 1.

3 Zoogeographische Regionen

Definition: Mehr als 50% der bekannten Wirbeltierarten müssen für die jeweilige Region endemisch sein. Größere Überlappungsgebiete, für die diese Definition nicht zutrifft, sind *schraffiert* angegeben: *Sah* Sahara; *Wal* Wallacea (vor allem Celebes, Molukken), im Westen durch die Wallace-Linie (*WL*, Westgrenze der Australis, Rand des asiatischen Festlandsockels) begrenzt. *Mad* Madagaskar (mit Seychellen, Komoren, Maskarenen) bildet eine relativ eigenständige Subregion der Äthiopis, der die meisten typisch afrikanischen Faunenelemente fehlen. Die gewählte geographische Gliederung fußt vor allem auf der Verbreitung von Säugetieren und Vögeln, die im Tertiär, als sich die heutige Kontinentalverteilung einstellte, ihre Radiationen erlebten (nach Sclater; Wallace; Ziswiler).

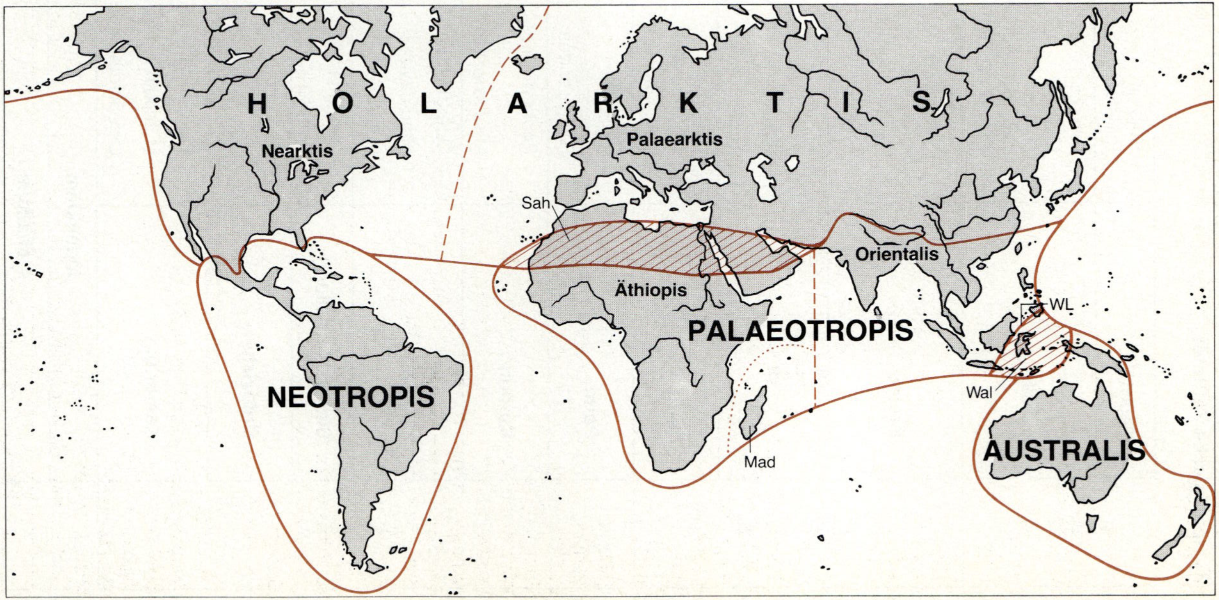

4 Geologische Zeittafel

			Alter [Mio. Jahre]
Känozoikum	**Quartär**	Holozän Pleistozän	2
Känozoikum	**Tertiär**	Pliozän Miozän Oligozän Eozän Palaeozän	67
Mesozoikum	**Kreide**	Oberkreide Unterkreide	140
Mesozoikum	**Jura**	Malm Dogger Lias	210
Mesozoikum	**Trias**	Keuper Muschelkalk Buntsandstein	250
Palaeozoikum	**Perm**	Zechstein Rotliegendes	290
Palaeozoikum	**Karbon**	Pennsylvanian Mississippian	360
Palaeozoikum	**Devon**	Oberdevon Mitteldevon Unterdevon	410
Palaeozoikum	**Silur (Gotlandium)**	Obersilur Untersilur	440
Palaeozoikum	**Ordovizium**		500
Palaeozoikum	**Kambrium**	Oberkambrium Mittelkambrium Unterkambrium	590
	Algonkium		2500
	Archaikum		

5 Tierstämme: Zahlen rezenter Arten

					Tierstamm (Phylum)		Artenzahl[1]
Protozoa					**Protozoa**	*Einzeller*	20 000[2]
Metazoa	Mesozoa				**Mesozoa**	*(parasitisch)*	50
	Parazoa				**Porifera**	*Schwämme*	5 000
	Eumetazoa	Radiata			**Coelenterata**[3]	*Hohltiere*	9 700
		Bilateria	Protostomia		**Plathelminthes**	*Plattwürmer*	16 000
					Kamptozoa	*(marin)*	60
					Nemertini	*Schnurwürmer*	800
					Priapulida	*(marin)*	15
					Sipunculida	*(marin)*	250
					Echiurida	*Igelwürmer*	150
					Nemathelminthes	*Rundwürmer*	12 500
					Mollusca	*Weichtiere*	130 000
					Annelida	*Ringelwürmer*	17 000
					Pentastomida	*Zungenwürmer*	60
					Onychophora	*Stummelfüßler*	100
					Arthropoda	*Gliedertiere*	900 000
					Tentaculata	*Kranzfüßler*	4 300
			Deuterostomia		**Pogonophora**[4]	*Bartwürmer*	70
					Chaetognatha	*Pfeilwürmer*	50
					Echinodermata	*Stachelhäuter*	6 000
					Branchiotremata	*Hemichordaten*	80
					Chordata	*Chordatiere*	54 400

Die in Kap. 12 ausführlicher behandelten Stämme (mit Ausnahme der *Branchiotremata* alles Stämme mit mehr als 1000 Arten) sind durch Farbdruck hervorgehoben.

[1] vgl. S. 540, 597

[2] Die Artenzahl der *Protista* (S. 599) beträgt 38 000.

[3] Stämme *Cnidaria* (Nesseltiere) und *Ctenophora* (Rippenquallen); s. S. 625.

[4] Die Zuordnung der Pogonophora zu den Protostomiern oder Deuterostomiern ist umstritten.

6 Stamm Chordata (Chordatiere): Zahlen rezenter Arten

1	**Tunicata**	*Manteltiere*		1250
2	**Acrania**	*Schädellose*		20
3	Vertebrata	*Wirbeltiere*		
3.1	**Agnatha**	*Kieferlose*		60
3.2	**Chondrichthyes**	*Knorpelfische*		840
3.3	**Osteichthyes**	*Knochenfische*		30000
3.3.1	Actinopterygii	*Strahlenflosser*		
	Chondrostei	*Knorpelganoiden*	19	
	Polypteri	*Flösselfische*	14	
	Holostei	*Knochenganoiden*	11	
	Teleostei	*Knochenfische i. e. S.*	≈ 30000	
3.3.2	Sarcopterygii	*Fleischflosser*		
	Dipnoi	*Lungenfische*	4	
	Crossopterygii	*Quastenflosser*	1	
3.4	**Amphibia**	*Lurche*		3925
3.4.1	Urodela	*Schwanzlurche*	360	
3.4.2	Anura	*Froschlurche*	3400	
3.4.3	Gymnophiona	*Blindwühlen*	165	
3.5	**Reptilia**	*Kriechtiere*		6040
3.5.1	Chelonia	*Schildkröten*	220	
3.5.2	Rhynchocephalia	*Brückenechsen*	1	
3.5.3	Squamata	*Eidechsen, Schlangen*	5800	
3.5.4	Crocodilia	*Krokodile*	21	
3.6	**Aves**	*Vögel*		8800
3.7	**Mammalia**	*Säugetiere*		4260
3.7.1	Monotremata	*Kloakentiere*	6	
3.7.2	Marsupialia	*Beuteltiere*	250	
3.7.3	Placentalia	*Placentatiere*	4000	

Die in Kap. 12.11.1–12.11.9 behandelten Gruppen sind durch Fettdruck hervorgehoben.

Literatur

Solche Werke, die unmittelbar auf den in den Kapiteln 1–12 gebotenen Stoff aufbauen und nach Stoffauswahl und -präsentation als weiterführende Lehrbücher besonders empfohlen werden können, sind mit ■ gekennzeichnet. Liegen englischsprachige Werke in deutscher Übersetzung vor, ist jeweils die Übersetzung aufgeführt und Verlag sowie Erscheinungsdatum der englischen Originalfassung in [ ] angefügt.

Neben Lehrbüchern enthalten die Literaturangaben – nach Kapiteln geordnet – auch jene Übersichtsreferate, die in den letzten 15 Jahren in den **Verhandlungen der Deutschen Zoologischen Gesellschaft** erschienen sind. Sie werden in den Kästen auf folgende Weise zitiert: **Bandnummer**, Seitenzahlen (Jahr): Thema des Schwerpunkts.

Jahn, I., R. Löther, K. Senglaub: Geschichte der Biologie. Fischer, Jena 1985

Mayr, E.: Die Entwicklung der biologischen Gedankenwelt. Springer, Berlin 1984 [Harvard University Press, Cambridge/MA 1982]

Kapitel 1 Zelle

■ Alberts, B., L. Jaenicke: Molekularbiologie der Zelle. VCH Verlagsgesellschaft, Weinheim 1986 [2. Aufl. Garland, New York 1989]

■ Darnell, J., H. Lodish, D. Baltimore (Hrsg.): Molecular Cell Biology. Freeman, New York 1986

■ De Robertis, E. D. P., E. M. De Robertis: Cell and Molecular Biology, 8. Aufl. Lea and Febiger, Philadelphia 1987

■ Kleinig, H., P. Sitte: Zellbiologie, 2. Aufl. Fischer, Stuttgart 1986

Stryer, L.: Biochemie, 4. Aufl. Vieweg, Braunschweig 1987 [3. Aufl. Freeman, New York 1988]

70, 86–138 (1977): Zellbiologie und Photozoologie. **74**, 134–152 (1981): Zelluläre Kommunikation. **75**, 81–104 (1982): Zelldifferenzierung und Musterbildung. **79**, 137–159 (1986): Karyotypkonservierung und -diversifikation. **80**, 111–139 (1987): Biophysikalische Methoden der Zellforschung. **81**, 113–144 (1988): Immunsystem. **82**, 5–26 (1989): Strukturelle Grundlagen von Zellfunktionen.

Kapitel 2 Vererbung

■ Goodenough, U.: Genetics, 3. Aufl. Holt-Saunders, Philadelphia 1984

■ Klein, J.: Immunology: The Science of Self-Nonself Discrimination. Wiley, New York 1982

- Knippers, R.: Molekulare Genetik, 4. Aufl. Thieme, Stuttgart 1985
- Lewin, B.: Gene: Lehrbuch der molekularen Genetik. VCH Verlagsgesellschaft, Weinheim 1988 [3. Aufl. Wiley, New York 1987]
- Watson, J. D.: Molecular Biology of the Gene, Vol. I: General Principles; Vol. II: Specialized Aspects. 4. Aufl. Benjamin/Cummings, Menlo Park/CA 1987

70, 202–215 (1977): Genexpression. **71**, 59–67 (1978): Cytogenetik. **73**, 78–121 (1980): Entwicklungsgenetik. **76**, 83–113 (1983): Genetik und Ontogenie des Verhaltens. **80**, 9–31 (1987): Genetik und Ontogenie des Nervensystems.

Kapitel 3 Entwicklung

Balinsky, B. I.: An Introduction to Embryology, 5. Aufl. Saunders, Philadelphia 1981

Davidson, E. H.: Gene Activity in Early Development, 3. Aufl. Academic Press, Orlando/FL 1986

- Gilbert, S. F.: Developmental Biology, 2. Aufl. Sinauer, Sunderland/MA 1988

Kühn, A.: Vorlesungen über Entwicklungsphysiologie, 2. Aufl. Springer, Berlin 1965

73, 78–121 (1980): Entwicklungsgenetik. **76**, 83–113 (1983): Genetik und Ontogenie des Verhaltens. **77**, 7–35 (1984): Entwicklungsbiologie. **80**, 9–31 (1987): Genetik und Ontogenie des Nervensystems.

Kapitel 4 Stoff- und Energiewechsel

Dejours, P., L. Bolis, C. R. Taylor, E. R. Weibel: Comparative Physiology: Life in Water and on Land. Springer, Berlin 1987

- Eckert, R., D. Randall: Tierphysiologie. Thieme, Stuttgart 1986 [3. Aufl. Freeman, San Francisco 1988]

Emmerich, H.: Stoffwechselphysiologisches Praktikum. Thieme, Stuttgart 1980

Florey, E.: Lehrbuch der Tierphysiologie, 2. Aufl. Thieme, Stuttgart 1975

Hochachka, P. W., G. N. Somero: Strategien biochemischer Anpassung. Thieme, Stuttgart 1980

Karlson, P.: Kurzes Lehrbuch der Biochemie, 13. Aufl. Thieme, Stuttgart 1988

Kerkut, G. A., L. I. Gilbert (Hrsg.): Comprehensive Insect Physiology, Biochemistry and Pharmacology, 13 Bde. Pergamon Press, Oxford 1985

Koch, M. G.: AIDS: Vom Molekül zur Pandemie. Spektrum der Wissenschaft, Heidelberg 1987

Köhler, G., K. Eichmann (Hrsg.): Immunsystem: Abwehr und Selbsterkennung auf molekularem Niveau. Spektrum der Wissenschaft, Heidelberg 1987

Pandian, T. J., F. J. Vernberg: Animal Energetics, bisher 2 Bde. (Protozoa – Reptilia). Academic Press, San Diego 1987

- Penzlin, H.: Lehrbuch der Tierphysiologie, 4. Aufl. Fischer, Stuttgart 1989

Prosser, C. L.: Comparative Animal Physiology, 3. Aufl. Saunders, Philadelphia 1973

Schmidt, R. F., G. Thews (Hrsg.): Physiologie des Menschen, 23. Aufl. Springer, Berlin 1987

- Schmidt-Nielsen, K.: Animal Physiology – Adaptation and Environment, 3. Aufl. Cambridge University Press, Cambridge 1987
- Stryer, L.: Biochemie, 4. Aufl. Vieweg, Braunschweig 1987 [3. Aufl. Freeman, New York 1988]

Taylor, C. R., K. Johansen, C. L. Bolis (Hrsg.): A Companion to Animal Physiology. Cambridge University Press, Cambridge 1982

Ulrich, K.: Vergleichende Physiologie der Tiere. Stoff- und Energiewechsel, 3. Aufl. De Gruyter, Berlin 1977

Urich, K.: Vergleichende Biochemie der Tiere. Fischer, Stuttgart 1990

Weibel, E. R.: The Pathway for Oxygen. Harvard University Press, Cambridge/MA 1984

■ Wieser, W.: Bioenergetik: Energietransformationen bei Organismen. Thieme, Stuttgart 1986

Wigglesworth, V. B.: The Principles of Insect Physiology, 7. Aufl. Chapman and Hall, London 1977

70, 154–174 (1977): Funktionsmorphologie exkretorischer Systeme. **71**, 34–58 (1978): Thermobiologie. **71**, 99–150 (1978): Funktionsmorphologie von Atmung und Kreislauf. **73**, 122–240 (1980): Stoffwechselanpassungen. **75**, 105–116 (1982): Atmung der Insekten. **76**, 55–81 (1983): Ionenregulation und Exkretion. **77**, 105–115, 123–126 (1984): Stofftransport im Darm und Exkretionssystem von Insekten. **80**, 77–110 (1987): Biochemische Mechanismen der Anpassung. **81**, 113–144 (1988): Immunsysteme. **82**, 27–56, 121–179 (1989): Ionentransport. **82**, 57–78 (1989): Atmung und Gastransport.

Kapitel 5 Hormonale Kontrolle

Bentley, P. J.: Comparative Vertebrate Endocrinology, 2. Aufl. Cambridge University Press, Cambridge 1982

Downer, R. G. H., H. Laufer (Hrsg.): Endocrinology of Insects, 2 Bde. Liss, New York 1983, 1988

Faber, H. v., H. Haid: Endokrinologie. Biochemie und Physiologie der Hormone, 3. Aufl. Ulmer, Stuttgart 1980

Gorbman, A.: Comparative Endocrinology. Wiley, New York 1983

Griffin, J., S. R. Ojeda (Hrsg.): Textbook of Endocrine Physiology. Oxford University Press, Oxford 1988

Hadley, M. E.: Endocrinology, 2. Aufl. Prentice-Hall, Englewood Cliffs/NJ 1988

Highnam, K. C., L. Hill: The Comparative Endocrinology of the Invertebrates, 2. Aufl. Arnold, London 1977

Martin, C. R.: Endocrine Physiology. Oxford University Press, Oxford 1985

Norman, A. W., G. Litwack: Hormones. Academic Press, New York 1987

Reinboth, R.: Vergleichende Endokrinologie. Thieme, Stuttgart 1980

Thorndyke, M. C., G. J. Goldsworthy (Hrsg.): Neurohormones in Invertebrates. Cambridge University Press, Cambridge 1988

Turner, C. D., J. T. Bagnara: General Endocrinology, 6. Aufl. Saunders, Philadelphia 1976

68, 40–58 (1975): Hormonale Kontrolle von Stoffwechselprozessen. **70**, 184–201 (1977): Häutungshormone der Insekten. **74**, 97–118 (1981): Vergleichende Endokrinologie. **80**, 33–44 (1987): Hormone: Funktion und Struktur.

Kapitel 6 Neuronale Kontrolle

Ali, M. A. (Hrsg.): Nervous Systems in Invertebrates. Plenum Press, New York 1987

Braitenberg, V.: Gehirngespinste: Neuroanatomie für kybernetisch Interessierte. Springer, Berlin 1973

Bullock, T. H., G. A. Horridge: Structure and Function in the Nervous Systems of

Invertebrates, 2 Bde. Freeman, San Francisco 1965

Kandel, E. R., J. H. Schwartz: Principles of Neural Sciences, 2. Aufl. Elsevier, New York 1985

Katz, B.: Nerv, Muskel und Synapse. Einführung in die Elektrophysiologie, 5. Aufl. Thieme, Stuttgart 1987

■ Kuffler, S. W., J. G. Nicholls, A. R. Martin: From Neuron to Brain, 2. Aufl. Sinauer, Sunderland/MA 1984

Kuhlenbeck, H.: The Central Nervous System of Vertebrates, 5 Bde. Karger, Basel 1967–1978

■ Reichert, H.: Neurobiologie. Thieme, Stuttgart 1990

■ Schmidt, R. F.: Grundriß der Neurophysiologie, 6. Aufl. Heidelberger Taschenbücher 96. Springer, Berlin 1987

Shepherd, G. M.: Neurobiology, 2. Aufl. Oxford University Press, Oxford 1988

■ Young, D.: Nerve Cells and Animal Behavior. Cambridge University Press, Cambridge 1989

71, 68–98 (1978): Neuronale Steuerung motorischer Systeme. **73**, 122–163 (1980): Synaptische Übertragung. **73**, 241–274 (1980): Neuronale Plastizität. **74**, 31–70 (1981): Interneuronen. **75**, 31–59 (1982): Neuropharmakologie. **77**, 45–56 (1984): Lernphysiologie und Lernverhalten. **79**, 91–103 (1986): Neuroanatomie. **80**, 9–31 (1987): Genetik und Ontogenie des Nervensystems.

Kapitel 7 Sinnesleistungen

Ali, M. A. (Hrsg.): Sensory Ecology. Plenum Press, New York 1978

Autrum, H. (Hrsg.): Handbook of Sensory Physiology, 23 Bde. Springer, Berlin 1971–1981

■ Barlow, H. B., J. D. Mollon: The Senses. Cambridge University Press, Cambridge 1985

Boeckh, J.: Die chemischen Sinne Geruch und Geschmack. In Gauer, O. H., K. Kramer, R. Jung (Hrsg.): Physiologie des Menschen, Bd. 11 (S. 169–231). Urban und Schwarzenberg, München 1972

■ Campenhausen, C. v.: Die Sinne des Menschen, 2 Bde. Thieme, Stuttgart 1981

Fein, A., E. Z. Szuts: Photoreceptors: Their Role in Vision. Cambridge University Press, London 1982

Horn, E.: Vergleichende Sinnesphysiologie. Fischer, Stuttgart 1982

Kaissling, K. E.: Wright Lectures in Insect Olfaction. Simon Fraser University Press, Burnaby 1987

■ Schmidt, R. F. (Hrsg.): Grundriß der Sinnesphysiologie, 5. Aufl. Heidelberger Taschenbücher 136. Springer, Berlin 1985

Schöne, H.: Orientierung im Raum, 2. Aufl. Wissenschaftliche Verlagsgesellschaft, Stuttgart 1983

Wells, G. L.: The Vertrebrate Eye and its Adaptive Radiation. Hafner, New York 1963

Yost, W. A., D. W. Nielsen: Fundamentals of Hearing: An Introduction, 2. Aufl. Holt, Rinehart and Winston, New York 1985

69, 123–155 (1976): Zentralnervöse Verarbeitung sensorischer Information. **70**, 1–40 (1977): Photoperzeption. **70**, 139–153 (1977): Insektensensillen. **71**, 1–33 (1978): Bioakustik. **77**, 89–103, 117–122 (1984): Ultrastruktur von Sinneszellen. **78**, 101–136 (1985): Visuelle Systeme. **79**, 51–90 (1986): Rezeptorphysiologie.

Kapitel 8 Bewegung

Gray, J.: Animal Locomotion. Weidenfeld and Nicholson, London 1968

Hoyle, G.: Muscles and their Neural Control. Wiley, New York 1983

McMahon, T. A.: Muscles, Reflexes, and Locomotion. Princeton University Press, Princeton/NJ 1984

McNeill Alexander, R.: Animal Mechanics, 2. Aufl. Blackwell, Oxford 1983

Schliwa, M.: The Cytoskeleton: An Introduction Survey. Springer, Wien 1986

Taylor, C. R., E. Weibel, L. Bolis (Hrsg.): Design and Performance of Muscular Systems. J. exp. Biol. *115*, Review Volume (1985)

Wilkie, D. R.: Muskel: Struktur und Funktion. Teubner, Stuttgart 1983

69, 100–122 (1976): Muskel und Bewegung. **74**, 71–96 (1981): Amöboide Bewegung. **78**, 11–44 (1985): Skelette und ihre Genese. **81**, 47–75 (1988): Neuronale Bewegungskontrolle.

Kapitel 9 Verhalten

■ Alcock, J.: Animal Behavior. An Evolutionary Approach, 4. Aufl. Sinauer, Sunderland/MA 1989

■ Franck, D.: Verhaltensbiologie: Einführung in die Ethologie, 2. Aufl. Thieme, Stuttgart 1985

Halliday, T. R., P. J. B. Slater (Hrsg): Animal Behaviour, 3 Bde. Blackwell, Oxford 1983

Hinde, R. A.: Animal Behaviour: A Synthesis of Ethology and Comparative Psychology, 2. Aufl. McGraw-Hill, London 1970

Huntingford, F. A.: The Study of Animal Behavior. Methuen, London 1985

Immelmann, K. (Hrsg.): Verhaltensforschung. Grzimeks Tierleben. Kindler, Zürich 1974

Immelmann, K.: Einführung in die Verhaltensforschung, 3. Aufl. Parey, Hamburg 1983

Schilcher, F. v.: Vererbung des Verhaltens. Thieme, Stuttgart 1988

68, 13–39 (1975): Verhaltensgenetik. **68**, 59–89 (1975): Soziobiologie und Ethoökologie. **69**, 156–205 (1976): Orientierungsphysiologie. **73**, 241–274 (1980): Lernen und Gedächtnis. **76**, 5–35 (1982): Kommunikation. **76**, 83–113 (1983): Genetik und Ontogenie des Verhaltens. **77**, 45–56 (1984): Lernphysiologie und Lernverhalten. **78**, 77–99 (1985): Soziobiologie. **81**, 77–111 (1988): Physiologie der Verhaltensentwicklung. **81**, 145–182 (1988): Reproduktion.

Kapitel 10 Ökologie

■ Begon, M., J. L. Harper, C. R. Townsend: Ecology: Individuals, Populations and Communities. Blackwell, Oxford 1986

Curio, E.: The Ethology of Predation. Springer, Berlin 1976

Kloft, W. J., M. Gruschwitz: Ökologie der Tiere, 2. Aufl. Ulmer, Stuttgart 1988

■ Krebs, J. R., N. B. Davies: Einführung in die Verhaltensökologie. Thieme, Stuttgart 1984 [2. Aufl. Blackwell, Oxford 1987]

Odum, E. P.: Grundlagen der Ökologie, 2 Bde. Thieme, Stuttgart 1983 [3. Aufl. Saunders, Philadelphia 1971]

Pianka, E. R.: Evolutionary Ecology, 4. Aufl. Harper and Row, New York 1988

Remmert, H.: Ökologie, 4. Aufl. Springer, Berlin 1989

Seeley, T. D.: Honeybee Ecology. Princeton University Press, Princeton/NJ 1985

Tardent, P.: Meeresbiologie. Thieme, Stuttgart 1979

■ Wilson, E. O., W. H. Bossert: Einführung in die Populationsbiologie. Springer, Berlin 1973 [Sinauer, Sunderland/MA 1971]

68, 90–110 (1975): Parasitismus und Symbiose. **69**, 9–58 (1976): Mechanismen ökologischer Anpassung. **70**, 41–85 (1977): Ökosystemforschung. **73**, 38–77 (1980): Ökosysteme menschlicher Ballungsräume. **74**, 1–30 (1981): Küstengewässer. **76**, 37–54 (1983): Terrestrische Ökosysteme. **76**, 115–161 (1983): Tiere als Bioindikatoren. **78**, 137–158 (1985): Tropische Regenwälder. **79**, 105–135 (1986): Limnische Ökosysteme. **82**, 79–119 (1989): Parasitologie.

Kapitel 11 Evolution

Ax, P.: Das Phylogenetische System. Fischer, Stuttgart 1984

Bonner, J. T.: The Evolution of Complexity. Princeton University Press, Princeton/NJ 1988

Cox, C. B., P. D. Moore: Einführung in die Biogeographie. Fischer, Stuttgart 1987

■ Futuyma, D. J.: Evolutionsbiologie. Birkhäuser, Basel 1989 [Sinauer, Sunderland/MA 1986]

Illies, J.: Einführung in die Tiergeographie. Fischer, Stuttgart 1971

Maynard Smith, J.: Evolutionary Genetics. Oxford University Press, Oxford 1989

Mayr, E.: Populations, Species and Evolution. Harvard University Press, Cambridge/MA 1970

Mayr, E.: Grundlagen der Zoologischen Systematik. Parey, Hamburg 1975

Patterson, C.: Evolution. Cornell University Press, Ithaca/NY 1978

Ridley, M.: Evolution and Classification. Longman, London 1986

Roughgarden, J.: Theory of Population Genetics and Evolutionary Ecology. Macmillan, New York 1987

Wilson, E. O.: Sociobiology: The new Synthesis, 2. Aufl. Harvard University Press, Cambridge/MA 1977

69, 59–99 (1976): Phylogenetische Systematik. **73**, 164–187 (1980): Homologieforschung. **75**, 127–157 (1982): Tiergeographie. **77**, 57–85 (1984): Experimentelle Grundlagen der Taxonomie. **79**, 11–50 (1986): Evolution. **81**, 25–46 (1988): Koevolution.

Kapitel 12 Tierstämme

Barnes, R. D.: Invertebrate Zoology, 5. Aufl. Saunders, Philadelphia 1987

Hyman, L. H.: The Invertebrates, 6 Bde. McGraw-Hill, New York 1940–1967

■ Kaestner, A., H. E. Gruner: Lehrbuch der Speziellen Zoologie, 4. Aufl. Fischer, Stuttgart 1981 f

Kuhn-Schnyder, E., H. Rieber: Paläozoologie. Thieme, Stuttgart 1984

Renner, M.: Kükenthals Leitfaden für das Zoologische Praktikum. Fischer, Stuttgart 1984

Siewing, R.: Lehrbuch der Zoologie 2 Bde., 3. Aufl. Fischer, Stuttgart 1980–1985

12.1 Protozoa

Grell, K. G.: Protozoologie, 2. Aufl. Springer, Berlin 1968

Hausmann, K.: Protozoologie. Thieme, Stuttgart 1985

12.2 Porifera

Bergquist, P. R.: Sponges. University of California Press, Berkeley/CA 1978

Fry, W. G.: The Biology of the Porifera. Academic Press, London 1970

Simpson, T. L.: The Cell Biology of Sponges. Springer, New York 1984

12.3 Coelenterata

Mackie, G. O.: Coelenterate Ecology and Behavior. Plenum Press, New York 1976

Tardent, P.: Coelenterata, Cnidaria. In Seidel, F. (Hrsg.): Morphogenese der Tiere, Lfg. 1: A–I. Fischer, Stuttgart 1978

Tardent, P.: Hydra. Orell Füssli, Zürich 1988

12.4 Plathelminthes

Ax, P., U. Ehlers, B. Sopott-Ehlers: Freeliving and Symbiotic Plathelminthes. Fortschr. Zool., Bd. 36. Fischer, Stuttgart 1988

Dawes, B.: The Trematoda. Cambridge University Press, Cambridge 1946

Erasmus, D. A.: The Biology of Trematodes. Arnold, London 1972

Riser, N. W.: Biology of Turbellaria. McGraw-Hill, New York 1974

12.5 Nemathelminthes

Croll, N. A., B. E. Matthews: Biology of Nematodes. Blackie, Glasgow 1977

Maggenti, A.: General Nematology. Springer, New York 1981

Nicholas, W. L.: The Biology of Free-Living Nematodes. Clarendon Press, Oxford 1975

Voigt, M., W. Koste: Rotatoria. Die Rädertiere Mitteleuropas, 2 Bde., 2. Aufl. Bornträger, Berlin 1978

12.6 Annelida

Dales, R. P.: Annelids, 2. Aufl. Hutchinson, London 1967

Korn, H.: Annelida (inkl. Echiurida und Sipunculida). In Seidel, F. (Hrsg.): Morphogenese der Tiere, Lfg. 5: H–I. Fischer, Stuttgart 1982

Mann, K. H.: Leeches (Hirudinea). Their Structure, Physiology, Ecology and Enhyology. Pergamon, New York 1962

Mill, P. J. (Hrsg.): Physiology of Annelids. Academic Press, London 1978

Peters, W., V. Walldorf: Der Regenwurm. Quelle und Meyer, Heidelberg 1986

Satchell, J. E.: Earthworm Ecology. Chapman and Hall, London 1983

Storch, V.: Meeresborstenwürmer. Ziemsen, Wittenberg 1971

12.7 Arthropoda

Buschinger, A.: Staatenbildung der Insekten. Wissenschaftliche Buchgesellschaft, Darmstadt 1985

Chinery, M.: Insekten Mitteleuropas, 3. Aufl. Parey, Hamburg 1984 [Collins, London 1986]

Foelix, R. F.: Biologie der Spinnen. Thieme, Stuttgart 1979

Günther, K., H. J. Hannemann, F. Hieke, E. Königsmann, H. Schumann: Insekten, 5. Aufl. Urania, Leipzig 1989

Jacobs, W., M. C. Renner: Biologie und Ökologie der Insekten, 2. Aufl. Fischer, Stuttgart 1988

Richards, O. W., R. G. Davies: Imms' General Textbook of Entomology, 2 Bde., 10. Aufl. Chapman and Hall, London 1977; Wiley, New York 1979–1983

Rockstein, M. (Hrsg.): The Physiology of Insecta, 6 Bde., 2. Aufl. Academic Press, New York 1973–1974

Weber, H., H. Weidner: Grundriß der Insektenkunde, 5. Aufl. Fischer, Stuttgart 1974

Wigglesworth, V. B.: Principles of Insect Physiology, 7. Aufl. Chapman and Hall, London 1977

Wilson, E. O.: The Insect Societies, 4. Aufl. Harvard University Press, Cambridge/MA 1976

12.8 Mollusca

Fretter, V., J. Peake: Pulmonates, 2 Bde. Academic Press, London 1975–1979

Götting, K.-J.: Malakozoologie: Grundriß der Weichtierkunde. Fischer, Stuttgart 1974

Kerney, M. P., R. A. D. Cameron, J. H. Jungbluth: Die Landschnecken Nord- und Mitteleuropas. Parey, Hamburg 1983

Wilbur, K. M. (Hrsg.): The Mollusca, 12 Bde. Academic Press, New York, San Diego. 1983–1988

Wilbur, K. M., C. M. Yonge: Physiology of Mollusca, 2 Bde. Academic Press, New York 1964–1966

12.9 Tentaculata und Branchiotremata

Barrington, E. J. W.: The Biology of the

Hemichordata. Edinburgh University Press, Edinburgh 1965

Larwood, G. B.: Living and Fossil Bryozoa. Academic Press, London 1973

Ryland, J. S.: Bryozoans. Hutchinson, London 1970

Woolacott, R. M., R. L. Zimmer: Biology of the Bryozoans. Academic Press, New York 1977

12.10 Echinodermata

Boolootian, R. A.: Physiology of Echinodermata. Wiley-Interscience, New York 1966

Keagan, B. F., B. D. S. O'Connor (Hrsg.): Echinodermata. Balkema, Rotterdam 1985

Lawrence, J.: A Functional Biology of Echinoderms. Johns Hopkins, Baltimore 1987

Nichols, D.: Echinoderms, 4. Aufl. Hutchinson, London 1969

12.11 Chordata

Carroll, R. L.: Vertebrate Paleontology and Evolution. Freeman, New York 1988

Giersberg, H., P. Rietschel: Vergleichende Anatomie der Wirbeltiere, 3 Bde. Fischer, Jena 1979

King, G. M., D. R. N. Custance: A Colour Atlas of Vertebrate Anatomy. Blackwell, Oxford 1982

Niethammer, J.: Säugetiere: Biologie und Ökologie. Ulmer, Stuttgart 1979

Pflumm, W.: Biologie der Säugetiere. Parey, Hamburg 1989

Portmann, A.: Einführung in die vergleichende Morphologie der Wirbeltiere, 6. Aufl. Schwabe, Basel 1983

Romer, A. S., T. S. Parsons: Vergleichende Anatomie der Wirbeltiere, 5. Aufl. Parey, Hamburg 1983

Starck, D.: Vergleichende Anatomie der Wirbeltiere, 3 Bde. Springer, Heidelberg 1978–1982

Ziswiler, V.: Wirbeltiere, 2 Bde. Thieme, Stuttgart 1976

75, 159–204 (1982): Tylopoden. **77**, 37–44 (1984): Primaten. **80**, 45–75 (1987): Protozoen.

Index

Kursiv gedruckte Seitenzahlen bezeichnen Hinweise auf Abbildungen und Tabellen, **fett** gedruckte auf wichtige Erklärungen und Erläuterungen. Gattungsnamen von Tieren erscheinen in *Kursivschrift*. Artnamen werden im Index nicht aufgeführt.

A

A-Bande 423, *425*, *426*
Abdomen 151, **238**, 654, *655*, 660, 671, 680
Abdominalganglion 368, *693*, 695
Abducens 732, *733*
Abomasus *279*
Abundanz 517, 519, 528
Abwanderung s. Emigration
Abwehrstoffe 484
Abyssal 509, *510*
Acantharia 608
Acanthocephala 643
Acanthocystis 606
Acanthodii 754
Acari 525, *525*, 665, 666, **669**
Acarus 669
Accessorius 733, *733*
Accipitriformes 761
Acetat 258, 260
Acetyl-Coenzym A 257, 258
Acetyl-Glucosamin 15, 17, 657
Acetylcholin 360, ***361***, *363*, 432, 444
Acetylcholinesterase *363*
Acetylcholinrezeptor 310, 360, *362*
Acicula *650*
Acidose 430
Acidosom 615, *616*
Acipenser *723*, 741, 756
Acoela 637
Acrania 624, 710, **749**f, 774
Acridinfarbstoffe 84
Acrosin 179, 188
Actin 18, 424, *425*
Actinfilament *5*, **18**, *19*, *20*, 348, *349*, 423, **424**, *425*, 428, 434, 441f
Actinia 531, 625
α-Actinin 423, 442
Actinophrys *163*, 601, 606, *608*
Actinopterygii 756, 774
Actinosphaerium 601, 606, *608*
Actinotrocha-Larve 699
Actinula-Larve 510, 631
Aculeata *544*, 687
Adamantoblast 716, *717*
Adambulacralplatten *706*
Adaptation *394*, **395**, 462
Adaptationshypothese 75
Adaptorhypothese 68
adäquater Reiz 386
Adenin *53*
Adenohypophyse 327, **334**, 339, 521
Adenosintriphosphat s. ATP
Adenylat-Zyklase 332, *333*, *363*
Aderhaut s. Chorioidea
Adhäsionsmoleküle 381
Adler s. *Aquila*
Adrenalin 326, 329, 332, *333*, 338f, ***361***, 376, 446, *447*
adrenerg *377*
adrenocorticotropes Hormon (ACTH) 326, 327, 331, 521
Adventitia *296*
Aequorea 447, 625
Aequorin 186, 447
aerob 3, 4, **255**f, 261, *263*, 267, 288, 430
Aëdes *689*, 690
Affen s. Simii
afferent *365*, 367, 405
Aflatoxin 84
After 208, *209*, 273
Afterskorpione s. Pseudoscorpiones
Agamont 608
Agelena 665
Aggregation 169
aggregierte Verteilung 517
aglyph 759
Agnatha 401, 710, 717, *727*, **752**, 774
agonistisches Verhalten 461
AIDS 120
Akklimatisation 513f, *515*
Akkommodation *412*, 413, 697
akrocentrisch 35
Akron s. Prostomium
Akrosom 179, *179*
Akrosomreaktion 185f, *187*
Aktionspotential s. Nervenimpuls
aktive Orientierung 385, 444
Aktivitätsstoffwechsel 249
Alarmstoffe 342
Albatros 761
Alces 480, 526
Alcyonidium 699
Aldosteron 329, 330
Alisphenoid *730*
Alkaloide 484
Allantois 208, *209*
Allel 76, 98, 100, 569, 572
Allelfrequenz 569f, 572
Alligator 759
Alligatorfisch s. *Lepisosteus*
Allogamie *532*
allopatrisch **522**, *523*, 577
allopolyploid 96
Alopias *755*
Altern 246f
Altersverteilung 518
Althirnrinde 373
Altruismus 486f
Altweltaffen s. Catarrhini
Alu-Sequenzen 134, *136*, 137
Alveolarplatte *614*
Alveole
– Ciliata 612
– Vertebrata 266, 282, *286*, *287*
Amakrine *409*
Amandibulata 654
Amanitin 66
amber Codon *62*, 97, *97*
Amblypygi 665
Amboß s. Incus
Ambulacralplatten *706*, 707, *708*
Ambulacralsystem 703, 704f, *704*, *706*, *708*
Ambystoma 213, 339, *392*, 757
Ameisen s. Formicidae
Ametabolie 211
Amia 756
Aminoacyl-tRNA-Synthetase 69
Aminopurin 84
Amitermes 385
Ammocoetes-Larve 752
ammoniotelisch 314
Ammonoidea (= Ammoniten) 554, *555*, 691, 694
Ammophila 473
Ammospermophilus 511
amnesia-Mutante, *Drosophila* 478
Amniocentese 95
Amnion 208, *209*, 759
Amnionhöhle 759
Amniota 710
Amoeba 606
Amoebida 19, 442, *442*, *600*, *601*, 606

Amoebocyten 269, 618, 624
Amöben s. Amoebida
Amöbenruhr 606, 690
amöboide Bewegung **441**f
Amphibia *34*, 47, *193*, *201*, 202, *204*, *206*, *219*, *227*, *245*, *286*, *301*, *383*, 446, 710, **757**f, *758*, 774
amphicoel 722
Amphineura 691
Amphioxus s. *Branchiostoma*
Amphioxus-Sand 749
Amphipoda 530, 660, 671
Amphitrophie 599
Ampulle 401
Amylase *277*
anabolischer Stoffwechsel 258
anaerob 3, 4, **258**, 259, *263*, 267, 285, 344, 430
Anakonda s. *Eunectes*
Anallappen s. Pygidium
Analogie 541
Anamerie 674
Anämie 87, 270, 271
Anamnia 710
Anaphase 42
Anapsida *760*
Anas 497
Anaspida 752
Anatiformes 530, 761
Anchitherium *560*
Ancylostoma 258, 528, 643, 645
Androctonus 665
Aneuploidie 92, 94
Aneurin 270
angeborener auslösender Mechanismus (=AAM) 459
Angiotensin 330
Anglerfisch s. *Lophius*
Anguilla 722
Anguillula 643
Anguis 726, 759
Angulare 728, *729*, *731*
Anhangsorgane, embryonale 208f, *209*
animaler Pol 184, 189, 194, 626
Anisogamie 481
Ankerzelle 216
Anlageplan 203, *204*
Annelida 280, 297, *316*, 434, 553, *622*, 623, **648**f, *649*, *655*, 773
Anodonta *311*, 312, 691
Anomalie 417
Anomalocaris *557*
Anopheles 168, 385, 580, 609, *689*, 690
Anopie 416
Anoplura 685, 687, 690
Anostraca 671, 672
Anser 294
Antecosta 684, *684*
Antedon 703
Antenne 399, 420, *655*, 656, 661, 665, 671, *672*, *674*, *679*
Antennendrüse 656, *672*
Antennenkommissur 661
Antennula *674*, 675
anterograder Transport 348, *349*
Anthozoa 472, 625, 633
Anthropoidea *768*
Anti-Aphrodisiakum 482
Antiandrogene 463
antidiuretisches Hormon (=ADH) 327
Antigen 155, **302**
Antikörper 155, 160, 302, **303**, 304
Antillen 608
Antiport 309, *309*
Anura 757, 774
Anus s. After
Aorta *300*, *736*, 737, *750*, *751*
Aortenwurzel *736*, 737, *750*, *751*
Aotes 494
Aphidina 489, 567
Aphrodite 648
Apicomplexa 599
Apidae *544*
Apis 96, 149, 171, *237*, *322*, 343, *476*, 477, *477*, 479, *480*, *491*, 492f, *494*, *544*, 670, *682*
Aplysia 366, *366*, 691
Apocrita *544*
Apodem 658, *658*
Apodiformes 761
apokrin *714*, *715*
Apolysis 340
Apomorphie 544, *545*, 552, *686*
Appendicularia 747
Appositionsauge *407*, 412
Apterygiformes 761, 764
Apterygota 211, *655*, 677, *678*, *680*, **685**, *686*
Aquila 408
Äquivalenz, ökologische 516
Äquivalenzgruppe 216
Arachnida 660, 665, 683
Araneae 281, 301, 660, 665, *667*, 669
Araneus 456, 665, *668*
Arapaima 285, 286
Araschnia 150
Arbacia 185
Arbeitsteilung 491f, 496
Arcella 606
Archaeocyten 618, 624, 627
Archaeognatha 677, 678, 685
Archaeopteryx 553, *553*, 764
Archenteron *195*, 200, *201*, 620, 621, *622*, *656*
Archicerebrum 661
Archicoelomaten-Hypothese 623f
Archicortex *370*, *372*, 373
Archipallium *370*
Architeuthis 509
Archosauria *760*, 761
Arcualium 720, *723*
Areal 503
Arenicola *291*, 292, 648, *651*
Argininphosphat 429
Argonauta 691
Argulus 671
ARISTOTELES 540
Aristoteles-Laterne 706
Armfüßler s. Brachiopoda
Armgerüst 700
Arms race s. Wettlauf, evolutiver
Armschwingen *762*
Arousal 369
Art, biologische s. Spezies
Artbildung **576**f, 582
Artemia 167, *311*, 582, 671
Arteria
– carotis *300*, *736*, 737
– pulmonalis 298, *300*, *736*, 737
– subclavia *300*
– ventralis *750*, *751*
arterielles Blut 298
Arterien *296*, **297**, 654, 692
Arterienbögen *736*, 737
Arteriolen *296*, *317*, 318
Arthrodira 754
Arthropoda 432, 468, 509, 623, **654**f, *655*, 773
Arthropodium 656, *657*
Articulare 728, *729*, 731, *731*
Articulata 654, *655*
Artiodactyla 277, 547, 715, *724*, 725, *725*, 765
Artkreuzung 497
Ascaris 258, 259, *291*, 379, 528, 643, 644, *645*, *646*
Ascidiacea (=Ascidien) *191*, 194, *196*, 214, 218, 223, 747, *748*
Ascon-Typ 618, *619*
Ascorbinsäure 271
Ascus 109
Asellus 671
Asexualität 567, 577, 612, 624
Asheaia 663
Aspartam 420
Asseln s. Isopoda
Asselspinnen s. Pantopoda
Assoziationscortex *372*, 373f
Astacus 671, *674*
Astasia 603
Aster 188
Asterias 703, 706

Asteroidea 703f, *706*, 707
Astrocyt 349, *350*
Astylosternus *301*
Asymmetron 749
asynchrone Muskulatur 432f, *433*
Atemeles 529, *529*
Atemspalte s. Stigma
Äthanol 258, 350
Äthiopis *771*
Atlas 722, 758
Atmung *263*, **280**f
Atmungskette s. oxidative Phosphorylierung
Atmungsketten-Entkoppler 257
atok 650, *652*
ATP (= Adenosintriphosphat) 18, 26, 65, 68, **253**, *254*, *256*, 426f, 428, 440, 446
ATP-Synthetase 27, *256*, 260
ATPase 321, *321*
Atrioporus *750*, 751
Atrioventrikularknoten 297
Atrium *300*, *565*, *693*, *696*, *697*, 735, *735*, *736*
Atta 276, 420, 489, 491f, *491*
Auflösungsvermögen, optisches **406**f, *407*, 411
Augenmuskeln, äußere 432, 732f, *734*
Aurelia 625, 629, *630*
Auricularia-Larve 703
Auslese s. Selektion
Auslöser 459
Aussterben 553, *560*
Auster s. *Ostrea*
Australien 586
Australis *771*
Australopithecinae 587, *588*, *589*, 590, *594*
Australopithecus 587
– *aethiopicus* *588*
– *afarensis* 588, *588*, 591
– *africanus* *588*, 589, *592*, *593*
– *boisei* *588*
– *robustus* *588*, 589
Austrocknung 511
Außenglied, Sinneszelle 388, *388*, *392*
Außenohr *402*
Außenskelett 435, 634, 657, 693, 752, 754
Autogamie 164, *165*, 601
autokrin 324, *325*
Autolyse 17
Autopodium *724*
autopolyploid 96
Autoradiographie 16, 57
Autosomen 77
Autotrophie 250, 344, *535*, 599, 603
Autozooid 700
Autökologie 503
auxotroph 86
AVERY 51
Aves 208, *209*, *233*, *299*, 322, 405, 487, 710, *760*, **761**f, 774
Avicularien 700, 707
Axialcoelom *704*
Axialdrüse 705
Axialring *663*
Axocoel 704f, *704*
Axolemm *349*
Axolotl s. *Ambystoma*
Axon 242, 345f, *346*, *349*, 359
Axonem 606, *608*
Axonhügel 345, *346*
axoplasmatischer Transport 348, 437
Axopodium 606, *607*, *608*
Axostyl *605*

B

B-Zellen 156, 303, 304, *305*, 306, *307*
Babesia 609
Backenzahn
– hinterer s. Molar
– vorderer s. Praemolar
Bacteriophagen 51
– Lambda 116, 128
– Mu 117, 118
– Phi X 597
– T4 97
Badeschwamm s. *Spongia*
BAER 563
BAGLIONI 90
Bahnung 364, 366
Bakterizide 307
Balancer-Chromosom 90, 109
balanciertes System 78
Balaenoptera (= *Sibbaldus*) 533
Balanoglossus 699
Balanus 671
BALBIANI 144
Balken s. Corpus callosum
Bandscheiben 721
Bandwürmer s. Cestodes
Barbados 608
Barr-Körper 139
Bartenwale s. Mysticeti
Bärtierchen s. Tardigrada
Barten 717
Bartwürmer s. Pogonophora
Basalkerne s. Corpus striatum
Basalkörper 21, 437, *439*, *602*, 612, *614*
Basallamina *5*, **25**, *286*, 317, *317*, 626, *658*, *712*
Basalplatte 626
Basalringzelle s. thecogene Zelle
basenanaloge Verbindung 84
Basensequenz 52, 129
Basidorsale *723*
Basilarmembran *402*, 403
Basipodit 672, *673*
Basisoccipitale *730*
Basisphenoid *730*
Basiventrale *723*
Bathyal *510*
Bathypelagial 505, *510*
Bauchflosse 723, *753*, 755
Bauchganglienkette 376, *649*, *656*, 666, *672*, *679*
Bauchhöhle *766*
Bauchmark s. Bauchganglienkette
Bauchspeicheldrüse (Pankreas) *275*
Bauplan 237, *238*, *243*
BEADLE 60
Becherauge *406*, 407, 629, *651*
Beckengürtel *726*, 727, 758
BEERMANN 144
Befruchtung 164, **185**, *187*, *188*, 582
Befruchtungsmembran 186, *187*
Beintastler s. Protura
Belemnitida (= Belemniten) 694
Benthos *510*, 531
Benzpyren 84
Beriberi 270
Bering-Brücke 557
Beroë 625
Besamung 582, 739, 745, *745*, 755
Bettwanze s. *Cimex*
Beutelknochen 727
Beutelmaulwurf s. *Notoryctes*
Beuteltiere s. Marsupialia
Beutelwolf s. *Thylacinus*
Beutelzellen 368
Bewegungsempfänger 398, 399
Bidderscher Organ 741
Bilateria 623
Bildauswertung, neuronale 413f
Bildsehen 406f
Bildungsgewebe s. Blastem
Bilharziose 636
binäre Nomenklatur 544
Bindegewebsfasern 430
Bindin 179, 186
Biodiversität 597
biogenetische Regel 564
biogeochemischer Zyklus s. Stoffkreislauf
Biolumineszenz 446f
Biom 503
Biomasse 517, 533, 538

Biomassenpyramide 535
Biomineralisation *695*, 719
Biospezies-Definition 576
Biosphäre 503
Biotin 271
Biotop 503
Biozönose 503, 538
Bipedie 587f, 591f, 761
Bipinnaria-Larve 703
biplan 722
Bipolare 408, *409*, *413*, *416*
Birgus 676
Birkenspanner s. *Biston*
Bisexualität 463, 567, *638*
Biston 571, *571*
Bivalvia 431, 691, 694, *697*
BLACK 590
Blastem 226, 245, 625
Blastocoel **193**, 621, *742*
Blastocyste 199
Blastoderm 197
Blastomerie 192
Blastoporus *195*, 200, *201*, 202, 622, 699
Blastostyl *634*
Blastula 194, 620
Blastulatransition 194
Blättermagen *279*
Blattfüßler s. Phyllopoda
Blattkiemen 693
Blattläuse s. Aphidina
Blattodea *683*, 687
Blattschneiderameisen s. *Atta*
Blattwespen s. Symphyta
blaugrüne Bakterien s. Cyanophyceae
Blauwal s. *Balaenoptera* (= *Sibbaldus*)
Blenniidae 738
Blepharoplast s. Kinetoplast
Blickbewegungen 408
Blinddarm *275*, 278
Blindschleiche s. *Anguis*
Blindwühlen s. Gymnophiona
Blut 290, 298, 304
Blut-Hirn-Schranke 349f
Blutdruck *296*, 297
Blutegel s. Hirudinea
Blutfadenwurm s. *Wuchereria*
Blutgefäßsystem *650*
– geschlossenes **297**, *299*, *300*, *301*, 710, **733**f, 750, *750*
– offenes *299*, **301**f, 350, 656, 662, 692, 747
Blutgerinnung 304, 683
Blutplasma 304
Blutplättchen s. Thrombocyten
Blutserum 304
Blutzuckerspiegel 336
Boa 759
Bogengänge 401, *401*, *402*
Bogenstrahl *713*
Bohr-Effekt 285, 293
Bohrmuschel s. *Teredo*
Boidae 759
Bombina 229, 757
Bombykol 343
Bombyx 343, 420
Bonellia 176
Borrelia 669
Borstenigel s. Tenrecidae
Borstenschwänze s. Archaeognatha
Bos 279, *724*
Bothriolepis *754*
Botryllus 747
Botulinus-Toxin *363*
BOVERI 50
Bowman-Kapsel 317, 739, *740*
Brachiole *705*
Brachiopoda 699, 700, *701*
Brachyura 676
Branchialbogen *727*, 728
Branchialnerven 369, 732f, *733*
Branchiomerie 369, 710, 732, 733
Branchionus 643
Branchiostoma 281, 315, 711, 735, 738, **749**f, *750*, *751*
Branchiotremata 623, **699**f, *701*, 709, 773
Branchipus 671
Branchiura 671
braunes Fettgewebe 322
Brechscherengebiß *586*, 717, *718*
BREHM 749
Breitnasenaffen s. Platyrrhini
BRENNER 61, 97
BRIDGES 50, 92, 235
Broca-Areal 373, *375*
Bromuracil 84
Bronchien 282, *286*
Brontosaurus 760
BROWN 12
Brückenechse s. *Sphenodon*
Brustbein s. Sternum
Brustbeinkamm s. Carina
Brustflosse 723, *753*
Brusthöhle *766*
Brustkorb 722
Bruststück s. Thorax
Brustwirbel s. Thorakalwirbel
Bruthelferverhalten 487, 489
Brutkolonie 487, *518*
Brutparasitismus 581, *583*
Brutpflege 484f, 511, 766
Bryozoa 699, 700, *701*
Buccalganglion 368
Bücherskorpion s. *Chelifer*
Buchfink s. *Fringilla*
Bufo 455, *456*, 462, 741, 757
Bulbilli 735, 750, *750*
Bulbus arteriosus 735
Bulbus olfactorius 418, 755
α-Bungarotoxin *363*
Buntbarsche s. Cichlidae
Burgess-Schiefer 553, 555, *557*, 663
BURNET 159
Bursa fabricii 302, 303
Bursicon 340, **341**
Bürzeldrüse 714, *762*
Buthus 665
BÜTSCHLI 620
Buttersäure 418

C

Ca^{2+}-Ionen 186, 310, 332, 427, 432, 442, 446, 447
Ca^{2+}-Kanäle *298*, *363*, 441
Cadherine 231
Caecum *275*, 278, *762*, *766*
Caelifera 687
Caenogenese 564, 688
Caenorhabditis 379, 548, 643
– Geschlechtsbestimmung 172, 173, 176
– Hermaphrodit 170
– heterochrome Mutanten 236
– homeotische Mutanten 236
– lin14 236
– Paternaleffekt 152
– unc86 236, 244
– Zellstammbaum 215, *215*
Caiman 759
Cala-Azar 605
Calamus *713*
Calcarea 618
Calciferol 270
Calcitonin 328
Calciumcarbonat 608, 618f, 633, 693
Calciumphosphat 719
Caliactis 531
Callianira *631*
Callichthys 286
Calliphora *389*
Callitrichidae *768*
Calmodulin 332
Calopteryx 482
Calyx
– Echinodermata 703, *705*
– Insecta *378*, *477*
Camarhynchus 559, *563*
Cambarus 671
Camelus 530, *724*
cAMP 332, **333**, **600**
campaniforme Sensillen *397*, 398
Campodea *655*, 677

Caninus *586*, 716, *717*, *718*
Canis *435*, 472, 526, 535f, *586*, 717
Cannon 304
Cannon-Syndrom 338
Capitulum *723*
Capping 8, 192
Capreolus *435*
Caput 654, *655*, 660, 671, 672, *672*, 679, *679*
Carabus *275*
Carapax 672, *672*, 675
Carausius 167
Carbhämoglobin 294
Carboanhydrase *278*, 294
Carcharodon 753
Carchesium 611, *613*
carcinogene Substanzen 84
Carcinus *311*, *527*, 571, 671
Cardia-Region *279*
Cardiolipin 28
Cardium 259
Cardo *683*
Carina *726*
Carinatae 764
Carnivora 495, 715, 717, *718*, 765
Carnivoren 268, 279, 534, *535*, 760
Carotide s. Arteria carotis
Carotinoide 445, *447*, 603
Carpalia *724*
Carpus *435*, *724*
Carrier-Proteine *309*
Carrying capacity 520
Cartilago
– arytaenoidea *730*
– cricoidea *730*
– thyreoidea *730*
Casuariformes 761, 764
Catabolit-Genaktivatorprotein (CAP) 141, *142*
Cataglyphis 515, *519*, *523*
Catarrhini 416, *593*, *768*
Catecholamine *361*
Cebidae *768*
Cecropine 307
Cell Adhesion Molecule (CAM) 381
Cell lineage 214
Cellulase 275f, 277
Cellulose 275, 604, 747
Centi-Morgan 103
Centrale *762*
Centralia *546*, *724*
Centriol *5*, 21, 41, 43, *179*, 187, 437, *442*, 443
Centromer 35
Centrosom 21, 43, *442*, 443
Centrum 720f, *723*
Cephalaspida 752
Cephalisation 636, 644, 694, 697, 707
Cephalochordata s. Acrania
Cephalodiscus 699
Cephalon 663, *663*
Cephalopoda 297, 408, *409*, 445, 447f, 691, 694, 697, *698*
Cephalopodium 692, *698*
Cephalothorax 660, 672, *672*
Cerastes 759
Cercarie 528, *638*, 641
Cercopithecinae *768*
Cercopithecoidea *768*
Cercus *289*, 398, *655*, 677, *678*, 680, *686*
Cerebellum 369, *370*, *375*, **379**, *380*
Cerebralganglion 368, *638*, *647*, *649*, *653*, *662*, *693*, 695, *696*
Cerebrosid 351
Cerebrospinalflüssigkeit 349
Certhidea 559, *563*
Cervikalwirbel 722, *766*
Cestodes 528, 636
Cetacea 530, 533, 535, 726, 765, 767f
cGMP **391**, 392
Chabry 218
Chaenichthys 290
Chaetognatha 773
Chaetopterus 648, *651*
Chagas-Krankheit 605, 690
Chamaeleo 759
Chambers 540
Champollion 62
Character displacement 522, *523*
Charadriiformes 761
Charaxes 577
Chase 51
Chela 661
Chelicerata 654, 660, **665**f, *667*
Chelicere 656, 661, 665, *667*, *669*
Chelifer 665
Chelonia 717, 759, *760*, 774
Chelonia 759
chemiosmotische Hypothese 26, 257
chemische Synapse 360f, *362*
Chemoaffinitäts-Hypothese 382
Chemoperzeption 417f
Chemorezeptor *388*, *418*, 629
Chemotaxis 185, 232
Chemotransduktion 393
Chiasma, Chromosomen 46
Chiasma opticum *370*
Chiastoneurie s. Streptoneurie
Chilaria 661
Chilopoda 677, 681
Chimaera 753
Chimären 155, *206*, *227*
Chinongerbung 657
Chirocephalus *673*
Chiromantis 511
Chironomus 33, *91*, 144f, *146*, *291*, 292, 334
Chiroptera 265, *266*, 400, *405*, 531, 555, 578, 725, 765
Chi-Struktur 114
Chitin 657, 661, 700
Chiton 691
Chlamydomonas 21, 166, *166*
Chloramphenicol 28, 74
Chlorocruorin *291*
Chloroplast 3, 4, 26, 152, 604
Choane 418, *729*, 757, *758*
Choanocyt 269, 618, *619*, 624
Choanoderm 618, *619*, 624
Choanoflagellida 603, 604
Cholecystokinin 330
Cholera 690
Cholesterol 7, *12*, 269
cholinerg *377*
Chondrichthyes 313, 710, **753**f, *753*, 774
Chondroitinsulfat 719
Chondrostei 715, 756, 774
Chorda 207, 710, 718, 721, *721*, *723*, 747, *748*, 749, *750*, *751*
Chordascheide *723*
Chordata 623, **710**f, 773, 774
Choriogonadotropin 330, 335, *337*
Chorioidea *409*
Chorion 181, *209*, 210, 767
Chorionproteine 140
Chorthippus 459, *459*
Choukoutien *589*
chromaffines Gewebe 326
Chromatiaceae 261
Chromatid 33, 35
Chromatin *5*, 30, *31*
Chromatophore 445, *712*
Chromomeren 48
Chromosomen 30
– Lampenbürsten- *34*, 46, ***47***, 183
– Theorie der Vererbung 92
– unineme Struktur 59
Chromosomenbrüche 87
Chromosomenbrücke 110
Chromosomenfehlverteilung 92
Chromosomenmutationen 92
Chromosomenpaarung 44
Chromosomenpolytänie 32, *34*
Chromosomenreplikation 58, *58*
Chronogene 236
Chrysaora 625
Chrysopa 462

Chymotrypsin 274
Chymotrypsinogen 274
Cichlidae 497, 511, 584f
Ciconiiformes 761
Ciliarkörper *409*
Ciliarmuskel *412*
Ciliata 153, 163, *165*, 277, 533, 599, 602, **611**f, *613*
Ciliaten-Hypothese 621
Cilie 3, 19, **437**f, *438*, *439*, 599, 611, *613*, 658
Cilienfelder 635, *635*
Ciliophora 599
Cimex *689*, 690
Ciona 747
circadiane Rhythmik 464f, *465*, 466
Cirren
– Metazoa *651*, *652*, *655*, *750*
– Protozoa 611, 612, *613*
Cirripedia 671, 675
cis-trans-Test 98, *99*
Cistron 98
Citellus 511, *513*
Citrat-Zyklus 255, *256*, 257, *263*
Citrullin 314
Cl⁻-Ionen 354, *355*
Cl⁻-Kanäle 361
Cladocera 167, 567, 671, 675
Cladonema *631*
Clathrin *12*, 271
Clavicula 726, *726*
Cline 577
Clitellata 648, 649
Clitellum 649
Clitoris 745
Clunio 467
Clupea 403, 756
Clupeiformes 756
Clypeaster 703
Cnemidophorus 463, *464*, 568
Cnidaria **625**f, 773
Cnide 631, *633*
Cnidocil 632, *633*
Cnidocyte 365, 629, *630*
Co-Transmitter 364
Coated pit 12, 271, *272*, *443*
Coated vesicle *5*, 12, 184, 271, *272*
Cobalamin 271
Coccidia 609
Cochlea *401*, 402, *402*
Cocos-Inseln 559
Code, genetischer 61, 62, *62*, 548
Codierung, Sinneszellen 393, *394*
Codon 62
Coelacanthini 756
Coelenterata 246, 623, **625**f, 773
Coelom 208, *209*, **622**f, *622*, *649*, 652f, *653*, *656*, 691, 699, *704*, *721*, *751*
Coelomata 623, 635
Coelomepithel s. Coelothel
Coelomkammer 648, *649*, 654
Coelomocyt 291, 652, 705
Coeloplana 625, 635
Coelothel *622*, 648, *649*
Colcemid 21
Colchicin 21, 348, 445, 628
Coleoptera 432, 685, 687
Collembola 677, 678, *678*, **685**
Collencyt 618
Colliculi 371
Colobinae 547, *768*
Colon *275*
Colubridae 759
Columba *548*
Columbiformes 761
Columella 728, *729*, *731*
Community s. Biozönose
Concatemere 125
Conchifera 691
Conchiolin 693
Condylus 722, 758
CONKLIN 191
Connecting links 552
Connexin 23, *23*
Connexon 24, 359, *362*
Consensus-Sequenz 65, 134
Conus arteriosus 735, *735*
Convoluta 437
Copepoda 671, 675
Copia *118*, 137
Copulae *727*, 731
Coracidium *641*
Coracoid 726, *726*, *758*
Corallium 625
Corium s. Dermis
Cormidium 633, *634*
Cornea *409*, *410*, *631*
Corpora
– allata 340, *341*, *378*
– cardiaca 340, *341*, *378*
– pedunculata 378, *378*, *477*
Corpus
– callosum 374, 767
– geniculatum 371
– luteum 335, *337*, 463
– striatum *21*, *370*, 372, *372*, 373, 437, *439*, *602*, 603, *614*
CORRENS 50, 152
Cortex
– Eicytoplasma 190
– Wirbeltiergehirn 372, *372*, 414
Corti-Organ *402*, 403
Corticalplasma 612, *614*, *615*
Corticalreaktion 186
Corticosteron 329, 339
Corticotropin 326, 327, 331
Cortisol 329, 339
Cortison 329
Corvidae 761
Corvus 579
Cosmide 128
Costa *553*, *605*, 722
Coxa *657*, *679*, 683, *684*
Coxalbläschen *662*
Coxaldrüse 656, 667
Coxopodit 672, *673*
Crangon 513, *514*, 671
Cranium 728
Crepidula *694*
CRICK 52, 61, 68
Crinoidea 703, *705*
Crista
– Mitochondrium 27, *27*
– Sinnesorgan 401, *401*
Crithidia-Form 603, *605*
Cro Magnon 588, *589*
Crocodilia 759, *760*, 774
Crocodylus 759
Crossopterygii 550, *551*, 554, 585, 756, 757, 758, 774
Crossover 89, **103**, *105*, *111*, *112*, 115
Crustacea 446, 448, 654, 660, **671**f, *672*
Ctenidium 693
Ctenocephalides 690
Ctenoidschuppe 715, 756
Ctenophora 625, **635**, *635*, 773
Cubozoa 625, 631
Cuculiformes 761
Cuculus 581
Cucumaria *291*, 703
Culex 171
Culicidae 385, 434, *683*
Cupula 400, *401*
Cuticula 273, 340
– Annelida *649*
– Arthropoda 657, *658*, 661
– Nemathelminthes 644, *646*, *647*
– Plathelminthes *642*
– Tentaculata 700, *701*
– Tunicata 747, *748*
Cuticularborsten *397*, **398**
Cuticularsensillen *397*
Cuticulin *658*
Cutis *711*, *712*
CUVIER *542*, 550, 654
Cyamidae 530
Cyamus 671
Cyanophyceae (= Cyanobakterien) 261, 262
Cyclamat 420
Cyclin 40

Cycloheximid 28, 74
Cycloidschuppe 715, 756
Cyclops 671
Cyclose 615, *616*
Cyclostomata 752
Cyphonautes-Larve 510
Cypridina 447, 671
Cypriniformes 756
Cyprinus 258, 403, 756
Cyrtocyte 315
Cyste 177, 609, *639*
Cysticercus *640*
Cystid 700, *701*
Cytochalasin 18, 348, 442, 445
Cytochrom 16, *256*, 547, *548*, *549*
Cytochromoxidase 249, *256*, 322
Cytochromsystem *278*
Cytofluorometer 39
Cytokinese 3, *42*, 43
Cytoplasma 2, 3
Cytoplasmabewegung 190f, *191*
cytoplasmatische Determinante 192, 221f, 223
cytoplasmatische Vererbung 152
Cytopyge *613*, 614, *616*
Cytosin *53*
Cytoskelett 3, **18**f, 347, *349*
Cytosol *5*, 13, 348, *442*
Cytostom *602*, *613*, 614f, *616*
cytotoxische T-Zelle 306

D

d-Tubocurarin *363*
Damm s. Perineum
Dämmerungssehen 408
Daphnia *291*, 437, 671
Darm *5*, 207, 273, 274, *275*, *276*, *316*, *753*, 755
Darmbein s. Ilium
Darmschleimhaut *276*
Darmzotten *276*, 279
DART 590
DARWIN 540, 543, 559, 565f, 575, 576, 582, 590
Darwin-Finken s. Geospizinae
Dasselbeule 690
Dasselfliegen s. Oestridae
Daubentoniidae 494, *768*
Dauermodifikation 74, 153
Decabrachia 691
Decapoda 297, *299*, 301, 660, 671
Deckknochen *722*
Dehnungsaktivierung 433
Dekrement 358
Delamination 620
DELBRÜCK 76
Deletion *88*, **89**
Delphinidae 405, 594, 717
Delphinium 532
Demodex 669
Demospongia 618
Dendriten 345, *346*
Dendroica 523, *524*
Dengue-Fieber 690
Dentale 728, *729*, *730*, 731, 765
Dentalium 691
Dentin 715, *716*, 717
Dentinkeim 716
Depolarisation **355**, *356*, 361, 441
Depurinierung 81
Dermalpore 618, *619*
Dermalskelett 753
Dermaptera 687
Dermatitis 270, 271
Dermatobia *689*, 690
Dermatocranium *727*, 728, *729*
Dermatom 207, *721*
Dermis *447*, *711*, *712*, *713*, *714*, 715, *716*, 758
Dermispapille 712, *714*, *716*
Descensus testiculorum 742
Desmin 22
Desmoneme s. Volvente
Desmosom *5*, 22
desoxygeniertes (Desoxy-) Blut *291*, **298**, *736*
Destruent 534, 538
Detergentien 274
Determinante
– cytoplasmatische 192, 221f
– morphogene 239
Determination 217f
Detritovor 268, 754
Deuteranopie 416
Deuterocerebrum 378, *378*, *477*, 661, 662
Deuterostomia 203, 622, 623, 699
Deviationsmerkmal 688
DE VRIES 50
Diakinese 47
Dialektbildung 478f
Diaphragma *766*
Diapophyse 722, *723*
Diastole *296*, 297, *299*
Dibranchiata 691
Dichroismus 351
Dichromat 416
Dickdarm *275*
Dickinsonia 555
Dicondylia 677
Dicrocoelium 528, 636, *638*
Dictyostelium 169, 600, *600*, *601*, 606
Didelphia 744
Didelphis 586, 767
Didinium 611, 614
Diencephalon *370*, 371, *409*, 463
Differenzierung 217f
Difflugia 606
Diffusion 8, *263*, **280**, 284, 290
Dignatha 677
dihybrider Erbgang 100, *102*
Dimorpha 606
2,4-Dinitrophenol (DNP) 257, 355
Dinoflagellida 531, 603, 607
Dinohippus *560*
Dinosaurier 760, *760*
Dinotherium *718*
dioptrischer Apparat *406*, 407, *409*
Diphyllobothrium 636, *641*
Diphyodontie 718, 765
Dipleurula-Larve 702, 703, 709
Diplodocus 760
diploid 43, 488
Diplomonadida 603
Diplont 602
Diplopoda *657*, 677, 681
Diplostraca 671
Diplotän 46
Diplura 677, *678*, 685
Dipnoi 286, 300, 756, 757, 774
Dipodomys 313, 511
Dipsosaurus *321*
Diptera 432, 687, *689*
Dipylidium 690
direkte Flugmuskulatur *433*, 434
Dishabituation 472
disjunkte Verbreitung 578
Disk *388*, 390, *391*
disruptive Selektion 574
Dissepiment *316*, 648, *649*, 654, 710
Distanz-Matrix-Methode 549
DNA 51, 52, *53*, *54*
– Bindungsproteine 142
– c-DNA 129, *130*
– Gehalt 131, *132*
– mitochondriale *27*
– Nucleotidsequenzen 548
– parasitische 117
– Polymerasen *59*, 60
– Replikation 54f, *56*, *57*, *59*
– Satelliten 137, 138
– Synthese 55
– Telomer 138
– Z-Form 52
DOBZHANSKY 575, 595
Dominanz 75
Dopa 350

Dopamin 350, *361*
Doppelfüßler s. Diplopoda
Doppelschaler s. Diplostraca
Doppelschwänze s. Diplura
Doppelsegment 677
Dornfortsatz s. Processus spinosus
Dornhai s. *Squalus*
Dorsalblase *704*
Dorylinae 486
Dosiskompensation **139**, 175
Dotter 192
Dotterprotein 176, 181, 183, 192, 340
Dottersack 208, *209*
Dottersackplacenta 767
Dotterstock 638, *638*
Dotterzellen 638
Douvilleiceras *555*
Down-Syndrom 95
Draco 764
Dracunculus 643, 647
Dreissena 691
Drepanididae 561
DRIESCH 218
Drift, genetische 570, 575f
Drohne 96, 171, 343, 489
Dromedar s. *Camelus*
Drosophila
– Actingene 137
– Bauplan 237, *238*, *243*
– Copia 137
– Embryo *238*
– Evolution *548*, 562, *564*, 582
– Frühentwicklung 196f, *197*
– Gametogenese 177, *178*
– Genamplifikation 140
– Geschlechtsbestimmung 174
– Haploidie 95
– Hitzeschock *133*, 146, *243*
– Homeobox 236, *237*, *241*
– Keimzelldeterminanten *222*, 223
– Kerntransplantation 221
– Maternaleffekt 151
– Metamorphose *212*
– morphogenetischer Gradient 225
– Mutationsnachweis 76f, *77*, *79*
– Nondisjunction 92f
– Parasitismus 528
– Rekombination 100f, *101*, *102*, *104*
– Riesenchromosomen 33, *34*, *91*
– Satelliten-DNA 137f, *138*
– somatische Rekombination 154
– Transformation 123
– Transposition 117
– Verhalten *476*, 497, *498*
Drosophilia
– Zellstammbaum 217
Drosophila-Mutanten
– Antennapedia 236, *237*, 242, *243*
– Bar 78, 89, 109
– bicaudal 151, 225
– bicoid 225, 239
– bithorax 235
– bride of sevenless 234
– carnation 109
– caudal 239
– Contrabithorax 235
– Copia 117, 137
– double sex 175
– ebony 100
– fushi tarazu *239*, 240, *241*, 242
– grandchildess 221
– homeotische 235
– Killer of prune 150
– male-less 151
– male-specific lethal 175
– P-Transposon 117, 123
– para^{ts} 87
– period 465
– prune 150
– purple 103
– sevenless 234
– Sex combs reduced *241*, 242
– Sexlethal 175
– singed 154
– transformer 175
– transformer-2 175
– vestigial 100, 103
– white 92, 123
– white-apricot 78
– X-chromosomale *108*
– yellow 154
Drosophilidae 561f, *564*
Druckempfänger 398, 399
Druckfiltration 315
Druckrezeptor *388*
Drucksinnesorgane 400, 401, *401*
Drüsenmagen *762*
Drüsenzelle *630*, *658*
Dryopithecinae 587
DUBOIS 590
Ductuli efferentes 741
Ductus
– Botalli *736*, 737
– caroticus *736*
– Cuvieri *565*, *735*, *736*, 738
– deferens 742, *744*
– pneumaticus 756
– spermaticus 742, *744*
– thoracicus *300*, 302
Dufour-Drüse 342
Dulcin 420
Dünndarm 274, *275*, *276*
Duodenum 330
Duplikation 88, *88*, 89
Durchschlagskapsel s. Penetrante
dynamischer Bereich 394, *394*
Dynein 438, *439*
Dynein-ATPase 185
Dytiscus 272, 279, 289

E

Ecdysis 340, 658, 712, 760
Ecdyson 334, 339, **340**, *341*
Ecdysteron 212, 339, **340**
Echinocardium 703, 708
Echinochrom 705
Echinococcus 528, 636, 641, *642*
Echinodermata 435, 623, **703**f, *704*, 773
Echinoidea 185, *187*, 194, *195*, 200, 223, 703f, 707, *708*
Echinophthiriidae 530
Echinus *224*, 703
Echiurida 773
Echoortung 385, 405, 504
Echsen s. Lacertilia
Eckzahn s. Caninus
Eclosionshormon 340, **341**
Ectognatha 677
Ectognathie 685, *686*
Edelkoralle s. *Corallium*
Edentata 765
Ediacara-Fauna 555
Effektoren 422
efferent *365*, 367, 405
Effizienz, energetische 480, *480*, 492
EHRLICH 159
Ei 43, 180, 755, 759, 767
Ei-Aktivierung 186
Eichelwürmer s. Enteropneusta
Eicytoplasma, Umlagerung 190f, *191*
Eiderente s. *Somateria*
Eierstock s. Ovar
Eifollikel 180
Eignung, genetische s. Fitneß
Eileiter s. Ovidukt
Eimeria 609
Eingangsreiz 386, 401
Eingeweidesack 692, 695
Einsiedlerkrebs s. *Pagurus*
Eintagsfliegen s. Ephemeroptera
Einzeller s. Protozoa
Einzellinsenauge *406*, 408, *631*, 661, 752
Eiorganisation 190
Eiweißdrüse *641*, *642*, 743, *745*

Eizelle 180f, 739, 741, *745*
ekkrin *714*, 715, *715*
Ektoderm 202, 203, 205, 620, *622*, *656*, *721*
Ektodermis 625, *627*, *637*
Ektoparasitismus 527, *527*, 528, 636, 752
Ektoplasma 442, *442*, 606
ektotherm 320
Elasmobranchii 753
Elasmoidschuppe 715
Elastin 25
elastische Strukturen 430, *431*, 437, 440
Elch s. *Alces*
Electrophorus 285, 444
Eledone 691
Elefant s. *Elephas*
elektrische Organe **443**f, *445*
elektrische Platte 444, *445*
elektrische Säule 444, *445*
elektrische Synapse **359**f, *362*
elektrogen 309
Elektronentransportsystem 255, *256*, 260f
elektroneutral 309
Elektroortung 371, 385, 444, 505
Elektrorezeptoren 444
Elephantitis 647
Elephas 436, 533, 717
Eleutherodactylus 759
Eleutherozoa 703
Elfenbein 717
Elle s. Ulna
Elytren 685
Embryo 43, 202f, 381, *721*
embryonales Feld 232
Emigration 517, 520
Eminentia mediana 334
Empfindlichkeit (Rezeptor-) 395
Empididae 499
Emus s. Casuariformes
Emys 759
Encephalitis 669
Endbläschen s. Sacculus
Enddarm 273, *275*, *316*, *322*, 744
Endemismus **559**, 561
endergonisch 251
Endharn s. Urin
Endit 673
Endocranium 728
Endocuticula 340, 657, 658, *658*
Endocytose 9, *10*, *12*, 269f, *272*, 303, 348, *443*
endokrin 324f, *325*, 331, 342
Endolymphe 401f, *402*
Endometrium 335, 767
Endomitose 33, 181
Endoparasitismus 527, *527*, 528, 636
Endopeptidasen 274, *277*
Endoplasma 442, *442*, 606, *614*
endoplasmatisches Reticulum (ER) *5*, **11**f, 13, 16, *272*
Endopodit 672, *672*, *673*, *674*
Endorphine 326, 364
Endoskelett 435, 634, 707, 709, 752
Endosom *10*, *12*
Endostyl s. Hypobranchialrinne
Endosymbiontentheorie 4, 262
Endosymbiose 262, **275**, 278, 489
Endothel *296*, *350*, 735
Endothermie 257, 320
Endplatte, motorische 432
Energide 599
Energie, freie 251, 252
Energiefluß *534*, 535
Energiegewinnrate 480, *480*
Enhancer 144
Enkephaline 326, 364
Ensifera 687
Entamoeba 606
Entenmuschel s. *Lepas*
Enterobius 258, 259, 528, 643, 644
Enterocoel-Hypothese 620, 624
Enterocoelbildung 703, 709
Enteropneusta 699, 701
Enthalpie 252
Entoderm 202, 204, 207, 620, *622*, *656*
Entodermis 625, *627*, *637*
Entodiniomorphida 277, 611
Entodinium 611, *613*
Entognatha 677
Entognathie 685, *686*
Entomostraca 671
Entropie 252
Entstehungsendemismus 559
Entwicklungspotenz 217
Entwicklungsschicksal 217
Enzephalisationsquotient *593*
Enzymkaskade 331, 332, 391
Eotetranychus *525*
Ephelota 611
Ephemeroptera 518, 687, 688
EPHRUSSI 60
Ephydatia 618
Epibolie 202
Epibranchialrinne *751*
Epicuticula 420, 657, *658*
epidermaler Wachstumsfaktor (EGF) 41
Epidermis *447*, 637, 711, *712*, *713*, 751
Epididymis 742
Epigonichthys 749
Epilitoral *510*
Epimerie 674
Epimorphose 244
Epipelagial *508*, *510*
Epiphyse 330, *370*, 446, 465
Epipodit 673, *673*
Episphäre 652, *653*
Epistase 150
Epistom *701*
Epistropheus 722, 758
Epithelmuskelzelle 626, *630*
epitok 650, *652*
Epizoen 707
Epoophoron 743
Equidae 556, *560*, *561*
Equus 278, 556, *560*, *561*, 717, *718*, *724*
Erbe-Umwelt-Kontroverse 467
Erbse s. *Pisum*
Erbsubstanz 50f
Erdhörnchen s. *Citellus*
Erdmagnetfeld 385
ergotrop 338
Eriocheir *311*
Ernährung 512, 614, 765
Errantia 648, 650, *651*
Ersatzgeschlechtstier 343, *490*
Ersatzknochen *722*
Ersatzzähne *717*, 718
Erythrocyten 40, 218, 291f, 304, *305*, 330, 514, 574, *610*
Erythrophore 445
Erythropoietin 218, 330
Escherichia (*E. coli*)
– DNA-Replikation 55, *56*, *59*
– Genregulation 141f
– Gentechnologie 125f
– Gen-Totalsynthese 131
– Insertionssequenzen 116
– intragene Komplementation 99
– Lactose-Operon *142*
– Nonsense Suppression *97*
– ortsspezifische Rekombination 116
– Replikaplattieren *75*
– Resistenzfaktorplasmide 117
– Transduktion 116
– Transposonen 117, *118*
Esociformes 756
Esox 756
essentielle Nahrungsstoffe 269
Esterasen *277*
Estrildidae 470, *471*, *500*, 581, *583*
Ethmoid *730*
Ethmoidalregion *727*, 728
Ethologie 452
Euarthropoda 654, 661, 663

Eucalyptus 268
euchromatisch 140
Eudorina 169
Euglena 603, 604, *604*
Euglenida 603
Eukaryoten 3, 262, *556*
Eulen s. Strigiformes
Eumetazoa 623
Eumycetozoa 599, 606
Eunectes 759
Eunice 467, 648, 650, *652*
Eupagurus 531
Euphausia *673*
Euphausiacea 671
Euplectella 618
Euplectes *485*
Euplectinae 484
Euploidie 92, 95
Euplotes 611, 612
euryök 513
euryosmotisch *311*
Eurypterida 665
eurytherm 513
Eusozialität 489, 495
Eustachische Röhre *402*, 728, *731*
Eustenopteron *551*, 756
Eutelie 643
Eutheria 765
Evaporation 313, *322*, *509*, 511, 764
everse Retina *409*
Evolution 1, 259, 323, 509, 511, **540**f
Evolutionsfaktoren 570f
Evylaeus 342
Excisionsreparatur 80
exergonisch 251
Exit s. Epipodit
Exkretion 308, **314**f, 614
Exkretionskanal 644, *645*, *646*
Exkretionsorgane 738f
Exkretionsporus *616*, *637*
Exkretionssystem *273*
Exocuticula 288, 340, 657, 658, *658*
Exocytose *5*, 10, *10*, 271, *272*, 303, 360, *443*
Exogastrulation 228
exokrin 331, 342
Exon 133, *135*
Exopeptidasen *277*
Exopodit 672, *672*, *674*, 676
Exoskelett 435, 634, 657, 693, 752, 754
Exploitation competition 518
exponentielles Wachstum 520, *521*
Expressivität 149
Extinktion 553
Extranucleoli 183
Extremitäten
– Arthropoda 656, *657*, 663, 666, *673*, *674*, 681
– Chordata **723**f, *724*
Extremitätengürtel 726f
Exumbrella 626
Exuvie 340, 658, 664
Exzessivbildungen 484

F

Facettenauge s. Komplexauge
Fächerlungen 281, *283*, 301
Fächertracheen s. Fächerlungen
Facialis 732, *733*
Fadenhaar 398
Fadenwürmer s. Nematodes
Fanconis-Anämie 87
Fangarme 692, *698*
Fangreuse 650, *651*
Fangschrecken s. Mantodea
Fangschreckenkrebse s. Stomatopoda
Faraday-Konstante 353
Farbensehen 415f
Farbwechsel 445f, *447*
Fascicline 382
Fasciola *273*, 528, 636, *638*
Fast-twitch-Muskeln 430
Faunenschnitt 553
Feder 553, **712**, *713*, 761, 764
Federast s. Ramus
Federfahne 712, *713*
Federfollikel 712
Federkiel s. Scapus, Aves
Federlinge s. Mallophaga
Federschaft s. Rhachis
Federspule s. Calamus
Federstrahl s. Radius, Feder
Feedback 334f, 453, 455, 469, 519
Fehlsinn-Mutation 85
Felis 279, 373, 717
Felsenbein s. Perioticum
Felsenspringer s. *Machilis*
Femur
– Arthropoda *657*, *679*, 683
– Vertebrata *435*, *552*, *724*, *725*
Ferritin 426
Fersenbein *435*
Fertilisation s. Befruchtung
Fettkörper 181, *656*
Fettstoffwechsel 16, **263**f, 269, *277*
Feuerkoralle s. *Millepora*
Feuerwalze s. *Pyrosoma*
Fibrin 304, 547, 548, *549*
Fibrinogen 548
Fibroblast 22, 26, 247, 441, *442*, 443, *443*, 719
Fibroblasten-Wachstumsfaktor (FGF) 228
Fibronectin **25**, 200, 202, 230f, 381
Fibula *552*, *724*, *762*
Fibulare *724*, *763*
Fiebermücke s. *Anopheles*
Fight-or-flight-Reaktion 329, 338
Filamentcortex 442, *442*
Filamin 442
Filarien 647
Filopodium 200, 382, *442*, 443, 606
Filtrationsdruck 295
Filtrierapparat 675, 700, 751
Filtrierleistungen 624
Filzlaus s. *Phthirus*
Fingertiere s. Daubentoniidae
Finne 528, *640*, 641
Fischbandwurm s. *Diphyllobothrium*
Fischchen s. Zygentoma
Fischsaurier s. Ichthyosauria
FISHER 575
Fitneß 451, **478**, **486**, 572
Fixed action pattern 453f
Flachbrustvögel 764
Flachkrebse s. Amphipoda
Flagellata 166, 169, 446, 599, 602, **603**f, *604*, *605*
Flagellenband *605*
Flagellin 3
Flagellum 3, 4, 19, 180, **437**f, *438*, *439*, 599, 603
Flamingos s. Phoenicopteriformes
Flavoprotein *256*
Fleckfieber 669, 690
Fledermäuse s. Chiroptera
Fleischflosser s. Sarcopterygii
Fließgleichgewicht 251
Flöhe s. Siphonaptera
Flohkrebs s. *Gammarus*
Florfliegen s. *Chrysopa*
Flösselfische s. *Polypterus*
Flossensaum 723, *750*
Flössler s. *Polypterus*
Fluchtreaktion 453, 455, 462
Flugdrache s. *Draco*
Flügel *680*, 684, 761, *762*
Flügelentwicklung *233*
Flügelknospe 232f, *233*
Flügelplatte *734*
Flughund s. *Rousettus*
Flugmuskulatur
– Insekten **432**f, *433*, 435
– Vögel 430
Flugsaurier s. Pterosauria
Flugscharbein s. Vomer
Fluid-mosaic-Modell 6

Fluktuationstest 76
Flußbarsch s. *Perca*
Flüssigkeitsschall 403
Flußkrebs s. *Astacus*, *Cambarus*
Flußmuschel s. *Unio*
Fokussieren 412
Foldback-Elemente *118*
Follikel *198*, 335, *337*, *745*
follikelstimulierendes Hormon (FSH) 327, 335
Follikelzellen 181, *198*, 740
Folsäure 270
Foramen ovale
– Gehörorgan *402*, 403, *404*
– Herz 737
Foraminifera 168, 531, 602, 606, *607*, 608
Forelle s. *Salmo*
Formatio reticularis 369
Formica 529, *529*
Formicariidae *524*
Formicidae 95, 171, 210, 470, 489
Fortpflanzung
– asexuelle 162f, *163*, *166*, *602*, 612, 624
– sexuelle (= bisexuelle) 43, 163f, *166*, 601, 624, 644, 739f
– unisexuelle s. Parthenogenese
Fortpflanzungsverhalten 481f
fossile Energieträger 257, 536
Fossil 550, 608
Fovea 408
Fremdbestäubung *532*
Freßpolyp s. Trophozooid
Fringilla 561
Fringillidae 761
v. Frisch 466
Frontalcortex *375*
Frontale *729*, *730*
Frontalganglion *378*
Frösche, Echte s. *Rana*
Froschlurche s. Anura
Fuchshai s. *Alopias*
Fucus 189
Fugufisch s. *Tetrododon*
Fundusdrüse 274, *278*
Fundus-Region *279*
Furca *678*, 685
Furchenbiene s. *Evylaeus*
Furchung 192f, *195*, 199, 218f
– bilateral 194
– discoidal 198
– holoblastisch 193, *193*, 194, *196*
– meroblastisch 193
– radiär 193, 194
– superfiziell 196
Furcula *553*, *726*
Fusion 187
Fußwurzel s. Tarsus, Vertebrata

G

G1-, G2-Phase 38
G-Protein 332, *333*, 391
G-Strophantin s. Ouabain
Gaba (γ-Amino-Buttersäure) *361*, 432
Gabelbein s. Furcula
Gadiformes 756
Gadus 756
Galaginae (= Galagos) *768*
Galapagos-Inseln 559, *562*, 578
Galea *683*
Gallenblase *275*, *313*, 330, *753*, *766*
Gallensäuren *277*
Galleria 268
Gallertdrüse 743
Galliformes 761
Gallus *287*, *745*
Gameten 43, 164, 739
Gametenisolation 582
Gametogamie 601
Gametogenese 177, *178*
Gametogonie **609**, *610*
Gammarus 671
Gamon 612
Gamont 608
Gamontogamie 601
Ganglienleiste *721*
Ganglienzelle 408, *409*
Ganglion 364
– coeliacum *377*
– mesentericum *377*
Ganoidschuppe 715
Ganoin 715, 756
Gap junction *5*, 23, *23*, 359f, *362*, 434
Garen 97
Garnele s. *Crangon*
Garrod 60
Gasdrüse 284, 633
Gaskammer *698*
Gaskonstante 353
Gaster 681
Gastraea-Hypothese 620
Gastralraum s. Gastrovaskularsystem
Gastraltasche 623, *630*, 634
Gastransport *263*
Gastrin 330
Gastriole 269, *605*, *608*, *613*, 615, *616*
Gastropoda *299*, 301, 691, 693, *694*, *696*
Gastrotricha 643
Gastrovaskularsystem 269, **273**, *273*, 620f, 622f, 625f, *627*, 637, *637*
Gastrula 200, **201**, 564, 620
Gastrulation **199**f, *201*, 226, *226*

Gaumen
– primärer 728
– sekundärer 728, 765
Gaumenbein s. Palatinum
Gavialis 759
Gaviiformes 761
Gazella *287*
Gänsevögel s. Anatiformes
Gärung 258
Gebärmutter s. Uterus
Geburtenrate s. Natalität
Gedächtniszellen, Immunsystem 303, 304
Gegenfarbenneuron *416*
Gegenstromverstärker 284, 318, 321, *322*
Gehirn 364, 369, *370*, 376, *378*, 379, 732
Gehirngröße 588, 590, *593*, 594, *594*, 767, 769
Gehirnnerven 369, 732, *733*
Gehirntumoren 348
Gehörknöchelchen 386, 403
Gehörorgan 385, 386, **399**f, *401*, *402*, *404*
Geißelantenne 685, *686*
Geißelhärchen s. Mastigonemen
Geißelkammer 618f
Geißel s. Flagellum
Geißelsäckchen 603, *604*
Geißelskorpione s. Uropygi
Geißelspinnen s. Amblypygi
Geißeltierchen s. Flagellata
Gekko 759
Gelbfieber 690
Gelbfiebermücke s. *Aëdes*
Gelbkörper s. Corpus luteum
Gelbrandkäfer s. *Dytiscus*
Gelenk 732
Gelenkfortsätze 722
Gelenkhaut 657, *657*, *658*, 684
Gemmula 162, 624
Gen 49, 50, 100
– dispersrepetiertes 136
– einmaliges 132
– homeotisches 241
– repetiertes 135
– ribosomales 135, *136*, 140
– tandemrepetiertes 135, *136*
Genabstand 104
Genaktivität 144, *145*, *146*
Genaktivität, differentielle 235
Genamplifikation 140, 181, 183
Genbalance 89, 139
Genbibliothek 128
Gendosis 89
Genkarte *106*, *108*
Genklonierung 125, 127, *128*
Genkonversion 112
Genmutation 85
Genpool 517, **569**, 572

Genregulation 138, 147
Genregulator 141
Gentechnologie 125
Gentherapie 125, 161
Gentotalsynthese 131
Gentransfer 116, 117, *124*, 161, 548
Genwechselwirkung 150
Genealogie 540
Generalisten 420
Generationendauer 530, 570
Generationswechsel 168, 529, 601
– heterophasischer 168, 602, 608
– homophasischer 168, 601, 631, 641
generative Zelle 599, 620
generativer Kern s. Mikronucleus
genetische Drift 570, 575f
genetische Last 574
Genitalleiste 740, *742*
Genitalporus 638, *638*, 661, *662*, 666, *667*, 673, *704*
Genom 131, 132, *136*
Genommutation 582
Genotypfrequenzen 569f, 572
Geocarcinus 528
Geoplana 636
Geospiza 559f, *563*
Geospizinae 559, *563*
Gepard 431, 435, *435*
Geradflügler s. Orthoptera
Geraniol *476*
gerichtete Selektion 573
Gerrhonotus *321*
Geruchssinnesorgan 417, 418, 420
Gesamteignung 486
Gesang 454f, 468f
geschlechtsbegrenzt 150
Geschlechtsbestimmung 171f, 173
Geschlechtschromosomen 76, 172, 173
Geschlechtsdimorphismus 463, 481f, 673
geschlechtsgekoppelt 150
Geschlechtsmerkmale 739
Geschlechtspolyp s. Gonozooid
Geschlechtsumkehr 175f
Geschlechtsverteilung 170f
Geschmackssinnesorgan 417, **419**f, *419*, *683*, 711
Gesichtsnaht *663*, 664
Gestagene 329
Gestaltungsbewegungen 199
getrenntgeschlechtlich 170
Gewebe 620, 626
Gewebshormon 324
Gezeitengürtel s. Litoral
Giardia 603
Gibbons s. Hylobatidae
Gießkannenschwamm s. *Euplectella*
Giftblase 665
Giftdrüse 714, 758
Giftklaue 667, 681
Giftstachel *667*
Giganthopithecus 587
Gigantismus 530
Gigantostraca 665
Gitterkugel 606f, *607*
Glabella 663, *663*
glandotrop 334
Glanzstreifen 432
Glaskörper *409*
Glazialrefugium 579
Gleichgewichtskonstante 252
Gleichgewichtspotential **353**f, *355*, 361
Gleitbeutler s. *Petaurus*
Gleitfilamentmodell 18, 21, ***427***, 438
Gleithörnchen s. *Pteromys*
Gletscherfloh s. *Isotoma*
Glial growth factor 246
Gliaprotein 22
Gliazelle *346*, **348**f, 358, 381
Gliederantenne 685, *686*
Gliederextremität s. Arthropodium
Globigerinidae 608
Glomeris 677
Glomerulum 317, 739, *740*
Glossa *683*
Glossina 605, *689*, 690
Glucagon 328, 332, *333*, 338
Glucocorticoide 329, 338
Gluconeogenese 258
Glucose **255**, *254*, 255, 257, *263*, 278, 310, 328, 329, **336**f, 344
Glutamat *361*, 432
Glutamat-Ornithin-Dipeptid *600*
Glutaminsäure *361*
Glutinante 631, *633*
Glycin *361*
Glykogen 263, 328, 332, *333*
Glykokalyx *5*, 8, *276*, 279
Glykolipide 8
Glykolyse 255, *256*, 257, *263*, 267, 285, 430
Glykoprotein 8, 279, 612
Glykosaminoglykan 24
Glykosidasen *277*
Glykosylierung 15f
Gnathonemus *445*
Gnathostomata 710, 715, *727*
Gnitzen s. Heleidae
GOETHE 542, 732
GOLDSCHMIDT 379
GOLDSTEIN 12
Golgi-Apparat *5*, 16, *272*, 273
Golgi-Zelle *380*
Gonade 207, 739, *742*, *743*, *744*
Gonadensoma 740, 741
Gonadotropine 184, 335, *337*, 339f
Gondwanaland *558*
Gonium 169
Gonocoel 691
Gonodukt 656, 739, 741
Gonophoren 631
Gonopodium 661, 745
Gonozooid 632, *634*, 700
Gorgonocephalus 703
Gorilla *546*, 587, *768*
GÖHLEN 351
Grabwespen s. Sphecidae
Gradient, morphogenetischer 223
Gradienten-Hypothese 382
Gradualismus 550, 582f
Granulocyten 304, *305*
Granuloplasma *442*
Gräten 722
graue Substanz 364, *375*, *734*
Gregarina 609
Gregarinida 609
Grenzstrang *377*
GRIFFITH 51
Grillen s. *Gryllus*, *Teleogryllus*
Großfledermäuse s. Makrochiroptera
Großhirn s. Telencephalon
Grubenwurm s. *Ancylostoma*
Gruiformes 761
Gründereffekt 570
Gründerpopulation 559, 570, 578
Gründerzelle 215
Grundplatte *734*
Grundumsatzrate 267
Gryllus *455*
Guaninpigment 446, *447*, 511
Guanin *53*
Gürteldesmosom 23, *23*
Gürtelwürmer s. Clitellata
Gymnamoebia 606
Gymnodinium 531, 603
Gymnophiona 726, 757, 774
Gymnotidae 444
Gynander 171, **197**, 221

H

H-förmige Zelle 644
H-Zone 423, *425*
H-Y-Transplantationsantigen 173

Haar 713, *714*
Haarbalg 713, *714*
Haarbalgdrüse 713, 714, *714*, 715
Haarbalgmilbe s. *Demodex*
Haarbildungszelle s. trichogene Zelle
Haarlinge s. Mallophaga
Haarmuskel *714*
Haarschaft 713, *714*
Haarsterne s. Crinoidea
Haarzelle 389, *390*, *391*, *402*
Habitat 503
Habituation 472
Habrobracon 172
Hadar *589*, 591
HADZI 621
HAECKEL 564, 590, 607, 620
Haemadipsa 648
Haematoloechus *273*
Haemopsis 648
Haemosporidia 609
Hafte s. Planipennia
Haie s. Selachii
Hakenlarve s. Oncosphaera
Hakenstrahl *713*
Hakenwurm s. *Ancylostoma*
Halbaffen s. Prosimii
Halbmond
– gelber *191*, 192
– grauer 191, *191*, 228
HALDANE 575
Haldane-Effekt 295
Haliotis 691, 694
Halskonnektiv 454
Halswirbel s. Cervikalwirbel
Haltere 685
Hämalbogen 720
Hämatocyten 308
Hämatopoiese 303, *305*
Hämatopoietine 303, *305*
Hämerythrin *291*, 294, 705
HAMILTON 488
Hammer s. Malleus
Hämocyanin *291*, 301
Hämoglobin 85, *86*, 90, 128, *291*, **292**, *293*, 339, 514, 547, *549*, 705
– Anti-Lepore *88*, 90
– Lepore *88*, 90
– McKees Rock 85, *86*
– Wayne 85, *86*
Hämoglobingene 133, *135*, *136*
Hämoglobinsynthese *73*
Hämolymphe 290, **301**, 656, 705
Hämorrhagie 270
Handschwingen *762*
Handwurzel s. Carpus
Haplo-Diploidie 171, 486f, *487*, 488
Haplochromis 268, 585, 756
haploid 43, 95, 488
Haplont 601
HARDY 569
Hardy-Weinberg-Beziehung 569, 572
Haremsbildung 485, 494
Harnblase 744, *746*, *758*, *766*
Harnleiter
– primärer s. Wolffscher Gang
– sekundärer s. Ureter
Harnröhre 744
Harnsamenleiter 741, *743*, *744*
Harnsäure 314, *537*, 764
Harnstoff 7, 313, 314, *537*
Hartsubstanzskelette 435f
Hasenartige s. Lagomorpha
Haut s. Cutis
Hautarterie 299, *301*
Hautatmung 299f, *301*
Hautdrüsen *712*, 714f, *714*
Hautektoderm 205, *409*
Hautflügler s. Siphonaptera
Hautknochenpanzer 715, 756, 758
Hautmuskelschlauch 434, *649*, 661, 684
Häutung s. Ecdysis
Häutungshormon s. Ecdysteron
Häutungsnaht *663*
Hautvene 299, *301*
Hautzähne s. Placoidschuppen
Hawaii-Inseln 561f, *564*, 578
Heavy Meromyosin (HMM) 423, *425*
Hecht s. *Esox*
Hefe s. *Saccharomyces*
Heidelberg *589*, 590
Heleidae 434
Helfer-T-Zellen 120, 306, *307*
Helicase 60
Heliconius 482
Helikotrema *402*
Heliocidaris 210
Heliozoa 602, 606f, *608*
Helix *291*, 691
"Helix-Windung-Helix"-Struktur 143, *143*, 242
Helmkolibri s. *Oxypogon*
Helogale 495
Hemicholinium *363*
Hemichordata s. Branchiotremata
Hemilepistus 511, 671, 676
Hemimetabolie 211, 687
Hemiptera 432, *683*, 687, *689*
Hemisphären 371f, 374f
hemizygot 78
Henle-Schleife *317*, 318
HENNIG 545
Hepatopankreas (= Mitteldarmdrüse) 274, *672*, 692, *693*, *696*, *697*
Herbivoren 268, 278, 279, 534, *535*, 760
Hering s. *Clupea*
Hermaphroditismus 170, 176, *532*, 747
Heroin 350
Herpes-Viren 348
Herrentiere s. Primates
HERSCHEY 51
HERTWIG 185
Herz **297**, *299*
– Arthropoda *283*, 654, 662, *672*, *679*
– Chordata 266, *300*, **735**f, 735, 747
– Mollusca 691, *692*
Herzbeutel s. Pericard
Herzigel s. *Echinocardium*
Herzkammer s. Ventrikel
Herzmuschel s. *Cardium*
Herzmuskulatur 297, 432
Herzvorkammer s. Atrium
Hesperornis 764
Heteroallele 114
Heterocephalus 495, *495*
Heterochromatin 33, 140
Heterochronie 214
heterocoel 722
Heterodontie 716, 765
Heteroduplex 113
heterogametisch 172
Heterogonie 168, **641**
heterokaryotisch 601, 611
heteronom 649, 680, *686*
Heteropeza 214
Heteroptera 687, 690
Heterosiseffekt 574
Heterostegina 531
Heterostraci 752
Heterothermie 320, 321
Heterotrophie 250, 344, 534, 599, 603f
heterozygot 76
Hexacontium *607*
Hexactinellida 618
Hexanol *343*
Hexapoda s. Insecta
Hibernation 264, **323**
Hilara 500
HILL 422
Hinterhauptsbeine s. Occipitalia
Hinterhirn s. Metencephalon
Hinterkiemer s. Opisthobranchia
Hippocampus 373
Hippospongia 618
Hirnganglion *734*
Hirnhäute *409*
Hirnnerven 369, 732, *733*

Hirnrinde 372
Hirnstamm 322, 360, 369, *370*, 733, *734*
Hirudinea 280, 648, 653
Hirudo 275, 648
His-Bündel 297
Histamin 41
Histokompatibilität 568
Histokompatibilitäts-Antigene 115, 155
Histokompatibilitätskomplex 155, 306
Histon 29, **30**, 136, 179
Histongene 136, *136*
Hitzeschockgene 132, *133*, 146
Hochspannungsfische 444
Hochwasserlinie *510*
Hoden s. Testis
Hodenabstieg 742
Hodensack s. Scrotum
Hogness-Box 143
Hohltiere s. Coelenterata
Hohlvene s. Vena cava
Holarktis *771*
HOLLIDAY 114
Holocephali 753
holokrin 714, *715*
Holometabolie 211, 340, *341*, 687
Holonephros 738, *740*
Holostei 715, 756, 774
Holothuria 703
Holothurioidea 703, 707
Holotrichia 611
Holzbock s. *Ixodes*
Holztermite s. *Kalotermes*
Holzwespen s. Symphyta
Homalozoon 611, 614, 617
Homarus 671
Homeobox 236, *237*, *240*
Homeodomäne 236, *237*
Homeosis 235
homeotische Mutanten 235
Hominidae *546*, 587, *593*
Hominoidea *768*
Homo *521*, 522, *768*
– *erectus* 588f, *588*, *589*, 590, *592*, 593, *593*
– *habilis* 588f, *588*, *589*, 591, *593*
– *neanderthalensis* 589, *592*
– *sapiens* *546*, 547, *548*, *565*, 587f, *588*, *589*, *592*, *593*, 717
– AIDS 120
– Alu-Sequenzen 137
– Aneuploidie 94f
– Barr-Körper 139
– Chromosomenbrüche 87
– Erbkrankheiten 60, 87, 153
– Geschlechtsbestimmung 173
– Hämoglobin 85, *86*, *88*, *136*
– Karyotyp *36*
– Rot-Grün-Blindheit 150, 416
Homoallele 114
Homodontie 716, 717
homogametisch 172
Homogentisinsäure 60
homoiosmotisch 311
Homoiostase
– genetische 584
– physiologische 304, 319, 336, 371
Homoiothermie 267, 304, 319f, 320, **321**, 508, 766
Homologie 541f
homonom 648, 654, 664, 673, *674*, 680f, 725
Homoptera 687
homozygot 76
Honigbiene s. *Apis*
HOOKE 1
Horizontale *409*, *413*
Hormone 144, 176, 212, 304, **324**f, 463
hormonresponsive Elemente 144
Horn 712
Hornschicht s. Stratum corneum
Hornschnabel 767
Hornschwämme s. Demospongia
Hornviper s. *Cerastes*
Hornzähne 717, 752
Hörorgane 385, 386, **399**f, *401*, *402*, *404*
Hörschwelle *405*
Hörzellen 395
Huf 712
Hufeisennase s. *Rhinolophus*
Hüftglied s. Coxa
Huhn s. *Gallus*
Hühnervögel s. Galliformes
Humerus *435*, *724*, *725*, *762*
Hummer s. *Homarus*
Hund *435*, 472, *586*, 717
Hundebandwurm s. *Echinococcus*
Hundefloh s. *Ctenocephalides*
Hunderäude 669
Hundertfüßler s. Chilopoda
Hüpferling s. *Cyclops*
Hyale s. Hyoid
Hyaloplasma *442*
Hyaluronsäure 24
Hybridensterblichkeit 579, *580*
Hybridensterilität 579
Hybridplasmide 126, *127*
Hybridzelle 161
Hydra 162, 244, 247, 625, 628, *628*, *630*
Hydraulik 434, 435, 443
Hydrocephalus 609
Hydrocoel 704, *704*
Hydrolase 271, 272
Hydroskelett **434**, 622, 637, 643f
Hydroskelett-Hypothese 710
Hydroxylamin 81
Hydroxylapatit 719
Hydrozoa 162, 472, 625
Hyla 757
Hylobatidae 494, *768*
Hylobittacus 482f, *483*
Hymenoptera 95, 167, 171, 432, 486f, 531, 687
Hyoid *727*, 728, *729*, *730*, *731*
Hyoidbogen *727*, 728, 731, 737, 755
Hyomandibulare *727*, 728, *731*
hyperexponentielles Wachstum *521*, 522
Hypermastigida 275, 603, 605
Hyperolius 511, *512*
hyperosmotisch *311*, 312f, 318
Hyperphalangie 726
Hyperpolarisation **355**, *356*, 361, 389, 441
Hypobranchialrinne 747, *748*, *751*, 752
Hypocentrum *723*
Hypodermis *646*, 657, 658, *658*
Hypoglossus 733, *733*
Hypoglykämie 338, 522
Hypohippus 557, *560*
Hypopharynx *683*
Hypophyse 184, **334**, 339, 371
Hypophysen-Hinterlappen s. Neurohypophyse
Hypophysen-Vorderlappen s. Adenohypophyse
Hypophysen-Zwischenlappen 327, 334, 446
hyposmotisch *311*, 312f
Hyposphäre *653*
Hypothalamus 322f, 334, *336*, *370*, 371, 463, *465*
Hyracoidea 765, 768
Hyracotherium 556, *560*, *561*

I

I-Bande 423, *425*, *426*
I-Zellen 247, 627f, *630*, 740
Ibis *527*
Ichthyornis 764
Ichthyosauria 552, *552*, 554, 726, 760, *760*
Ichthyosaurus *552*
Ichthyostega *551*, 553, 585, *723*, 758
Ichthyostegalia *760*
Ictalurus *419*, *515*
Ictidosauria 732
Igelwürmer s. Echiurida

Iguana 759
Ilium *726*, 727, *758*, *760*
Imaginalscheibe 211, *212*
Imago 211, 340, *341*, 517, 518, 685
Immigration 517, 520, 556
Immunogenetik **155**
Immunoglobuline 156, *156*, 157, *157*, 158, *159*, 303
Immunsystem **302**f, 339
Imprinting s. Prägung
Impulsschwelle 355f, *356*, 358, *394*
Inaktivierung, X-Chromosom 139
Incisivus *586*, 716, *717*, *718*
Inclusive fitness s. Gesamteignung
Incus *402*, *730*, *731*
indirekte Flugmuskulatur 433, *433*
Indriidae (=Indris) *768*
Induktion 216, 226f, *226*, *227*
Induktor *142*
Industriemelanismus 571, *571*
Infantizid 496
Infralitoral *510*
Inhibiting hormone 328, 334, *336*
Inhibition, laterale *380*, *413*, 414, *414*
Inhibitor *18*
Innenglied, Sinneszelle 388, *388*, *392*
Innenohr *390*, *402*, 403
Innenskelett 435, 634, 707, 709, 752
innere Uhr s. Rhythmik, circadiane
innere Zellmasse 199
Insecta 196, *197*, 211f, 405, 654, 660, ***677***f
insectivor 323
Insectivora 322, 586, 717, 765
Insekten s. Insecta
Insekten, geflügelte s. Pterygota
Insektenfresser s. Insectivora
Insektenstaaten 489f
Insemination 582
Insertionssequenzen 79, 116
Insight learning 475
In-situ-Hybridisierung 237, *239*
Insulin 328, **337**
Integrine 25, 381
Integument 313, 511, *658*, *662*, **711**f
Interambulacralplatten 707, *708*
Interdorsale *723*
Interference competition 518
Interferenz *106*, 107
Interkalarsegment 679, 680
interkalierende Substanzen *83*, 84
Intermediärfilamente *5*, *23*, 347
Intermedium *724*, *762*
Interneuronen **347**, *365*
Interparietale *730*
Interphase 38
Intersexualität 171, 174
interstitielle Zellen (= I-Zellen) 247, 627f, *630*, 740
Interstitium 318, 349f
Intertarsalgelenk 726, *762*
Intertidal *510*
Interventrale *723*
Intestinum *275*
Intima 288, *289*, 678
Intron 133, *135*
Intussuszeption 719, 753
Invagination 200, 620
inverse Retina *409*
Inversion 90
– paracentrisch *88*, 90, *91*, 109, *111*
– pericentrisch *88*, 90, 111, *111*
Involution 202
Inzucht 570
Inzuchtvermeidung 487
Ionenkanäle 9, **310**, 351, 356, *356*, 360
Ionenpumpen s. Ionentransporte
Ionenregulation 308, **309**f
Ionentransporte 9, 309, *309*, 314
ionisierende Strahlen 79
Iridophore 446, *447*, 511
Iris *409*
Irregularia 703
Ischium *726*, 727, *758*, *760*
Isoakzeptor 70
Isogamie 481
isokalorisches Gewicht 263
Isolation 479
Isolationsmechanismen 579f
isometrische Kontraktion 430
Isopoda 671, 676
Isoptera 489f, *490*, 687
Isorhize s. Glutinante
isosmotisch 311, 313, 707
Isotoma 677
isotonische Kontraktion 430
Ixodes 665, 669, *669*

J

Jacob 61
Jahresperiodik s. Rhythmik, annuale
Javamensch 590
Jerne 159
Jochbein s. Jugale
Johnston-Organ 399, *494*
Jugale *730*
Julus 677
Juvenilgesang 469, *469*
Juvenilhormon 212, **340**, *341*

K

K^+-Ionen 352f, *355*, 389
K^+-Kanäle *298*, 357, 361, 441
K-Strategen 520, 538
Kabeljau s. *Gadus*
Käfer s. Coleoptera
Käferschnecken s. Polyplacophora
Kahlhecht s. *Amia*
Kahnfüßler s. Scaphopoda
Kaimanfisch s. *Lepisosteus*
Kalkschale *745*
Kalkschwämme s. Calcarea
Kalmar s. *Loligo*
Kalorimetrie 264
Kalotermes 275, 343, *490*, 491
Kälterezeptoren 322
Kamel s. *Camelus*
Kamele s. Tylopoda
Kammerlinge s. Foraminifera
Kammkieme s. Ctenidium
Kamptozoa 773
Kanalproteine *309*
Kanarienvogel s. *Serinus*
Kanarische Inseln 561
Känguruhmaus s. *Dipodomys*
Känguruhs 278, 586
Kaninchen s. *Oryctolagus*
Kanonenbein 725
Kapazität, ökologische 520, *521*
Kapillaren *296*, *317*, 344, *350*, 693, *736*
Kapuzineraffen s. Cebidae
Kardinalvene s. Vena cardinalis
Karpfen s. *Cyprinus*
Karpfenlaus s. *Argulus*
Karyogamie 165
Karyotyp 35, *36*
Kasten 213, 487, 489, *491*, 492, 517
Kastration 463
Kasuare s. Casuariformes
katabolischer Stoffwechsel 254, 258
Katalase 17
Katalysatoren 2
Katastrophentheorie 550
Kathepsine *277*
Katze 279, 373, 717
Katzenhai s. *Scyliorhinus*
Katzenwels s. *Ictalurus*
Kauapparat 706, *708*, 765
Kaulade *667*, *674*, 679
Kaulquappe 759

Kaumagen *275*
Kehlkopf *766*
Kehlkopfapparat 731
Keilbeine s. Sphenoide
Keimbahn 168
Keimbahnkörper *742*
Keimblätter 200, 202f, 621, *622*
Keimplasma 740
Keimscheibe *745*
Keimschicht s. Stratum germinativum
Keimzelldeterminanten 221f
Kelch s. Calyx
Kellerassel s. *Porcellio*
Kennlinie 394, *394*
Kenozooid 700
Keratella 643
Keratin 22, 268, 274, 711, 714
Kern 3, *5*, 29
Kerndimorphismus 611, **612**
Kernmembran (-hülle) 3, *5*, 6, 29
Kernphasenwechsel 168
Kernporen *5*, 29
Kernsignal 29
Kernteilung 6
Kerntransplantation 220
Kern/Plasma-Relation 189, 192
Kieferbogen s. Mandibularbogen
Kiefergelenk
– primäres 728, 731
– sekundäres 731, 765
Kieferlose s. Agnatha
Kiefertaster s. Pedipalpus
Kielbrustvögel 764
Kieme 208, **281**f, *282*, *299*, *650*, *651*, 661, *672*, 691, *692*, 693, 757
Kiemenbogen s. Branchialbogen
Kiemendarm 702, 710, 747, *748*, *750*, 751, *753*
Kiemendeckel 661, 692, *694*, 757
Kiemenherzen s. Bulbilli
Kiemenhöhle 692, *693*, 695, *696*
Kiemenkapillaren *736*
Kiemenschwänze s. Branchiura
Kiemenspalte *727*, 728, 747, *748*, 751, *751*, 755
Kieselsäure 606, 608, 618f
Kieselschwämme s. Hexactinellida
Killer-T-Zellen 306
KIMURA 576
Kin selection s. Verwandtenselektion
Kinetochor **41**
kinetodesmale Fibrillen 441, 612, *614*
Kinetoplast *602*, 603, *605*
Kinetoplastida 603
Kinetosom s. Basalkörper
Kinocilium 389, *390*
Kinorhyncha 643
Kiwis s. Apterygiformes
Kladismus 545, 598
Kladogramm 545, *545*, *546*, *564*, *760*, *768*
Klammergriff 769
Klasse *544*
klassische Konditionierung 472f, *474*
Klebfaden *668*
Klebkapsel s. Glutinante
Kleiderlaus s. *Pediculus*
Kleidervögel s. Drepanididae
Kleinfledermäuse s. Mikrochiroptera
Kleinhirn s. Cerebellum
Kletterfasern 379, *380*
Klimaxgesellschaft 538
Klinefelter-Syndrom 94, 173
Kloakalraum 747, *748*
Kloake 208, 739, 744, 745, *745*, *755*, *758*, *762*
Kloakentiere s. Monotremata
Klon **75**, 568
klonale Selektionstheorie 159, *160*
Kniehöcker s. Corpus geniculatum
Knochen **719**, *720*, 753
Knochenfische i.e.S. s. Teleostei
Knochenfische s. Osteichthyes
Knochenganoiden s. Holostei
Knochenmark 303, 305, 330
Knochenzelle 719, *720*
Knorpel 697, **719**, *720*, 752, 753
Knorpelfische s. Chondrichthyes
Knorpelganoiden s. Chondrostei
Knospung 10, 162, 632, 700
Koala 268, 278, 586
Koboldmakis s. Tarsiidae
Köcherfliegen s. Trichoptera
Koevolution 461, 512, 525, 527f, 531
Koexistenz 522f, 524
Kognition 475
Kohlendioxid 260, 263, **294**, 536, *537*
Kohlenhydrate 255f, **263**f, 269, *277*
Kohlenmonoxid 294
Kohlenstoff-Kreislauf 536
Kohlmeise s. *Parus*
Koinzidenz-Koeffizient *106*, 107
Kokzidose 609
Kolibris s. Trochilidae
Kollagen **24**, 274, 619, 719
Kollateralen 345, 369
Koloniebildung 700
Kommensalismus 530
Kommissur *662*, 663
Kommunikation 459f, 475, **492**, 529
Kommunikationskontakt s. Gap junction
Kompaktion *230*, 231
Kompartimente 217
Kompaß 385
Kompaßqualle s. *Chrysaora*
Komplementation 98, *99*
Komplementsystem 306
Komplexauge *407*, **410**f, *410*, *411*, *557*, *663*
Konditionierung 472f, *474*
Konduktion 508
Königinpheromon 343
Konjugation 163f, *165*, 612
Konjunktivitis 271
Konkurrenz 517f, 519, **522**, 532, 566
Konkurrenz-Exklusions-Prinzip 522
Konnektiv *378*, *649*
Konsumenten 534, *535*
Kontaktchemoperzeption 417
Kontaktinhibition, Zellteilung 40
Kontinentalsockel *510*
kontraktile Vakuole *602*, *613*, *616*, 617
kontraktiler Ring *193*, 194
Kontraktionsform 430
Kontraktionskraft 429
Kontrollelemente, Genstruktur 133, 144
Konturfeder *762*
Konvektion *263*, 508
Konvergenz 447, 515f, 545, *545*
Koobi Fora *589*, 591
Kooperation 486f, 489
Kopplung 103
Kopf s. Caput
Kopfarterie s. Arteria carotis
Kopfbildung 650
Kopffuß 692, 693
Kopffüßler s. Cephalopoda
Kopfhöhlen 733
Kopflappen s. Prostomium
Kopflaus s. *Pediculus*
Koprophagie 276
Kopulationsorgane 739, 745
Korallen s. Anthozoa
Korallenriff 531, 633
Korbgrube s. Coated pit
Korbvesikel s. Coated vesicle
Korbzellen *380*, 381
Kormoran 761

Körnerdrüse *712*, 714
Körnerzelle *380*, 381
Körpergröße 264, 266, 436, *523*, **533**, *533*, 535, 586
Körperhöhlen 621, *622*
Körperkreislauf 735, *736*, 737
Körpervenen 735
Kragengeißelzelle s. Choanocyt
Kragengeißler s. Choanoflagellida
Krake s. *Octopus*
Krallen 712
Krallenaffen s. Callitrichidae
Krallenfrosch s. *Xenopus*
KRAMER 466
Kraniche s. Gruiformes
Kranzfühler s. Tentaculata
Kratzer s. Acanthocephala
Krätzmilbe s. *Sarcoptes*
Kreatinphosphat *254*, 429
Krebse s. Crustacea
– höhere s. Malacostraca
– niedere s. Entomostraca
Krebszellen 40, 153
Kreislauf *263*, **290**f, 735f
Kretinismus 339
Kreuzotter s. *Vipera*
Kreuzspinne s. *Araneus*
Kreuzwirbel s. Sacralwirbel
Kriechtiere s. Reptilia
Krill 671
Kristallkegel *410*
Krokodile s. Crocodilia
Kropf
– Aves *762*
– Insecta *275*, *322*, 462, 479
Kröten s. *Bufo*
Kuckuck s. *Cuculus*
Kuckucke s. Cuculiformes
Kurzfühlerschrecken s. Caelifera
Kurzschnabeligel s. *Tachyglossus*
Kurzzeitgedächtnis 476f, *477*

L

Labellum 420
Labialdrüse *275*, 656
Labium *322*, 462, 472, 661, 679, *683*, *689*
Labmagen 278, *279*
Labrum *378*, *672*, *675*, *679*, *683*, *689*
Labyrinth 401, *401*, *565*, 732
Labyrinthodonta *551*, 758
Labyrinthzähne 758
Lacerta 577, 759
Lacertilia 759
Lachs, pazifischer s. *Oncorhynchus*
Lacinia *683*, *689*
Lacrimale *730*
Lactase *277*
Lactat 258, 259, 260, 285, 430
Lactose-Operon *61*
Laetoli *589*, 591
Lagena *401*, 402
Lagomorpha 765
Lakunen 705
Lama 530
LAMARCK 540, 543, 550, 569
Lamblia s. *Giardia*
Lamblienruhr 603
Lamellenkörper 386
Lamellibranchiata 691
Lamellipodium *442*, 443
Lamellocyt 308
Lamin 29
Lamina *477*
Laminin 25, 381
Lampenbürstenchromosom *34*, 46, **47**, 183
Lampyridae 447f, 461
Landasseln s. Oniscoidea
Landschildkröte s. *Testudo*
Langerhans-Inseln 328, 337
Langfühlerschrecken s. Ensifera
Langschnabeligel s. *Zaglossus*
Längsmuskulatur *433*, *649*, *650*, *656*, *684*, 718
Längsteilung *602*, 605
Languste s. *Palinurus*
Langzeitgedächtnis 373, 477
LANKESTER 620
Lantian *589*
Lanzettegel s. *Dicrocoelium*
Lanzettfischchen s. *Branchiostoma*
Lappentaucher s. Podicipidiformes
Lariat 133, *135*
Larven 210f, 517
– Agnatha 752
– Amphibia 759
– Annelida 652, *653*
– Ascidiacea 194, *196*
– Branchiotremata 702
– Coelenterata 631
– Crustacea 674
– Echinodermata *195*, 200, 703f, 709
– Insecta 470, 472, 484, *490*, 527, 534, 685
– Plathelminthes 641
Larynx *766*
Latenz 344, 388, *389*, 454
Latimeria *551*, 554, 756, 757
Laubfrösche s. *Hyla*, *Chiromantis*
Laubheuschrecken 400
Laubsänger s. *Phylloscopus*
Laufbein 661, 665, 673, *674*
Laufknochen s. Tarsometatarsus
Laurasia *558*
Läuse s. Anoplura
LEAKEY 590
lebendes Fossil 554, 757
Lebensgemeinschaft s. Biozönose
Leber 181, 207, *275*, *277*, 337, *750*, 751, *753*, *758*, *766*
Leberegel
– großer s. *Fasciola*
– kleiner s. *Dicrocoelium*
Lederhaut s. Dermis
LEEUWENHOEK 185
Leguane s. *Iguana*
Leibeshöhle
– primäre **621**, *622*, 636, 643, *646*, 654, *656*, 692
– sekundäre s. Coelom
Leishmania 306, 528, 603, 605
Leishmania-Form 603, *605*
Leishmaniose 605
Leitfossil 608
Lemuridae *768*
Lemuriformes 559, *768*
Lendenwirbel s. Lumbalwirbel
Lepas 671
Lepidoptera 577, *683*, 687
Lepidosauria *760*
Lepidosiren 286, 741, 756
Lepisma 275, 677
Episosteus 286, 756
Leptomonas-Form 603, *605*
Lerndisposition 468, 469, 474
Lernen 471f
– assoziatives 472, *474*
– instrumentelles 473
Lernpaket 475
Letalgrenze *514*, *515*
Letalität 574
Leuchtkäfer s. Lampyridae
Leuchtkrebse s. Euphausiacea
Leuchtmeduse s. *Aequorea*
Leuchtorgane 447
Leucochloridium 636
Leucon-Typ 618, *619*
Leucosolenia 618
Leukocyten 303, 304, 441
Leydig-Zelle *712*, 714
Libellen s. Odonata
Licht *387*, 504f
Lichtempfindlichkeit **406**f, *407*, 411, 504, 505
Lichtenergie 261
Ligament 694, *697*
Light Meromyosin (LMM) 423, *425*
limbisches System *372*, 373
Limikolen s. Charadriiformes

Limulus *291*, 297, 554, 665, 666, *666*
Lingula 699, 701
Liniendetektoren 414
LINNÉ 540, 550
Linolensäure 269
Linolsäure 269
Linse *245*, 246, 386, *406*, 408, 412f, *412*
Linsenauge s. Einzellinsenauge
Liolaemus 320
Lipase *277*
Lipid-Doppelschicht 6
Lipovitellin 184
Lithobius 677
Litoral *510*, 523
Littorina 571
Lizenz, ökologische 515
Lobopodium 606, *655*, *662*, 663
Lobula *477*
Lobus olfactorius 732
Lochkamera-Auge 408
Locusta 454
LOEWI *377*
logistisches Wachstum 520, *521*
Lokomotion 267, 422
Loligo *352*, 354, *355*, 691
Lonchura *471*
Longitudinalkanal *424*, 425f
Longitudinalmuskulatur s. Längsmuskulatur
Lophius 448
Lophophor 700, *701*
Lorisiformes *768*
Lorisinae 494, *768*
Low Density Lipoprotein (LDL) 12
Löwe 496, 535, 717, *718*
Luciferase 446f
Luciferin 446f
Lucy 591
Luftdarm 286
Luftkapillaren 283
Luftröhre s. Trachea
Luftsack 283, *288*, 290, 678, *680*, *762*
Lumbalwirbel 722, *766*
Lumbricus *291*, 609, 648
Lunge **281**f, *286*, *287*, *288*, *299*, 756, *766*
Lungenarterie s. Arteria pulmonalis
Lungenfische s. Dipnoi
Lungenkapillaren *736*
Lungenkreislauf 735, *736*, 738
Lungenschnecken s. Pulmonata
Lungenvene s. Vena pulmonalis
Lurche s. Amphibia
LURIA 76
Luscinia 579
luteinisierendes Hormon (LH) 327, 335
Luteotropin 327
Lycosa 400, 665
Lyme-Krankheit 669
Lymnaea 691
Lymphgefäße 279, 295, *300*, **302**
Lymphherz 302
Lymphknoten *300*, 302
Lymphocyten 8, 50, 156, 302, **303**f, 304, *305*, 306, *307*, 339
Lymphokine 306, *307*
lyriforme Organe 398, 504
Lyse 306
Lysosom *5*, *10*, *12*, **17**, 271, *272*, *349*, 615, *616*
Lysozym 307, 547
Lystrosaurus 558

M

M-Linie 423, *426*
M5-Methode *77*, 78
M-Phase-induzierender-Faktor (MPF) 41, 184f
Macacus 494, 547, *548*
Machilis 677
MAC LEOD 51
Macrocheira 586
Macula 401, *401*
Madagaskar 559
Madenwurm s. *Enterobius*
Madreporaria 507, 531, 625, 633
Madreporenplatte *704*, 705, 707, *708*
Magen *275*, *279*, 330, *696*, *697*, *698*, *701*, *753*, *762*, *766*
Magendivertikel 707
Magicicada 519
Magnetkompaß 457
Maikäfer s. *Melolontha*
Mais 118
Maja *311*
Makrochiroptera 504
Makroevolution 583
Makrogamet 481f, *610*
Makrogametocyt *610*
Makromeren *195*
Makromutationen 584
Makronucleus 163, 601, *602*, **612**, *613*
Makrophagen 269, 271, **303**, 304, *305*, 441, *442*
Makrosmaten 418, 755, 767
makrosphärisch 608
Makrozooid 601
Malacostraca 671, 672, 676
Malapterurus 444
Malaria 574, *575*, 609, *610*
Malariamücke s. *Anopheles*
Malleus *402*, *730*, *731*
Mallophaga *527*, 528, 530, 685, 687
Malphigi-Gefäße *275*, *316*, **318**, 656, 667, *679*
Malphigi-Körperchen 316, *317*, 739, *740*
Maltase *277*
Mammalia 710, *760*, **765**f, *766*, 774
– Eiorganisation 190
– embryonale Anhangsorgane *209*, 210
– Furchung 199, 219
– Geschlechtsbestimmung 173
– Hirngewicht *593*, 594
– Physiologie *286*, *299*, *300*
– Zellstammbaum 217
Mammuthus 717, *718*
Mandibel *378*, 656, 661, 671, *674*, 679, *679*, *681*, *682*
Mandibeldrüse 342f, *343*
Mandibularbogen *727*, 728, 737, 755
Mandibulare *727*, 728
Mandibulata 654, 660
MANGOLD 226
Mannose-6-Phosphat 17
Manta 753
Mantelfalte s. Pallium, Mollusca
Mantelhöhle *352*, 368, 692f, *693*
Manteltiere s. Tunicata
Mantodea 687
Manubrium 626, *627*, *630*
Marella *557*
Marginalplatte *706*
Mark-Scheide s. Myelin-Scheide
Markstrang 364, 636, *662*
Marsupialia 322, 586, 731, 765, **767**, 774
Marsupium 739
Massensterben 554
Mastax *647*
Mastigonemen *604*
Mastigophora 599
Mastodon 436
Maternaleffekt 151
Maternaleffekt-Gen 239
Matrix, extrazelluläre **24**, 381, 443, 618, 625, 716, *720*
Matrize, sensorische **459**f, 469, *469*
MATTHAEI 61
Maulbrüter s. *Haplochromis*
Maulesel 579
Maultier 579
Maulwurf s. *Talpa*
Maus s. *Mus*

Mauser 712
Maus-Mutanten
– albino 220
– black 220
– Danforth's short tail 149
– dwarf 149
Mauthner-Zelle 360
Maxillardrüse 656, *672*
Maxillare 728, *729*, *730*
Maxille *378*, *655*, 656, 661, 671, *672*, 679, *679*, *683*
Maxillipedium 656, 661, 672, *674*
MAYR 575
MC CHARTY 51
MC CLINTOCK 118
Mechanorezeptor 366, *367*, *388*, 389, 629, *631*
Mechanotransduktion **388**f, *391*
Meckelscher Knorpel 728, *730*
Medinawurm s. *Dracunculus*
Medulla 465, *477*
Meduse 626, *627*
Medusenhaupt s. *Gorgonocephalus*
Medusoid 631, 633, *634*
Meerbrassen s. Sparidae
Meeresleuchten 446
Meerkatzen s. Cercopithecinae
Meerwasser 311f, *311*, *355*, *506*, 509f, *510*
Megaceros 484
Megakaryocyt *305*
Mehlkäfer s. *Tenebrio*
Mehlmilbe s. *Acarus*
Meiose **43**, *45*, *46*, *105*, 166, *166*
Melanin 150, 327, *409*, 410, 445, *447*, *631*
Melanisierung 308
Melanocyten 330
melanocytenstimulierendes Hormon (MSH) 326, 327, 446, *447*
Melanonotus 400
Melanophore 445, *447*
Melanotropin 327
Melatonin 330, 446, *447*
Melolontha 279
Melospiza 468f, *469*
Membran, biologische 6, *7*
Membranfluß *10*
Membranflußmodell *443*
Membranfusion 10
Membranpermeabilitäten *355*
Membranpotential 9, **352**f
Membranproteine 7, *7*
Membrantransport 9, 309f, *309*, 313
Membranwiderstand 359
Membranellen 612, *613*
Membranellenband 611
Membranipora 699
Menadion 270
MENDEL 50, 99, 565
Mendelsche Gesetze 100
Mensch s. *Homo*
Menschenfloh s. *Pulex*
Menses 336, *337*
Menstruation 336, *337*
Mentum *683*
Mercator 645
Merkmalsverschiebung 522, *523*
Mermis 258
Merohippus *560*
merokrin 714, *715*
Merostomata 554, 660, 665
Merozoit *610*
Merychippus *560*, *561*
Mesaxon *346*
MESELSON 54, 61
Mesencephalon *370*, 371
Mesenchym 618, *619*, 621, *622*, 653, 720
Mesenterialfilamente 626
Mesenterium 626, 648, *649*, 654, 739, *742*
Mesocoel 623, 699, *701*, 703, *704*
Mesoderm 203, 204, 207, *622*, 652, *656*
Mesoderminduktion 228
Mesogloea 625, 626, *627*, *630*, *635*
Mesohippus *561*
Mesolitoral *510*
Mesomeren *195*
Mesopelagial 505, *508*, *510*
Mesosoma 701, *701*
Mesothorax 681
Mesozoa 623, 773
Messel *560*
Messenger (mRNA) 61, 65
Messerfische s. Gymnotidae
Meßglied 321f
Metabolismusrate **264**, 288, 319, *319*, 323, 328
Metacarpalia *553*, *724*, 725, *725*, *762*
Metacarpus *435*, *724*
metacentrisch 35
Metacercarie 529, *638*
metachron 440, 441
Metacoel 623, 699, *701*, 703, *704*
metagam 579
Metagenese 168, **641**, 651, 747
Metamerie **648**, 661, 694, 710
Metamorphose 211f
– Agnatha 752
– Amphibia 213, 328, *712*, 714, 758f
Metamorphose
– Echinodermata 703f
– Insecta 211f, *212*, *341*, 685f
Metanauplius-Larve *675*
Metanephridium **316**, *316*, 648, *701*
Metaphase 42, *42*
Metaphasenchromosom 35, *36*, *37*
Metasoma 660, 665, *667*, 700, 701, *701*
Metastase 40
Metastomium *651*
Metatarsalia *553*, *724*, 725f, *725*
Metatarsus *435*, *724*, 725
Metatheria 765
Metathorax 681
Metatroch *653*
Metazoa 555, **620**f
Metencephalon 369, *370*
Methan 536
4-Methyl-3-heptanon 420
Mg^{2+}-Ionen *363*, *438*, 440, 446
MHC-System s. Histokompatibilitätskomplex
Microtus 521
MIESCHER 30, 50
Miesmuschel s. *Mytilus*
Mikrochiroptera 504
Mikroevolution 583
Mikrogamet 481f, *610*
Mikrogametocyt *610*
Mikromeren *195*
Mikronucleus 163, 601, *602*, **612**, *613*
Mikrophagen 694, 703, 706, 754
Mikropyle 181
Mikrosmaten 418, 769
Mikrosomen 13
mikrosphärisch 608
Mikrospines *442*, 443
Mikrotubuliband *616*
Mikrotubulibündel 612, *614*
Mikrotubuliröhre 615
Mikrotubulus 3, **19**f, *20*, 347, *349*, 438, *439*, 606, *608*
Mikrovilli *5*, *276*, 279, 389, 637
Mikrovillikranz 604, 632
Mikrozooid 601
Milben s. Acari
Milchdrüse 327, 329, 715, 766
Milchleiste 715
Milchsekretion 327
Milchzähne *717*, 718
Millepora 625
Milz 302, 338
Milzbrand 690
Mineralocorticoide 329

Miniaturisierung 530
Miracidium-Larve 528, *638*, 641
Mirounga 485
Missense-Mutation 85, *86*
Missing link 550
mitochondriale DNA 152, 550
Mitochondrium 3, *5*, **26**, *27*, 152, 179, **255**, *256*, 262, 266, 274, *289*, 322, 603
Mitose 3, 6, **41**, *42*, *45*
mitotischer Index 38
Mitteldarm 273, *275*, *316*, *672*, *679*, *753*, 755
Mitteldarmdrüse s. Hepatopankreas
Mittelfuß s. Metatarsus
Mittelhand s. Metacarpus
Mittelhirn s. Mesencephalon
Mittelohr *402*, 728, *731*
Mittelohrknochen 386, 403
Mixocoel 318, 654, 656, *656*, 662
Mixotricha 441
Mixotrophie 599
Mobilität 344
Modifikation 74
Modjokerto *589*
Modul 414
Molar *586*, 716, *717*, *718*
Molch s. *Triturus*
Mollusca 196, 297, 623, **691**f, *693*, 773
Monamine *361*
Moniliformes 482
monocistronisch 66
Monocystis 609
Monocyten 304, *305*
MONOD 61
Monodelphia 744
Monogamie 485
monohybrider Erbgang 100, *101*
monoklonale Antikörper 160
monophyletisch 545, 546
Monophyodontie 718
Monoplacophora 554, 691, *692*
Monosomie 94
Monothalamia 606, 608
Monotremata 322, 715, 717, 765, **767**, 774
Moosfasern 379, *380*, 381
Moostiere s. Bryozoa
MORGAN 50, 100, 104, 235
Mormyridae 444, *445*
Morphium 364
Morphallaxis 244
morphogene Substanz 234f, 239
Morphogenese 229f
morphogenetischer Gradient 223f, 239f
Morphospezies-Definition 577
Mortalität 513, *514*, 520
Morula 194
Mosaikentwicklung 194, 218
Mosasauria 554
Motoneuronen **347**, *365*, *366*, 432
motorische Einheit 432
Mousterien-Kultur 589
Mucopolysaccharide 719
Mucosa *276*, *313*
Muggiaea *634*
MULLER 78
Müllerscher Gang 741, 743, *743*, 744, *762*
multimodal 369
multiple Teilung 169, *610*
multipotent 628
multiterminal 432
Mund 273
Mundfeld s. Peristom
Mundhöhle 419
Mundscheibe s. Peristom
Mundtrichter s. Vestibulum
Mundwerkzeuge 671, *682*
Muraenosaurus *552*
Mus 497, *498*, 548
– Embryonalentwicklung *198*, 199
– Expressivität 149
– Geschlechtsbestimmung 173
– Globin-Gen *135*
– Immunoglobulingene 157f
– Kerntransplantation 221
– Pleiotropie 149
– tetraparentale 220
– Transformation 124
Musca 421, *421*, 690
Muschelkrebse s. Ostracoda
Muscheln s. Bivalvia
Musculus
– arrector pili *714*
– gastrocnemius *435*
– retractor lentis 413
Muskelbewegung **423**f
Muskeldystrophie 270
Muskelfasern **423**, *424*, 444
Muskelmagen *762*
Muskelspannung 429, 431f
Muskelspindel 366, *367*, 568
Muskelzelle 644, *646*
Muskulatur **423**, 637
– glatte **423**, 428, **434**, 713, *721*
– quergestreifte **423**, *424*, *425*, *426*, 429, **432**, 626
Mustela 150
Musterbildung 232f
Mustergenerator, neuronaler 453, 455
Mutagens (= mutagenes Agens) 81, *82*, *83*
Mutation **74**, **566**, 570, 575
– chemischinduzierte 81, *82*, *83*
– heterochrone 236
– hitzeinduzierte 81, *82*
– konditionale 85
– neutrale 85
– Rasterverschiebungs- 85
– somatische
– strahleninduzierte 79, *82*
– suppressorsensitive 87
– temperatursensitive 87
Mutationshypothese 75
Mutationsinduktion 79
Mutationsinsertion 92
Mutationsnachweis 74
Mutationsrate 78, 547, 566
Mutationsresistenz 87
Mycobacterium 306
Mycoplasma 2
Myelencephalon *370*
Myelinscheide *346*, **351**, 358
Myoblast 207, 423
Myofibrille **423**, *424*, *425*, *426*, 429, 626, *646*
Myofilament **423**, *425*
myogener Rhythmus 297, 433
Myoglobin 292, *293*, 430
Myomer 718, 749, *751*
Myomerie 710, 732, 734
Myonem *613*
Myoseptum 718, 749
Myosin 423, *425*
Myosin Heavy Chain (MHC) 423, *425*
Myosin Light Chain (MLC) 423, *425*
Myosinfilament **423**, *425*, 428, 434, 441f
Myotom 207, 720, *721*
Myriapoda 654, *655*, 677, **680**f
Myrmica 529
Myrmotherula 523, *524*
Mysticeti 536, 564, 717, 765
Mytilus *311*, 524, 691
Myxine 509, 738, 752
Myzetom 277

N

Na^+-Ionen 309f, 354, *355*, 480
Na^+-Kanal *298*, 310, 356f, 389
Na^+/K^+-Pumpe 309, 354
Nachhirn s. Myelencephalon
Nachlaufprägung 470
Nachtaffe s. *Aotes*
Nachtblindheit 270

Nachtigall s. *Luscinia*
Nacktmull s. *Heterocephalus*
Nacktschnecken s. Nudibranchia
Nagana-Seuche 604
Nägel 712
Nagetiere s. Rodentia
Nährmuskelzelle 627
Nahrungskette 534, *534*, *535*
Nahrungsspezialisten 268
Nahrungssuche 479f
Nahrungsvakuole s. Gastriole
Nährzelle 180
Nandus s. Tinamiformes
Nannippus 559, *560*
Napfschnecke s. *Patella*
Nasale *729*, *730*
Nasenbein s. Nasale
Nasenhöhle 418, *418*
Nasentierchen s. *Didinium*
Nashorn s. *Rhinoceros*
Nasobemia 243
Nassa *694*
Natalität 520, 521
Natrix 759
Nattern s. Colubridae
Nature-Nuture-Kontroverse 467
Nauplius-Auge *675*
Nauplius-Larve 510, *527*, **674**, *675*
Nausea 474
Nautilus 554, 691, 692, *698*
Neandertaler 589, *589*, 590
Nearktis *771*
Nebelkrähe s. *Corvus*
Nebeneierstock 743
Nebennierenmark 326, 329, 338f, 376
Nebennierenrinde 327, 329, 330, 331, 339, 521
Nebenschilddrüse 328
Nectariniidae 516
Nektarvögel s. Nectariniidae
Nemathelminthes *622*, 624, **643**f, 773
Nematocyste s. Cnide
Nematocyte s. Cnidocyte
Nematodes 214f, *215*, 258, 434, 482, **643**
Nematomorpha 643
Nematozooid 632, *634*
Nemertini 773
Neoceratodus 287, 741, 756
Neocortex *370*, 372f, *372*
Neodarwinismus 575, 582
Neodermis 637
Neohipparion 436
Neopallium *370*
Neopilina 554, 691, *692*
Neotenie 213, 339
Neotropis *771*
Nephridialkanal 648
Nephridium (s. auch Proto- und Metanephridium) 654, 656, 661f, *662*, 673, 691, *692*, *693*, *696*, 747
Nephromixien 648
Nephron **316**f, *317*, 738
Nephrostom 316, *316*, 648, 738
Nereis 648, *651*, *655*
neritische Region *510*
Nernst-Gleichung 353
Nerv 364
Nerve Growth Factor (NGF) 41, *230*, 232, 382
Nervenimpuls 298, 351, **355**f, *356*
Nervennetz 364
Nervensystem **364**f, 732f
Nervenwachstumsfaktor s. Nerve Growth Factor (NGF)
Nervenzelle s. Neuron
Nesselkapsel s. Cnide
Nesselschlauch 631, 632, *633*
Nesseltiere s. Cnidaria
Nesselzelle s. Cnidocyte
Nestflüchter 766
Nesthocker 766, 767
Netzhaut s. Retina
Netzmagen *279*
Neunauge s. *Petromyzon*
Neuralbogen 720f
Neural Cell Adhesion Molecule (N-CAM) 231
Neuralleiste *201*, 205, *206*, *230*, 231, 732
Neuralplatte *196*, *201*, 205
Neuralrohr *201*, 205, *226*, 369, 702, 710, *721*, *734*, 747, *748*
Neuroblasten 376, 381
Neurocranium *727*, 728, *729*, 732
Neuroektoderm 246, *409*
Neurofilament 22, 347, *349*
neurogener Rhythmus 297, 434
Neurogenese 242
Neurohämalorgan 325, 334, 340
Neurohormone 325, 334, *336*, 339f, 368
Neurohypophyse 327, **334**
Neuromodulator 364
Neuron **345**f, 628f, *630*
neuronale Schaltpläne 378f
Neuropil 365, *378*
Neuropodium *650*, *651*, *652*
Neuroporus 702
Neurosekretion 325f, *325*, 340, *341*, *378*
Neurospora 60, 112
Neurotransmitter 326, 348, **360**, *361*
Neurulation *201*, 205f
Neuseeland 578
Neutralismus 576
Neuweltaffen s. Platyrrhini
Nexin 438, *439*
Niacinamid (=Nicotinsäureamid) 269, 270
Nicotin 350
Nidation 335, *337*
Niederspannungsfische 444
Niedrigwasserlinie *510*
Niere 149, 207, 308, **315**f, 327, 329, 330, *753*, *758*, *762*, *766*
Nierenkanälchen s. Tubulus
Nierensack 691
Nilhechte s. Mormyridae
NIRENBERG 61
Nische, ökologische **515**, *516*, 533, 556
Nissen 690
Nissl-Substanz 348
nitrifizierende Bakterien *537*, 538
Nitrosoguanidin 81
Noctiluca 446, 603
Nondisjunction 92
Nonsense-Mutation 85, *86*
Noradrenalin 326, 329, 338, 350, ***361***
Nothomyrmecia *411*
Nothosauria 551, *552*
Notonecta 289, 385
Notopodium *650*, *651*
Notoryctes 516
Notostraca 507, 671, 672
Nucleinsäurehybridisierung 63, *64*
Nucleinsäure 30, 50, *64*
Nucleoid 3
Nucleolus *5*, 36
Nucleolusorganisator 36, 135
Nucleoplasma 29
Nucleoplasmin 29
Nucleosid *53*
Nucleosom *31*
Nucleotid *53*
Nucleus (Zellkern) 29
Nucleus (Neuronenpopulation) 364
– amygdala 373
– paraventricularis 334, *335*
– supraopticus 334, *335*
Nucleus pulposus 721
Nudibranchia 691, 694
Nummuliten 531
Nummulites *607*, 608
Nummulitidae 531
Nutzen/Kosten-Analyse 479, 484
Nutzreiz 386, 401
Nymphe 211, *490*

O

Obelia 625
Oberarmknochen s. Humerus
Oberhaut s. Epidermis
Oberhäutchen s. Epidermicula
Oberlippe s. Labrum
Oberschenkel s. Femur, Vertebrata
Oberschlundganglion s. Cerebralganglion
Occipitalcortex *375*
Occipitalia *730*
Occipitalregion *727*
Ocellus 194, **196**, *378*, *477*, *679*
ocker Codon *62*, 97
Octobrachia 691
Octopin 259
Octopus 259, 691, 698
Oculomotorius 732, *733*
Ocytocin 327, 334
Odonata 434, 472, 482, 687
Odontoblast 715, 716, *716*, *717*
Odontoceti 564, 717, 718, 765
Odontospiza *500*
Oecophylla 342, *343*, 492, *492*, *493*
Oesophagus *275*, *766*
Oestridae 527, 690
Ohrenqualle s. *Aurelia*
Ohrmuschel s. *Pinna*
Ohrwürmer s. Dermaptera
Oikopleura 747
OKEN 543, 732
Ökologie 502f
Ökosystem 503, **532**f
Ölblase *634*
Olduvai *589*
Olfactorius 732, *733*
olfaktorischer Sinn 417
Oligochaeta 648
Oligodendrocyt 351
Olm s. *Proteus*
Omasus *279*
Ommatidium 411
Omnivoren 268, 323
Oncogen 120, 153
Oncorhynchus 419, *515*
Oncosphaera-Larve *640*
Oniscoidea 676
Onychophora 654, *655*, **661**f, *662*, 773
Oocyte 40, 140, 151, ***180***f, 335, *337*, 340
Oogenese 180f, *182*
Oogonium **182**, 741
Ookinet *610*
Ootyp 638, *638*, *639*, 743
Opabinia *557*
opal Codon *62*, 97
Opalinidae 611
operante Konditionierung 472f, *474*
Operator 141
Operculum 661, 692, *694*, 757
Operon *61*, 141
Ophidia 726, 759
Ophiothrix 703
Ophiura 703
Ophiuroidea 703, 707
Ophryoscolex 611
Ophryotrocha 170, 648
Ophrys 531
Opiate 364
Opilio 665
Opiliones 665
Opisthobranchia 368, 691
opisthocoel 722
Opisthogoneata 677
Opisthonephros 207, 739, *740*, 741, *744*
Opisthosoma 660, **665**, *667*, 671
Opossum s. *Didelphis*
Opsin 390, 415
Opticus 732, *733*
Optimumskurve 513
Oralpapillen *655*, *662*, 663
Orang-Utan s. *Pongo*
Orbitalregion *727*, 728
Orbitosphenoid *729*, *730*
Oreopithecus 587
Organe 205f, 623, 625, **636**
Organellen 1, 3, 6
Organisator *227*, 228
Organogenese 205
Organophosphate *363*
Orientalis *771*
Orientbeule 605
Origin of replication 55
Ornithinzyklus 314
Ornithischia 554, 760, *760*, 761
Ornithorhynchus 765, 767
Orthoceras 697
Orthoptera *683*, 687
Oryctolagus *548*
Oryzias 172, 176
Os
– centrale *546*
– coccygis 722
Osculum 618, *619*
Osmochemoperzeption 417
Osmokonformer 311
Osmoregulation 308, **311**f, *311*, *312*, *616*, 617, 644, 711
Osmoregulator 311f
Ossifikation
– chondrale 719, *722*, 728
– desmale 719, *722*, 728
– enchondrale *720*, 722, *722*
– perichondrale *720*, *722*
Osteichthyes **756**f, 774
Osteoblast 719
Osteocyt 719, *720*
Osteoklast 719
Ostichthyes 710
Ostium 654, 662, *672*
Ostium tubae 743, *745*
Ostracoda 446, 447, 671, 675
Ostracodermi 715, 752
Östradiol 329, 334, 463
Ostrea 691
Östrogene 183, 329, 335, *337*
otische Region *727*, 728
Ouabain 355
Oval 285
ovales Fenster *402*, 403, *404*
Ovar *198*, 335, *337*, 637, *638*, **741**, *743*, *745*, *748*, *751*, *762*
Ovidukt 638, 739, 743, *743*, *745*, *746*
Oviparie 743, 759, 761, 766, 767
Ovotestis 741
Ovulation *198*, 199, 335, *337*, 463, *745*
OWEN 541
oxidativ s. aerob
oxidative Phosphorylierung 26, **255**, *256*, *263*, 322
oxikalorisches Äquivalent 264
oxygeniertes (Oxy-) Blut *291*, **298**, *736*
Oxypogon 577, 578f
Oxyuris s. *Enterobius*
Ozon 536

P

P-Transposon 117
Paarhufer s. Artiodactyla
Paarungssysteme 485
Paarungstypen 164, 165, 612
Pachystomias 449
Pachytän 45
Pädogenese 214
Pagurus 531, 671
Palaearktis *771*
Palaeocortex *370*, 371, *372*, 373
Palaeotropis *771*
Palatinum 728, *729*, *730*
Palatoquadratum *727*, 728, *730*
Palingenese 564
Palinurus 671
Pallidum *372*
Pallium
– Chordata *370*, 372
– Mollusca 692f, 693, *693*
Palmendieb s. *Birgus*
Palolowurm s. *Eunice*
Palpus *651*, *655*, 679
– labialis *683*, *689*
– maxillaris *683*, *689*

Pan 475f, *546*, 547, *548*, 550, 587, *592*, *768*
Panama-Brücke 557
Pandorina 169
Pangaea *558*
Pankreas 207, 274, *275*, *277*, 328, *766*
Panmixie 569
Pansen 277, *279*, 481
Panthera 496, 535, 717, *718*
Pantoffeltierchen s. *Paramecium*
Pantopoda 665
Pantothensäure 270
Panzerfische s. Placodermi
Panzergeißler s. Dinoflagellida
Panzerlurche s. Stegocephalia
Panzerwels s. *Callichthyes*
Papageien s. Psittaciformes
Papain *425*
Papilla 401, *401*, 403
Papillarmuster 712
Papio 494
Parabronchien 283, *287*, *288*
Paracentrotus 194, *195*, 223
Paraflagellarkörper 603, *604*
Paraglossa *683*
parakrin 324, *325*
Parallelfasern *380*, 381
Paramecium 164, *165*, 168, 246, 280, 441, *602*, **611**f, *613*, *615*, *616*
Paramylon *604*
Paraneuron 419
Paranothosaurus *552*
Paranotum 684
Parapodium 368, 648, 650, *650*, *651*, *652*, *655*
Parapophyse 722, *723*
Parasitismus 258, **526**f, 604f, 644f, 669, 675, *689*, 690, 752
Parasitoid 527
parasomales Säckchen *614*
Parasphenoid 728, *729*
Parasympathicus 362, *365*, **376**, *377*, 446, *447*
Parathormon 328
Parathyreoidea 328
Parazoa 623, 773
Pärchenegel s. *Schistosoma*
Parenchym 636, *637*
Paridae 761
Parietalauge *370*
Parietalcortex *375*
Parietale *729*, *730*
Parietalganglion 695, *696*
Parsimony-Methode 549
Parthenogenese **167**, 463, *464*, 528, 567, 568, 577, 582, *638*, 641
Parulidae *524*
Parus 578
Passer 465
Passeriformes 761
PASTEUR 1
Patch-clamp-Methode *347*, 357
Patella 691, 694
Paternal-Effekt 152
Pathogene 302
Pattern generator 453, 455
Paukenbein s. Tympanicum
Paukengang s. Scala tympani
Pauropoda 677, 679
Paviane s. *Papio*
PAWLOW 472
Pecten 661, *667*
Pedalganglion 368, *693*, 695, *696*
Pedicellarien 707
Pedicellus 399, *686*
Pediculus 528, 578, *689*, 690
Pedipalpus 661, 665, *667*, *669*
Pedunculus *378*
Peitschenwurm s. *Trichuris*
Pekingmensch 590
Pelagial *510*
pelagisch 509, 511, 606, 608, 626, 697
Pelecaniformes 761
Pelikan 761
Pellagra 270
Pellicula *604*, 612, 614, *614*
Pelmatozoa 703
Pelomyxa 262
Pelzmotte s. *Tincola*
Penetrante 631, 632, *633*
Penetranz 148
PENFIELD 374
Penis 638, 673, 745, 755, *766*
Pentadactylie 553, 723, *724*, 757, 758, 767
Pentamerie 703f, 708
Pentastomida 773
Pepsin 274, 277, 330
Pepsinogen 274
Peptidasen *277*, 279
Peptidyltransferase 72
Peraeon 660, 672
Peraeopod 661, 672, *674*
Perca 756
Perciformes 756
perfundiertes Axon *352*, 354
Perfusion 280
Peribranchialraum 747, *748*, 751, *751*
Pericard 691, *693*, 735, *735*
Perikaryon s. Soma
Perilymphe 402, *402*
Perineum 744
Periophthalmus 711
Periostracum 693f, *695*
Perioticum *730*
Peripatus *655*, *662*
Periplaneta *289*, 455, *456*
Perissodactyla 715, 717, *718*, *724*, 725, *725*, 765
Peristaltik 434, *651*
Peristom
– Coelenterata 626, *627*
– Protozoa 611
Peritrichia 611
peritrophische Membran 274
Perlboot s. *Nautilus*
Perlmutterschicht 693, *695*
permissiv 85
perniziöse Anämie 271
Peroxisom *10*, 17
Pest 690
Petaurus 764
Petiolus *544*, 681
Petromyzon 337, 752
Pfeilwürmer s. Chaetognatha
Pferd s. *Equus*
Pferdeegel s. *Haemopsis*
Pferdeschwamm s. *Hippospongia*
Pfortader s. Vena portae
Pfortadersystem (= Portalsystem) 334, *335*, 738, *750*, 751
pH-Wert 12, 17, 260, 274, 285, 292f, *293*, 294, 430
Phagen s. Bacteriophagen
Phagocytose 11, **269**, 604, 615, *616*
Phalacrocorax *518*
Phalangen *553*, *724*, 725, *762*
Phalloidin 19, 442
Phän 49, 100, 148
Pharynx 208, 637, *651*
Phascolarctos 268, 278, 586
phasisch 386, 431
Pheromon 176, 213, **342**f, 482, *483*, 491, 492, 496, 529, *600*
Phlebotomus 605, 690
Phoenicopteriformes 530, 761
Pholidota 765
Phormia 462
Phoronida 699
Phoronis 699
Phosphagene 429
Phosphatidylcholin *7*
Phospho-di-esterase (PDE) *333*, 391, *391*
Phospholipide 6, *7*
Phosvitin 184
Photinus 461, *461*, *582*
Photobacterium 446
Photoblepharon 446, 447, *448*
Photoperzeption 406f
photopisch 408, 415
Photoreaktivierung 80
Photoreisomerisation 392

Photorezeptor *388*, 389, *389*, 395, 449, 465, 603, 629, *631*, 651, 749
Photosynthese 3, 4, 250, 261, 388, *534*, 536
Phototaxis *604*
Phototransduktion **389**f, *391*
Photuris 446, 461, *461*
Phthiraptera 685, 687, *689*
Phthirus 528, 690
Phyllochinon 270
Phyllopoda 671
Phylloscopus 523
Phyllostomatidae 400
Phylogenie 540
Physalia 625
Physarum 600, 606
physikalische Kieme 289
Physoclisten 756
Physostigmin *363*
Physostomen 756
Phytomastigophora 603
Piciformes 761
Pigmentbecherocellen 749
Pigmentepithel *409*
Pigmentzellen *409*, *410*, 412
Pillendreher s. *Scarabaeus*
Pilzkörper s. Corpora pedunculata
Pinacocyten 618, *619*
Pinacoderm 618, *619*, 624
Pinaroloxias 559
Pinealorgan 330, *370*, 446, 465
Pinguine s. Sphenisciformes
Pinna *402*
Pinnipedia 530, 765, 767
Pinnula *705*
Pinocytose 11, **269**, 604, 637
Pionierfaser 232
Pipa 757
Piroplasmida 609
Pisaster 523f
Pisces *299*
Pisum 99
Pithecanthropus 590
Placenta 210, 330, 335, 743, 767
Placentalia 210, 322, 586, 715, 765, **767**, 774
Placentatiere s. Placentalia
Placenticeras *555*
Placentonema 643
Placodermi 715, 754
Placoidschuppe 715, *716*, 753f
Placula-Hypothese 620, *621*
Planaria 162, 636
Planipennia 687
Planorbis *291*, 691
Planstelle s. Nische, ökologische
Planula-Hypothese 620
Planula-Larve 510, 620, 623, 631
Plaque-Desmosom 22, *23*
Plasmatocyt 308
Plasmazellen 303, 304, *305*, *307*
Plasmid 117, *127*
Plasmodium 168, 306, 528, 529, 609, *610*, 690
Plasmotodea 687
Plathelminthes *316*, *622*, 624, **636**f, *637*, 773
Plattenkiemer s. Elasmobranchii
Plattentektonik 554, 556, *558*
Plattfische s. Pleuronectidae
Plattwürmer s. Plathelminthes
Platynereis 342, 648, *652*
Platyrrhini 416, *768*
Platysamia 307
Plecoptera 400, *684*, 687
Plecostomus 286
Pleiotropie 149
Pleomeren 671
Pleon 660, 671, *672*, 676
Pleopod 661, *672*, *674*, 676
Plesiomorphie 544, *545*, 552
Plesiosauria 551, *552*, 554, 760
Plethodontidae 300, 711, 757
Pleuralganglion 368, *693*, 695, *696*
Pleurallappen *663*
Pleurit 684, *684*
Pleurobrachia 625
Pleurocentrum *723*
Pleurodeles *34*, *67*
Pleuronectidae 757
Pleurooccipitale *729*, *730*
Pleurum 684, *684*
Ploceidae 456, *457*, 484
Ploceus *457*
Plumatella 699, *701*
Pluteus-Larve *195*, 564, 703
Pneumatisierung 761, *763*
Pneumokokken 51, 122
Podicipidiformes 761
Podocyt 317, *317*
Podura 677
Pogonomyrmex *519*
Pogonophora 773
poikilosmotisch 311
Poikilothermie 267, 319f, *319*, *320*
polarisiertes Licht 385
Polarität, Ei 189
Polarregionen 507
Polgranula 223, 740
Polkörper 47, 184
Polyadenylierung 67, 133
Polyandrie 485
Polycelis 636
Polychaeta 648, *650*, *655*
polycistronisch 66
Polydactylie 726
Polygamie 456, 484, **485**
Polygenie 149
Polygynie 485
polylecithal 759
Polymicrodon *657*
Polymorphismus
– genetischer 574
– morphologischer **489**f, 491, 606, 632
Polyneuritis 270
polyneuronal 432
Polyp 626, *627*
Polyphyodontie 718
Polypid 700
Polyplacophora 691
Polyploidie 33, 96
Polyploidisierung 582
Polypteri 756, 774
Polypterus 543, 756
Polysaccharide 24
Polyspermie 186, 188
Polyspondylium *600*
Polytänie 32, 33, *34*, *91*
Polythalamia 606, 608
polytypische Arten 577
Polzelle 177, 197, 221
Pongidae *546*
Pongo *546*, 587, *768*
Population 502f, **517**, 569f
Populationsdichte 517, 519, 528
Populationsdynamik 520f
Populationsgenetik 569f
Populationsstruktur 517f
Populationswachstum 520, *521*, 522
Porcellio 671, 676
Porifera 229, **618**f, *619*, 623, 773
Porphyropsin 415, *416*, *508*
Portalsystem 334, *335*, 738, *750*, 751
Porus genitalis 744
Positionsinformation 232
postganglionär *377*
postgastrisch 278
Posthornschnecke s. *Planorbis*
Postreplikationsreparatur 81
postsynaptische Potentiale 360f
Postzygapophyse 722, *723*
postzygotisch 579
Präadaptation 259
Prachtfinken s. Estrildidae
Prädator 524
Praecoxa 672
Praemandibularbogen *727*
Praemaxillare 728, *729*, *730*
Praemolar *586*, 716, *717*, *718*
Praesphenoid *730*
Praeveliger-Larve 691, *694*
Praezygapophyse 722, *723*
Präferenzbereich 513, *514*

präganglionär *377*
prägastrisch 278
Prägung 463, *469*, **470**f, *471*
Präproteine 15
präzygotisch 579
Priapulida 553, 773
Primärharn 315f, 318
Primärproduktion 504
Primärproduzenten 534, 535, *535*
Primase 60
Primates *337*, 373, *375*, 475, 494, *587*f, *593*, 715, 765, **768**, *768*
Primer-Wirkung 343
Primordialcranium *729*
Prismenschicht 693, *695*
Proboscidea 717, *718*, 765, 768
Proboscis 701
Procellariiformes 761
Procercoid *641*
Processus
- spinosus 722
- transversus 722
- uncinatus 722, *726*
Procoel 623, 722
Proconsul 587
Procoracoid *758*
Proctodaeum 657
Procuticula 658
Produktivität, Ökosystem 538
Proenzym 148, 274, 548
progam 579
Progesteron 184, 329, 335, *337*, 463
Proglottiden *640*, 641, *642*
Progoneata 677, 681
Programm, motorisches **453**f, *469*
programmierter Zelltod 216
Prohormon 148, 324, 326
Prokaryoten 3, 260f, *556*, 599
Prolactin 213, 326, 327, 331
Prometaphase 41
Promiskuität 482, 485
Promotor 65, 132, 141
Pronephros 207, 738f, *740*, *743*
Propalaeotherium 556, *560*
Propionat 258, 260
Proplastid 604
Prosimii 559, *768*
Prosobranchia 691, 695, *696*
Prosocerebrum 661
Prosoma 660, **665**, 671
Prostaglandine 41, 324, 330
Prostata 739
Prostomium 648, *649*, 650, *651*, 652, *653*, 661
Protamin 179
Protanopie 416
Protarthropoda 654, 663
Proteine 7, 24, 68f, *264*, *277*, 314
Proteinkinase 41, 184, 332, *333*, *363*
Proteinsynthese *14*, **68**, *71*, 72f, *73*
Proteoglykane 24
Proterandrie 170, *532*, 641
Proterogynie 170
Proteus 214, 757
Prothorakaldrüse 340, *341*, *378*
prothorakotropes Hormon (PTTH) 340, *341*
Prothorax 681
Protista 3, 162, 599, 773
Protocerebrum 378, *378*, *477*, 478, 661, 662
Protocoel 699, 703, *704*
Protofilament *20*, 438
Protonenpumpe 260
Protonephridium **315**, *316*, 637, *637*, *638*, *647*, *653*
Protoplasma 4
Protopodit 672f, *673*
Protopterus 286, 756
Protosoma 701, *701*
Protostomia 203, 622, 623, 699
Prototheria 765
Prototroch *653*
prototroph 87
Protozoa 441, **599**, *613*, 773
Protura 677, *678*, 685
Proventriculus *275*, *322*, 462, 479
proximate Faktoren 452
Psalter *279*
Psammechinus 136
Pseudergat *490*, 491
Pseudocoel 622, 643
Pseudogen 134
Pseudokopulation 463, *464*
Pseudomonas 275
Pseudoplasmodium 599, *600*, *601*
Pseudopodium *442*, 443, 606
Pseudoscorpiones 665
Psittaciformes 761
Psocoptera 687
Pteraspida 752
Pteridine 445
Pterobranchia 699, 701, *701*
Pteromys 764
Pterosauria 725, 760, 761
Pterygoid 728
Pterygopodium 745
Pterygota *655*, 677, *679*, *680*
Pubis *553*, *726*, 727, *758*, *760*
Puff 35, 144, *146*, 334
Pulex *689*, 690
Pulmonata 281, 314, 509, 691, *696*
Pulpa 712, 713, *713*, 716, *716*, *717*
Pulse-chase-Experiment 16, *58*
Punktmutation 85
Punktualismus 550, 582f
Puppenstadium 211, 340, *341*
Purin 52
Purkinje-Fasern 297
Purkinje-Zellen 379, *380*, 381
Puromycin 74
Purpurbakterien 261
Pygidialplatte 663, *663*
Pygidium 648, 652, *653*, 663, *663*
Pylorus-Region *279*, 330
Pyramidenbahn 372
Pyridoxin 271
Pyrimidin 52
Pyrimidindimere 80, *82*
Pyrocypris 446
Pyrosoma 446, 747
Pyruvat 257, 258
Python 759

Q

Quadratomaxillare 728
Quadratum 728, 731, *731*
Qualle 625
Quastenflosser s. Crossopterygii
Quergeißel 603
Querteilung 162, *602*, 612, 631

R

r-Strategen 520, 538
Rabenkrähe s. *Corvus*
Rabenschnabelbein s. Coracoid
Rachitis 270
Rädertiere s. Rotatoria
Radiale *724*, *762*
Radialspeichen 437, *439*
Radiärkanal 704, *704*, *708*
Radiata 623, 773
Radiation 508, 554, **555**, 585, 659, 767
Radiolaria 606f, *607*, 608
Radius
- Feder 712
- Vertebratenextremität *435*, *724*, *762*
Radula 693, *693*, *696*
Rajiformes 753
Ramapithecus 587
Ramus 712, *713*
Rana *191*, 229, *355*, 372, *390*, *447*, 482, 578, *580*, *581*, 757
Rankenfüßler s. Cirripedia
Ranvier 351
Ranvier-Schnürring *346*, 351, 357, *358*

Rasse, geographische 577f
Rassenkreis 578
Rasterverschiebungsmutation 85, *86*
Rathke-Tasche 208, 334
Ratitae 764
Ratte s. *Rattus*
Rattenfloh s. *Xenopsylla*
Rattus 150, *352*, *465*, 471, 474, 497
Räuber 556, 754
Räuber-Beute-Beziehung 524f
Raubtiere s. Carnivora
Raubvögel s. Accipitriformes
Raubwanzen s. *Rhodnius*, *Triatoma*
Raupenfliegen s. Tachinidae
Rauschereignisse 396
Reabsorption 315
Reabsorptionsdruck 295
Reaktionsnorm 149
Receptaculum seminis *679*
Rectum *275*
Redie 528, *638*, 641
Redoxpotential 253, 260, 261, 274
Reduktionsäquivalent 255, *256*, 260
Reflex, bedingter 472f, *474*
Reflexbogen 366, *366*, *367*
Reflexkette 453
Refraktärperiode 357, 358, 432
Regelglied 321f
Regelvorgang 321, 336, 520f
Regeneration 244f, *245*, 700
Regenwald 506
Regenwurm s. *Lumbricus*
Regularia 703
Regulation der Zellteilung 39
Regulatoren 141, 324
Regulus 579
Reh s. *Capreolus*
Reifung, Verhalten 468
Reißner-Membran *402*
Reißzähne 717, *718*
Reizenergie 387, 398
Reizintensität 396
reizleitender Apparat 386, 396
Reizqualität 396
Reizschwelle *394*, 395
Rekombination **102**, 103, *104*, *110*, **566**f
- in vitro 125
- intergenische 115
- intragene 111, 112, *112*, *113*
- molekulare Mechanismen 113, *115*
- ortsspezifische 116
- somatische 154, *154*, *157*
- ungleiche 89, 115
Rekombinationskarte 107
Rekombinationsnodul 45
Rekombinationswert 104, *104*, *106*
Rektalpapillen *316*, 318
Releasing-Hormone 328, 331, 334f, *336*, 371
Reliktendemismus 559
Remane 623
Renin 330
Reparaturmechanismen 80
Replicon 55
Replikaplattieren *75*, 76
Replikation 54, 55, *56*, 57, *57*, 183
Replikations-D-Schleife 56, *57*
Replikationsgabel 55, *59*
Replikationsinitiation 55
Replikations-Theta 56, *57*
Repolarisation 356
Repressor 141
Reptilia 198, 208, *209*, *286*, 446, *593*, 594, 710, **759**f, *760*, 774
Resact 185
Resistenzfaktor-Plasmide 117
Resonanzfrequenz 400, 433
Resorption 272, **278**f
Respiration 711
respiratorische Pigmente 290, *291*
respiratorischer Quotient **263**, *264*
Restriktionsenzyme 125, *126*
Restriktionspunkt 40
restriktiv 85
Rete mirabile 284
Reticulopodium 606
Reticulum *279*
Retina *383*, 406, *406*, 407, *409*, 410, 412, 414
Retinaculum *678*, 685
Retinal 390, 415
Retinol 270
Retinomotorik 410
Retinsäure *233*
Retinula 410
retrograde Amnesie 477
retrograder Transport 348, *349*
Retrotransposonen *118*, **121**
Retrovirus *118*, 119, *121*
Reusengeißelzelle 315
Reversion 96
rezent 540
Rezeptor (Molekül) 41, 144, 154f, 188, 202, 213, 233f, 360, *362*, *363*, 393
Rezeptor (Sinneszelle) **345**, *365*, 386, 629, *630*
Rezeptorlymphraum *397*, *418*
Rezeptorpotential 387, 389, *394*
Rezessivität 75
Rhabditis 258, 643
Rhabdom *410*, 411
Rhabdomer *410*, 411
Rhabdopleura 699, *701*
Rhachis *713*
Rhesusaffe s. *Macacus*
Rhinoceros *724*
Rhinolophus 405, *405*
Rhipidistia 756, 757
Rhizocephala 675
Rhizopoda 599, **606**f, *607*, *608*
Rhodnius 690
Rhodopsin 389, **390**f, 415, *416*, *508*
Rhopalium 629, *630*
Rhynchocephalia 759, *760*, 774
Rhythmik
- annuale 458, 467
- circadiane 464f, *465*, 466
- endogene 440, 464f
- lunare 467
- semilunare 467
Riboflavin 269, 270
ribosomale Gene 135f, *136*
ribosomale RNA (rRNA) 36f, 64
Ribosomen *5*, 13, *14*, 36, **70**
Ribosomenproteine 38
Richtcharakteristik 603
Richtungskörper 47, 184
Rickettsia 690
Riechgrube 418
Riechzelle *388*
Riedfrösche s. *Hyperolius*
Riesenaxon *352*, 354, 357f, 360
Riesenchromosomen 32, *34*, *91*
Riesenhirsch s. *Megaceros*
Riesenkalmar s. *Architeuthis*
Riesenkrabbe s. *Macrocheira*
Riesenläufer s. *Scolopendra*
Riesenschlangen s. Boidae
Riffkorallen s. Madreporaria
Rift Valley 590
Rigor mortis 427
Rind s. *Bos*
Rinderbandwurm s. *Taenia*
Rinderläuse s. Psocoptera
Ringdrüse 212
Ringelnatter s. *Natrix*
Ringelwürmer s. Annelida
Ringkanal 704, *704*, *706*, *708*
Ringknorpel *730*
Ringmuskulatur *649*, *668*
Rippen 722, *726*
Rippenfortsatz s. Processus uncinatus
Rippenquallen s. Ctenophora
Ritualisierung 461, 499, *500*, 501
RNA 2, *53*, 54, 64
- autokatalytische 134

RNA
– ribosomale 64, 140, 147
– small nuclear 65
RNA-Capping 67, 133
RNA-Messenger 65, 148
RNA-Polymerasen 65, 66
RNA-Prozessierung 66
RNA-Synthese 66
RNA-Transfer 65, 68, *69*
Robben s. Pinnipedia
Rochen s. Rajiformes
Rodentia 322, 405, 495, 718, 765
Röhrenherz 654
Röhrennasen s. Procellariiformes
Röhrentracheen 667
rollender Kreis (Replikationsmodus) 57, *57*, 183
Röntgenstrahlen, Dosis 79, *79*
Rostrhamus 268
Rot-Grün-Blindheit 150, 416
Rotalia *607*
Rotatoria 507, 567, 643, *647*
rote Spinne s. *Tetranychus*
Rousettus 504
Rückenflosse *753*
Rückenmark 205, 228, 322, 369, 720, *723*, *734*, 749, *766*
Rückenschaler s. Notostraca
Rückfallfieber 669, 690
Rückkoppelung 40, 148, 334f, 453, 455, 469, 519
Rückmutation 96
Ruderfüßler
– s. Copepoda
– s. Pelecaniformes
Ruderplättchen 635, *635*
Ruhepotential 352f
Ruhestoffwechsel 249
Ruhr 690
Rumen *279*
Ruminantier 277
Rumpfniere s. Opisthonephros
Run-away-Selektion 484
rundes Fenster *402*, 403
Rundmäuler s. Cyclostomata
Rundtanz, *Apis* *494*
Rundwürmer s. Nematodes

S

S-Phase 38
Sabellaria 648
Sabellidae 650
Saccharin 420
Saccharomyces
– cytoplasmatische Vererbung 152
– Transfer-RNA 69
Saccharomyces
– Transformation 123
– Transposon Ty-1 117
Sacculina *527*, 671, 675
Sacculus
– Exkretionsorgane 654, 662
– Gehörorgane 401f, *401*, *402*, 406
Sacralwirbel 722, 758, *758*, *766*
Saftkugler s. *Glomeris*
Sägebarsche s. Serranidae
Saint-Hilaire 540, 542, *542*
Saitenwürmer s. Nematomorpha
Sakkaden 408
Salamander, lungenlose 300, 711, 757
Salamandra 757
Salinenkrebs s. *Artemia*
Salmo 756
Salmonella 306
Salmoniformes 756
Salpa 747
Salpen s. Thaliacea
salpetrige Säure 81
Salticus 665
Salzdrüsen 314
Salzkrebs s. *Artemia*
Samenblase 739, *743*
Samenkanälchen 740
Samenleiter
– primärer s. Wolffscher Gang
– sekundärer s. Ductus spermaticus
Samentasche s. Receptaculum seminis
Samenzelle 43, 739
Sanddollar s. *Clypeaster*
Sandfloh s. *Sarcopsylla*
Sandlückenfauna 507
Sandmücken s. *Phlebotomus*
Sandwichversuch 228
Sandwurm s. *Arenicola*
Santschi 466
Saponine 420
Saprophagen 268
Saprozoen 509, 530, 555, 752
Sarcodina 599
Sarcomastigophora 599
Sarcopsylla 690
Sarcopterygii 756, 774
Sarcoptes 665, 669, *669*
Sargasso-See 507
Sarkolemm 423, *424*, 434
Sarkomer **423**, *425*, *427*, 429, *431*
Sarkoplasma 423
sarkoplasmatisches Reticulum 310, *424*, **425**, 434
Sarkosepten 633
Sauerstoff **255**f, 261, 263f, 280f, **291**f, 344, *556*
Saugapparat *689*
Säugetiere s. Mammalia
Saugmagen 667, *668*
Saugmund 752
Saugnapf *638*, *639*, *640*, *642*, *651*, *683*
Saugtentakel 611, 615
Saugtierchen s. Suctoria
Saugwürmer s. Trematodes
Sauria 759
Saurischia 554, 760, *760*, 761
Sauropsida 710
Scala
– media *402*, 403, *404*
– tympani 402, *402*
– vestibuli 402, *402*
Scalopus 516
Scandentia 765
Scaphoid *546*
Scaphopoda 691, 694
Scaptomyza *564*
Scapula *435*, *726*, 727, *758*
Scapus
– Aves *713*
– Insecta *686*
Scarabaeus 279
Schaben s. Blattodea, *Periplaneta*
Schädel 697, **727**f, *727*, *729*, *730*, 732, 758
Schädellose s. Acrania
Schale 693f, *693*, *695*, 700
Schalendrüse s. Ootyp
Schalenlose s. Anostraca
Schalenschloß 700
Schall *387*, 399
Schallwahrnehmung 398f
Schambein s. Pubis
Schamlaus s. *Phthirus*
Scheide s. Vagina
Scheitelbein s. Parietale
Schelfmeer *510*
Schenkel s. Femur, Arthropoda
Schenkelring s. Trochanter
Schere s. Chela
Schienbein s. Tibia, Vertebrata
Schiene s. Tibia, Arthropoda
Schiffsboot s. *Nautilus*
Schilddrüse 327f, 339, 747, 752
Schildknorpel *730*
Schildkröten s. Chelonia
Schimpanse s. *Pan*
Schirmpigmente, Auge *409*, 410f
Schistosoma 528, 636
Schizocoel 622, 624, 636, *656*
Schizogonie 529, **609**, *610*
Schlafkrankheit 604
Schlammschnecke s. *Lymnaea*
Schlammspringer s. *Periophthalmus*

Schlangen s. Ophidia
Schlangensterne s. Ophiuroidea
Schlankaffen s. Colobinae
Schlauchwürmer s. Nemathelminthes
SCHLEIDEN 1
Schleimaal s. *Myxine*
Schleimdrüse *662*, *712*, 714, 758
Schleimfische s. Blenniidae
Schleimpilze s. Eumycetozoa
Schleppgeißel 603
Schliefer s. Hyracoidea
Schloßband 694, *697*
Schlund s. Pharynx
Schlundkommissur 661
Schlundkonnektiv *649*
Schlundrohr s. Stomodaeum
Schlupfwespen s. Terebrantia
Schlüsselbein s. Clavicula
Schlüsselreiz 459
Schmalnasenaffen s. Catarrhini
Schmeckborste 420, *421*
Schmelz 715, 716, *716*, *717*, *718*
Schmelzorgan 716, *716*, *717*
Schmetterlinge s. Lepidoptera
Schnabel 712
Schnabeligel 765
Schnabelkerfe s. Hemiptera
Schnabeltier 765
Schnecken s. Gastropoda
Schneidezahn s. Incisivus
Schnurfüßler s. *Julus*
Schnurwürmer s. Nemertini
Schreitvögel s. Ciconiiformes
Schrittmacherzellen 297
Schulp 694
Schulterblatt s. Scapula
Schultergürtel 726, *726*
Schuppen 712, 715, 756, 760
Schuppenbein s. Squamosum
Schuppenkriechtiere s. Squamata
Schuppentiere s. Pholidota
Schwanzflosse *753*
Schwanzlurche s. Urodela
Schwanzwirbel 722, *762*
Schwämme s. Porifera
SCHWANN 1
Schwann-Zelle *346*, 351, 358, *358*
Schwänzeltanz, *Apis* 493, *494*
Schwanzknospenstadium *204*
Schwebeeinrichtung 694
Schwefelbakterien s. Chromatiaceae
Schweinebandwurm s. *Taenia*
Schweißdrüse 323, 511, *714*, 715, 766
Schweresinnesorgane 398, 400, **401**, *401*, 568, 749
Schwertschwanz s. *Limulus*
Schwesterngruppe 545
Schwesternstrangaustausch *58*, 59
Schwimmbein 656, 661, 666, *667*, 672, *673*, *675*
Schwimmbeinast s. Exopodit
Schwimmblase **284**, 403, 756
Schwimmglocke 633, *634*
Schwingkölbchen s. Haltere
Sclera *409*
Scolopendra *655*, 677
Scolopidialorgane **398**, 400
Scolopidium *397*, **398**
Scorpiones 281, 504, 660, 665, *666*, 669
Scrotum 742
Scutigera 677
Scyliorhinus 753, *755*
Scyphomeduse 625
Scyphozoa 625
Second messenger 332, *333*
Sedentaria 648, 650, *651*
Sedimentröhre *651*
Seeaal s. *Squalus*
Seeanemone s. *Actinia*
Seegurke s. *Cucumaria*
Seehase s. *Aplysia*
Seeigel s. Echinoidea
Seekatzen s. Holocephali
Seekühe s. Sirenia
Seelilien s. Crinoidea
Seemaus s. *Aphrodite*
Seeohr s. *Haliotis*
Seepferdchen s. Syngnathidae
Seepocke s. *Balanus*
Seescheiden s. Ascidiacea
Seeskorpione s. Eurypterida
Seesterne s. Asteroidea
Seetaucher s. Gaviiformes
Seeteufel s. *Lophius*
Seewalzen s. Holothurioidea
Segler s. Apodiformes
Segmentierung *238*, 648, 661, 694, 710
Segmentierungsgen 240
Segmenttheorie 732
Segregation 77
Sehkommissur 661
Sehnen 430
Sehpigment s. Rhodopsin
Sehzelle s. Photorezeptor
Seide 274, 500
Seidenspinner s. *Bombyx*
Seitenlinienorgan 400
Seitenliniensystem 711, 732
Seitenplatte *204*, 207, *209*, *721*, 735
Sekretin 330
Sekretion 11, 315, 318
Sekretionsproteine 15
Sekretionstypen *715*
Sekretionsvesikel *272*
Sekretröhre *651*
Sekundärantwort, Immunsystem 303
Selachii 753, *753*
Selbsterhaltung 1
Selbstproduktion 1
Selektion 75, 497, 566, **568**, 570, 572f, 574f
Selektionismus 575
Selektionsdruck 539, 569, 570f, 572
Selektionskoeffizient 572, 576
Selektionstheorie 565, **566**f
Selye-Syndrom 339
semikonservative Replikation 55
Semper-Zellen *410*
sensible Phase 469, 470, 471
Sensillum
– campaniforme *397*, 398
– trichodeum *397*
Separation, geographische 578
Sepia 691, 694, *698*
Serinus 470
Serosa 208, *209*, *276*, *313*
Serotonin *361*, *363*
Serranidae 741
Sertoli-Zelle 178
Sessilität 344, 511, 626, 700, 701, 703, 706, 710, 747
Seta *397*, 398, *658*
Sewall-Wright-Effekt 570
Sexualhormone 173, 329, 334f, *337*, 463, 740
Sexualität 163f, 566, 601, 612
Sexuallockstoff 342, 395, *483*, 484, 531
Sexualzyklus **334**, *337*
sexuelle Selektion 482f, 484
sexueller Konflikt 481
Sibbaldus 533
Sibling species 577
Sichelzellanämie 85, *86*, 574, *575*
Siebbein s. Ethmoid
Signal 342, *460*, 461, *461*, 484, 492, 499, 580
Signalerkennungspartikel (SRP) *14*, 15
Signalpeptid *14*, 15
Silberfischchen s. *Lepisma*
Silberliniensystem 441
Siluriformes 756
Silurus 756
Simii 559, *768*
SIMPSON 575
Sinanthropus 590
Singammer s. *Melospiza*

Sinnesmodalität 396
Sinnesqualität 415
Sinneszelle s. Rezeptor
Sinus
– urogenitalis 744, *746*
– venosus *565*, 735, *735*, *736*
Sinusknoten 297
Siphon 366, 368
Siphonaptera 687, *689*
Siphonophora 294, 625, 633, *634*
Sipunculida 773
Sirenia 715, 726, 765, 768
Sitzbein s. Ischium
Skelett 204, **434**f, 436, 607, 619, 632, 657f, 663, *684*, 693f, *695*, *701*, 707, *708*, **718**f
SKINNER 473
Skinner-Box 474
Sklerit 618, *619*, 634, 657, *658*
Skleroblast 626, 719
Sklerocyt 618, *619*
Skleroproteine 719
Sklerosepten 633
Sklerotin 657, 662
Sklerotisierung 340
Sklerotom 207, 719, *721*, 732
Skolex 636, *640*, 641, *642*
Skorbut 271
Skorpione s. Scorpiones
Skorpionsfliegen s. *Hylobittacus*
skotopisch 408, 415
slow-twitch-Muskel 430
small-nuclear RNA 65
Sockelbildungszelle s. tormogene Zelle
Sohlengang 725, 767
Solaster 703
Soldat *490*, 491f
Solenobia 167
Solenocyt 315
Solenogastres 691, 693
solenoglyph 759
Solenoid 31, *31*
Solifugae 665
solitär 486, 494
Sollwert 321f
Solnhofener Plattenkalke 553
Soma 168, 345, *346*
Soma-Zone 365, *378*
Somateria *499*
somatische Zellen 153, 169, 599, 620
somatischer Kern s. Makronucleus
somatisches Blatt s. Somatopleura
Somatocoel *704*, 705
Somatopleura *201*, 207, 654, *721*
Somatotropin (STH) 327, 331
Somit 207, *565*, 719, *721*, *742*
Somitenstiel *721*, 738
Sommergoldhähnchen s. *Regulus*
Sonar 400
Sonnengeflecht *377*
Sonnenkompaß 466
Sonnenstern s. *Solaster*
Sonnentierchen s. Heliozoa
Soricidae 265f, *266*, 323, 436
Sozialverhalten 486f
Spaltbein 664, 672, *673*, 681
Spaltsinnesorgane *397*, 398
Sparidae 741
Spechte s. Piciformes
SPEMANN 226
Speiche s. Radius, Vertebratenextremität
Speicheldrüse *34*, 145, *275*, *277*, *679*, *693*
Speichelsekretion 472
Speiseröhre s. Oesophagus
Sperling s. *Passer*
Sperlingsvögel s. Passeriformes
Spermarezeptor 188
Spermatide 177
Spermatocyte 177
Spermatogenese 177
Spermatogonium 177, 741
Spermatophore 667
Spermestes *500*
Spermiogenese 178, 329, 742
Spermium *179*, 741
SPERRY 382
Spezialisten 420
Speziation 576
Spezies 540, **576**
Sphecidae 473, 489
Sphenisciformes 761
Sphenodon 759
Sphenoide *730*
Sphinkter 299, *301*
Spicula *619*, *645*
Spikes s. Nervenimpulse
Spinale *723*
Spinalganglion 206, *206*, *375*, *721*, *734*, 749
Spinalnerv 720, 732, 733
Spindel 41
Spindelfasern 366, *367*
Spindelgifte 21
Spindelring s. Axialring
Spinnen s. Araneae
Spinnenartige s. Chelicerata
Spinnenassel s. *Scutigera*
Spinnennetz 456, *668*, 669
Spinnentiere s. Arachnida
Spinnmilbe s. *Tetranychus*
Spinnwarzen 661, 666, *667*
Spiraculum *727*, 728, *731*, 755, 757
Spiraldarm 755, *755*
Spiralfurchung 196, 624, 643, 652, 691
Spiralganglion *402*
Spirochaeten 441, 669, 690
Spirostomum 611
Spirotrichia 611
Spirotrichonympha 603, *605*
Spitzhörnchen s. Scandentia
Spitzmäuse s. Soricidae
splanchnisches Blatt s. Splanchnopleura
Splanchnocranium *727*, 728, *729*, 732
Splanchnopleura *201*, 207, 654, *721*
Spliceosom 134
Split-brain 374
Spongia 618f
Spongilla 618
Spongin 619
Spongiom 617
Spore 109, 169, *600*, 609
Sporentierchen s. Sporozoa
Sporocyste 636, *638*, 641
Sporocyte 528
Sporogonie 529, **609**, *610*
Sporozoa 162, 599, 602, **609**f
Sporozoit 609, *610*
Sprache 373, 475
Springschwänze s. Collembola
Springspinne s. *Salticus*
Spritzzone s. Supralitoral
Sprosser s. *Luscinia*
Sprossung 652, *653*
Sprungapparat 680, 685
Sprunggabel *678*, 685
Spulwurm s. *Ascaris*
Spurpheromon 342, 492, *492*
Squalus *716*, 753
Squamata 759, *760*, 774
Squamosum *730*, 731, 765
Squilla 671
Staatsquallen s. Siphonophora
Stäbchen *388*, **390**, *391*, *392*, 408, *409*, 415, *416*
Stabheuschrecken s. Plasmotodea
stabilisierende Selektion 573, 574
Stachelhaie s. Acanthodii
Stachelhäuter s. Echinodermata
Stachelwespen s. Aculeata
STAHL 54
Stammbaum 545, *545*, 549
Stammesgeschichte s. Phylogenie
Stammzelle 177, 214, 217f
Stapes *402*, 728, *730*
Stasis 583f
Stato-acusticus 732, *733*
Statoblasten 624

Statocyste 194, *196*, 218, 398, 629, *631*, 635, *635*, *693*, *748*
Statolith 398, *401*, *631*
Staubläuse s. Psocoptera
Steady state s. Fließgleichgewicht
Stechapparat *689*
Stechborsten *683*
Stechmücken s. Culicidae
Stegocephalia 758
Stegodyphus *668*
Steigbügel s. Stapes
Steinfliegen s. Plecoptera
Steinheim *589*
Steinkanal *704*, 705, *708*
Steinkorallen s. Madreporaria
Steinläufer s. *Lithobius*
Steißbein s. Os coccygis
Stellarganglion *352*
Stellglied 321f
Stellknorpel *730*
stenök 513
stenosmotisch *311*
Stenostomum 162
Stenothele s. Penetrante
stenotherm 513
Stentor 611, 612
Sterberate s. Mortalität
Stereovilli (= Stereocilien) 389, *390*, *391*, 400, *631*, 632
Sterilität 440, 487, 496, 489
Sterkfontein *589*
Sternenkompaß 458
Sternit 684, *684*
Sternum
– Arthropoda 684
– Chordata 723, *726*, *758*, *762*, *766*
Steroide 7, 269
Steroidhormone 144, *145*, 332, 334, 340
Steuervorgang 520
Stickstoff-Kreislauf 536, *537*
Stigma 288, 289, *289*, 603, *604*, *667*, 678, *678*, *680*
Stilettkapsel s. Penetrante
Stipes *683*
Stirnbein s. Frontale
Stockbildung 632, 700
Stoffkreisläufe 536
Stolo *748*
Stomatopoda 671
Stomochord 701
Stomodaeum 200, 208, 626, 657, 715
Stopcodon *62*, 72
Stör s. *Acipenser*
Stoßzähne 717
Strahlen 78, 80
Strahlenflosser s. Actinopterygii
Strahlungsleistung, solare 504, *505*, *534*
Strandfloh s. *Talitrus*
Strandkrabbe s. *Carcinus*
Strategie 484
Stratum
– compactum *712*
– corneum 711, *712*, 760
– germinativum 711, *712*, *716*
– spongiosum *712*
Strauss s. *Struthio*
Strauße s. Struthioniformes
Streckrezeptoren 454, 462
Strepsiptera 685
Streptoneurie 695
Stress 338f, 521
Stria vascularis *402*
Striatum *372*
Strickleiternervensystem 376
Stridulation 400, 499
Strigiformes 761
Strix 763
Strobilation 631
Strömungsdetektion 400, 505
Strömungssinnesorgane 400
Strontiumsulfat 608
Strophantin s. Ouabain
Strudelwürmer s. Turbellaria
Strudler 511
Strudler-Hypothese 710
Strukturmutation 87, *88*
Struthio *312*
Struthioniformes 761, 764
Stubenfliege s. *Musca*
Stummelfüßler s. Onychophora
Sturmvögel 761
Sturnidae 761
STURTEVANT 50, 89, 104, 107
Stützgewebe 719, *720*
Stützlamelle 626, *627*
Styela 191, *191*
Stylonychia 611, 612, *613*
Stylopodium *724*
Stylus *678*, 680, 683
Subcutis *711*, *712*, *721*
Sublitoral *510*
Submentum *683*
Submucosa *276*
Suboesophagealganglion *378*, 661, 679, *679*
Subsong s. Juvenilgesang
Subspezies 577f
Substratkettenphosphorylierung 255, 259
Substratschall 400
subsynaptische Membran 360, *362*, *363*
Subumbrella 626
Subungulata 768
Succinat 258
Sucrase *277*
Suctoria 611, 614, 615
Südaffe 590
Sukzession 538
Sulcus limitans *734*
Sumpfschildkröte s. *Emys*
Superorganismus 493
Superpositionsauge *407*, 412
Suppenschildkröte s. *Chelonia*
Suppression 96, *97*
Suppressor-T-Zellen 307
suprachiasmatische Kerngebiete *335*, 465
Supralitoral *510*
Sus *717*, *724*
Suspensionsfresser 511, 694, 703
SUTTON 50
Süßwasser 311f, *311*, 617
Süßwasserpolyp s. *Hydra*
Swanscomb *589*
Sycon 618
Sycon-Typ 618, *619*
Syllis 651
Sylvia 457, *458*, 467
Sylviidae 761
Symbiose 441, 447f, **531**, 555, *630*
Symbranchus 285
Symmorphie 249
Sympathicus 329, 338f, *365*, **376**, *377*, 446, *447*, *734*
sympatrisch 515, **522**, *523*, 562, 578, 580
Symphyla 677, 679, 681
Symphyta 687
Symplectoteuthis 446
Symplesiomorphie 545, *545*, *546*, 661, 685, *686*
Symport 279, *309*, 310
Synapomorphie 545, *545*, *546*, 662, 685, *686*
Synapse 345, *346*, **359**f, *362*, *363*, 427, 444
Synapsenmodulation 363f
Synapsida *760*, 761
synaptischer Spalt 360, *362*, *363*
Synaptogenese 383
Synaptonemalkomplex 44
synchrone Muskulatur *433*, 434
synchroner Cilienschlag 440f
Syncilium *613*
Syncranium 728
Syncytium 196, 200, 423, 432, 434, 637, 643
Synergie 249
Syngnathidae 511
Synökologie 503
Synsacrum 722, *762*
Systematik 541, 544f
Systole *296*, 297, *299*

T

T-Zellen 120, 158, **303**, 304, *305*, 306, *307*
T-Zell-Rezeptor 156, *156*, 158, 306, *307*
Tachinidae 527
Tachyglossus 765, 767
Taenia 528, 636, *640*
Taenidien 288, *289*
Taeniopygia 471, *471*
Tagesperiodik 464f, *465*, 466
Tagessehen 408
Tagmata 649, 654
Talgdrüse *714*, 715
Talitrus 671
Talpa 516, 726
Tangentialbrücken 438
Tanzfliegen s. Empididae
Tapirfisch s. *Gnathonemus*
Tapirus *724*
Tardigrada 507
Tarsalia *724*, 726
Tarsen 420
Tarsiidae 494, *768*
Tarsiiformes *768*
Tarsometatarsus 726, *762*
Tarsus
– Arthropoda *657*, *679*, 683
– Vertebrata *724*
Tastsinnesorgane 386, 398
TATA-Box 133, *133*, 143
TATUM 60
Tauben s. Columbiformes
Taufliegen s. Drosophilidae
Taung *589*, *594*
Tausendfüßler s. Myriapoda
Taxol 21
Taxon 544, *544*
Tectum *370*, 371, 382, *383*, 462
Tegmentum 369, *370*, *375*
Tegument 637
Teichmuschel s. *Anodonta*
Tektorialmembran *401*, *402*, 403, *404*
Tela chorioidea 369, *370*
Telencephalon *370*, 371f
Teleogryllus *455*, 581
Teleostei 208, *209*, 300, *311*, 312, 403, 405, 446, 447f, 485, *508*, 756, 774
Teloblasten 203
teloblastisch 652, *653*
Telomer 44, 138
Telson 661, *667*
Temperatur 507f
Temporalcortex *375*
Tenebrio 609
Tenrecidae 323
Tentaculata 623, **699**f, *701*, 773
Tentakel 626, *627*, *649*, 700, *701*, 703, 705
Tentakelkranz 710
Tentorium 680
Terebrantia 687
Terebratula 699
Teredo 275
Tergit 663, 684, *684*
Tergum 684
Terminalfilum 677
Termiten s. Isoptera
Termitidae 491
ternäre Nomenklatur *544*
terrestrisch 511f
Territorialstoffe 342
Territorien 517, *518*, *519*
Testacealobosia 606
Testis 329, *638*, **741**, *743*, *744*, *748*, *758*, *766*
testisdeterminierender Faktor 173
Testosteron 329, 384, 463, 471
Testudo 759
Tetanus 431
Tethys *558*
Tetra-äthyl-ammonium (TEA) 357
Tetrabranchiata 554, 691
Tetracyclin 28
Tetrahymena 134, 138
Tetrajodthyronin 328
Tetranura *583*
Tetranychus 669
Tetrapoden 550, 568, 585, 757f
Tetrododon 357
Tetrodotoxin (TTX) 357, *363*
Teufelsrochen s. *Manta*
Texas-Fieber 609, 669
Textularia *607*
Teydefink 561
Thalamus *370*, 371
Thaliacea 168, 747
Thaumatin 420
thecogene Zelle *397*, *418*, *658*
Theria 765
Thermogenese 320, 322
Thermokonformer 319, *319*, *320*
thermoneutraler Bereich 319, *319*
Thermoregulation **319**f, 711
Thermoregulatoren 319, *319*, *320*
Thiamin 269, 270
Thoracomeren 671, 672
Thorakalganglion 454
Thorakalwirbel 722, *766*
Thorax
– Arthropoda 654, *655*, 660, 663, *672*, 680, *684*
– Vertebrata 722
Thrombocyten 304, *305*
Thunfisch s. *Thunnus*
Thunnus 320
Thylacinus 586, *586*
Thymin *53*
Thymus 302, 303
Thyreoidea 327, 328, 339, 747, 752
thyreotropes Hormon (TSH) 327
Thyrotropin 327, 339
Thyroxin 213, 326, 328, **339**, 747
Tibia
– Arthropoda 657, *679*, 683
– Vertebrata *435*, *552*, *724*
Tibiale *724*, *762*
Tibiotarsus *678*, 726, *762*
Tiefenschärfe 412
Tiefseevulkanismus 507
Tierläuse s. Phthiraptera
Tierstamm *544*
Tight junction *5*, 22, 23, *23*
Tigroidschollen 348
Tinamiformes 761, 764
Tincola 268
Tintenbeutel 698, *698*
Tintenfische s. Cephalopoda
Titanichthys 754
Tocopherol 270
Tokophrya 611
Toleranzbereich 513, *514*, *515*
Tollwut-Viren 348
tonisch 431f, *454*
Tonofilamente 22
tormogene Zelle *397*, *418*, *658*
Tornaria-Larve 702, 709
Torpedo 444, 753
Torpor 265, *266*, 323
Totenstarre 427, 432
Totipotenz 189, 218, 618, 628
Totzeit 521
Toxicyste 614
Toxoplasma 609
Toxoplasmose 609
Trabekel 737
Trachea *275*, *762*, *766*
Tracheata 287, 654, 660, **677**f
Tracheen **287**f, *289*, 290, 301, 662, *662*, 677, *680*
Tracheenkiemen 290, 688
Tracheole 288, *289*
Trachypenaeus *675*
Trägerprotein 9
Tragzeit 766, 767
Trakte 364
Tränenbein s. Lacrimale
Transdifferenzierung 246
Transducin 391, *391*
Transduktion 116, **387**f

Transfer-RNA (tRNA) 61, 65, *69*
Transformation 51, **122**
Transforming Growth Factor (TGF) 228
transgenisch 124
Transition 81
Transkription 61, **63**, 141
Transkriptionsfaktoren 143, 147
Translation *14*, 61, *68*, *71*, *73*, 148
Translokation *88*, 90, *91*
Transpiration 511
Transplantationsantigen 173
Transplantationsexperiment 205, *206*, 212, *212*, 222, *222*, 226, *226*, 227, *227*, *233*, 234
Transport, axoplasmatischer 348, *349*
Transportkosten 267
Transposition *88*, 91, **116**
Transposon 84, **116**, 117, *118*
Transversalkanal *424*, 425f
Transversion 81
Trehalose 263, 278
Treiberameisen s. Dorylinae
Treibhauseffekt 536
Trematodes *273*, 636
Trematomus 507
Tretmühlmechanismus 20, *20*
Triade *424*, 426
Triatoma 605, 690
Triblastie 636
Trichine s. *Trichinella*
Trichinella 259, 528, 643, 645
Trichocyte *613*, 614, *614*
trichogene Zelle *397*, *418*, *658*
Trichom *658*
Trichomonadida 603
Trichomonas 603, *605*
Trichoniscus 167
Trichoplax 621, *621*
Trichoptera 687
Trichromat 415, 417
Trichter 697, *698*
Trichterspinne s. *Agelena*
Trichuris 643, 647
Trigeminus 732, *733*
Trignatha 677
Trijodthyronin 213, 328
Trilobita 410, 654, **663**f, *663*, 699
Trimera 699
Triploidie 96
Trinil *589*, 590
Triops 507, 671
Triplett-Code 62
Triskelion 12f
Trisomie 94
Tritocerebrum *378*, 661, 662, 679
Tritonia 453, *454*
Triturus *204*, 205, *206*, *219*, *226*, *227*, 229, *245*, 757
Trochanter *657*, *679*, 683
Trochilidae 265, *266*, 516, 577, 579, 761
Trochlearis 732, *733*
Trochophora-Larve 210, 510, 564, 652, *653*, 691
Trommelfell s. Tympanum
Trompetentierchen s. *Stentor*
Trophieniveau 489, **533**
Trophoblast *198*, 199, 767
Trophozooid 632, *634*
Tropomyosin 424, *425*, 428
Troponin 332, 424, *425*, 428
Truncus arteriosus *565*, 735, *735*, 737
Trypanosoma 162, 528, *602*, 603, 604f, *605*
Trypanosoma-Form *605*
Trypsin 274, 277, *425*, 440, 441
Trypsinogen 274
TSCHERMAK 50
Tsetse-Fliege s. *Glossina*
Tuba pharyngotympanica *731*
Tuberculum *723*
Tubifex 280, 648
Tubocurarin *363*
Tubularia 625
Tubulärkörper 389, *397*, 398
Tubulin 3, 20, *20*, 438
Tubulitriplett 437, *439*
Tubulus *721*, 739, *751*
Tulerpeton 758
Tumoren 153, 348
Tunica *296*
Tunicata 281, 446, 624, 710, **747**, *748*, 774
Tunicin 747
Tupaia 339, 765
Turbellaria 407, 636
Turdidae 761
Turgeszenz 643
Turkana See *589*, 591
Turner-Syndrom 94, 173
Tylopoda 277
Tympanalorgan *397*
Tympanicum *730*, *731*
Tympanum 398, *402*, 403, 728, *731*
Typhlodromus *525*
Typhus 690
Tyrannosaurus 760

U

Übergangsformen, evolutive 552
Übersteuerung 521
Überträger s. Vektor
Ubichinon *256*
Uca 400, *460*, 461, 671
Ulna *435*, *724*, *762*
Ulnare *724*, *762*
ultimate Faktoren 452
Ultimobranchialkörper 328
Ultrafiltration *296*, 315, 318
Ultraschall 385, 400, 462, 504
ultraviolettes Licht 80, 385
Uma *321*
Umwelt 503
Umweltfaktoren 503f
undulierende Membran *602*, 603, *605*, *613*
Undulipodien 437
unequal crossover 89, 115
ungeschlechtliche Fortpflanzung s. Asexualität
uniforme Verteilung 517
Unio 691
Uniport *309*, 310
unisexuelle Fortpflanzung s. Parthenogenese
Unke s. *Bombina*
Unpaarhufer s. Perissodactyla
Unterart s. Subspezies
Unterhaut s. Subcutis
Unterlippe s. Labium
Unterschlundganglion s. Suboesophagealganglion
Uracil *53*
Uraeginthus *583*
Urdarm s. Archenteron
ureotelisch 314
Ureter 739, *740*, 742, *743*, *744*, *745*
Urethra 744
uricotelisch 314
Urin 315, 318
Urkeimzellen 197, 215, 740f, *742*
Urmesodermstreifen 624, 652, *653*
Urmesodermzelle 624, 652
Urmund s. Blastoporus
Urochordata s. Tunicata
Urodela 339, 757, *758*, 774
Urogenitalsystem 648, 738, 741f, *744*
Uroid 442, *442*
Uropod 661, *672*, *674*
Uropygi 665
Urosom 660
Urschnecke s. *Neopilina*
Ursegment s. Somit
Ursprung der Replikation (*ori*) 55
Urvogel s. *Archaeopteryx*
Urzeugung 1

Uterus 335, *337*, 638, *640*, *662*, 743f, *746*, 767
Utetheisa 484
Utriculus 401, *401*, *402*
Uvomorulin 199, 231

V

Vagina 638, 743, 744, *746*
van't-Hoff-Regel 319
Varanus 759
Variabilität, genetische 566
Varroa 670
Vasopressin 327, 334
vegetativer Pol 626
vegetatives Nervensystem *365*, **376**
Vektor
- Krankheitsüberträger 669, 690
- Plasmid *124*, 126, *127*, *130*
Velella 625, *634*
Veliger-Larve *694*
Velum 626, *627*, *694*
Vena
- cardinalis *736*, 738
- cava 298, *300*, *736*, 738
- hepatica *300*, 738
- portae *300*, 738
- pulmonalis 298, *300*, 735, *736*
- subintestinalis 738, *750*, *751*
Venen *296*, **297**, 692
Venolen *296*
venöses Blut 298
Ventilation 280
Ventilationstracheen 290
Ventraltubus *678*
Ventrikel *300*, 349, *370*, *565*, *693*, *696*, 735, *735*
Ventrikelseptum 737
Verdauung 269f
- extraintestinale 272
- extraorale 706
- extrazelluläre 272f
- intrazelluläre 269f
Verdauungstrakt 272, **273**f
Verhaltensgenetik 497f
Verhaltensmutanten 497
Verhaltensökologie 452, **478**f
Verhaltensontogenie 467f
Verhaltensphylogenie 499f
Verhaltensphysiologie 452, **453**f
Verproviantierung 473, 489
Verschlusskontakt s. Tight junction
Verspleissen 66, **134**, 148
Vertebrata 297, *409*, 432, 468, 509, 710, 752f, 774
Vertesszöllös *589*
Verwandtenselektion 486, 488
Verwandtschaftsgrad 488f
Vesikel *5*, 9
Vestibulum *613*
Vibrationsempfänger 385, 395, 398, 400
Viduinae 470, 581, *583*
Vielborster s. Polychaeta
Vielteilung *610*
Vierhügelregion 371
Villi *276*, 279
Vimentin 22
Vinculin 18
Vipera 759
Viperidae 759
VIRCHOW 1, 590
Virus 2
Visceralganglion 695
Visceralkomplex 692
Viscerocranium s. Splanchnocranium
Vitamine 269, *270*
Vitellogenin 181, 183, 340
Vitrodentin 715, *716*, 754
Viviparie 755, 760, 761, 766
Vögel s. *Aves*
Vogelzug 457
Volvente 631, *633*
Volvox 169, 229, 624
Vomer 728, *729*, *730*
Vorderdarm 273, *322*
Vorderhirn s. Telencephalon
Vorderkiemer s. Prosobranchia
Vorhofgang s. Scala vestibuli
Vorkern 188
Vorniere s. Pronephros
Vornierengang s. Wolffscher Gang
Vorticella 611, *613*
Vulva 216

W

Wabenkröte s. *Pipa*
Wach/Schlaf-Rhythmus 369
Wachsmotte s. *Galleria*
Wachsschicht 657, *658*
Wachstumsfaktoren 41, 228, *230*, 232, 246, 382
Wachstumshormon 327, 331
Wachstumskegel *349*, 381, 443
Wachstumskurve 520, *521*
Wachstumsrate 520, *521*, 522
Wadenbein s. Fibula
Wadenmuskel s. Musculus gastrocnemius
Wale s. Cetacea
Wallace-Linie *771*
Wallacea *771*
Walläuse s. Cyamidae, *Cyamus*
Walzenspinnen s. Solifugae
Wandermuschel s. *Dreissena*
Wanderwellen 403, *404*
Waran s. *Varanus*
Wärme 250, 257, 507f, *534*, *535*, 536
Wärmekapazität 508
Wärmerezeptoren 322
Wasser 509f
Wasserassel s. *Asellus*
Wasserfloh s. *Daphnia*
Wasserflöhe s. Cladocera
Wasserlunge 706
Wassertransport *313*, 314, *317*, 617
WATSON 52, 61
Watvögel s. Charadriiformes
Weber-Apparat 403
Weberameisen s. *Oecophylla*
Weberknechte s. Opiliones
Webervögel s. Ploceidae
Wehrpolyp s. Nematozooid
Weichmacherwirkung 427
Weichtiere s. Mollusca
WEIDENREICH 590
WEINBERG 569
Weinbergschnecke s. *Helix*
WEISMANN 220
weiße Substanz 364, *370*, *375*, *734*
Weißer Hai s. *Carcharodon*
Wels s. *Silurus*
Wenigborster s. Oligochaeta
Wenigfüßler s. Pauropoda
Werkzeuggebrauch 559, 588, 591, 595
Wernicke-Areal 374, *375*
Wettlauf, evolutiver 481, 524f, 567
Wickelkapsel s. Volvente
Widavögel s. Euplectinae
Wiederkäuer 277, *279*
Wildtyp 75
Wimpern s. Cilien
Wimpertierchen s. Ciliata
Wimpertrichter s. Nephrostom
Winkerkrabbe s. *Uca*
Wintergoldhähnchen s. *Regulus*
Winterschlaf 264, **323**
Wirbelbogen s. Arcualium
Wirbelkörper s. Centrum
Wirbelsäule 718, **719**, *726*
Wirbelzahl 722
Wirkungsgrad 251, **257**, 535
Wirtsspezifität 528
Wirtswechsel 528f, **601**, 604, 609, 641, 644
Witwenvögel s. Viduinae
Wobble-(Wackel)-Hypothese 70
Wolf 526, 536

Wolffscher Gang 739, *740*, 741, *743*, *744*
Wolfspinne s. *Lycosa*
Wollfaden *668*
Wollhandkrabbe s. *Eriocheir*
Wombat 586
Wuchereria 643, 647
Wühlmaus s. *Microtus*
Wundernetz 284
Wurm-Hypothese 710
Wurzelfüßler s. Rhizopoda
Wurzelkrebs s. *Sacculina*
Wurzelscheide 713, *714*
Wüstenassel s. *Hemilepistus*

X

Xanthophore 445, *447*
Xenarthra 717, 765
Xenopsylla 690
Xenopus 135f, 140, 147, 177, 220, *548*, 757
Xeroderma pigmentosum 81
Xerophthalmie 270
Xiphosura 660, 665, *667*

Z

Z-Scheibe 423, *424*, *425*, *426*
Zaglossus 765
Zahnarme s. Xenarthra
Zahnbein s. Dentin
Zähne **715**, *717*, 754, *755*
Zahnformel 717
Zahnleiste 716, *717*
Zahntypen 716
Zahnwale s. Odontoceti
Zahnwechsel 718
Zahnzahl 765
Zapfen *392*, 408, *409*, 415, *416*
Zebrafink s. *Taeniopygia*
Zecke s. *Ixodes*
Zehengang 725
Zehenspitzengang 725
Zehnfußkrebse s. Decapoda
Zeitgeber 458, 464f
Zeitkompensation 466
Zelladhäsion 229f, *230*
Zellafter s. Cytopyge
Zelldifferenzierung 170
Zelle 5
Zellfusion 160
Zellgenealogie 214f
Zellkern s. Kern
Zellkonstanz s. Eutelie
Zellkontakte 22, *23*
Zellkörper s. Soma
Zellmembran 6
Zellmotilität 441f
Zellmund s. Cytostom
Zellpolarität 169
Zellstammbaum *178*, 214f, *215*, 217
Zellteilung 4, 214
Zelltheorie 1
Zelltod 216
Zellvermehrung 4
Zellwanderung 199, *230*
Zellzyklus 38, *39*
Zement 716, *717*, *718*
Zentralkapsel 606f, *607*
Zentralkörper *477*
Zentralscheide 438, *439*
Zeugopodium *724*
Zinkfinger-Struktur 144, 242
Zirbeldrüse s. Epiphyse
Zitteraal s. *Electrophorus*
Zitterrochen s. *Torpedo*
Zitterwels s. *Malapterurus*
Zona pellucida 188, *198*, 199
Zonulafasern *409*, *412*
Zooid 700
Zoomastigophora 603
Zoothamnium 600, 611
Zooxanthellen 531, 607
Zuckmücken s. *Chironomus*
zufällige (stochastische) Verteilung 517
Zuggeißel 603
Zungenbein *729*
Zungenbeinbogen s. Hyoidbogen
Zungenwürmer s. Pentastomida
Zuwanderung s. Immigration
Zweicheidige s. Didelphia
Zweiflügler s. Diptera
Zweiteilung 162, *602*
Zwerchfell *766*
Zwergfüßler s. Symphyla
Zwergmanguste s. *Helogale*
Zwergwuchs 339
Zwillinge 149, 219, *219*, 220
Zwillingsarten 577, 580
Zwischenhirn s. Diencephalon
Zwischenkieferknochen s. Praemaxillare
Zwischenwirt 528
Zwischenzellen s. interstitielle Zellen
Zwitter 170, 637, 650, 741, 747
Zwittergonaden 741
Zwölffingerdarm 330
Zygapophyse 722, *723*
Zygentoma 677, 685
Zygotän 44
Zygote 43, 164, 609, *610*
zyklisches Adenosin-monophosphat (cAMP) 332, *333*, *600*
zyklisches Guanosin-monophosphat (cGMP) *391*, 392
Zymogenzellen 627